U0349251

实用 胃肠超声诊断学

Practical Gastrointestinal Ultrasound Diagnosis

主编　周艳芳　耿芳径　韩彦文　嵇　辉　张占超　孙彩霞

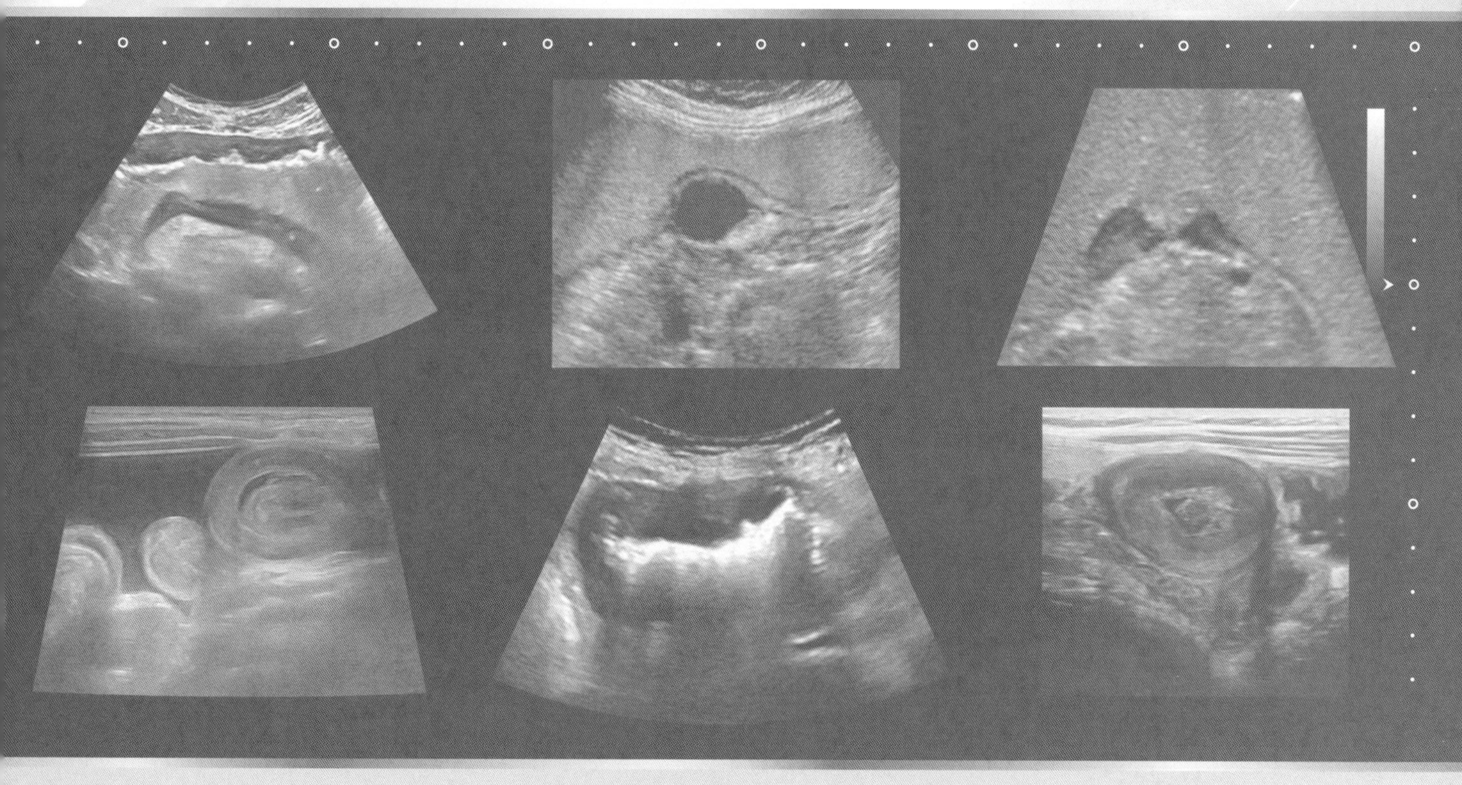

科学技术文献出版社
SCIENTIFIC AND TECHNICAL DOCUMENTATION PRESS
·北京·

图书在版编目（CIP）数据

实用胃肠超声诊断学 = Practical Gastrointestinal Ultrasound Diagnosis/ 周艳芳等主编 . —北京：科学技术文献出版社，2023.9

ISBN 978-7-5235-0853-4

Ⅰ . ①实…　Ⅱ . ①周…　Ⅲ . ①胃肠病—超声波诊断　Ⅳ . ① R573.04

中国国家版本馆 CIP 数据核字（2023）第 186910 号

实用胃肠超声诊断学

策划编辑：张　蓉　责任编辑：张　蓉　危文慧　责任校对：张永霞　责任出版：张志平

出 版 者　科学技术文献出版社

地　　址　北京市复兴路15号　邮编 100038

编 务 部　（010）58882938，58882087（传真）

发 行 部　（010）58882868，58882870（传真）

邮 购 部　（010）58882873

官方网址　www.stdp.com.cn

发 行 者　科学技术文献出版社发行　全国各地新华书店经销

印 刷 者　北京地大彩印有限公司

版　　次　2023年9月第1版　2023年9月第1次印刷

开　　本　889 × 1194　1/16

字　　数　764千

印　　张　28

书　　号　ISBN 978-7-5235-0853-4

定　　价　268.00元

主编简介

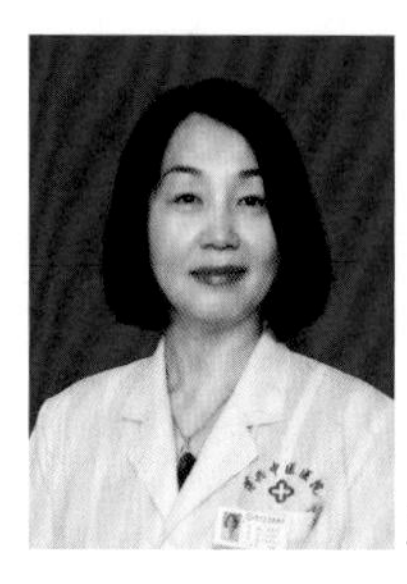

周艳芳

主任医师，山东省博兴县中医医院超声科主任，山东省博兴县超声医学质控中心主任，滨州市科学技术协会代表

社会任职 现任国家卫生健康委能力建设和继续教育超声医学专家委员会胃肠学组委员；中国民族卫生协会超声医学分会常务理事；中华超声医学培训工程胃肠超声专家委员会常务委员；中国医药教育协会超声医学专业委员会胃肠超声学组常务委员、肩肘运动医学专业委员会影像学分会委员；中国医学装备协会超声装备技术分会委员；山东省超声医学工程学会胃肠超声专业分会常务副主任委员；山东省医师协会超声医师分会委员；山东省中西医结合学会超声医学专业委员会委员；山东省研究型医院协会超声医学专业委员会委员；山东省医学影像学研究会理事；山东省儿科超声联盟常务理事；滨州市医学会超声医学分会副主任委员；滨州市医师协会超声医师分会副主任委员；黄河三角洲超声医学专科联盟委员会副主任委员；滨州市超声医学质量控制中心委员等。

专业特长 擅长胃肠超声诊断、产前超声筛查及介入治疗。开展充盈法胃肠超声检查 15 年，检查胃肠患者 10 万余例，举办胃肠学习班数十期，带教来自全国的学员 900 余人，带教并指导 400 多家医院开展胃肠超声工作。

学术成果 2020 年参与编写《中国胃充盈超声检查专家共识》，主编著作 2 部，在国家级刊物发表论文 8 篇；取得个人科研成果 8 项，获国家实用型专利 2 项；在国家级、省级、地市级会议讲课累计百余次。

所获荣誉 滨州市五一劳动奖章获得者，滨州市十佳名医，博兴县最美科技工作者。

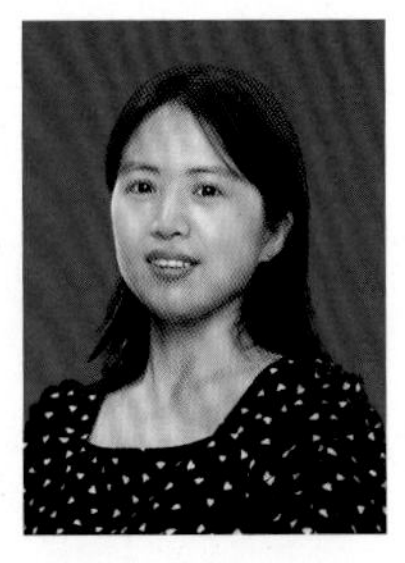

耿芳径

主治医师，山东省博兴县中医医院超声科医师

社会任职 现任中国民族卫生协会超声医学分会委员；中国民族卫生协会卫生健康技术推广专家委员会委员；山东省超声医学工程学会胃肠超声专业分会副秘书长；滨州市医师协会超声医师分会委员；黄河三角洲超声医学专科联盟委员会委员；博兴县超声医学质量控制中心委员。

专业特长 擅长心血管、胎儿心脏及胃肠超声诊断。从事超声诊断工作 10 余年，对常见病、多发病的诊断积累了丰富的临床经验，并担任山东省胃肠超声学习班理论授课及手把手实操带教。

学术成果 主编著作 1 部，发表专业期刊文章数篇 ；多次在国家级、省级会议上进行胃肠专题授课，并担任实践技能带教。

所获荣誉 滨州市五一劳动奖章获得者，博兴县十佳科技工作者；连续 4 年获得滨州市超声医学岗位技能竞赛团体及个人一等奖。

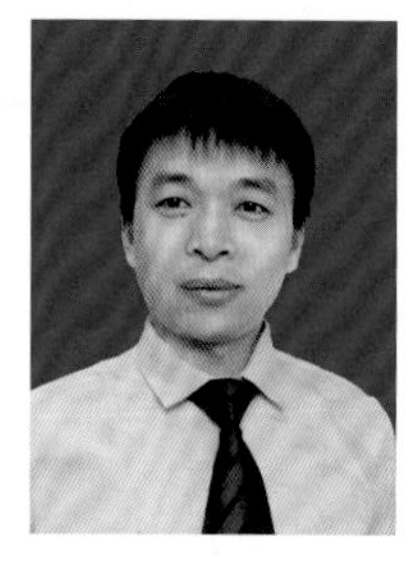

韩彦文

主治医师，山东省博兴县中医医院超声科医师

社会任职 现任中国民族卫生协会超声医学分会委员；中国民族卫生协会卫生健康技术推广专家委员会委员；山东省医师协会超声医师分会小儿学组委员；山东省超声医学工程学会胃肠超声专业分会秘书长；山东省儿科超声联盟第一届理事会理事；滨州市医学会超声医学分会委员；滨州市医师协会超声医师分会委员；博兴县超声医学质量控制中心秘书。

专业特长 擅长胃肠超声诊断及介入治疗。从事超声工作 17 年，积累了丰富的临床经验，并担任山东省胃肠超声学习班理论授课及手把手实操带教。

学术成果 发表论文 4 篇；获国家实用新型专利 7 项；多次在国家级、省级会议上进行胃肠专题授课。

所获荣誉 博兴县卫生健康工作先进个人，博兴县优秀医务工作者，日喀则市抗击新型冠状病毒感染疫情优秀援助医疗队员，海北藏族自治州援青优秀工作者，祁连县优秀援青医生，祁连县卫生先进工作者，祁连县人民医院优秀援建医师；多次获得滨州市超声医学岗位技能竞赛团体一等奖、个人二等奖。

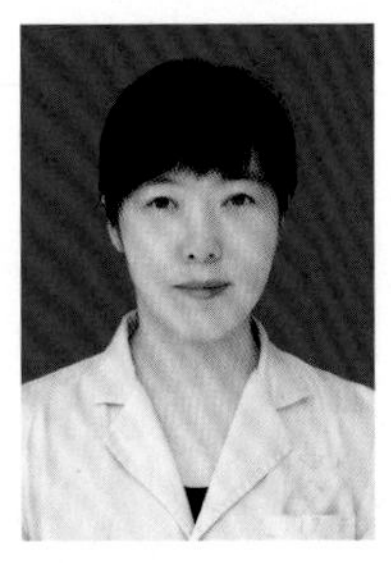

嵇　辉

副主任医师，浙江省湖州市菱湖人民医院特检科副主任

社会任职 现任中国民族卫生协会超声医学分会委员；中国民族卫生协会卫生健康技术推广专家委员会委员。

专业特长 擅长胃肠超声诊断及介入治疗。一直从事一线工作，积累了丰富的临床经验。

学术成果 发表专业期刊文章数篇；多次在国家级、省级会议上进行专题授课，并担任实践技能带教。

所获荣誉 2022 年，在由国家卫生健康委能力建设和继续教育中心、中国民族卫生协会主办的“第二届中国超声医学发展大会”超声知识技能竞赛中荣获二等奖。

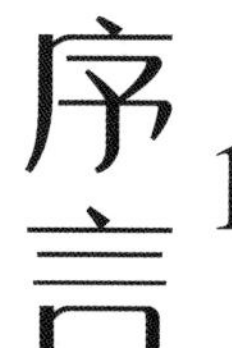

序言 1

2023 年年初，收到周艳芳主任超声科团队编写的《实用胃肠超声诊断学》一书，阅后感触颇深。

超声医学飞速发展，但众所周知，由于胃肠腔内气体及内容物干扰等因素影响，使超声在消化道领域中的应用一度受限。近年来，胃肠超声逐步突破瓶颈，诊断效能显著提升，与胃、肠镜及其他影像学检查并驾齐驱、各有千秋、优势互补，从而使临床对胃肠超声诊断的依赖性日渐凸显。

胃肠充盈超声检查在一定程度上弥补了超声检查消化道的短板，拓宽了超声在胃肠道疾病的诊断空间。随着超声技术的不断提高和创新，胃肠充盈超声检查目前在国内备受关注，并逐渐成为超声医学研究的热点之一。近十几年来，卢漫主任、陆文明主任等一直致力于胃肠超声的研究和推广工作，积极推动胃肠充盈超声检查的普及，并取得了可喜可贺的佳绩，胃肠充盈超声检查受到了越来越多的超声医师，特别是基层超声医师的认可，并逐步开展应用。

本书凝聚了周艳芳团队十几年来在胃肠充盈超声检查中的实践经验和研究结晶，全面阐述了胃肠超声在临床中的广泛应用。书中内容详尽、病例典型、图片丰富、文字精练，让读者能够快速掌握胃肠充盈超声检查的操作手法、切面及胃肠疾病的超声诊断要点，对胃肠充盈超声检查的开展具有一定的指导意义。相信无论是对于超声医师还是影像及临床医师，本书都是一本有着极大帮助和指导作用的专业参考书。

大作锓梓初成，赏读之余意犹未尽，给大家推荐这本实用的胃肠超声专著。

2023 年 2 月 3 日于北京市

序言1专家简介

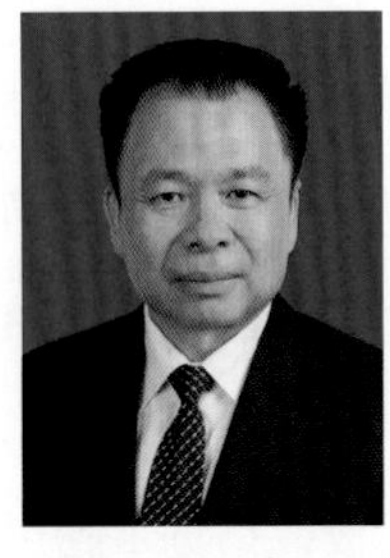

贾立群

主任医师，硕士生导师，国家儿童医学中心、首都医科大学附属北京儿童医院超声科名誉主任，享受国务院政府特殊津贴专家

社会任职 现任中国超声医学工程学会副会长、北京超声医学专家委员会主任委员、儿科超声专业委员会主任委员；国家卫生健康委超声医学专科能力建设项目专家委员会委员、儿科组组长；国家卫生健康委儿童血液病、恶性肿瘤专家委员会顾问；中华医学会超声医学分会第九届常务委员、腹部学组副组长；亚太卫生健康协会超声医学分会副主席、儿科超声专业委员会主任委员；中国民族卫生协会超声医学分会副会长；海峡两岸医药卫生交流协会超声医学分会顾问；北京超声医学学会监事长；北京医师协会常务理事、超声专科医师分会副会长。

序言 2

从事超声诊断工作几十年，深知超声检查的优劣之处。既往胃肠疾病临床诊断主要依据胃肠镜、X 线造影、MRI 和 CT 等检查。由于气体和食物残渣等对显示图像的干扰，传统胃肠超声技术往往不能准确诊断胃肠疾病。随着超声技术的发展，超声探头分辨率的提高，以及有回声型胃肠超声造影剂的问世及不断更新迭代，胃肠疾病诊断范围得以拓宽，通过胃肠造影剂充盈胃肠道排除气体、内容物的干扰，清晰显示胃肠道病变，已成为胃肠道疾病重要检查手段。2018 年 12 月国家卫生健康委《胃癌诊疗规范（2018 年版）》推荐超声检查为胃癌常规影像学检查方法。

山东省博兴县中医医院周艳芳主任是胃肠超声领域的先行者，她在国内较早地开展了胃肠充盈超声检查工作，检查累计 10 万余胃肠病例，实战经验丰富。2020 年中国医药教育协会超声医学专业委员会胃肠超声学组发表了中、英文版的《中国胃充盈超声检查专家共识》，周艳芳主任作为专家组成员之一参与了共识的制定。作为基层医院的优秀代表，周艳芳团队在胃肠超声的发展和推动中做了大量工作，成为推动胃肠超声发展的主力军；其团队所在医院作为山东省首家胃肠超声培训基地，有着丰富的胃肠超声临床工作经验及教学经验，先后带教国内同道 900 余人，可谓桃李满天下。

周艳芳团队主编的《实用胃肠超声诊断学》立足于我国胃肠超声诊断的实际情况，从适应我国胃肠超声诊断的需求和发展趋势出发，涵盖了目前胃肠超声诊断的各个方面，从检查技术、检查切面、实用解剖、各种常见疾病（如功能性病变、炎性疾病、息肉、良恶性肿瘤、先天性疾病）及介入治疗等多角度入手，是一部临床实用性较强的专著，或将成为广大超声医师和消化科医师不可或缺的参考书，对大家今后胃肠超声工作的开展将大有裨益。

在临床工作中，特别是基层医院，胃肠超声诊断已经成为诊治胃肠疾病中重要的、不可或缺的影像学检查方法。衷心希望广大胃肠超声医师能够在今后的医疗实践中不断探索，规范胃肠超声操作技能，提高胃肠超声诊断水平，推广胃肠超声新技术，从而健全我国胃肠超声医学专业医师的继续教育体系，有效提升我国胃肠超声诊断专业技术人员的服务水平。

2023 年 1 月 16 日于成都市

序言 2 专家简介

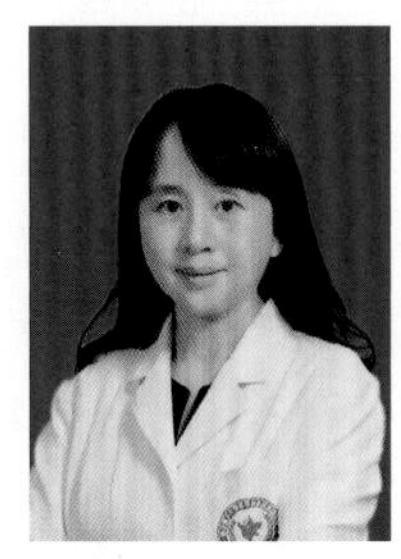

卢 漫

教授，主任医师，博士生导师，四川省肿瘤医院超声医学科带头人、超声规范化培训基地主任、肿瘤微创介入进修与培训基地主任，享受国务院政府特殊津贴专家

社会任职 现任超声医学科国家自然科学基金评审专家、国家药监局医疗器械技术审评中心评委；中华医学会超声医学分会委员；中国医师协会超声医师分会委员；中国医师协会介入医师分会委员、肿瘤消融专业委员会常务委员、超声介入专业委员会常务委员、疼痛介入学组主任委员；中国抗癌协会肿瘤消融治疗专业委员会常务委员；四川省抗癌协会肿瘤微创治疗专业委员会主任委员；四川省医学会超声医学分会副主任委员；四川省超声质控专家委员会副主任委员。

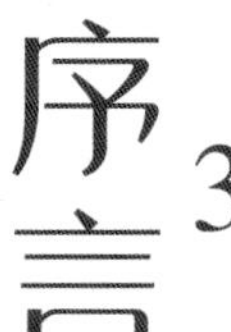

序言 3

与周艳芳主任结缘于2007年春，当时周艳芳主任不远千里来到我所在的湖州市第一人民医院学习胃肠超声检查技术，她孜孜不倦的求知精神和精益求精的工作态度给我留下了深刻的印象。学成后周艳芳主任即带领团队于山东省率先开展了胃肠超声检查工作，在我所教授过的众多学员中，能够像周艳芳主任这样带领团队把胃肠超声检查做实、做细，得到全省乃至全国超声同仁、知名专家及临床医师认可的并不多。她所在的山东省博兴县中医医院已成为山东省超声医学工程学会授牌的唯一一家胃肠超声培训基地，并成为中国民族卫生协会授牌、国家卫生健康委能力建设和继续教育中心指导的“继续医学教育胃肠超声技术规范化培训基地”，是国内胃肠超声领域具有较大影响力的区域中心之一，为胃肠超声检查技术在国内的推广应用做出了较大贡献。

《实用胃肠超声诊断学》是周艳芳团队历经15年、总结10万余病例的实践积累，用心血凝聚而成的学术结晶。书中汇集了大量具有代表性的真实病例和高质量超声图谱，并附有原创的超声视频及语音解读，可谓图文并茂、相得益彰，使得该书的实用性和参考价值明显提升。

“路虽远行则将至，事虽难做则必成”。我亲眼见证了周艳芳主任及其团队潜心钻研、扎根实践并蜕变成长为胃肠超声领域佼佼者的全过程。希望他们再接再厉、青出于蓝而胜于蓝，在胃肠超声领域不断创新、踔厉前行。周艳芳团队的成长历程也增强了我们致力于规范化、系统化推广胃肠超声检查的决心和信心。我们坚信在广大超声同仁的共同参与及大力支持下，胃肠超声检查技术一定会在国内推广普及，造福人民群众，为健康中国贡献绵薄之力。

2023年1月18日于湖州市

序言 3 专家简介

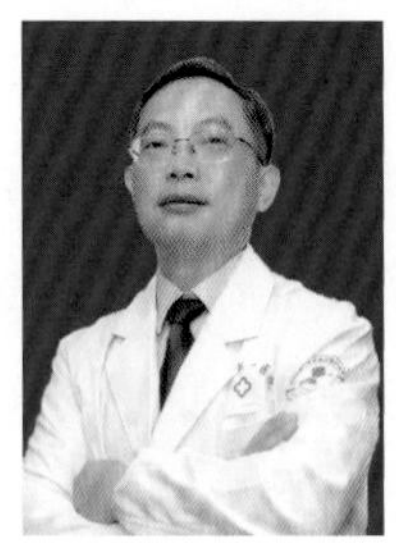

陆文明

主任医师，湖州市第一人民医院超声医学科主任，湖州市重点学科带头人

社会任职 现任国家卫生健康委能力建设和继续教育超声医学专家委员会胃肠学组副组长；中国民族卫生协会超声医学分会副会长；中华医学会超声医学分会介入专业委员会委员；中国医师协会超声医师分会腹部专业委员会委员；浙江省超声医学工程学会常务理事；浙江省超声医学质控中心委员；湖州市超声医学质控中心常务副主任；湖州市医学会超声医学分会主任委员；湖州市超声医学工程学会副会长；湖州市卫生健康委员会首席专家。

前言

缘起 因受内容物及气体的干扰，超声对胃肠道大部分疾病无能为力，所以传统观念认为胃肠道是超声检查的盲区。一篇刊登于健康报的报道《胃肠超声空白领域的探索者》，引领我于 2007 年远赴浙江省湖州市第一人民医院师从陆文明主任学习胃肠超声，从初窥门径、认真实践到临床应用探索，迄今已历十五载。

十五年虽短，却也砥砺漫漫。这期间我们团队累计完成了 10 万余例胃肠充盈超声检查，充分证实了胃肠充盈超声检查对胃肠道功能性病变、黏膜下病变及胃癌肠癌 T 分期等方面的诊断具有独到优势。胃肠充盈超声检查的价值不但得到临床医师的认可，更得到了患者的信任。2018 年国家卫生健康委发布的《胃癌诊疗规范（2018 年版）》，明确将胃肠充盈超声造影检查纳入胃癌影像学检查方法之一，成为胃肠充盈超声检查的里程碑。

成果 通过不断地推广普及，开展胃肠充盈超声检查的同仁越来越多，已具备亚专科单列之势，但可供学习查阅的资料较少。应广大超声同仁的要求，我们将 10 万病例精心打磨，把历年经验心得著之竹帛，凝练为《实用胃肠超声诊断学》一书。本书编写思路来源于举办的多期胃肠超声学习班，内容涵盖了消化道各部位超声扫查切面及操作方法、胃肠道疾病的诊断思路及注意事项，以及胃肠介入治疗和温生理盐水灌肠治疗小儿肠套叠等。本书共分 19 章，近 77 万字，包括近千幅病例图片、300 余条视频、近 20 个表格，涵盖了疾病的病因、病理、超声表现及诊断、鉴别诊断的各个环节。书中大部分典型病例视频均配备语音讲解是本书的一大亮点，使读者能够快速掌握疾病的超声特征；另一亮点为书中第十七章汇总篇删繁就简，把每种疾病的声像图特征总结为“三步曲”，凝练成“一个核心、三个基本点”，易学好记。

感恩 本书历经数年筹备，撰写历时一年有余，其中艰辛不足言。这里既有我们博兴县中医医院超声科团队的辛勤付出，更有国内胃肠超声界有着卓越成就的专家们参与。本书荣幸邀请到首都医科大学附属北京儿童医院超声科贾立群主任、四川省肿瘤医院超声医学科卢漫主任、湖州市第一人民医院超声医学科陆文明主任审阅全书并为本书作序，感谢滨州医学院附属医院病理科何双老师对书中病理部分的指导和修改。感谢多位志同道合的超声专家为本书提供的典型病例。周艳丽、耿雪芳、郝建宏老师为书中绘制了大量精美示意图，我们团队的付梦琪、张胜男、董茂华医师对本书文字、影像资料进行了整理和校对，在此一并感谢。“独行者步疾，结伴者行远”，感谢为本书付出心血的所有人，与你们走过的这段时光，将是我一生最珍贵的回忆。

斧正　本书涉及解剖学、组织学与胚胎学、病理学及其他相关影像学等方面的概念和知识，由于时间仓促、水平有限，疏漏甚至错误之处在所难免，恳请广大专家读者批评指正。

周艳芳

2023 年 1 月 5 日于滨州市

目录

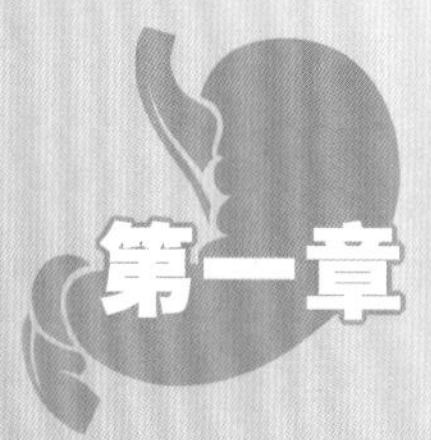

第一章 胃肠超声检查概述

- 第一节 胃肠超声发展史
- 第二节 胃肠充盈超声检查概述
- 第三节 胃肠充盈超声检查适应证、禁忌证
- 第四节 消化道各种检查方法的优势与不足

第一节 胃肠超声发展史

我国传统医学很早就形成了对人体消化道相对原始而朴素的认知，《素问 · 灵兰秘典论》："脾胃者，仓廪之官，五味出焉。大肠者，传道之官，变化出焉。小肠者，受盛之官，化物出焉。"简言之，胃肠道是容盛、运化、吸收食物的器官，是人体的"加油站"。随着生活水平的提高、饮食结构的改变，胃肠道疾病的发病率逐年升高，尤其是胃肠道恶性肿瘤，发病率与死亡率均在世界前列。早期胃肠道恶性肿瘤因隐匿性强、无明显临床症状且内窥镜尚未被广泛应用于体检筛查，致使检出率低，很多肿瘤一经发现已处于中晚期，错过了最佳的治疗时机。为避免胃肠道恶性肿瘤对国人健康的严重影响，早期发现、早期诊断及早期治疗至关重要。

目前，胃肠道疾病的临床诊断主要依靠内窥镜（包括胃镜、结直肠镜、小肠镜等）检查，此外还有其他检查方式，包括 X 线消化道造影、计算机断层成像、磁共振成像、正电子发射计算机断层成像等。超声检查具有方便快捷、灵活直观、重复性好、无创、无辐射、患者易接受等优势，然而，在使用常规超声对胃肠疾病扫查时，尽管可获得一些胃肠疾病的图像，但由于胃肠道气体及内容物的干扰、超声波本身的物理性质特点和分辨率的限制，在正常生理状态下胃肠道多不易形成良好的声学反射界面，因而仅能观察到很少部分胃肠病变，远远不能达到早期诊断、全方位诊断的目的，使其诊断准确性远远低于内窥镜检查，由此产生了超声不适合应用于胃肠疾病检查的观点。

在国内众多专家学者不懈探索及临床实践下，20 世纪 80 年代出现了"胃肠超声造影检查"，它采用造影剂充盈胃肠腔以改善胃肠道超声成像内环境，有利于超声波声束穿透，使胃肠壁结构及其病变显示得更加清晰。随着胃肠超声造影剂不断研制开发，从单一品种向多品种发展，使这种检查方法逐渐发展和推广，成为超声诊断胃肠疾病的主要方法，并成为内窥镜检查的重要补充方法，与内窥镜检查共同担负起胃肠疾病的主要诊断任务。从此，超声诊断医学进入了一个全新的领域。

一、历史回顾

胃肠充盈检查法最早开始于 20 世纪 50 年代，我国上海的超声医务工作者在患者饮水充盈胃腔的条件下，利用 A 型超声检查诊断胃肿瘤和胃下垂。20 世纪 70 年代，随着灰阶实时超声的问世及临床应用，开始使用在饮水充盈胃腔的状态下检查胰腺和下胆道的方法，并将其作为改善胰腺和下胆道超声图像的常用方法写入超声诊断学教材中。20 世纪 80 年代，蔡志道、彭兆玉、李建国、张青萍、马桂英等众多专家学者先后报道了采用水及中药作为 B 超快速显像剂充盈法诊断胃肠疾病的相关文献，尤其在胃肠道恶性肿瘤诊断上取得了一定的临床效果。其间上海、河南等地出现了一批无回声型造影剂生产企业，推动了胃肠超声的发展。但因此类造影剂排空较快、对比效果差，其应用范围受到了较大限制，胃肠超声未能得到广泛开展。进入 20 世纪 90 年代，浙江遂昌、湖州的相关企业将五谷类食物混合、碾磨，配制成混悬液，成功研制出新一代食品型有回声型造影剂。此类造影剂具有独特的显像效果，能有效地消除胃肠腔内气体和黏液干扰，在胃肠腔内停留时间较长，可充分充盈胃肠腔，与胃肠壁及其病变的对比效果良好，能清晰地显示胃壁层次结构及其病变，克服了无回声型造影剂的不足，改善了声学造影的对比度，提高了病灶的显示率，从而明显提高了胃肠疾病的超声诊断准确性，确立了超声诊断胃肠疾病的价值和临床地位。随着超声仪器性能的不断提升和超声医师诊断技术的提高及检查经验的日益积累，胃肠超声技术得到认可并作为成熟的检查方法应用于临床，成为内窥镜检查的良好补充方法，并不断在全国各级医院中普及。

肠道超声诊断起步较晚，20 世纪末，陆文明率先将有回声型造影剂应用于大肠疾病的超声检查，2002 年开始用于小肠疾病的超声检查，2008 年真正推广应用于临床，2012 年又率先将口服胃十二指肠超声造影剂联合经静脉超声造影的方法用于胃肠病变检查，拓宽了胃肠超声的检查内容和适应证。

直肠癌位置的特殊性和解剖结构的复杂性，决定了其治疗方式的选择与肿瘤的位置和 T 分期密切相关，并关系到能否保肛及患者的生活质量。因此，近年来直肠超声检查受到临床广泛重视。多种超声探头的研发及其在临床实践中的联合应用，使直肠肿瘤 T 分期和肛门、直肠周围病变定位成为可能。

综上所述，胃肠充盈超声检查的发展主要集中于各类胃肠超声造影剂的研制与应用，以及胃肠道疾病超声检查方法的初步探索，此阶段胃肠超声从影像学检查中脱颖而出，为临床提供了新的检查方法，也为胃肠超声的发展奠定了坚实的基础。

二、临床应用热点

近年来，胃肠充盈超声检查的诊断价值成为超声医师关注的焦点和研究热点，并得到了临床的重视。

1. 在胃疾病中的应用

其主要应用于胃功能性疾病、炎症、溃疡、息肉，以及良、恶性肿瘤等疾病的诊断。胃充盈超声检查联合经静脉超声造影，称为胃肠双重对比超声造影（double contrast-enhanced ultrasound，DCUS），两种方法结合可同时获得病灶的解剖形态及血流灌注情况，显示病灶大小、范围及侵犯胃壁的层次。三维超声较二维超声在评估胃肠病变的某些方面检查更为全面，如肿瘤的形态、大小、与周围组织的关系等，可为胃肠疾病的诊治提供更有价值的信息。

2. 在小肠疾病中的应用

以往小肠疾病超声检查为空腹检查，主要应用于急性肠炎、肠套叠、肠梗阻、梅克尔憩室、克罗恩病等疾病的诊断，但存在一定的局限性。目前应用充盈超声检查，可观察小肠蠕动状况，评估小肠功能性疾病；通过对小肠壁层次结构的观察及对小肠肿瘤来源层次的分辨，提高对小肠肿瘤性疾病的诊断和鉴别诊断能力；此外，还可提高对小肠系膜及后腹膜等疾病的诊断和鉴别诊断的能力。2013 年，周艳芳报道，与常规超声相比，十二指肠充盈造影法超声检查明显提高了壶腹部肿瘤的显示率和诊断符合率。

3. 在结直肠疾病中的应用

经腹部超声可全面扫查充盈的大肠，观察大肠病灶大小、位置及范围。胃肠双重对比超声造影可获得病灶大小、范围、侵犯肠壁的层次及血流灌注等信息。用腔内探头和直肠双平面探头对直肠进行扇形断面、纵断面、横断面的全方位、高分辨率及抵近检查，声像图质量明显改善。线阵探头对于确定病灶下缘至肛缘的距离更为精准，为选择手术方式提供了可靠依据。经直肠全景三维超声（360° 三维超声成像技术）具备全景成像、超高分辨率等优点，能够精准分辨和判断直肠壁各层结构、肿瘤浸润肠壁的深度及侵犯直肠周围脏器等情况，实现了术前超声 TNM 分期，并能在超声引导下精准定位穿刺活检，于术前获得病理结果，对选择治疗方案及能否保肛提供重要的影像信息和诊断依据；同时能提供新辅助治疗的疗效评估，较二维直肠超声更精准，弥补了目前磁共振成像不能穿刺活检、肠镜取材过浅的问题，对直肠肿瘤的分期诊断具有明显的优势。各种超声探头和检查途径及方法的联合应用提高了超声对结直肠肿瘤的诊断符合率，多模态超声已经成为结直肠肿瘤诊治中不可替代的重要影像学检查方法。

4. 在麻醉学领域中的应用

21 世纪以来，胃超声在麻醉学领域得到了广泛的应用。其主要用于术前评估胃容积、胃内容物、胃排空，以及在不确定或不知道误吸风险的情况下进行个体化指导处理，为临床禁食提供客观、精准的评价方法，从而更好地进行麻醉管理，减少手术误吸的风险。

5. 介入超声在胃肠道疾病中的应用

介入超声在胃肠道疾病中的应用主要包括超声引导下生理盐水灌肠复位治疗小儿肠套叠、超声引导下胃肠道肿块穿刺活检、超声引导下胃肠肿瘤消融治疗、超声引导下经皮胃肠造瘘术、超声引导下胃肠阑尾周围脓肿引流、超声引导下化疗药物注射、超声引导区域内麻醉等。介入超声既可弥补内镜检查禁忌或活检阴性的不足，也可用于胃肠肿瘤急症手术和缩短胃肠道肿瘤的诊疗周期。

三、胃肠充盈超声检查存在的问题

（1）对操作医师的手法和经验依赖性较强。

（2）检查受患者体型等个体差异影响较大。

（3）检查流程略显繁琐。

（4）胃肠充盈超声检查无法直接获取病理学标本。

（5）尚缺乏大样本、高质量的前瞻性多中心研究。

四、展望

随着超声医学技术迅猛发展和创新、超声仪器的不断迭代、超声医师技术和知识的不断提高和积累、超声造影剂的不断更新，胃肠超声将会有更长足的进步和发展。未来胃肠充盈超声检查在临床上将进一步成熟及全面普及，为老年人、婴幼儿、妊娠期妇女等不适宜内窥镜检查的、一部分对内窥镜检查接受程度低的人群提供安全准确的检查方法，尤其对于一些胃镜检查禁忌、服用双抗类药物的患者是一种值得信赖的检查方式。国家卫生健康委员会颁布的《胃癌诊疗规范（2018 年版）》已明确将超声检查作为胃癌常规影像学检查手段之一。胃肠双重对比超声造影检查提供的胃肠病变微血管循环信息，对于胃肠恶性肿瘤的分期诊断、疗效评估至关重要。三维超声的开展将实现胃容积、肿瘤体积的精确测量。介入超声为临床治疗方案及手术方式选择提供了更多、更有效的客观依据，提高了临床疗效。进一步规范和进行超声质量控制，将有助于胃肠道疾病人工智能和影像组学的应用研究与开发。

胃肠超声在胃肠道疾病的诊治中，具有其他影像学检查方法无法媲美的临床价值，在未来的临床工作中需要不断总结经验、加大技术推广力度，尤其是在基层医院，使其成为临床胃肠疾病诊治重要且不可或缺的影像学检查方法和手段。

（陆文明）

第二节 胃肠充盈超声检查概述

胃肠超声检查主要包括胃肠非充盈超声检查、胃肠充盈超声检查、胃肠三维超声检查、胃肠双重对比超声造影检查、术中胃肠超声检查、腔内超声检查及介入性胃肠超声检查等。本节主要介绍胃肠充盈超声检查。

胃肠充盈超声检查是通过口服或灌注造影剂充盈胃肠腔，消除胃肠腔内气体、黏液对超声波的干扰，有助于超声波的穿透，使胃肠腔内产生最佳的声学造影效果，更加清晰地显示胃肠壁结构及其病变的一种检查方法。

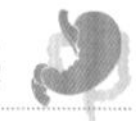

一、造影剂分类及特点

1. 有回声型造影剂

有回声型造影剂多为谷类和中药经研磨加工而成的粉末状或颗粒剂（因产品不同，又称胃肠超声显像剂、胃肠超声助显剂等），其特点如下。

（1）安全、无不良反应、配制方便、口感好、患者接受程度高。

（2）充盈胃肠腔后能够消除胃肠腔内气体和黏液的干扰。

（3）胃肠腔充盈后声像图上呈现均匀的稍高回声，与胃肠壁低回声病灶间产生明显的声学对比界面，显著提高了小病灶的显示率。

（4）在胃肠腔内停留时间比较长（30 ~ 60 分钟），操作者有充足的时间进行检查操作。

2. 无回声型造影剂

无回声型造影剂包括水、脱气水、甘露醇配制液（注射用 20% 的甘露醇 250 mL+ 生理盐水 1750 mL）等，其特点如下。

（1）安全、无不良反应、患者接受度高。

（2）消除胃肠腔内气体、黏液干扰的效果较差。

（3）胃肠腔充盈后声像图上呈现为无回声，与胃肠壁低回声病灶间声学对比度差，小病灶易被漏诊。

（4）排空较快、不能满足长时间检查需要。

（5）使用甘露醇配制液后，患者会出现轻微腹泻（须提前告知患者），多数人群可耐受，年老体弱等特殊情况者需酌情应用。

在胃肠充盈超声检查时，水剂较少单独使用，其常在双重充盈检查方法中应用。

3. 有回声型及无回声型造影剂相结合（双重充盈检查）

具体操作方法如下。

（1）胃及小肠检查：先用有回声型造影剂充盈胃腔，消除掉胃腔内气体和黏液的干扰后，再饮用水剂（温开水或甘露醇配制液）充盈胃腔。操作步骤：用有回声型造影剂充盈胃腔进行常规扫查，完成后嘱患者再饮用 500 ~ 700 mL 水剂进行针对性的检查。该方法有利于显示胃肠黏膜上皮层病变，如浅表性胃炎、来源于上皮层的稍高回声息肉等，也可用于评估溃疡黏膜表面等情况。

（2）结直肠检查：先用有回声型造影剂充盈肠腔，常规扫查完成后，通过导尿管放出造影剂，再从肛门灌入 2000 mL 水剂（温生理盐水或甘露醇配制液），进行针对性的病变检查，如黏膜上皮层病变的显示、等回声病灶的观察等。

二、胃肠充盈超声检查前准备

（一）仪器准备

首选高分辨率彩色多普勒超声诊断仪进行检查，具备造影、穿刺功能者更佳。

胃、小肠、结肠检查常用探头：成年人选择低频探头（3.5 ~ 5 MHz）；小儿、腹壁较薄者或观察病灶细节时，需联合中 – 高频探头（5 ~ 10 MHz）进行检查，常规配备腔内探头联合使用。

（二）造影剂选择及调制准备

1. 造影剂的选择

根据造影剂不同特性及其优缺点，胃肠充盈超声检查常规选用有回声型造影剂。

2. 有回声型造影剂调制

（1）物品准备

包括造影剂、调制杯、长把勺子、开水壶（图 1–2–1）。

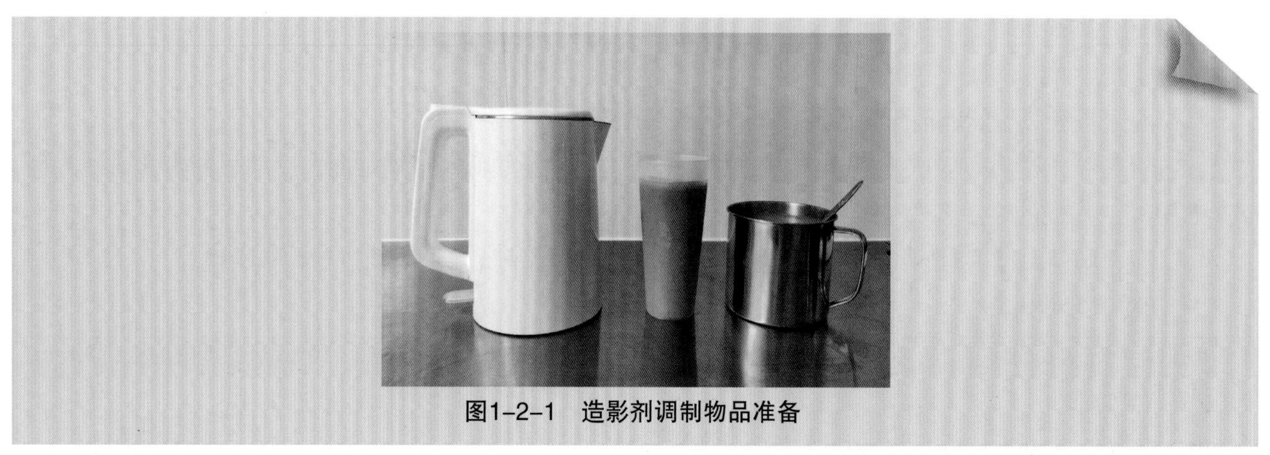

图1–2–1　造影剂调制物品准备

（2）调制方法

在调制杯中先倒入 700 mL 沸水，再倒入 1 包（50 g）造影剂，边倒边搅拌，直至造影剂完全溶解呈均匀糊状，冷却至 35 ～ 40 ℃备用。

检查胃及十二指肠需要调制 1 包造影剂；检查小肠、结肠均需要调制 2 包造影剂。

（三）患者检查前准备

1. 食管、胃及小肠充盈超声检查前准备

一般安排在上午空腹时进行检查，检查前禁食 6 ～ 8 小时，禁水 4 小时以上，检查前一晚清淡饮食，避免食用油腻及产气食物。

2. 大肠充盈超声检查前准备

（1）材料准备：灌肠袋、26 号双腔导尿管、输液架、石蜡油、生理盐水、注射器等（图 1–2–2）。

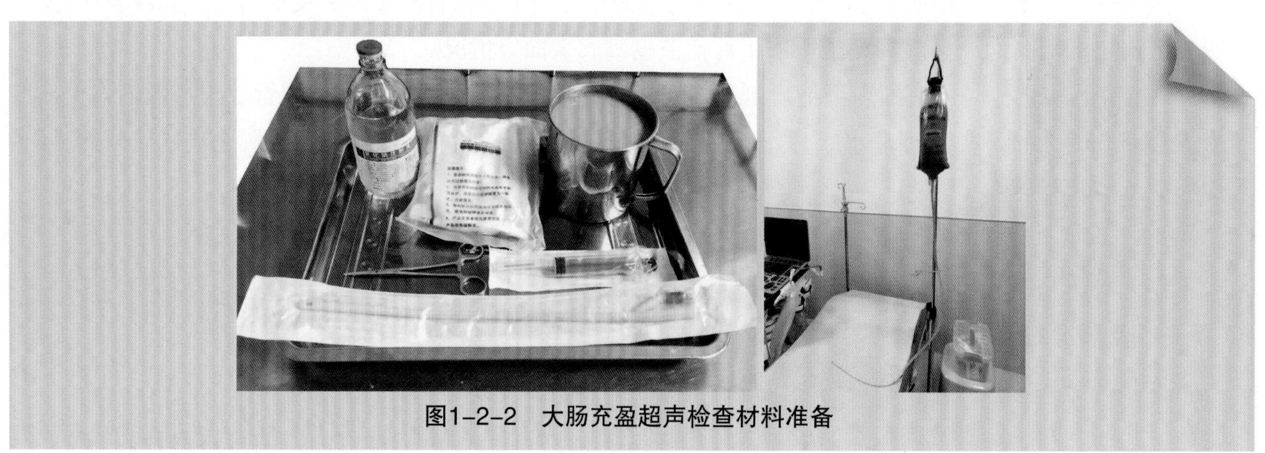

图1–2–2　大肠充盈超声检查材料准备

（2）检查结肠时，受检者需提前做肠道清洁准备。

肠道清洁准备方法如下。

受检者检查前 4 ～ 5 小时开始饮用缓泻剂，常用缓泻剂有以下两种。①甘露醇：口服甘露醇 250 mL，其后 1 小时内饮用 2000 mL 以上温开水；②电解质散：68.6 g 的电解质散 2 ～ 3 包，用 2000 ～ 3000 mL 水溶解后饮用。

待受检者腹泻数次后，大便内无食物残渣且呈“清水样”时，则肠道清洁完成。

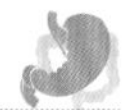

三、胃肠充盈超声检查造影剂用量

（1）食管、胃检查：成年人空腹饮用 500 ~ 700 mL，体型高大或胃容量较大者可适当增加用量（800 ~ 1000 mL），对儿童及体型瘦弱者根据患者自身情况酌情减量（300 ~ 400 mL）。

（2）小肠检查：成年人空腹饮用 1000 ~ 1400 mL。

（3）大肠检查：清洁肠道后，经肛门灌入 1000 ~ 1400 mL。

四、胃肠充盈超声检查操作步骤

1. 食管、胃、小肠充盈超声检查操作步骤

（1）检查颈部及腹部食管时，可边吞咽边检查。

（2）检查胃时，服用造影剂充盈后即刻进行检查。

（3）检查小肠时，服用造影剂 20 ~ 30 分钟后进行检查。

2. 大肠充盈超声检查操作步骤

（1）操作前应与患者沟通此项检查的诊断价值，说明灌肠时会有轻微不适感等，征得患者或家属同意。

（2）先常规行空腹大肠超声检查，初步了解大肠情况。

（3）随后患者取右侧卧位，臀下垫一次性中单（以防造影剂漏出），双腿屈曲，暴露肛门。操作者戴好手套，指套及患者肛门部涂石蜡油润滑后，常规肛门指检了解肛管、直肠下段及其周围有无异常肿块，同时动作轻柔地适当扩张肛门，并嘱患者深呼吸放松。

（4）将装有造影剂的灌肠袋排气后和双腔导尿管连接好，导尿管头端涂上石蜡油，由肛门插入 6 ~ 10 cm 后，向导尿管球囊内注入生理盐水 25 ~ 35 mL 固定，灌肠袋的高度为患者平卧位身体水平线上方 1 m 左右，在低压下缓缓灌入调制好的造影剂。

（5）灌肠开始后即从直肠按充盈顺序进行连续性追踪扫查。

（李晓艳）

第三节　胃肠充盈超声检查适应证、禁忌证

一、适应证

（1）器质性病变：胃肠道炎性病变、消化性溃疡、胃肠癌、胃肠道息肉、胃肠道黏膜下病变（间质瘤、淋巴瘤、神经内分泌肿瘤、平滑肌瘤、脂肪瘤、神经鞘瘤、颗粒细胞瘤、血管瘤、淋巴管瘤、错构瘤、异位胰腺、囊肿等）、食管胃底静脉曲张、食管裂孔疝等。

（2）先天性病变：先天性肥厚性幽门狭窄、胃肠重复畸形、幽门异位开口、十二指肠闭锁、环状胰腺、肠旋转不良、先天性无神经节性巨结肠等。

（3）功能性病变：胃食管反流、十二指肠胃反流、胃下垂、十二指肠淤积症、胃动力减弱等。

（4）不能耐受消化内镜检查或消化内镜检查禁忌证患者。

（5）健康人群体检和消化道肿瘤高危人群初步筛查。

二、禁忌证

（1）消化道穿孔、消化道活动性大出血、消化道梗阻、急性胃扩张、大量胃潴留及临床需要禁食的患者。

（2）因精神因素及其他原因不能配合胃肠超声检查者，为消化道检查相对禁忌证人群；孕妇、经期女性及患有肛周脓肿、肛裂、肛门失禁等的患者为大肠检查相对禁忌证人群。

（雷凯荣）

第四节 消化道各种检查方法的优势与不足

目前，胃肠道检查方法主要有三大类：消化内镜检查、影像学检查及胃肠充盈超声检查。

一、消化内镜检查

消化内镜通常是指从口腔或肛门插入内镜器械直接观察消化道管腔内病变的方法，还可通过对可疑病变部位进行病理活检来进一步明确诊断。消化内镜常见种类有食管镜、胃镜、十二指肠镜、小肠镜、结肠镜、乙状结肠镜、直肠镜等。近年来，随着检查技术的迅速发展及各学科交叉渗透，出现了多种新型内镜如超声内镜、胶囊内镜等。

1. 胃镜检查（gastroscopy）

胃镜检查是将一根前端装有内视镜的纤维软管，由口腔伸入患者的胃部，用以检查胃及十二指肠病变的检查方法。胃镜可清楚地观察到患者上消化道内各部位的情况，必要时可对可疑病变部位取材进行病理活检，对某些病变能够直接进行内镜下治疗，如内镜黏膜下挖除术等。其优点是能够清晰直观地观察病变，并能进行取材活检，增加诊断的准确性；能够提高恶性肿瘤诊断准确率，发现早期病灶。不足之处是该项检查为侵入性检查，患者接受度较低，只能显示病变累及的范围，不能判断病灶累及的层次、深度，并且对胃壁黏膜下病变及周围病变无法显示。

2. 结肠镜检查（colonoscopy）

结肠镜检查是利用一条长约 130 cm、可弯曲、末端装有光源带微型电子摄影机的纤维软管，由肛门进入结肠，主要用以检查大肠部位的病变，需要时还可对部分肠道病变进行治疗，如大肠息肉等良性病变镜下直接摘除、对肠道出血进行镜下止血、对大肠内异物进行清除。其优点是对大肠管腔的检查清晰直观，检查的同时能够对小息肉等良性病变进行钳除，必要时可对可疑病变区域进行取材活检。不足之处是患者接受度较低，只能显示病变累及的范围，不能判断病灶累及的层次、深度，对肠壁黏膜下病变及周围病变无法显示。

3. 超声内镜（endoscopic ultrasonography，EUS）

超声内镜是在电子胃镜前端安装上不同频率的超声探头，将内镜和超声相结合的一种检查技术，既可通过内镜直接观察黏膜表面病变，又可通过实时超声扫描获得消化道管壁各层次的组织学结构特征及邻近器官的超声图像。超声内镜的优点是兼具内镜检查的直观性和超声检查的穿透性，除可清晰观察食管和胃肠道表面的黏膜层病变外，还可用于黏膜下病变及胃肠道外邻近器官病变的诊断与鉴别诊断。超声内镜可通过对黏膜下病变起源层次、大小、回声特点等的观察，初步判定病变性质，并能够与管壁外病变和器官压迫所致的黏膜下隆起进行鉴别诊断；可对消化道肿瘤病程进行分期，包括肿瘤浸润深度、周围淋巴结及

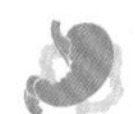

邻近器官转移情况。不足之处是超声内镜检查扫查范围有限，对于体积大的病灶显示不完整，且费用高，操作过程中存在窒息、吸入性肺炎、出血、器械损伤等风险。

4. 胶囊内镜（capsule endoscopy）

胶囊内镜形如胶囊，是一种新型无创的消化道无线监测系统，属于非侵入性检查，可作为小肠疾病诊断的首选方法。检查时，吞服含内置摄像与信号传输装置的智能胶囊，随着胃肠道的蠕动，其可在消化道内运动并拍摄图像，并以数字信号形式传输图像到患者体外携带的图像记录仪进行记录，最后随粪便排出。医师通过影像工作站分析其所记录的图像，了解患者消化道情况，从而对病情做出诊断。胶囊内镜的优点是对小肠检查价值较大，患者痛苦少。

该方法缺点在于胶囊内镜属一次性耗材，费用昂贵，不适宜进行普通筛查；由于肠道皱褶很多，不能人为进行某一局部的反复观察，容易出现遗漏，同时目前的胶囊内镜无法针对可疑的病变部位进行局部组织的取材；另外，胶囊内镜也存在一定局限性、风险性，如遇肠道运动不协调、肠梗阻、有肠道憩室等畸形或肠腔有大的肿瘤时，进入异常肠管后易发生卡顿，不易排出，需要手术取出。

二、影像学检查

胃肠道影像学检查包括 X 线钡餐、CT 和 MRI。

1.X 线钡餐检查（X-ray barium meal examination）

胃肠道钡餐检查应用已久，是诊断胃肠道病变很重要的方法。受检者吞服硫酸钡后，钡剂经食管到达胃、十二指肠等部位，通过 X 线显影来诊断上消化道疾病；也可经肛门灌入硫酸钡剂，对下消化道疾病进行检查。

胃肠道钡餐检查作为胃肠道疾病诊断的常用检查方法之一。优点是简单快捷，价格低，痛苦小，可观察胃肠道解剖位置及与周围脏器的位置关系，可观察脏器的外形及各种形变，可评价胃肠功能，可显示病变的大小、位置及范围等。缺点是有一定量放射线损伤，对细微病变观察欠佳，不能对病变进行活检和治疗。

2. 计算机断层成像（computer tomography，CT）

胃部 CT 检查需空腹 4 小时以上，检查前 30 分钟口服中性对比剂 500 ~ 800 mL，检查前即刻再口服中性对比剂 200 ~ 300 mL。小肠 CT 检查前一天进食无渣半流食，晚餐后禁食，晚餐后 30 分钟口服缓泻剂，检查当日禁食。检查方法有两种：一种是口服对比剂（肠道造影法），另一种是鼻 - 空肠管法（灌肠法）。结肠、直肠 CT 检查前两天开始进食无渣半流食，检查前一天晚餐后禁食，晚餐后 30 分钟口服缓泻剂，检查当日禁食，经口服或经肛门注入液体，扫描前经肛门注入气体（空气或二氧化碳）。由于腹腔内金属和钡剂存留可引起伪影，应尽可能清除，在制订影像检查计划时，胃肠道钡餐检查应安排在 CT 检查之后。CT 检查的优点是操作简便，基本可适用于各年龄段人群，可观察病变的大小、消化道管壁的增厚程度及范围、周围脏器的浸润及转移情况，可鉴别病变的起源及性质、良恶性的胃肠道狭窄，可用于评估肿瘤的术前分期、预测手术切除的可行性及在新辅助治疗后复查，在评价肿瘤状态中不可缺少。CT 检查的缺点是相对辐射量较大，在胃肠道早期肿瘤诊断中作用有限，对胃肠道病变的鉴别诊断价值大于诊断价值，一般作为重要的补充检查，而非用于检出病变。

3. 磁共振成像（magnetic resonance imaging，MRI）

由于扫描时间长，受呼吸、胃肠道蠕动和腹主动脉血液流动等运动伪影的影响较明显，其对胃肠道病变的显示能力和图像清晰度均较差。因此，MRI 检查在消化系统中主要应用于肝、胰等实质脏器。

三、胃肠充盈超声检查

胃肠充盈超声检查是指空腹饮用或经肛门灌入有回声型造影剂或水剂（甘露醇混合溶液等）充盈来进行超声检查的方法。胃肠充盈超声检查具有诸多优点，也存在一些不足。

1. 胃肠充盈超声检查的优势

（1）胃肠充盈超声检查具有操作简便、无痛苦、易被受检者接受等优点，加之消化道疾病是常见病、多发病，尤其是消化道恶性肿瘤发病率较高，因此可作为消化道疾病筛查的重要检查手段，并应用于大型体检。

（2）胃肠充盈超声检查适用人群广，尤其是因各种原因对胃肠镜耐受性差或不能接受胃肠镜及钡餐检查的患者，如婴幼儿、孕妇、年老体弱者等，均可行胃肠充盈超声检查。

（3）胃肠充盈超声检查对胃功能性病变优于胃镜，如胃食管反流、十二指肠胃反流、胃下垂、十二指肠淤积症、胃动力减弱等，超声观察视角更直观。

（4）胃肠充盈超声检查对黏膜下病变（黏膜上皮层以下组织的病变）具有显著优势，能够观察病变来源层次、结构回声及血供情况等。

（5）胃肠充盈超声检查可观察胃肠癌浸润深度、判断 T 分期及周围淋巴结和腹盆腔脏器有无转移等情况。

（6）对糜烂、溃疡等“凹陷性疾病”，胃肠充盈超声检查能够清晰地显示病变累及层次及深度。

（7）胃镜、肠镜难以通过的狭窄性病变，可通过饮用或经肛门灌入胃肠造影剂进行胃肠道检查。

（8）对十二指肠降段大乳头以下、十二指肠水平段、十二指肠升段及空回肠的检查，胃肠充盈超声检查可弥补胃镜、肠镜、超声胃镜长度的不足。

（9）胃肠充盈超声检查无创、可重复，可成为临床观察胃肠疾病疗效的首选方法。结合静脉超声造影检查，可作为临床评估新辅助治疗效果的首选方法。

（10）饮用造影剂充盈的胃腔可作为声窗应用，提高胃周围组织及病变的显示率，提高诊断符合率。主要应用于以下几个方面：提高胆囊颈部、胆囊管、胆总管下段及胆道梗阻性疾病的显示率；提高胰腺全貌的显示率，进一步提高胰头和胰尾病变的检出率；提高腹膜后大血管病变、腹膜后占位等疾病的显示率（图 1-4-1）。

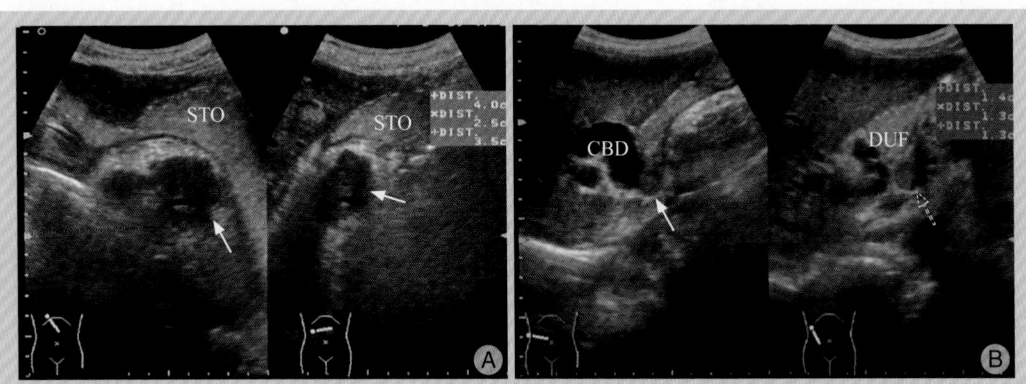

A.胃腔充盈后作声窗显示胰尾部占位（箭头）；B.胃腔充盈后作声窗显示壶腹部占位，左图沿胆总管扫查，扩张的胆总管内可见实性低回声结节（实心箭头），右图沿十二指肠降段扫查，其内亦可见此实性低回声结节（虚线箭头）。STO：胃腔；CBD：胆总管；DUF：十二指肠降部。

图1-4-1　有回声型造影剂充盈胃腔作为声窗临床应用

2. 胃肠充盈超声检查的不足

（1）胃肠充盈超声检查不如胃肠镜直观，对黏膜面的小病灶不如胃肠镜检出率高，且不能取材活检及治疗。

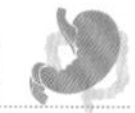

（2）胃肠充盈超声检查对胸部食管病变显示受限，而胃镜及钡餐检查均能清晰地显示食管全程，尤其是胃镜。

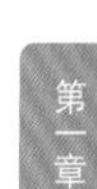

每一种检查都有各自的优点，也存在各自的局限性，所以我们在日常工作中，需要结合多种检查方式，扬长避短、相互弥补，提高消化道病变的检出率和诊断符合率，更好地为患者服务。

（张华伟）

参考文献

[1] 任薇薇，沈理，孙丽萍．胃超声临床应用研究热点与展望 [J]. 肿瘤影像学，2021，30（5）：422-427.

[2] 李建国．胃肠超声检查和疾病诊断 [J]. 临床超声医学杂志，2001，S1（3）：5-11.

[3] 朱炯，龚红霞，周滟，等．口服法小肠灌肠 CT 检查的诊断价值研究 [J]. 中国医学计算机成像杂志，2007，13（2）：100-104.

[4] 陈海宁，王自强，于永扬，等．从全球趋势看我国结直肠癌防控：挑战与策略 [J]. 中国科学：生命科学，2022，52（11）：1612-1625.

[5] 周艳芳．十二指肠充盈造影法超声检查壶腹占位的应用探讨 [J]. 中国超声医学杂志，2013，29（9）：810-811.

[6] SIEGEL R L，JAKUBOWSKI C D，FEDEWA S A，et al.Colorectal cancer in the young：epidemiology，prevention，management[J].Am Soc Clin Oncol Educ Book，2020，40：1-14.

[7] 中国医药教育协会超声专委会胃肠超声学组．中国胃充盈超声检查专家共识 [J]. 肿瘤预防与治疗，2020，33（11）：817-827.

[8] 卢漫．胃肠疾病超声解剖图谱（入门级）[M]. 北京：科学技术文献出版社，2020.

打造品牌培训基地

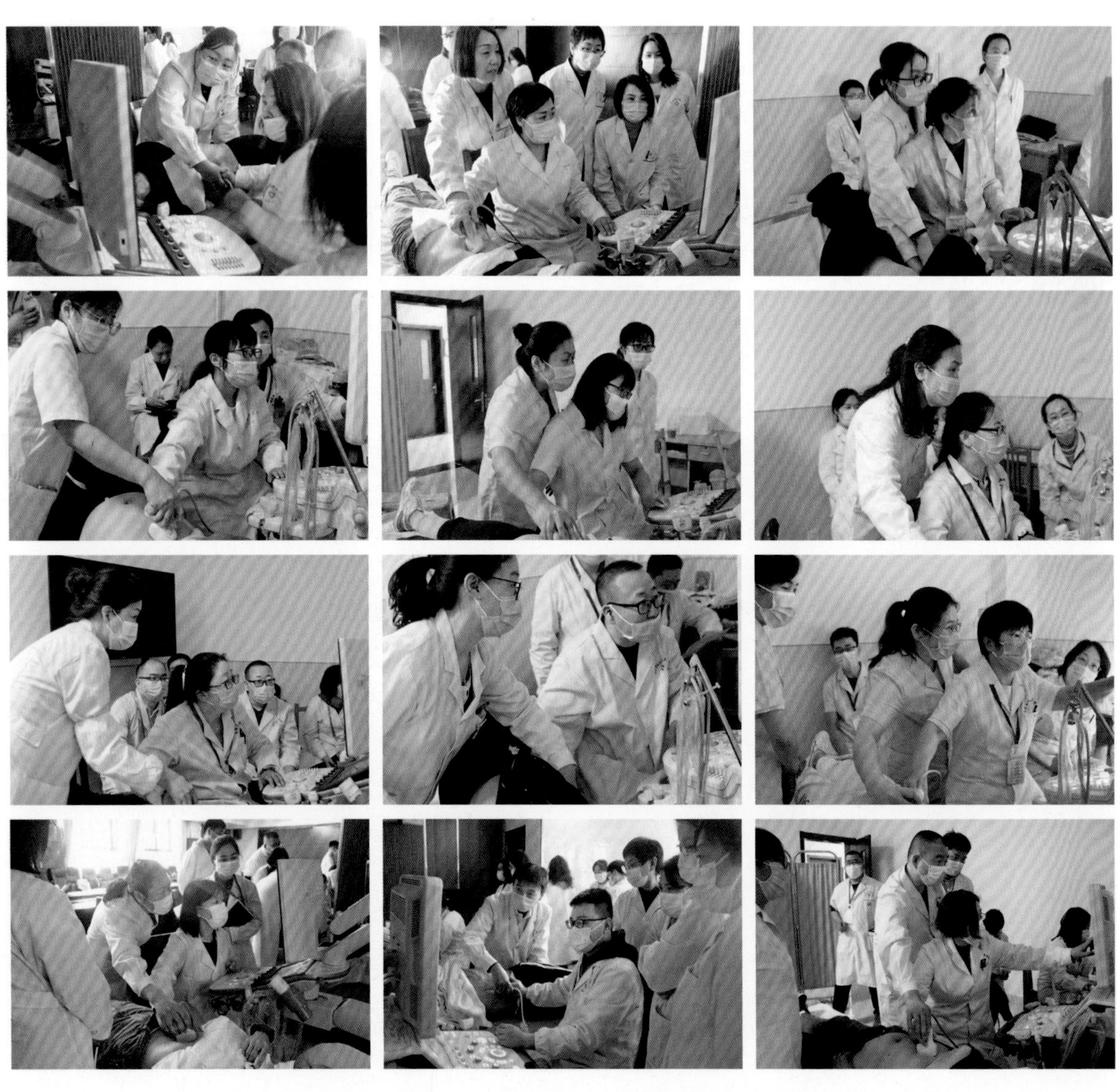

12名骨干分小组“手把手”带教

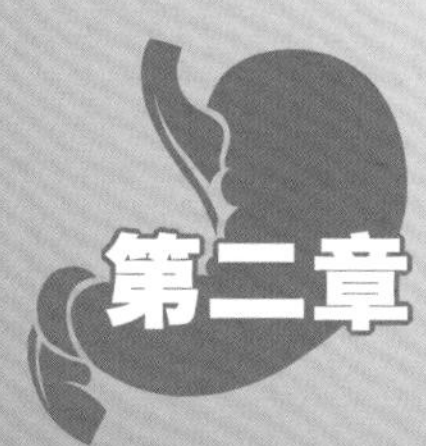

第二章

消化道解剖、生理特点及声像图表现

第一节 消化道发生

胚胎早期（胚胎第 3 周），原始消化管形成，分前肠、中肠和后肠。原始消化管的中份腹侧与卵黄囊通连，称为中肠；原始消化管的头侧份和尾侧份分别称为前肠和后肠。前肠分化成咽、食管、胃和十二指肠的前 2/3；中肠分化成十二指肠后 1/3 至横结肠右 2/3 的肠管部分；后肠分化成横结肠左 1/3 至肛管齿状线以上部分。

前肠的头端膨大成原始咽，与口凹相对处被口咽膜封闭；后肠的尾端膨大成泄殖腔，其腹侧与肛凹相对处有泄殖腔膜封闭。口咽膜和泄殖腔膜分别于第 4 周和第 8 周破裂消失，使原始消化管的头尾两端与外界相通。随着胚体和原始消化管的增长，卵黄囊相对变小，卵黄囊与中肠的连接部逐渐变细，形成卵黄蒂。卵黄蒂于第 6 周闭锁并逐渐退化消失。

消化道上皮成分大部分来自内胚层。结缔组织和肌肉组织均由中胚层分化而成，由中胚层形成的原始系膜把肠管连于胚体背侧和腹侧体壁，在肠管腹侧的部分称为腹侧系膜，在肠管背侧的部分称为背侧系膜。神经纤维及神经元则来自外胚层。

一、食管、胃及网膜发生

食管由原始咽尾侧的一段原始消化管分化而来。胚胎第 5 周时，食管很短。随着颈的出现和心、肺的下降，食管迅速增长，其表面上皮增生，由单层变为复层。上皮周围的间充质分化为食管壁的结缔组织和肌组织。

胚胎发育至第 4 周，出现胃的原基，为前肠尾端出现的前后略突、左右稍扁的梭形膨大部分。起初，胃原基紧靠原始横膈下方，其背侧系膜短，腹侧系膜长。之后，随着咽和食管的伸长，胃也向尾侧移动，胃的背侧缘生长较快并向后延伸形成胃大弯，腹侧缘生长较慢并向后回缩、变短形成胃小弯。胚胎发育至第 7 ~ 8 周时，胃大弯的头端膨出，形成胃底。

胃向胚体尾侧迁移、肝从原始横膈突入腹腔时，胃和十二指肠腹侧出现明显系膜，包绕肝脏，此系膜分为小网膜和镰状韧带两部分。

胃大弯由背侧转向左侧，胃小弯由腹侧转向右侧，胃背侧系膜突向左侧，逐渐在胃的背侧形成一个较大的盲囊——网膜囊。由于肝的增大，胃的头端被推向左侧；由于十二指肠的固定，胃的尾端被固定于腹后壁。结果，胃由原来的垂直方位变成了由左上至右下的斜行方位。

当胃的纵轴从头尾方向转向由左上斜向右下时，网膜囊也相应向胚体尾侧继续扩大，越过横结肠腹侧面向下悬垂，网膜囊的背叶和腹叶合成为大网膜。伴随其生长，大网膜和横结肠系膜相连接部分重复的层次被吸收，大网膜上部与横结肠系膜融合后，二者相对面的腹膜间皮消失，以疏松结缔组织联结，并为一“无血管平面”（二者血管的来源不同，图 2-1-1 ~图 2-1-3）。

二、肠及肠系膜发生

胚胎第 4 周，随着胃原基的出现，肠管的头端被确定，肠起初为一条与胚体长轴平行的直管，肠的头侧部即十二指肠，十二指肠不断增长、弯曲，系膜由正中移向右侧，并与体后壁融合，十二指肠背侧系膜大部分消失，十二指肠大部分固定于体后壁，成为腹膜外器官。其他部分的背侧系膜则随着肠管的生长而增长。肠的腹侧系膜很早即全部退化消失。

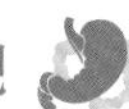

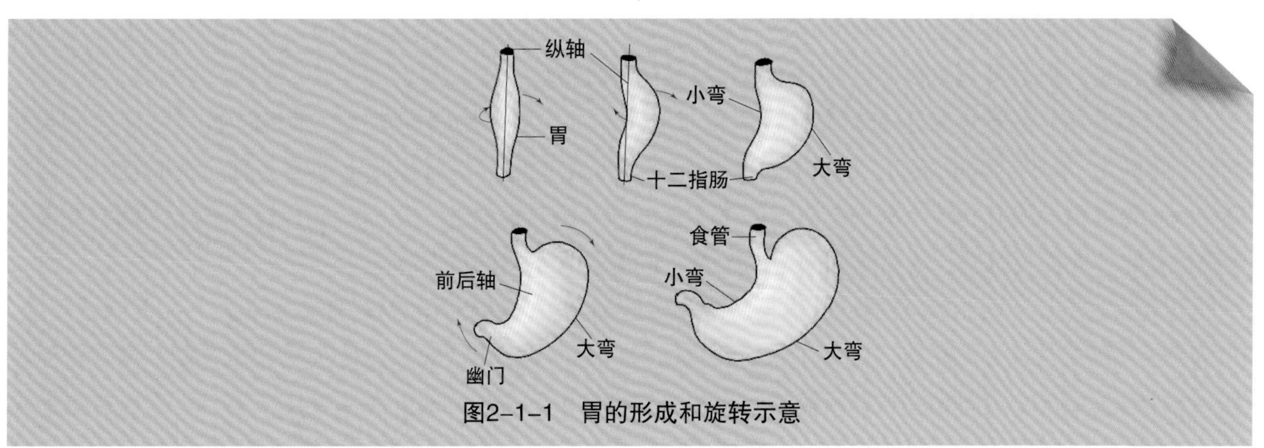

图2-1-1　胃的形成和旋转示意

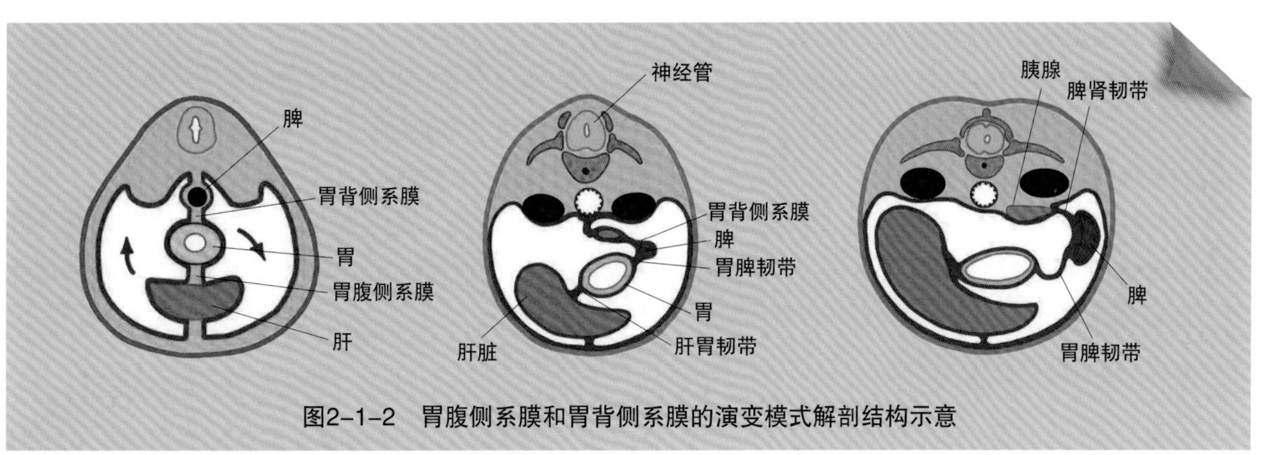

图2-1-2　胃腹侧系膜和胃背侧系膜的演变模式解剖结构示意

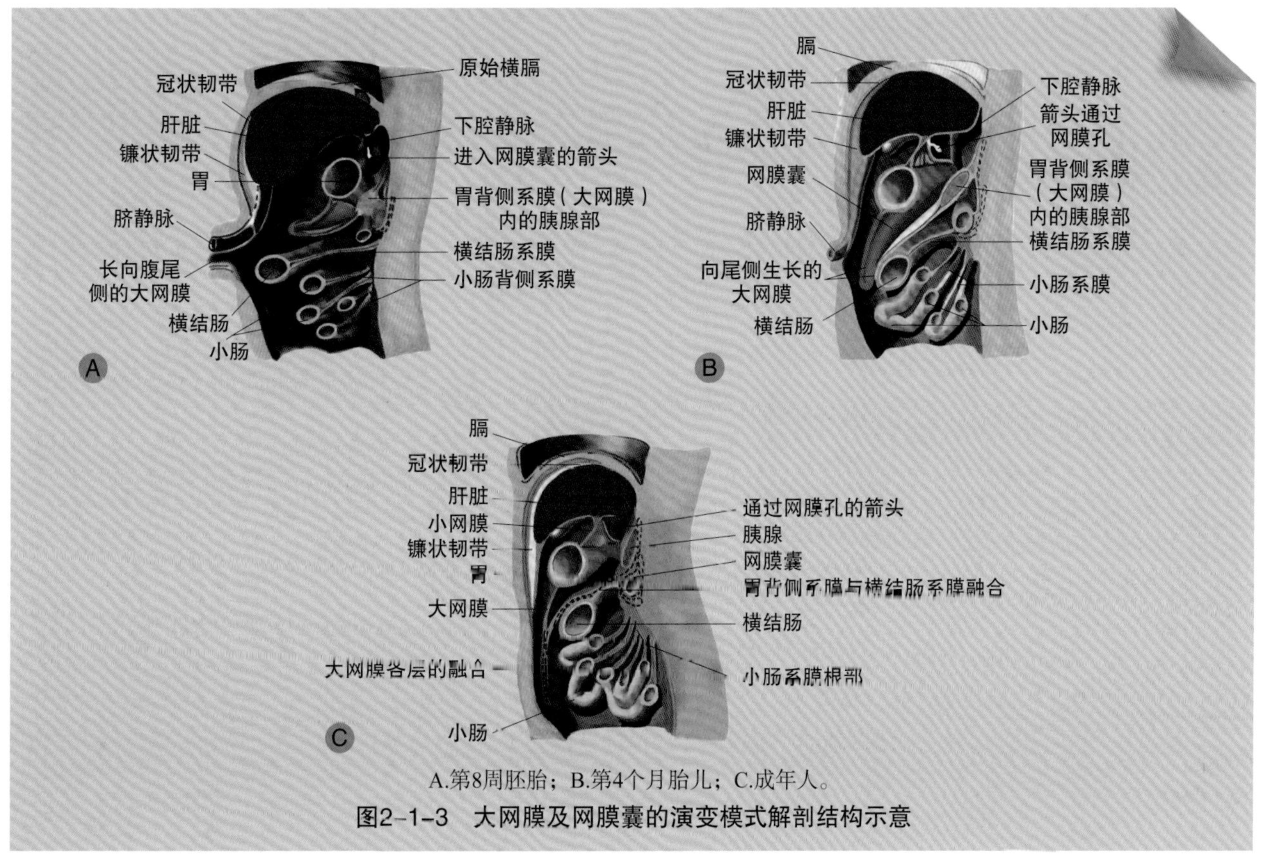

A.第8周胚胎；B.第4个月胎儿；C.成年人。

图2-1-3　大网膜及网膜囊的演变模式解剖结构示意

由于中肠的增长速度远比胚体快，致使肠管形成一突向腹侧的“U”形弯曲，称中肠袢。中肠袢顶部与卵黄蒂通连，肠系膜上动脉走行于中肠袢背系膜的中轴部位。

胚胎第6周，肠袢生长迅速，腹腔容积相对变小，加之肝和中肾的增大，使肠袢进入脐带内的胚外体腔（脐腔），形成生理性脐疝。肠袢在脐腔中继续增长的同时，以肠系膜上动脉为轴心逆时针方向旋转90°，使肠袢由矢状方向转至水平方向，即头支从胚体头侧转至右侧，尾支从胚体尾侧转至左侧，并出现一囊状突起，此即盲肠突，为盲肠和阑尾的始基，同时是大小肠的分界标志。

胚胎第10周，由于中肾萎缩、肝生长减缓和腹腔的增大，肠袢开始从脐腔退回腹腔，脐腔随之闭锁。在肠袢退回腹腔时，头支在前，尾支在后，并且逆时针方向再旋转180°，使头支转至左侧，尾支转至右侧。肠袢通过增长、定向旋转和退回腹腔，为建立正常的解剖方位和毗邻关系奠定了基础。在肠袢退回腹腔的初期，空肠和回肠位居腹腔中部；盲肠和阑尾位置较高，在肝的下方；横结肠横过十二指肠腹侧。之后，盲肠和阑尾从肝下方下降至右髂窝，升结肠随之形成。

空肠和回肠的背侧系膜：由于肠旋转，回盲部下降至右髂窝，十二指肠和升结肠背侧系膜与体后壁融合，空肠和回肠的背侧系膜由原来的背正中线改变为自十二指肠空肠区斜向右下至回盲部为止。随空肠和回肠的显著增长和盘曲，系膜增宽并形成许多皱褶，使空肠和回肠在腹膜腔内保持活动状态。

结肠系膜：各段系膜变化不同。阑尾系膜保留。升结肠和降结肠背侧系膜与体后壁融合消失，使该段肠管位置固定。横结肠系膜大部分保留，腹后壁附着线由纵列变为横行。乙状结肠系膜保留，保持活动状态。直肠背侧系膜完全消失，故直肠保持固定状态（图2-1-4）。

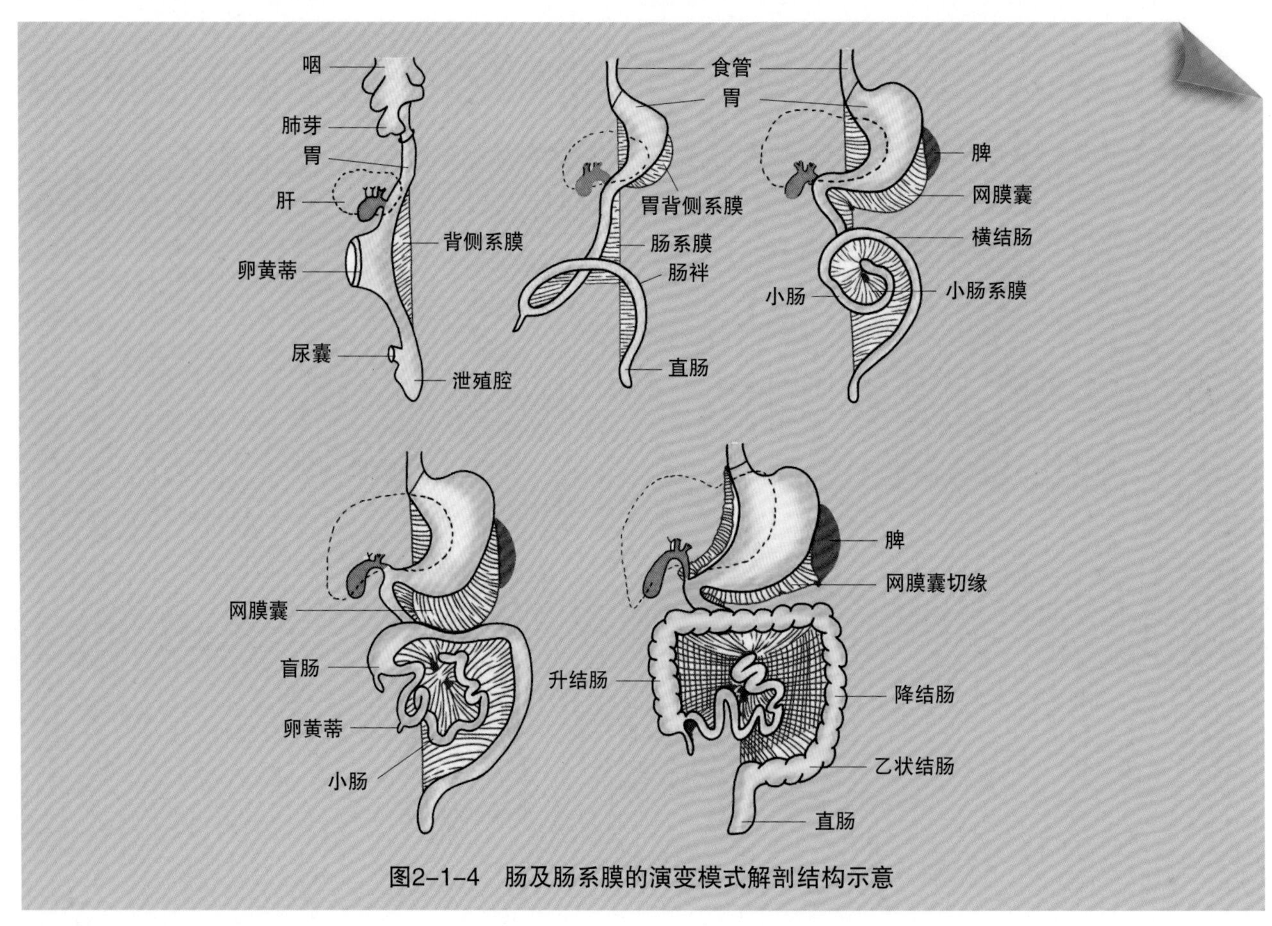

图2-1-4 肠及肠系膜的演变模式解剖结构示意

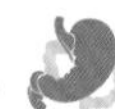

三、直肠及肛管发生

直肠和肛管是泄殖腔分隔、分化的产物。胚胎第 3 周末，后肠末段膨大，与前面的尿囊相通，形成泄殖腔。泄殖腔开始为膨大的腔，胚胎发育至第 7 周时，后肠和尿囊交界处的中胚层皱襞形成，并向尾侧方向生长，同时其间质从两侧壁向腔内生长，两者融合形成尿直肠隔，使肠管与尿生殖道完全分开，将泄殖腔分隔成前后两部分，腹侧称为尿生殖窦，背侧为直肠和肛管上部。胚胎第 8 周末，肛膜破裂，肛管相通。同时泄殖腔膜也被分为前部的尿生殖膜和后部的肛膜两部分，两膜之间的部分成为将来的会阴。

直肠末端称为肛管，来源于泄殖腔膜的腹侧面，在胚胎第 7 周时，在肛门部形成一个外层凹陷，称为原肛或肛凹。其不断向头侧发展，逐渐接近直肠后肛膜破裂，原肛与直肠相通。原肛起初由肛门肌肉围成环状，继而中央出现数个结节状肛凸，并融合成脐状，最后形成肛管，借肛膜与原始直肠相隔。随会阴体发育增长，至胚胎第 16 周时，肛门后移至正常位置。会阴部肌肉发育起源于局部间质组织，至胚胎第 12 周时分化为肛门内括约肌、肛提肌和尿生殖窦括约肌。肛门外括约肌则在正常会阴肛门结节处独自发育而成。以齿状线为标志，齿状线以下肛管上皮属于外胚层来源，而齿状线以上直肠末端部分的上皮属于内胚层来源（图 2-1-5）。

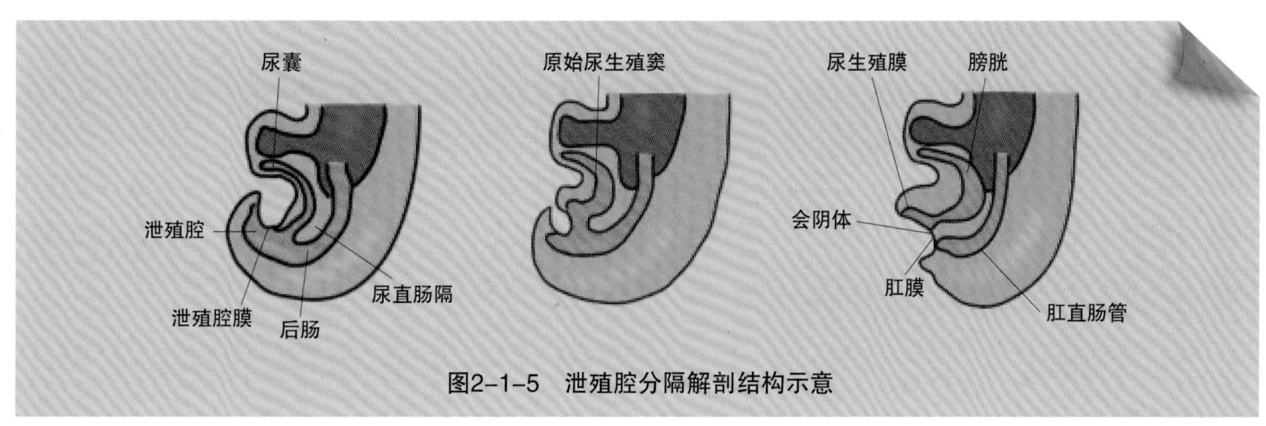

图2-1-5　泄殖腔分隔解剖结构示意

（孙雅琴）

第二节　消化道常见畸形发生

一、消化管闭锁、狭窄和重复畸形

在消化管的发生过程中，管壁上皮细胞过度增殖，致使消化管管腔完全闭锁。之后，过度增殖的细胞发生凋亡，上皮变薄，闭锁的管腔内出现许多小腔，小腔相互融合，管腔重新出现。上述过程管腔重建受阻，则形成消化管某段的闭锁或狭窄（完全无管腔即为闭锁，管腔过细即为狭窄）；如管腔内有纵行隔膜，将某段消化管分为并列的两部分，即为重复畸形。闭锁或狭窄常见于食管和十二指肠，重复畸形多见于小肠，尤其是回肠（图 2-2-1）。

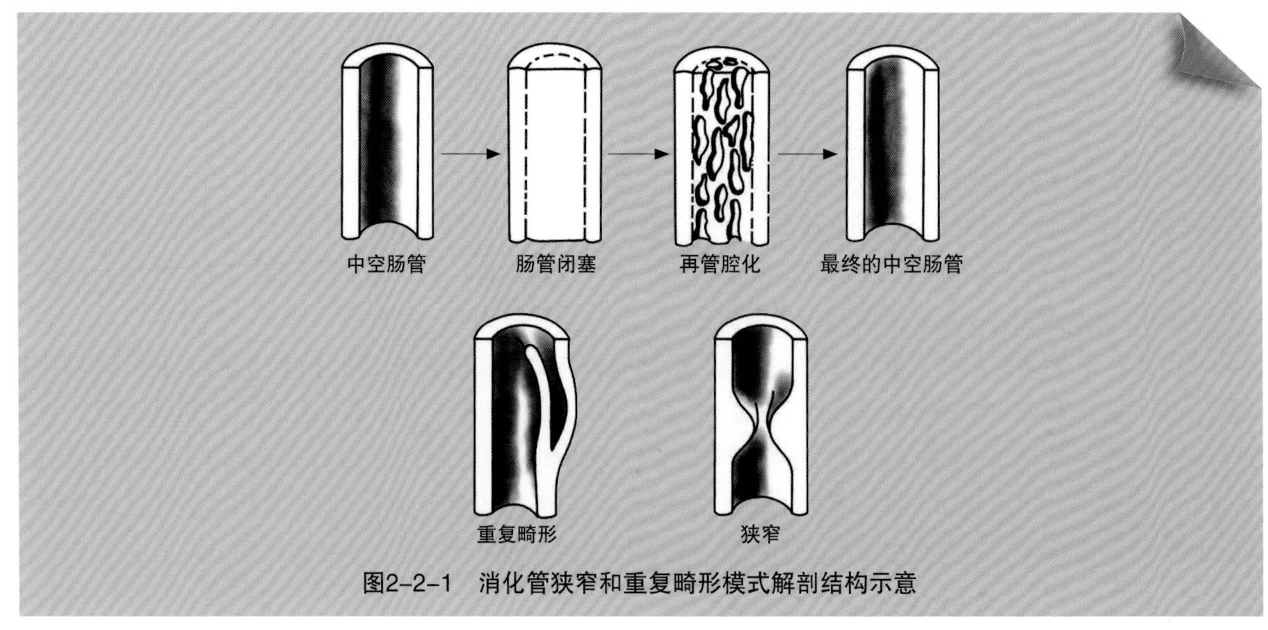

图2-2-1 消化管狭窄和重复畸形模式解剖结构示意

二、梅克尔憩室

梅克尔憩室（Meckel diverticulum）又称先天性回肠末端憩室，是回肠壁上的一个小的囊状突起，有的在其顶端尚有一纤维索连于脐，在距离回盲瓣 10 ~ 100 cm 的位置均可发生，其中距离盲肠 40 ~ 50 cm 处最常见。这种畸形由卵黄蒂退化不全引起，卵黄蒂远端已闭锁，基部保留一段盲囊连于回肠。患者多无症状，炎症、溃疡时可出现腹痛、便血等症状，可诱发肠套叠，偶尔可引起腹内疝及肠梗阻（图 2-2-2A）。

三、脐肠瘘

脐肠瘘（omphalomesenteric fistula）是由卵黄蒂未闭锁、闭锁不全或未与消化管分离所致。卵黄蒂全长未闭锁，则在回肠与脐之间残存一瘘管。当腹内压增高时，粪便可通过瘘管从脐部溢出（图 2-2-2B）。

四、先天性脐疝

先天性脐疝（congenital umbilical hernia）是因脐腔未能闭锁所致。在胎儿出生剪断脐带后，脐部仍留有一腔与腹腔相通。当腹内压增高时，肠管或其他腹腔脏器便从扩大的脐环膨出，甚至造成嵌顿疝（图 2-2-2C）。

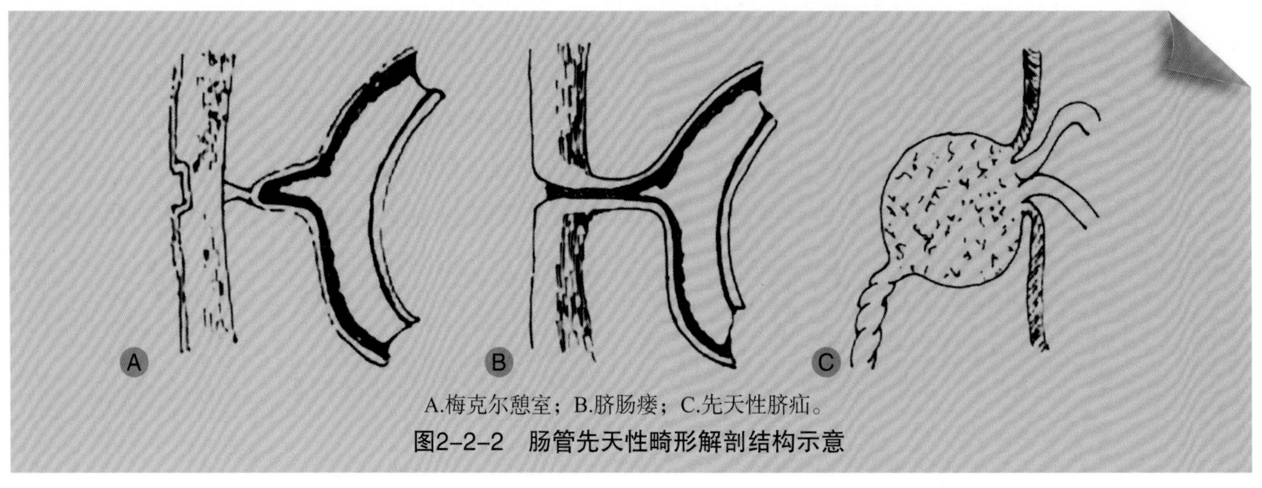

A.梅克尔憩室；B.脐肠瘘；C.先天性脐疝。
图2-2-2 肠管先天性畸形解剖结构示意

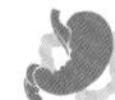

五、先天性无神经节性巨结肠

先天性无神经节性巨结肠（congenital aganglionic megacolon）又称 Hirschsprung 病，多见于乙状结肠。由于神经嵴细胞未能迁至病变处肠壁中，致使壁内副交感神经节细胞缺如，肠壁收缩无力，处于不能蠕动的麻痹状态，肠腔内容物不能很好地排出，因而肠管极度扩张而形成巨结肠（图 2-2-3）。

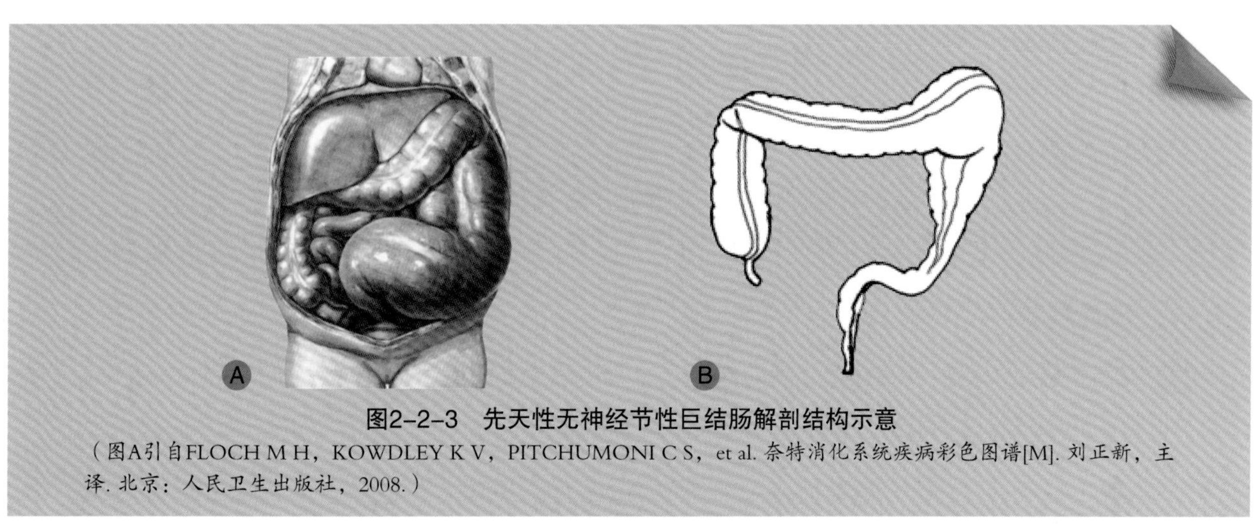

图2-2-3　先天性无神经节性巨结肠解剖结构示意

（图A引自FLOCH M H，KOWDLEY K V，PITCHUMONI C S，et al. 奈特消化系统疾病彩色图谱[M]. 刘正新，主译. 北京：人民卫生出版社，2008.）

六、肛门闭锁

肛门闭锁（imperforate anus）又称不通肛，由肛膜未破或肛凹未形成引起，肛管上皮过度增生后未能再度吸收也可引起此种畸形。这种畸形常常伴有直肠会阴瘘、直肠阴道瘘或直肠尿道瘘（图 2-2-4）。

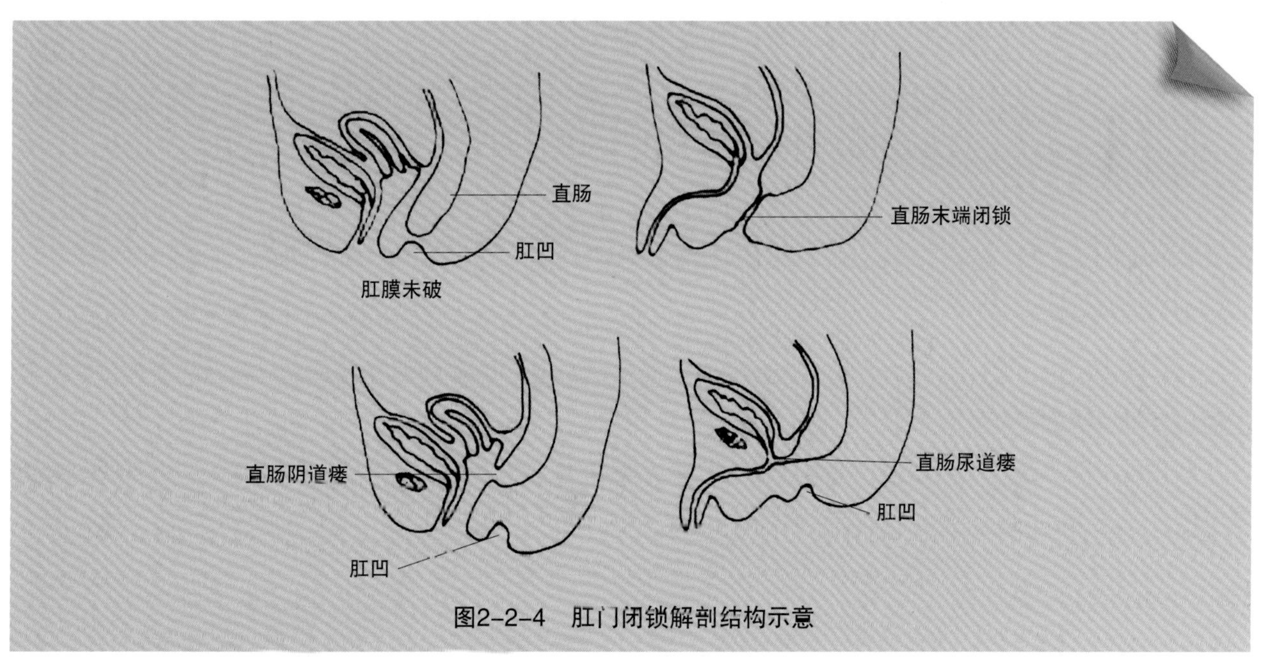

图2-2-4　肛门闭锁解剖结构示意

七、中肠袢转位异常

胚胎发育时期，当中肠袢从脐腔退回腹腔时，应逆时针方向旋转 180°。如果未发生旋转，或转位不全，或反向转位，就会形成各种各样的消化管异位，并且常常伴有肝、脾、胰，甚至心、肺的异位（图 2-2-5）。

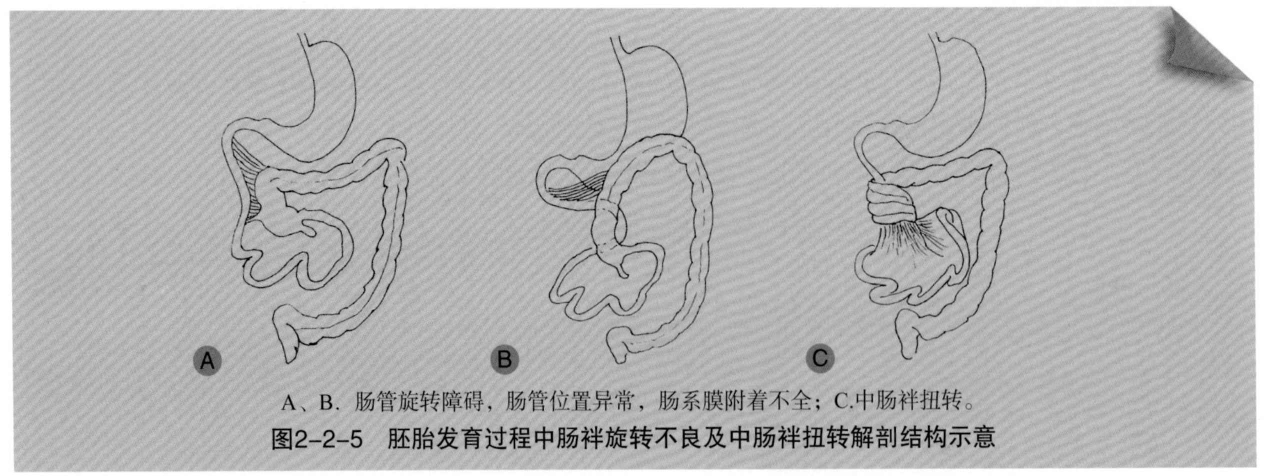

A、B. 肠管旋转障碍，肠管位置异常，肠系膜附着不全；C.中肠袢扭转。

图2-2-5 胚胎发育过程中肠袢旋转不良及中肠袢扭转解剖结构示意

八、环状胰腺

由于腹部胰腺组织移位及胰腺背、腹两侧融合过程中发生异常，形成环形胰腺（anular pancreas），环绕十二指肠。环状胰腺可压迫十二指肠和胆总管，甚至引起十二指肠梗阻（图 2-2-6）。

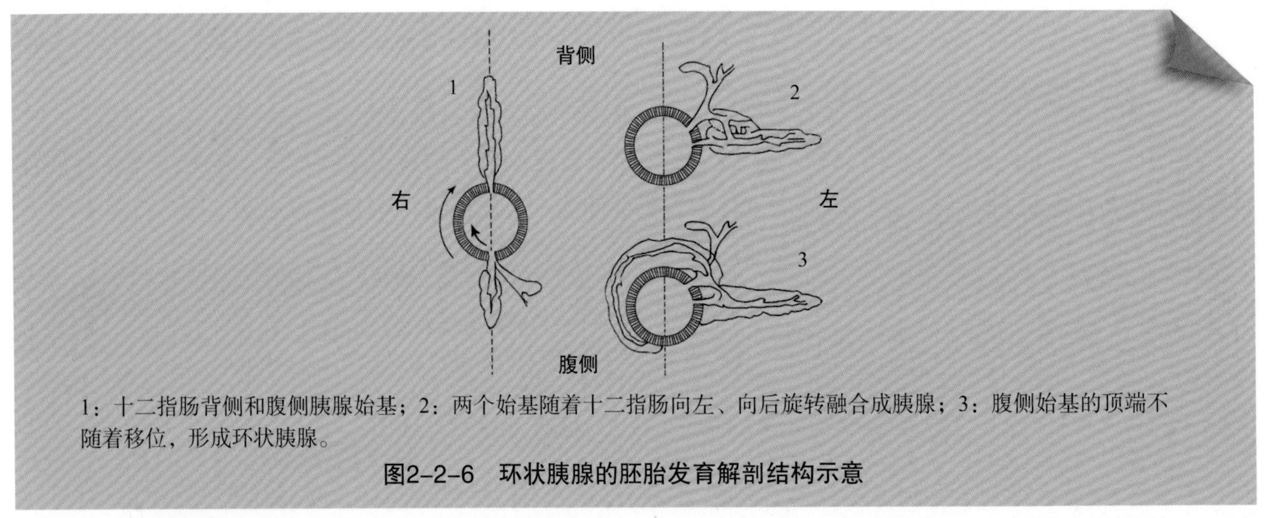

1：十二指肠背侧和腹侧胰腺始基；2：两个始基随着十二指肠向左、向后旋转融合成胰腺；3：腹侧始基的顶端不随着移位，形成环状胰腺。

图2-2-6 环状胰腺的胚胎发育解剖结构示意

九、异位胰腺组织

异位胰腺组织可见于从食管远端至中肠袢末端的任何位置，最常见于胃和梅克尔憩室的黏膜层，具有正常胰腺组织结构特征。

消化系统除上述常见畸形外，还有一些少见或罕见畸形，如腹裂、双胆囊、无胆囊、肝下盲肠、肝下阑尾等。

（高跃华）

第三节 消化道解剖

消化系统由消化管和消化腺组成。消化管是指从口腔到肛门的肌性管道，依据其功能、形态不同，分

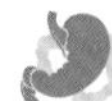

为口腔、咽、食管、胃、小肠和大肠。通常将十二指肠及以上部分称为上消化道，空肠及以下部分称下消化道。消化腺按腺体大小和位置的不同分为大消化腺和小消化腺。大消化腺分布在消化管壁外，成为一个独立的器官，其分泌的消化液经导管流入消化管腔内，如三大唾液腺、肝脏和胰腺等。小消化腺分布于消化管壁内，位于黏膜层或黏膜下层，如唇腺、舌腺、食管腺、胃腺和肠腺等（图 2-3-1）。

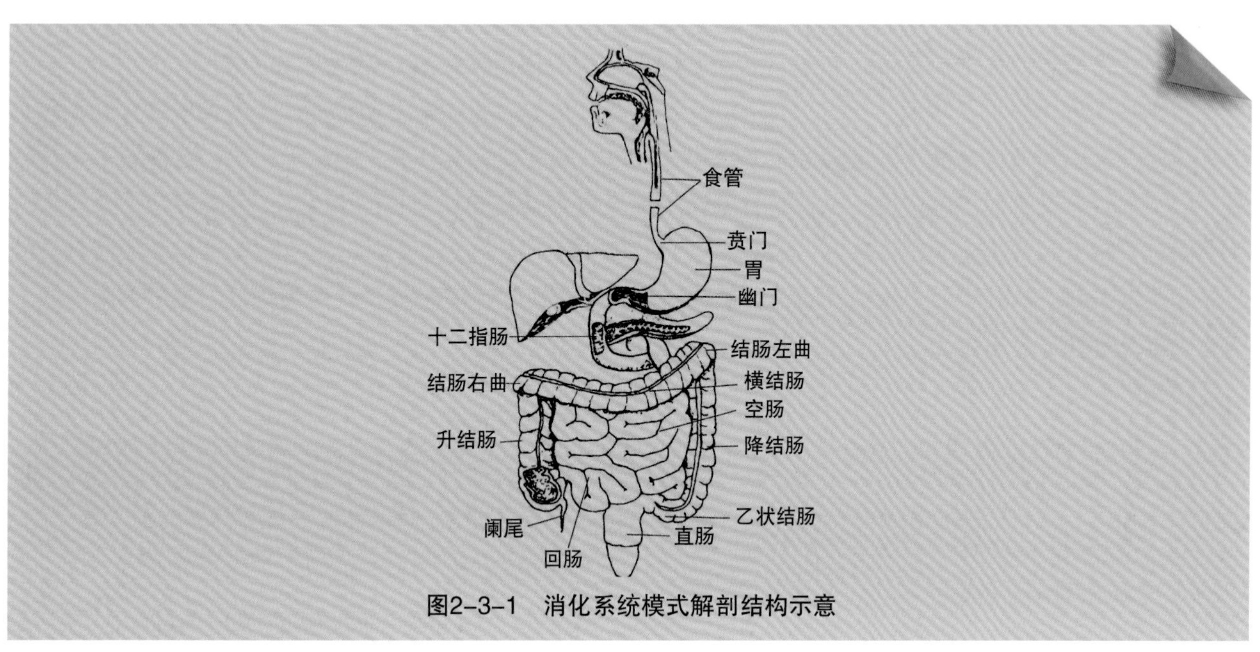

图2-3-1　消化系统模式解剖结构示意

一、消化道形态特点

（一）食管

食管是连接咽与胃的长管状前后扁平的肌性器官，是消化管中最狭窄的部分，位于脊柱的前方，起自第 6 颈椎椎体下缘平面与咽相延续，往下经胸腔穿过膈肌，于第 11 胸椎椎体高度与胃的贲门相连接。成年人食管全程长 23 ～ 28 cm，横径 2 ～ 3 cm，壁厚 3 ～ 4 mm。

食管具有“三个三”的解剖特点，即可分为三部、三处生理性狭窄和三个压迹（图 2-3-2）。

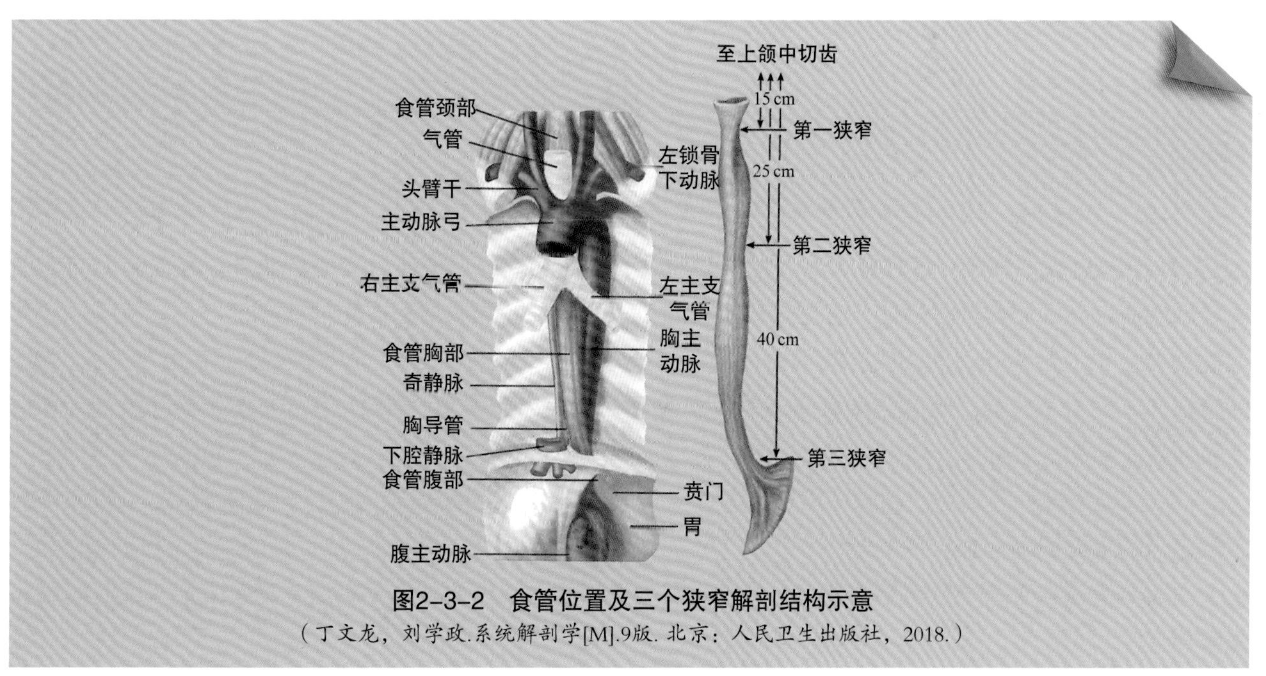

图2-3-2　食管位置及三个狭窄解剖结构示意

（丁文龙，刘学政.系统解剖学[M].9版. 北京：人民卫生出版社，2018.）

（1）三部：解剖学上通常以颈静脉切迹和食管裂孔为界，将食管分为颈部、胸部和腹部三部分。

颈部食管长 5 ~ 8 cm，自食管起始端至胸骨柄颈静脉切迹平面，前壁借疏松的结缔组织与气管后壁相贴近，后方与脊柱相邻，两侧有颈部的大血管走行。

胸部食管最长，长 18 ~ 20 cm，位于胸骨柄颈静脉切迹平面至膈食管裂孔之间，前方有气管、左主支气管和心包，并隔心包与左心房相邻。

腹部食管最短，长 1 ~ 2 cm，自膈食管裂孔向下与贲门相延续，前方邻近肝左叶。

而在临床工作中为了便于食管病变的定位及手术切口和方式的选择，多将食管分为颈段食管和胸段食管两部分，颈段食管自食管入口至胸骨柄上缘胸廓入口。胸段食管又分上、中、下三段，胸上段——自胸廓上口至气管分叉平面；胸中段——自气管分叉平面至胃食管交界处全长的上 1/2；胸下段——自气管分叉平面至胃食管交界处全长的下 1/2。通常将腹部食管包括在胸下段食管内。胸中段食管与胸下段食管的交界处接近于肺下静脉平面。胸中段的食管癌较多见，下段次之，上段较少，多为鳞癌。贲门部腺癌向上延伸可累及食管下段（表 2-3-1，图 2-3-3）。

表 2-3-1 食管的分段

<table>
<tr><th colspan="2">解剖分段</th><th colspan="3">临床分段</th></tr>
<tr><td>颈部</td><td>起始端—胸骨柄颈静脉切迹</td><td colspan="2">颈段</td><td>食管入口—胸骨柄胸廓入口</td></tr>
<tr><td rowspan="2">胸部</td><td rowspan="2">胸骨柄颈静脉切迹—膈食管裂孔</td><td rowspan="3">胸段</td><td>上段</td><td>胸廓上口—气管分叉</td></tr>
<tr><td>中段</td><td>气管分叉—贲门上1/2</td></tr>
<tr><td>腹部</td><td>膈食管裂孔—贲门</td><td>下段</td><td>气管分叉—贲门下1/2，含腹部食管</td></tr>
</table>

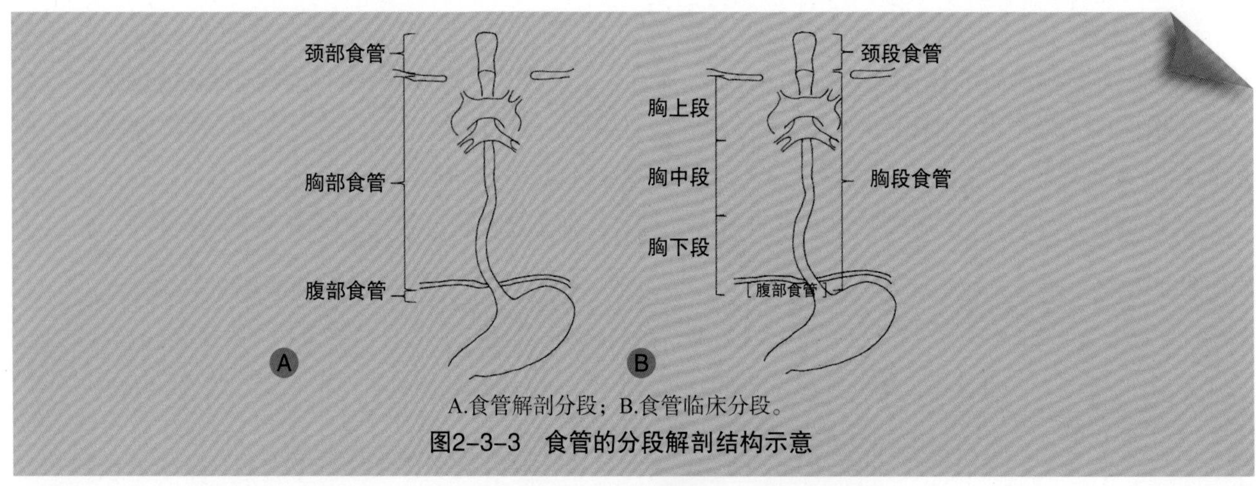

A.食管解剖分段；B.食管临床分段。

图2-3-3 食管的分段解剖结构示意

（2）三处生理性狭窄：食管全长除沿脊柱的颈曲、胸曲相应的形成前后方向弯曲外，在左右方向上也有轻度弯曲，分别于食管起始处、与左主支气管的交叉处、穿经膈肌处形成生理性狭窄。第一狭窄为食管的起始处，相当于第 6 颈椎椎体下缘水平；第二狭窄在左主支气管的后方与其交叉处，相当于第 4、第 5 胸椎椎体之间水平；第三狭窄为食管通过膈食管裂孔处，相当于第 10 胸椎水平。上述狭窄部是食管异物滞留和食管癌的好发部位。

（3）三个压迹：分别是主动脉弓压迹、左主支气管压迹、左心房压迹，均位于胸部食管，是影像学上食管定位的重要解剖标志。

食管具有消化管管壁层次结构特点，具有 4 层管壁结构，从内向外由黏膜层、黏膜下层、固有肌层和外膜构成。

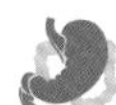

（二）胃

胃是消化管最膨大的部分，具有较强的伸缩力，成年人胃的容量约 1500 mL。中等充盈时，大部分位于左季肋区，少部分位于腹上区。胃除了有容纳食物和分泌胃液的作用，还有内分泌功能。

胃分为前、后壁，大、小弯，入口贲门、出口幽门。前壁朝向前上方，后壁朝向后下方。在小弯最低点有个弯度明显转折处，称为角切迹。贲门左侧食管末端左缘与胃底形成一锐角，称为贲门切迹。胃的贲门和幽门位置固定。

通常将胃分为贲门、胃底、胃体、幽门 4 个部分。小弯侧和胃体前壁小部分与肝左叶相邻，其大弯侧前壁大部分贴近腹前壁。胃底上方被左横膈覆盖，外后方靠近脾脏。胃后壁隔着小网膜囊与胰腺、膈脚、左肾、左肾上腺及腹膜后大血管等相邻（图 2–3–4）。

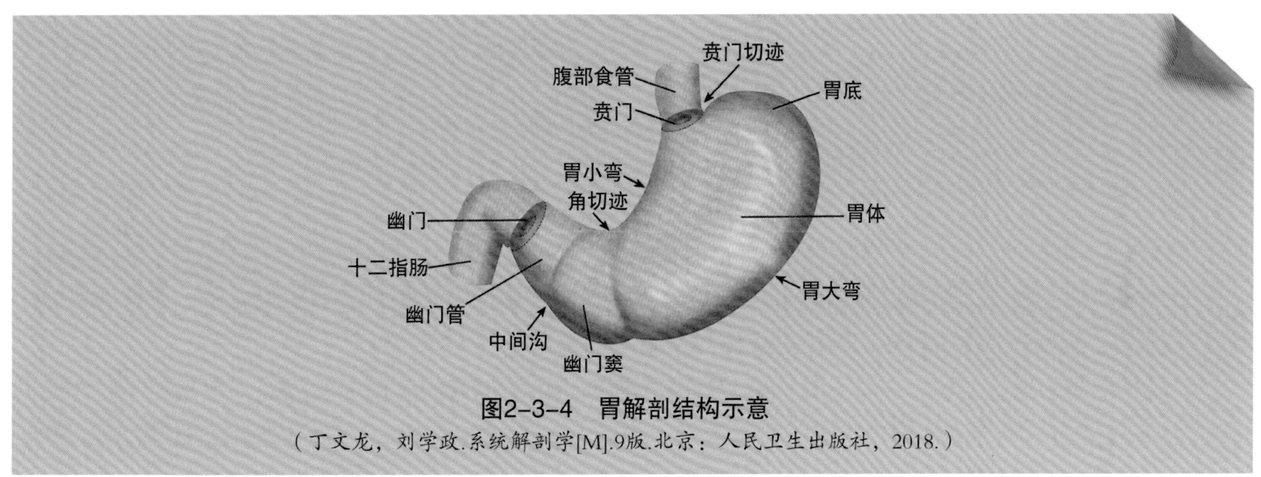

图2–3–4　胃解剖结构示意

（丁文龙，刘学政.系统解剖学[M].9版.北京：人民卫生出版社，2018.）

（三）小肠

小肠是消化管最长的一部分，成年人长 5 ～ 7 m。上起幽门，下接盲肠，分为十二指肠、空肠、回肠 3 个部分。小肠是进行消化和吸收的重要器官，并具有某些内分泌的功能。

1. 十二指肠

十二指肠全长约 25 cm，是小肠中长度最短、管径最大、位置最深、最为固定的部分。十二指肠除始、末两端被腹膜包裹，为腹膜内位器官，较为活动之外，其余大部分被腹膜覆盖而固定于腹后壁，为腹膜外位器官。整体呈“C”形包绕胰头，可分为上部、降部、水平部和升部 4 个部分。其接受胃液、胰液和胆汁，有十分重要的消化功能。

（1）上部（习惯称为球部）：长约 5 cm，起自胃的幽门，水平行向右后方，至肝门下方、胆囊颈的后下方，急转向下，移行为降部。上部与降部转折处形成的弯曲，称十二指肠上曲。

（2）降部：长 7 ～ 8 cm，自十二指肠上曲垂直下行于第 1 腰椎到第 3 腰椎椎体和胰头的右侧，于第 3 腰椎椎体右侧下端弯向左移行为水平部，转折处的弯曲，称十二指肠下曲。降部的黏膜形成发达的环状襞，其中份后内侧壁上有一纵行的皱襞称十二指肠纵襞，其下端的圆形隆起称十二指肠大乳头。

（3）水平部：又称下部，长 10 cm，起自十二指肠下曲，横过下腔静脉和第 3 腰椎椎体的前方，至腹主动脉前方、第 3 腰椎椎体左前方，移行为升部。肠系膜上动、静脉紧贴此部前面下行，在某些情况下，肠系膜上动脉可压迫该部引起十二指肠梗阻。

（4）升部：最短，仅 2 ～ 3 cm，自水平部末端起始，斜向左上方，至第 2 腰椎椎体左缘转向下，移行为空肠。

十二指肠悬肌和包绕其下段表面的腹膜皱襞共同构成十二指肠悬韧带，又称屈氏韧带，是确定空肠起始的重要标志（图 2–3–5）。

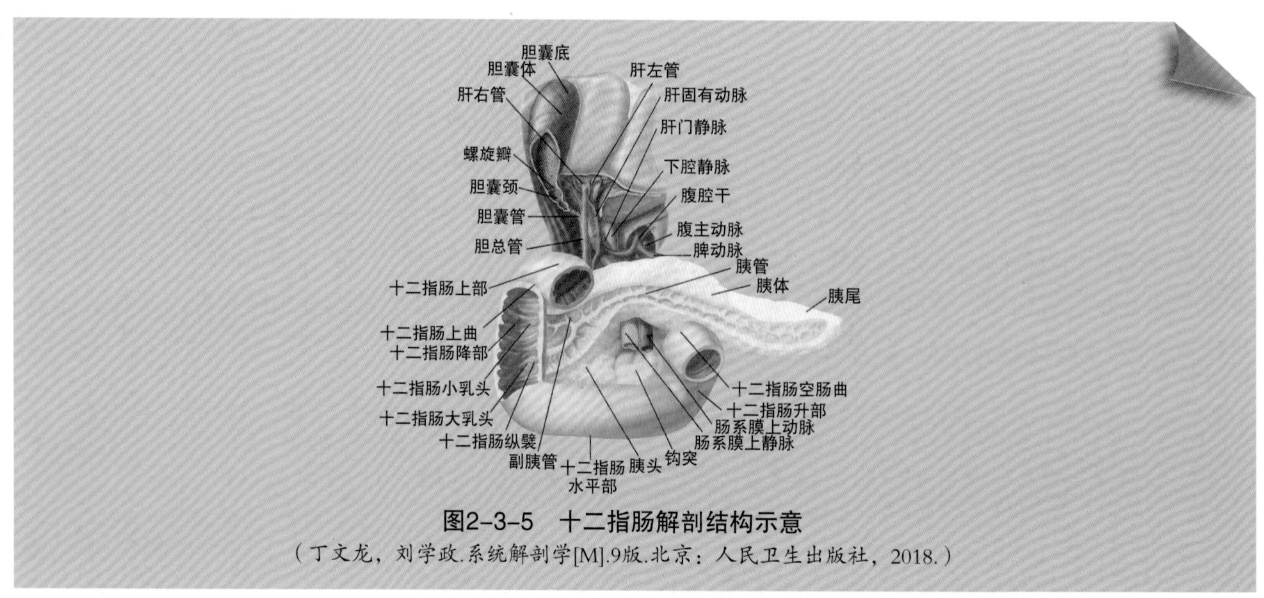

图2–3–5　十二指肠解剖结构示意

（丁文龙，刘学政.系统解剖学[M].9版.北京：人民卫生出版社，2018.）

2. 空肠和回肠

空肠和回肠上起十二指肠空肠曲，下续盲肠。空肠、回肠均被小肠系膜悬系于腹后壁，合称为系膜小肠，有系膜附着的边缘称系膜缘，其相对缘称对系膜缘或游离缘。

空肠和回肠的形态结构不完全一致，其变化是逐渐发生的，两者间无明显边界。一般是将系膜小肠的近侧 2/5 称为空肠，远侧 3/5 称为回肠。在位置上，通常空肠大部分位于左上腹，回肠大部分位于右下腹，小部分位于盆腔。外观上，空肠管壁厚，管径粗，血管较多，颜色较红，呈粉红色；而回肠管壁较薄，管径较细，血管较少，颜色较浅，呈粉灰色。另外，肠系膜的厚度从上向下逐渐变厚，脂肪含量越来越多。空肠、回肠黏膜除形成环状襞外，内表面还有密集的绒毛，这些结构极大地增加了肠黏膜的表面积，有利于营养物质的消化和吸收。在黏膜固有层和黏膜下组织内含有两种淋巴滤泡——孤立淋巴滤泡和集合淋巴滤泡，前者散在于空肠和回肠的黏膜内，后者多见于回肠下部（图 2–3–6）。

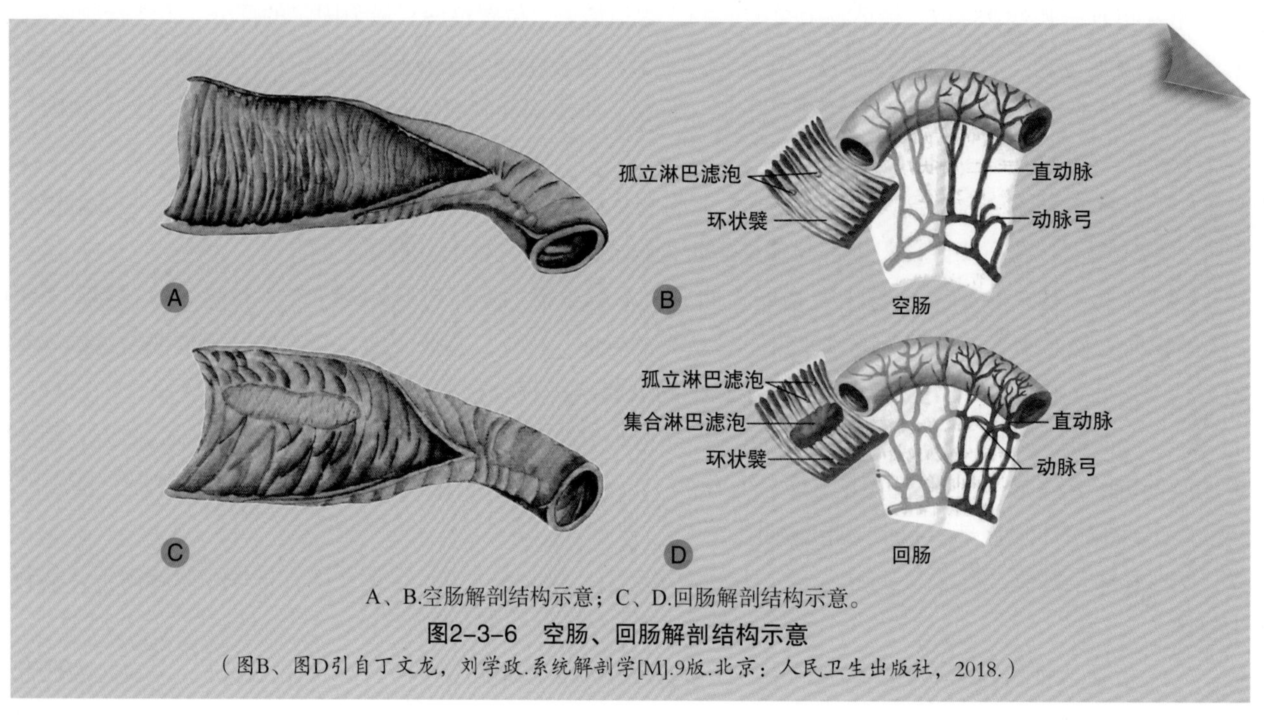

A、B.空肠解剖结构示意；C、D.回肠解剖结构示意。

图2–3–6　空肠、回肠解剖结构示意

（图B、图D引自丁文龙，刘学政.系统解剖学[M].9版.北京：人民卫生出版社，2018.）

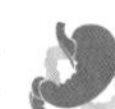

（四）大肠

大肠是消化管的下段，全长约 1.5 m，全程围绕于空肠、回肠的周围，可分为盲肠、阑尾、结肠、直肠和肛管 5 个部分。大肠的主要功能为吸收水分、维生素和无机盐，并将食物残渣变成粪便，排出体外。

大肠除直肠、肛管和阑尾外，均具有结肠带、结肠袋和肠脂垂 3 种特征性结构。结肠带有 3 条，分别称为网膜带、系膜带和独立带，由肠壁的纵行肌增厚形成，沿大肠的纵轴平行排列，3 条结肠带汇集于阑尾根部。结肠袋是由于结肠带短于肠管的长度，使肠管皱缩形成的由横沟隔开向外膨出的囊状突起。肠脂垂是沿结肠带两侧分布，由浆膜和其所包含的脂肪组织形成的小突起（图 2-3-7）。

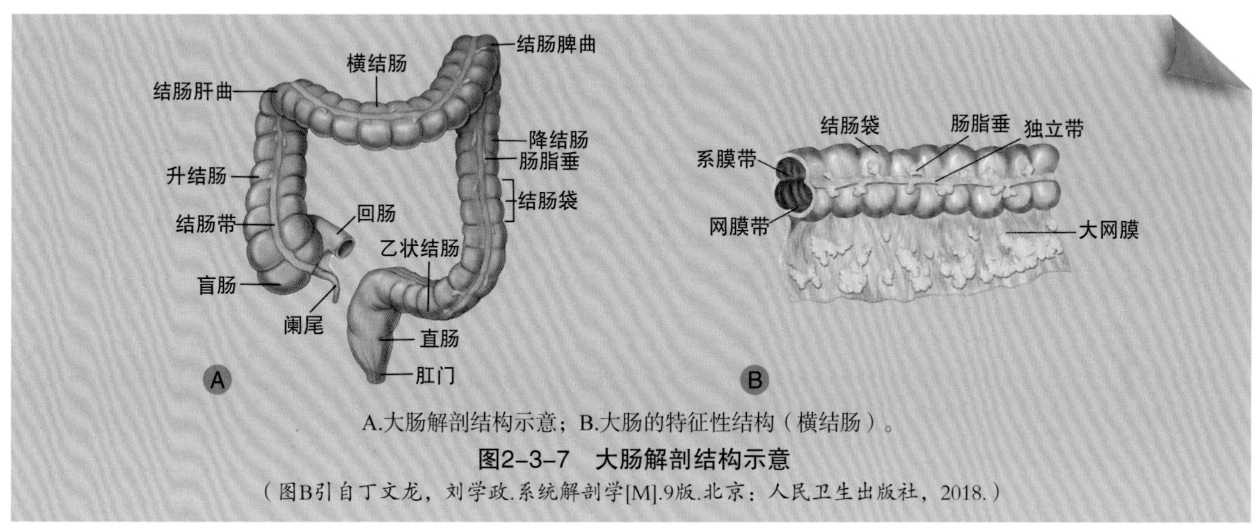

A.大肠解剖结构示意；B.大肠的特征性结构（横结肠）。

图2-3-7　大肠解剖结构示意

（图B引自丁文龙，刘学政.系统解剖学[M].9版.北京：人民卫生出版社，2018.）

1. 盲肠

盲肠是大肠的起始部，长 6 ~ 8 cm，其下端为盲端，上续升结肠，左侧与回肠相连接，通常位于右髂窝内，属于腹膜内位器官。

回肠末端向盲肠的开口处肠壁内的环行肌增厚，并覆以黏膜而形成上下两片半月形的皱襞，称回盲瓣，其作用为阻止小肠内容物过快地流入大肠，以便食物在小肠内充分消化、吸收，并可防止盲肠内容物逆流回小肠。在回盲瓣后下方约 2 cm 处，有阑尾的开口，称为阑尾口。

2. 阑尾

阑尾附着于盲肠后下端，形如蚯蚓，故又称蚓突。一般长 5 ~ 7 cm，偶有长达 20 cm 或短至 1 cm 者。阑尾根部较固定，阑尾尖端为游离盲端，移动性大；阑尾口下缘有一条不明显的半月形黏膜皱襞，称阑尾瓣，该瓣有防止粪块或异物坠入阑尾腔的作用；阑尾系膜呈三角形或扇形，内含血管、神经、淋巴管及淋巴结等。阑尾系膜游离缘短于阑尾长度，使阑尾呈钩形、“S”形或卷曲状等不同程度的弯曲（图 2-3-8）。

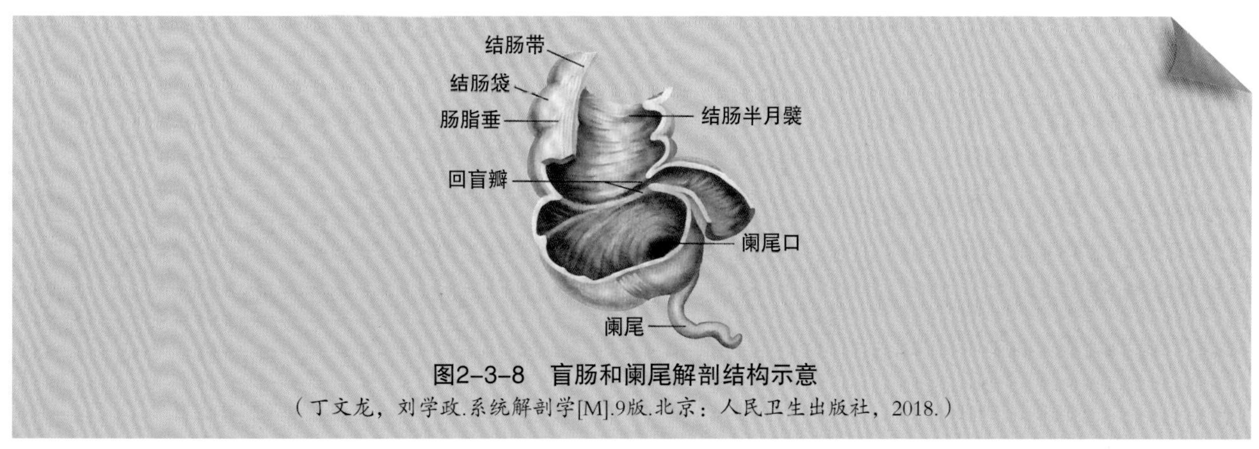

图2-3-8　盲肠和阑尾解剖结构示意

（丁文龙，刘学政.系统解剖学[M].9版.北京：人民卫生出版社，2018.）

3. 结肠

结肠介于盲肠与直肠之间，整体呈“M”形，包绕于空肠、回肠周围。结肠分为升结肠、横结肠、降结肠和乙状结肠 4 个部分。结肠的直径自起端的 6 cm，逐渐递减为乙状结肠末端的 2.5 cm，横结肠和乙状结肠有系膜结构，活动性很大。升结肠及降结肠属于间位脏器，位置相对固定。

（1）升结肠：长约 15 cm，为盲肠的延续，沿后腹壁腰方肌向上，达右肾下端前面及肝右叶的下方，由此向左弯成结肠肝曲（又称右曲），续接横结肠。升结肠属腹膜间位器官，无系膜，其外侧与侧腹壁邻接，内侧下段与腰大肌相邻，后面借结缔组织贴附于腹后壁，因此活动性甚小。

（2）横结肠：长约 50 cm，起自结肠右曲，先行向左前下方，后略转向左后上方成一略向下垂的弓形弯曲，在脾脏面下段处，折转成结肠脾曲（或称左曲），向下续于降结肠。横结肠属腹膜内位器官，由横结肠系膜连于腹后壁，活动度较大，其中间部分可下垂至脐或低于脐平面。

（3）降结肠：长约 25 cm，起自结肠左曲，沿左肾外侧缘和腰方肌前面下降，在左髂嵴处续于乙状结肠。降结肠与升结肠一样属腹膜间位器官，无系膜，借结缔组织直接贴附于腹后壁，活动性很小。

（4）乙状结肠：长约 40 cm，在左髂嵴处起自降结肠，沿左髂窝转入盆腔内，全长呈“乙”字形弯曲，至第 3 骶椎平面续于直肠。乙状结肠属腹膜内位器官，由乙状结肠系膜连于盆腔左后壁，活动度较大。

4. 直肠

直肠位于盆腔下部，全长 10 ~ 14 cm。在第 3 骶椎前方起自乙状结肠，沿骶骨、尾骨前面下行，穿过盆膈移行于肛管。直肠并不直，在矢状面上形成 2 个明显的弯曲：直肠骶曲是直肠上段形成的一个突向后方的弓形弯曲，距肛门 7 ~ 9 cm；直肠会阴曲是直肠末段形成的一个突向前方的弓形弯曲，距肛门 3 ~ 5 cm。在冠状面上也有 3 个突向侧方的弯曲，但不恒定，一般中间较大的一个突向左侧，上下两个突向右侧（图 2-3-9）。

直肠上端与乙状结肠交接处管径较细，向下肠腔显著膨大，称直肠壶腹（ampulla of rectum）。直肠内面有 3 个直肠横襞（Houston 瓣），由黏膜及环行肌构成，具有阻挡粪便下移的作用。最上方的直肠横襞接近直肠与乙状结肠交界处，位于直肠左侧壁上，距肛门约 11 cm，偶见该襞环绕肠腔一周，致使肠腔出现不同程度的缩窄；中间的直肠横襞大而明显，位置恒定，通常位于直肠壶腹稍上方的直肠右前壁上，距肛门约 7 cm，相当于直肠前壁腹膜反折的水平；最下方的直肠横襞位置不恒定，一般多位于直肠左侧壁上，距肛门约 5 cm。

直肠前壁上 1/3 邻接小肠与乙状结肠；中 1/3 在男性与膀胱后壁接触，在女性与子宫后面接触；直肠下约 1/3 没有覆盖的腹膜，在男性前侧与膀胱底、输尿管、精囊腺及前列腺后面邻近，在女性与阴道后壁相贴。直肠的上段一般因粪便积存比较膨大；下段除排便时，保持收缩空虚状态。

5. 肛管

肛管长 3 ~ 4 cm，上端在盆膈平面接续直肠，下端终于肛门。肛管被肛门括约肌所包绕，平时处于收缩状态，有控制排便的作用。肛管内面有 6 ~ 10 条纵行的黏膜皱襞，称肛柱，内有血管和纵行肌。各肛柱下端彼此借半月形黏膜皱襞相连，此襞称肛瓣。每一个肛瓣与其相邻的两个肛柱下端之间形成开口向上的隐窝，称肛窦，窦深 3 ~ 5 mm，其底部有肛腺的开口（图 2-3-9）。

通常将各肛柱上端的连线称为肛直肠线，即直肠与肛管的分界线；将连接各肛柱下端与各肛瓣边缘的锯齿状环行线称为齿状线（或肛皮线）。齿状线以上的直肠内表面为黏膜，为单层柱状上皮。齿状线以下的肛管内表面为皮肤，为复层扁平上皮。此外，齿状线上、下部分的肠管在动脉来源、静脉回流、淋巴引流及神经分布等方面都不相同，这在临床上具有很大的实际意义（表 2-3-2）。

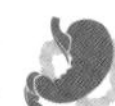

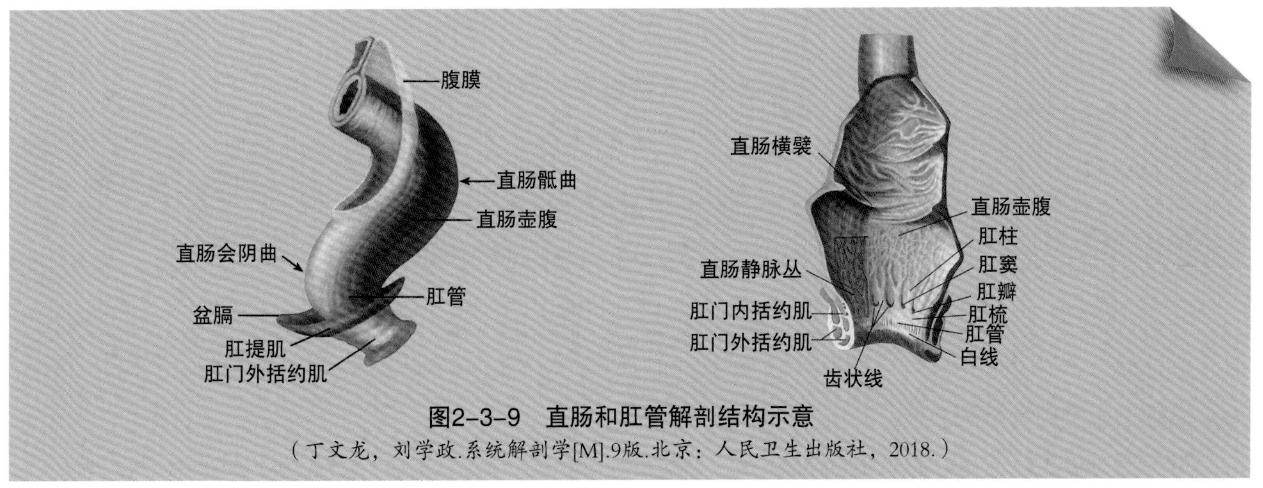

图2-3-9　直肠和肛管解剖结构示意

（丁文龙，刘学政.系统解剖学[M].9版.北京：人民卫生出版社，2018.）

表 2-3-2　肛管齿状线上、下部的比较

	齿状线以上	齿状线以下
黏膜上皮	单层柱状上皮	复层扁平上皮
供血动脉	直肠上、下动脉	肛动脉
静脉回流	直肠上静脉→肠系膜下静脉→脾静脉→门静脉	肛门静脉→阴部内静脉→髂内静脉→髂总静脉→下腔静脉
淋巴引流	肠系膜下淋巴结和髂内淋巴结	腹股沟浅淋巴结

在齿状线下方有一宽约 1 cm 的环状区域，称为肛梳（或称痔环），肛梳部的皮下组织和肛柱部的黏膜下层内含有丰富的静脉丛，有时可因某种病理原因而形成静脉曲张，向肛管腔内突起，称为痔。痔发生在齿状线以上称为内痔，发生在齿状线以下称为外痔（图 2-3-10）。

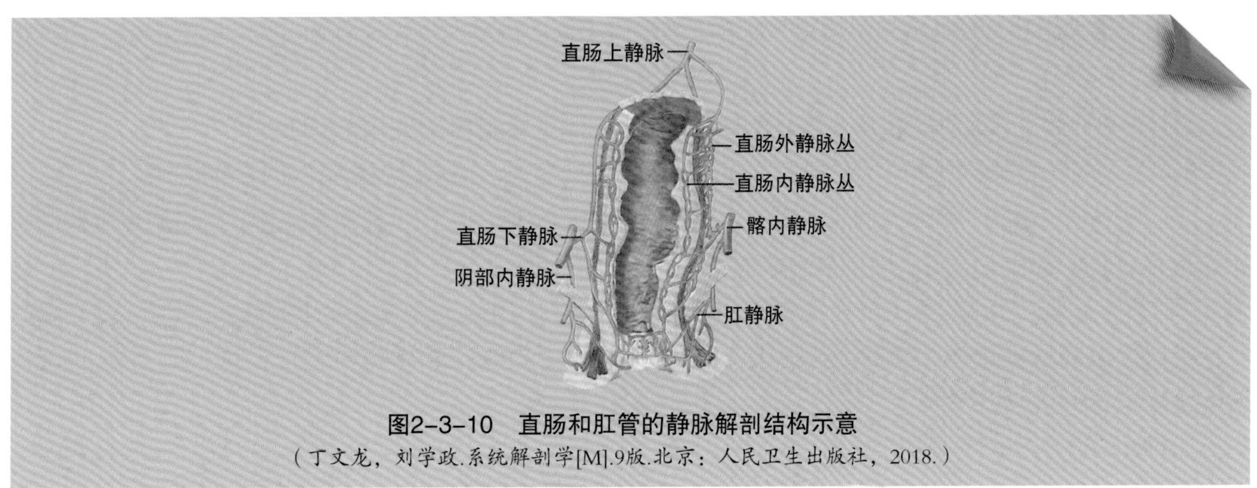

图2-3-10　直肠和肛管的静脉解剖结构示意

（丁文龙，刘学政.系统解剖学[M].9版.北京：人民卫生出版社，2018.）

二、消化道血液供应

（一）食管的血液供应

颈部食管由甲状腺下动脉供应，胸部食管由胸主动脉分支供应，腹部食管由胃左动脉分支供应。食管的静脉与动脉伴行，颈部食管静脉注入甲状腺下静脉，胸部食管静脉注入奇静脉，腹部食管静脉注入胃左静脉。食管是肝门静脉系与上腔静脉系吻合之处，肝门静脉的循环受到阻滞时（如肝硬化），可通过上述吻合路径建立起侧支循环。食管静脉曲张后，如果破裂，可引起呕血（表 2-3-3）。

表 2-3-3 食管血液供应汇总表

甲状腺下动脉→颈部食管→甲状腺下静脉→无名静脉→上腔静脉
胸主动脉分支→胸部食管→奇静脉→上腔静脉
胃左动脉分支→腹部食管→胃左静脉→门静脉

（二）胃的血液供应

1. 动脉

动脉供血主要来自腹腔干。

（1）胃左动脉最常见，直接起自腹腔干，是腹腔干最小的分支，沿胃小弯在小网膜两层腹膜间走行，在行程最高点发出食管支，在后续走行的过程中，发出许多分支，走行于胃前后表面，并在角切迹附近与胃右动脉吻合。

（2）胃短动脉数目不定，有 3 ~ 7 条，发自脾动脉或其分支，也可发自胃网膜左动脉的近侧，走行于胃脾韧带间，分布至贲门和胃底，与胃左动脉和胃网膜左动脉分支吻合。

（3）胃右动脉从肝动脉发出，沿胃小弯上行，发出多条分支到达胃的前后面，与胃左动脉相吻合。

（4）胃后动脉一般从脾动脉中部发出，在网膜囊后壁经胃膈韧带上行，分布于胃体后壁上部。

（5）胃网膜左动脉是脾动脉的最大分支，在脾门附近发自脾动脉，在胃大弯附近与胃网膜右动脉吻合。胃网膜左动脉发出胃支和网膜支。

（6）胃十二指肠动脉从肝动脉发出，于幽门后下缘分为胃网膜右动脉和胰十二指肠上动脉。胃网膜右动脉发出胃支和网膜支，胃支上行至胃窦的前后表面及胃体下部与胃网膜左动脉吻合，网膜支下行至大网膜内。

2. 静脉

胃静脉与动脉伴行最终流向门静脉。黏膜下和壁内丰富的静脉网汇入脾静脉或肠系膜上静脉，而有些则直接进入门静脉。

（1）胃短静脉：引流胃底和胃大弯上部的静脉血，汇入脾静脉或其中一条大的分支。

（2）胃网膜左静脉：引流胃前后两面及邻近胃大弯的静脉血，汇入胃脾韧带内的脾静脉。

（3）胃网膜右静脉：引流大网膜、胃体远侧和胃窦的静脉血，汇入肠系膜上静脉，入口附近可接受胰十二指肠上静脉的加入。

（4）胃左静脉：引流胃体上部和胃底部的静脉血，行进过程中接受数条食管下静脉，最后汇入门静脉。

（5）胃右静脉：较小，沿胃小弯内侧端走行，汇入门静脉，在幽门附近接受幽门前静脉的血流（表 2-3-4，图 2-3-11）。

表 2-3-4 胃血液供应汇总表

胃左动脉、胃右动脉→胃小弯→胃左静脉、胃右静脉→门静脉
胃短动脉→胃底、贲门→胃短静脉→脾静脉→门静脉
胃网膜左动脉、胃网膜右动脉→胃大弯→胃网膜左静脉、胃网膜右静脉→脾静脉、肠系膜上静脉
胃后动脉→胃体后壁上部→胃后静脉→脾静脉→门静脉

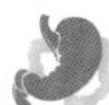

另外，胃在空腹状态下除紧张性收缩外，也出现以间歇性强力收缩伴有较长时间的静息期为特点的周期性运动，称为移行性复合运动（migrating motor complex，MMC）。移行性复合运动始于胃体上部，并向肠道方向传播。每隔 90 分钟发生 1 次，每次持续 3 ~ 5 分钟。将上次进食后遗留的食物残渣和积聚的黏液推送到十二指肠，为下次进食做好准备。进食后移行性复合运动消失。

（三）小肠

1. 小肠的主要运动形式

（1）紧张性收缩：是小肠其他运动形式的基础，使小肠保持一定的形状和位置，并对肠内容物施加一定的压力，有利于消化和吸收。

（2）分节运动：小肠特有的运动形式，是一种以环行肌为主的节律性收缩和舒张的运动，主要发生在食糜所在的一段肠管上。进食后，有食糜的肠管上若干处的环行肌同时收缩，将肠管内的食糜分成若干节段。随后，原来收缩处舒张，相邻的两半又各自合拢来形成若干新的节段，如此反复进行，使食糜与消化液充分混合，增加食糜与肠黏膜的接触，促进肠壁血液淋巴回流，有助于消化和吸收（图 2-4-2）。

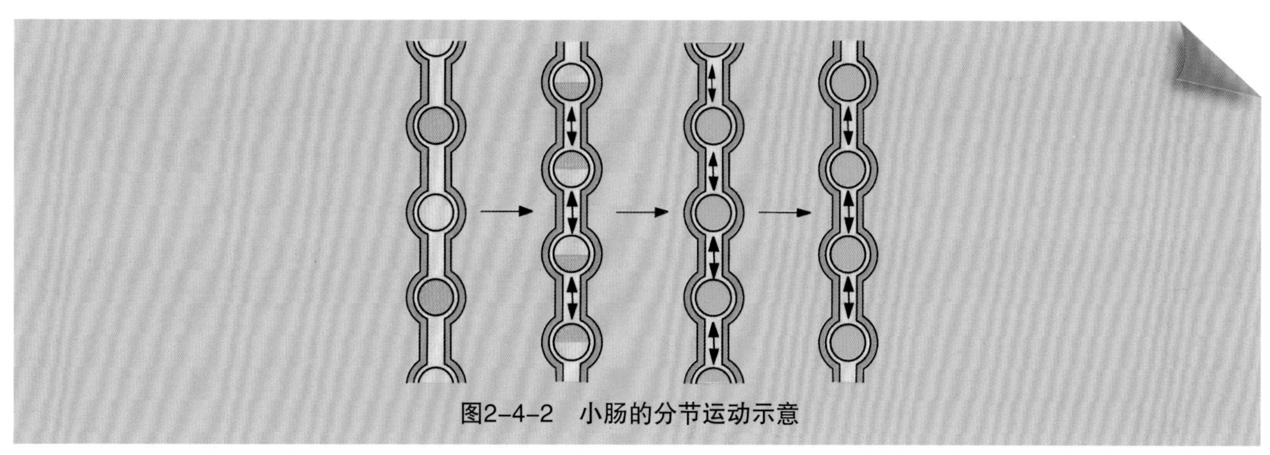

图2-4-2　小肠的分节运动示意

（3）蠕动：小肠的蠕动通常重叠在节律性分节运动之上，两者经常并存。蠕动可使经分节运动作用的食糜向前推进，到达一个新肠段，再接受新肠段分节运动的作用。小肠的蠕动波传播速度为 0.5 ~ 2 cm/s，蠕动波在小肠上段传播较快，在小肠下段较慢，通常传播 3 ~ 5 cm 便消失，极少超过 10 cm。食糜由蠕动波推动在小肠内的移动速度也很慢，平均仅 1 cm/min（图 2-4-3）。

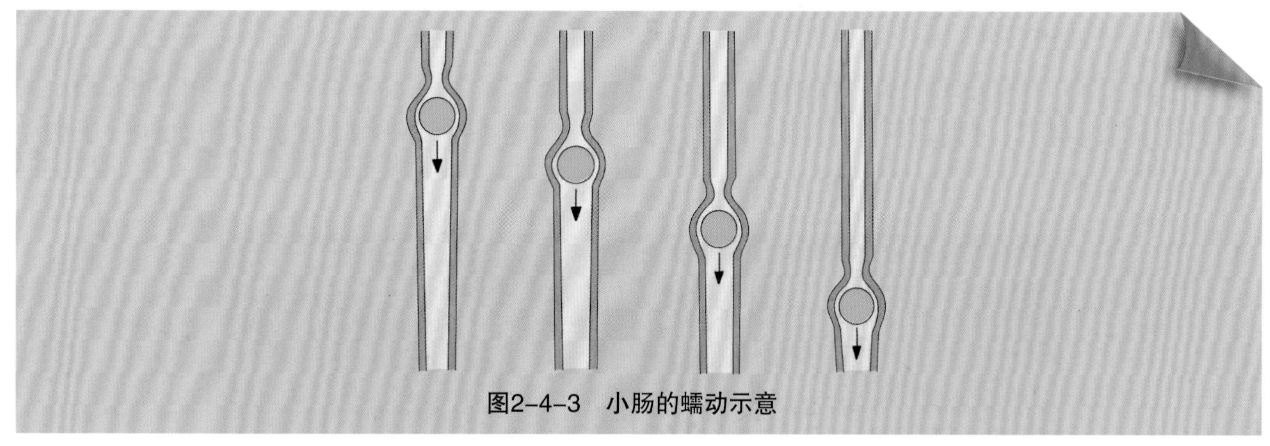

图2-4-3　小肠的蠕动示意

（4）移行性复合运动：在饥饿时或肠内容物大部分被吸收后，分节运动停止，出现周期性的移行性复合运动。小肠的移行性复合运动起源于胃窦或十二指肠，向肛门方向缓慢移行，每 60 ~ 90 分钟发生 1 次，经过 60 ~ 90 分钟可到达回肠末端。

2. 小肠特殊运动方式

（1）蠕动冲：小肠还有一种传播速度很快、传播距离较远的蠕动，称为蠕动冲。其可把食糜从小肠始端一直推送到小肠末端，有时还可至大肠，其速度为 2 ～ 25 cm/s。蠕动冲在肠黏膜受到强烈刺激时（如肠梗阻或肠道感染）可发生，可迅速清除食糜中的刺激物或解除肠管的过度扩张。

（2）逆蠕动：在十二指肠与回肠末端常出现与蠕动方向相反的逆蠕动。食糜可以在这两段内来回移动，有利于充分消化和吸收。

（四）大肠

大肠的主要运动方式：袋状往返运动、分节推进运动和多袋推进运动、蠕动等。

（1）袋状往返运动：由环行肌不规则的自发收缩引起，空腹时最常见。作用是使结肠袋中的内容物向两个相反的方向做短距离的往返移动，有利于研磨及混合肠内容物，使其与肠黏膜充分、持久地接触，促进水和电解质的吸收。

（2）分节推进运动和多袋推进运动：分节推进运动是指环行肌有规则的收缩，将一个结肠袋的内容物推移到邻近肠段，功能是结肠在挤捏和搓揉粪便的同时缓慢地把粪便推向远端。如果一段结肠同时发生多个结肠袋协同收缩，并使其内全部或一部分内容物向更远处推移，这种运动则称为多袋推进运动。

（3）蠕动：收缩波远端的平滑肌舒张，近端的平滑肌则保持收缩状态，从而使该肠段排空并闭合。快速、推进较远的蠕动，称为集团蠕动，也称为集团运动。可将部分肠内容物快速推送到乙状结肠和直肠。通常开始于横结肠，可将一部分大肠内容物推送至降结肠或乙状结肠。集团蠕动常见于进食后，最常发生在早餐进食后 60 分钟之内，可能是胃内食物进入十二指肠，由十二指肠 – 结肠反射引起。

结肠运动少而缓慢，对刺激的反应也较迟钝，这些特点适合结肠暂时的贮存粪便。

（赵　瑛）

第五节 消化道声像图表现及常见病理征象

一、正常消化道充盈后声像图表现

消化道充盈后管壁厚度均匀，层次结构清晰，5 层结构平行排列，“三高夹两低”。从内向外：第一层高回声是黏膜上皮层 – 界面回声；第二层低回声是黏膜深层回声；第三层高回声是黏膜下层回声；第四层低回声是固有肌层回声；第五层高回声是浆膜层 / 外膜 – 界面回声（图 2–5–1）。

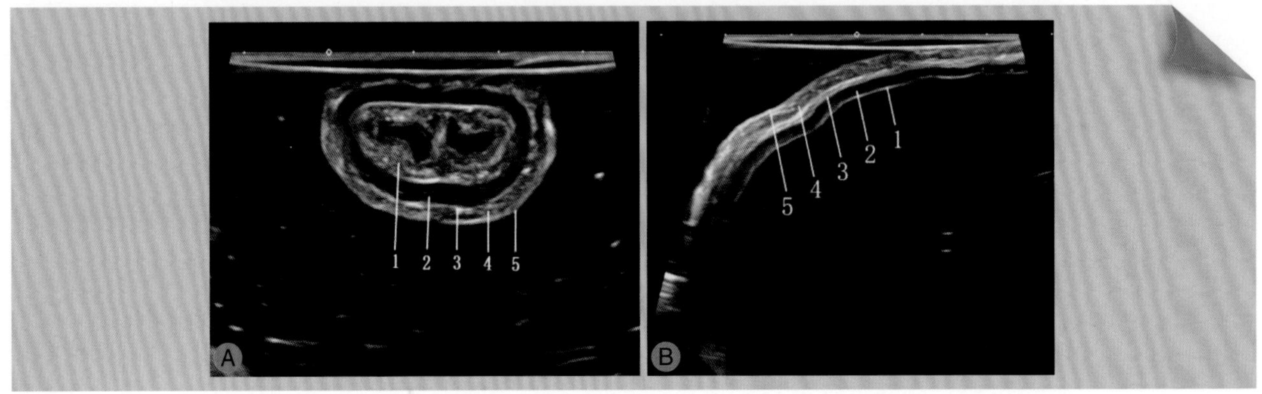

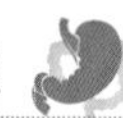

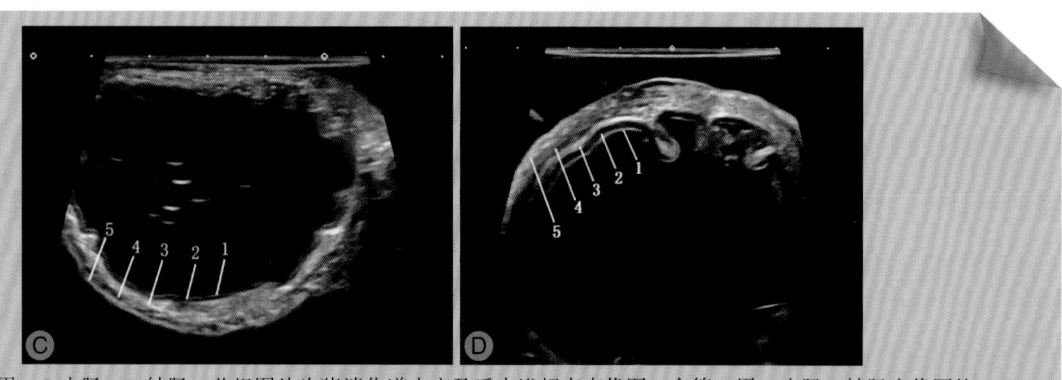

A.食管；B.胃；C.小肠；D.结肠。此组图片为猪消化道水充盈后水浴超声声像图，食管、胃、小肠、结肠声像图均显示5层回声。1：黏膜上皮层-界面回声；2：黏膜深层回声；3：黏膜下层回声；4：固有肌层回声；5：浆膜层/外膜-界面回声。

图2-5-1 消化道管壁层次结构声像图

消化道管壁内外两条强回声线外缘间的距离代表管壁的厚度。

非充盈状态下：食管壁厚约 4 mm，胃壁厚度≤ 10 mm，小肠壁厚度≤ 3 mm，结肠壁厚度≤ 4 mm。

充盈状态下：胃底体壁厚 3 ~ 5 mm，胃窦壁厚 4 ~ 6 mm，小肠壁厚度≤ 2 mm，结肠壁厚度≤ 3 mm，小肠肠腔内径≤ 2.5 cm，结肠肠腔内径≤ 4 cm。

二、消化道超声伪像

（1）混响伪像：由超声波垂直发射到平整的界面形成，超声波在探头与界面之间来回反射，出现等距离的多条回声，其回声强度依深度增加而逐渐减低，又称为多重反射，“彗星尾征”属于特殊的混响伪像。适当侧动或加压探头可观察到反射的变化，从而识别它（图 2-5-2）。

（2）振铃伪像：超声束在若干微气泡包裹的极少量液体中来回反射，形成很长的条状图像干扰，胃肠道因含微气泡和黏液常见振铃伪像（图 2-5-3）。

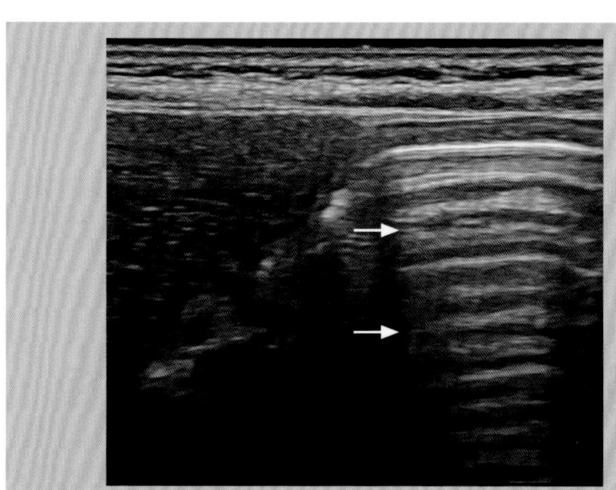

胃腔内气体形成的混响伪像（箭头）。

图2-5-2 混响伪像

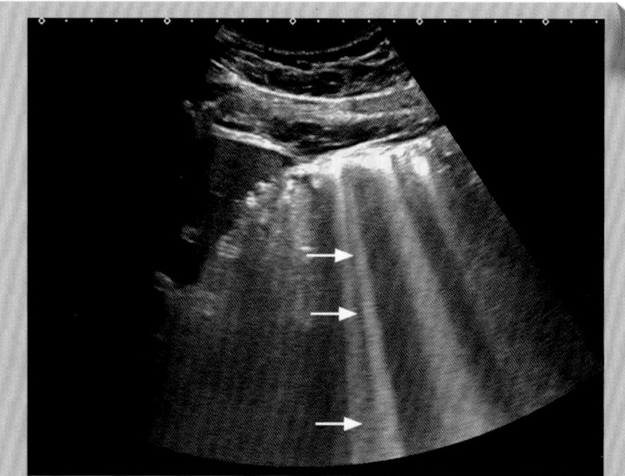

胃腔内的气泡形成的振铃伪像（箭头）。

图2-5-3 振铃伪像

（3）旁瓣伪像：为声轴方向的主瓣周围旁瓣反射造成，结石、肠气等强回声两侧出现的“披纱征”或“狗耳样”图像即为旁瓣伪像（图 2–5–4）。

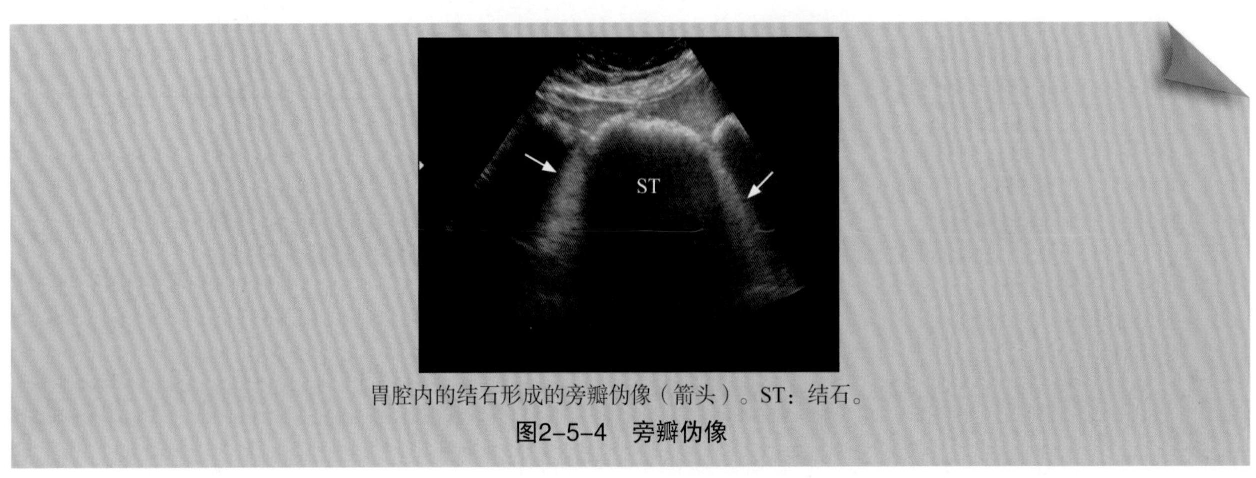

胃腔内的结石形成的旁瓣伪像（箭头）。ST：结石。

图2–5–4　旁瓣伪像

（4）声影：是指声束遇到强反射或高衰减物质时，其后方回声显著减少或消失形成的条带样无回声的声像图表现（图 2–5–5）。

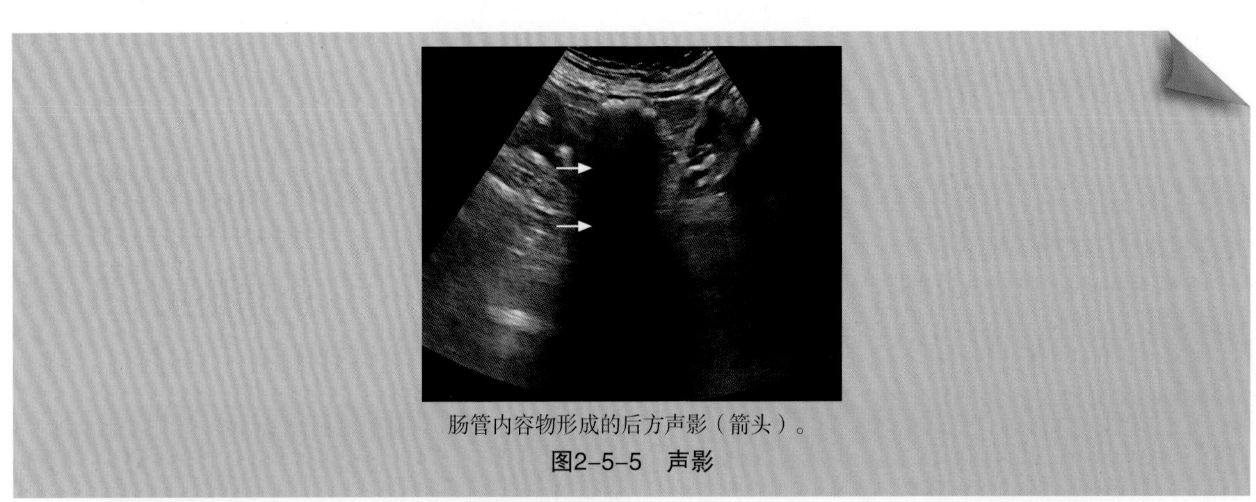

肠管内容物形成的后方声影（箭头）。

图2–5–5　声影

（5）镜面伪像：声束遇到深部平滑界面（膈 – 肺界面）时，在膈回声的上、下出现2个相同的回声图像，如 2 个病灶图像或 2 个肝实质图像。表浅的为实像，较深的为伪像。伪像是由膈将超声波反射到病灶或肝实质，这些结构的反射回声经过膈再次反射回探头所致（图 2–5–6）。

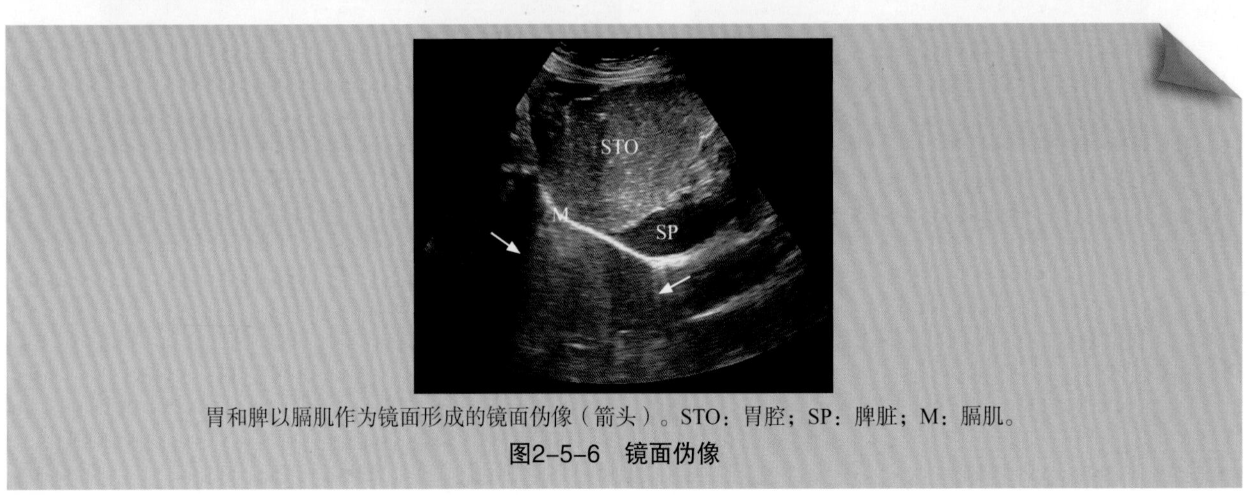

胃和脾以膈肌作为镜面形成的镜面伪像（箭头）。STO：胃腔；SP：脾脏；M：膈肌。

图2–5–6　镜面伪像

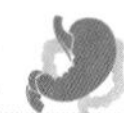

（6）后方回声增强：当介质声衰减值低于假定声衰减值时，时间增益补偿通过这些结构后会进行过度补偿，使组织后方回声增强（图 2-5-7）。

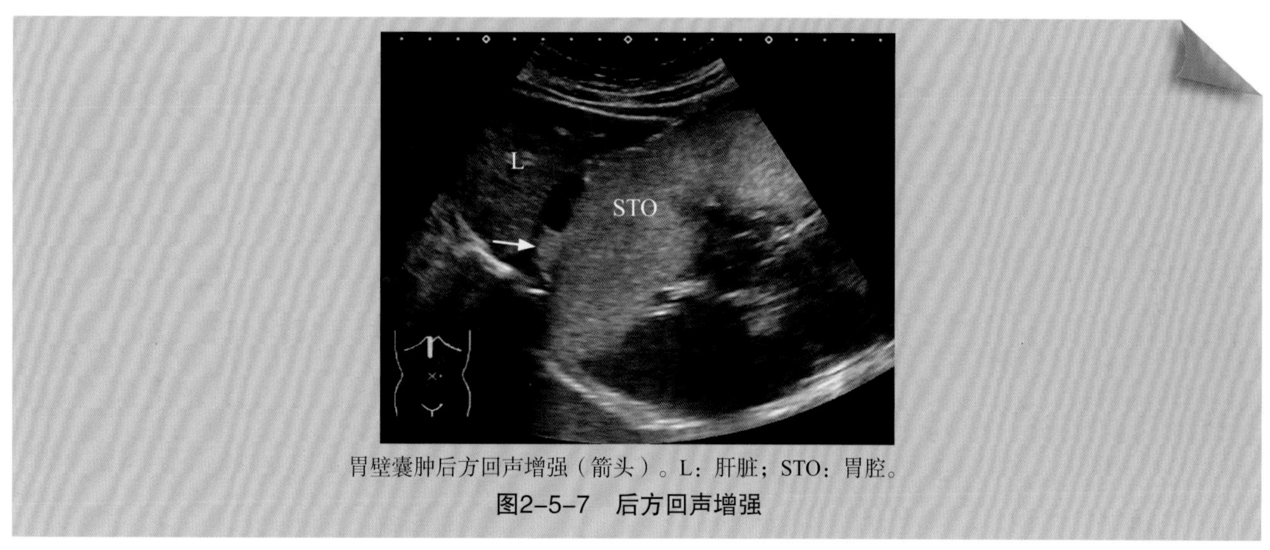

胃壁囊肿后方回声增强（箭头）。L：肝脏；STO：胃腔。

图2-5-7　后方回声增强

三、消化道病变基本征象

（1）消化道管壁厚度：绝大多数情况局限性或弥漫性壁增厚，偶见变薄。

（2）消化道管壁回声：增强或减弱，可为低回声、等回声或高回声，内部均匀或不均匀。

（3）消化道管壁层次：层次结构紊乱或消失，如管壁内有肿物，可判断病灶来源层次。

（4）消化道管壁外形：凹陷、外凸或不规则。

（5）消化道功能改变，详见第五章（图 2-5-8）。

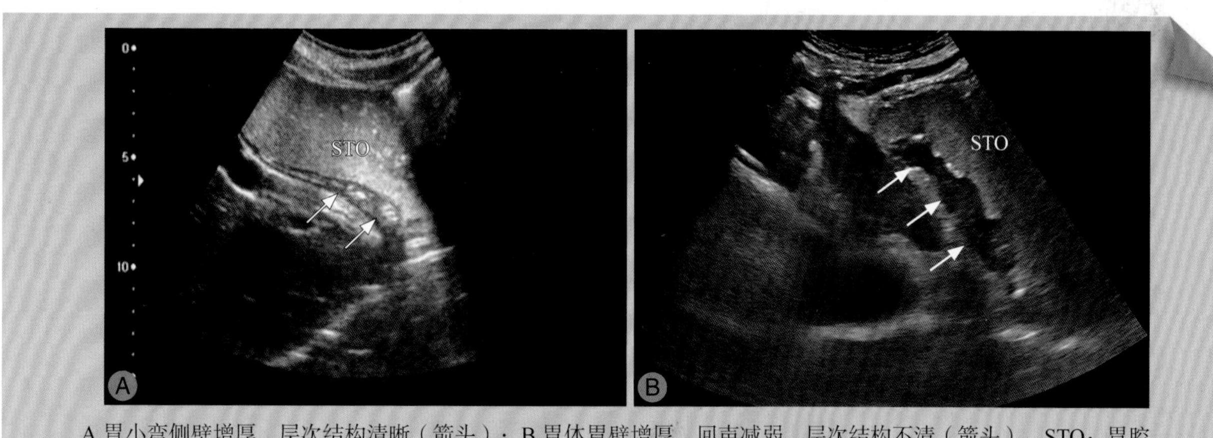

A.胃小弯侧壁增厚、层次结构清晰（箭头）；B.胃体胃壁增厚、回声减弱，层次结构不清（箭头）。STO：胃腔。

图2-5-8　胃壁增厚、回声及层次结构变化

四、消化道病变常见病理征象

（1）“新月征（crescent sign）”：管壁局限性增厚，断面图呈“弯月状”，见于局限的管壁增厚或较大范围管壁增厚的边缘（图 2–5–9）。

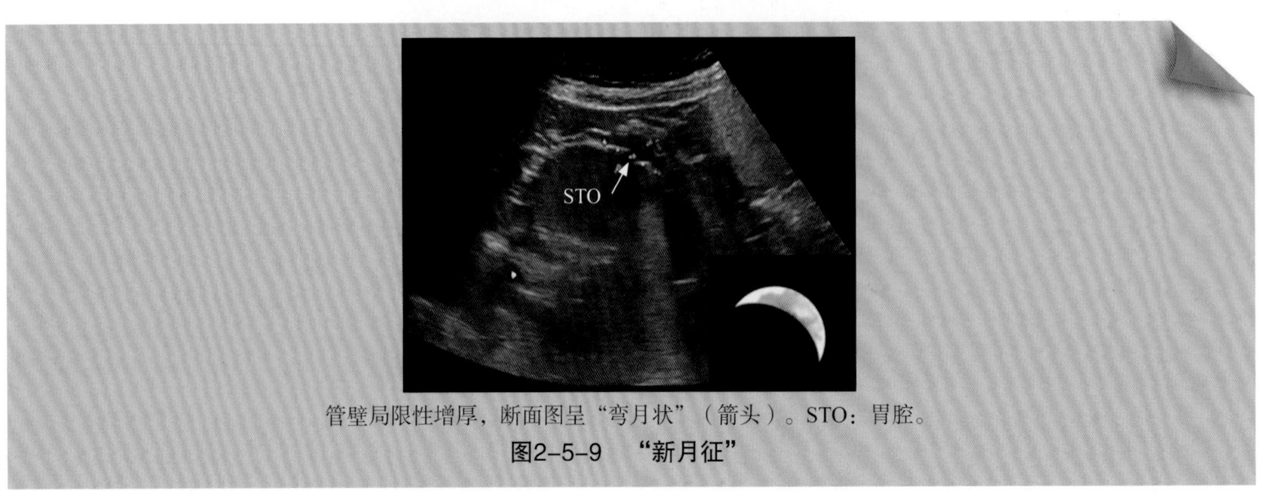

管壁局限性增厚，断面图呈“弯月状”（箭头）。STO：胃腔。

图2–5–9 “新月征”

（2）“戒指征（ring sign）”：短轴显示管壁局限性增厚，胃肠道充盈状态下更清晰，形状酷似戒指的俯瞰面（图 2–5–10）。

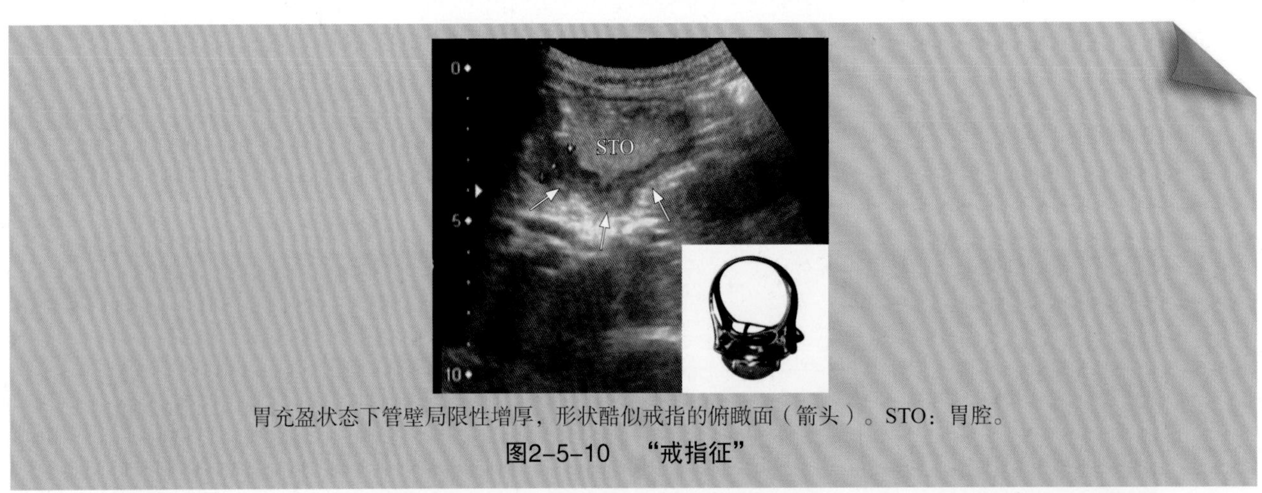

胃充盈状态下管壁局限性增厚，形状酷似戒指的俯瞰面（箭头）。STO：胃腔。

图2–5–10 “戒指征”

（3）“马蹄征（horse-shoe sign）”：在胃腔充盈状态下，短轴显示近全周性、不规则增厚的胃肠管壁，形似“马蹄铁状”（图 2–5–11）。

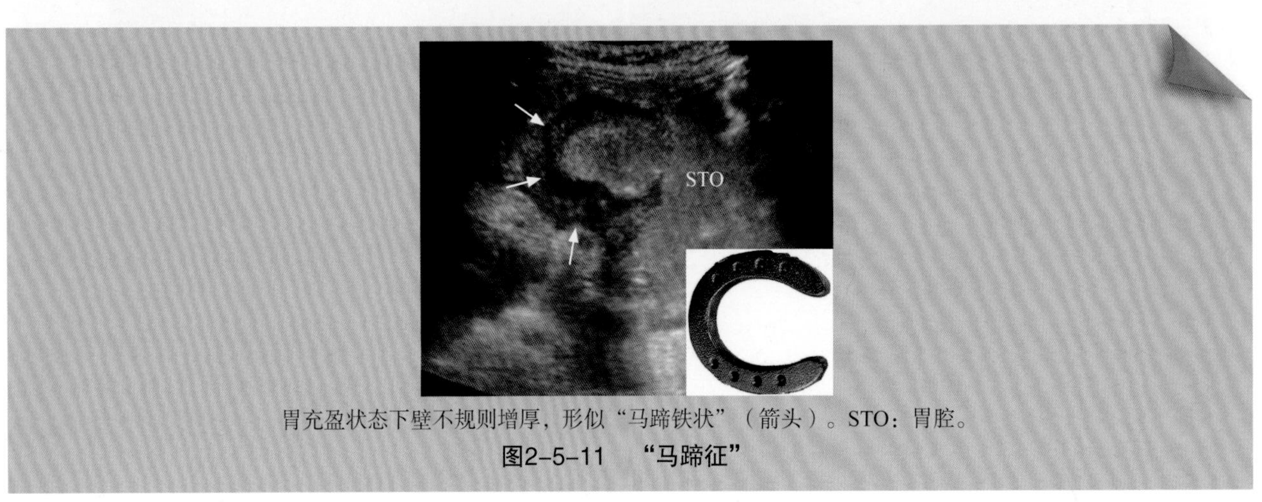

胃充盈状态下壁不规则增厚，形似“马蹄铁状”（箭头）。STO：胃腔。

图2–5–11 “马蹄征”

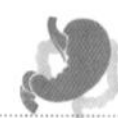

（4）“靶环征（target sign）”：空虚的胃肠管腔或管壁全周性增厚，在胃肠短轴断面上的图像类似靶环，靶环内强回声为胃肠腔气体回声（图 2–5–12）。

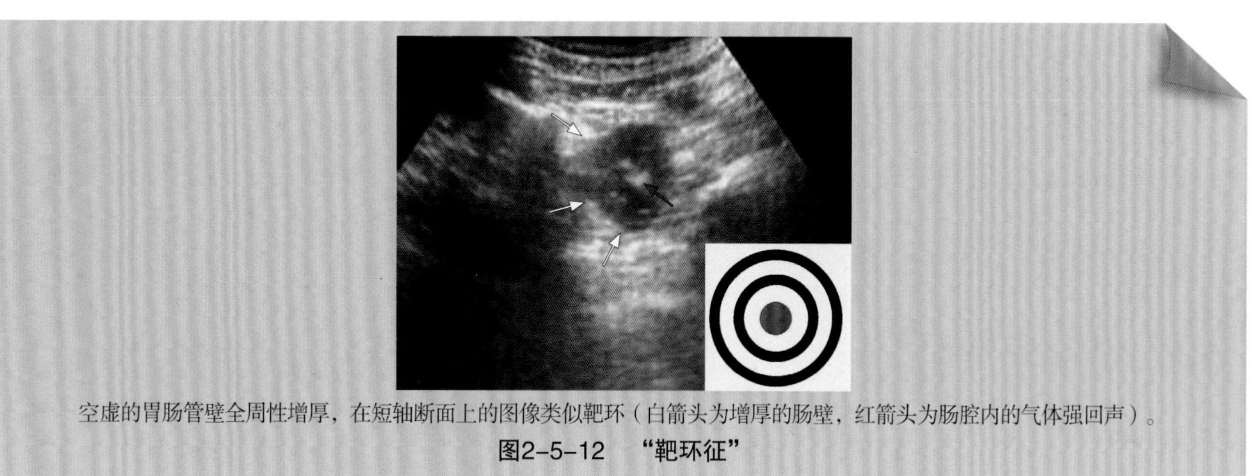

空虚的胃肠管壁全周性增厚，在短轴断面上的图像类似靶环（白箭头为增厚的肠壁，红箭头为肠腔内的气体强回声）。

图2–5–12　“靶环征”

（5）“假肾征（pseudokidney sign）”：长轴切面显示胃肠全周或较广泛管壁增厚，也可见于胃肠外生性肿瘤伴有假腔形成（图 2–5–13）。

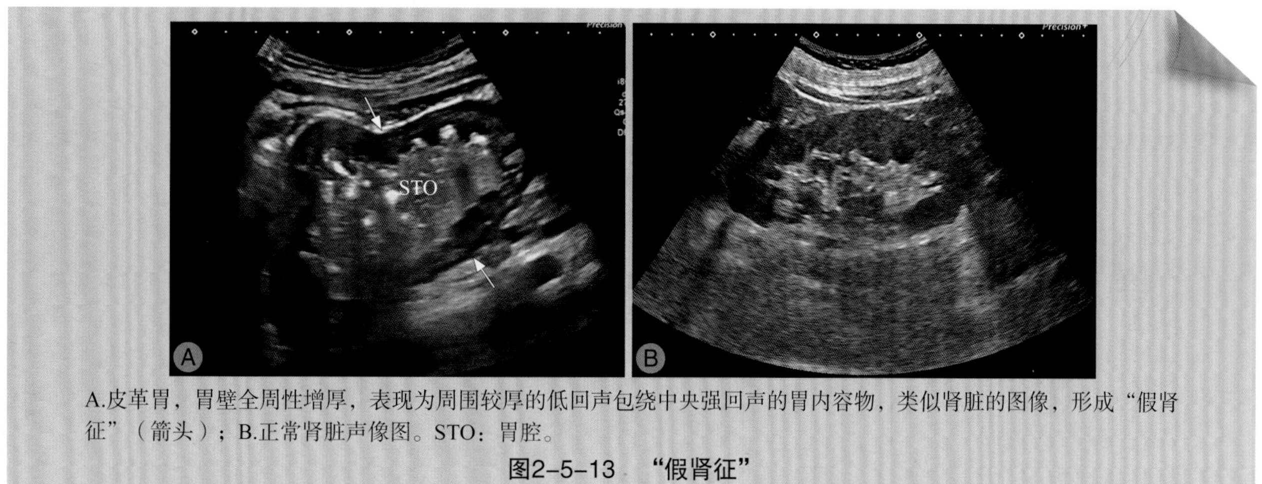

A.皮革胃，胃壁全周性增厚，表现为周围较厚的低回声包绕中央强回声的胃内容物，类似肾脏的图像，形成“假肾征”（箭头）；B.正常肾脏声像图。STO：胃腔。

图2–5–13　“假肾征”

（6）“炸面包圈征（doughnut sign）”：胃肠道短轴切面显示胃肠壁全周性增厚，还可见于溃疡环堤的冠状面、瘤体内部液化（图 2–5–14）。

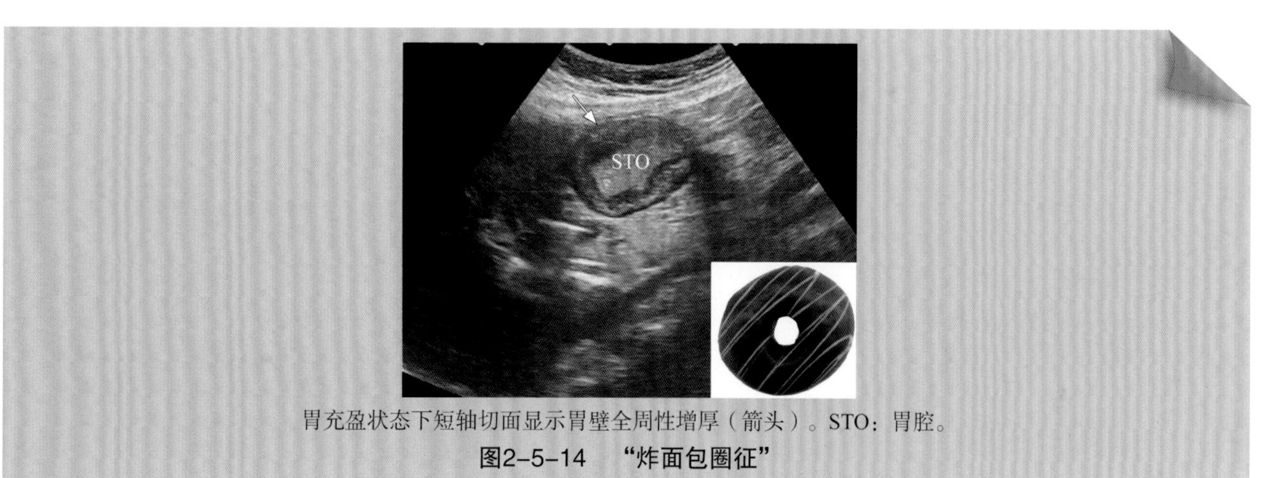

胃充盈状态下短轴切面显示胃壁全周性增厚（箭头）。STO：胃腔。

图2–5–14　“炸面包圈征”

（7）“火山口征（crater sign）”（又称“弹坑征”）：为恶性溃疡的特征性表现。增厚管壁或肿瘤出现溃疡时，中心凹陷为溃疡，周围隆起处为溃疡环堤（图 2-5-15）。

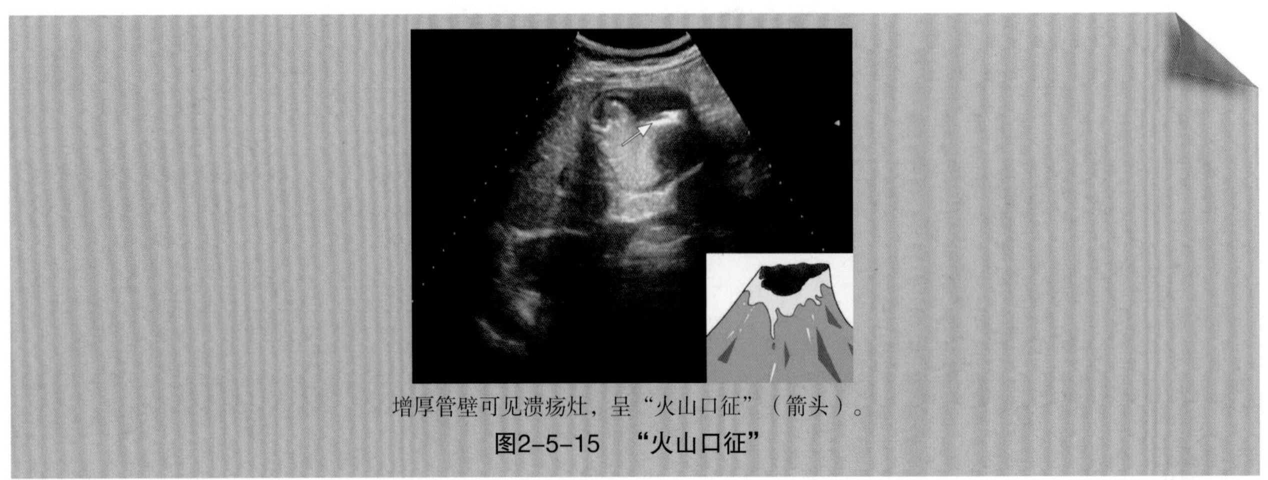

增厚管壁可见溃疡灶，呈“火山口征”（箭头）。

图2-5-15 “火山口征”

（肖志明）

参考文献

[1] 李继承，曾园山 . 组织学与胚胎学 [M].9 版 . 北京：人民卫生出版社，2018.

[2] 李建国 . 胃肠超声检查和疾病诊断 [J]. 临床超声医学杂志，2001，S1（3）：5-11.

[3] 丁文龙，刘学政 . 系统解剖学 [M].9 版 . 北京：人民卫生出版社，2018.

[4] 崔慧先，李瑞锡 . 局部解剖学 [M].9 版 . 北京：人民卫生出版社，2018.

[5] 窦肇华 . 人体解剖学和组织胚胎学 [M]. 北京：人民卫生出版社，2006.

[6] SUSAN STANDING. 格氏解剖学 [M]. 徐群渊，主译 . 北京：北京大学医学出版社，2008.

[7] FLOCH M H，KOWDLEY K V，PITCHUMONI C S，et al. 奈特消化系统疾病彩色图谱 [M]. 刘正新，主译 . 北京：人民卫生出版社，2008.

[8] 王庭槐 . 生理学 [M].9 版 . 北京：人民卫生出版社，2018.

[9] NISHIDA M，HASEGAWA Y，HATA J. Basic practices for gastrointestinal ultrasound. J Med Ultrason (2001). 2023，50（3）：285-310.

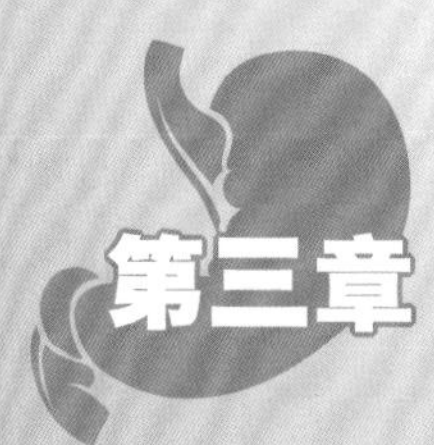

胃肠充盈超声扫查切面及方法

第一节 食管、胃、十二指肠充盈超声扫查切面及方法

一、食管、胃、十二指肠超声扫查切面

食管分为颈部食管、胸部食管、腹部食管；胃分为贲门部、胃底部、胃体部、胃窦部；十二指肠分为球部、降部、水平部、升部。

1. 颈部食管切面（图 3–1–1）

1–A：颈部食管长轴切面；1–B：颈部食管短轴切面。

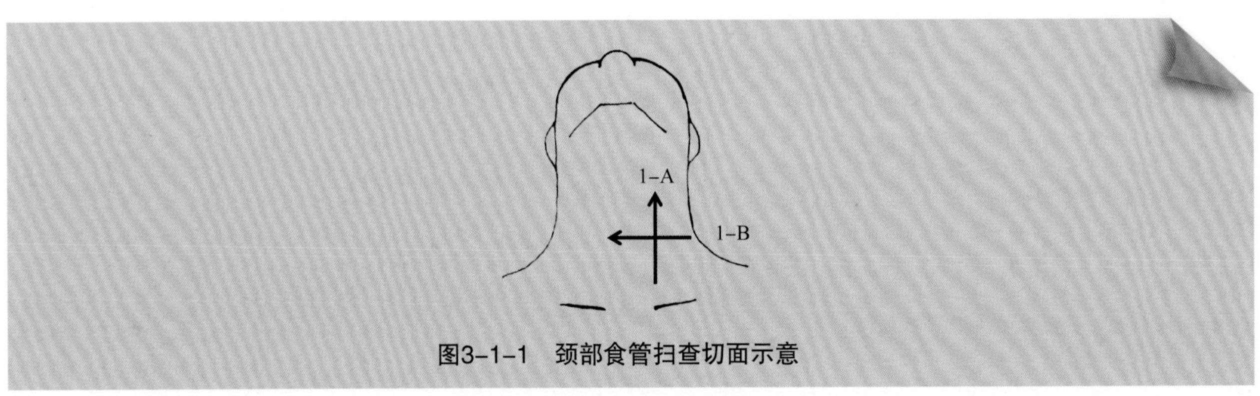

图3–1–1　颈部食管扫查切面示意

2. 腹部食管及贲门切面（图 3–1–2）

2–A：腹部食管及贲门长轴切面；2–B：腹部食管及贲门短轴切面。

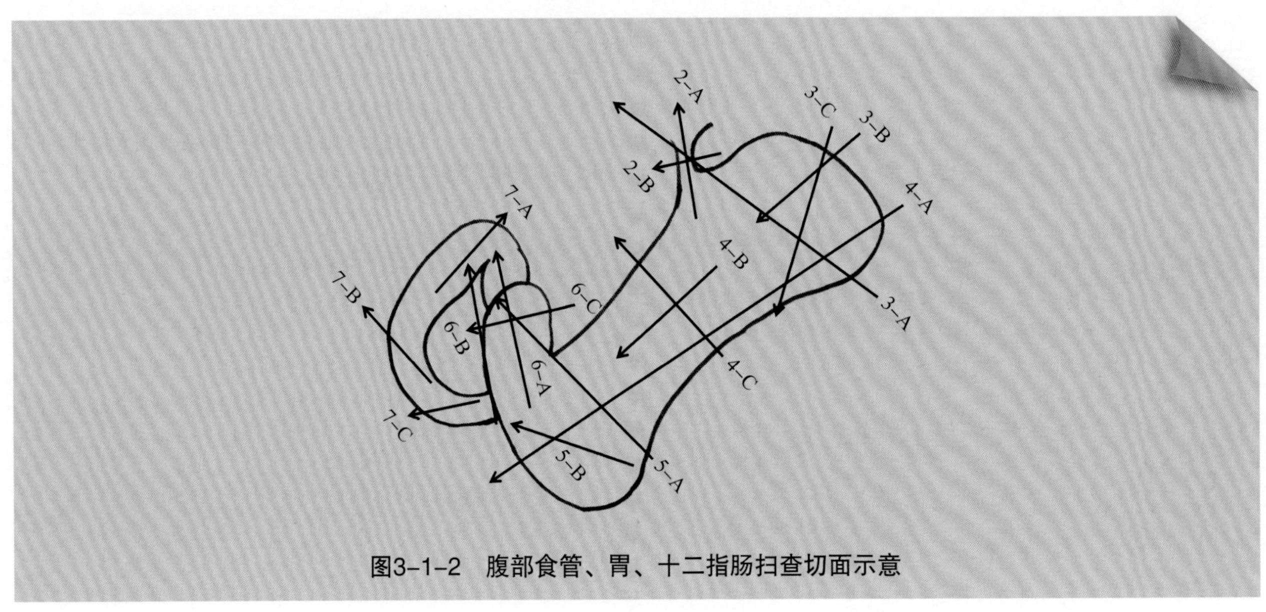

图3–1–2　腹部食管、胃、十二指肠扫查切面示意

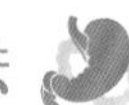

3. 胃底切面（图 3–1–2）

3–A：剑突下胃底冠状斜切面；3–B：左侧肋间胃底横切面；3–C：左侧肋间胃底斜切面。

4. 胃体切面（图 3–1–2）

4–A：胃体大小弯冠状长轴斜切面；4–B：胃体前后壁长轴切面；4–C：胃体短轴切面。

5. 胃角切面（图 3–1–2）

5–A：胃角横切面；5–B：胃角冠状斜切面。

6. 胃窦、幽门及十二指肠球部切面（图 3–1–2）

6–A：胃窦、幽门及十二指肠球部长轴切面；6–B：胃窦、幽门及十二指肠球部冠状长轴斜切面；6-C：胃窦及十二指肠球部短轴切面。

7. 十二指肠降部、水平部、升部切面（图 3–1–2）

7–A：十二指肠降部长轴切面；7–B：十二指肠水平部长轴切面；7–C：十二指肠升部长轴切面；7-D：十二指肠降部、水平部、升部短轴切面。

8. 胃下垂切面（图 3–1–3）

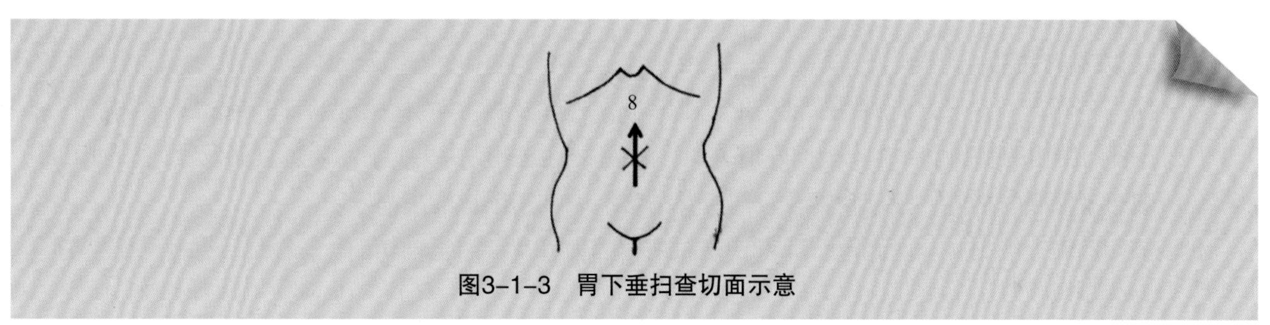

图3–1–3　胃下垂扫查切面示意

二、食管、胃、十二指肠超声扫查方法

（一）颈部食管切面（两组切面）

体位：平卧位、坐位，暴露颈部。

1. 扫查方法与技巧

1–A（颈部食管长轴切面）：探头置于颈部纵断面，于气管左侧、甲状腺左叶深方获得颈部食管长轴切面（部分食管位于气管右侧）。在长轴切面上先找到环状软骨，其下缘水平是颈部食管的起始处，从颈部食管的起始处向下扫查至胸骨柄上缘水平，左右方向侧动探头做连续扫查可获得系列颈部食管长轴切面（而非单一切面）。

1–B（颈部食管短轴切面）：在颈部食管长轴切面基础上探头逆时针旋转 90° 横断扫查显示颈部食管短轴切面，从环状软骨下缘水平至胸骨柄上缘水平连续横断扫查，获得系列颈部食管短轴切面。

2. 声像图所见

气管左侧、甲状腺左叶深方可见颈部食管回声，纵断面呈“管道样”结构，横断面呈“靶环征”。

颈部食管扫查切面及方法见图 3–1–4。

（二）腹部食管及贲门切面（两组切面）

体位：平卧位、左侧卧位或坐位。

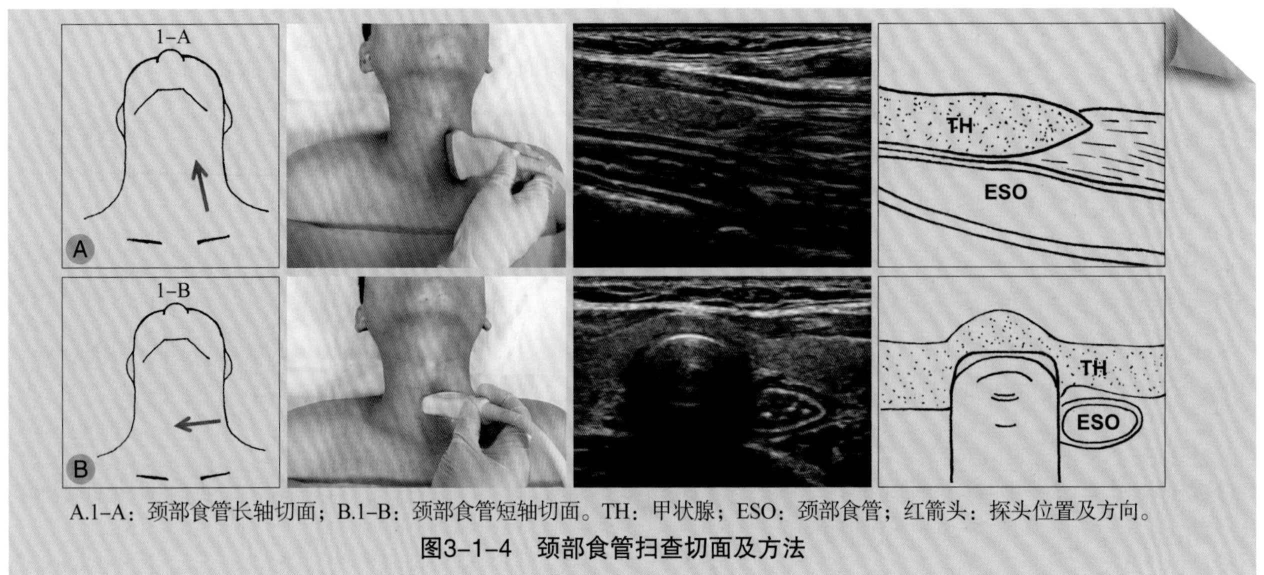

A.1–A：颈部食管长轴切面；B.1–B：颈部食管短轴切面。TH：甲状腺；ESO：颈部食管；红箭头：探头位置及方向。

图3–1–4　颈部食管扫查切面及方法

【2–A：腹部食管及贲门长轴切面】

1. 扫查方法与技巧

（1）探头呈右上、左下方向斜置于剑突下，显示肝左外叶及腹主动脉，在两者间寻找贲门结构。

（2）在贲门结构的基础上，声束朝向左肩方向，上翘并轻微侧动探头，显示腹部食管及贲门长轴切面。

（3）嘱患者深吸气屏气，腹部食管及贲门位置下移，有利于图像清晰显示。

（4）该切面需连续扫查至两侧壁，即可获得系列腹部食管及贲门长轴切面。

2. 声像图所见

腹部食管及贲门长轴呈“喇叭形”，管壁结构呈“高－低－高－低－高”五层回声，中央较规则强回声带为管腔内气体与管壁黏膜界面回声，外侧高回声为浆膜层（食管为外膜）。其近场为胃小弯垂直部，远场为胃底。

【2–B：腹部食管及贲门短轴切面】

1. 扫查方法与技巧

（1）在腹部食管及贲门长轴切面基础上，探头逆时针旋转90° 扫查，即可获得腹部食管及贲门短轴切面。

（2）侧动探头连续横断扫查，自贲门口扫查至食管裂孔处，即可获得系列腹部食管及贲门短轴切面。

2. 声像图所见

腹部食管及贲门短轴切面呈圆形或椭圆形，呈“高－低－高－低－高”回声相间的“靶环征”。

腹部食管及贲门扫查切面及方法见图 3–1–5。

（三）胃底切面（三组切面）

体位：平卧位、左侧卧位。

【3–A：剑突下胃底冠状斜切面】

1. 扫查方法与技巧

（1）探头置于剑突下偏左，声束朝向左肩方向倾斜扫查可获得胃底部冠状斜切面，与贲门相连。

（2）探头前后方向侧动连续扫查，获得系列剑突下胃底部冠状斜切面。

2. 声像图所见

胃底呈半月形，图像近场为贲门及小弯垂直部，图像远场为贲门胃底连接处、胃底及左外侧紧贴的脾脏和左侧膈肌。

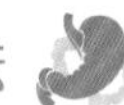

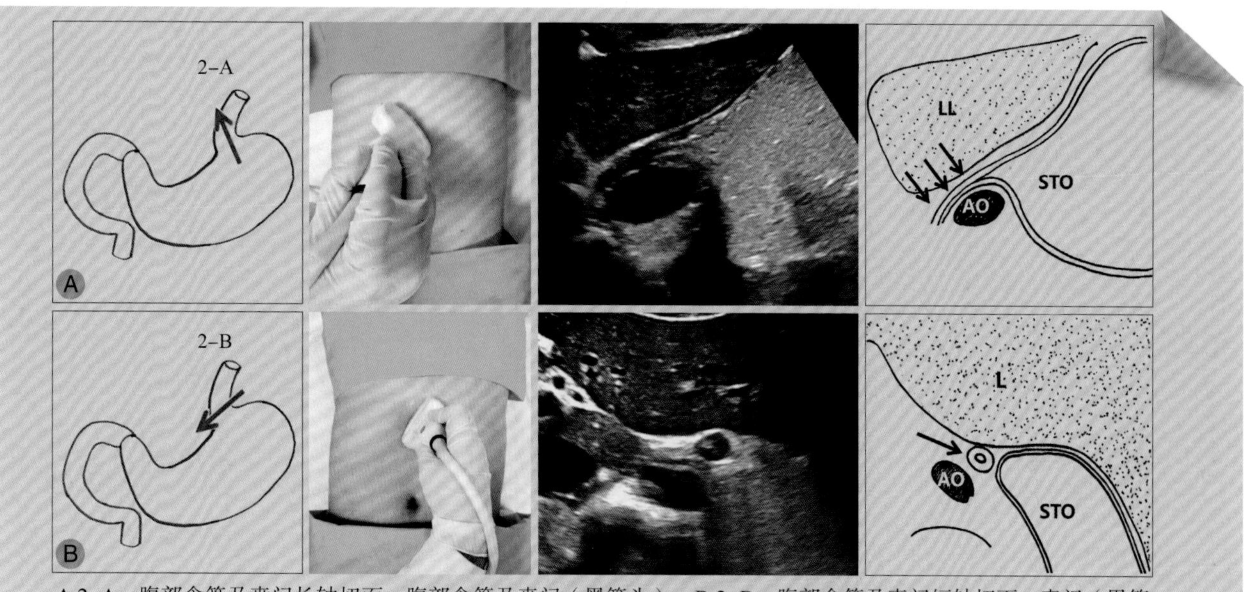

A.2-A：腹部食管及贲门长轴切面，腹部食管及贲门（黑箭头）；B.2-B：腹部食管及贲门短轴切面，贲门（黑箭头）。L：肝脏；LL：肝左叶；AO：腹主动脉；STO：胃腔；红箭头：探头位置及方向。

图3-1-5　腹部食管及贲门扫查切面及方法

【3-B：左侧肋间胃底横切面】

1. 扫查方法与技巧

（1）探头横置于左侧第 8 ~ 10 肋位置，声束方向朝向右侧，可获得胃底部横切面。

（2）探头上下移动及侧动，从胃底贲门侧至胃底大弯侧进行连续横断扫查，获得系列胃底横切面。

2. 声像图所见

图像近场可见胃底位于脾脏内侧，脾脏包绕着胃底。图像远场可见贲门及腹主动脉回声。该切面主要观察胃底前壁及后壁，声像图中可见肋骨声影。

【3-C：左侧肋间胃底斜切面】

1. 扫查方法与技巧

（1）在胃底横切面的基础上，逆时针旋转 45°，探头斜置并平行于左侧第 8 ~ 10 肋间，声束方向朝向右肩可获得胃底斜切面。

（2）沿前后方向侧动或移动探头做连续扫查，尽量从胃底前壁扫查至胃底后壁，获得系列胃底斜切面。

2. 声像图所见

图像近场可见脾脏位于胃底外上方；图像远场可见贲门口及腹主动脉回声。该切面主要观察胃底与胃体大弯连接处、胃底、贲门喇叭口、小弯垂直部，扫查中尽量避开肋骨声影。

胃底扫查切面及方法见图 3-1-6。

（四）胃体切面（三组切面）

体位：右侧卧位。

【4-A：胃体大小弯冠状长轴斜切面】

1. 扫查方法与技巧

（1）探头斜置于左肋缘下，声束方向先朝左肩方向扫查胃底，再略垂直探头扫查贲门部。胃底及贲门部均为连续扫查，呈现系列切面，避免遗漏。

（2）然后逆时针旋转探头，声束由左肩方向转向右肩方向做倾斜连续扇形扫查，旋转近 180°，获得胃体大小弯冠状长轴斜切面。

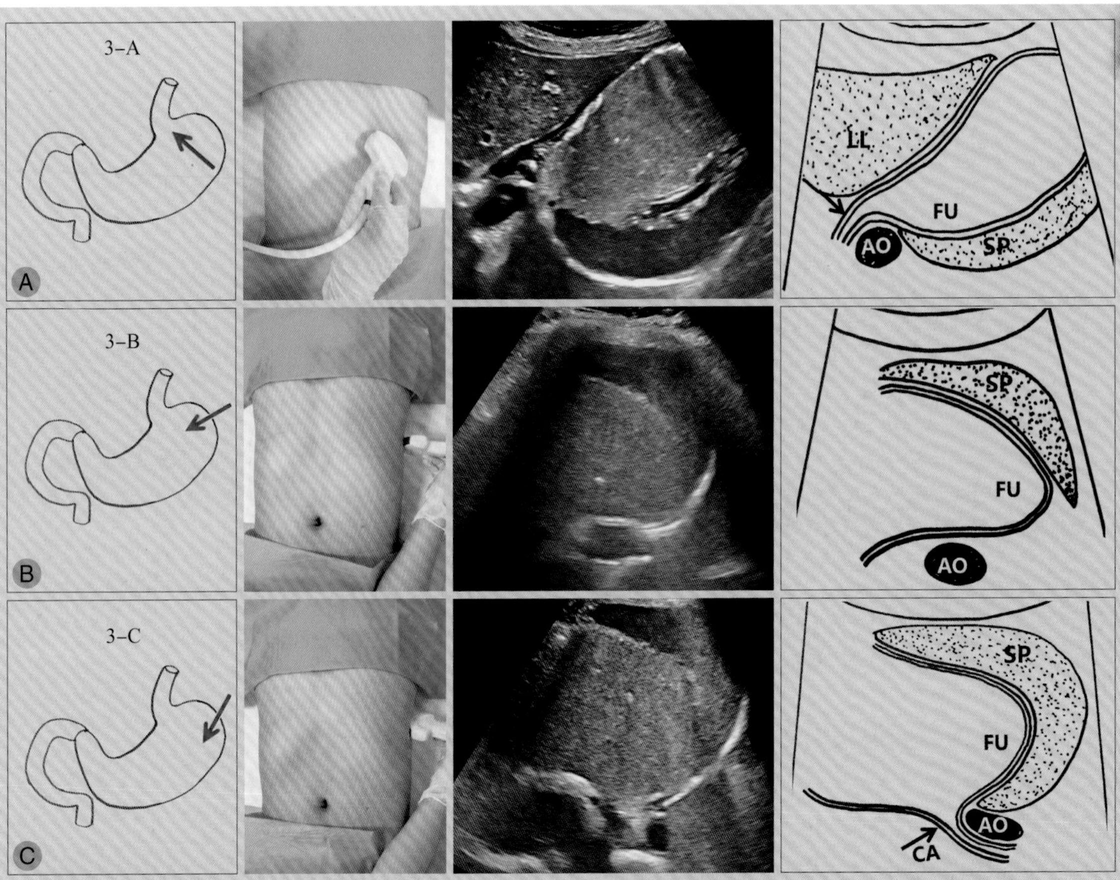

A.3–A：剑突下胃底冠状斜切面，贲门（黑箭头）；B.3–B：左侧肋间胃底横切面；C.3–C：左侧肋间胃底斜切面，贲门（黑箭头）。LL：肝左叶；FU：胃底；SP：脾脏；AO：腹主动脉；CA：贲门；红箭头：探头位置及方向。

图3–1–6　胃底扫查切面及方法

（3）在此切面基础上探头向前后方向做扇形连续扫查，获得系列胃体大小弯冠状长轴斜切面。

2. 声像图所见

该切面可显示贲门、胃底、胃体、胃角、胃窦（在部分患者中可显示幽门及十二指肠球部），图像近场可见胃大弯，图像远场可见胃小弯，以及呈指状突向胃腔的胃角切迹。该切面可动态观察胃的蠕动状况。

【4–B：胃体前后壁长轴切面】

1. 扫查方法与技巧

（1）探头横断，自剑突下向脐孔方向做横向垂直连续移动扫查，扫查自胃小弯开始直至胃大弯最低点结束，获得系列胃体前后壁长轴切面。

（2）注意操作手法要轻，避免压瘪胃体腔，影响图像显示。

2. 声像图所见

图像近场为胃体前壁，图像远场为胃体后壁，其后方为胰腺、腹膜后大血管及其分支。该切面主要观察胃体前壁及后壁。

【4–C：胃体短轴切面】

1. 扫查方法与技巧

探头纵向垂直于腹壁，自左侧肋弓下（胃底侧）向右上腹（胃角侧）做连续移动扫查，直至“8”字形的胃角显示，获得系列胃体短轴切面。

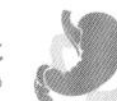

2. 声像图所见

该切面呈椭圆形或圆形，图像近场为胃前壁，图像远场为胃后壁，上为胃小弯，下为胃大弯。

胃体扫查切面及方法见图 3-1-7。

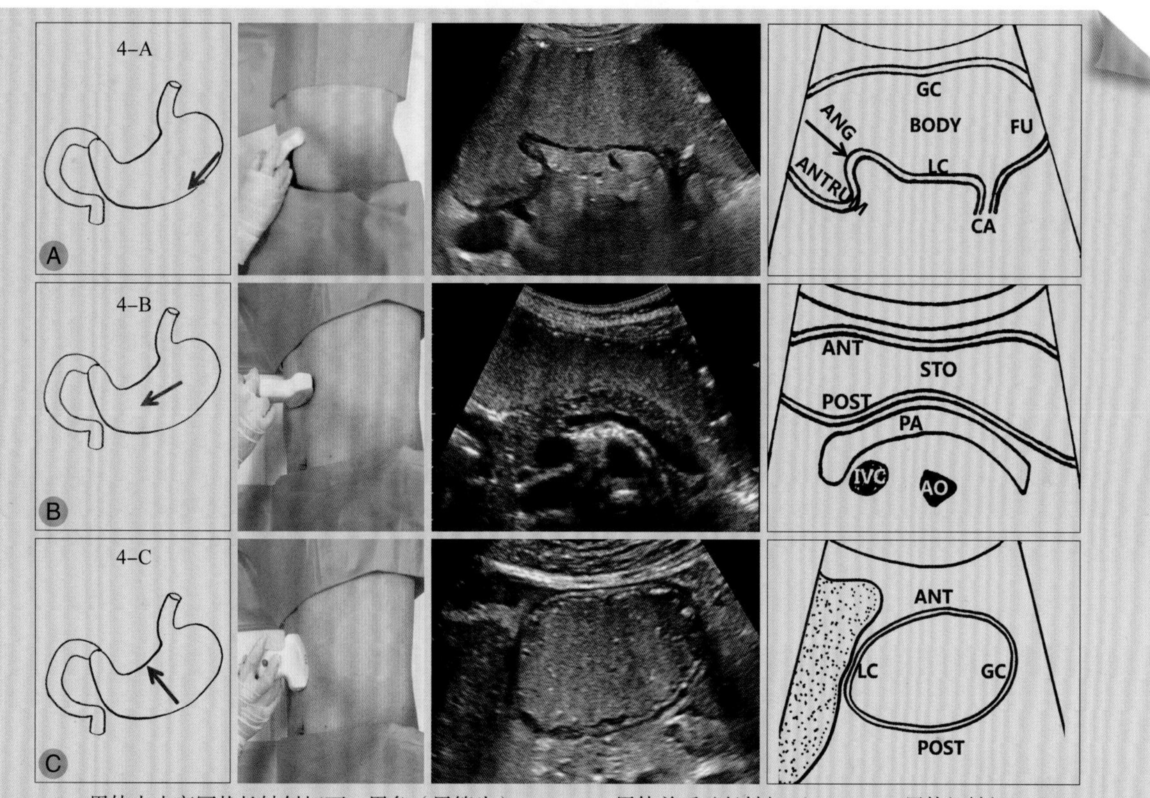

A.4-A：胃体大小弯冠状长轴斜切面，胃角（黑箭头）；B.4-B：胃体前后壁长轴切面；C.4-C：胃体短轴切面。CA：贲门；FU：胃底；BODY：胃体；LC：胃体小弯侧；GC：胃体大弯侧；ANG：胃角；ANTRUM：胃窦；ANT：胃前壁；POST：胃后壁；STO：胃腔；AO：腹主动脉；IVC：下腔静脉；PA：胰腺；红箭头：探头位置及方向。

图3-1-7　胃体扫查切面及方法

（五）胃角切面（两组切面）

体位：右侧卧位。

【5-A：胃角横切面】

1. 扫查方法与技巧

探头纵切置于右上腹部，在胃体短轴切面的基础上，探头向右倾斜，在脐右上方处可获得“双环征”的胃角横切面，似“8”字形。

2. 声像图所见

胃角横切面呈“双环征”，因探头扫查角度及胃的形态不同，可呈现“∞”“8”或“8”字形。双环交界处就是胃角切迹，是胃体和胃窦部的分界标志。通常体部胃腔较大，窦部胃腔较小。

【5-B：胃角冠状斜切面】

1. 扫查方法与技巧

探头纵切斜置于右上腹部，在胃角“8”字形横切面的基础上，探头声束向右上侧倾斜，即可获得胃角冠状斜切面。

2. 声像图所见

图像近场可见胃体，图像中央是胃体与胃窦转角处，呈“钩形”；图像远场为胃窦，有时可显示继续向上走行的幽门及十二指肠球部。

胃角扫查切面及方法见图 3-1-8。

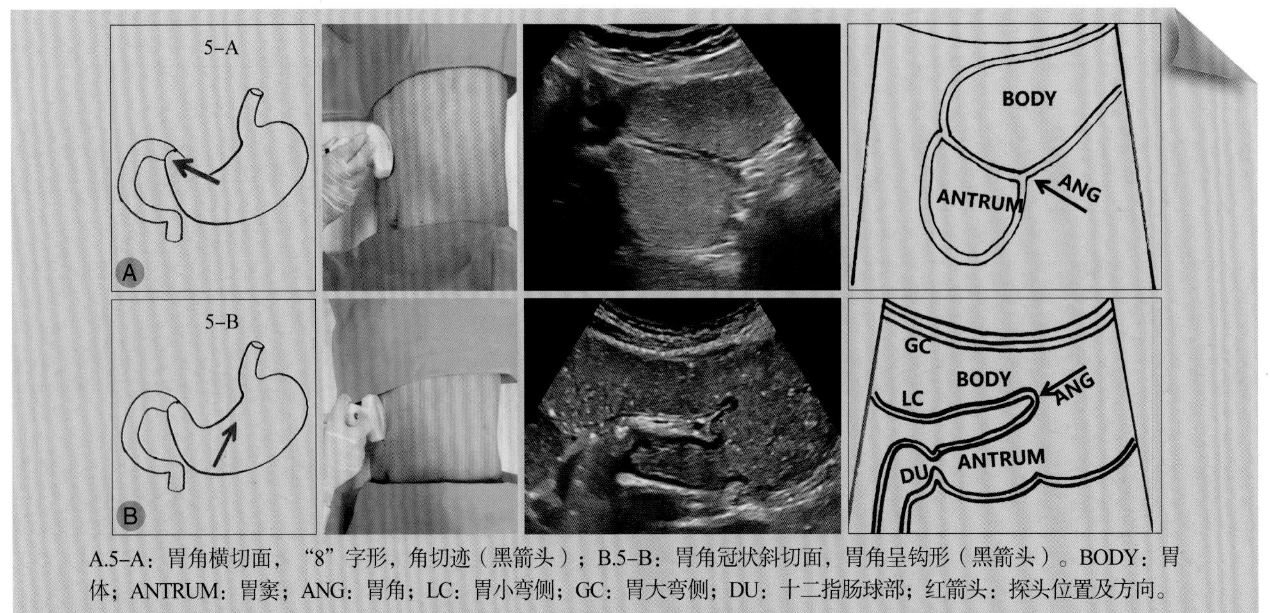

A.5-A：胃角横切面，“8”字形，角切迹（黑箭头）；B.5-B：胃角冠状斜切面，胃角呈钩形（黑箭头）。BODY：胃体；ANTRUM：胃窦；ANG：胃角；LC：胃小弯侧；GC：胃大弯侧；DU：十二指肠球部；红箭头：探头位置及方向。

图3-1-8　胃角扫查切面及方法

（六）胃窦、幽门及十二指肠球部切面（三组切面）

体位：平卧位或右侧卧位。

【6-A：胃窦、幽门及十二指肠球部长轴切面】

1. 扫查方法与技巧

探头右上、左下斜置于右肋缘中点与脐孔连线间，左右方向侧动探头垂直扫查，获得胃窦、幽门及十二指肠球部长轴切面。

2. 声像图所见

胃窦呈斜长形，其下与胃角相连，其上为幽门孔，与十二指肠球部相通；图像近场为胃窦及十二指肠球部前壁，图像远场为胃窦及十二指肠球部后壁。实时扫查时可清晰地观察到造影剂从幽门管通过幽门孔进入十二指肠球部，并可观察幽门孔的开放和关闭情况。

【6-B：胃窦、幽门及十二指肠球部冠状长轴斜切面】

1. 扫查方法与技巧

探头置于右肋间，患者深吸气后屏气，找到胆囊的肋间斜切面，然后声束向内侧倾斜扫查，即可得到胃窦、幽门及十二指肠球部冠状长轴斜切面。

2. 声像图所见

胃窦呈斜长形，下连胃角，向上通过幽门孔连接十二指肠球部；与肝脏毗邻的一侧为胃窦及十二指肠球部大弯侧，其对侧为胃窦及十二指肠球部小弯侧。该切面可观察胃蠕动状况及幽门孔的开放和关闭情况。

【6-C：胃窦及十二指肠球部短轴切面】

1. 扫查方法与技巧

（1）在胃窦、幽门及十二指肠球部冠状长轴斜切面的基础上，探头垂直腹壁并逆时针旋转 90° 横切扫查，探头从下至上移动、从胃角向幽门方向扫查即可获得系列胃窦短轴切面。

（2）从幽门处继续由下至上平行移动探头，横断扫查十二指肠球部，即可获得系列十二指肠球部横断面。

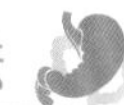

2. 声像图所见

胃窦及十二指肠球部横断面均呈圆形或椭圆形，声像图近场为胃窦或十二指肠球部前壁，远场为胃窦或十二指肠球部后壁，脾侧为胃窦或十二指肠球部小弯侧，肝侧为胃窦或十二指肠球部大弯侧。

胃窦、幽门及十二指肠球部扫查切面及方法见图 3–1–9。

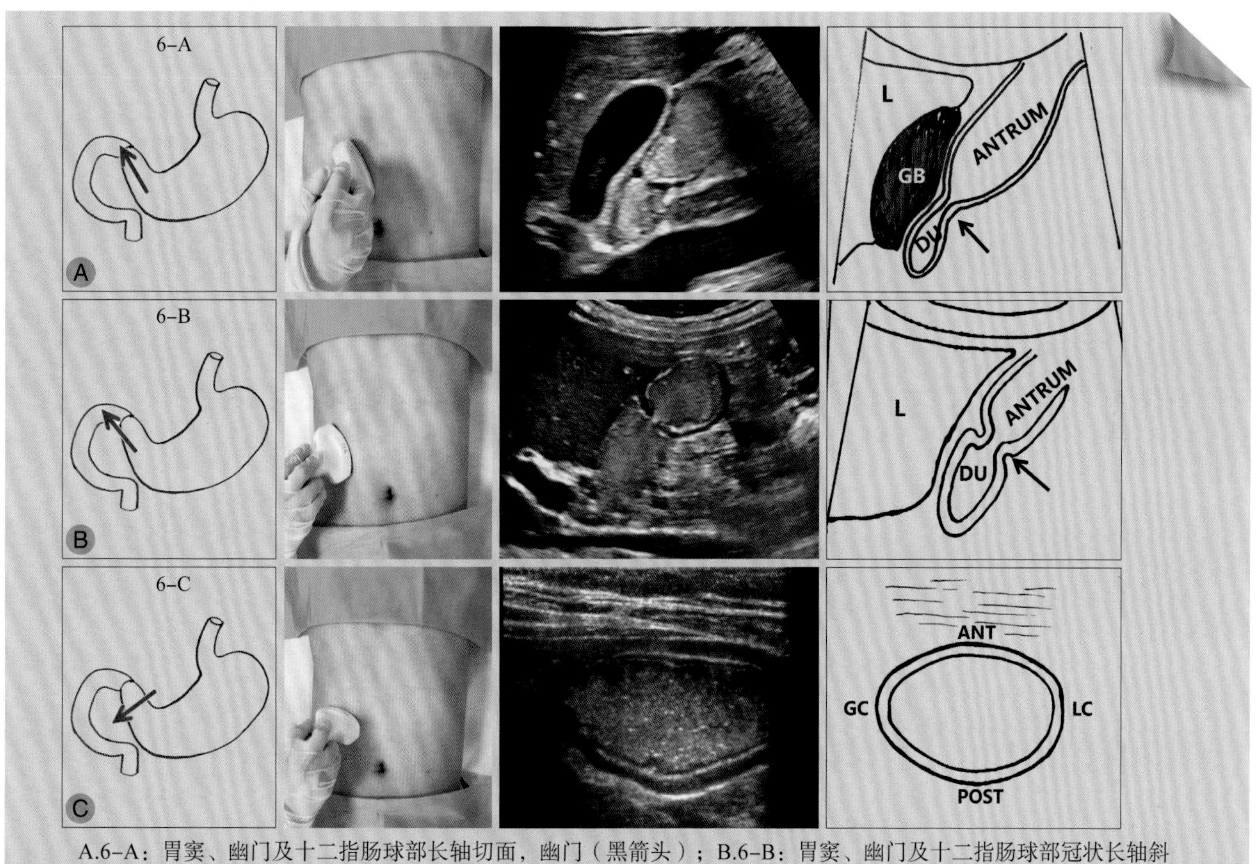

A.6–A：胃窦、幽门及十二指肠球部长轴切面，幽门（黑箭头）；B.6–B：胃窦、幽门及十二指肠球部冠状长轴斜切面，幽门（黑箭头）；C.6–C：胃窦及十二指肠球部短轴切面。L：肝脏；GB：胆囊；ANTRUM：胃窦；DU：十二指肠球部；ANT：胃窦前壁；POST：胃窦后壁；LC：胃窦小弯侧；GC：胃窦大弯侧；红箭头：探头位置及方向。

图3–1–9　胃窦、幽门及十二指肠球部扫查切面及方法

（七）十二指肠降部、水平部、升部切面（四组切面）

体位：平卧位或坐位。

1. 扫查方法与技巧

7–A（十二指肠降部长轴切面）：在胃窦、幽门及十二指肠球部长轴切面基础上，探头垂直于腹壁，顺时针旋转且声束略朝向右上，左右侧动探头，直至在胰头与右肾间隙内获得十二指肠降部切面，其呈“C”形包绕胰头。

7–B（十二指肠水平部长轴切面）：自十二指肠下曲逆时针旋转探头，沿十二指肠肠管追踪扫查，于剑突与脐孔间中下水平即可获得十二指肠水平部切面，直至移行至腹主动脉与肠系膜上动脉夹角处。

7–C（十二指肠升部长轴切面）：水平部穿过腹主动脉与肠系膜上动脉夹角处，延续为十二指肠升部，探头在夹角处稍向左侧移动，同时上下侧动探头并不断调整声束方向，在腹主动脉左侧显示十二指肠升部，追踪扫查至十二指肠悬韧带（屈氏韧带）处。由于十二指肠升部走行迂曲及空肠内气体的干扰，部分受检者十二指肠升部全长显示困难。

7–D（十二指肠降部、水平部、升部短轴切面）：在十二指肠降部、水平部、升部长轴切面基础上探头旋转 90°，做系列十二指肠降部、水平部、升部横断扫查及斜断扫查。

2. 声像图所见

声像图除显示十二指肠降部、水平部、升部长轴切面及短轴切面外，还可扫查到十二指肠大乳头及十二指肠水平部穿过夹角处等结构。

十二指肠降部、水平部、升部扫查切面及方法见图 3–1–10。

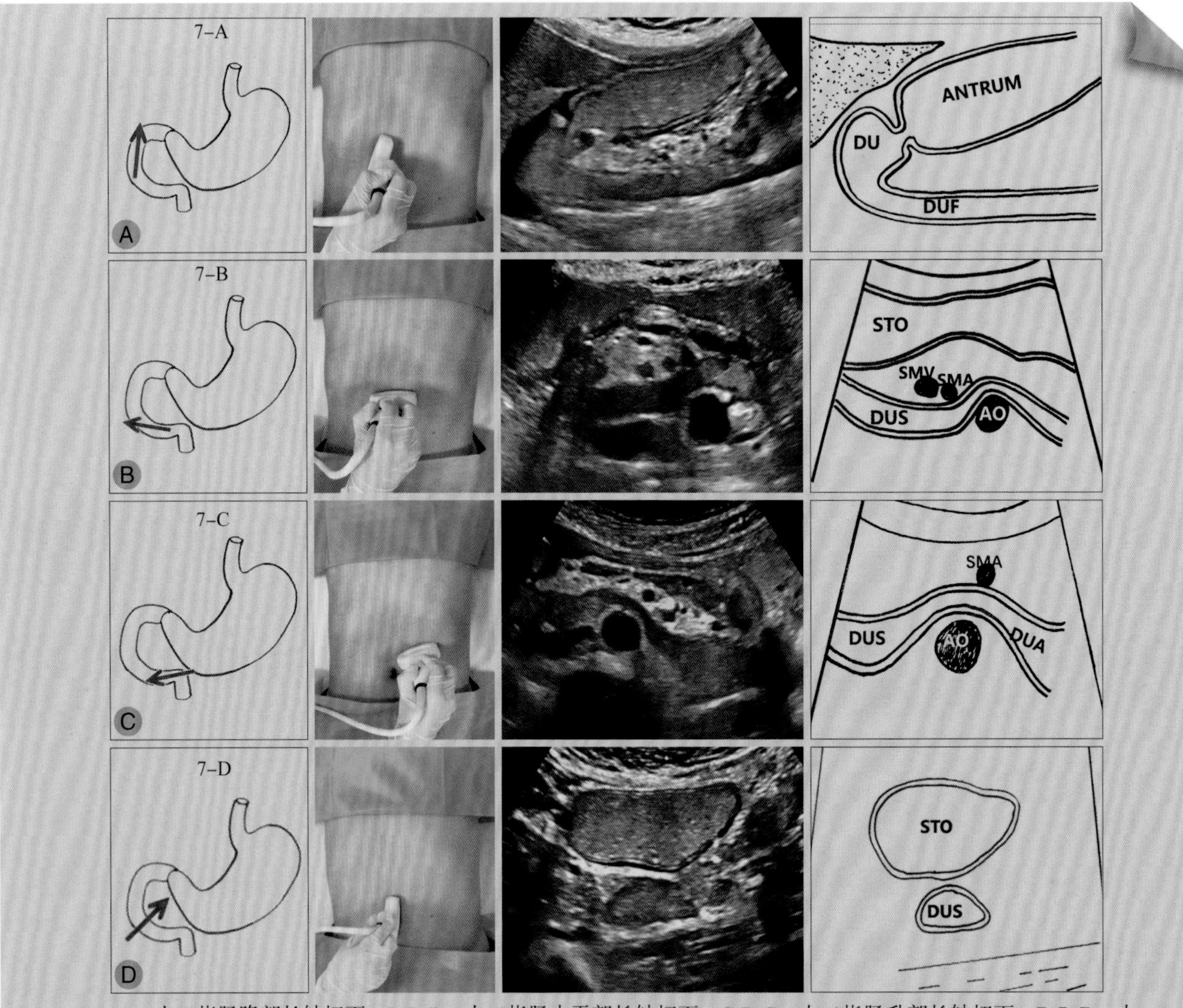

A.7–A：十二指肠降部长轴切面；B.7–B：十二指肠水平部长轴切面；C.7–C：十二指肠升部长轴切面；D.7–D：十二指肠降部、水平部、升部短轴切面。ANTRUM：胃窦；DU：十二指肠球部；DUF：十二指肠降部；DUS：十二指肠水平部；AO：腹主动脉；STO：胃腔；DUA：十二指肠升部；SMA：肠系膜上动脉；SMV：肠系膜上静脉；红箭头：探头位置及方向。

图3–1–10　十二指肠降部、水平部、升部扫查切面及方法

（八）胃下垂切面

体位：站立位或坐立位。

1. 扫查方法与技巧

（1）将探头中心置于患者脐部纵断面扫查，观察胃下缘最低点与脐部的关系，以判断有无胃下垂。

（2）注意手法要轻，以免压瘪胃腔，影响诊断的准确性。

2. 声像图所见

图像中心为脐水平，可见脐部声影，观察脐水平以下有无胃腔结构，并测量胃下缘最低点与脐部距

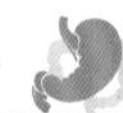

离，用于评估胃下垂程度。

胃下垂扫查切面及方法见图 3-1-11。

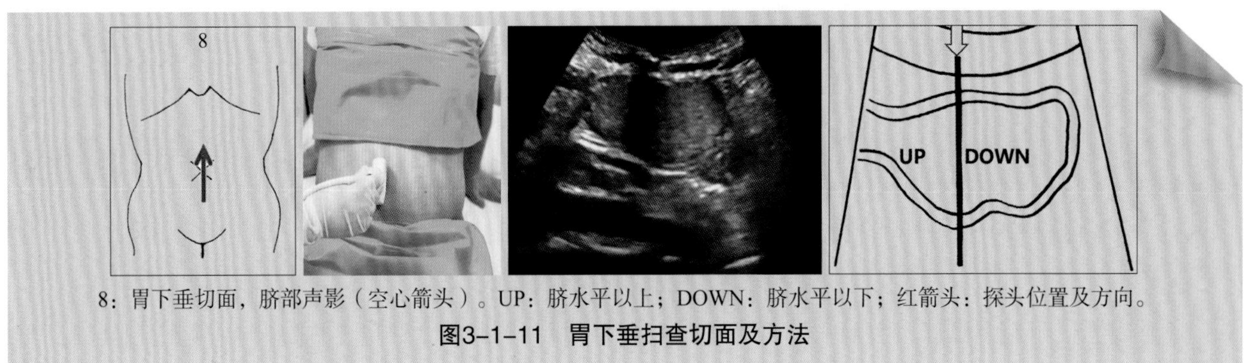

8：胃下垂切面，脐部声影（空心箭头）。UP：脐水平以上；DOWN：脐水平以下；红箭头：探头位置及方向。

图3-1-11　胃下垂扫查切面及方法

（王　婷）

第二节　小肠充盈超声扫查切面及方法

一、小肠影像学分组

小肠分为十二指肠、空肠和回肠，按影像学分组，可分为以下 6 组（图 3-2-1）。

1 组：十二指肠，位于上腹部（扫查切面及方法已在本章第一节 6 ～ 7 切面详细讲述）。

2 组：空肠上段，位于左上腹部。

3 组：空肠下段，位于左下腹部。

4 组：回肠上段，位于中腹部。

5 组：回肠中段，位于右腹外侧区。

6 组：回肠下段，位于右下腹部及盆腔。

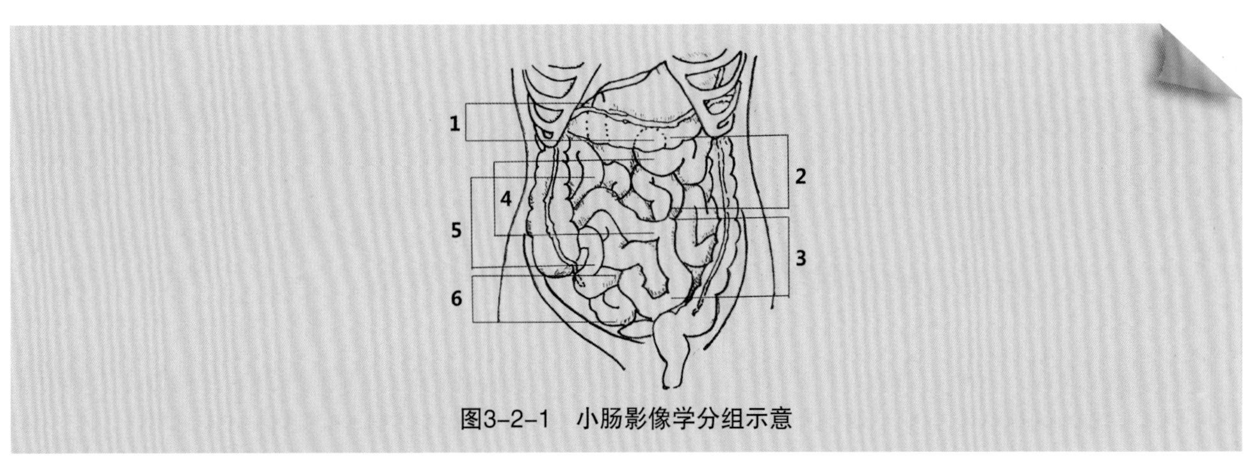

图3-2-1　小肠影像学分组示意

二、空肠、回肠超声扫查方法

体位：平卧位、侧卧位，必要时结合俯卧位。

1. 扫查方法与技巧

（1）根据分组区域从 2 组呈“反 S”形扫查至 6 组，从空肠起始部追踪扫查至回肠末端（回盲部）。

（2）按“反 S”形扫查顺序进行连续追踪扫查：空肠上段（2 组 左上腹部）→空肠下段（3 组 左下腹部）→回肠上段（4 组 中腹部）→回肠中段（5 组 右腹外侧区）→回肠下段（6 组 右下腹部及盆腔）→回肠插入盲肠处。

（3）分组扫查结束后，再对整个腹部用“刷墙法”进行扫查，从上到下、从下到上连续扫查，扫查区域要求相互重叠，并用高频探头、低频探头结合扫查。

（4）如发现病变，需对其进行多方位、多体位及分级加压的扫查。

2. 声像图所见

通常空肠位于左侧腹部，空肠壁见多而密集的黏膜皱襞，肠腔闭合时呈“羽毛状”，肠腔扩张时呈“鱼刺征”或“琴键征”；回肠位于右侧腹部及下腹部，回肠黏膜皱襞相对稀疏。小肠运动较活跃，可见蠕动、分节运动等。

空肠、回肠扫查切面及方法见图 3-2-2。

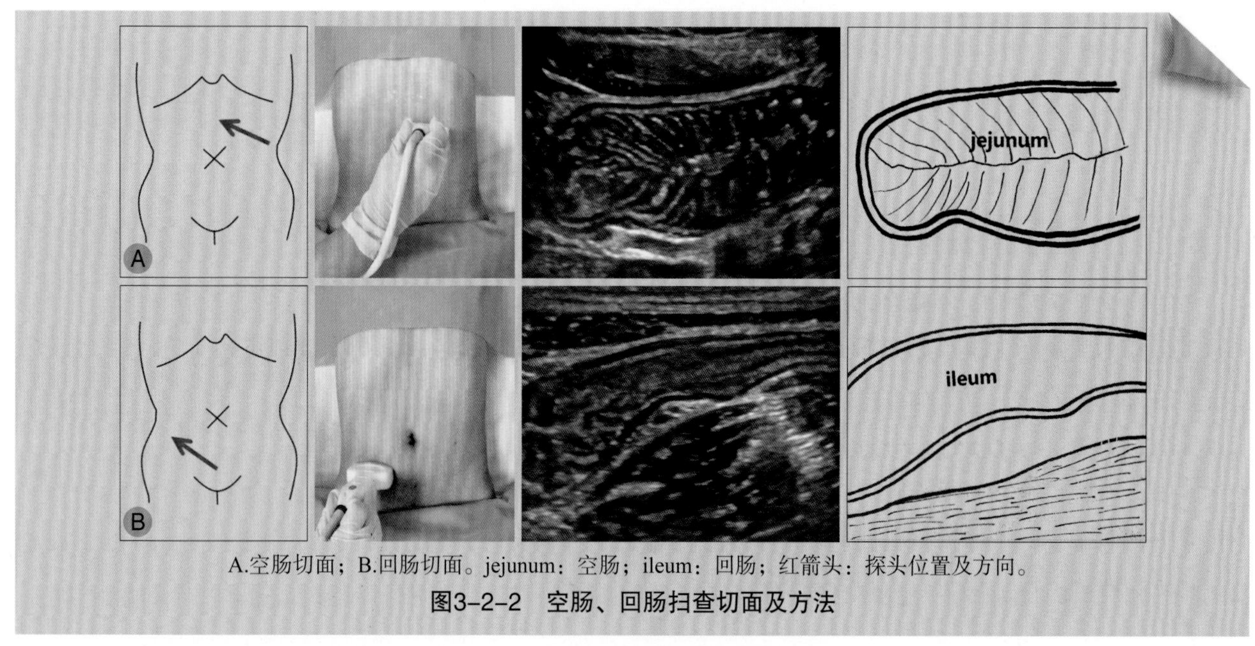

A.空肠切面；B.回肠切面。jejunum：空肠；ileum：回肠；红箭头：探头位置及方向。

图3-2-2 空肠、回肠扫查切面及方法

（王 婷）

第三节 大肠充盈超声扫查切面及方法

大肠包括盲肠、阑尾、结肠、直肠和肛管，结肠分为升结肠、横结肠、降结肠和乙状结肠，大肠扫查顺序如下（其中阑尾扫查方法见第十二章第一节，肛管、直肠扫查方法见第十三章第二节）。

（1）首先按照肠管充盈的先后顺序，交替使用高、低频率探头，经腹进行连续追踪扫查：直肠→直乙交界→乙状结肠→降乙交界→降结肠→结肠脾曲→横结肠→结肠肝曲→升结肠→盲肠。

（2）按肠管充盈顺序扫查结束后，回抽球囊液体，拔出导尿管，经会阴纵断侧动探头连续扫查，显示

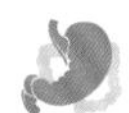

肛管、直肠及部分乙状结肠。

（3）经会阴纵断面扫查结束后，在直肠充盈状态下，经直肠行腔内超声扫查，显示肛管、直肠及部分乙状结肠。

（4）必要时，使用双平面探头扫查直肠、肛管等（扫查方法见第十三章直肠肛管病变）。

一、大肠经腹超声扫查切面（图 3-3-1）

1. 直肠切面

1-A：直肠长轴切面；1-B：直肠短轴切面。

2. 直乙交界切面

2-A：直乙交界长轴切面；2-B：直乙交界短轴切面。

3. 乙状结肠切面

3-A：乙状结肠长轴切面；3-B：乙状结肠短轴切面。

4. 降乙交界切面

4-A：降乙交界长轴切面；4-B：降乙交界短轴切面。

5. 降结肠切面

5-A：降结肠长轴切面；5-B：降结肠短轴切面。

6. 结肠脾曲切面

6-A：结肠脾曲长轴切面；6-B：结肠脾曲短轴切面。

7. 横结肠切面

7-A：横结肠长轴切面；7-B：横结肠短轴切面。

8. 结肠肝曲切面

8-A：结肠肝曲长轴切面；8-B：结肠肝曲短轴切面。

9. 升结肠切面

9-A：升结肠长轴切面；9-B：升结肠短轴切面。

10. 盲肠切面

10-A：盲肠长轴切面；10-B：盲肠短轴切面。

11. 经会阴肛管及直肠扫查切面

12. 经直肠腔内肛管及直肠扫查切面

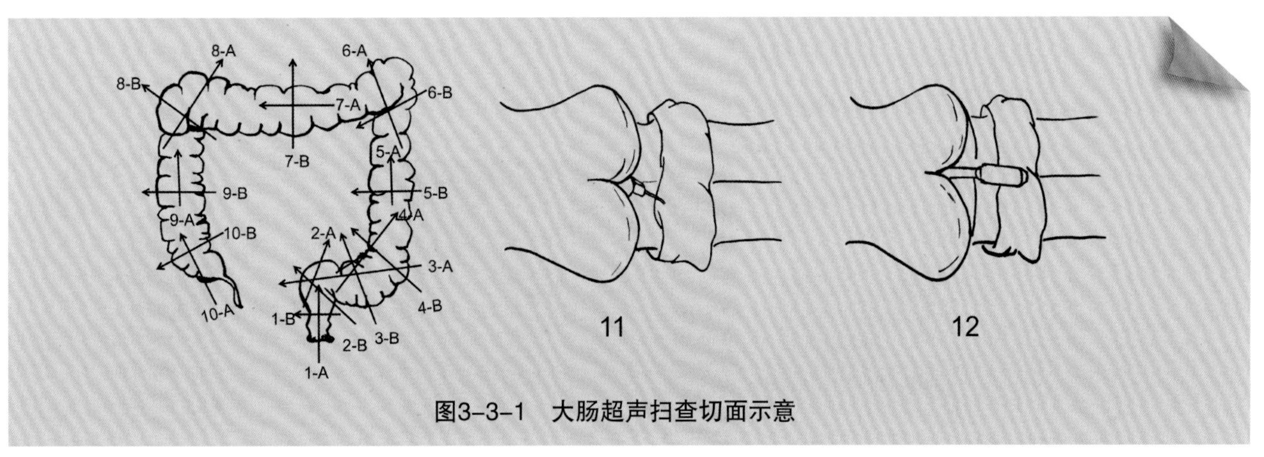

图3-3-1　大肠超声扫查切面示意

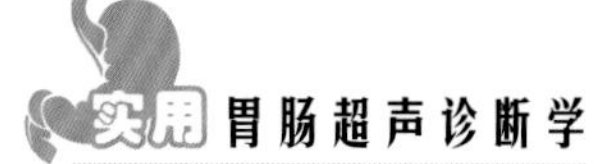

二、大肠经腹超声扫查方法

（一）直肠切面

体位：平卧位、右侧卧位相结合。

1. 扫查方法与技巧

（1）经腹部扫查，将探头置于耻骨联合上方纵断，行直肠长轴切面连续扫查。

（2）后将探头旋转 90°，行直肠短轴切面连续扫查。

2. 声像图表现

于膀胱后方见直肠纵断面回声，直肠呈“L”形管状，纵断面可见直肠会阴曲及直肠骶曲。男性膀胱、直肠间可见精囊腺和前列腺；女性膀胱、直肠间可见子宫、宫颈和部分阴道；直肠后方为骶椎。直肠上续乙状结肠，下连肛管。直肠黏膜皱襞较少。短轴切面为一扁圆形环状结构。直肠壶腹部内可见导尿管球囊回声。

直肠扫查切面及方法见图 3-3-2。

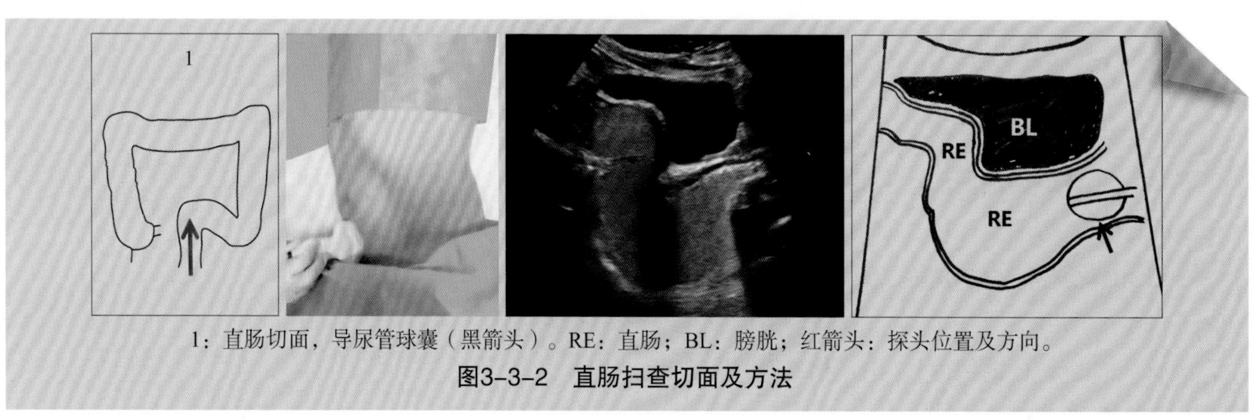

1：直肠切面，导尿管球囊（黑箭头）。RE：直肠；BL：膀胱；红箭头：探头位置及方向。

图3-3-2　直肠扫查切面及方法

（二）直乙交界切面

体位：平卧位、右侧卧位相结合。

1. 扫查方法与技巧

（1）将探头斜置于耻骨联合上方，沿充盈直肠向左上追踪扫查，于上直肠横襞上方可见直乙交界，行直乙交界长轴切面连续扫查。

（2）后将探头旋转 90°，行直乙交界短轴切面连续扫查。

2. 声像图表现

直肠和乙状结肠交界处管腔较细，位于上直肠横襞上方约 2 cm 处，直肠无结肠袋等结构，乙状结肠有结肠袋等结构。短轴切面为一椭圆形环状结构。

直乙交界扫查切面及方法见图 3-3-3。

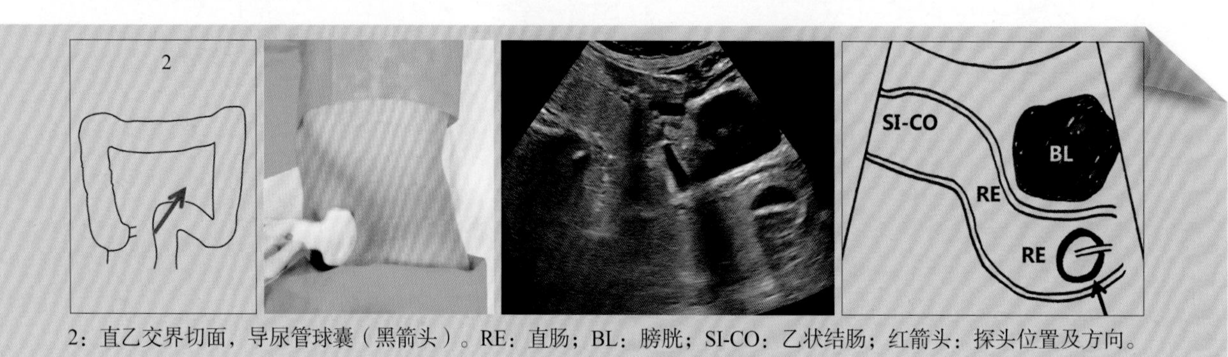

2：直乙交界切面，导尿管球囊（黑箭头）。RE：直肠；BL：膀胱；SI-CO：乙状结肠；红箭头：探头位置及方向。

图3-3-3　直乙交界扫查切面及方法

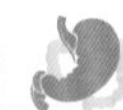

（三）乙状结肠切面

体位：平卧位、左侧卧位、右侧卧位相结合。

1. 扫查方法与技巧

（1）将探头斜置于耻骨联合上方，从直乙交界向左追踪扫查，行乙状结肠长轴切面连续扫查。

（2）后将探头旋转 90° ，行乙状结肠短轴切面连续扫查。

2. 声像图所见

乙状结肠走行迂曲，呈“乙”字形，其游离度较大，向右可达回盲部，向上可达横结肠。具有结肠袋、结肠带、肠脂垂等结构。其黏膜皱襞较直肠多，始于直乙交界，向左上延续至降乙交界。短轴切面为一椭圆形环状结构。

乙状结肠扫查切面及方法见图 3–3–4。

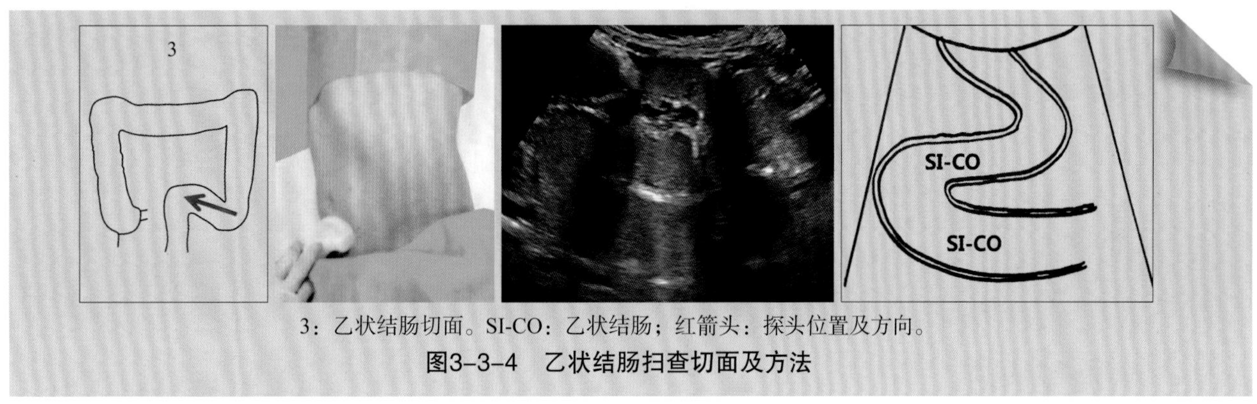

3：乙状结肠切面。SI-CO：乙状结肠；红箭头：探头位置及方向。

图3–3–4　乙状结肠扫查切面及方法

（四）降乙交界切面

体位：平卧位、右侧卧位相结合。

1. 扫查方法与技巧

（1）将探头置于左下腹部扫查，沿充盈的乙状结肠，向左倾斜旋转追踪扫查，行降乙交界长轴切面连续扫查。

（2）后将探头旋转 90°，行降乙交界短轴切面连续扫查。因降乙交界处肠管走行个体差异较大，需多切面、多角度追踪扫查。

2. 声像图所见

降乙交界处肠管走行弯曲，角度较小。短轴切面为一椭圆形环状结构。

降乙交界扫查切面及方法见图 3–3–5。

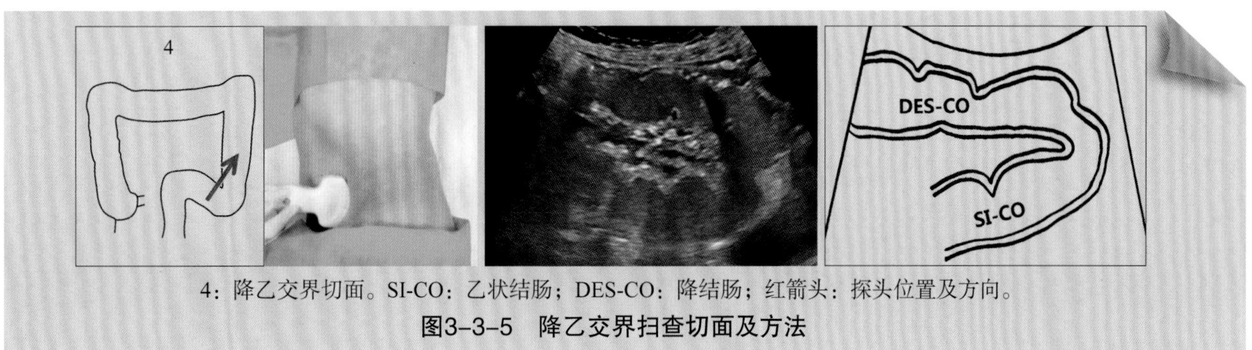

4：降乙交界切面。SI-CO：乙状结肠；DES-CO：降结肠；红箭头：探头位置及方向。

图3–3–5　降乙交界扫查切面及方法

（五）降结肠切面

体位：平卧位、右侧卧位相结合。

1. 扫查方法与技巧

（1）将探头纵断置于左侧腹部，沿充盈乙状结肠由下而上追踪扫查，行降结肠长轴切面连续扫查。

（2）后将探头旋转 90°，行降结肠短轴切面连续扫查。

2. 声像图所见

纵断面降结肠为长管状回声，其前方为腹壁，后方为腰大肌。具有结肠袋、结肠带、肠脂垂等结构。其下起始于降乙交界，其上与结肠脾曲相延续。短轴切面为一椭圆形环状结构。

降结肠扫查切面及方法见图 3-3-6。

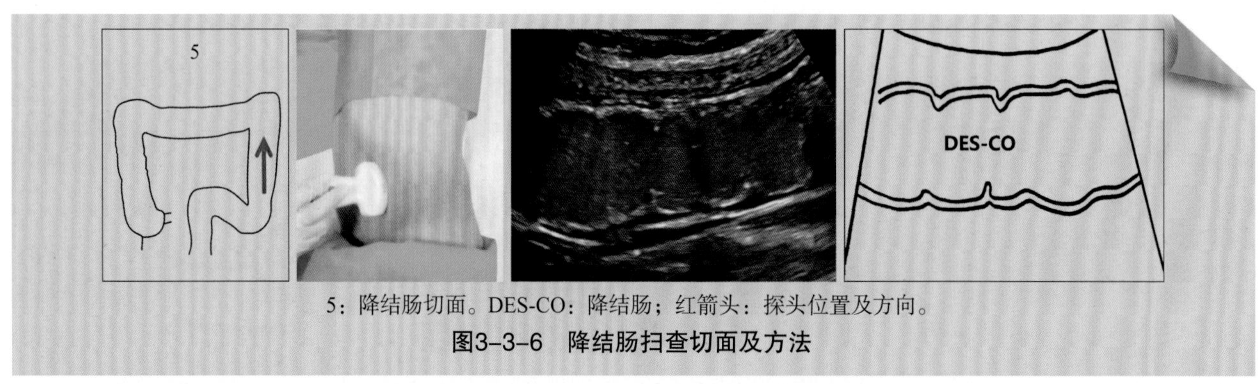

5：降结肠切面。DES-CO：降结肠；红箭头：探头位置及方向。

图3-3-6　降结肠扫查切面及方法

（六）结肠脾曲切面

体位：平卧位、右侧卧位相结合。

1. 扫查方法与技巧

（1）将探头置于左季肋区，沿充盈降结肠，由左肋缘下声束朝向左上方行冠状斜切面扫查，获得连续长轴切面；也可由左侧肋间向右下方斜行扫查，充分利用脾和左肾作声窗增加其显示率。

（2）后将探头旋转 90°，行结肠脾曲短轴切面连续扫查。

2. 声像图所见

结肠脾曲沿长轴扫查为弯曲长管状回声，脾位于其前上方，左肾位于其深面，向右转折为横结肠，向下连于降结肠，结肠脾曲弯曲度较大，可呈一个或多个连续弯曲，短轴切面为一椭圆形环状结构。

结肠脾曲扫查切面及方法见图 3-3-7。

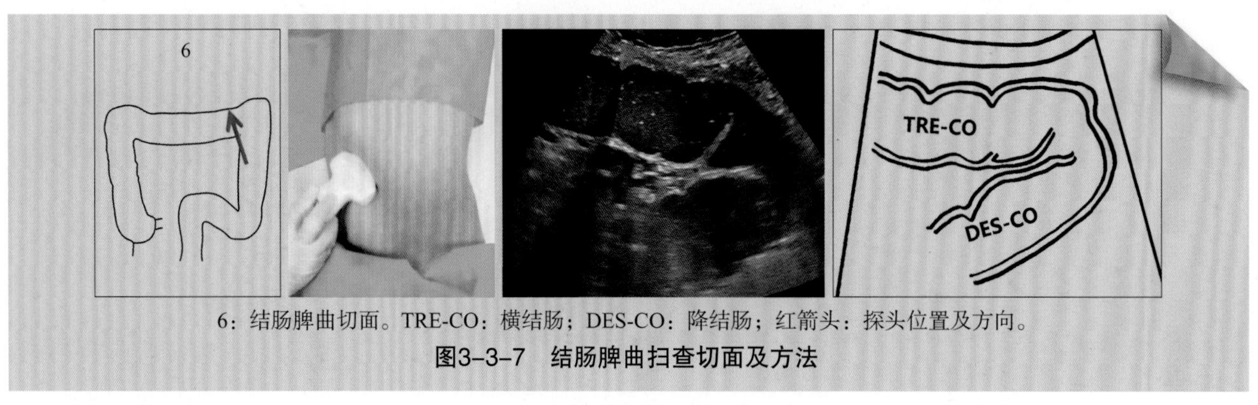

6：结肠脾曲切面。TRE-CO：横结肠；DES-CO：降结肠；红箭头：探头位置及方向。

图3-3-7　结肠脾曲扫查切面及方法

（七）横结肠切面

体位：平卧位、右侧卧位、左侧卧位相结合。

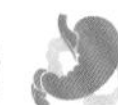

1. 扫查方法与技巧

（1）将探头置于左上腹部，沿充盈的结肠脾曲从左向右沿横结肠长轴连续追踪扫查，横结肠肠管游离度较大，可调整体位和扫查角度，以利于结肠全长显示。

（2）后将探头旋转 90°，行横结肠短轴切面连续扫查。

2. 声像图所见

横结肠走行呈凹面向上的弧形弯曲，最低处可达脐下，其后方为胰腺、腹部大血管、脊柱。若为“M”形结肠，在两侧腹扫查可见其走行与升结肠或降结肠呈平行“双管征”改变。横结肠左侧连结肠脾曲，右侧连结肠肝曲。肥胖者可位于剑突下，瘦长者可游离至盆腔内。具有结肠袋、结肠带、肠脂垂等结构，黏膜皱襞较降结肠多。长轴切面横结肠为长管状回声，短轴切面为一椭圆形环状结构。

横结肠扫查切面及方法见图 3-3-8。

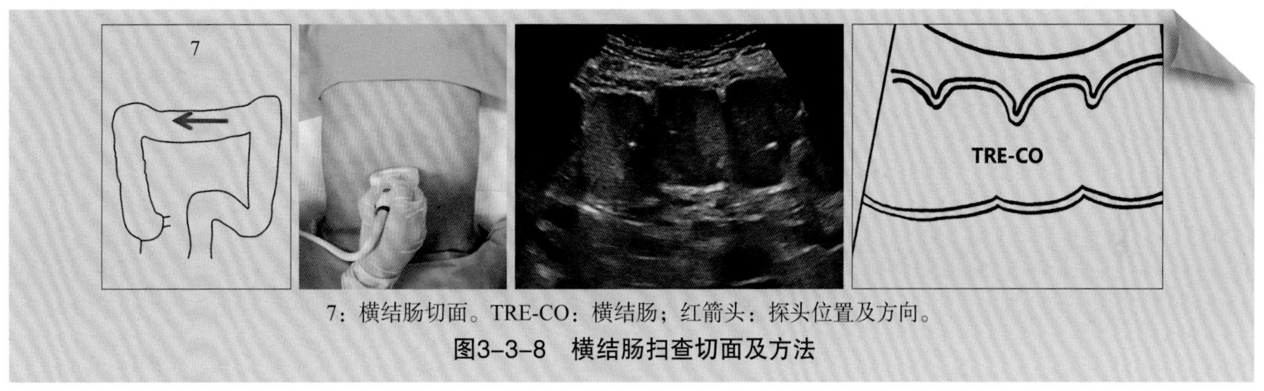

7：横结肠切面。TRE-CO：横结肠；红箭头：探头位置及方向。

图3-3-8　横结肠扫查切面及方法

（八）结肠肝曲切面

体位：平卧位、左侧卧位相结合。

1. 扫查方法与技巧

（1）将探头置于右季肋区，沿充盈横结肠，由右肋缘下向右上方行冠状斜切面扫查，获得连续长轴切面；也可由右肋间行倾斜扫查，结肠肝曲转弯较急，可成直角或迂曲重叠，须多方位、多切面的进行连续扫查。

（2）后将探头旋转 90°，行结肠肝曲短轴切面连续扫查。

2. 声像图所见

结肠肝曲转弯较急，位置较固定。纵断面为弯曲长管状回声，胆囊和肝右叶位于其右前上方，右肾位于其外后方，其左侧为横结肠，其右侧转折为升结肠。短轴切面为一椭圆形环状结构。

结肠肝曲扫查切面及方法见图 3-3-9。

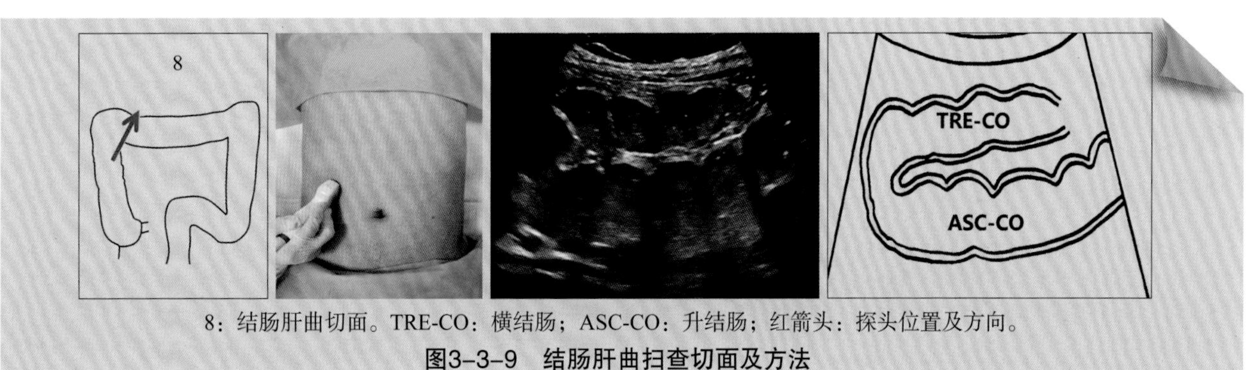

8：结肠肝曲切面。TRE-CO：横结肠；ASC-CO：升结肠；红箭头：探头位置及方向。

图3-3-9　结肠肝曲扫查切面及方法

（九）升结肠切面

体位：平卧位、左侧卧位相结合。

1. 扫查方法与技巧

（1）将探头纵断置于右侧腹部，从结肠肝曲自上而下沿充盈的升结肠追踪扫查至回盲瓣，行升结肠长轴切面连续扫查；

（2）后将探头旋转 90°，行升结肠短轴切面连续扫查。

2. 声像图所见

纵断面升结肠为长管状回声，其前方为腹壁，后方为腰大肌。具有结肠袋、结肠带、肠脂垂等结构。其上起始于结肠肝曲，其下以回盲瓣为界与盲肠相延续，短轴切面为一椭圆形环状结构。

升结肠扫查切面及方法见图 3-3-10。

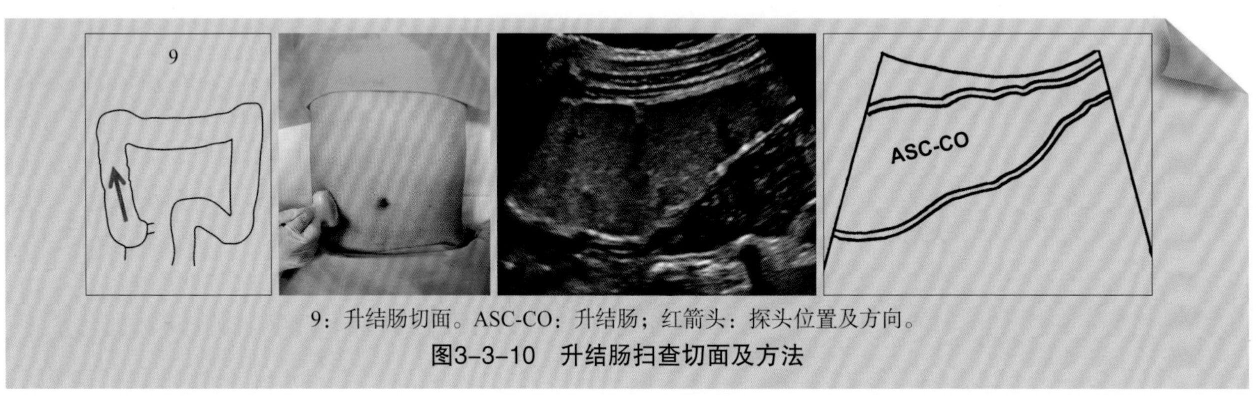

9：升结肠切面。ASC-CO：升结肠；红箭头：探头位置及方向。

图3-3-10 升结肠扫查切面及方法

（十）盲肠切面

体位：平卧位、左侧卧位相结合。

1. 扫查方法与技巧

（1）将探头纵断置于右侧腹部，沿升结肠自上而下追踪扫查至盲肠盲端，行盲肠长轴切面连续扫查。

（2）后将探头旋转 90°，行盲肠短轴切面连续扫查。

2. 声像图所见

盲肠位置变异较大，可高达右肝下缘，低至盆腔，通常位于右下腹。盲肠管径较升结肠粗，从回盲瓣开口至盲端扩大呈三角形。纵断面于升结肠左后侧壁显示回盲瓣，其上为升结肠，其下为盲肠；横断面于 3 点钟位置见回盲瓣，呈一乳头状或两片“唇样”对称中等回声黏膜皱襞突向肠腔内，动态观察呈间歇性开放。

盲肠扫查切面及方法见图 3-3-11。

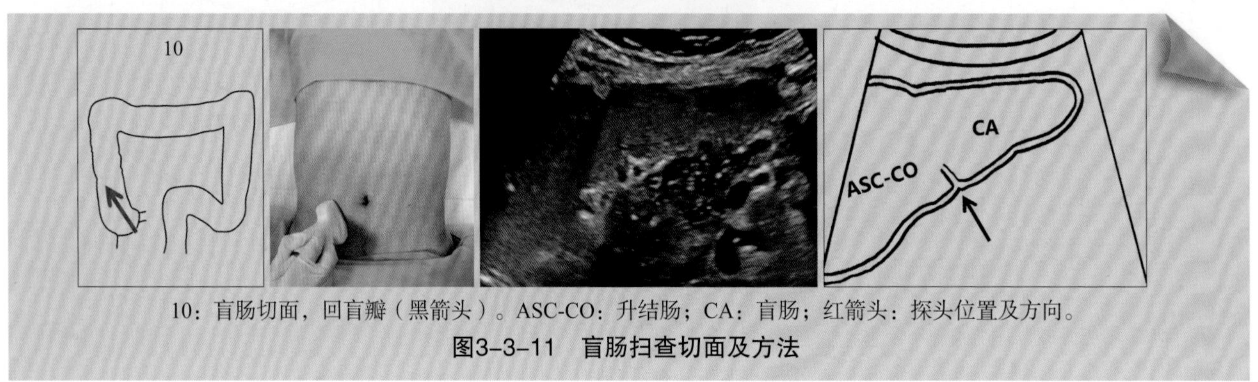

10：盲肠切面，回盲瓣（黑箭头）。ASC-CO：升结肠；CA：盲肠；红箭头：探头位置及方向。

图3-3-11 盲肠扫查切面及方法

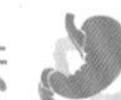

（十一）经会阴肛管及直肠扫查切面

体位：左侧卧位或截石位。

1. 扫查方法与技巧

将探头置于会阴部，调整探头方向进行肛管及直肠的系列纵断、斜断连续扫查。

2. 声像图表现

直肠纵断面连续扫查，由近至远显示肛管、直肠－肛管连接部、直肠（直肠会阴曲、直肠骶曲、直肠横襞）、部分乙状结肠，侧动探头显示直肠、肛管、肛门括约肌及周围结构。

经会阴肛管、直肠扫查切面及方法见图 3-3-12。

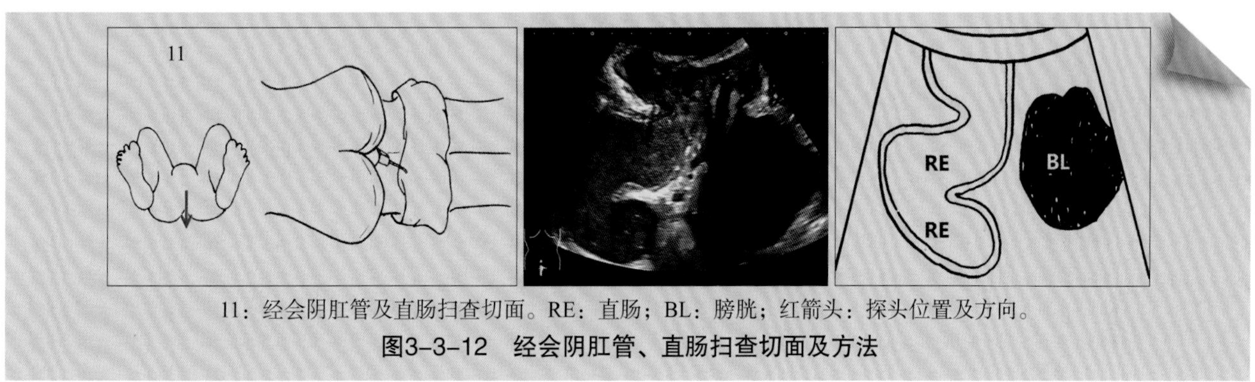

11：经会阴肛管及直肠扫查切面。RE：直肠；BL：膀胱；红箭头：探头位置及方向。

图3-3-12　经会阴肛管、直肠扫查切面及方法

（十二）经直肠腔内肛管及直肠扫查切面

体位：左侧卧位或截石位。

1. 扫查方法与技巧

（1）充盈状态下，将腔内探头缓缓插入肛门，调整探头角度及方向，对部分乙状结肠及直肠进行纵断面、横断面、斜断面全方位连续扫查。

（2）检查结束，退至肛门部时，再对肛管及其周围组织进行扫查。

2. 声像图表现

在直肠纵断面连续扫查，由远至近显示部分乙状结肠、直肠（直肠会阴曲、直肠骶曲、直肠横襞）、直肠－肛管连接部、肛管及邻近结构。较经会阴扫查能更为清晰地显示肠壁层次结构，对肠壁增厚性病变、占位性病变、直肠癌 T 分期、直肠腔狭窄等超声检查具有显著优势；退至肛门部检查，可清晰地显示肛管、周围组织结构及肛门括约肌回声，并可区分内外括约肌及联合纵肌。直肠短轴切面为一扁圆形环状结构。

经直肠腔内肛管、直肠扫查切面及方法见图 3-3-13。

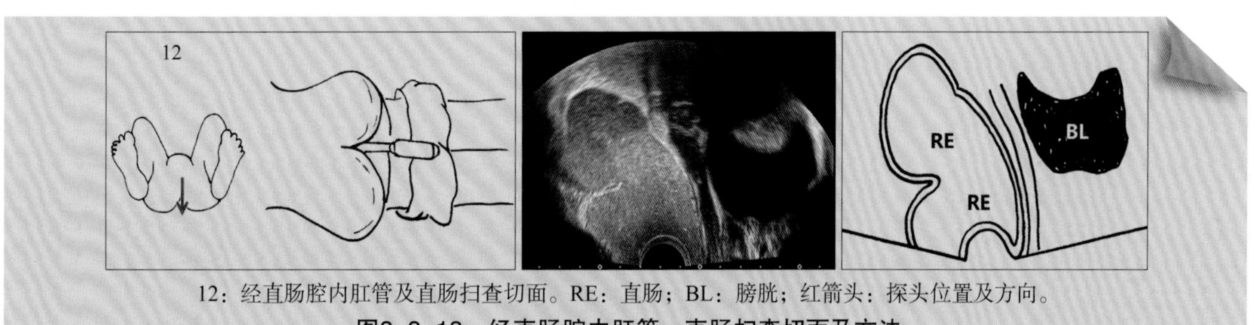

12：经直肠腔内肛管及直肠扫查切面。RE：直肠；BL：膀胱；红箭头：探头位置及方向。

图3-3-13　经直肠腔内肛管、直肠扫查切面及方法

三、临床意义

切面中的长轴切面、短轴切面、类冠状切面等，均为连续扫查系列切面，需连续追踪扫查。熟练掌握胃肠扫查切面是胃肠疾病诊断的基础。

胃肠道在腹盆腔内分布范围较广、活动度较大，需多切面组合扫查，这些切面互相覆盖并各有侧重，应规范扫查，避免疏漏。

（王　婷）

参考文献

[1] 陆文明 . 临床胃肠疾病超声诊断学 [M]. 西安：第四军医大学出版社，2004.

[2] 中国医药教育协会超声专委会胃肠超声学组 . 中国胃充盈超声检查专家共识 [J]. 肿瘤预防与治疗，2020，33(11)：817-827.

[3] 周永昌，郭万学 . 超声医学 [M].4 版 . 北京：科学技术文献出版社，2003.

[4] 周永昌，郭万学 . 超声医学 [M].5 版 . 北京：科学技术文献出版社，2006.

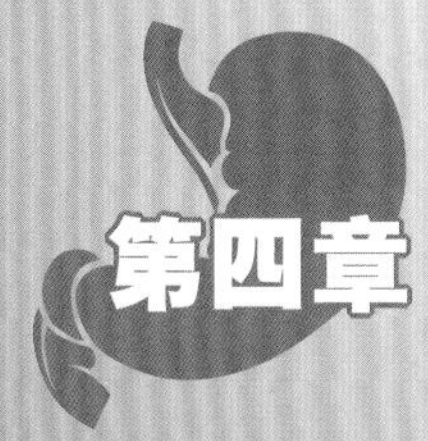

第四章

消化道充盈超声检查声像图分界及分层

- 第一节　消化道充盈超声检查声像图分界
- 第二节　消化道充盈超声检查声像图分层

学习消化道的分界和分层是消化道超声诊断的基础（图 4–1），了解了分界和分层，才能够在消化道的水平面和垂直面上做好交叉定位，才能精准地定位病灶所处的位置和层次，准确地描述和发放报告，指导临床进一步检查和治疗。

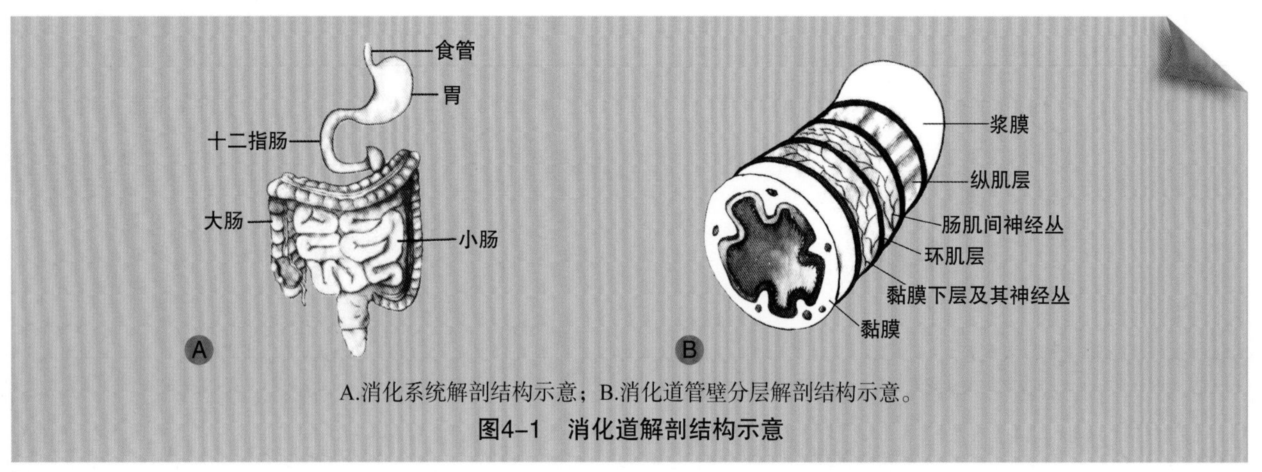

A.消化系统解剖结构示意；B.消化道管壁分层解剖结构示意。

图4–1　消化道解剖结构示意

第一节 消化道充盈超声检查声像图分界

消化道各器官之间及器官各部分之间的分界，解剖上描述得很详细，但是在各学科的识别上又存在差异性，各学科都有自己的识别经验。例如，病理依据组织结构来识别，因消化道器官不同，黏膜上皮细胞就不同；内镜依据各个部位的形态、黏膜皱襞走向和黏膜颜色来识别；钡餐依据黏膜走向和直观的形态来识别；CT 依据多平面重组来识别；MRI 依据多方位成像来识别。

然而，消化道各器官之间及器官各部分之间在胃肠充盈超声声像图上的分界，暂未见文献有相关系统化总结，因此，我们以解剖为基础并借鉴其他学科的分界经验，在实践中探索总结了消化道充盈超声检查在超声声像图上的分界。

一、消化道各器官间解剖分界

消化道为自口腔至肛门的连续性管道，依次分为口腔、咽、食管、胃、小肠和大肠，其中咽、食管、胃、小肠和大肠之间的交界处均分布有括约肌，括约肌即为器官间的分界（图 4–1–1），分别包括食管上括约肌（环咽肌）、食管下括约肌（贲门括约肌）、幽门括约肌、回盲括约肌（回盲瓣）、肛门括约肌（内括约肌和外括约肌）。括约肌为固有肌层在相邻 2 个器官的交界处重新排列而成，是固有肌层环行肌的增厚（环咽肌及肛门外括约肌不属于平滑肌，属于横纹肌），控制内容物从一个器官进入到下一个器官。

二、消化道器官各部分间解剖分界及声像图分界

除了各器官之间的分界，每个器官又分为几个部分，各部分之间的分界也需要了解。

（一）食管解剖分界及声像图分界

食管：起自咽下口，经胸廓上口入胸腔，穿膈的食管裂孔进入腹腔，连接胃的贲门部。成年人食管长 23 ～ 28 cm。食管分为颈部食管、胸部食管、腹部食管 3 部分。

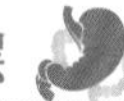

1. 食管解剖分界（图 4-1-2）

颈部食管：上界平环状软骨下缘，下界平胸骨柄上缘（颈静脉切迹水平）。

胸部食管：上界平胸骨柄上缘（颈静脉切迹水平），下界平膈食管裂孔。

腹部食管：上界平膈食管裂孔，下界为胃食管交界。

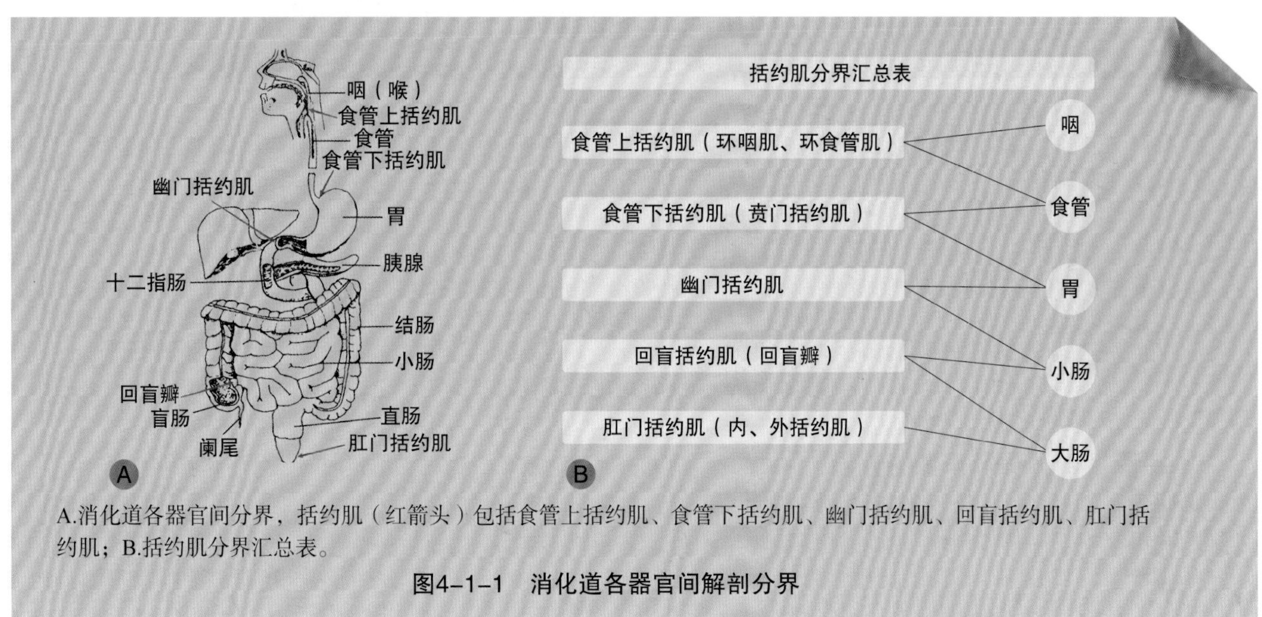

A.消化道各器官间分界，括约肌（红箭头）包括食管上括约肌、食管下括约肌、幽门括约肌、回盲括约肌、肛门括约肌；B.括约肌分界汇总表。

图4-1-1　消化道各器官间解剖分界

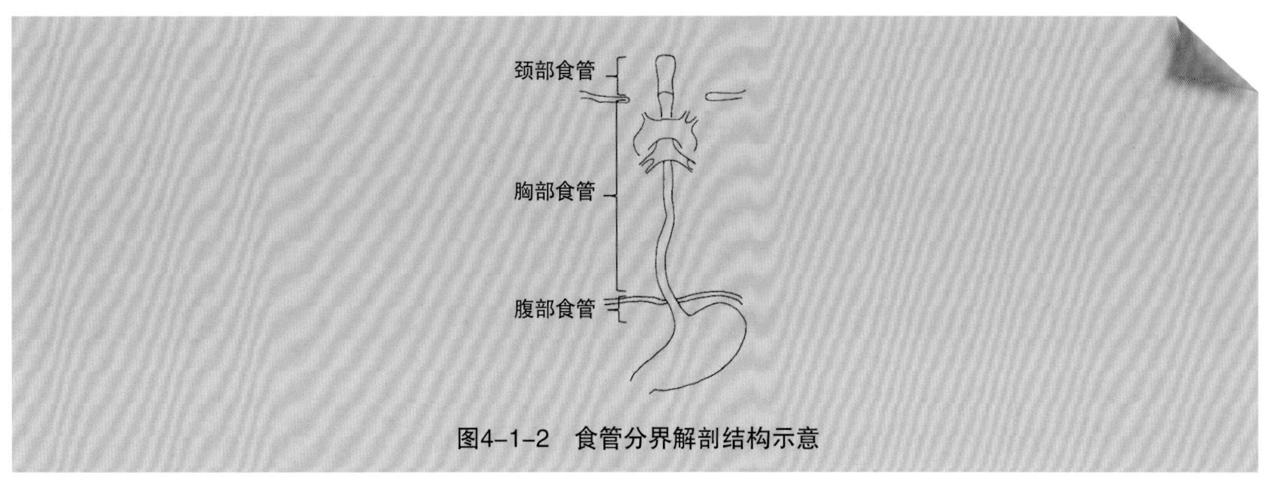

图4-1-2　食管分界解剖结构示意

2. 食管声像图分界（图 4-1-3）

颈部食管起始处：用高频探头在颈部食管短轴及长轴切面寻找到环状软骨，环状软骨下缘（环咽肌水平）是颈部食管的起始处。

颈部食管与胸部食管分界：从环状软骨下缘（环咽肌水平）纵断向下扫查至胸骨柄上缘（颈静脉切迹水平），胸骨柄上缘水平是颈部食管与胸部食管的分界。

胸部食管与腹部食管分界：腹部食管及贲门长轴切面可显示食管纵穿膈肌，穿越处即为膈食管裂孔，膈食管裂孔处即为胸部食管与腹部食管的分界。

腹部食管与贲门分界：腹部食管及贲门长轴切面可显示贲门口，贲门口上方约 2 cm 处即为齿状线（Z 线）位置，齿状线即为腹部食管与贲门的分界。

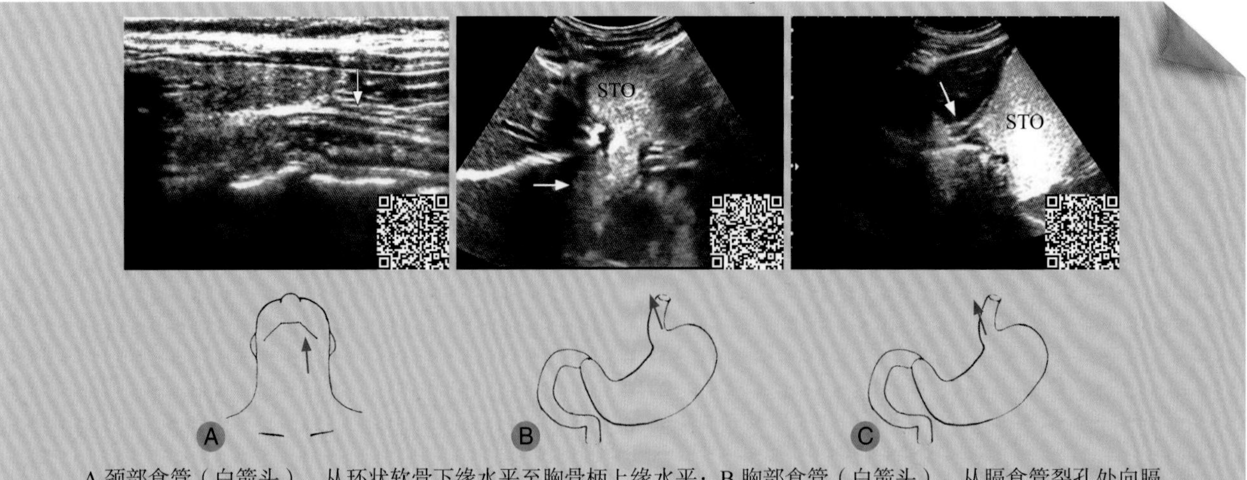

A.颈部食管（白箭头），从环状软骨下缘水平至胸骨柄上缘水平；B.胸部食管（白箭头），从膈食管裂孔处向膈上观察，可显示胸部食管下段的一部分；C.腹部食管（白箭头），从膈食管裂孔处至齿状线位置（贲门口上方2cm左右）。STO：胃腔；红箭头：探头位置及方向。

图4-1-3　食管声像图分界（动态）

(二)胃解剖分界及声像图分界

胃分4部分（图4-1-4）：贲门部、胃底部、胃体部、幽门部（胃窦）。

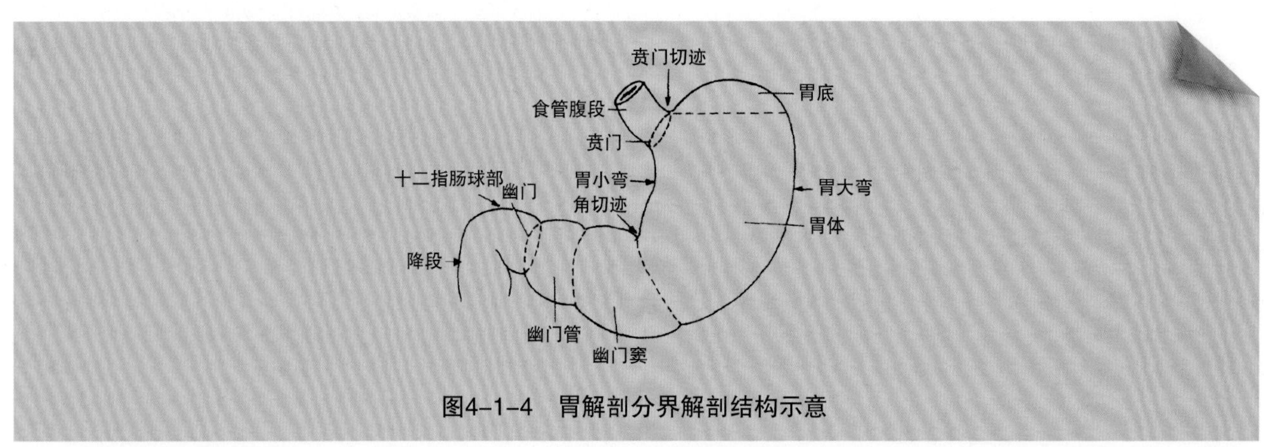

图4-1-4　胃解剖分界解剖结构示意

1. 胃解剖分界

(1)贲门部（图4-1-5）：指贲门附近的区域，是一个定义不清的区域，多认为其范围为以贲门口为中心、2 cm半径内的环形区域。

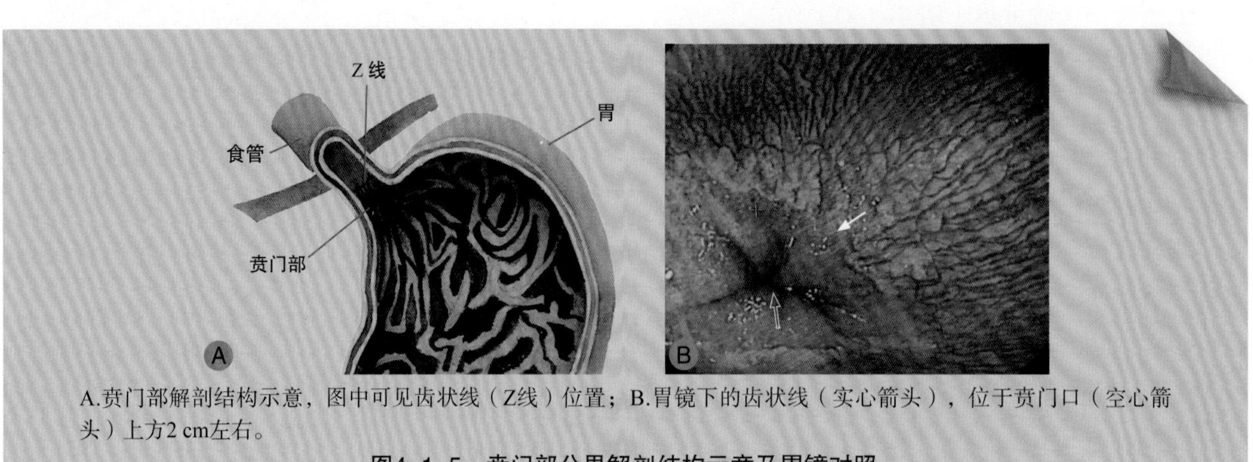

A.贲门部解剖结构示意，图中可见齿状线（Z线）位置；B.胃镜下的齿状线（实心箭头），位于贲门口（空心箭头）上方2 cm左右。

图4-1-5　贲门部分界解剖结构示意及胃镜对照

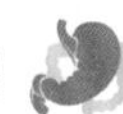

（2）胃底与胃体的解剖分界（图 4-1-6）：胃底是贲门切迹水平以上，向左上方膨出的部分。从贲门切迹向胃大弯引一条水平线，分胃底和胃体。

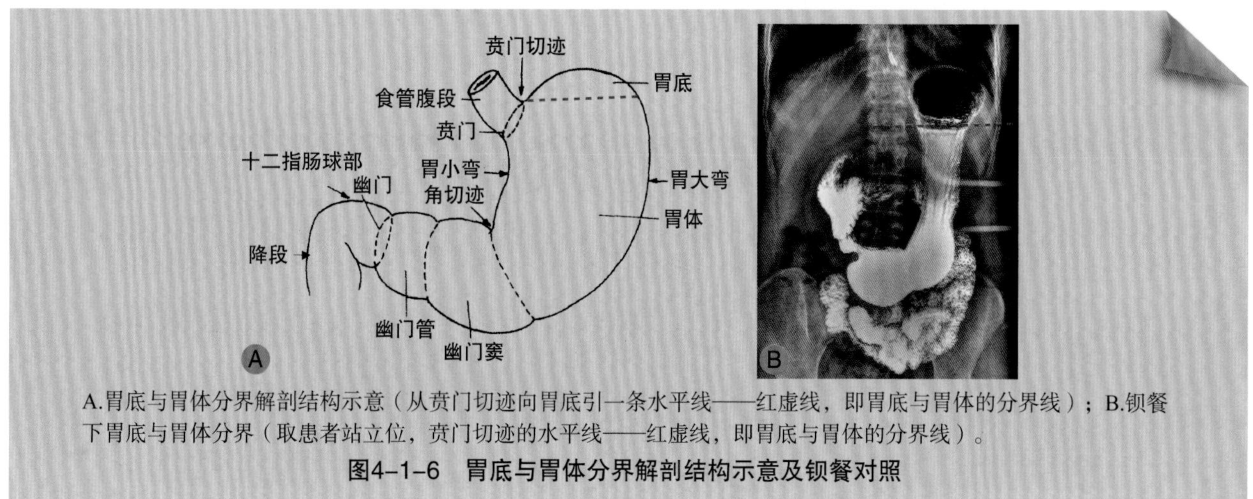

A.胃底与胃体分界解剖结构示意（从贲门切迹向胃底引一条水平线——红虚线，即胃底与胃体的分界线）；B.钡餐下胃底与胃体分界（取患者站立位，贲门切迹的水平线——红虚线，即胃底与胃体的分界线）。

图4-1-6　胃底与胃体分界解剖结构示意及钡餐对照

（3）胃体与胃窦的解剖分界（图 4-1-7）：角切迹是胃小弯在最低转角处形成的一个切迹，一般呈 90° 转角。胃角是胃体与胃窦在胃小弯的分界，从胃角再向胃大弯最低点连线，即胃体与胃窦的分界线。

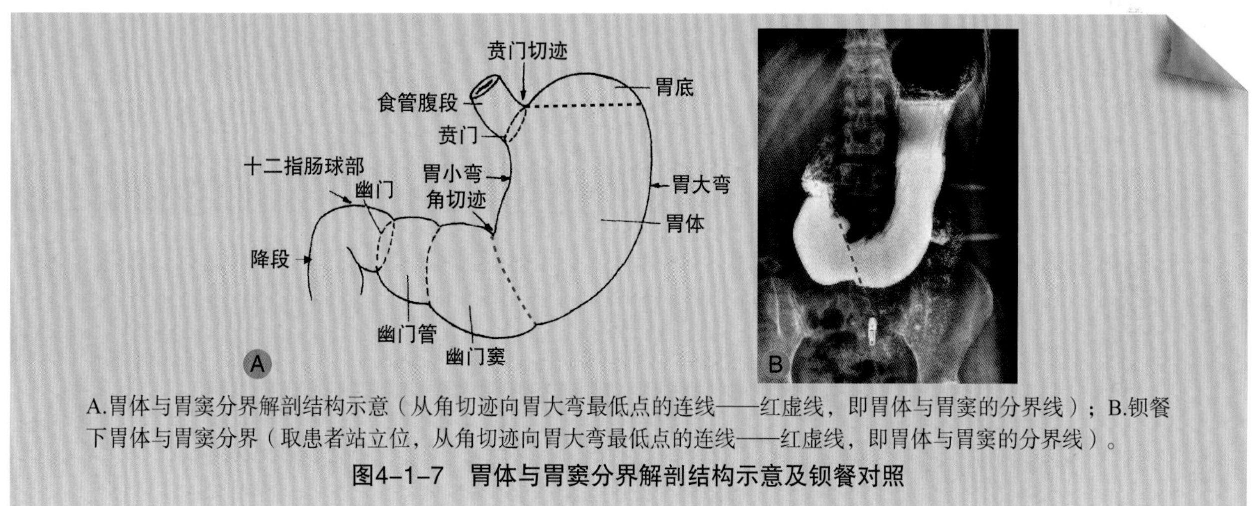

A.胃体与胃窦分界解剖结构示意（从角切迹向胃大弯最低点的连线——红虚线，即胃体与胃窦的分界线）；B.钡餐下胃体与胃窦分界（取患者站立位，从角切迹向胃大弯最低点的连线——红虚线，即胃体与胃窦的分界线）。

图4-1-7　胃体与胃窦分界解剖结构示意及钡餐对照

（4）胃窦与十二指肠的解剖分界（图 4-1-8）：胃窦与十二指肠的分界是幽门。钡餐下，幽门口直观可见，位于胃窦与十二指肠球部之间。

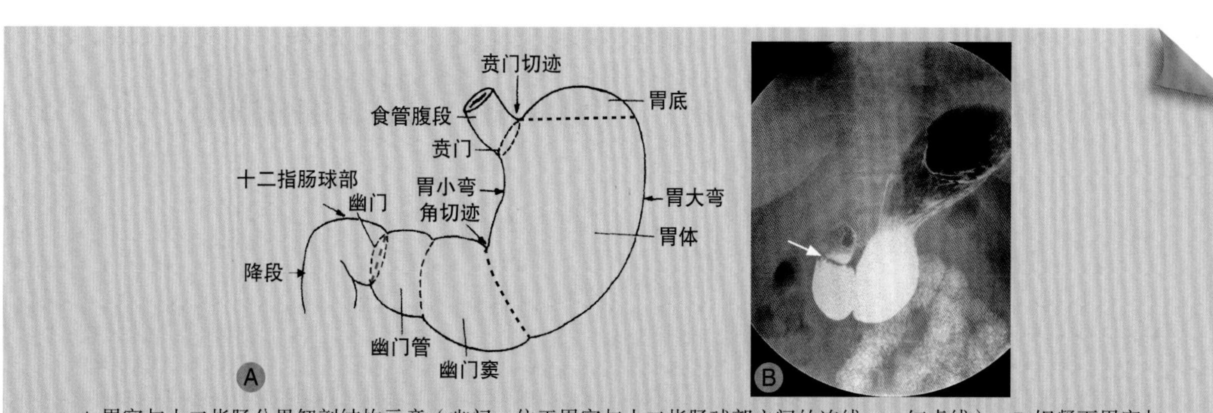

A.胃窦与十二指肠分界解剖结构示意（幽门，位于胃窦与十二指肠球部之间的连线——红虚线）；B.钡餐下胃窦与十二指肠分界——幽门（箭头）。

图4-1-8　胃窦与十二指肠分界解剖结构示意及钡餐对照

2. 胃声像图分界

（1）贲门部声像图分界（图 4-1-9）：于腹部食管及贲门长轴切面、胃体大小弯冠状长轴斜切面均可看到贲门口（贲门口就是关闭呈点、开放呈面的位置，在组织学检查中通过存在贲门腺而被确认），贲门部是指以贲门口为中心 2 cm 半径内的环形区域，环形区域的边界即为贲门口与食管、胃体、胃底的分界。

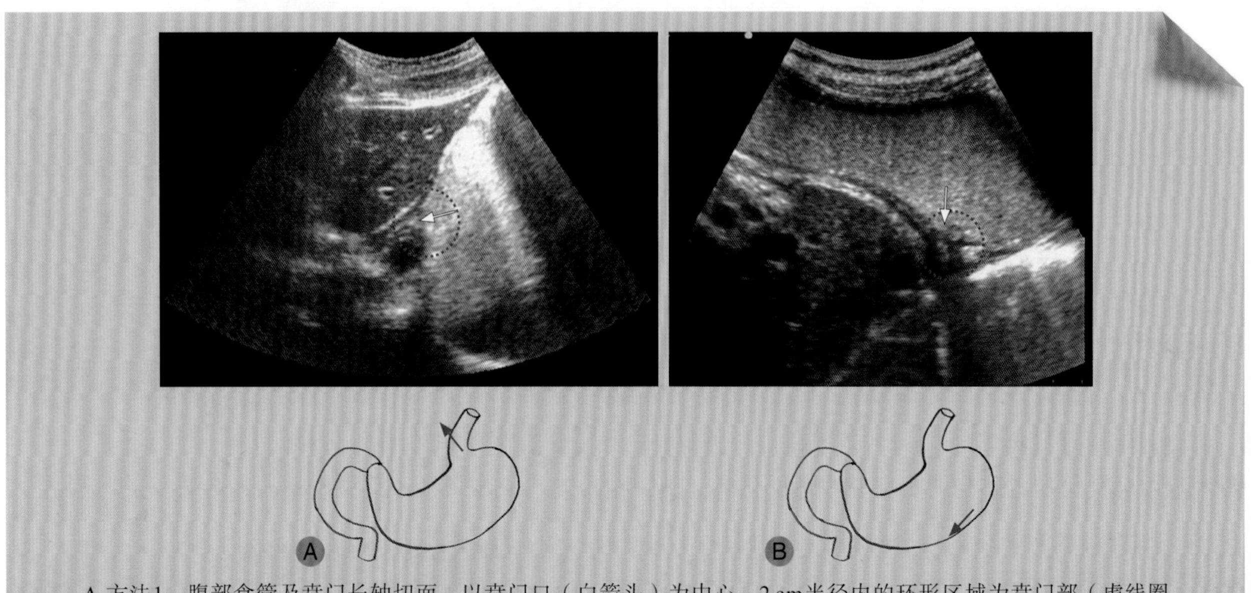

A.方法1：腹部食管及贲门长轴切面，以贲门口（白箭头）为中心、2 cm半径内的环形区域为贲门部（虚线圈内）；B.方法2：胃体大小弯冠状长轴斜切面，以贲门口（白箭头）为中心、2 cm半径内的环形区域为贲门部（虚线圈内）。红箭头：探头位置及方向。

图4-1-9　贲门部声像图分界

（2）胃底与胃体声像图分界（图 4-1-10）：于剑突下胃底冠状斜切面及胃体大小弯冠状长轴斜切面均可虚拟从贲门切迹向胃底引一条水平线，划分胃底和胃体。高出贲门切迹水平线的范围就是胃底部。

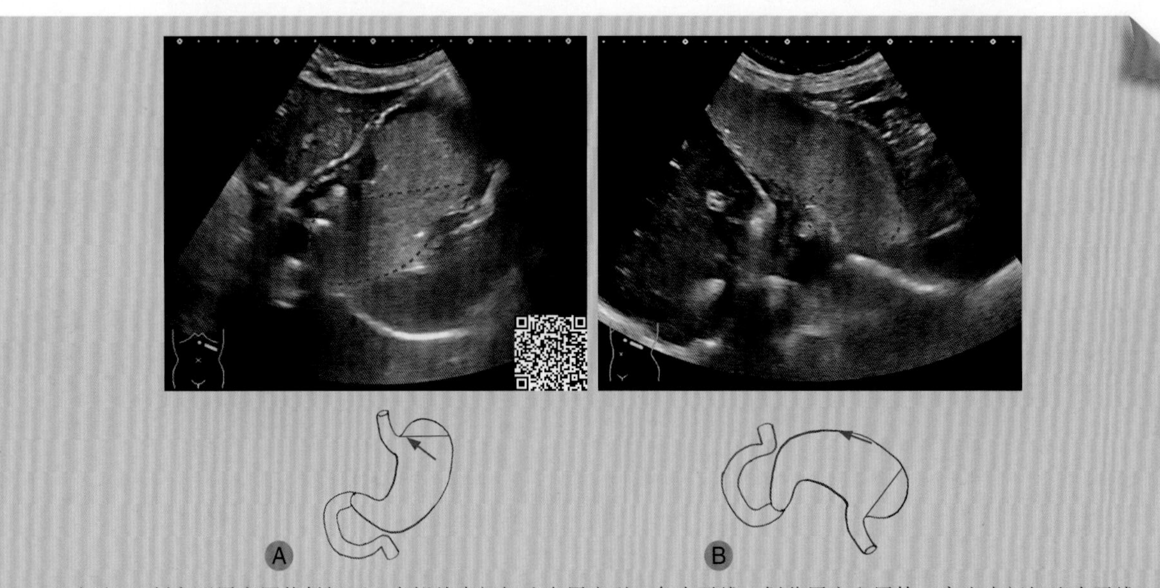

A.方法1：剑突下胃底冠状斜切面，虚拟从贲门切迹向胃底引一条水平线，划分胃底和胃体。高出贲门切迹水平线的部分，即为胃底部（红虚线勾勒区域）（动态）；B.方法2：胃体大小弯冠状长轴斜切面，虚拟从贲门切迹向胃底引一条水平线，划分胃底和胃体。高出贲门切迹水平线的部分，即为胃底部（红虚线勾勒区域）。红箭头：探头位置及方向。

图4-1-10　胃底与胃体声像图分界

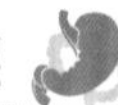

（3）胃体与胃窦声像图分界（图 4–1–11）：于胃体大小弯冠状长轴斜切面上，胃角就是胃体与胃窦在胃小弯的分界，从胃角向胃大弯最低点的连线，就是胃体与胃窦的分界线。另于胃角横切面上，角切迹就是胃体与胃窦的分界。

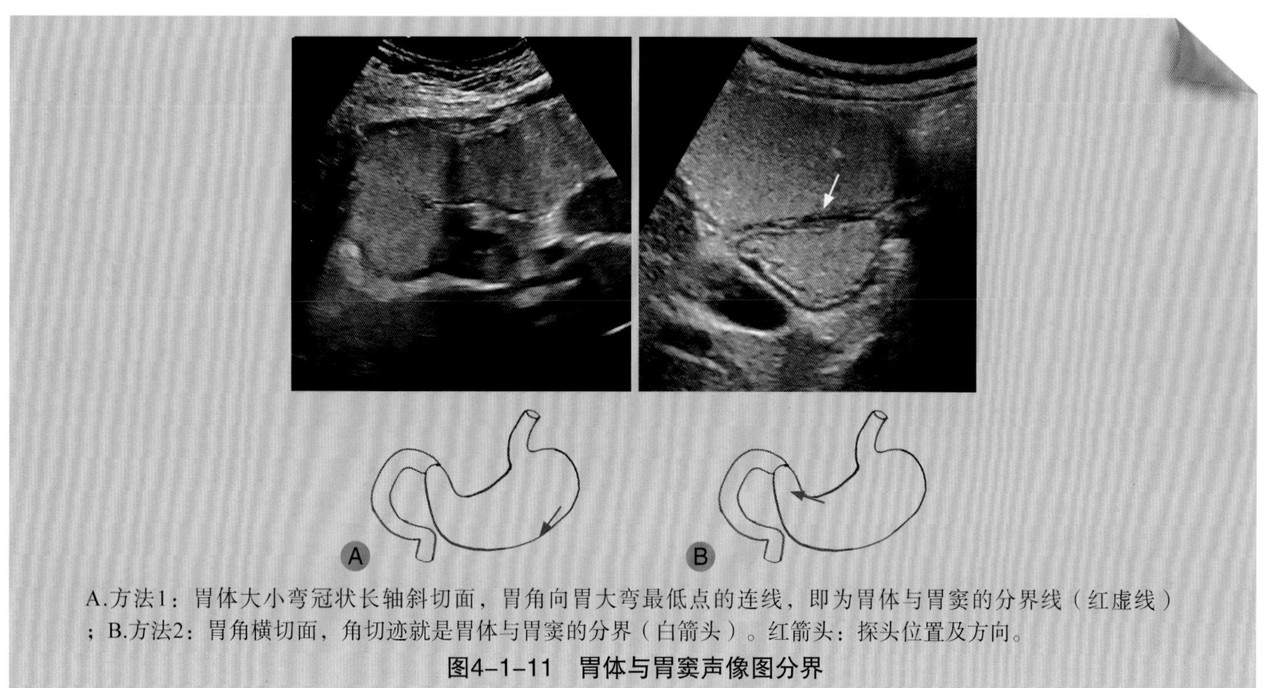

A.方法1：胃体大小弯冠状长轴斜切面，胃角向胃大弯最低点的连线，即为胃体与胃窦的分界线（红虚线）；B.方法2：胃角横切面，角切迹就是胃体与胃窦的分界（白箭头）。红箭头：探头位置及方向。

图4–1–11　胃体与胃窦声像图分界

（4）胃窦与十二指肠声像图分界（图 4–1–12）：在胃窦、幽门及十二指肠球部长轴切面及胃窦、幽门及十二指肠球部冠状长轴斜切面上均可见幽门。幽门是胃窦与十二指肠的分界。幽门口闭合时在声像图上像一堵“墙”，幽门口开放时，胃窦部的造影剂流向十二指肠球部，在声像图上像连接在胃窦和十二指肠球部的一座“桥”，幽门肌就像桥的“护栏”。

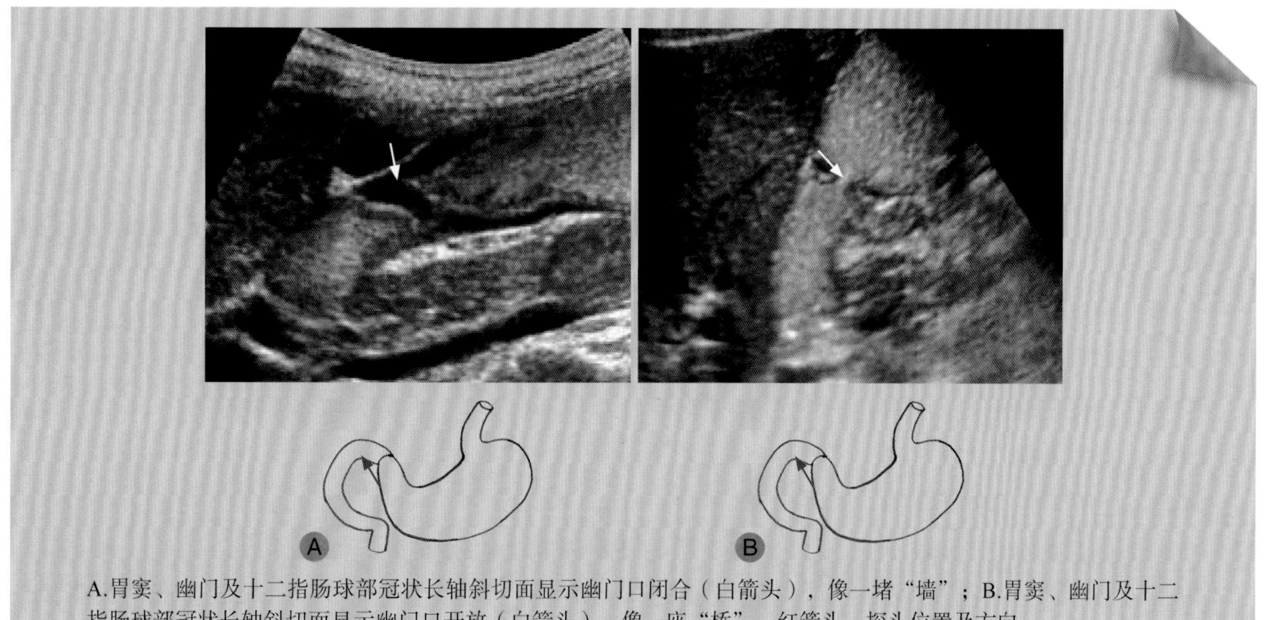

A.胃窦、幽门及十二指肠球部冠状长轴斜切面显示幽门口闭合（白箭头），像一堵“墙”；B.胃窦、幽门及十二指肠球部冠状长轴斜切面显示幽门口开放（白箭头），像一座“桥”。红箭头：探头位置及方向。

图4–1–12　胃窦与十二指肠声像图分界

（5）食管、胃解剖分界汇总见图 4-1-13。

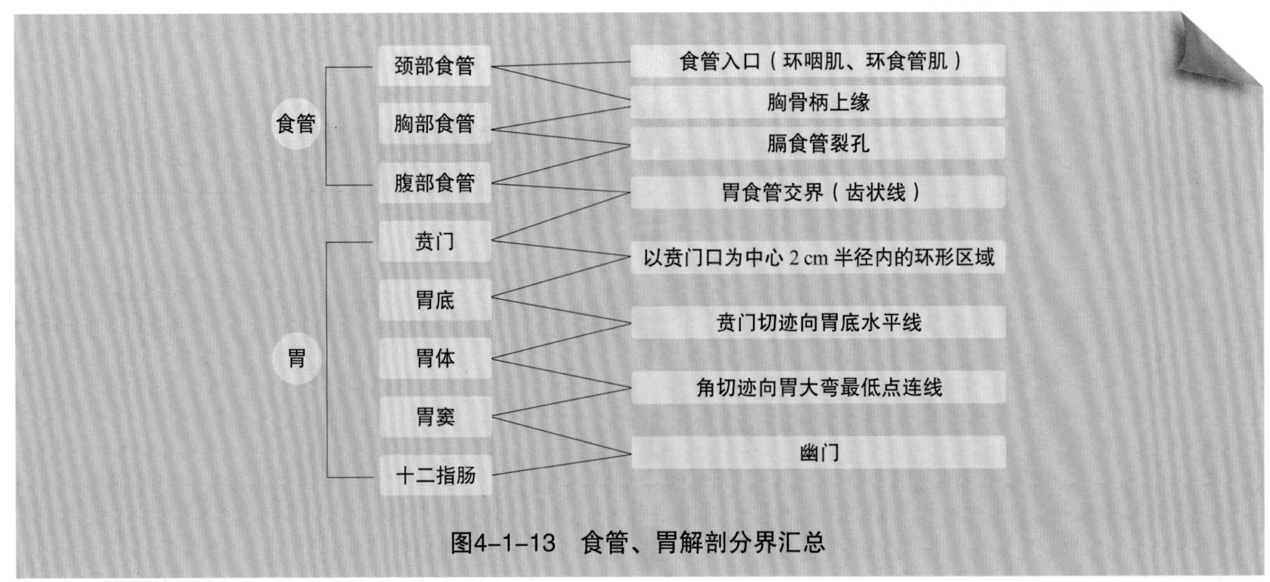

图4-1-13　食管、胃解剖分界汇总

（三）小肠解剖分界及声像图分界

小肠上端与胃幽门相连，下端续接盲肠，成年人小肠长 5 ~ 7 m。分为十二指肠、空肠、回肠 3 部分（图 4-1-14）。

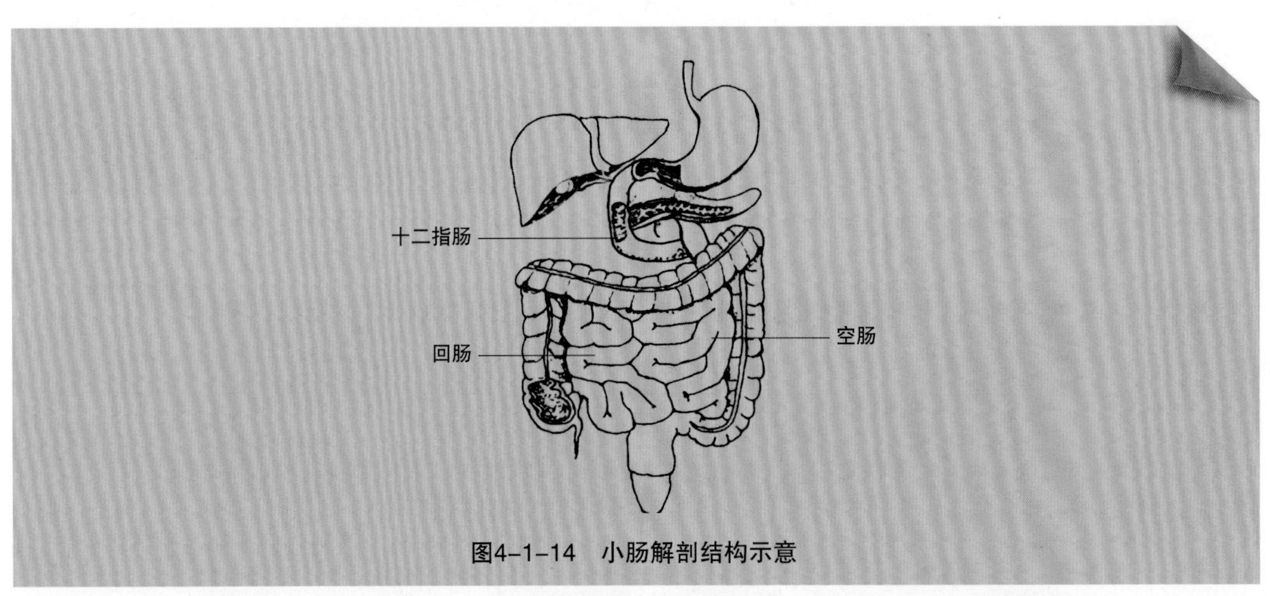

图4-1-14　小肠解剖结构示意

1. 小肠解剖分界

（1）十二指肠解剖分界（图 4-1-15）：十二指肠分为球部、降部、水平部和升部 4 部分。

球部：上界为幽门，下界为十二指肠上曲。

降部：上界为十二指肠上曲，下界为十二指肠下曲。

水平部：上界为十二指肠下曲，下界为水平部穿过肠系膜上动脉和腹主动脉夹角处。

升部：上界为肠系膜上动脉和腹主动脉夹角处，下界为十二指肠空肠曲。同时十二指肠空肠曲又是十二指肠与空肠的分界。

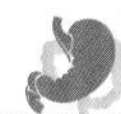

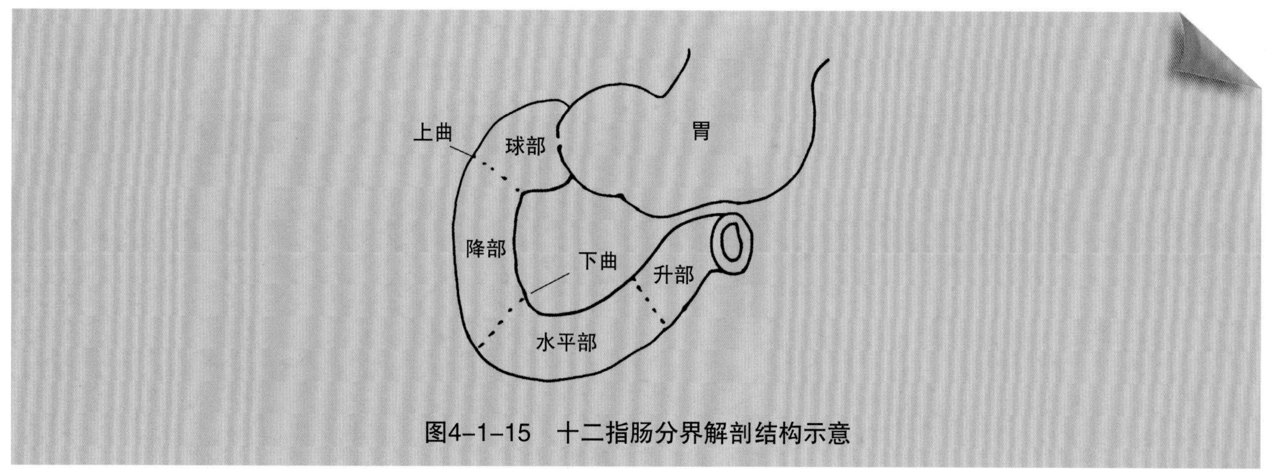

图4-1-15　十二指肠分界解剖结构示意

（2）空肠、回肠解剖分界（图 4-1-16）：空肠与回肠在腹腔内迂曲盘旋形成肠袢，空肠、回肠二者之间没有明显的分界。空肠位于左上腹部，回肠位于右侧腹部及下腹部，空肠和回肠的黏膜形成许多环状襞，环状襞在空肠上 1/3 段高凸而密集，向下逐渐变得少而平坦，至回肠下部几乎消失。

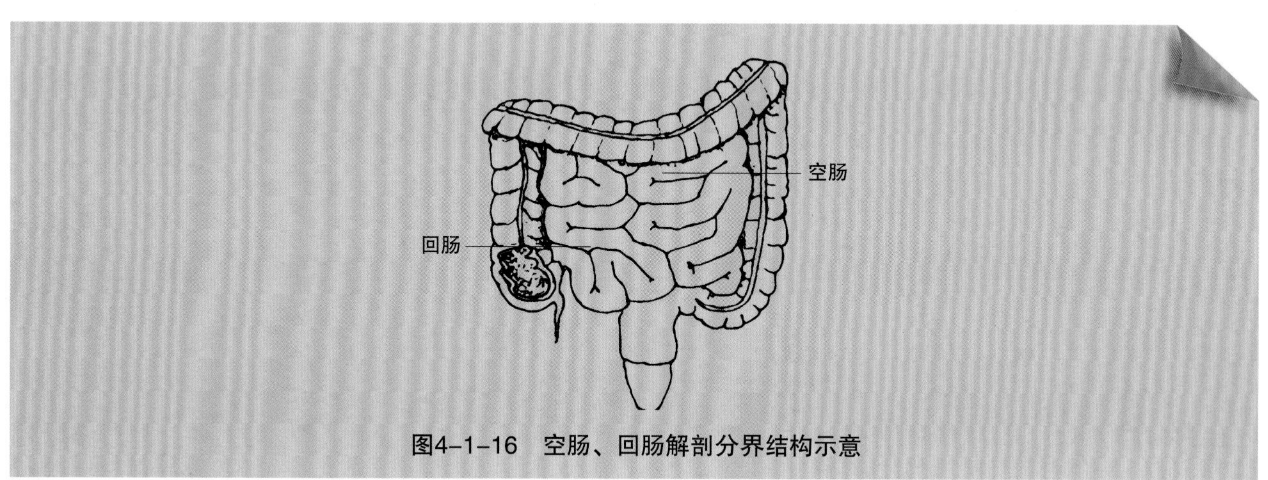

图4-1-16　空肠、回肠解剖分界结构示意

2. 小肠声像图分界

（1）十二指肠声像图分界如下。

1）十二指肠球部与降部分界（图 4-1-17）：于胃窦、幽门及十二指肠球部长轴切面可见球部一端与幽门相延续，另一端连接十二指肠上曲，十二指肠上曲即为球部与降部的分界。

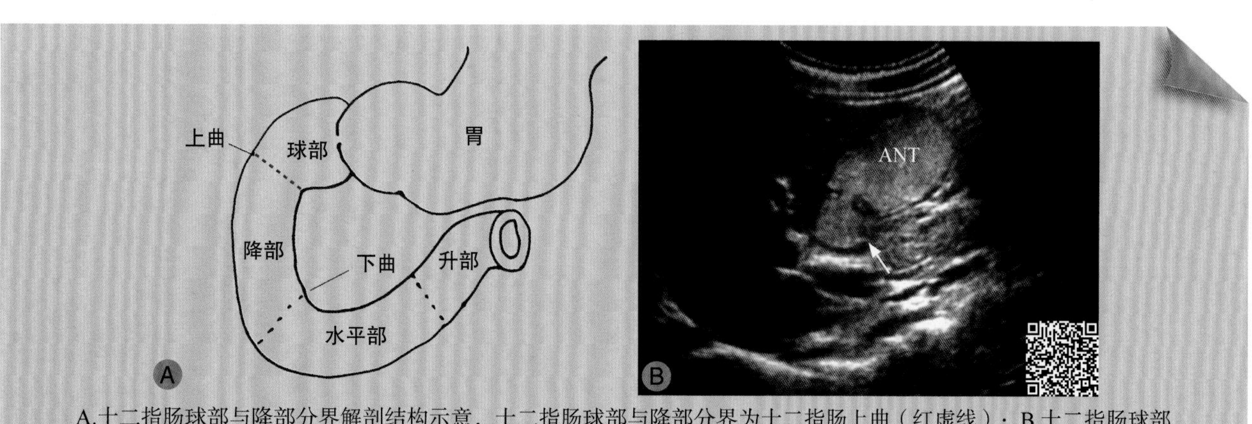

A.十二指肠球部与降部分界解剖结构示意，十二指肠球部与降部分界为十二指肠上曲（红虚线）；B.十二指肠球部与降部的分界：十二指肠上曲（箭头）（动态）。ANT：胃窦。

图4-1-17　十二指肠球部与降部声像图分界

2）十二指肠降部与水平部分界（图 4-1-18）：十二指肠降部长轴切面大乳头下方 2 cm 处为十二指肠下曲。十二指肠下曲即为十二指肠降部与水平部的分界。

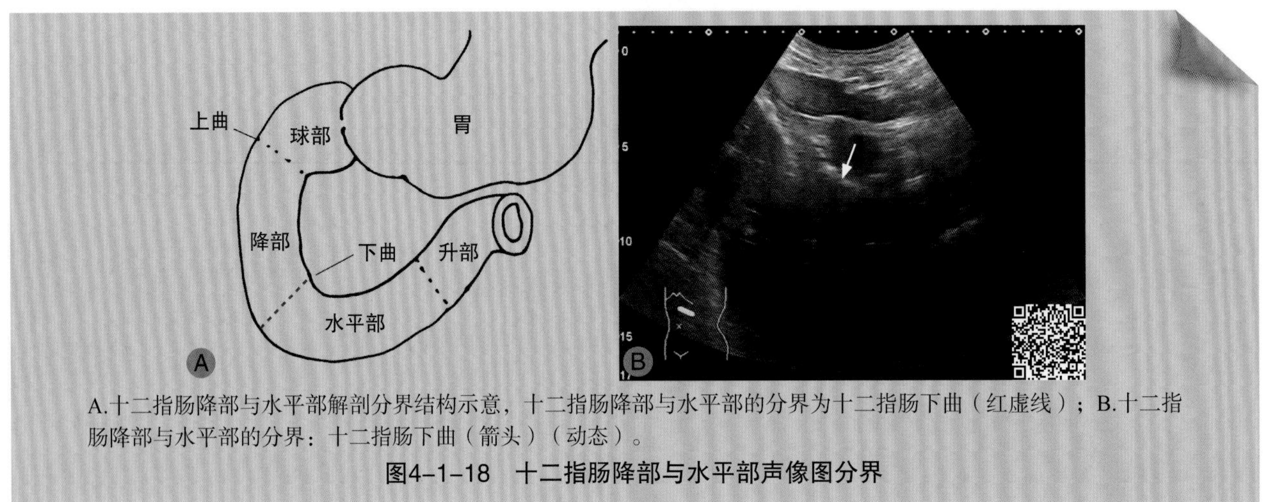

A.十二指肠降部与水平部解剖分界结构示意，十二指肠降部与水平部的分界为十二指肠下曲（红虚线）；B.十二指肠降部与水平部的分界：十二指肠下曲（箭头）（动态）。

图4-1-18　十二指肠降部与水平部声像图分界

在十二指肠下曲的寻找过程中提到了十二指肠大乳头，现将十二指肠大乳头的解剖及声像图表现介绍如下。

十二指肠降部的中部后内侧壁上有一纵行的皱襞，它下端的突起称为十二指肠大乳头，是胆总管和胰管的共同开口处（图 4-1-19）。

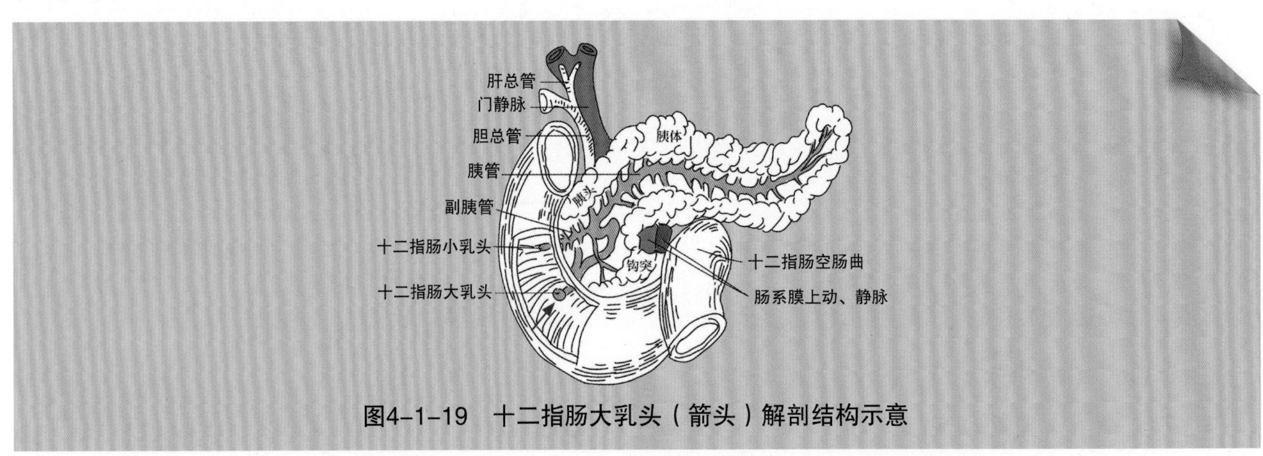

图4-1-19　十二指肠大乳头（箭头）解剖结构示意

十二指肠大乳头超声表现（图 4-1-20）：大乳头纵断时呈薄片状、管状稍高回声带，横断时表现为管壁呈圆形稍高回声，管腔呈圆形无回声，形似鱼眼，笔者将其命名为“鱼眼征”。

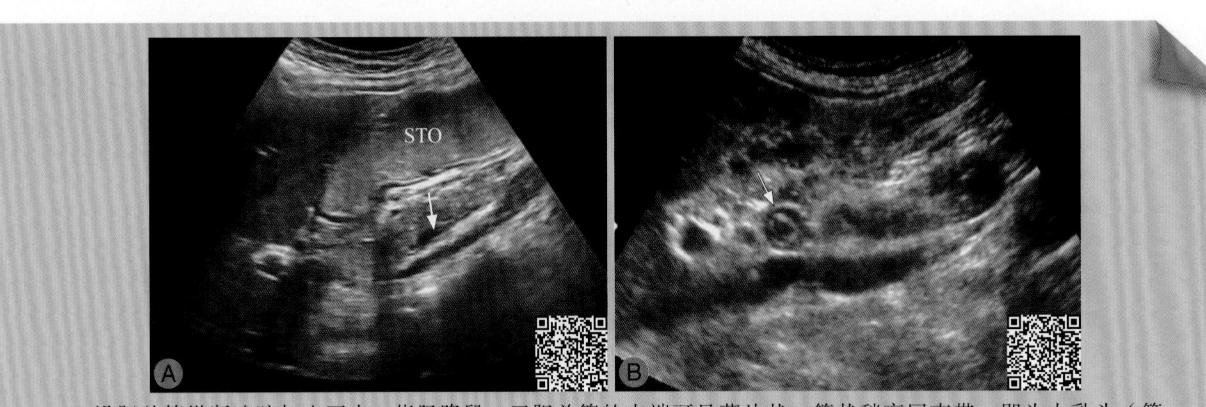

A.沿胆总管纵断追踪扫查至十二指肠降段，于胆总管的末端可见薄片状、管状稍高回声带，即为大乳头（箭头）；B.横断时大乳头呈“鱼眼征”（箭头），横断追踪扫查可延续至主胰管。STO：胃腔。

图4-1-20　十二指肠大乳头声像图（动态）

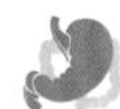

3）十二指肠水平部与升部分界（图 4-1-21，图 4-1-22）：于十二指肠水平部长轴切面可见水平部从十二指肠下曲向左横行于下腔静脉、腹主动脉前方，穿过肠系膜上动脉和腹主动脉夹角延续为升部。十二指肠穿过肠系膜上动脉和腹主动脉夹角处为十二指肠水平部与升部的分界。

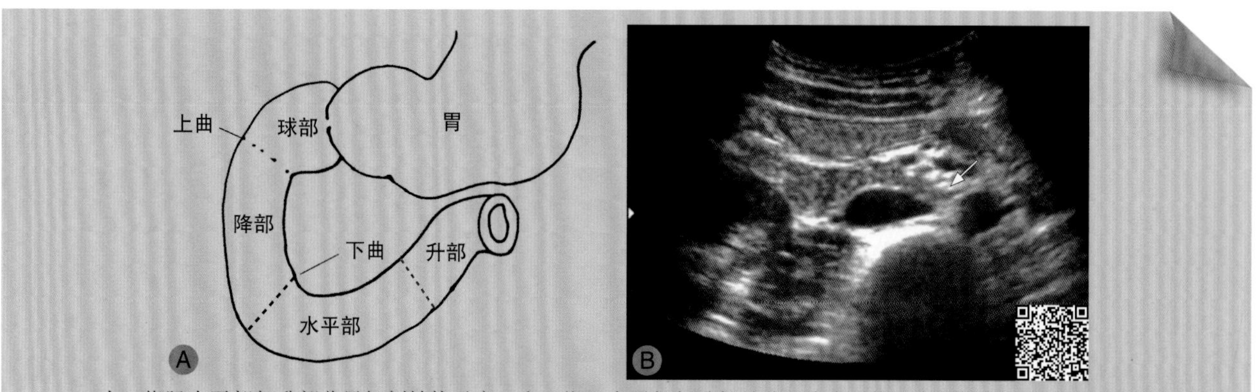

A.十二指肠水平部与升部分界解剖结构示意，十二指肠水平部与升部的分界为十二指肠水平部穿过肠系膜上动脉和腹主动脉夹角处（红虚线）；B.显示十二指肠水平部穿过夹角处（箭头）（动态）。

图4-1-21　十二指肠水平部与升部声像图分界

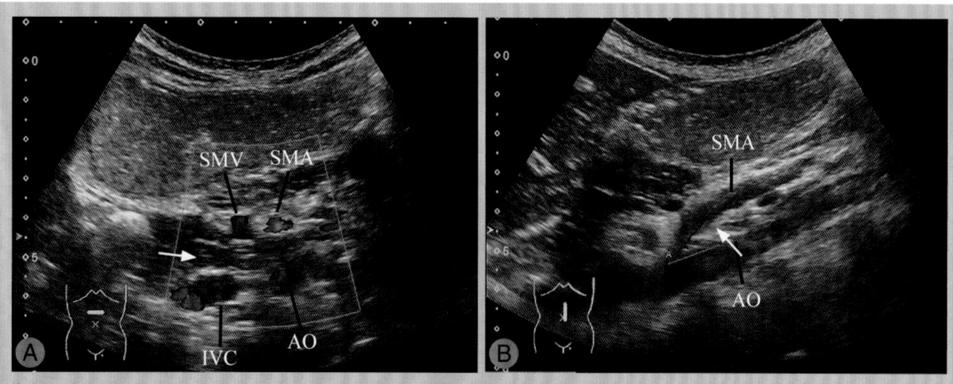

A.夹角横断面声像图（箭头）；B.夹角纵断面声像图（箭头）。SMA：肠系膜上动脉；SMV：肠系膜上静脉；AO：腹主动脉；IVC：下腔静脉。

图4-1-22　肠系膜上动脉与腹主动脉夹角声像图

4）十二指肠升部与空肠分界（图 4-1-23）：于十二指肠升部长轴切面可见十二指肠穿过肠系膜上动脉和腹主动脉夹角后向左上走行延续为升部，终结在十二指肠悬韧带（屈氏韧带）。继而下行进入腹膜腔延续为空肠。十二指肠空肠曲即为十二指肠升部与空肠的分界，同时又是上消化道和下消化道的分界。

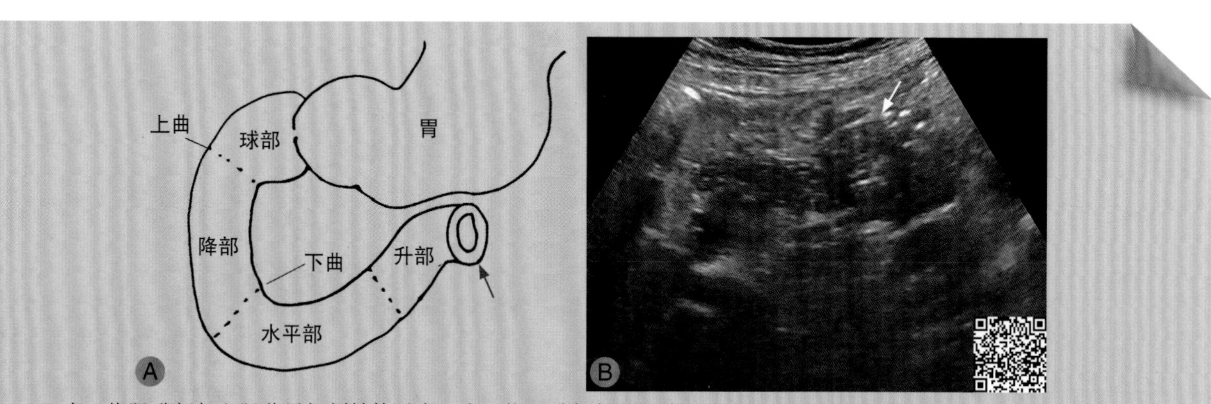

A.十二指肠升部与空肠分界解剖结构示意，十二指肠升部与空肠分界为十二指肠空肠曲（箭头）；B.显示十二指肠升部与空肠移行部——十二指肠悬韧带处（箭头）（动态）。

图4-1-23　十二指肠升部与空肠声像图分界

十二指肠悬韧带由十二指肠悬肌和包绕其下端的腹膜皱襞共同形成，是肌纤维结构。十二指肠充盈状态下仅可看到它所在之处，但其结构显示困难。腹水衬托下可以看到十二指肠悬韧带的结构回声（图 4-1-24）。

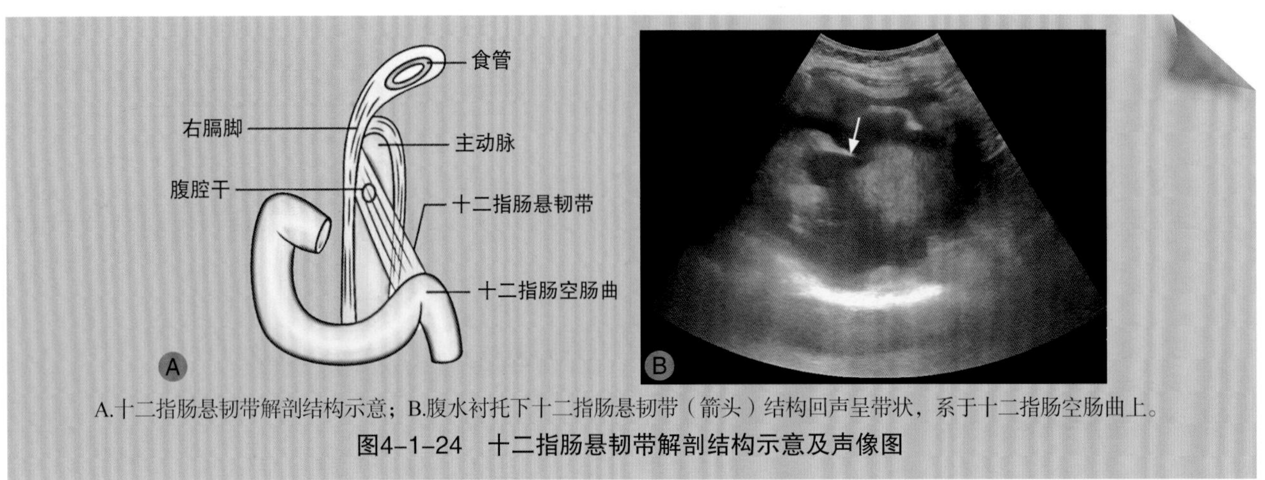

A.十二指肠悬韧带解剖结构示意；B.腹水衬托下十二指肠悬韧带（箭头）结构回声呈带状，系于十二指肠空肠曲上。

图4-1-24　十二指肠悬韧带解剖结构示意及声像图

（2）空肠、回肠声像图分界（图 4-1-25）：空肠、回肠二者之间没有明显的分界，识别方法如下。

1）根据形态识别：空肠黏膜皱襞明显，数量较多，呈“羽毛状”，走行弯曲增多；回肠黏膜皱襞逐渐变得低平，数量减少。

2）根据位置识别：空肠位于左上腹部，回肠位于右侧腹部及下腹部，根据分组及分布进行扫查与识别。

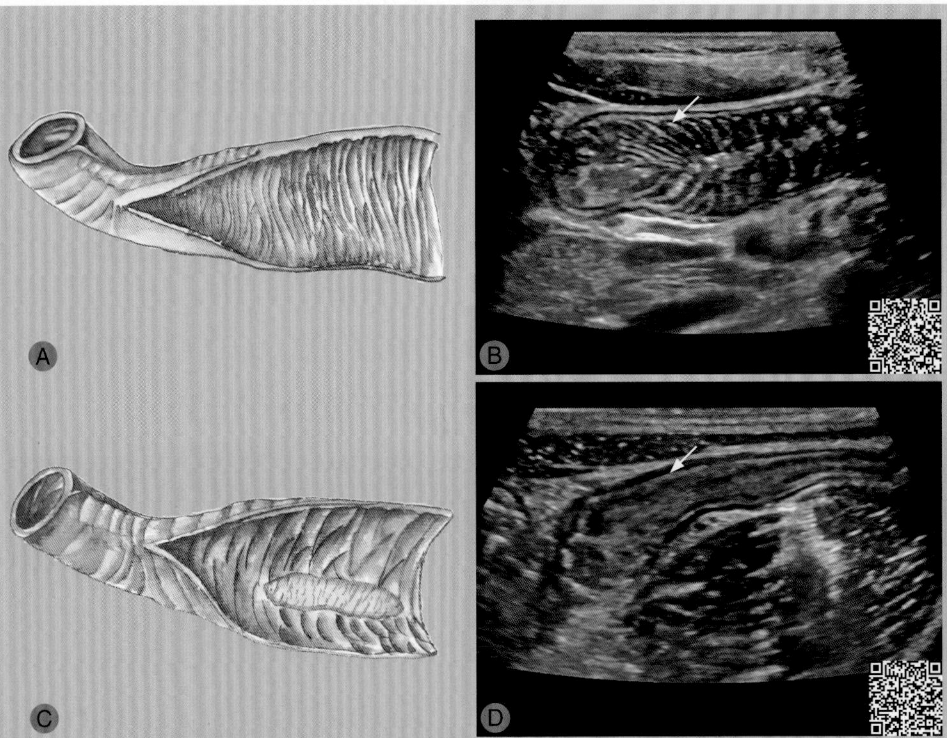

A.空肠解剖结构示意；B.空肠黏膜皱襞明显，数量较多，呈“羽毛状”（箭头）；C.回肠解剖结构示意；D.回肠黏膜皱襞逐渐变得低平，数量减少（箭头）。

图4-1-25　空肠、回肠解剖结构示意及声像图（动态）

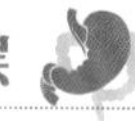

（四）大肠解剖分界及声像图分界

大肠：分为盲肠、阑尾、结肠、直肠、肛管五部分，全长约 1.5 m（图 4–1–26A）。

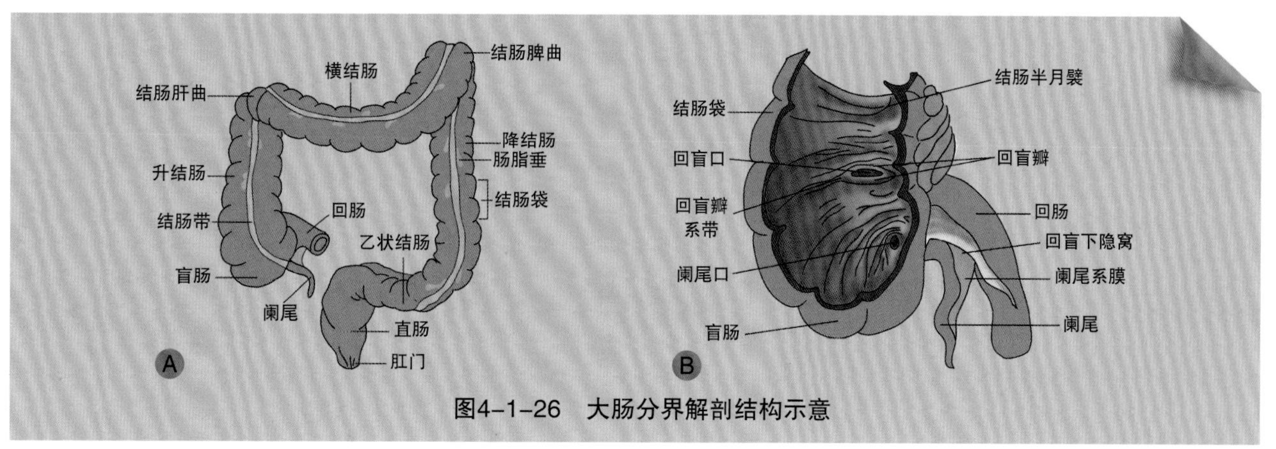

图4–1–26　大肠分界解剖结构示意

1. 大肠解剖分界

盲肠：盲肠长 6 ~ 8 cm，是大肠的起始部，下端为膨大的盲端，左侧与回肠末端相连，上续升结肠。回肠末端向盲肠开口，称回盲口，回盲口壁内有回盲瓣。回盲瓣是小肠与大肠的分界，同时是升结肠与盲肠的分界。回盲口后下方 2 cm 处有阑尾的开口。

阑尾：从盲肠下端后内侧壁向外延伸的一条细管状器官，根部位置固定，多在回盲口后下方约 2 cm 开口于盲肠，阑尾的开口即为阑尾与盲肠的分界（图 4–1–26B）。

结肠：分为升结肠、横结肠、降结肠和乙状结肠 4 段。升结肠为盲肠的延续；横结肠起自结肠肝曲，止于结肠脾曲；降结肠自结肠脾曲开始，沿腹腔左侧下行，续接乙状结肠；乙状结肠全长呈“乙”字形弯曲，续于直肠。

直肠：为大肠的末段，全长 10 ~ 14 cm，上平第 3 腰椎椎体高度接乙状结肠，直乙交界处管径较细，位于上直肠横襞附近，向下肠管显著扩张，称为直肠壶腹。向下穿过盆膈延续为肛管。直肠冠状面上有 3 条横襞，是由黏膜和环形平滑肌形成的半月形横向皱襞，称为直肠横襞或直肠瓣。其功能是支撑直肠内粪块，使粪块回旋下行以延长其运行至肛门的时间。上直肠横襞位于乙状结肠与直肠交界附近的左侧壁，距肛门约 11 cm，可借此定位直乙交界处；中直肠横襞最大且恒定，通常居直肠右前壁，距肛门约 7 cm，相当于腹膜反折线的高度，可借此定位腹膜反折线；下直肠横襞多位于左侧壁，距肛门约 5 cm。直肠矢状面上有 2 个弯曲，分别为直肠骶曲和直肠会阴曲。直肠在第 3 骶椎处与乙状结肠相延续，沿骶尾骨的前面下降，形成一个弓向后方的弯曲，即为直肠骶曲，距肛门 7 ~ 9 cm；直肠绕过尾骨尖转向后下方，形成一个弓向前的弯曲，即为直肠会阴曲，距肛门 3 ~ 5 cm。直肠会阴曲与肛管上端形成的角称为直肠肛管角。

肛管：在盆膈平面与直肠相连，终止于会阴部的肛门，长 3 ~ 4 cm。肛瓣边缘和肛柱下端共同形成一条不整齐的锯齿状环行线，叫齿状线，其以上为直肠，以下即为肛管。齿状线在直肠与肛管交界处，是两者分界的解剖标志。肛门括约肌是消化道最后一组括约肌，肛管被肛门括约肌复合体围绕，肛门括约肌复合体由互相重叠的 2 层肌肉构成。其外层为肛门外括约肌，它是骨骼肌，为随意肌。内层为肛门内括约肌，是固有肌层环行肌的增厚，是不随意的平滑肌（图 4–1–27）。

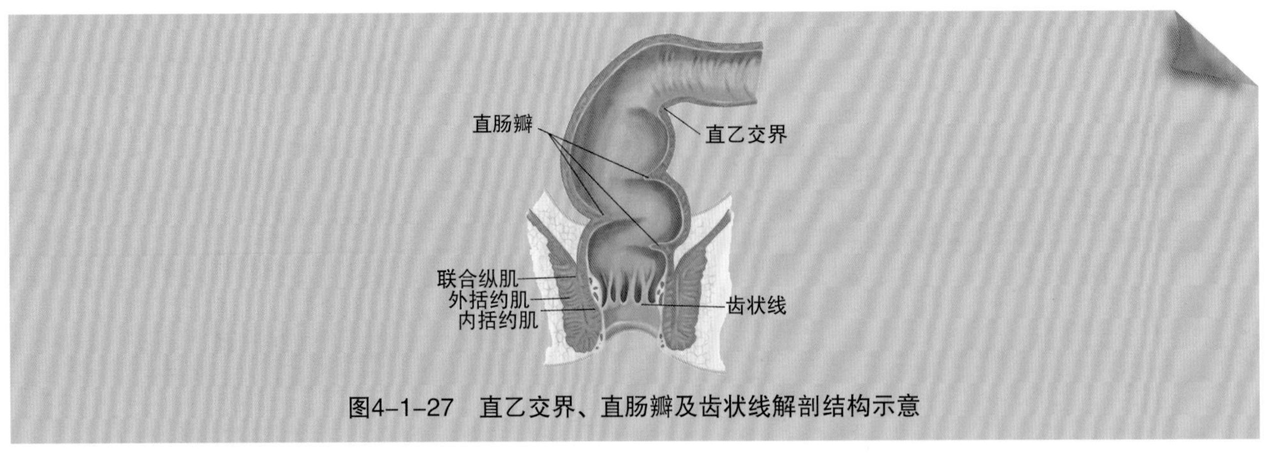

图4-1-27 直乙交界、直肠瓣及齿状线解剖结构示意

2. 大肠声像图分界

（1）盲肠、结肠声像图分界（图 4-1-28）：通过对回盲部的纵断和横断扫查来寻找回盲瓣，回盲瓣是升结肠与盲肠的分界，同时是小肠与大肠的分界。

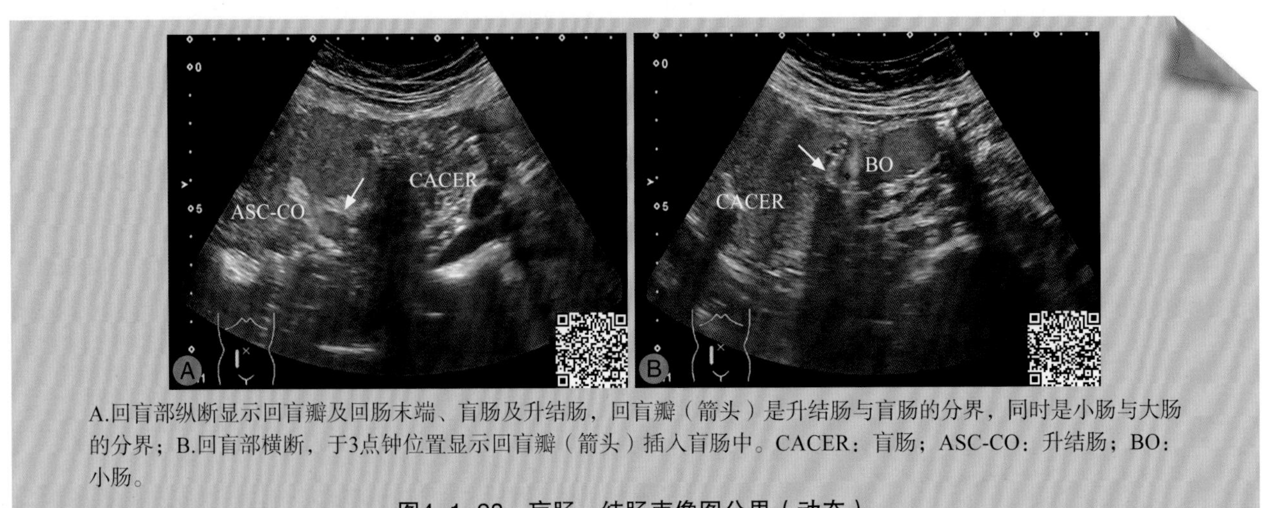

A.回盲部纵断显示回盲瓣及回肠末端、盲肠及升结肠，回盲瓣（箭头）是升结肠与盲肠的分界，同时是小肠与大肠的分界；B.回盲部横断，于3点钟位置显示回盲瓣（箭头）插入盲肠中。CACER：盲肠；ASC-CO：升结肠；BO：小肠。

图4-1-28 盲肠、结肠声像图分界（动态）

盲肠、阑尾连接处声像图分界（图 4-1-29）：先找到升结肠，追至盲肠的盲端，再在横断面向上找到回肠插入盲肠处，再向下 2 cm 左右寻找阑尾根部开口，即为盲肠、阑尾连接处。阑尾开口的位置主要取决于盲肠的位置。

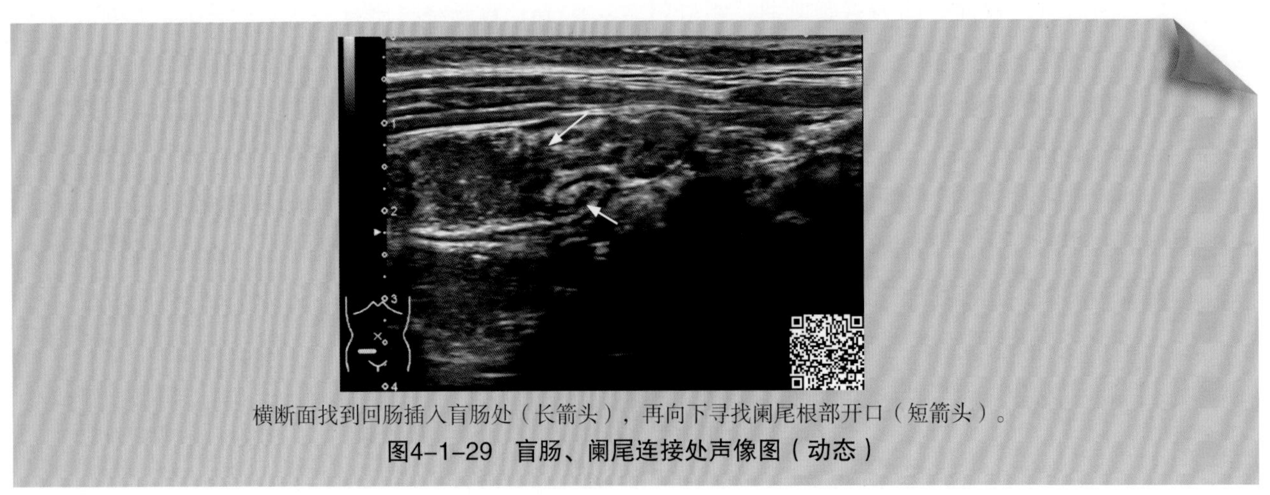

横断面找到回肠插入盲肠处（长箭头），再向下寻找阑尾根部开口（短箭头）。

图4-1-29 盲肠、阑尾连接处声像图（动态）

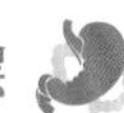

（2）结肠、直肠声像图分界（图 4-1-30）：按照“直肠→直乙交界→乙状结肠→降乙交界→降结肠→结肠脾曲→横结肠→结肠肝曲→升结肠→盲肠”的顺序在纵切面进行检查。

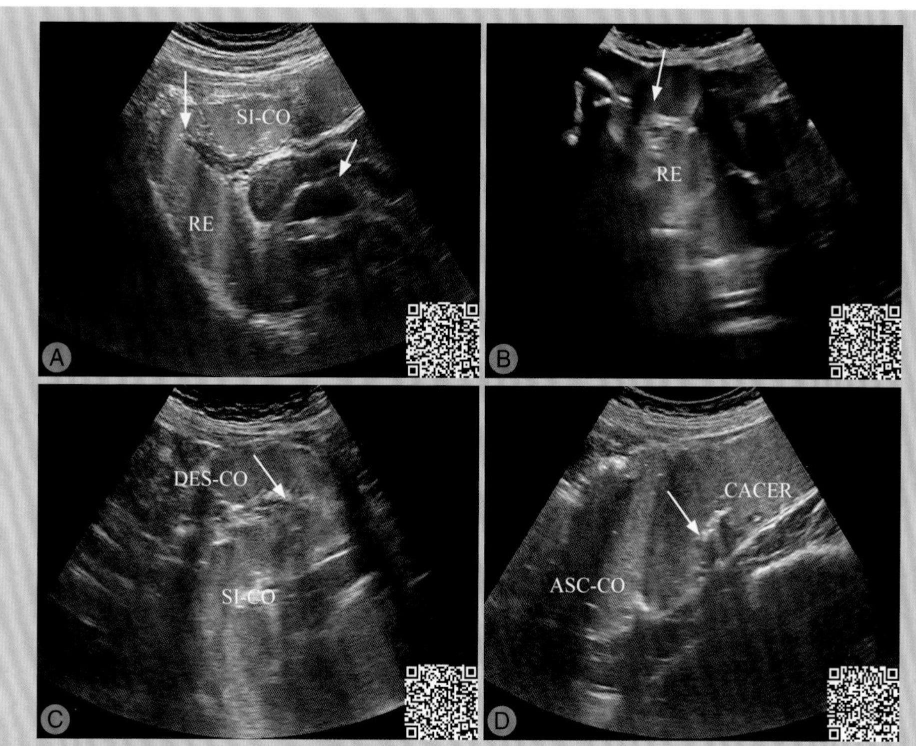

A.球囊（短箭头）位于直肠壶腹部，其下方为肛直角位置，为肛管直肠交界处；直乙交界处（长箭头）位于上直肠横襞附近（乙状结肠上可见结肠袋，其是直肠、乙状结肠鉴别点）。B.直肠类冠状切面动态显示3个直肠横襞，上直肠横襞附近（箭头）即为直乙交界处。C.乙状结肠走行迂曲蜿蜒，似“乙”字，由右至左追至降结肠，在左侧髂棘水平与降结肠相连处，即为降乙交界处（箭头）；再由下而上沿降结肠追至结肠脾曲，即为降结肠、横结肠交界处（如果有多个拐角相延续，相邻降结肠的拐角是降结肠、横结肠交界处）。D.沿横结肠向升结肠扫查，结肠肝曲即为横结肠、升结肠的交界；继续追至回盲部，纵断面及横断面显示回盲瓣（箭头），回盲瓣即为盲肠-结肠分界及大肠-小肠分界。SI-CO：乙状结肠；RE：直肠；CACER：盲肠；ASC-CO：升结肠。

图4-1-30　结肠、直肠分界声像图（动态）

（3）直肠、肛管声像图分界（图 4-1-31）：直肠 - 肛管分界是齿状线，但是齿状线在超声声像图上显示不清。直肠、肛管经会阴矢状切面检查，可显示肛直角，肛直角的位置即为齿状线的位置，也是直肠会阴曲的高度，可借用肛直角、直肠会阴曲来识别直肠、肛管分界。

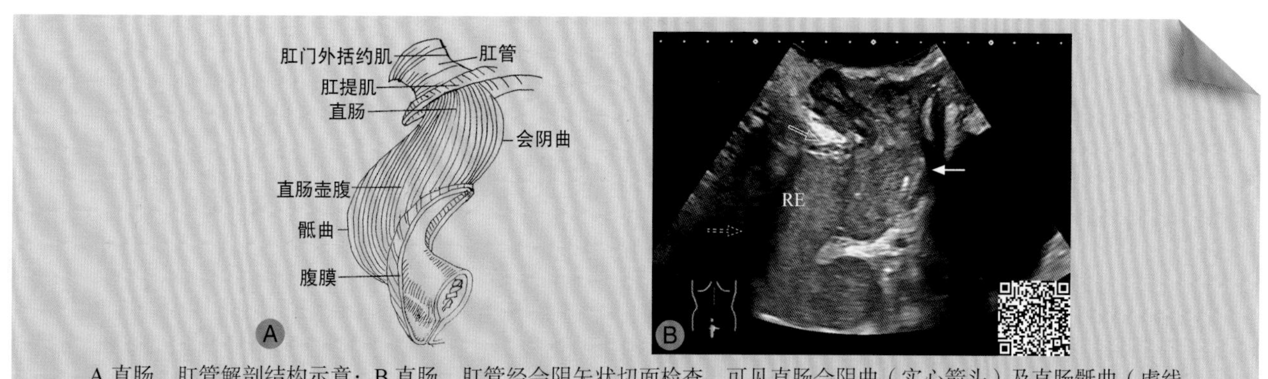

A.直肠、肛管解剖结构示意；B.直肠、肛管经会阴矢状切面检查，可见直肠会阴曲（实心箭头）及直肠骶曲（虚线箭头）、肛管及肛直角（空心箭头）等（动态）。RE：直肠。

图4-1-31　直肠、肛管解剖结构示意及声像图分界

肛门括约肌声像图表现：充盈状态下，腔内探头经肛门进行腔内检查，可清晰显示直肠壶腹部、直肠肛门交界处及肛门括约肌回声（图 4–1–32）。

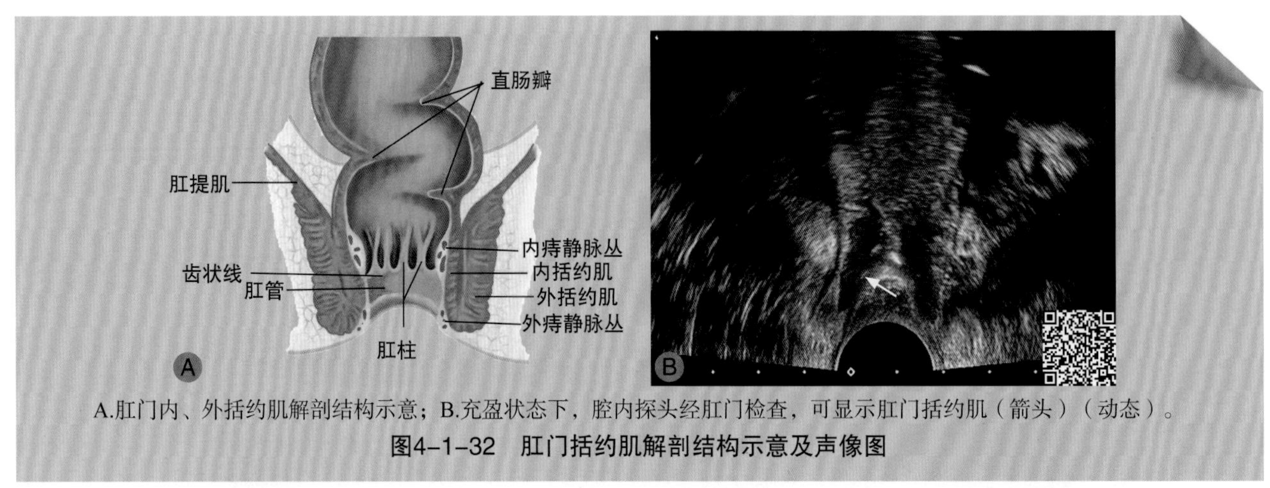

A.肛门内、外括约肌解剖结构示意；B.充盈状态下，腔内探头经肛门检查，可显示肛门括约肌（箭头）（动态）。

图4–1–32　肛门括约肌解剖结构示意及声像图

（4）小肠、大肠解剖分界汇总（图 4–1–33）

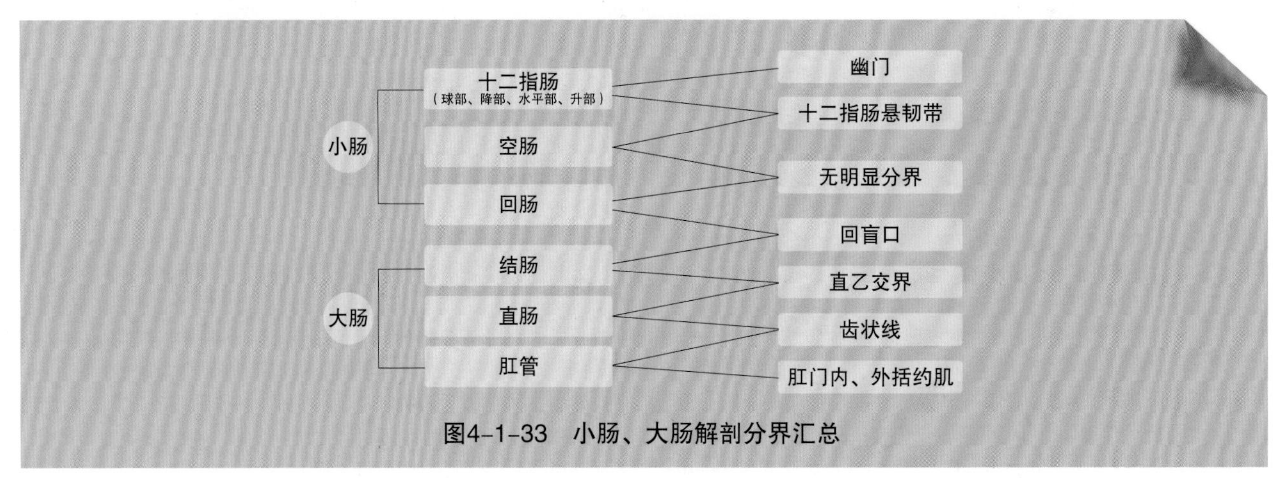

图4–1–33　小肠、大肠解剖分界汇总

（周艳芳）

第二节　消化道充盈超声检查声像图分层

消化道所有部位的基本结构相似，解剖学上都具有 4 层管壁结构。但是每个部位又存在功能和组织学差异，使其能够执行特殊的生理功能。

一、消化道解剖学层次结构及声像图表现

食管、胃、小肠、大肠管壁解剖皆为 4 层结构，从内向外分别为黏膜层、黏膜下层、固有肌层和浆膜层/外膜。食管、胃、小肠、大肠超声声像图均呈现为“高–低–高–低–高”5层回声（图4–2–1，图4–2–2）。

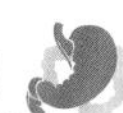

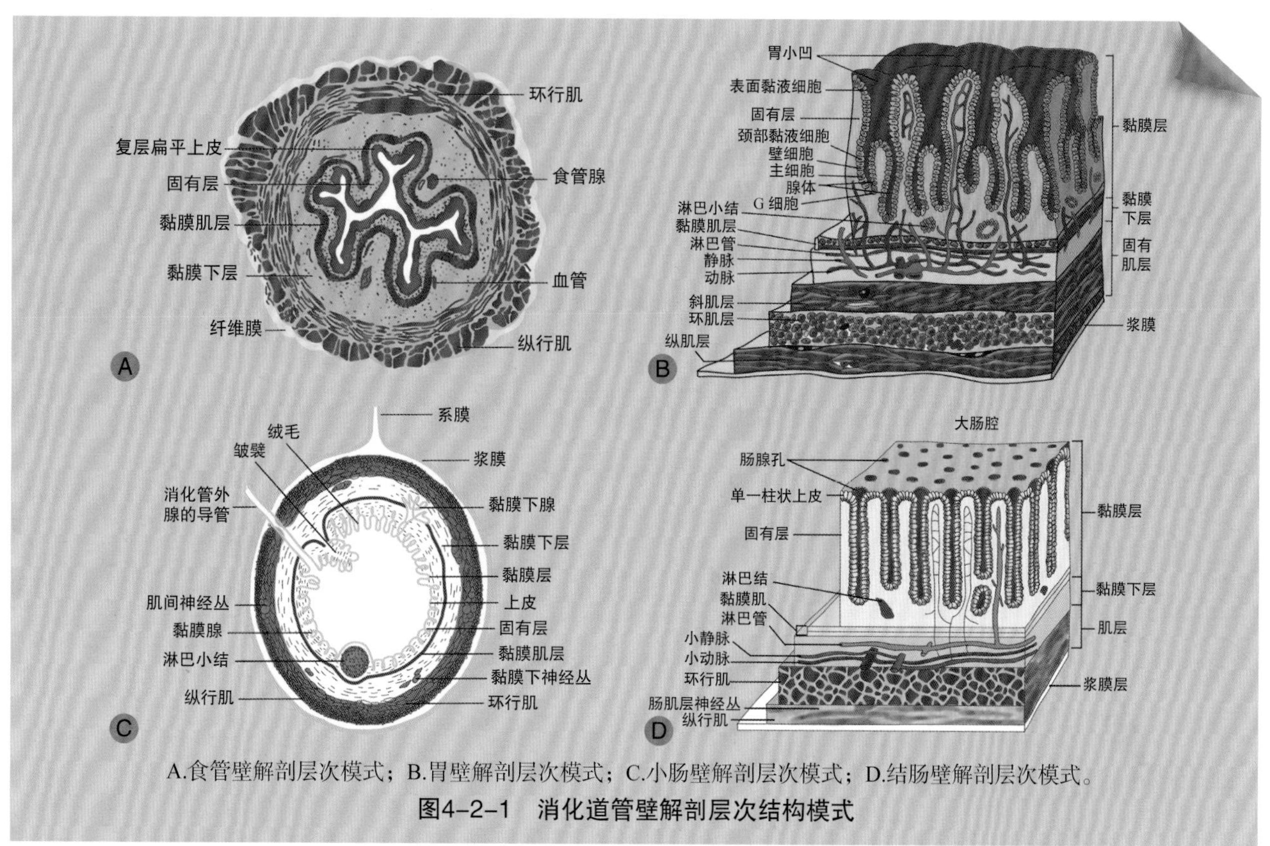

A.食管壁解剖层次模式；B.胃壁解剖层次模式；C.小肠壁解剖层次模式；D.结肠壁解剖层次模式。

图4-2-1　消化道管壁解剖层次结构模式

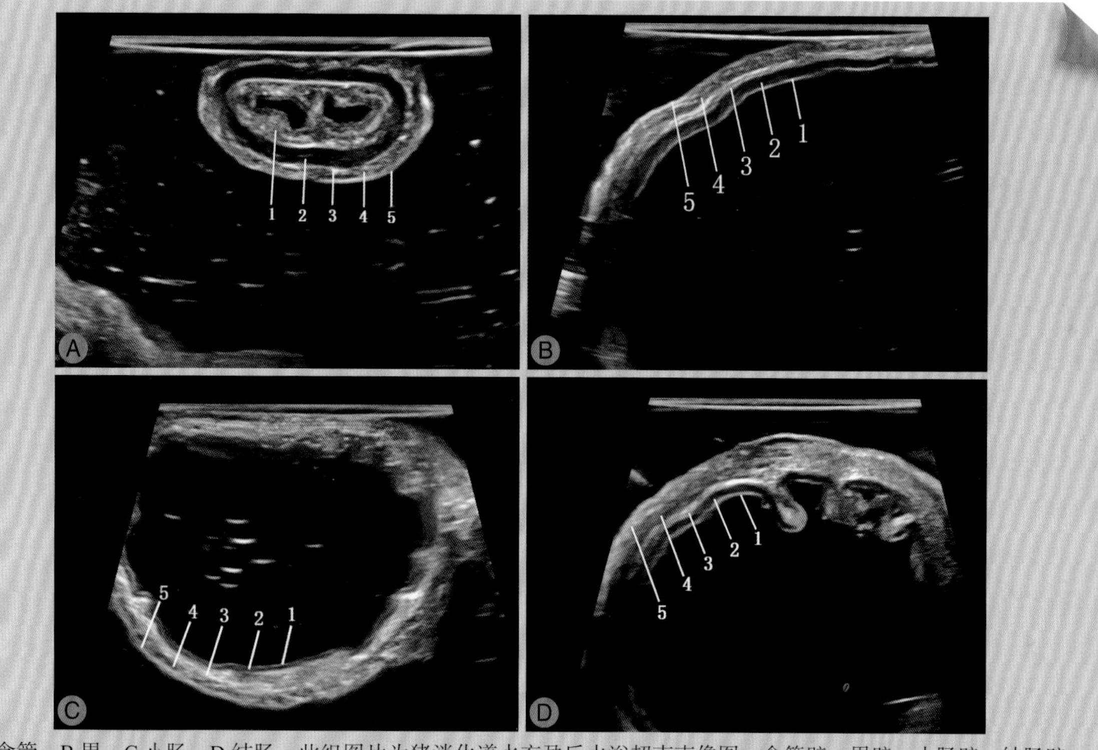

A.食管；B.胃；C.小肠；D.结肠。此组图片为猪消化道水充盈后水浴超声声像图，食管壁、胃壁、小肠壁、结肠壁声像图均显示5层回声。1：黏膜上皮层-界面回声；2：黏膜深层回声；3：黏膜下层回声；4：固有肌层回声；5：浆膜层/外膜-界面回声。

图4-2-2　消化道管壁层次结构声像图

二、消化道解剖学层次与声像图层次对应关系

消化道解剖学层次与声像图层次对应关系见表 4-2-1。

表 4-2-1　消化道解剖学层次与声像图层次对应关系

消化道解剖学层次	解剖-声像图层次对应关系	超声声像图层次
黏膜层	上皮层-界面	第1层高回声
	固有层	第2层低回声
	黏膜肌层	
黏膜下层	黏膜下层	第3层高回声
固有肌层	固有肌层	第4层低回声
浆膜层/外膜	浆膜层/外膜-界面	第5层高回声

三、消化道解剖学层次结构及各器官组织学构造

消化道所有部位的基本结构相似，但其存在功能和组织学的差异。

（一）黏膜层

黏膜层包括上皮层、固有层及黏膜肌层。

1. 上皮层

上皮内陷形成腺体，延伸至固有层（胃）、黏膜下层（食管、十二指肠）及胃肠外器官（胰腺导管和肝管）。

（1）消化管两端（食管和肛门）：复层扁平上皮，功能以保护为主，防止未消化的食物和固体废物损伤食管和肛门。消化管中间：单层柱状上皮，功能以消化吸收为主，上皮与管壁内的腺体相连续。

（2）胃上皮：表面上皮、小凹上皮、腺上皮（分泌胃酸，促进消化）。

（3）小肠上皮：由隐窝和含有肠上皮的绒毛组成，适合营养物质的进一步吸收和消化。

（4）结肠上皮：缺乏绒毛，由平行排列的隐窝组成，被覆柱状吸收细胞、杯状细胞和内分泌细胞，主要吸收水分。

2. 固有层

形成腺体之间的组织，是位于黏膜肌层上方的黏膜非上皮部分。含有富于免疫功能细胞的纤细疏松结缔组织，胃、小肠、大肠、阑尾明显，食管、直肠不明显。含淋巴细胞、浆细胞、嗜酸性粒细胞、少数中性粒细胞和肥大细胞，另有巨噬细胞在免疫功能中起重大作用。

3. 黏膜肌层

食管始于环状软骨下缘，近段由孤立的或不规则排列的肌束组成，中下段形成一个连续纵向和横向的纤维束，在远端变厚。胃、小肠及结肠，均由内环、外纵两层平滑肌组成。

（二）黏膜下层

黏膜下层由疏松结缔组织构成，细胞稀少，可见较多的血管、神经、淋巴管，偶有淋巴细胞聚集，并含有广泛分支的淋巴丛，还可见成群的脂肪细胞。

（三）固有肌层

固有肌层为内环、外纵两层平滑肌，只有在胃部为内斜、中环、外纵三层平滑肌。在相邻两器官交界处，环行肌重新排列形成括约肌。盲肠和部分结肠的纵行肌非常薄弱，形成结肠带的区域除外。肌肉结构

 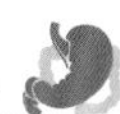

内有卡哈尔间质细胞，有 3 个主要功能：①胃肠肌肉起搏器；②参与电信号传播；③介导神经传递。

肌间神经丛又称奥氏神经丛，位于中环层和外纵层之间，主要控制胃动力；不同于黏膜下神经丛，又称迈氏神经丛，主要是控制局部血流和胃液分泌。

环行肌层收缩造成管腔狭窄，纵行肌层收缩使消化管缩短，当肠梗阻和持续性肠腔扩张时，肌肉通过肥大和增生而体积增大。

（四）浆膜层 / 外膜

外膜由疏松结缔组织组成，含有脂肪、胶原及弹力组织。如果有间皮被覆，则称为浆膜。浆膜出现在胃、非后腹膜的部分小肠、阑尾和腹膜反折以上的部分大肠。

食管：没有浆膜层（除最远端的部分外），最外层为外膜。

胃：完全被浆膜覆盖。

小肠：除十二指肠降部、水平部和升部仅一面为浆膜覆盖外，十二指肠球部及空肠、回肠完全为浆膜覆盖；无浆膜覆盖部分为外膜。

大肠：腹膜反折以上部分的大肠，除升结肠、降结肠和直肠上段大部分为浆膜覆盖外，其余部分完全为浆膜覆盖；无浆膜覆盖部分为外膜。

四、消化道解剖学层次与各器官组织学结构对照

消化道解剖学层次与各器官组织学结构对照见表 4–2–2。

表 4–2–2　消化道解剖学层次与各器官组织学结构对照

管壁层次		黏膜层			黏膜下层	固有肌层	浆膜层/外膜
		上皮层	固有层	黏膜肌层			
共同点		上皮组织类型依部位而异；消化管两端为复层扁平上皮，功能以保护为主；消化管中间为单层柱状上皮，功能以消化吸收为主	疏松结缔组织，含丰富的淋巴组织、小血管、淋巴管、神经和分泌黏液的腺体	内环、外纵两层平滑肌	疏松结缔组织，较大血管、淋巴管、神经节细胞，形成丰富的血管网、淋巴管网、黏膜下神经丛。黏膜层和黏膜下层共同向腔内突起，形成皱襞	除食管上段与肛门处肌层为骨骼肌外，其余大部分为平滑肌，有内环、外纵两层，内有肌间神经丛	外膜由疏松结缔组织组成，含脂肪、胶原及弹力纤维组织，如果有间皮被覆，则称为浆膜。含有较大的血管、淋巴管和神经
不同点	食管	未角化的复层鳞状上皮，较厚，有保护作用。在食管与胃结合处呈齿状线	食管贲门腺（黏液腺）局限于食管下端近贲门处	始于环状软骨，近端肌束孤立或排列不规则，中下段形成连续纵向和横向纤维束	含有黏液性和混合性的食管腺，下半部较多	上段为骨骼肌，中段由骨骼肌和平滑肌混合组成，下段为平滑肌	外膜，为松弛、含弹力纤维组织的薄层结缔组织。内有血管、淋巴管、神经

续表

管壁层次		黏膜层			黏膜下层	固有肌层	浆膜层/外膜
		上皮层	固有层	黏膜肌层			
不同点	胃	单层柱状上皮，表面布满小凹，有利于消化和吸收，能分泌黏液，形成黏液层，保护胃黏膜	贲门腺、泌酸腺和幽门腺。贲门腺位于贲门部，泌酸腺位于胃底、胃体，幽门腺位于幽门	内环行肌部分细胞深入固有层腺体内，其收缩有助于腺分泌物排出	黏膜下层含有迈氏神经丛，主要控制局部血流和胃液分泌。含有广泛分支的淋巴丛	由外纵、中环、内斜三层平滑肌。胃的环行肌与纵行肌之间有奥氏神经丛，主要控制胃动力	浆膜，由薄层结缔组织及表面覆盖的间皮共同组成
	小肠	单层柱状上皮、黏膜形成许多环形皱襞，皱襞上有绒毛，绒毛底部的上皮延续为小肠腺	小肠腺。空肠：孤立淋巴滤泡。回肠：集合淋巴滤泡，位于回肠末端游离缘	由内环、外纵两层平滑肌组成	十二指肠腺（分泌溶菌酶和碳酸氢盐）	由内环、外纵两层平滑肌组成	除十二指肠降部、水平部和升部仅一面为浆膜覆盖外，十二指肠球部及空肠、回肠完全为浆膜覆盖，无浆膜覆盖部分为外膜
	大肠	单层柱状上皮（具有渗透性，吸收分泌水分和盐类），黏膜表面平滑，除半月襞外无其他环状皱襞	较厚，有孤立淋巴小结，含有密集的单管状大肠腺	由内环、外纵两层平滑肌组成	可见成群脂肪细胞，内有小动脉、小静脉、淋巴管等	环肌较厚，形成半月襞，并突入腔内形成结肠袋。纵肌形成3条结肠带	腹膜反折以上部分的大肠，除升结肠、降结肠和直肠上段大部分为浆膜覆盖外，其余部分完全为浆膜覆盖，无浆膜覆盖部分为外膜

五、消化道病变起源层次诊断思路

消化道管壁在解剖学上都具有 4 层结构，在超声声像图上表现为 5 层回声，了解两者的对应关系，有利于识别病灶来源层次；各器官的组织学结构有所不同，不同的组织学结构又会发生不同的病变，了解消化道管壁在解剖学层次上的共同点和组织学结构上的不同点（表 4–2–3），有利于细化诊断思路，提高诊断符合率（具体临床应用见第八章）。

诊断思路举例如下。

例 1：对照表格，固有肌层属于平滑肌，所以胃壁固有肌层（第 4 层）发生的实性占位多考虑起源于平滑肌的间质瘤和平滑肌瘤。

例 2：对照表格，固有肌层内有肌间神经丛，黏膜下层内有黏膜下神经丛，因为有神经分布就会发生神经源性肿瘤，所以神经鞘瘤可发生于固有肌层（第 4 层），也可发生于黏膜下层（第 3 层）。

例 3：对照表格，食管上段固有肌层为骨骼肌，而非平滑肌，食管中段和下段固有肌层则含平滑肌，且食管下段平滑肌较丰富，所以平滑肌瘤多发生于食管下段声像图第 4 层。但食管上段的黏膜肌层（声像图第 2 层）也属于平滑肌，也可发生平滑肌瘤，只是发生概率较低。

例 4：对照表格，潴留性囊肿，在胃壁多发生在黏膜固有层（第 2 层），因为胃壁腺体位于固有层。但是十二指肠球部的腺体分布于黏膜下层，所以十二指肠球部的潴留性囊肿多位于黏膜下层（第 3 层）。

例 5：对照表格，食管壁只有外膜，没有浆膜，所以食管癌容易发生周围组织脏器转移等。

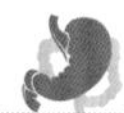

表 4-2-3　常见消化道病变起源层次与声像图层次对照（以胃壁为例）

胃壁解剖学层次		胃壁组织学结构	胃壁各层常见病变	声像图层次
黏膜层	上皮层	由单层柱状上皮细胞组成，表面有密集的小凹	胃炎、胃溃疡、胃腺息肉、胃腺瘤、胃癌、潴留性囊肿、胃黏膜相关淋巴组织淋巴瘤、神经内分泌肿瘤、良性上皮样神经鞘瘤等	1
	固有层	黏膜非上皮部分。由结缔组织构成，其中多由胃腺占据，结缔组织很少，被挤在腺体之间，内含支配表面上皮的毛细血管、淋巴管、神经		2
	黏膜肌层	由内环、外纵两层平滑肌组成	平滑肌瘤、间质瘤等	
黏膜下层		由疏松的结缔组织构成，内含丰富的脂肪组织、血管、神经和淋巴管等	脂肪瘤、神经鞘瘤、淋巴瘤、血管球瘤、错构瘤、异位胰腺、胃底静脉曲张等	3
固有肌层		固有肌层由外纵、中环、内斜三层平滑肌构成，内有肌间神经丛	间质瘤、平滑肌瘤、神经鞘瘤等	4
浆膜层/外膜		胃的外膜，纤维结缔组织被覆间皮细胞组成，在胃小弯和胃大弯处分别组成小网膜和大网膜	间质瘤、神经鞘瘤、反应性结节状纤维性假瘤等	5

六、临床意义

认识分界能识别病灶发生的具体部位；认识分层及各器官组织学构造，不仅能识别病灶的起源层次，还能追根溯源，考虑到病灶发生的病理组织学来源。总之，了解消化道的分界和分层，能够从水平面和垂直面两个方面更精准地定位病灶的来源部位和起源层次，指导临床的进一步检查和治疗。

（周艳芳）

参考文献

[1] 芬诺格利奥 · 普赖瑟 . 胃肠病理学 [M]. 回允中，主译 . 北京：北京大学医学出版社，2011.

[2] 金震东，李兆申 . 消化超声内镜学 [M].3版 . 北京：科学出版社，2017.

[3] 陆文明 . 临床胃肠疾病超声诊断学 [M]. 西安：第四军医大学出版社，2004.

[4] 谭 . 胃癌外科病理新进展 [M]. 余英豪，陈炜生，主译 . 北京：人民卫生出版社，2013.

[5] 中国医药教育协会超声专委会胃肠超声学组 . 中国胃充盈超声检查专家共识 [J] 肿瘤预防与治疗，2020，33（11）：817-827.

[6] 吴恩惠 . 医学影像学 [M]. 北京：人民卫生出版社，2002.

[7] 丁文龙，刘学政 . 系统解剖学 [M].9版 . 北京：人民卫生出版社，2018.

[8] 崔慧先，李瑞锡 . 局部解剖学 [M].9版 . 北京：人民卫生出版社，2018.

[9] 窦肇华 . 人体解剖学和组织胚胎学 [M]. 北京：人民卫生出版社，2006.

[10] NISHIDA M，HASEGAWA Y，HATA J. Basic practices for gastrointestinal ultrasound. J Med Ultrason（2001）. 2023，50（3）：285-310.

打造品牌培训基地

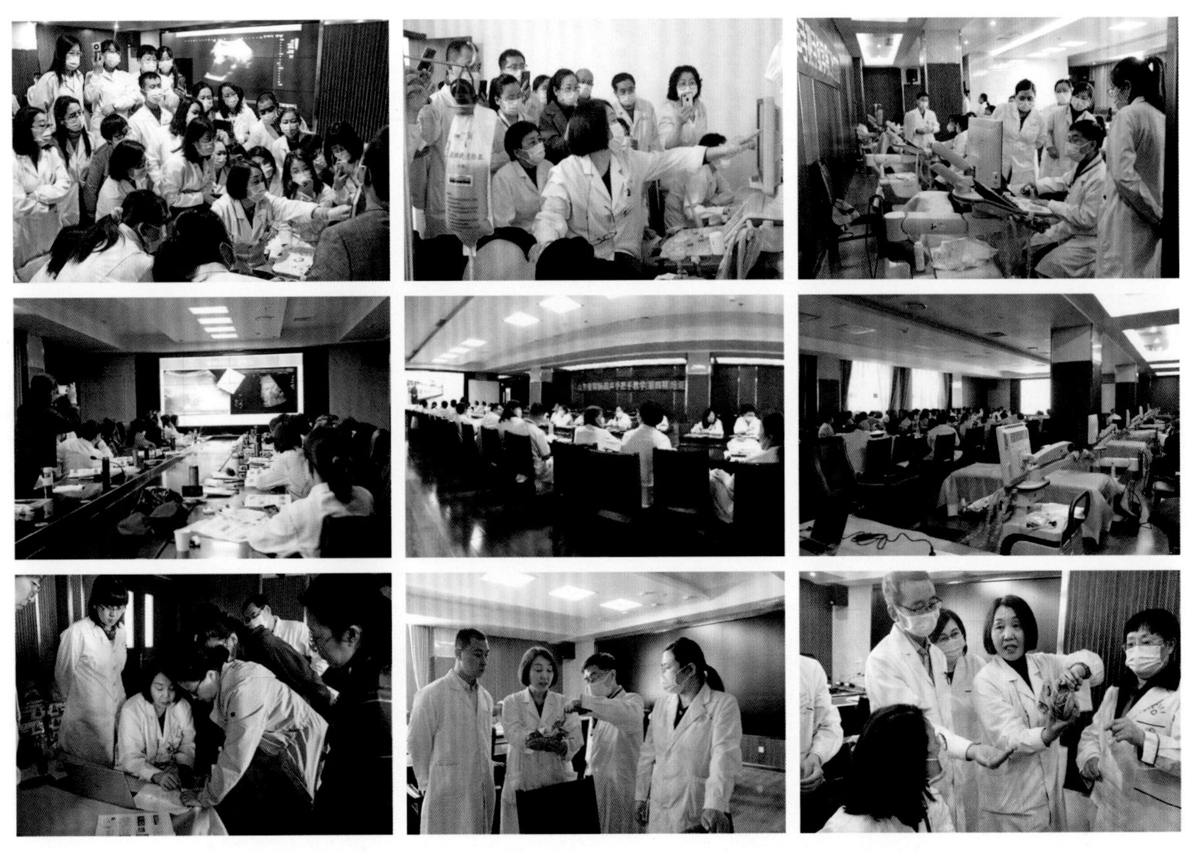

实操练习、理论授课、课上课下讨论相结合

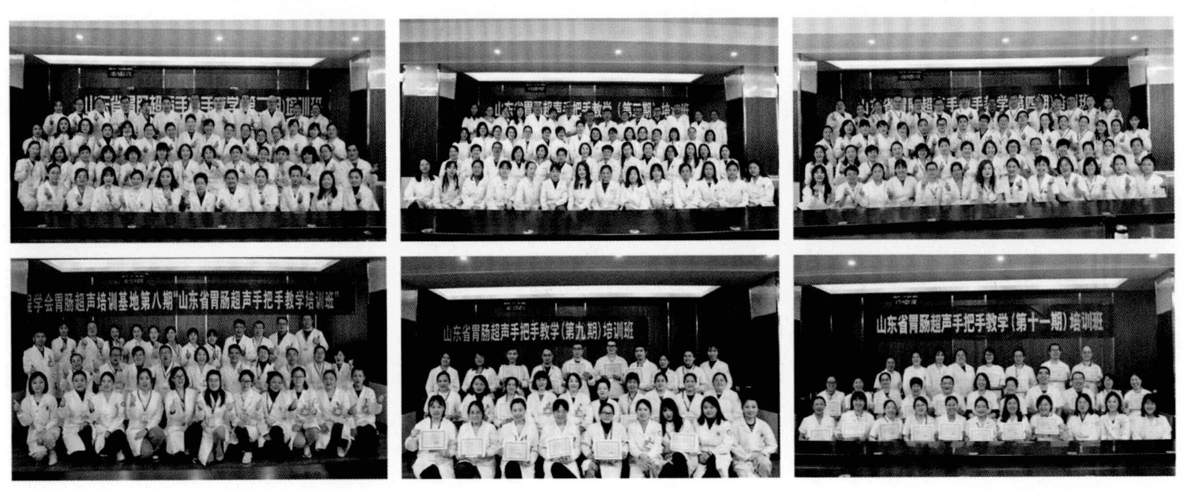

部分学习班结业照

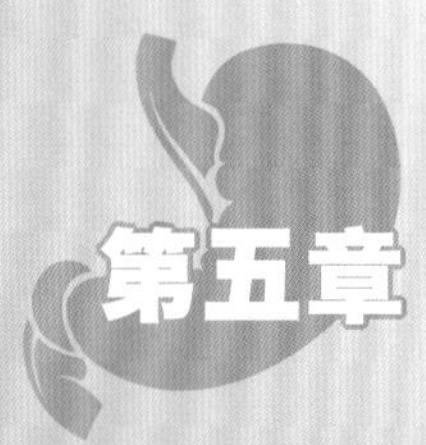

第五章

胃肠动力障碍性病变

胃肠动力障碍性疾病是一组因生理、精神心理和社会因素相互作用而产生的消化系统疾病，表现为慢性或反复发作性的胃肠道综合征。以胃肠道相关症状为主要临床表现，常伴有失眠、焦虑、抑郁、头痛等其他功能性症状，多无器质性疾病。

第一节 胃食管反流

【概述】

胃食管反流是指胃或胃及十二指肠内容物反流入食管，可引起反酸、胃灼热（烧心）等症状。胃食管反流也可导致口腔、咽喉、气道等邻近组织损伤，出现如哮喘、慢性咳嗽、声音嘶哑等食管外表现。根据反流是否导致食管黏膜糜烂、溃疡，其可分为糜烂性食管炎和非糜烂性食管炎，其中非糜烂性食管炎最常见（图 5-1-1）。

胃食管反流发病率随年龄增长而增加，男女发病率接近，但反流性食管炎男性发病率高，男女之比为（2 ~ 3）：1。

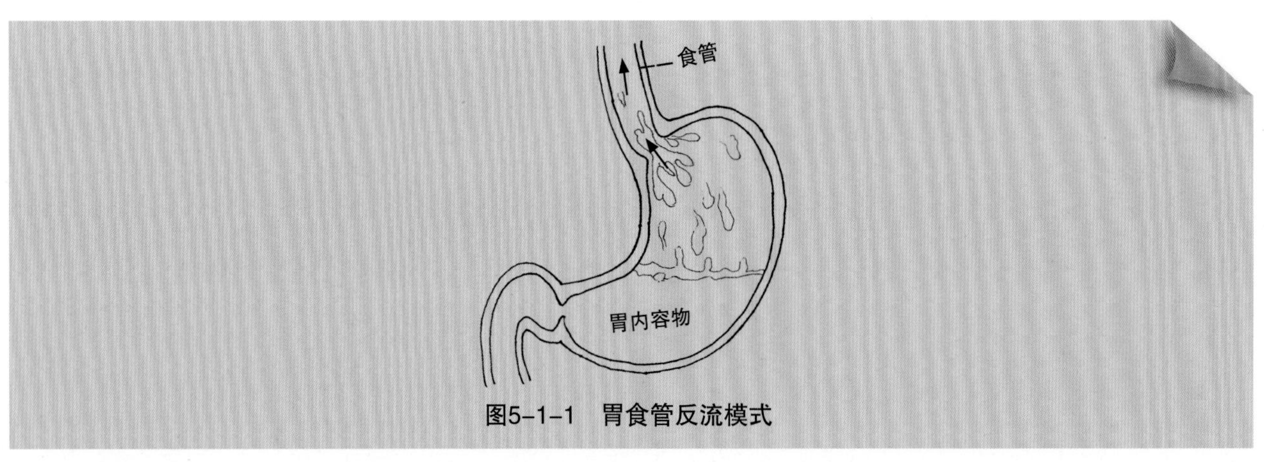

图5-1-1 胃食管反流模式

【发病机制】

在正常情况下，食管下括约肌和膈脚在胃食管交界处形成一高压带，能有效地防止胃内容物反流。静息状态下食管下括约肌压力为 10 ~ 30 mmHg，当食管下括约肌压力< 6 mmHg 时，尤其接近 0 时，胃食管形成共同腔，很容易发生反流。

胃酸、胃蛋白酶、非结合胆盐或胰酶是其主要的攻击因子，食管廓清能力降低、食管黏膜对反流物抵抗力下降、近端胃切除与胃排空延缓等，是发生胃食管反流的危险因素。

（1）抗反流屏障结构与功能异常：贲门失弛缓症术后、食管裂孔疝、腹内压增高（如妊娠、肥胖、腹水、便秘、呕吐、负重劳动等）及长期胃内压增高（如胃排空延迟、胃扩张等）均可使食管下括约肌结构受损；某些激素（如缩胆囊素、胰高血糖素、血管活性肠肽等）、食物（如高脂肪物、巧克力等）、药物（如钙通道阻滞剂、地西泮）等均可引起食管下括约肌功能障碍或一过性松弛延长。在上述情况下当食管黏膜受到反流物损伤时，可导致糜烂性食管炎。

（2）食管廓清能力降低：常见于导致食管蠕动异常和唾液分泌减少的疾病，如干燥综合征等。食管裂孔疝时，部分胃组织经膈食管裂孔进入胸腔，不仅改变食管下括约肌结构，还降低食管对反流物的清除作

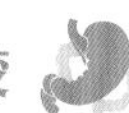

用，从而导致非糜烂性食管炎。

（3）食管黏膜屏障功能降低：长期饮酒、吸烟、摄入刺激性食物或药物可使食管黏膜抵御反流物损害的屏障功能降低。

有研究表明，一过性食管下括约肌松弛可能是轻度胃食管反流的主要病理生理基础，胃食管交界处的抗反流屏障功能降低、食管裂孔疝与较重的胃食管反流关系密切。

病理变化主要是食管黏膜的炎性损伤和愈复过程。

【临床表现】

主要症状为反酸、烧心、嗳气等，烧心和反流多在餐后1小时出现，卧位、弯腰或腹内压增高时可加重，部分患者烧心和反流症状可在夜间入睡时发生。

此外还可出现咳嗽、喉炎、哮喘等食管外症状。

【超声表现】

1. 胃食管连接部位置正常，发生反流时，声像图可见造影剂经贲门由胃腔反流至食管下段，膈食管裂孔处反流束宽度＜2 cm，呈阵发性反流；膈上可见胸部食管呈管道样扩张。

2. 贲门及腹部食管管壁的层次结构清晰，厚度正常或轻度增厚。

3. 食管反流分生理性和病理性，参考标准如下。

（1）生理性胃食管反流，5分钟内反流出现次数＜3次，总反流时间＜3秒。

（2）病理性胃食管反流，5分钟内反流出现次数≥3次，总反流时间≥3秒。

4. 频谱多普勒可测量反流时间和反流速度，对反流量进行半定量分析（图5-1-2，图5-1-3）。

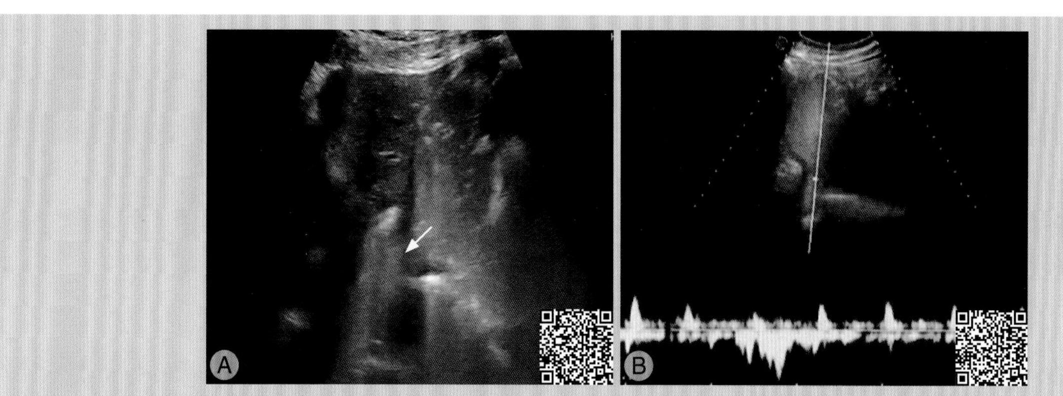

A.造影剂由胃腔经贲门反流至食管下段内（箭头），呈阵发性反流；B.频谱多普勒显示反流频谱，对反流频谱进行时间测量，规定时间内多次反流时间相加等于总反流时间。

图5-1-2　胃食管反流（动态）

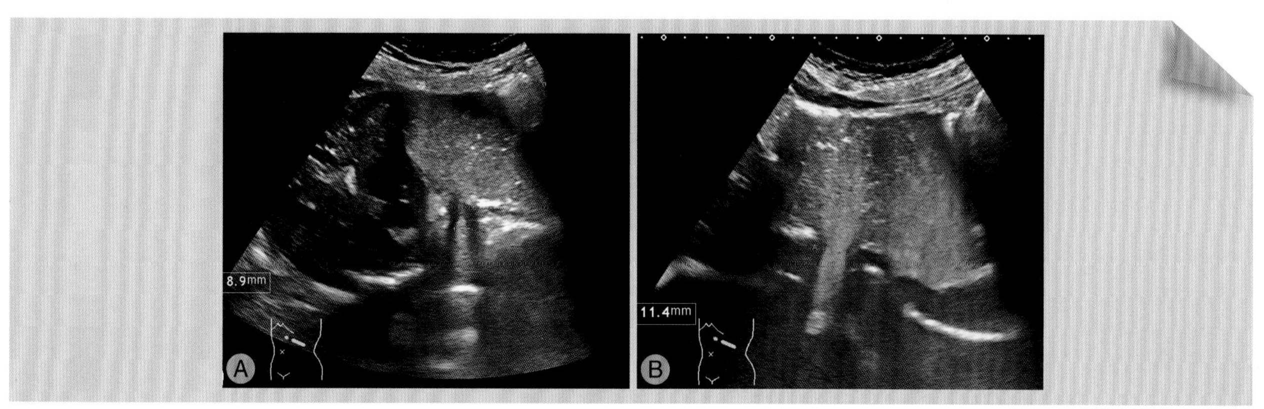

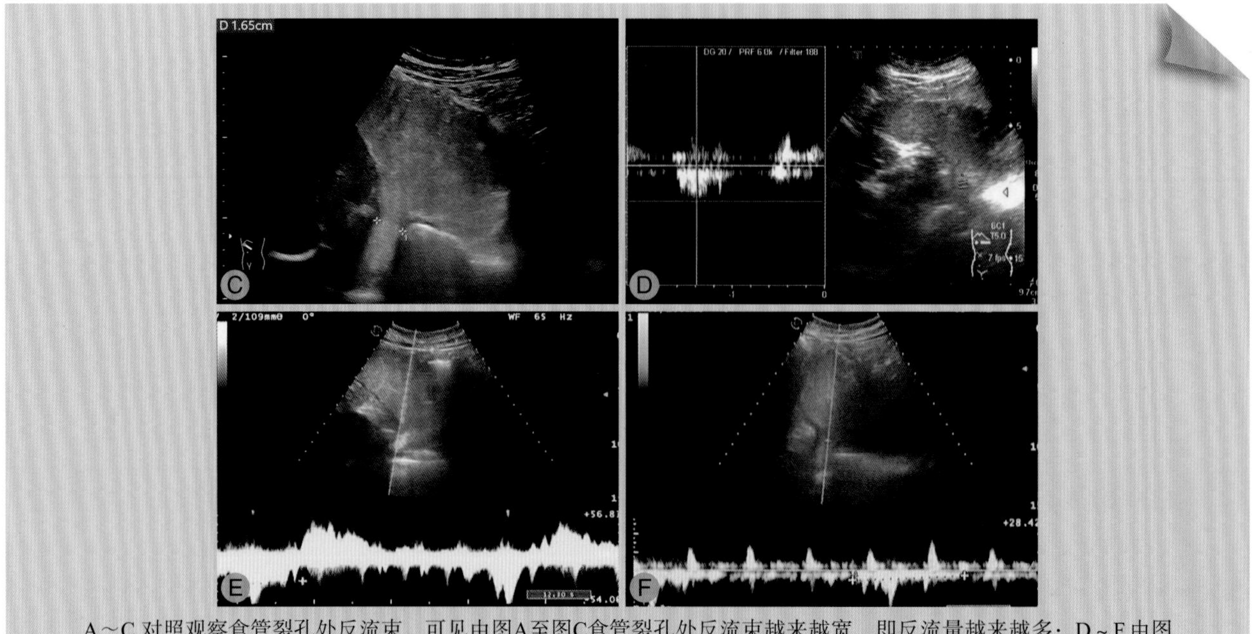
A～C.对照观察食管裂孔处反流束，可见由图A至图C食管裂孔处反流束越来越宽，即反流量越来越多；D～F.由图D至图F反流速度越来越大、反流时间越来越长，即反流量越来越大。

图5-1-3 胃食管反流量半定量评价

经验分享

反流量与反流束宽度、反流速度及反流时间均呈正相关，评价反流量时需三者相结合。

【鉴别诊断】

1. 胃食管反流与食管内残留造影剂断续流入胃腔相鉴别：患者饮用胃肠造影剂后，在充盈检查过程中，偶可见食管内残留造影剂断续流入胃腔，此时注意与胃食管反流相鉴别，鉴别点为两者流动方向不同。

2. 生理性胃食管反流与病理性胃食管反流相鉴别：生理性胃食管反流多为一过性反流，无临床意义，超声诊断可不做提示。病理性胃食管反流，需做超声提示（参考标准见【超声表现】第3条）。

【临床意义】

胃肠充盈超声检查可观察贲门的开闭情况，能够动态观察造影剂流动方向；能够根据反流出现的次数、反流持续的时间来鉴别生理性反流与病理性反流；能够通过测量反流束宽度、反流速度及反流时间对反流量做出半定量评价，对胃食管反流程度进行判断。

（韩彦文）

第二节 食管裂孔疝

【概述】

食管裂孔疝是腹腔内脏器（主要是胃）通过膈食管裂孔持续或暂时性进入胸腔所形成的疝，占膈疝90%以上，女性多于男性（图5-2-1）。本病可发生于任何年龄，但症状的出现随年龄增长而增多（食管裂孔疝不属于胃肠动力障碍性疾病，放在本节讲述是为了便于与胃食管反流对照鉴别）。

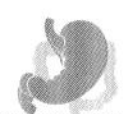

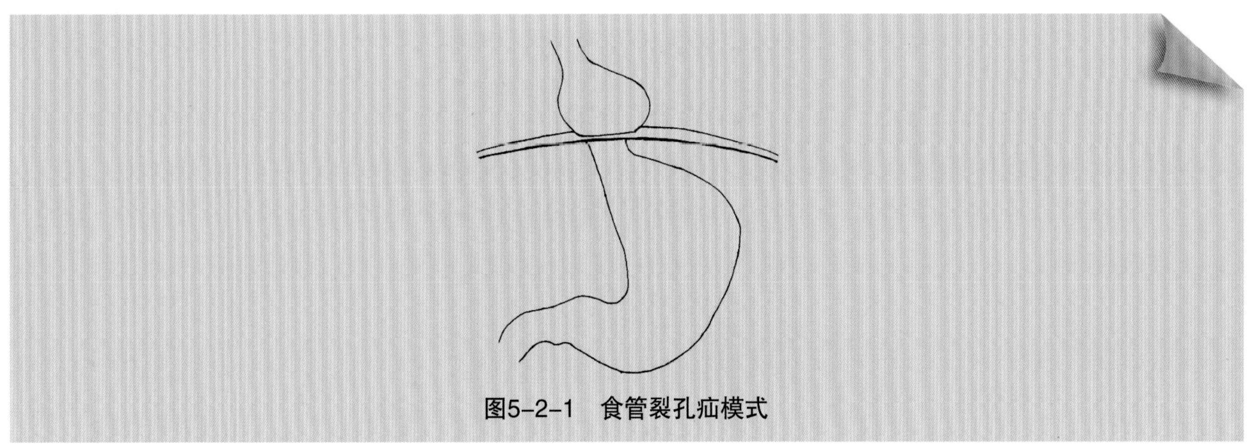

图5-2-1　食管裂孔疝模式

【发病机制】

膈食管裂孔的扩大、环绕食管的膈脚薄弱等，致使腹部食管、贲门或胃底随腹内压的增高经宽大的裂孔进入胸腔，进而引起胃食管反流、食管炎等一系列病理改变。

食管裂孔疝合并胃食管反流的机制与膈脚张力低下、对胃食管交界处的加强作用减弱或消失有关，同时与频繁出现的一过性食管下括约肌松弛有关。膈脚不再对食管下括约肌区域高压带有作用，食管裂孔疝可影响食管下括约肌关闭或增加胃底的感觉刺激以致触发一过性食管下括约肌松弛。

腹内压急剧增高是否发生反流，不但与胃食管交界区域功能完整性有关，还与食管裂孔疝的存在与否有密切的关系。有研究发现，食管裂孔疝的大小与腹内压增高所导致的胃食管反流呈高度正相关。

【食管裂孔疝分型】

根据食管和胃连接部分的解剖位置，食管裂孔疝分为以下 4 种类型（图 5-2-2）。

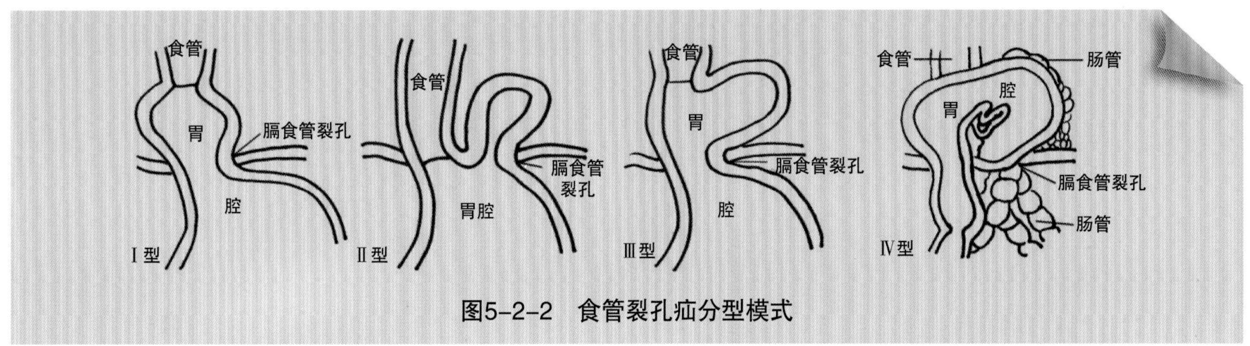

图5-2-2　食管裂孔疝分型模式

Ⅰ型（滑动型）：此型最常见，90% 以上为此型。贲门食管连接部（齿状线）和部分胃底进入膈肌上方，腹内压降低后，其可恢复到正常位置。

Ⅱ型（食管旁裂孔疝）：约占 5%，部分胃底在食管旁进入胸腔，贲门食管连接部（齿状线）并不上移。

Ⅲ型（混合型裂孔疝）：表现为Ⅰ型 + Ⅱ型，较少见，贲门食管连接部（齿状线）上移，部分胃底突出在食管旁。

Ⅳ型（巨大型）：与膈食管膜缺损较大有关，特征是疝囊内存在胃以外的器官（如结肠、脾脏等）。

习惯上将Ⅱ、Ⅲ、Ⅳ型统称为食管旁型疝。因膈脚收缩，易发生环套，可使疝囊出现缺血坏死。

【临床表现】

症状轻重主要与裂孔的大小、裂孔疝的临床类型有关。主要症状有胃烧灼感、反酸、吞咽困难、腹胀腹痛等，疝囊体积较大，压迫心肺和纵隔时会出现头晕、乏力、呕吐、气急、心悸、咳嗽、发绀等相关症状。

【超声表现】

1. 膈食管裂孔增宽。

2. 部分胃腔或伴其他脏器疝入胸腔于膈上形成囊袋样结构，并可见胃食管连接部上移至胸腔（Ⅱ型除外。Ⅱ型为部分胃底从膈食管裂孔食管旁疝入胸腔，膈食管裂孔可见双管道样结构与胃腔相连通）。

3. 动态观察，膈食管裂孔处造影剂在胃腔与囊袋样结构之间呈持续往返性流动，反流束宽度多≥ 2 cm。

【病例分析】

病例 1

患者女性，75 岁，入院常规查体。超声所示：膈食管裂孔增宽，膈肌上方探及一囊袋样结构，大小约 3.3 cm × 3.6 cm。造影剂于膈上、膈下间持续往返性流动，反流束宽约 3 cm（图 5–2–3）。

超声提示：食管裂孔疝（Ⅰ型）。

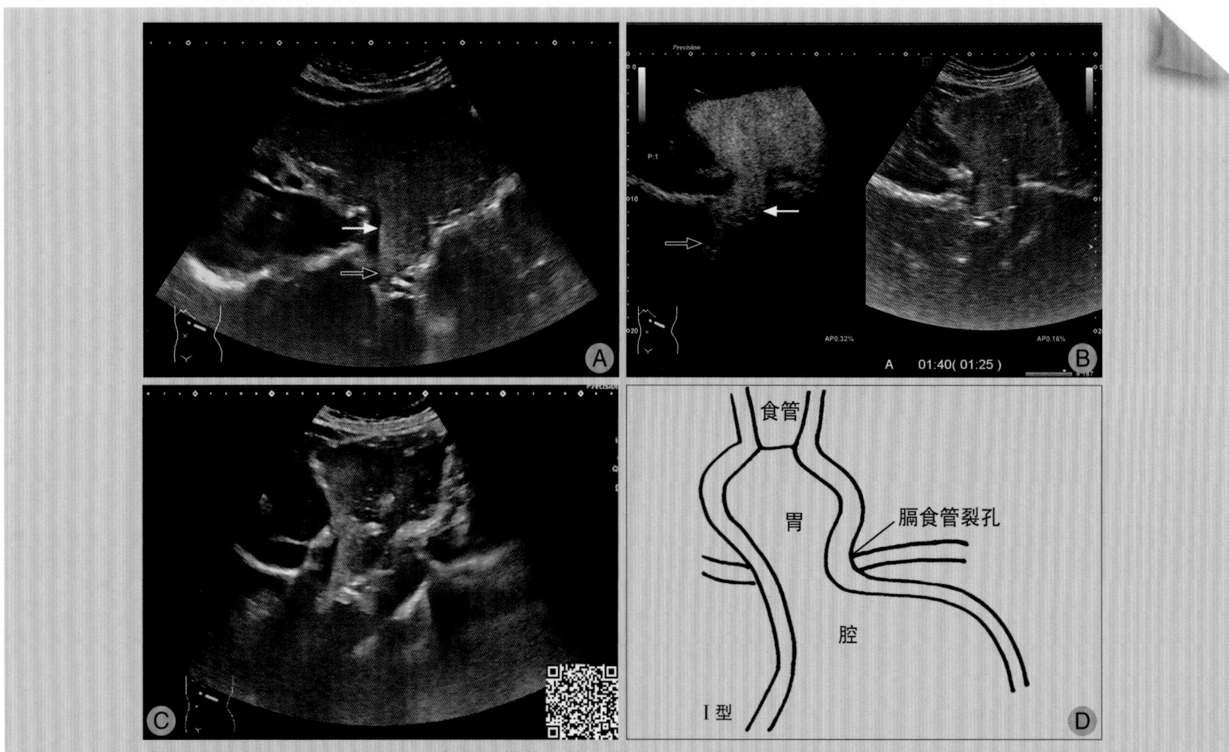

A.膈食管裂孔增宽，膈肌上方探及一囊袋样结构（实心箭头），胃食管连接部上移（空心箭头）；B.应用胃混合造影法（胃超声造影剂+声诺维混合口服使用，启动机器造影模式，配制方法：注射用声诺维制成5 mL混悬液，按1：1000或1：500比例加入胃造影剂中配制成混合溶液），囊袋样结构胃壁（实心箭头）和胃食管连接部（空心箭头）显示更清晰；C.膈食管裂孔增宽，胃食管连接部及部分胃腔上移，膈上见一囊袋样结构，造影剂于膈上、膈下间呈持续往返性流动（动态）；D.食管裂孔疝Ⅰ型模式。

图5–2–3 食管裂孔疝（Ⅰ型）

病例 2

患者女性，68 岁，因夜间反酸 3 月余来诊。超声所示：膈食管裂孔明显增宽，膈上见一囊袋样结构，囊袋样结构顶部可见贲门食管连接部，膈食管裂孔处可见造影剂在膈上、膈下间呈持续往返性流动，反流束宽约 3.6 cm（图 5–2–4）。

超声提示：食管裂孔疝（Ⅲ型）。

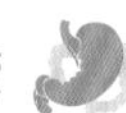

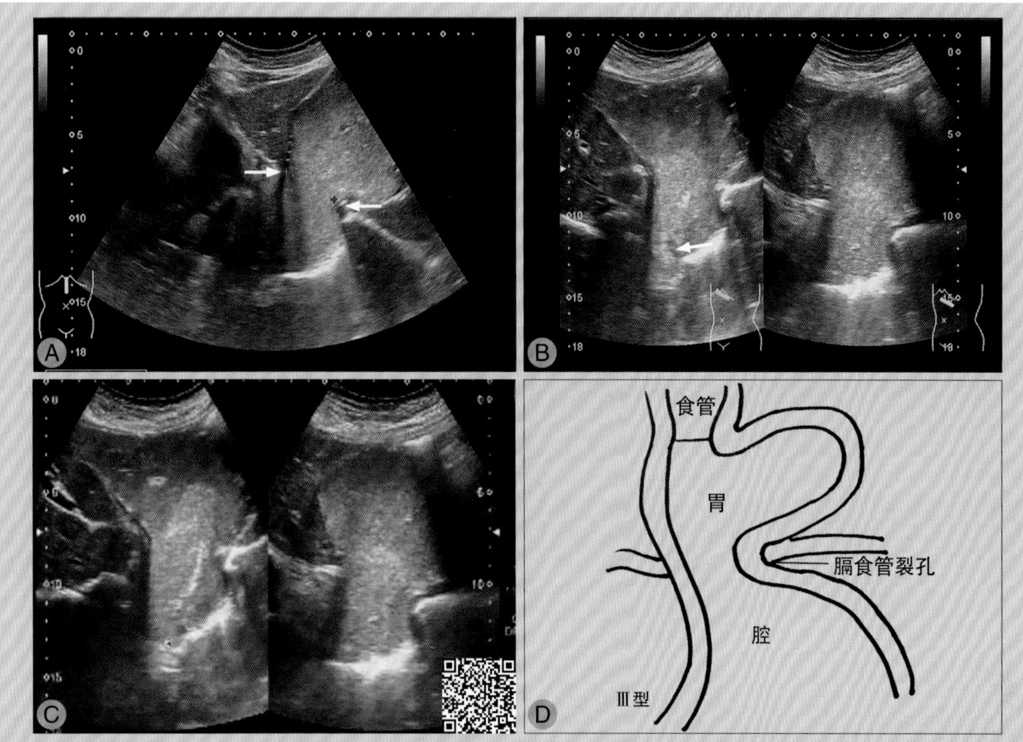

A.膈食管裂孔明显增宽（箭头），食管裂孔处反流束宽约3.6 cm，膈上见一囊袋样结构；B.膈上见贲门食管连接部及贲门切迹（箭头）；C.膈食管裂孔明显增宽，膈上见一囊袋样结构及贲门食管连接部（动态）；D.Ⅲ型食管裂孔疝模式。

图5-2-4　食管裂孔疝（Ⅲ型）

【鉴别诊断】

食管裂孔疝与胃食管反流相鉴别：食管裂孔疝和胃食管反流可同时发生，也可单独存在，大的食管裂孔疝可伴有中度至重度的胃食管反流（表 5-2-1）。

表 5-2-1　胃食管反流与食管裂孔疝相鉴别

	胃食管反流	食管裂孔疝
贲门食管连接部	位于膈下	位于膈上（Ⅱ型除外）
膈上形态	呈管状，为胸部食管	呈囊袋样，为上移的胃腔
反流的特点	阵发性反流	持续往返性流动
食管裂孔处反流束宽度	＜2.0 cm	≥2.0 cm

【临床意义】

胃肠充盈超声检查能够显示膈食管裂孔增宽、膈肌上方囊袋样结构、贲门食管连接部位置，并可动态观察膈食管裂孔处造影剂往返性流动，能够对食管裂孔疝做出诊断和分型。

（韩彦文）

第三节 贲门失弛缓症

【概述】

贲门失弛缓症又称贲门痉挛，是由食管贲门部神经肌肉功能障碍所致的原发性食管动力障碍性疾病，主要特征是食管下括约肌的松弛不良，食管缺乏有效蠕动而使食物入胃受阻，好发于 20 ~ 50 岁（图 5-3-1）。

【发病机制】

其以食管下括约肌舒张功能降低、食管蠕动缺失及食管下段扩张为特点，与食管肌层内神经节细胞变性、减少、缺乏，以及副交感神经（迷走神经）分布缺陷有关，神经节细胞退变同时常伴有淋巴细胞浸润的炎症表现，可能与感染、免疫因素有关。

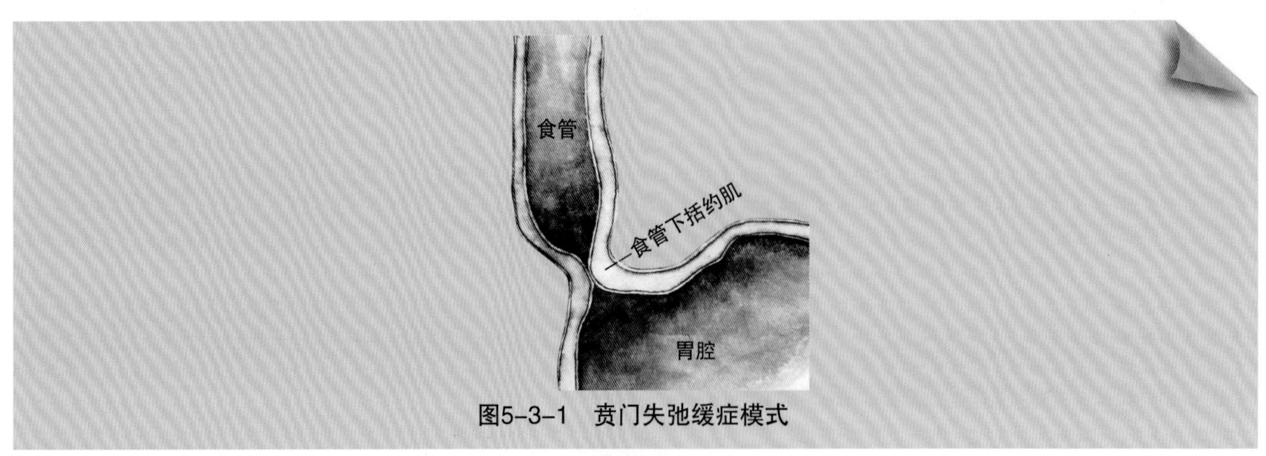

图5-3-1　贲门失弛缓症模式

【临床表现】

无特征性临床表现，主要表现为吞咽困难、食物反流、胸骨后疼痛、体重减轻等，严重影响患者生活质量。

【超声表现】

1. 腹部食管及贲门长轴切面可见食管下段明显扩张，扩张的食管腔内可见造影剂、食物残渣等内容物潴留；贲门痉挛，呈间歇性开放，可见造影剂通过受阻、滞缓，间歇性流入胃腔，呼气时比吸气时更容易进入胃腔。
2. 扩张的食管至贲门部管腔逐渐向心性变细、狭窄，呈“鸟嘴征”。
3. 食管管壁无增厚或普遍均匀性轻度增厚，黏膜面常光整。

【病例分析】

患者男性，26 岁，因进食后反酸、恶心来诊。超声所见：服用造影剂后见胸部食管下段及腹部食管明显扩张，向下逐渐变细，呈“鸟嘴征”，食管腔内充满稍高回声造影剂，见贲门间歇性开放，造影剂间歇性流入胃腔（图 5-3-2）。

超声提示：贲门失弛缓症。

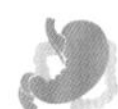

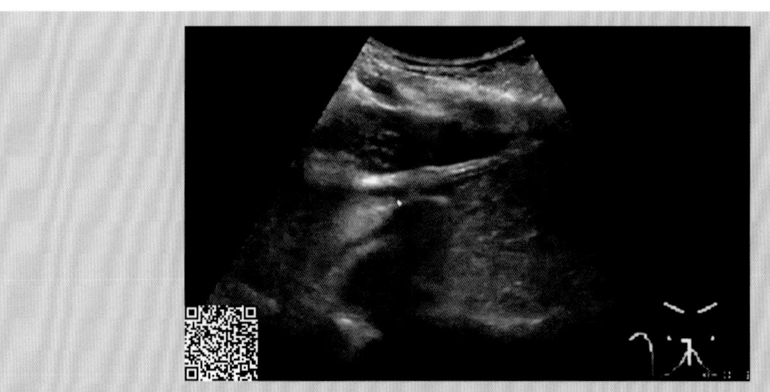

胸部食管下段及腹部食管明显扩张，向下逐渐变细，呈“鸟嘴征”，食管腔内充满稍高回声造影剂，造影剂通过明显受阻，贲门呈间歇性开放。

图5-3-2　贲门失弛缓症（动态）

（病例由湖州市第一人民医院陆文明主任提供）

【鉴别诊断】

1. 胃食管反流：胃食管反流束为阵发性出现，由胃腔反流至食管下段，食管下段呈管状扩张。

2. 食管胃结合部癌：管壁可见不规则增厚或呈不规则包块状，回声多减低、不均，病变处管壁层次结构紊乱，贲门狭窄时，造影剂通过缓慢、受阻，狭窄近端管腔多呈不同程度扩张。

【临床意义】

胃肠充盈超声检查可显示贲门口痉挛，呈间歇性开放，造影剂通过受阻，间歇性流入胃腔，贲门以上部分食管是否扩张及扩张的程度，能够对贲门失弛缓症做出明确诊断，并可与肿瘤、炎症等引起的管壁增厚相鉴别。

（王　通）

第四节　胃动力减弱

【概述】

胃动力指胃部肌肉的收缩蠕动力，是人体开始消化功能的始动力，包括胃部肌肉收缩的力量和胃部肌肉收缩的频率。胃动力减弱主要表现为胃部运动速度减慢、收缩幅度减弱，进而造成食物在胃腔内存留时间过长，引起一系列临床症状。

胃的蠕动由胃肠自主神经系统协调控制，胃动力主要是由固有肌层肌间神经丛控制。

在正常情况下，胃的运动形式包括容受性舒张、紧张性收缩、蠕动。胃充盈超声检查可清晰地显示胃蠕动。食物入胃后约 5 分钟，胃即开始蠕动。蠕动波起自胃体中部，逐步向幽门方向推进。胃蠕动在开始时较弱，在向幽门推进的过程中逐渐加强，当接近幽门时明显增强，每次可将少量食糜（1 ~ 2 mL）推入十二指肠。蠕动波频率为 3 ~ 4 次 / 分（图 5-4-1）。

【临床表现】

当胃部肌肉的收缩力或胃部肌肉收缩的频率出现障碍时，表现为易饱、饭后腹胀、恶心、呕吐等消化不良症状。

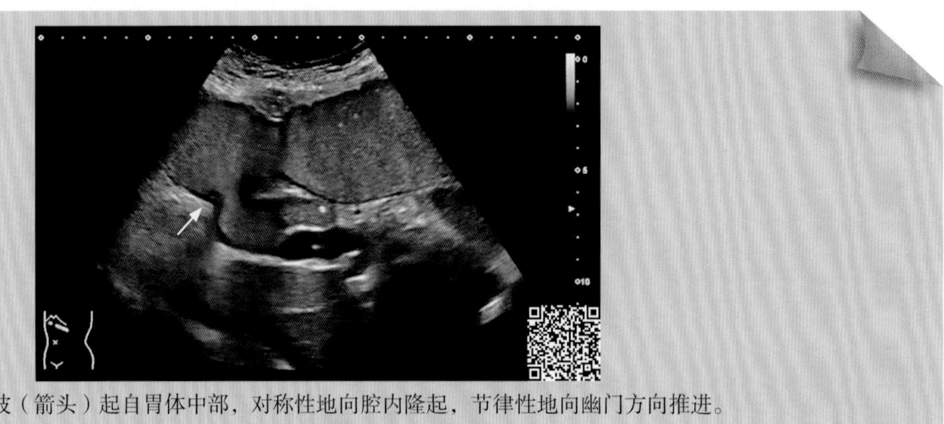

正常蠕动波（箭头）起自胃体中部，对称性地向腔内隆起，节律性地向幽门方向推进。

图5-4-1　正常胃蠕动波（动态）

【超声表现】

1. 正常的胃蠕动波起自胃体中部，节律性地向幽门方向推进，速度约为 1 cm/s，一个切面可见 1 ~ 2 个蠕动波，对称性地向腔内隆起，向幽门方向波形逐渐加深。

2. 胃的蠕动减弱表现为蠕动波减少，即频率降低，小于 3 次 / 分；蠕动波波形低浅，速度缓慢，胃窦部波峰< 1 cm（图 5-4-2）。

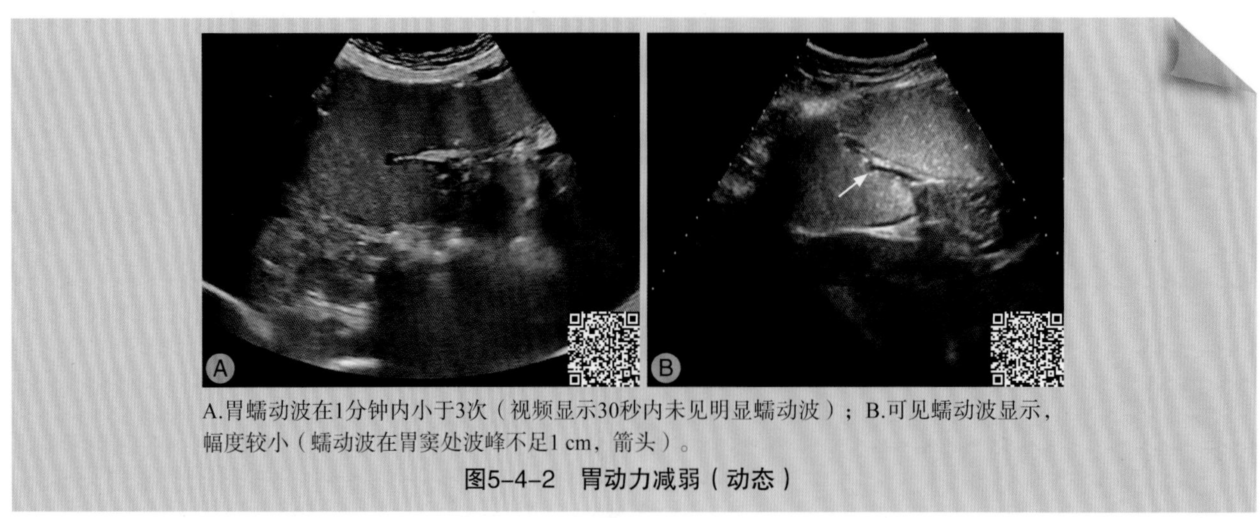

A.胃蠕动波在1分钟内小于3次（视频显示30秒内未见明显蠕动波）；B.可见蠕动波显示，幅度较小（蠕动波在胃窦处波峰不足1 cm，箭头）。

图5-4-2　胃动力减弱（动态）

【临床意义】

胃充盈超声检查在评估胃动力方面较内镜检查具有直观的视角优势，较其他影像学检查具有动态优势，能动态直观地观察到胃蠕动的频率及蠕动波的幅度，能清晰地显示胃黏膜连续性及黏膜皱襞的隆起，可用于临床对胃动力变化的评估。

（王艳艳）

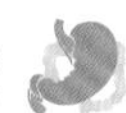

第五节
十二指肠胃反流

【概述】

十二指肠胃反流，又称胆汁反流，是指十二指肠内容物逆向流动至胃，如反流至食管，则形成十二指肠－胃－食管反流（图 5-5-1）。大量、反复或长期十二指肠胃反流引起胃和食管黏膜的损伤，称为病理性十二指肠胃反流，是胃肠动力功能紊乱，尤其是抗胆汁反流的生理屏障减弱或丧失的结果。

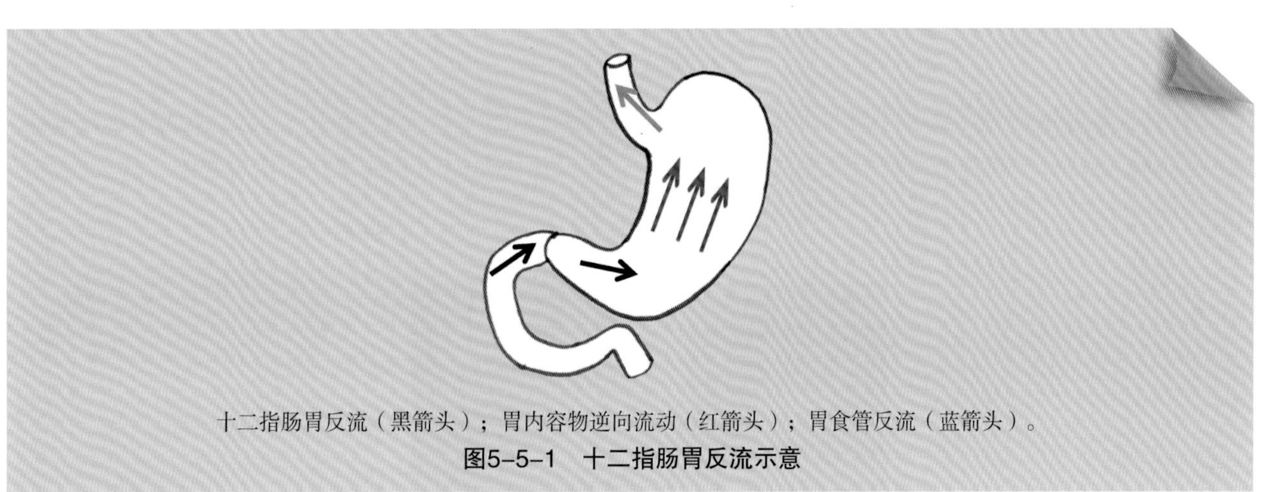

十二指肠胃反流（黑箭头）；胃内容物逆向流动（红箭头）；胃食管反流（蓝箭头）。

图5-5-1　十二指肠胃反流示意

【发病机制】

导致胃肠动力紊乱和解剖异常的因素多可引起病理性十二指肠胃反流：①功能性胃肠疾病或胃肠动力疾病；②系统性疾病，如糖尿病胃轻瘫、结缔组织病、假性肠梗阻等累及胃肠道神经或肌肉的疾病；③手术病史，如胃大部切除术、幽门成形术等均可引起胆汁反流。

胆汁中的胆酸、胆盐可溶解保护胃黏膜的黏液，破坏黏膜表层细胞，削弱胃黏膜的保护机制，导致胃酸直接接触胃黏膜，伤及胃壁，可导致胃部炎症。胆汁中的卵磷脂和胰液中的磷脂酶 A，相互作用形成溶血卵磷脂，它的黏液破坏作用更强。胆汁反流使胃内呈低酸或无酸环境，使胃内细菌过度生长，从而使胆酸转变为毒性作用更强的游离胆酸，引起胃黏膜生化完整性受损，胃黏膜充血水肿。

【临床表现】

十二指肠胃反流缺乏特异性，腹痛、腹胀、恶心、呕吐是其显著特征，也可表现为嗳气、烧心、反酸、肠鸣、排便不畅、食欲减退及体重下降等，严重者还可有消化道出血，表现为呕血或黑便。

【超声检查方法】

患者取平卧位，获得胃窦、幽门及十二指肠球部长轴切面，观察造影剂流动方向，来判断是否有反流（图 5-5-2）。

【超声表现】

1. 造影剂从十二指肠降段以下反向回流至十二指肠球部、胃窦部，严重者见造影剂再从胃腔反流至食管。
2. 直接征象：可见十二指肠的逆蠕动，动态观察见多次、大量反流。
3. 间接征象：胃窦部腔内部分可见絮状沉积（陈旧性胆汁）。

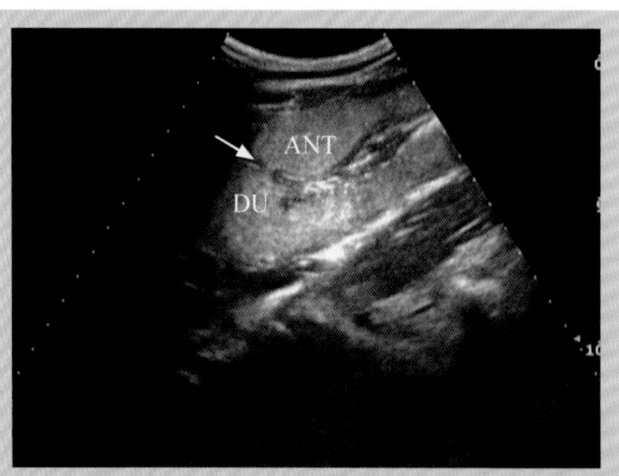

幽门（箭头）；ANT：胃窦；DU：十二指肠球部。

图5-5-2　胃窦、幽门及十二指肠球部长轴切面

【鉴别诊断】

病理性十二指肠胃反流与生理性十二指肠胃反流相鉴别（图 5-5-3，5-5-4）：胃运动生理研究证明，幽门多数时间处于开放状态，空腹、餐后少量十二指肠胃反流不足以引起症状和损伤胃黏膜，称为生理性十二指肠胃反流。造影剂仅从十二指肠球部反流至胃窦部，时间短暂。

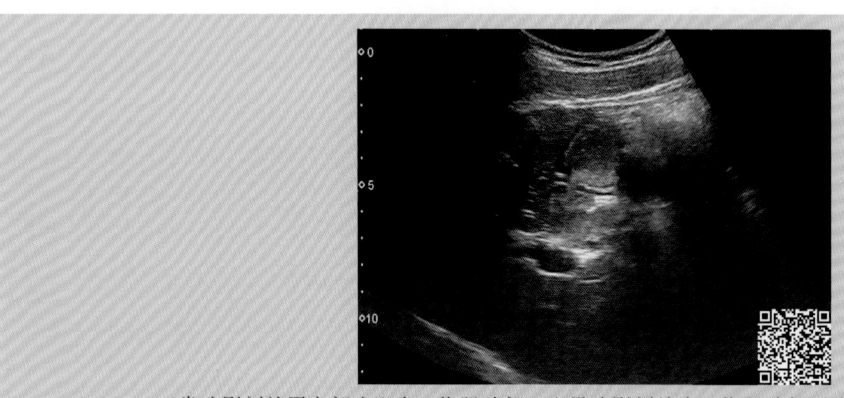

正常造影剂从胃窦部流入十二指肠球部，少量造影剂从十二指肠球部反流至胃窦部，时间短暂。

图5-5-3　生理性十二指肠胃反流（动态）

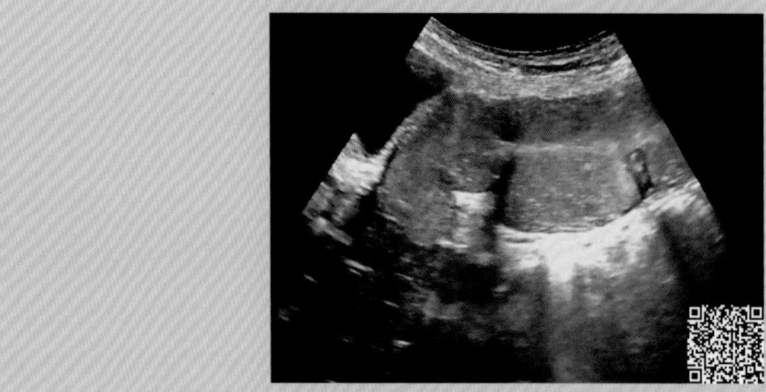

大量造影剂从十二指肠降部以下反流至十二指肠球部，再由十二指肠球部反流至胃窦部。

图5-5-4　病理性十二指肠胃反流（胆汁反流）（动态）

【临床意义】

胃充盈超声检查十二指肠胃反流具有独特的视角优势，诊断依据：①造影剂大量、反复地自十二指肠降部以下反流至十二指肠球部，再由十二指肠球部反流至胃窦部，诊断为病理性十二指肠胃反流（因

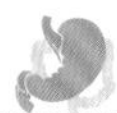

为十二指肠大乳头位于十二指肠降部，降部内容物中含有胆汁及胰液的成分）；②反流至食管，则诊断为十二指肠－胃－食管反流；③仅从十二指肠球部到胃窦部的反流，时间短暂，则诊断为生理性十二指肠胃反流，多无临床意义。

（王艳艳）

第六节
十二指肠淤积症

【概述】

十二指肠淤积症又称为十二指肠淤滞症、肠系膜上动脉综合征，是肠系膜上动脉压迫十二指肠水平部引起的临床综合征（图 5-6-1）。多见于瘦长体型的中青年女性。

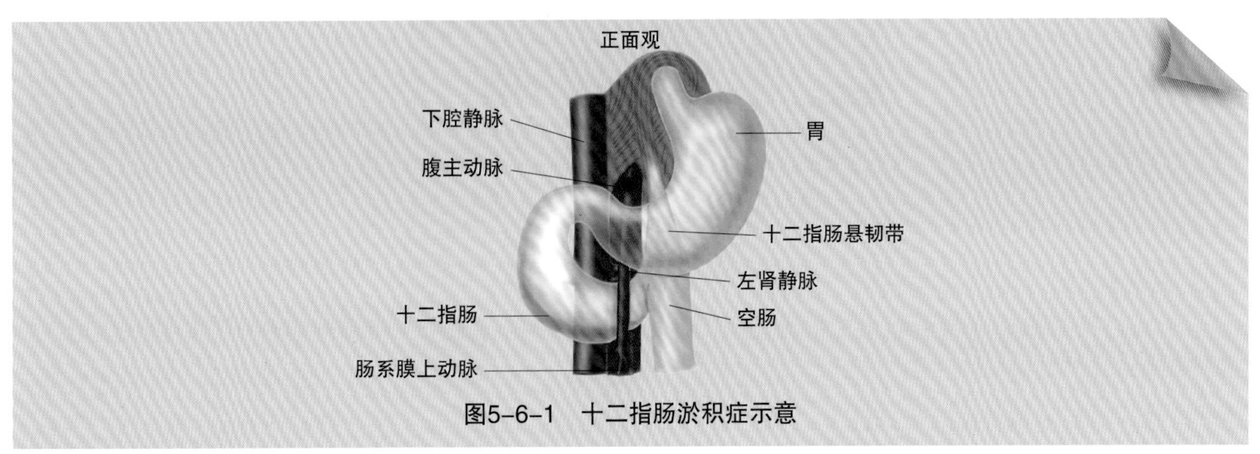

图5-6-1　十二指肠淤积症示意

十二指肠水平部位于腹主动脉与肠系膜上动脉之间，相当于第 3 腰椎水平，如果肠系膜上动脉和腹主动脉之间的角度过小（正常为 30°～50°）或十二指肠位置较高，肠系膜上动脉开口过低或体型瘦长、存在手术后粘连、脊柱前突、十二指肠功能失调等均可导致本病的发生（图 5-6-2）。

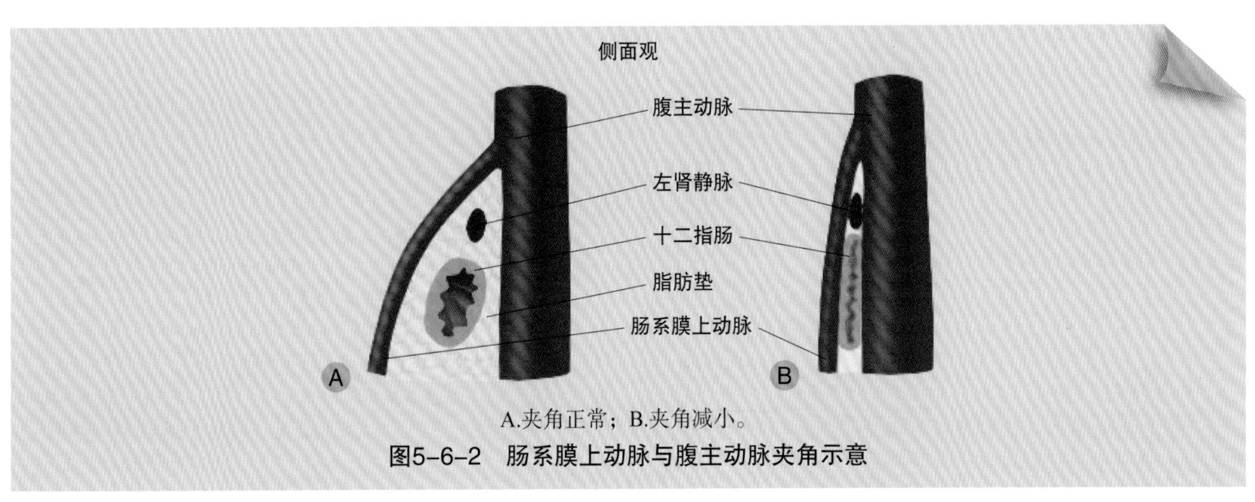

A.夹角正常；B.夹角减小。

图5-6-2　肠系膜上动脉与腹主动脉夹角示意

【临床表现】

典型表现为餐后上腹部胀痛或绞痛，常于进食后 2～3 小时发作。患者反复出现呃逆、恶心、呕吐，呕吐多发生于进餐后，伴或不伴有腹痛，呕吐物多为含有胆汁的胃内容物。患者症状可因体位改变而减轻。

【超声表现】

1. 十二指肠球部、降部及水平部近端呈持续性充盈，在十二指肠水平部肠系膜上动脉与腹主动脉夹角处造影剂通过受阻、滞缓。十二指肠降部及十二指肠水平部近段内径≥ 2.5 cm，动态观察几分钟后，征象持续存在。

2. 十二指肠可见较明显逆蠕动，可伴有十二指肠胃反流。

3. 肠系膜上动脉与腹主动脉夹角多< 25°（仅供参考）（图 5-6-3）。

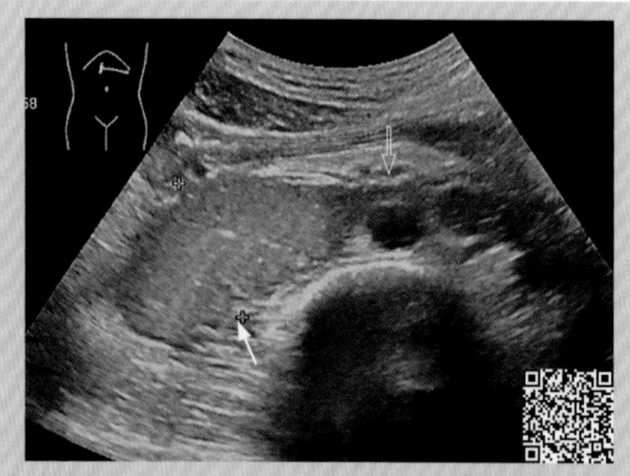

十二指肠水平部近段可见扩张，最宽处约3.4 cm（实心箭头），可见逆蠕动，肠系膜上动脉与腹主动脉夹角处十二指肠明显变窄（空心箭头），造影剂通过受阻。

图5-6-3　十二指肠淤积症（动态）

【鉴别诊断】

十二指肠淤积症应与引起十二指肠梗阻的其他疾病相鉴别，如十二指肠肿瘤及十二指肠外压迫性病变（周围炎症、胰腺肿瘤、环状胰腺、腹膜后肿瘤压迫等）。超声检查发现十二指肠球部、降部及水平部肠管扩张，需反复观察排除生理性十二指肠水平段夹角处通过延迟。

【临床意义】

超声能清晰地显示肠系膜上动脉与腹主动脉夹角明显缩小，夹角内十二指肠受压，近端肠腔迂曲、扩张，并能显示造影剂的逆向流动。综上所述，超声对于诊断十二指肠淤积症具有特异性，具有较高临床应用价值。

（王艳艳）

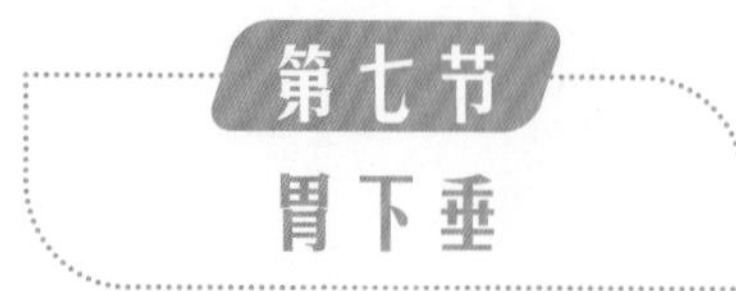

第七节　胃下垂

【概述】

胃下垂是站立位时胃大弯抵达盆腔，胃小弯弧线最低点降到髂棘连线以下的疾病，多见于瘦长体型的人。胃下垂多由膈肌悬吊力不足、支撑内脏器官的韧带松弛及腹部肌肉松弛所致。

【临床表现】

轻度胃下垂多无症状，中度以上者常出现胃肠动力差、消化不良的症状。

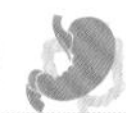

【超声检查方法】

患者取站立位或坐立位，将低频探头中心置于患者脐部纵断扫查并左右移动，通过观察胃下缘最低点与脐水平的关系来判断有无胃下垂（因髂棘连线在超声图像上不易显示，髂棘水平大多平于或稍低于脐水平）。

【超声表现】

参考标准：胃下缘最低点超过脐下 3 cm 者，视为胃下垂（参考标准结合解剖及进行经验性总结而制定）。

分度标准：当胃下缘最低点位于脐水平（可参考脐部声影）以下 3 ~ 5 cm，为轻度胃下垂；胃下缘最低点位于脐水平以下 5 ~ 8 cm，为中度胃下垂；胃下缘最低点位于脐水平以下大于 8 cm，为重度胃下垂（图 5-7-1）。

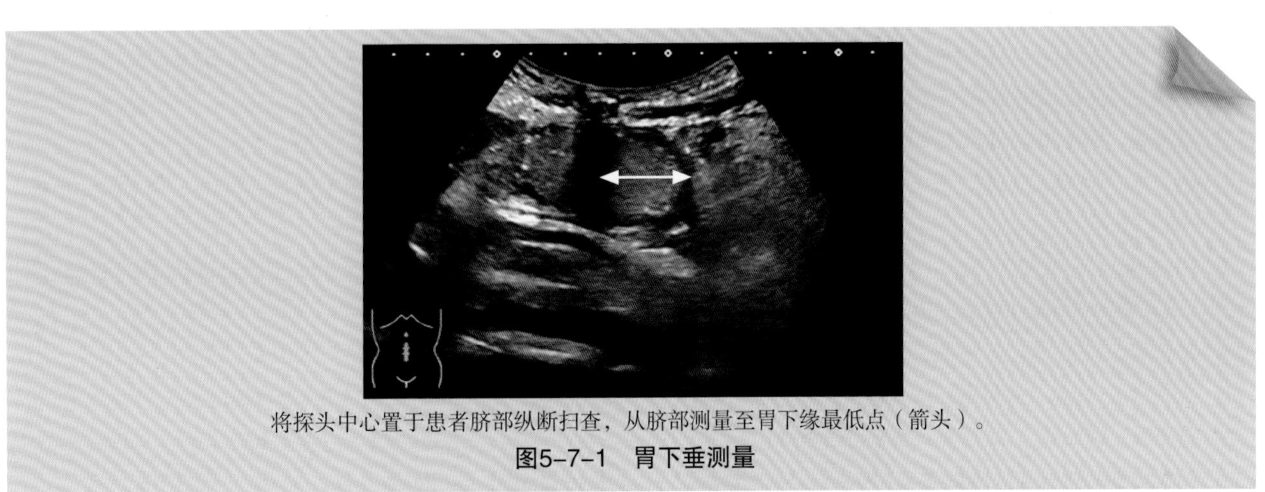

将探头中心置于患者脐部纵断扫查，从脐部测量至胃下缘最低点（箭头）。

图5-7-1　胃下垂测量

备注：临床上胃下垂的概念不仅仅指胃在腹腔内位置低于正常，还必须有神经肌肉系统功能减弱，导致张力低下。单纯位置偏低（尤其对于瘦长型患者、无临床症状或并发症者）不一定就是临床意义上的胃下垂，所以超声仅提示胃下垂声像图表现。

【临床意义】

超声能够清晰地显示胃下缘最低点，并能精准地测量其与脐水平线的距离，做出超声提示。

（王艳艳）

参考文献

[1] 萧树东，许国铭 . 中华胃肠病学 [M]. 北京：人民卫生出版社，2008.

[2] 陆文明 . 临床胃肠疾病超声诊断学 [M]. 西安：第四军医大学出版社，2004.

[3] 周永昌，郭万学 . 超声医学 [M].4 版 . 北京：科学技术文献出版社，2003.

[4] 邹多武 . 回眸 40 年胃肠动力疾病和功能性胃肠病相关发展 [J]. 中华消化杂志，2021，41（3）：145-148.

[5] 梁笑楠，战蓉蓉，张晓岚 .《2020 年中国胃食管反流病专家共识》解读 [J]. 河北医科大学学报，2021，42（8）：869-871，925.

[6] 中国医药教育协会超声专委会胃肠超声学组 . 中国胃充盈超声检查专家共识 [J]. 肿瘤预防与治疗，2020，33（11）：817-827.

[7] BARNHART M A，THOMAS M L，SCHILTHUIS A J，et al. Know your guidelines series：the ACG clinical guideline for the diagnosis and management of gastroesophageal reflux disease review[J].South Med J，2022，115（12）：919-920.

[8] 李献亮，李义红 . 超声造影在生理与病理性胃食管反流鉴别中的价值 [J]. 河北医药，2012，34（5）：745.

[9] 伍燕，郭洪礼，张凌燕 . 胃肠超声造影对胃食管反流病的诊断价值分析 [J]. 中国中西医结合消化杂志，2017，25（3）：219-222.

[10] 刘烨 . 探讨彩色多普勒胃肠超声造影在胃食管反流病（GERD）临床诊断中的应用价值 [J]. 影像研究与医学应用，2019，3（24）：92-93.

[11] 张罗颖，张燕 . 彩色多普勒超声对胃食管反流病的临床诊断价值 [J]. 医疗装备，2022，35（2）：13-15.

[12] 陈双，周太成 . 食管裂孔疝解剖学观点 [J]. 临床外科杂志，2019，27（9）：745-747.

[13] 王肖琴，夏国园，付文安 . 超声诊断贲门失驰缓症的价值 [J]. 中国医学影像学杂志，2004，12（4）：313-314.

[14] 崔玲玲，刘屹，牛猛，等 . 磁共振电影成像方法评价空腹及餐后胃动力 [J]. 中国医学影像技术，2012，28（6）：1144-1147.

[15] 蔺莉莉，王莉莉，郭顺林，等 .MRI 评估胃动力的研究进展 [J]. 磁共振成像，2017，8（11）：871-875.

[16] 吕宾 . 胆汁反流的成因与机制 [J]. 中华消化杂志，2016，36（6）：374-375.

[17] 李济乾 . 良性十二指肠淤滞症的诊断与治疗 [J]. 中国实用医刊，2008，35（22）：50-51.

[18] 唐力军，郭敬，王冰，等 . 肠系膜上动脉压迫综合征的临床分析 [J]. 中国现代医学杂志，2008，18（23）：3482-3484.

[19] HUANG G，WANG S，WANG J X，et al.Bile reflux alters the profile of the gastric mucosa microbiota[J].Front Cell Infect Microbiol，2022：12.

[20] 申古修，沈胜元，王子燕，等 . 超声诊断十二指肠淤积症的价值 [J]. 中外医学研究，2014，23：52-53.

[21] 张朝晖，王珂，张明兴，等 . 超声诊断胃下垂 478 例 [J]. 四川医学，2002，23（3）：327-327.

[22] 马玉富 . 胃下垂 X 线钡餐诊断标准的探讨 [J]. 中国医学影像学杂志，2001，9（6）：462-463.

[23] STASZEWSKA A，JARZUMBEK A，SARAN A，et al.Postprandial abdominal pain caused by gastroptosis：a case report[J].Children（Basel），2023，10（1）：116.

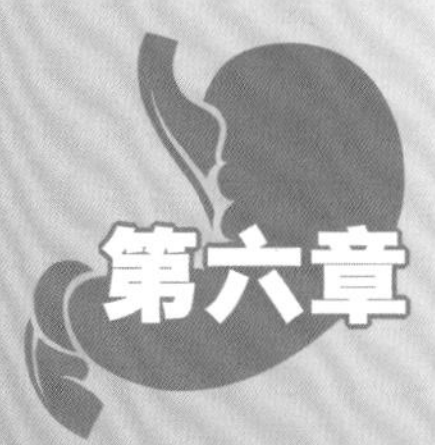

第六章

食管、贲门病变

- 第一节　食管、贲门炎
- 第二节　食管、贲门溃疡
- 第三节　食管憩室
- 第四节　食管、贲门癌
- 第五节　食管胃底静脉曲张
- 第六节　小结

常见的食管及贲门疾病主要有炎症、溃疡、囊肿、憩室、胃食管反流、食管裂孔疝、贲门失弛缓症、食管贲门癌、食管胃底静脉曲张等。

第一节 食管、贲门炎

【概述】

食管、贲门炎是多种原因造成的食管、贲门黏膜的非特异性炎症，主要为上皮损伤、黏膜炎症反应和上皮再生。

食管炎是指食管黏膜浅层或深层组织受到异常刺激，造成食管黏膜发生水肿、充血而引发的炎症。以反流性食管炎、急性腐蚀性食管炎常见，食管下段多见。反流性食管炎多由食管下括约肌松弛等抗反流屏障功能异常所致。腐蚀性食管炎常见于误服或吞服强酸、强碱、消毒水等各种化学腐蚀剂的患者。胸部及头颈部恶性肿瘤放射治疗损伤食管黏膜，也可造成食管炎。

贲门炎是指贲门附近黏膜发生的炎症，临床常见。常见诱因有辛辣食物刺激、药物使用、饮酒、幽门螺杆菌（Helicobacter pylori，Hp）感染、反流性食管炎、自身免疫等。主要病理改变为贲门处黏膜上皮发生充血、水肿。根据内镜下病理形态其可分为渗出性贲门炎、糜烂性贲门炎、狭窄性贲门炎等。

【临床表现】

食管、贲门炎表现为胸骨后或剑突下烧灼感、吞咽困难、反流、食欲减退、胸骨后疼痛等。另可伴有恶心、嗳气、吞咽时不适感等，严重者可有消化道出血。

【超声表现】

1. 食管和（或）贲门管壁增厚，多呈局限性、均匀性、对称性，以黏膜层增厚为主，可伴有黏膜下层增厚，层次结构清晰。

2. 黏膜回声偏低，可见黏膜肿胀、皱襞粗大，合并糜烂或溃疡时表面可见多发黏膜凹陷，凹陷处常伴有点片状高回声附着。

3. 可合并胃食管反流、食管裂孔疝等声像图表现。

4. 短期治疗后，上述表现会有明显的改善或消失。

【病例分析】

患者女性，29 岁，因食用辛辣食物后恶心、呕吐 2 天来诊。超声所示：贲门小弯侧胃壁可见局限性增厚，厚约 0.8 cm，以黏膜层和黏膜下层增厚为主，黏膜表面不平，胃壁层次结构尚清晰（图 6–1–1）。

超声提示：贲门部黏膜层及黏膜下层增厚，符合贲门炎声像图表现。

【鉴别诊断】

食管、贲门炎与贲门部粗大黏膜皱襞相鉴别：贲门斜冠状切面上粗大黏膜皱襞可重叠呈现在贲门壁表面，似贲门壁增厚，易被误认为贲门炎，可通过多角度扫查来鉴别（图 6–1–2）。

【临床意义】

胃肠充盈超声检查可观察食管及贲门管壁的层次结构，以及各层次结构有无增厚，黏膜表面有无不平、糜烂、溃疡等，并可除外贲门壁增厚伪像，能够对食管、贲门炎做出诊断和鉴别诊断。

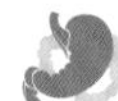

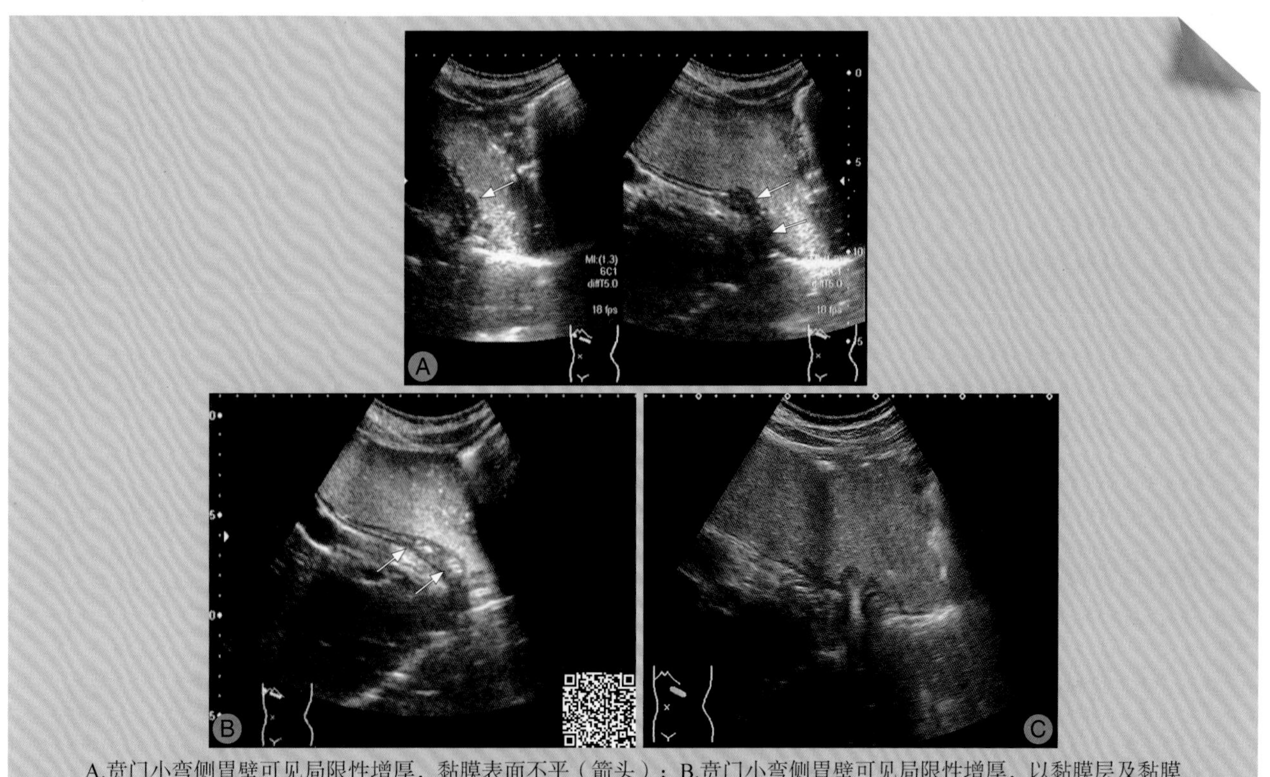

A.贲门小弯侧胃壁可见局限性增厚，黏膜表面不平（箭头）；B.贲门小弯侧胃壁可见局限性增厚，以黏膜层及黏膜下层增厚为主（箭头），胃壁层次结构清晰（动态）；C.患者治疗1周后复查，贲门小弯侧胃壁厚度恢复正常。

图6-1-1 贲门炎

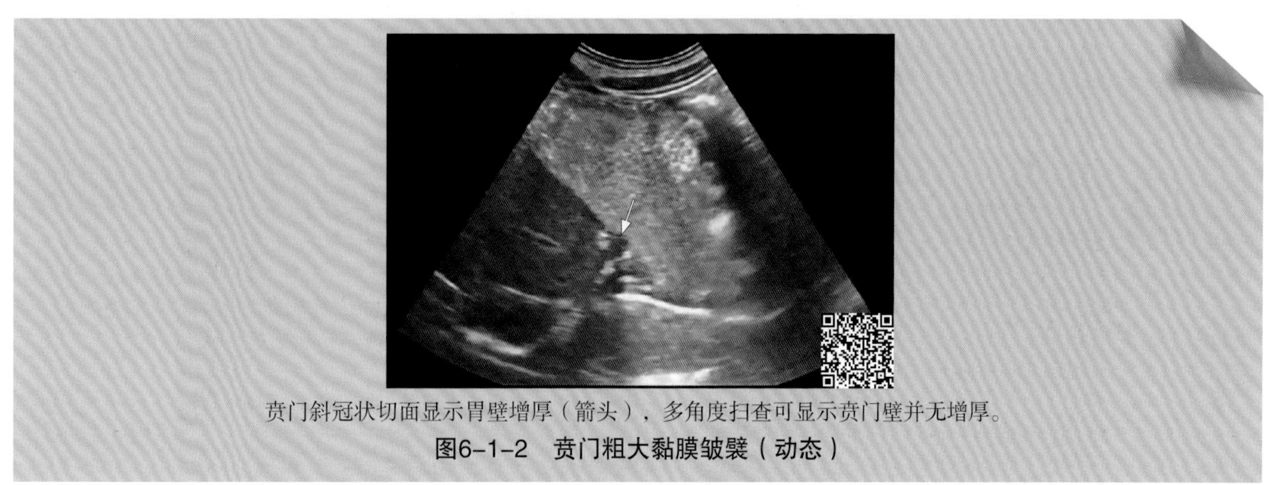

贲门斜冠状切面显示胃壁增厚（箭头），多角度扫查可显示贲门壁并无增厚。

图6-1-2 贲门粗大黏膜皱襞（动态）

（韩彦文）

第二节 食管、贲门溃疡

【概述】

食管、贲门溃疡是指在多种致病因子的作用下，黏膜发生的炎症与坏死性病变穿透黏膜肌层的组织损伤。贲门溃疡属于胃溃疡范畴。

食管、贲门溃疡常见病因有胃食管反流、感染、损伤、食管贲门动力障碍性疾病等。

【临床表现】

常见症状有胸骨后疼痛或高位上腹部疼痛，进食后加重，伴恶心、呕吐、反酸、食欲不振等。严重者可出现呕血、黑便、头晕、心悸、出汗等表现。

【超声表现】

1. 病灶处管壁局限性增厚、回声减低。

2. 增厚处黏膜表面可见凹陷，其上可附有点片状高回声。

3. 黏膜凹陷周围管壁层次结构清晰。

【病例分析】

患者，女性，45 岁，因上腹部胀痛 1 月余，加重半个月来诊。超声所示：贲门部胃壁可见局限性增厚，最厚处约 0.7 cm，回声减低，层次结构清晰，增厚处见黏膜凹陷，深达黏膜下层，表面伴斑点状高回声附着（图 6–2–1）。

超声提示：贲门部异常所见，符合贲门炎并贲门溃疡声像图表现。

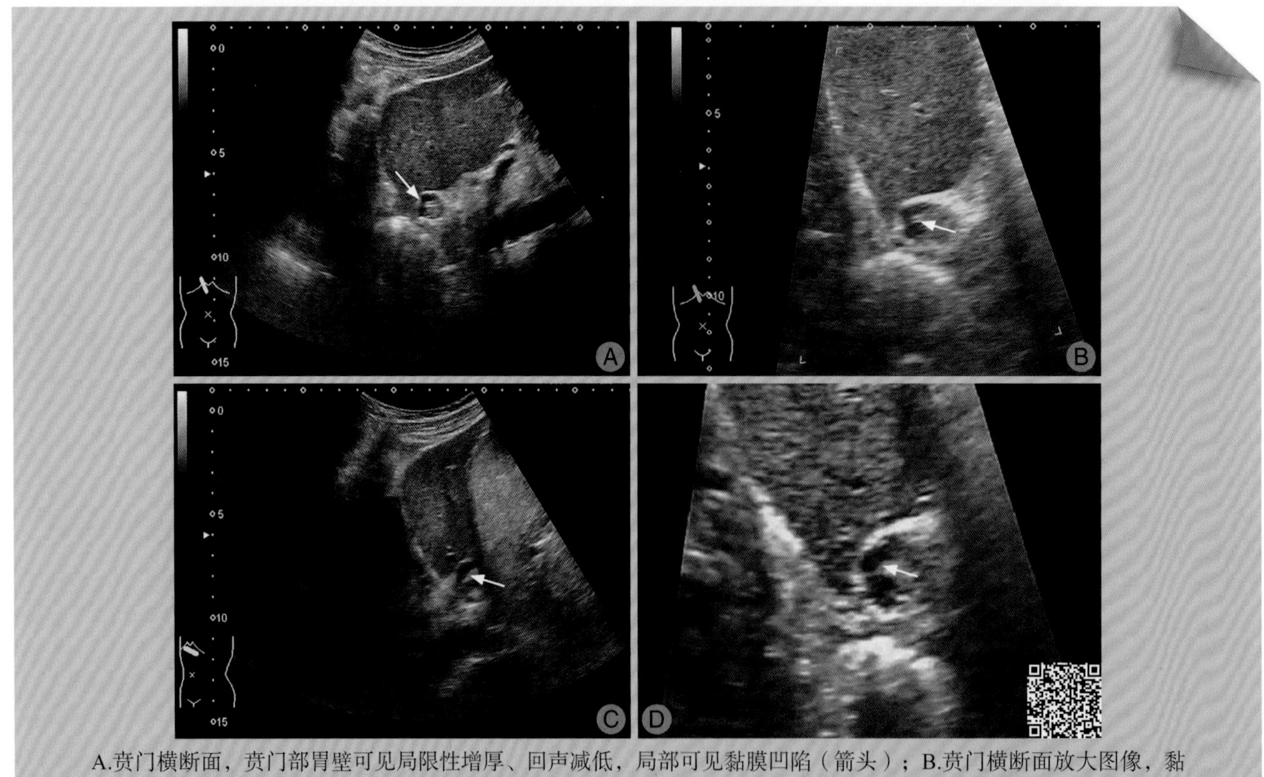

A.贲门横断面，贲门部胃壁可见局限性增厚、回声减低，局部可见黏膜凹陷（箭头）；B.贲门横断面放大图像，黏膜凹陷表面见斑点状高回声附着（箭头）；C.贲门长轴切面，贲门胃壁增厚，可见黏膜凹陷（箭头）；D.贲门周围胃壁可见局限性增厚并黏膜凹陷（箭头）（动态）。

图6–2–1　贲门溃疡

【鉴别诊断】

1. 贲门良性溃疡与溃疡型胃癌相鉴别：前者表现为胃壁增厚，层次结构清晰，增厚处可见黏膜凹陷，凹陷形态规整、底部平坦、口大底小等；后者多为胃壁僵硬、异常增厚、隆起或呈肿块状突向腔内，回声明显减低，层次结构不清，表面可出现大小不一的凹陷，凹陷表面凹凸不平，呈“火山口状”。

2. 贲门粗大黏膜皱襞表面食物残渣或气泡附着：易被误诊为溃疡，其声像图特点是胃壁可见局限性增厚，且局部表面见斑点状强回声附着。与贲门溃疡鉴别点：探头旋转后增厚胃壁可拉伸，表面平整、无黏

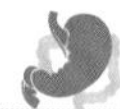

膜凹陷，所谓斑点状强回声通过吞咽、饮水、转换体位、探头敲击等可消失或位置发生改变。

【临床意义】

胃肠充盈超声检查可观察管壁的厚度、回声、层次结构变化，以及溃疡的大小、形态，并可动态观察管壁的柔软性。必要时可行胃肠双重对比超声造影，对溃疡的良恶性做出鉴别判断。

（韩彦文）

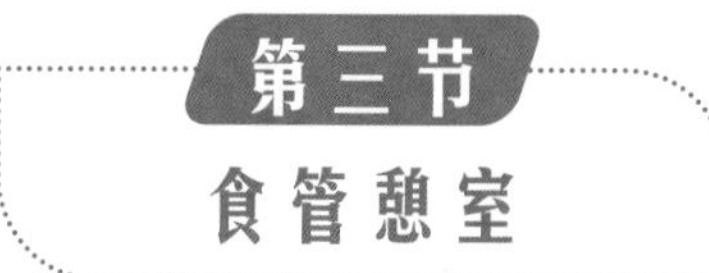

第三节　食管憩室

【概述】

食管憩室是指食管壁的部分或全层局限性向外膨出，形成与食管相通的囊袋样结构，其内壁覆盖有完整黏膜上皮。食管憩室较少见，多见于成年男性。

【食管憩室分类】

1. 按憩室壁结构分类

按憩室壁结构，可分为真性憩室和假性憩室（图 6–3–1）。

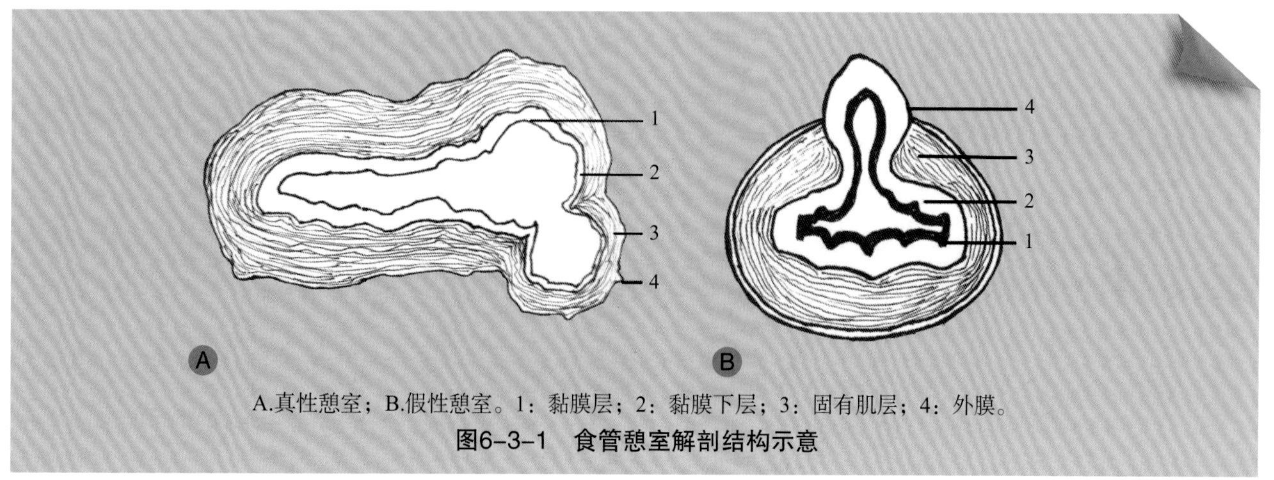

A.真性憩室；B.假性憩室。1：黏膜层；2：黏膜下层；3：固有肌层；4：外膜。

图6–3–1　食管憩室解剖结构示意

（1）真性憩室：憩室壁含有正常食管壁全层组织结构，包括黏膜层、黏膜下层、固有肌层及外膜，受周围组织的牵拉形成。

（2）假性憩室：由于局部管壁肌层薄弱或缺少固有肌层，黏膜层和黏膜下层向外膨出，与外膜共同组成憩室壁。

2. 按憩室发生部位分类

按憩室发生部位，可分为咽食管憩室、食管中段憩室和膈上憩室（图 6–3–2）。

（1）咽食管憩室：发生于咽与食管连接部，多由咽下缩肌与环咽肌之间缺乏肌纤维造成，属于假性憩室。因咽与食管连接部左侧壁较薄弱，故咽食管憩室左侧多见。

（2）食管中段憩室：见于食管中段，由气管或支气管旁淋巴结炎症或结核引起瘢痕牵拉所致，憩室颈大底小，呈“漏斗状”，具有食管壁的全层结构，属于真性憩室。

（3）膈上憩室：位于膈上，由于食管下段肌纤维薄弱，合并食管裂孔疝、贲门失弛缓症及食管反流

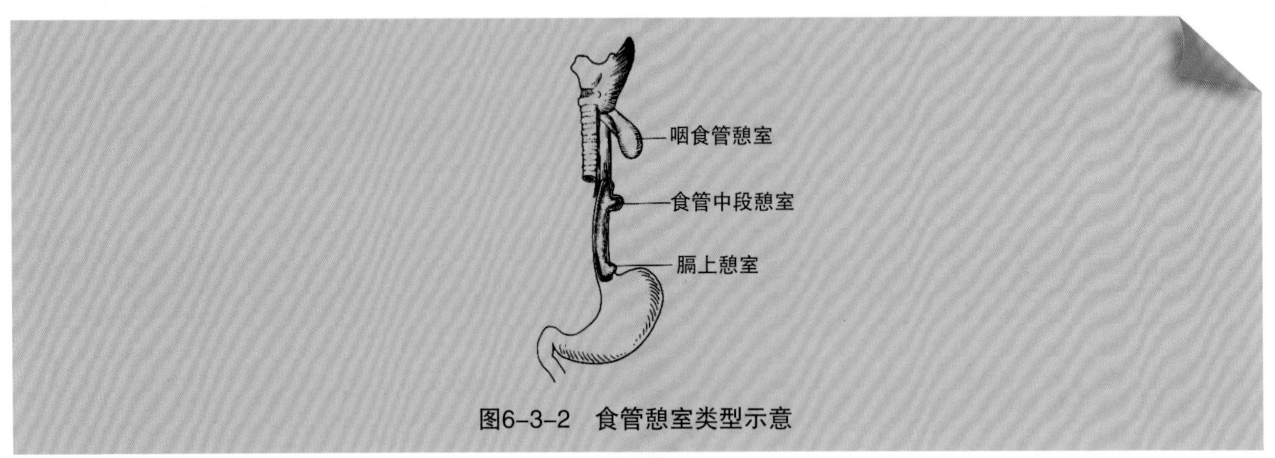

图6-3-2 食管憩室类型示意

等，常引起食管肌肉痉挛，使食管腔内压力增高将黏膜推向肌层薄弱处，从而向外膨出形成憩室，属于假性憩室。

3. 按憩室发病机制分类

按憩室发病机制，可分为内压性憩室和牵引性憩室。

咽食管憩室和膈上憩室为内压性憩室，与食管功能紊乱有关；食管中段憩室多为牵引性憩室，常为炎症后瘢痕牵拉食管而形成。在胃肠充盈超声检查中食管憩室以咽食管憩室常见，食管中段憩室、膈上憩室均位于胸部食管，超声检查不易显示，下文将以咽食管憩室为例进行讲述。

【临床表现】

早期症状不明显，可表现为咽部不适或涎液增多。较大憩室者可出现明显吞咽困难及潴留于憩室的腐臭食物反流，饮水时喉部有水气混杂音。食物反流入肺内，可引起肺部感染。

【超声表现】

1. 颈部食管纵断面及横断面均可见一囊袋样结构，突出于食管壁外，多位于左叶甲状腺后方。

2. 囊袋样结构壁较薄，具有消化道管壁样结构特征，层次结构清晰，缺乏固有肌层。动态观察多可显示囊袋样结构与食管腔相通，多含气。嘱患者吞咽或饮水，可见食管内容物及气体从近端食管进入囊袋样结构内，再流入远端食管。

3. 彩色多普勒显示囊袋样结构壁内可见点条状或环形血流信号。

4. 食管憩室炎性改变时，憩室壁增厚、回声减低、层次结构清晰，食管周围纤维结缔组织不规则增厚、回声偏强等。

【病例分析】

病例 1

患者男性，67 岁，因体检来诊。超声所示：左叶甲状腺后方食管起始处可探及一含气囊袋样结构，大小约 12.9 mm × 8.6 mm × 12.1 mm，边界清，内见气体多重反射，低回声囊壁具有消化道管壁样结构，层次清晰，缺乏固有肌层。服用造影剂扫查时见造影剂从近端食管进入囊袋样结构内，然后再流入远端食管（图 6-3-3）。

超声提示：左叶甲状腺后方含气囊袋样结构，符合咽食管憩室声像图表现。

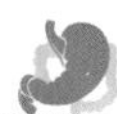

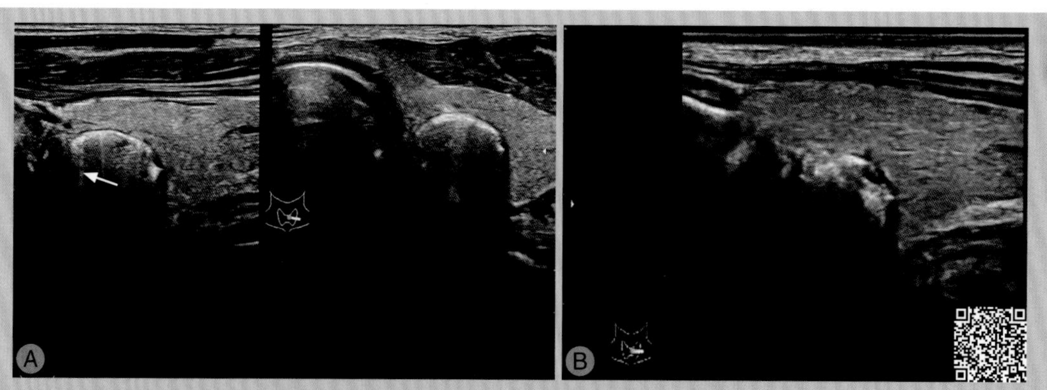

A.左叶甲状腺后方可探及一含气囊袋样结构，内见气体多重反射（箭头）；B.左叶甲状腺后方含气囊袋样结构，呼吸时与甲状腺运动不同步，与食管关系密切，服用造影剂时可见气体及造影剂由食管进入其内（动态）。

图 6-3-3 咽食管憩室

病例 2

患者女性，35 岁，曾在外院行超声检查，提示左叶甲状腺背侧低回声结节，形态不规则，内回声不均，并可见簇状高回声，提示左叶甲状腺结节，TI-RADS 分级：4a。复查超声所示：左叶甲状腺后方食管起始处可见一混合回声结节，大小约 4.6 mm × 2.8 mm × 5.7 mm，边界清，内可见点状强回声伴“彗星尾征”，结节与食管动度一致，局部似与食管相通。饮水后观察，见少量液体进入囊袋样结构后点状强回声消失（图 6-3-4）。

超声提示：左叶甲状腺后方混合回声结节，符合咽食管憩室声像图表现。

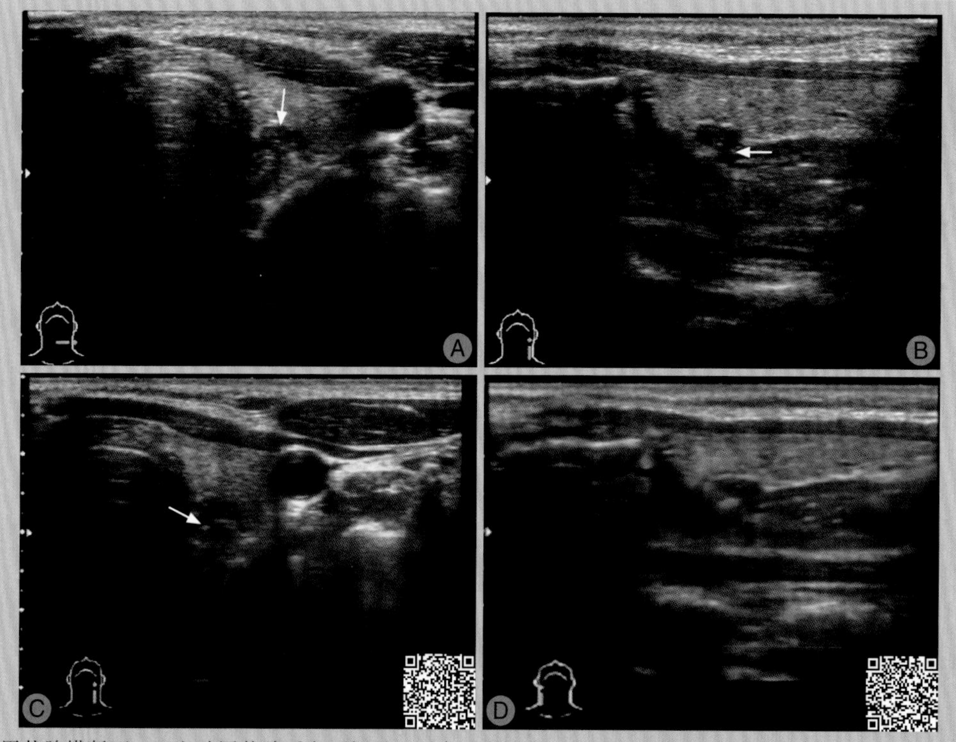

A.左叶甲状腺横断面，于左叶甲状腺后方可探及一混合回声结节，内见点状强回声（箭头）；B.左叶甲状腺纵断面扫查，结节背侧似与食管相通（箭头）；C.甲状腺横断面扫查，食管左前壁局部管壁见连续性中断，并与甲状腺后方结节相连通（箭头）（动态）；D.结节与食管动度一致，患者饮水后，见少量液体进入结节内（动态）。

图6-3-4 咽食管憩室

经验分享

该病例提示在甲状腺背侧发现可疑结节时，要注意排除咽食管憩室。

【临床意义】

咽食管憩室位置浅显，超声检查可清晰显示憩室的大小、形态，并可动态观察憩室与食管壁的延续关系，诊断符合率高、可重复性强。

（韩彦文）

第四节 食管、贲门癌

【概述】

食管、贲门癌是发生于食管、贲门黏膜上皮的恶性肿瘤，预后差，在我国其发病率位居恶性肿瘤前列。一般认为生活环境与饮食习惯是其两种主要致病因素。

食管癌组织学上以鳞癌多见，腺癌次之，未分化癌等少见；发病部位上以食管中段多见，下段次之，上段少见。依据病理学特点，临床上将其分为髓质型、蕈伞型、溃疡型、缩窄型 4 型。贲门癌在最新版的 TNM 分期上，统一要求使用“食管胃结合部癌”。食管胃结合部癌是指位于解剖学食管胃交界线（Z 线）上下 5 cm 范围内的腺癌。临床常用 Siewert 分型：Ⅰ型，肿瘤中心位于 Z 线以上 1 ～ 5 cm 范围内；Ⅱ型，肿瘤中心位于 Z 线以上 1 cm 至以下 2 cm 范围内；Ⅲ型，肿瘤中心位于 Z 线以下 2 ～ 5 cm 范围内。

【扩散及转移途径】

1. 直接蔓延：食管、贲门癌可突破基底层向管壁浸润，由于消化道黏膜及黏膜下层有丰富的、相互交通的淋巴管，于黏膜下层可发生纵向蔓延。中晚期食管癌易穿透疏松的外膜侵及周围组织器官。

2. 淋巴转移：为其主要转移途径之一，一般认为低分化鳞癌或未分化癌淋巴转移较早。多沿淋巴回流途径可发生周围淋巴结的转移，也可发生远处淋巴结的转移。上段食管癌常转移至颈深淋巴结及锁骨上淋巴结，中下段食管癌多转移至食管旁淋巴结、肺门淋巴结、贲门淋巴结及胃左动脉旁淋巴结等。大部分贲门癌可经贲门淋巴结转移至胃左动脉旁淋巴结、腹主动脉旁等腹腔、腹膜后淋巴结。

3. 血行转移：较少见，常发生于中晚期。有资料显示，食管癌和贲门癌最常见的血行转移部位是肝脏，约为 30%，其次是肺和胸膜转移，约占 20%，而后是骨骼转移，少数转移到其他部位。

【临床表现】

早期多无明显临床症状，可有吞咽时疼痛、食管内异物感等。随着病情进展，可逐渐出现胸骨后疼痛不适、吞咽困难、食欲减退、消瘦、乏力等症状。

【超声表现】

1. 早期食管、贲门癌，管壁局限性不规则增厚，局限于黏膜层或黏膜下层，可见黏膜面粗糙不平，表面常有斑点状高回声附着。

2. 进展期食管、贲门癌，管壁可见不规则增厚或呈不规则包块状，回声多减低、不均，黏膜表面不平、中断，部分可见溃疡。病变处管壁层次结构紊乱，累及部分或全周管壁，管腔可见狭窄，横断面呈“靶环征”，造影剂通过缓慢、受阻；狭窄近端管腔多呈不同程度扩张。

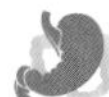

3. 彩色多普勒显示病变处丰富血流信号。

4. 出现周围转移时，会有相应声像图特征。

（1）直接浸润，肿块处外膜出现破溃、中断，癌肿突向壁外，与周围组织和脏器粘连浸润，分界不清。

（2）淋巴转移，可表现为大小不一的类圆形或椭圆形肿大淋巴结，可呈孤立、散在、"串珠样"排列或相互融合。

（3）血行转移，可发生肝脏等相关脏器的转移，出现相应的声像图表现。

【病例分析】

病例 1

患者女性，57 岁，因近期吞咽困难、胃部不适来诊。超声所示：贲门部及小弯侧胃壁明显增厚、回声减低，累及范围约 4.7 cm × 2.1 cm，层次结构紊乱不清，表面见凹陷伴斑点状高回声附着，小弯侧局部胃壁浆膜层连续性中断，侵及小网膜，小网膜回声增强。贲门部管腔狭窄，造影剂通过受阻（图 6-4-1）。

超声提示：贲门部及小弯侧胃壁局限性增厚伴溃疡，侵及小网膜，符合贲门癌声像图表现。

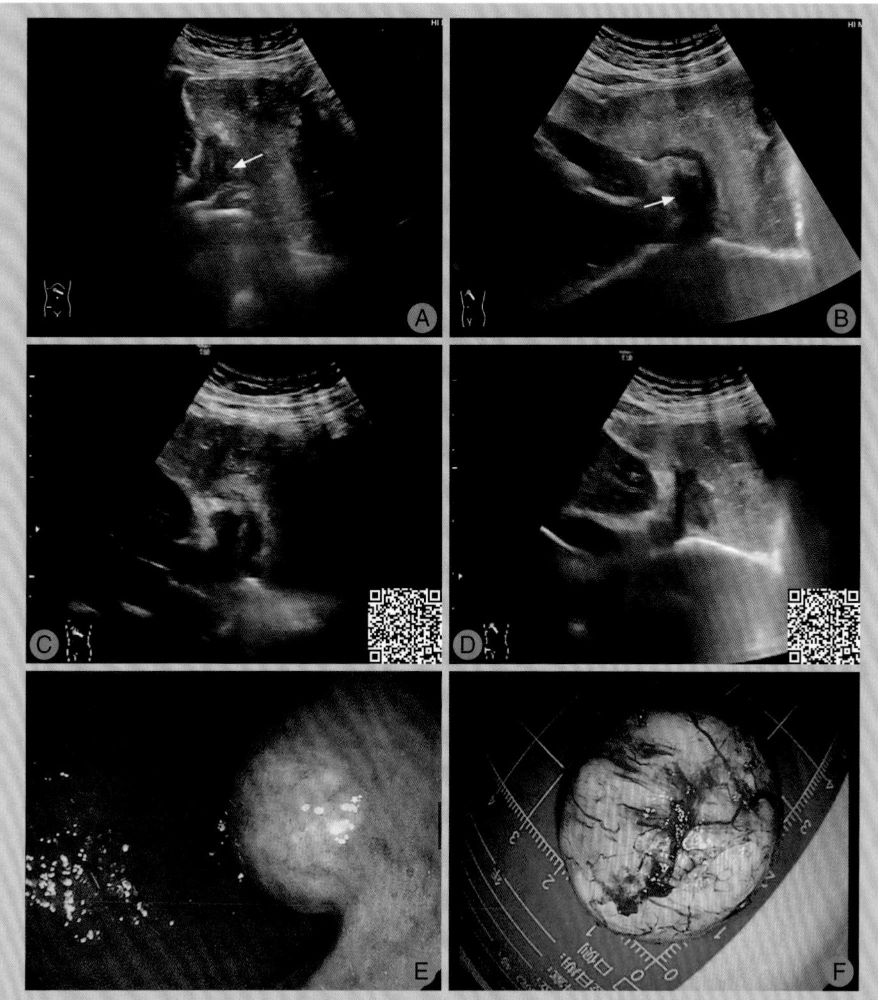

A.贲门及小弯侧胃壁明显增厚（箭头），回声减低，层次结构紊乱不清，表面见凹陷；B.小弯侧局部胃壁浆膜层中断，侵及小网膜（箭头）；C.小弯侧局部胃壁浆膜层连续性中断，癌肿突破浆膜层，与周围小网膜分界不清，小网膜回声增强（动态）；D.贲门部胃壁明显增厚，回声减低，层次结构紊乱不清，表面见凹陷伴斑点状高回声附着，贲门管腔狭窄（动态）；E.胃镜示贲门处肿块，表面凹凸不平，局部呈"菜花样"改变；F.术后大体标本。

图6-4-1　贲门低分化腺癌

病例 2

患者男性，74 岁，因吞咽困难、体重减轻来诊。超声所示：胸部食管下段、腹部食管及贲门管壁不均匀性增厚，最厚处位于胸部食管下段，厚约 1.1 cm，累及范围 11.7 cm × 3.1 cm，管壁回声减低，层次结构紊乱不清，局部管腔狭窄，造影剂通过受阻。贲门周围可探及多个肿大淋巴结，大者约 1.3 cm × 1.0 cm × 1.4 cm（图 6-4-2）。

超声提示：食管、贲门癌伴周围区域淋巴结转移可能。

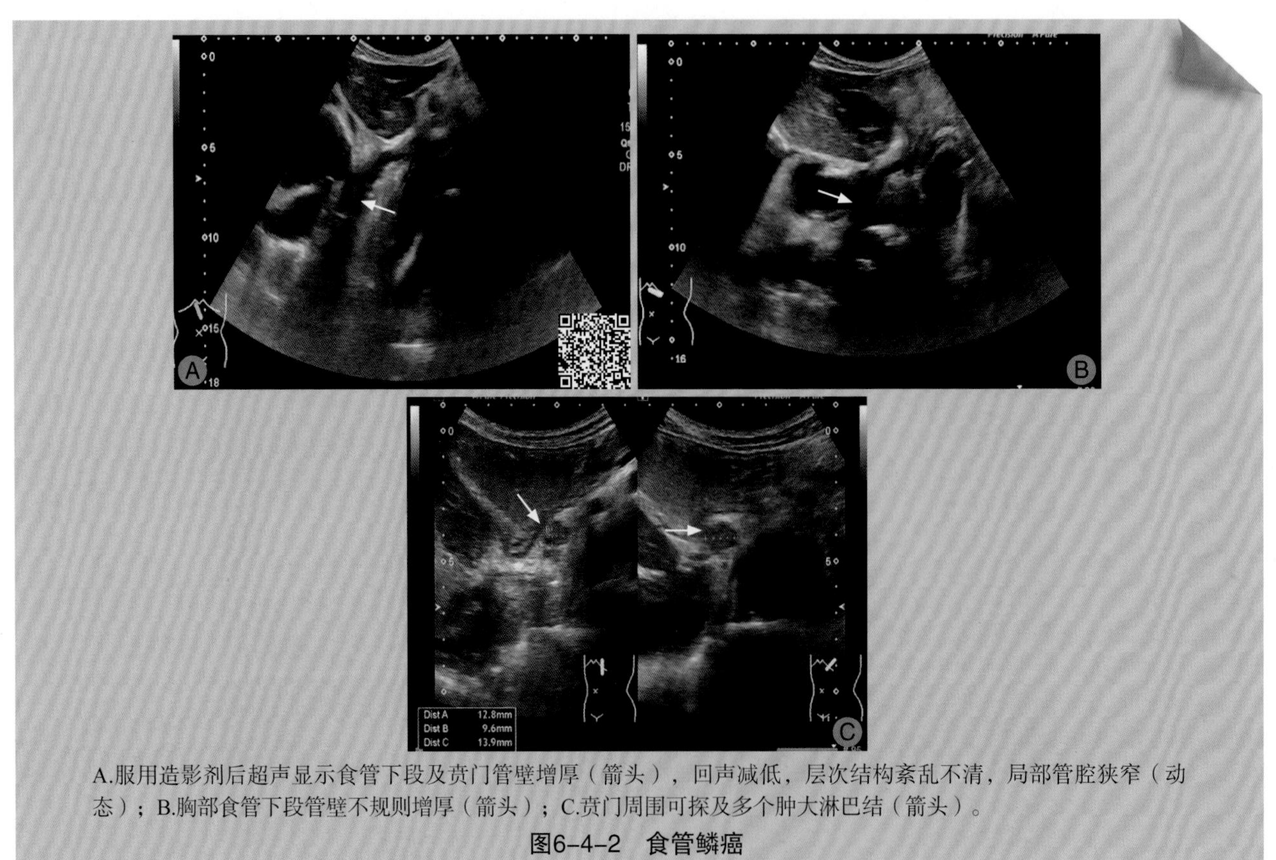

A.服用造影剂后超声显示食管下段及贲门管壁增厚（箭头），回声减低，层次结构紊乱不清，局部管腔狭窄（动态）；B.胸部食管下段管壁不规则增厚（箭头）；C.贲门周围可探及多个肿大淋巴结（箭头）。

图6-4-2　食管鳞癌

经验分享

正常情况下胸部食管下段可显示较短的一部分。在饮用造影剂、食管反流及胸部食管下段发生病变时，超声显示胸部食管范围可增大。

病例 3

患者男性，59 岁，因进食后上腹部不适伴胸痛 10 天、后背痛 2 天来诊。超声所示：贲门口狭窄，造影剂通过受阻。贲门及小弯侧胃壁局限性增厚、局部向腔内隆起，累及范围约 7.4 cm × 1.8 cm，壁回声减低，层次结构紊乱不清，黏膜表面见多个凹陷伴斑点状高回声附着。贲门管腔狭窄，造影剂通过受阻。小网膜囊内可见多个肿大淋巴结，大者约 3.2 cm × 2.1 cm × 1.7 cm（图 6-4-3）。

超声提示：贲门癌累及胃小弯伴周围区域淋巴结转移可能。

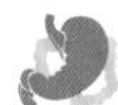

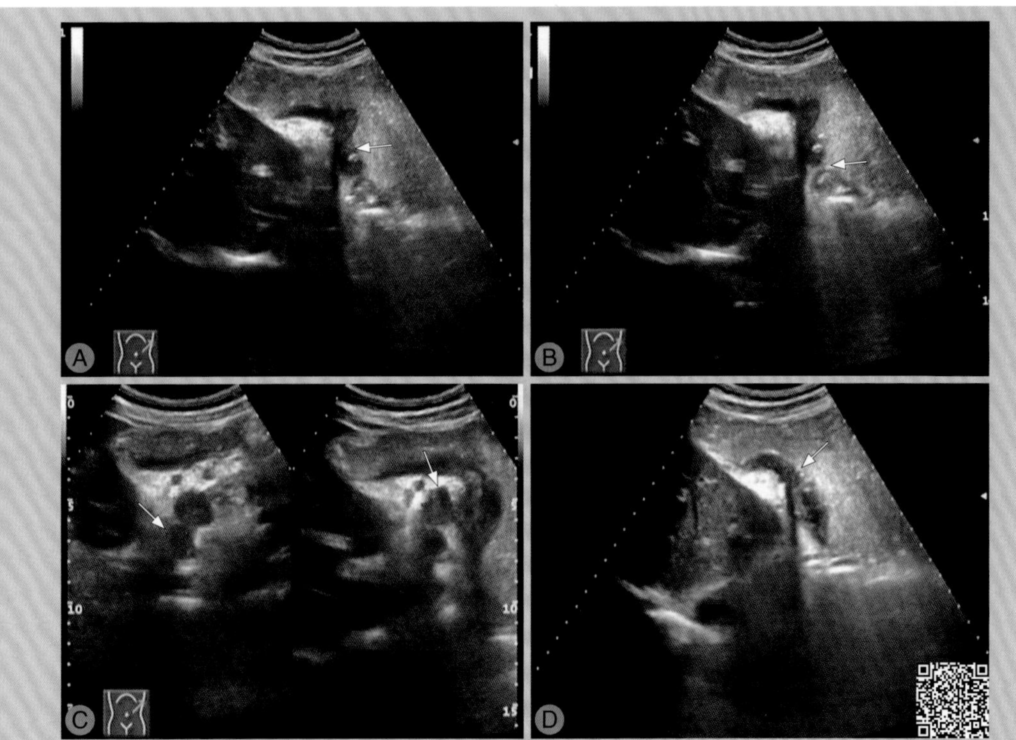

A.贲门及小弯侧胃壁增厚，局部向腔内隆起，回声减低，层次结构紊乱不清，黏膜表面见多个凹陷（箭头）；B.贲门口狭窄（箭头），贲门壁增厚并向小弯垂直部延伸；C.小网膜囊内可见多个肿大淋巴结（箭头），部分淋巴结相互粘连融合；D.贲门及小弯侧胃壁增厚，回声减低，层次结构不清，表面见多个凹陷（箭头），并伴斑点状高回声附着（动态）。

图6-4-3　贲门低分化腺癌

病例 4

患者男性，62 岁，因体检来诊。超声所示：贲门部及胃体小弯侧胃壁黏膜层及黏膜下层局限性增厚并不规则隆起，累及范围约 3.1 cm × 1.1 cm，回声减低，余层次结构清晰（图 6-4-4）。

超声提示：贲门及胃体小弯侧胃壁增厚，考虑贲门癌累及胃小弯，建议胃镜取材活检。

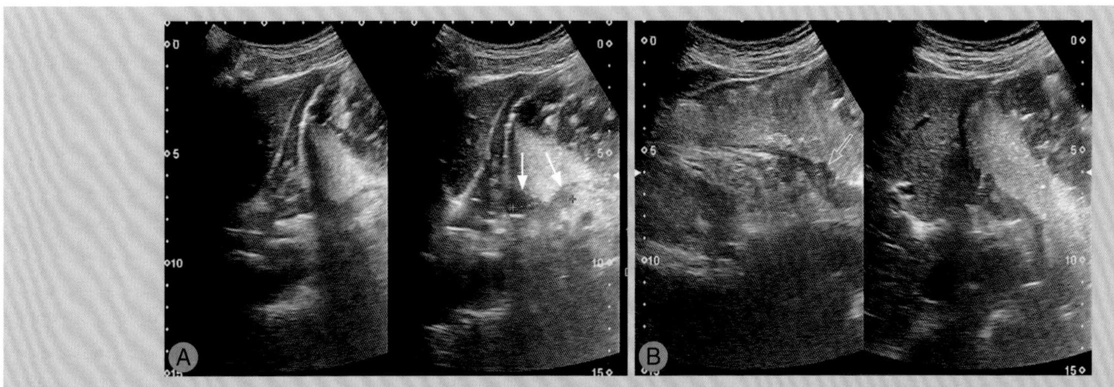

A.贲门部胃壁增厚（箭头），累及胃体小弯侧，回声减低，层次结构欠清晰；B.局部黏膜可见不规则隆起（箭头）。

图6-4-4　贲门高分化腺癌

经验分享

早期食管、贲门癌声像图缺乏特征性表现，当发现管壁不规则增厚、回声减低并伴局限性隆起或黏膜凹陷等异常表现时，应考虑到早期食管、贲门癌，必要时行胃肠双重对比超声造影进一步定性。

【临床意义】

1. 胃肠充盈超声检查可显示食管、贲门癌的管壁浸润层次（深度）、累及长度和有无周围区域淋巴结转移，能够对肿瘤进行 T 分期提示，为临床治疗提供重要参考依据。

2. 早期食管、贲门癌缺乏特征性声像图表现，诊断敏感性高，特异性差，当发现管壁不规则增厚、回声减低、层次结构欠清或伴黏膜凹陷等异常表现时，应考虑到早期食管、贲门癌，必要时行胃肠双重对比超声造影检查，避免遗漏。

（韩彦文）

第五节 食管胃底静脉曲张

【概述】

食管胃底静脉曲张多由门静脉回流障碍所致，为门静脉高压的重要并发症，是食管静脉曲张的最常见类型，食管胃底静脉曲张 70% ~ 80% 由肝硬化引发，10% ~ 15% 由肝外门静脉疾病引起。

食管静脉曲张根据曲张起始部位不同分为起自胃和食管下段的上行性食管静脉曲张（食管胃底静脉曲张）及起自食管上段的下行性食管静脉曲张，后者由上腔静脉阻塞引发，临床较少见。

【门静脉系统解剖特点】

1. 其起止端均为毛细血管，起始于胃肠、胰、脾的毛细血管网，终端为肝血窦间隙。

2. 门静脉主干及属支均无瓣膜结构。

3. 门静脉与腔静脉之间存在广泛的交通支。通常情况下交通支不开放，门静脉高压时，门静脉血流回流受阻，这些交通支大量开放，建立侧支循环，以缓解门静脉压力（图 6-5-1）。

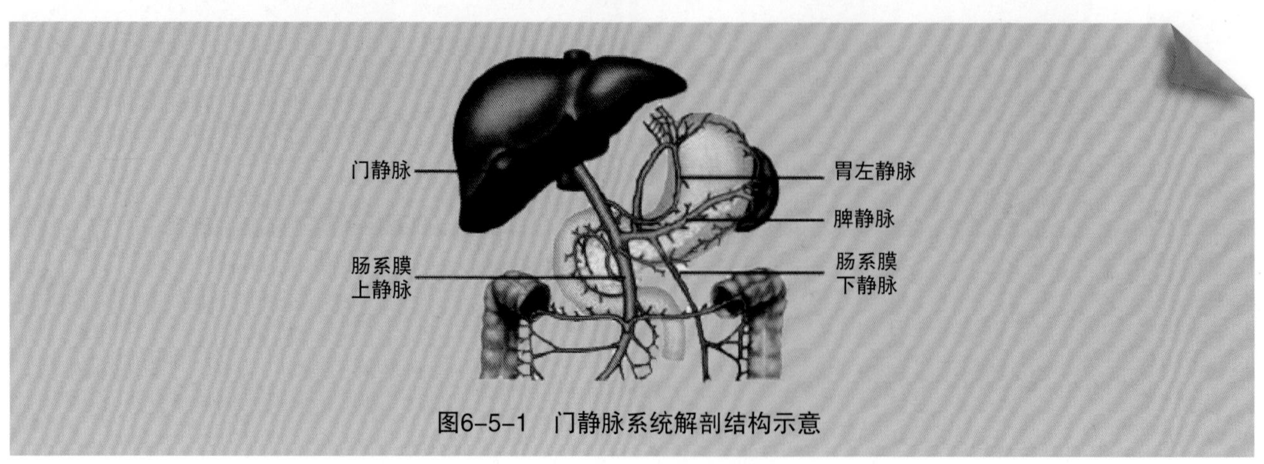

图6-5-1　门静脉系统解剖结构示意

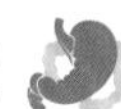

【门静脉侧支循环】

1. 胃底食管下段交通支：胃左、胃短静脉→食管静脉丛（食管胃底静脉曲张）→奇静脉、半奇静脉→上腔静脉。

2. 前腹壁交通支：脐静脉、半脐静脉→腹壁脐周静脉怒张。其是临床最易查见的侧支开放的证据。

3. 腹膜后交通支：肠系膜上、下静脉小分支与下腔静脉小分支吻合。

4. 直肠肛管交通支：直肠上静脉与直肠中、下静脉吻合→直肠静脉曲张。

胃底食管下段交通支距离门静脉主干近，静脉压差大，是缓解门静脉压力最有效的途径。门静脉高压时常造成食管胃底静脉曲张。

门静脉高压根据引发的部位不同，可分为肝前性、肝内性和肝后性 3 类（表 6-5-1，图 6-5-2）。

表 6-5-1　门静脉高压的分类及其常见病因

分类		病因
肝前性		门静脉血栓、脾静脉血栓、门静脉海绵样变、非肝病性脾大、先天性门静脉狭窄和闭塞
肝内性	窦前性	肝血吸虫病、原发性胆汁性肝硬化、结节性再生性增生、先天性肝纤维化、结节病
	窦性	各种原因肝硬化（酒精性、病毒性、血吸虫性）、自身免疫性肝硬化、特发性门静脉高压
	窦后性	重症肝炎、恶性肿瘤、急性酒精性肝炎、肝小静脉闭塞病
肝后性		布-加综合征、缩窄性心包炎、充血性心力衰竭

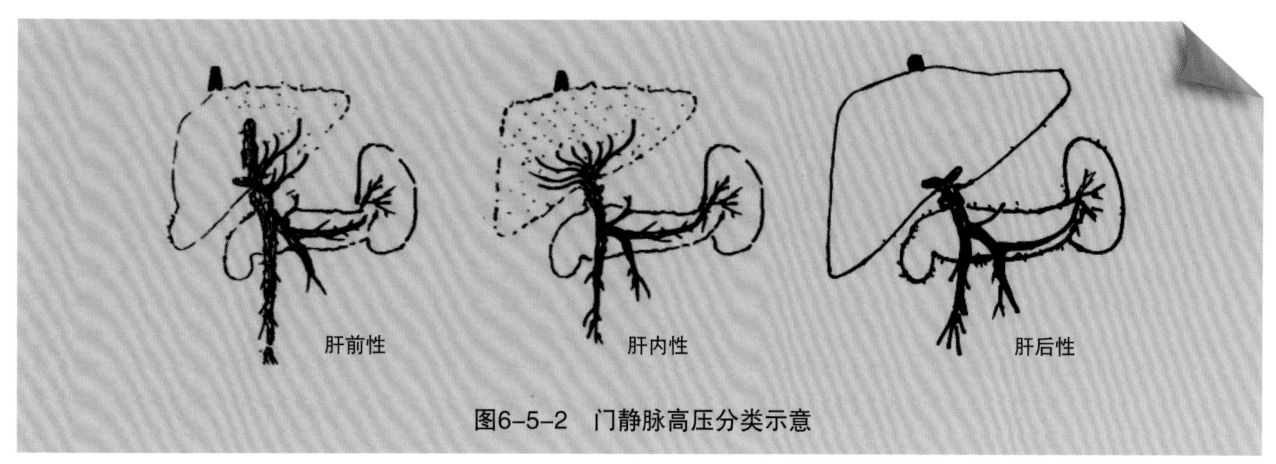

图6-5-2　门静脉高压分类示意

【食管胃底静脉曲张分型】

2015 年版的《肝硬化门静脉高压症食管、胃底静脉曲张破裂出血诊治专家共识》认为，胃底静脉曲张是食管静脉曲张的延伸，可分为 3 型。

1 型静脉曲张（GOV1）：最常见，食管静脉曲张沿胃小弯伸展至胃食管交界处以下 2 ～ 5 cm，这种静脉曲张较直。

2 型静脉曲张（GOV2）：食管静脉曲张沿胃底大弯延伸，超过胃食管结合部，通常更长、更迂曲或贲门部呈结节状隆起。

3 型静脉曲张（GOV3）：食管静脉曲张既向小弯侧延伸，又向胃底延伸。

其他有孤立胃静脉曲张，不伴有食管静脉曲张，可分为 2 型：① 1 型（IGV1）：位于胃底，迂曲交织，呈“串珠样”、瘤样或结节状等，出现孤立性胃底静脉曲张时，需排除脾静脉受压或血栓形成；② 2 型（IGV2）：罕见，常位于胃体、胃窦或幽门周围（图 6-5-3）。

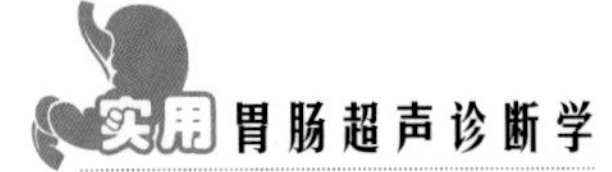

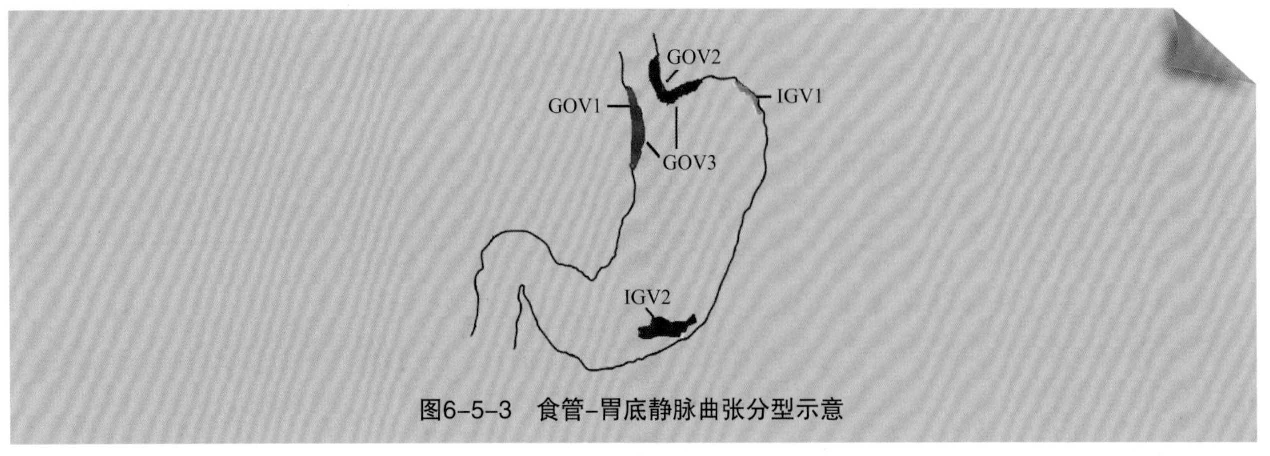

图6-5-3 食管-胃底静脉曲张分型示意

【临床表现】

食管胃底静脉曲张多由肝硬化、门静脉高压引发，患者会出现明显的肝硬化症状如食欲减退、恶心、腹胀，消瘦、乏力、皮肤干枯或水肿、呕血、黑便等。

【超声表现】

1. 病变区胃、食管壁增厚，厚度> 5 mm，黏膜下层可见迂曲走行的管状无回声位于壁间和（或）突向胃腔（因黏膜组织松软、支撑差，瘤状的曲张静脉团易突向胃腔），呈“蜂窝状”“葡萄状”改变，走行与壁长轴一致。

2. 彩色多普勒显示迂曲的管状结构内可见血流信号，频谱多普勒显示连续性低速静脉频谱。

3. 迂曲的管状结构内伴发血栓形成时，表现为管腔内可见实性回声充填，内回声不均，彩色多普勒可见迂曲的管道结构内局部充盈缺损。

4. 常伴有肝硬化、门静脉增宽及脐静脉开放等侧支循环形成超声征象。

【病例分析】

病例 1

患者女性，75 岁，有肝硬化门静脉高压病史。超声所示：腹部食管及贲门周围可见迂曲走行的管状结构，突向胃腔，向胃体小弯侧及胃底延伸。彩色多普勒显示管状结构内充满血流信号；频谱多普勒显示连续性低速静脉频谱（图 6-5-4）。

超声提示：食管胃底静脉曲张。

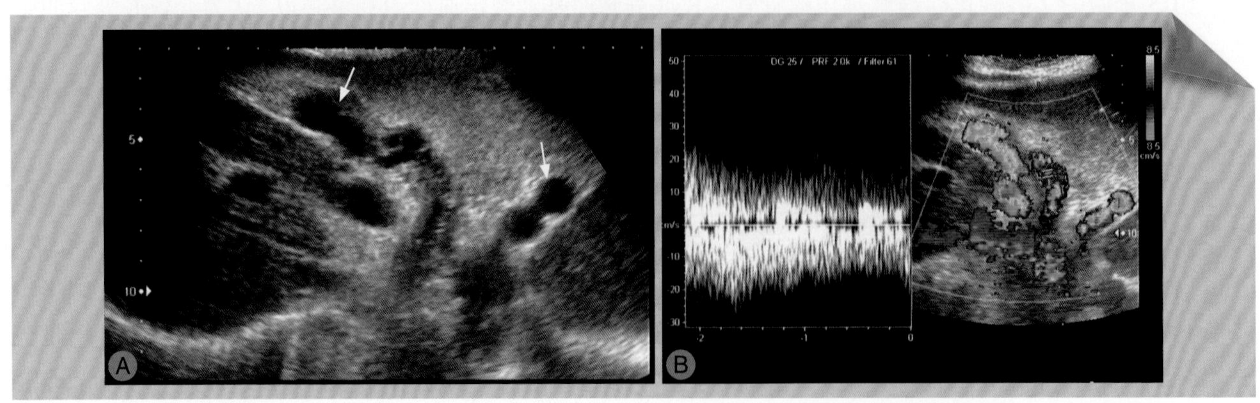

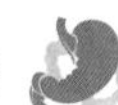

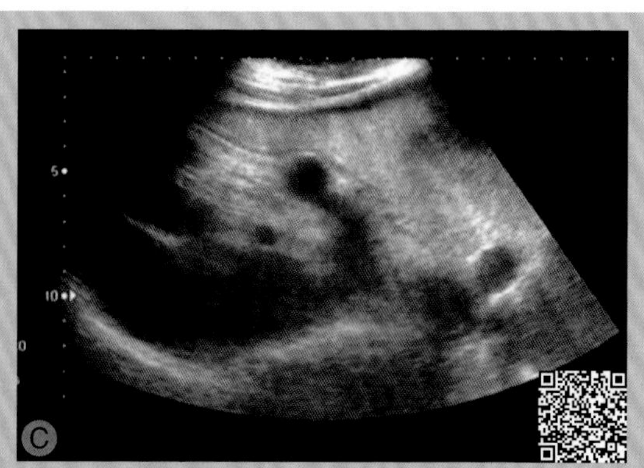

A.贲门及胃底、胃体小弯侧均见迂曲走行管状结构，突向胃腔（箭头）；B.彩色多普勒显示管状结构内血流信号，频谱多普勒显示连续性低速静脉频谱；C.食管胃底静脉曲张向小弯侧及胃底侧延伸（动态）。

图6-5-4　食管胃底静脉曲张

病例 2

患者男性，73 岁，有多年肝硬化病史。超声所示：胃底黏膜下层可见管道样结构迂曲走行，呈“蜂窝状”突向腔内，且部分管道样结构内可见低回声充填，累及范围约 1.3 cm × 0.7 cm × 1.0 cm。彩色多普勒显示管道样结构内血流信号稀疏，局部可见充盈缺损。频谱多普勒显示低速静脉频谱（图 6-5-5）。

超声提示：食管胃底静脉曲张伴血栓形成。

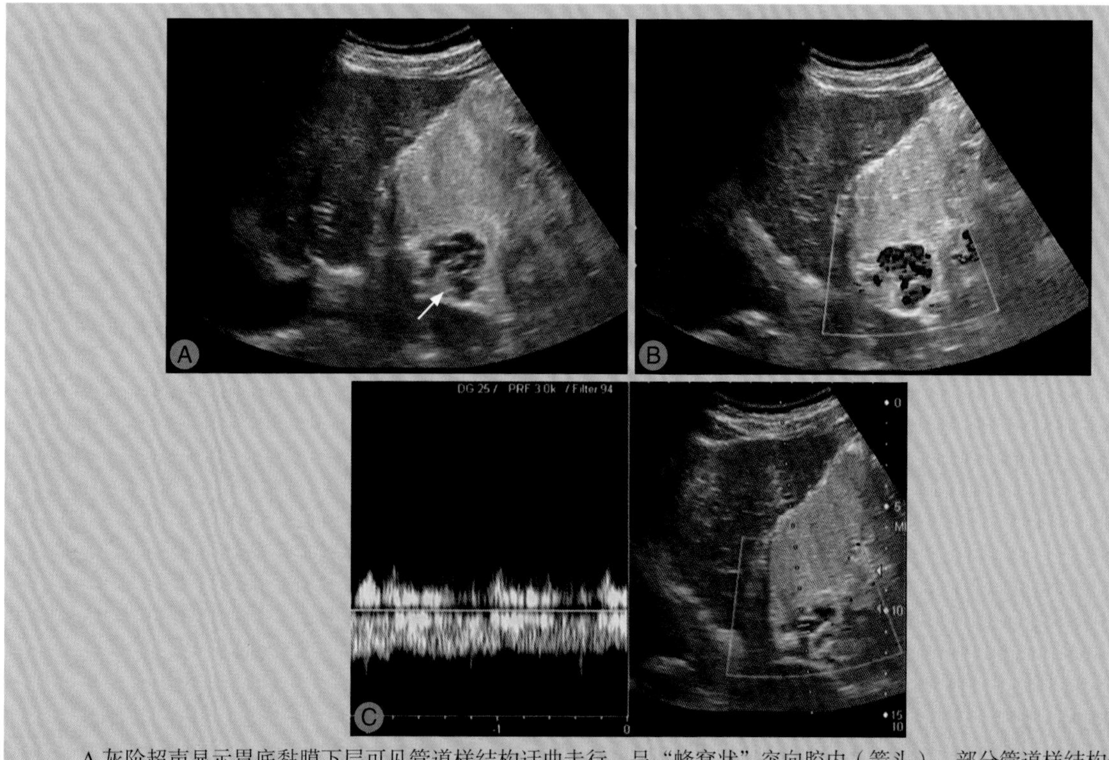

A.灰阶超声显示胃底黏膜下层可见管道样结构迂曲走行，呈“蜂窝状”突向腔内（箭头），部分管道样结构迂曲成团且可见低回声充填；B.彩色多普勒显示管道样结构内血流信号稀疏，局部可见充盈缺损；C.频谱多普勒显示低速静脉频谱。

图6-5-5　食管胃底静脉曲张伴血栓形成

经验分享

食管胃底静脉曲张易伴发血栓形成，声像图显示管腔内可见低回声充填等表现。

病例 3

患者男性，69 岁，因呕血 1 天入院，有肝硬化病史、多次消化道大出血病史。经治疗，近 3 天未再呕血，为进一步明确病情，行超声检查。超声所示：贲门小弯侧胃壁局限性增厚，以黏膜下层增厚为主，厚约 0.8 cm。彩色多普勒显示其内可见迂曲走行条带状血流信号。频谱多普勒显示低速静脉频谱（图 6–5–6）。

超声提示：胃底静脉曲张。

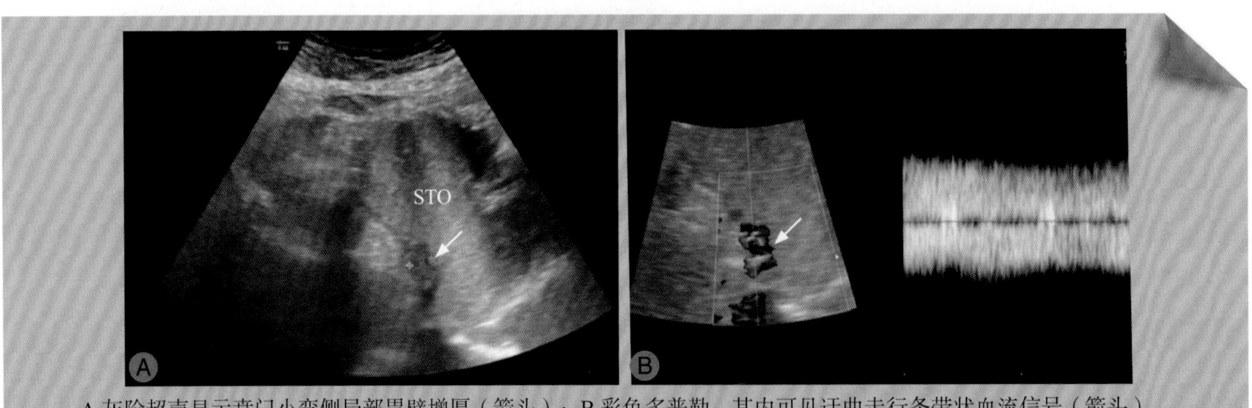

A.灰阶超声显示贲门小弯侧局部胃壁增厚（箭头）；B.彩色多普勒：其内可见迂曲走行条带状血流信号（箭头），频谱多普勒显示静脉频谱。STO：胃腔。

图6–5–6　胃底静脉曲张

经验分享

胃底静脉曲张时，管壁增厚，黏膜下层血管增宽、迂曲，黏膜层略突向胃腔，在贲门冠状切面容易呈现黏膜增厚、水肿声像图表现，单纯依靠灰阶超声容易被误诊为贲门炎。贲门壁局限性增厚时，特别是有门静脉高压病史者，应结合彩色多普勒、频谱多普勒进行鉴别诊断，除外静脉曲张。

病例 4

患者女性，53 岁，因体检来诊。超声所示：贲门胃底侧局部管壁增厚，黏膜下层可探及类圆形无回声，大小约 1.3 cm × 0.7 cm × 1.0 cm，边界清，内透声好。彩色多普勒显示其内充满血流信号。频谱多普勒显示低速静脉血流频谱（图 6–5–7）。

超声提示：贲门类圆形无回声结节，考虑贲门孤立性静脉瘤。

经验分享

孤立性静脉瘤，为食管胃底静脉曲张的一个亚型，是指局部黏膜下静脉扩张，系消化道固有静脉丛先天性发育不良或后天性因素造成的血管闭塞、狭窄，近端静脉血管瘤状扩张，以胸部食管多见。

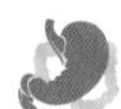

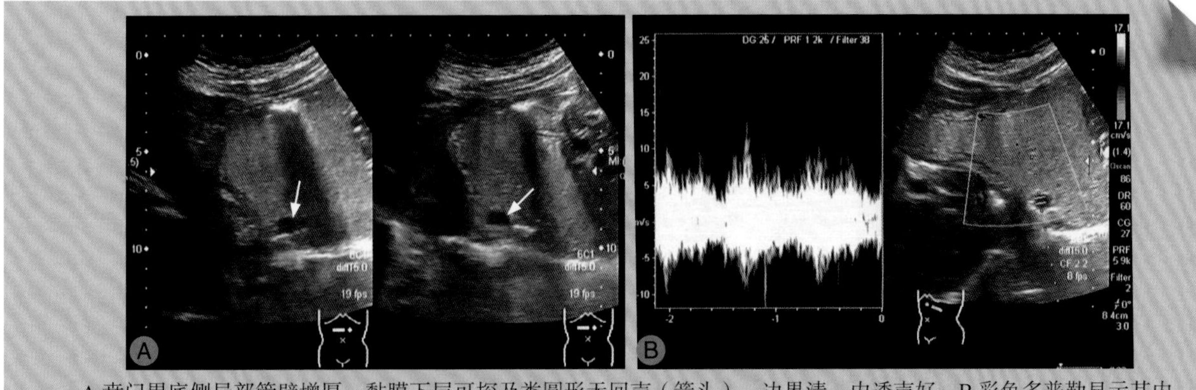

A.贲门胃底侧局部管壁增厚，黏膜下层可探及类圆形无回声（箭头），边界清，内透声好；B.彩色多普勒显示其内充满血流信号，频谱多普勒显示低速静脉血流频谱。

图6-5-7　贲门孤立性静脉瘤声像图

【临床意义】

1. 胃肠充盈超声检查可显示壁内迂曲扩张的管状结构，彩色多普勒可判断管状结构是否为血管，频谱多普勒可区分动、静脉。

2. 超声检查可观察肝硬化患者门静脉、胃左静脉及食管胃底静脉的曲张程度及血流情况等，可对食管胃底静脉发生破裂出血的风险做出超声提示。

（韩彦文）

第六节　小结

1. 胃肠充盈检查法可动态观察颈部食管、部分胸部食管、腹部食管及贲门壁的层次结构、厚度，食管腔有无狭窄，以及周围纤维结缔组织的回声，并通过彩色多普勒观察血供情况，可用于诊断其炎症性病变及占位性病变。

2. 胃肠充盈检查法可动态观察食管的蠕动、贲门的开放及闭合情况，诊断贲门失弛缓症、胃食管反流等系列功能性病变。

（韩彦文）

参考文献

[1] 萧树东，许国铭．中华胃肠病学 [M]. 北京：人民卫生出版社，2008.

[2] 周永昌，郭万学．超声医学 [M].4 版．北京：科学技术文献出版社，2003.

[3] 周永昌，郭万学．超声医学 [M].5 版．北京：科学技术文献出版社，2006.

[4] 陆文明．临床胃肠疾病超声诊断学 [M]. 西安：第四军医大学出版社，2004.

[5] 梁笑楠，战蓉蓉，张晓岚．《2020 年中国胃食管反流病专家共识》解读 [J]. 河北医科大学学报，2021，42（8）：869-871，925.

[6] 李治安 . 临床超声影像学 [M]. 北京：人民卫生出版社，2003.
[7] 葛均波，徐永健，王辰 . 内科学 [M].9 版 . 北京：人民卫生出版社，2018.
[8] 陈孝平，汪建平，赵继宗 . 外科学 [M].9 版 . 北京：人民卫生出版社，2018.
[9] 栗小艳，王旸，唐杰，等 . 咽食管憩室的超声诊断价值 [J]. 中国医学影像学杂志，2014，22（12）：912-913，917.
[10] 于中麟，于淑霞，张澍田，等 . 食管胃底静脉曲张血供与侧支的研究 [J]. 中华消化内镜杂志，2005，22（2）：82-85.
[11] 何雨倩，曾伊凡，马德强，等 . 肝硬化患者食管胃底静脉曲张无创评估的研究进展 [J]. 中西医结合肝病杂志，2022，32（4）：381-384.
[12] 方建强，朱文峰，茹彤，等 . 经腹胃充盈超声造影对食管：胃底静脉曲张分度的探讨 [J]. 影像诊断与介入放射学，2015，24（3）：208-211.
[13] 刘菲菲，许永波，杨智，等 . 超声对咽食管憩室的诊断价值 [J]. 中国超声医学杂志，2015，31（11）：968-970.
[14] 骆韵青，章燕锋，于尚坤，等 . 高频超声结合饮水试验在咽食管憩室诊断中的应用 [J]. 中国超声医学杂志，2014，30（7）：664-666.
[15] 李星云，马彩叶 . 食管憩室误诊甲状腺结节 1 例 [J]. 中国临床医学影像杂志，2012，23（10）：754-755.
[16] 曾敏霞，王燕，姜立新 . 咽食管憩室误漏诊 10 例分析 [J]. 中国误诊学杂志，2012，12（6）：1370.
[17] 刘士龙，冯程，刘涛，等 . 高频超声诊断咽食管憩室 [J]. 中国介入影像与治疗学，2016，13（2）：126-127.
[18] 张蔚，贾瑞珍，许迎建 . 无症状咽食管憩室超声诊断分析 [J]. 中华医学超声杂志（电子版），2016，13（4）：308-310.
[19] 李建国 . 胃肠肿瘤超声检查 [J]. 中国超声医学杂志，2000，16（3）：213-217.
[20] 中国医药教育协会超声专委会胃肠超声学组 . 中国胃充盈超声检查专家共识 [J]. 肿瘤预防与治疗，2020，33(11)：817-827.

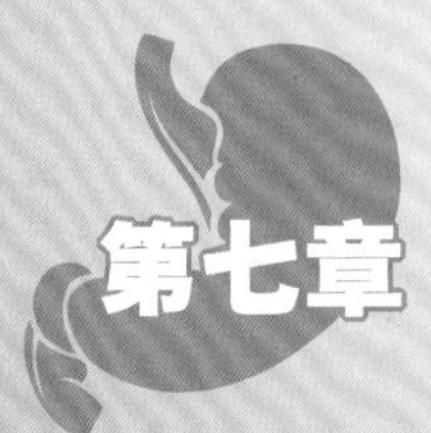

第七章

胃、十二指肠黏膜病变

胃、十二指肠黏膜病变是指在多种致病因素作用下，胃、十二指肠黏膜发生的炎症、糜烂、溃疡、息肉甚至癌变等一系列病变。可能以单一病变发生，也可能几种疾病混合发生。

第一节 胃炎、十二指肠球炎

一、胃炎

胃壁组织学结构：胃壁分为黏膜层、黏膜下层、固有肌层、浆膜层。

黏膜层包括黏膜上皮层、固有层和黏膜肌层。黏膜上皮由柱状细胞构成，可分泌黏液，保护胃黏膜不被胃酸和胃蛋白酶所破坏，黏膜表面布满胃小凹；黏膜固有层内充满胃腺，胃腺开口于胃小凹的底部（一个胃小凹底部有 3 ~ 5 条胃腺共同开口），它们的分泌物混合形成胃液，对食物进行化学消化；黏膜肌层由内环、外纵两层平滑肌组成，并有细小的平滑肌束与之相连续，向上长入黏膜固有层直达表面上皮下方。

黏膜下层为疏松结缔组织，具有许多弹性纤维，起缓冲作用。黏膜下层含有较大的动脉、静脉、淋巴管丛和神经丛，胃黏膜产生炎症时可经黏膜下层扩散。

固有肌层很发达，由 3 层平滑肌组成。胃的各种生理运动主要靠肌层来完成。

浆膜层是胃的最外层，由结缔组织和与腹膜连续的间皮组成（图 7-1-1）。

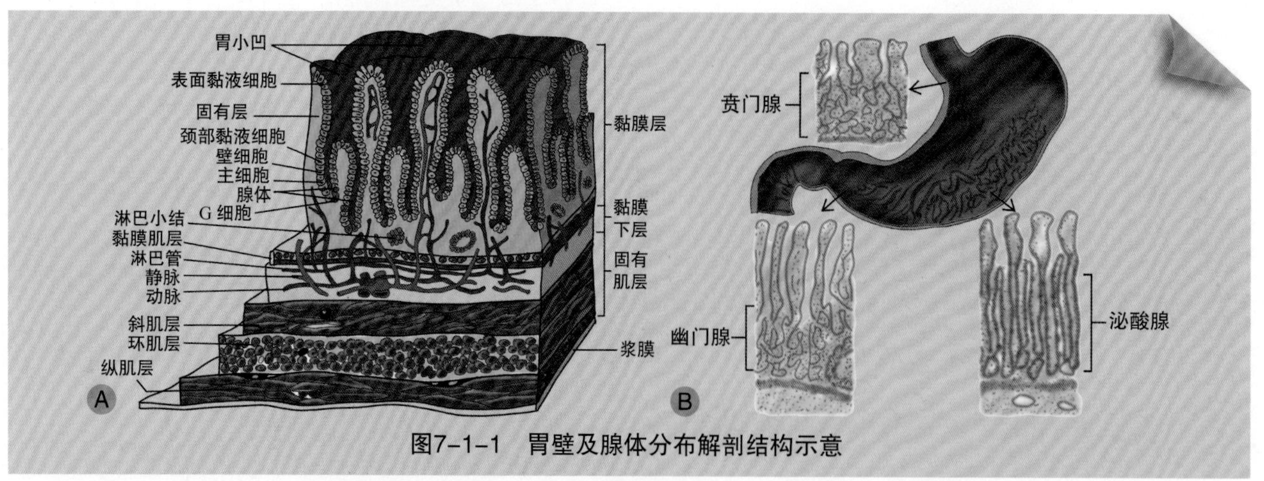

图7-1-1 胃壁及腺体分布解剖结构示意

胃炎是由各种原因引起的胃黏膜炎症，是最常见的消化系统疾病之一，分急性胃炎和慢性胃炎。

（一）急性胃炎

【概述】

急性胃炎是指由多种病因引起的急性胃黏膜炎症，有充血、水肿、糜烂、出血等改变，起病急、病程短。急性胃炎通常分为单纯性、糜烂出血性、腐蚀性和化脓性（蜂窝织炎性）胃炎等，常见的为单纯性和糜烂出血性两种。镜下见黏膜充血、水肿、固有层内有中性粒细胞浸润，病变严重时累及黏膜下层甚至肌层，黏膜坏死脱落形成浅溃疡。

其主要由饮食不当、药物、毒物、腐蚀品、细菌毒素、传染病、应激和循环障碍等原因直接损伤胃黏

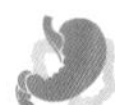

膜和削弱胃黏膜的防御机制引起。胃黏膜的防御机制（包括黏膜屏障、黏液屏障、黏膜上皮修复、黏膜和黏膜下层的血流、前列腺素和肽类物质、自由基清除系统）破坏或保护因子减少，可使胃腔中的氢离子弥散至胃壁，肥大细胞释放组胺，则血管充血和（或）出血，黏膜水肿及间质液渗出，同时可刺激壁细胞分泌盐酸、主细胞分泌胃蛋白酶。胃腺颈部存在着一些具有分化潜能的细胞，若致病因子损伤腺颈部细胞，则胃黏膜修复多延迟、更新受阻而出现糜烂。

【临床表现】

急性胃炎起病急，症状重。急性单纯性胃炎表现为上腹部不适、食欲减退、恶心、呕吐等。急性糜烂出血性胃炎可伴有呕血和（或）黑便。急性化脓性胃炎常伴寒战、高热。无特异性体征，多为上腹部压痛。

【超声表现】

超声表现具体如下（图 7-1-2 ~图 7-1-4）。

（1）胃壁呈均匀性、对称性增厚，回声减低，胃腔相对轻度变窄，蠕动减弱，可见“激惹征”。

（2）胃壁层次清晰，以黏膜层和黏膜下层增厚为主。单纯性胃炎黏膜层欠光滑，糜烂出血性胃炎黏膜层粗糙不平，可见黏膜凹陷，表面有点片状高回声附着。化脓性胃炎主要表现为黏膜下层明显增厚，内可见大小不等液性无回声区，呈“蜂窝样”改变，可累及胃壁全层，甚至造成胃壁穿孔，彩色多普勒显示胃壁丰富血流信号。

（3）治疗后复查，超声声像图可见炎性表现减轻或消失。

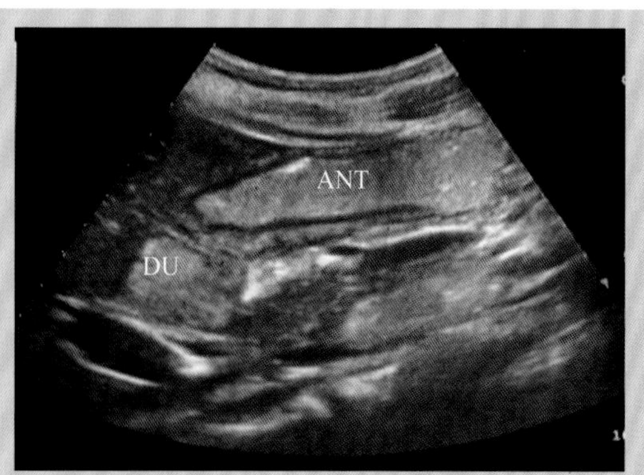

胃窦部胃壁对称性增厚，以黏膜层及黏膜下层增厚为主，胃壁层次清晰，黏膜面毛糙，胃腔相对变窄。ANT：胃窦；DU：十二指肠球部。

图7-1-2　急性单纯性胃炎

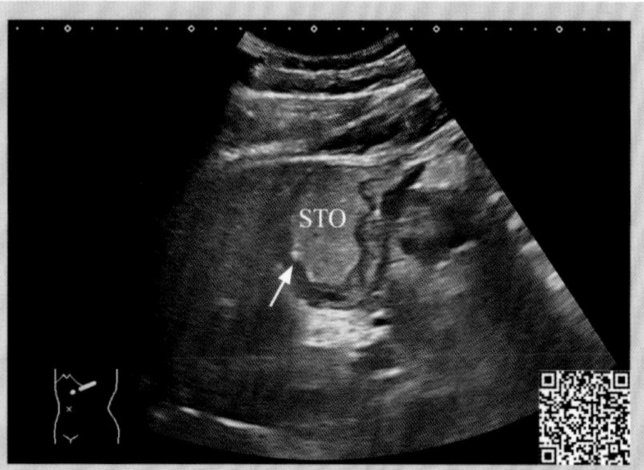

胃壁增厚，以黏膜层及黏膜下层增厚为主，层次结构清晰，黏膜面毛糙伴多发浅小凹陷，表面见点状高回声附着（箭头），胃壁可见蠕动。STO：胃腔。

图7-1-3　急性糜烂出血性胃炎（动态）

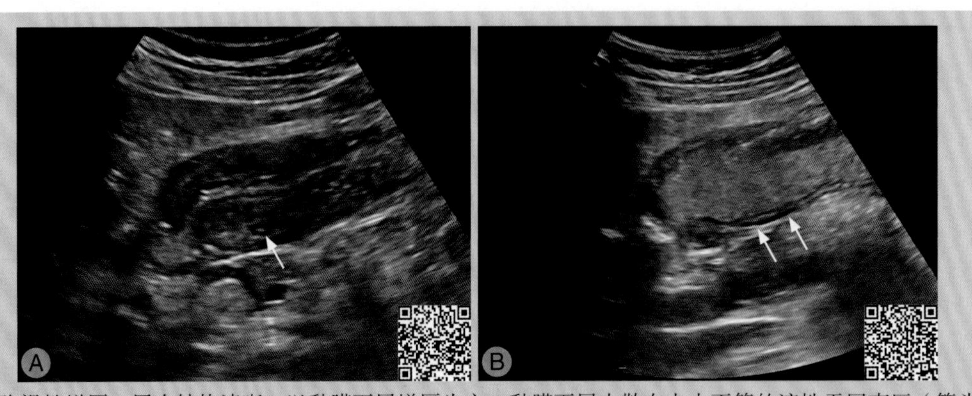

A.胃壁弥漫性增厚，层次结构清晰，以黏膜下层增厚为主，黏膜下层内散在大小不等的液性无回声区（箭头），呈“蜂窝样”改变，蠕动减弱，胃腔相对狭窄；B.治疗25天后胃壁增厚明显好转（箭头），层次结构清晰，蠕动正常。

图7-1-4　急性化脓性胃炎（动态）

（病例由兰州中核五〇四医院窦晓霞主任提供）

【鉴别诊断】

急性胃炎与弥漫浸润型胃癌相鉴别。

灰阶超声：弥漫浸润型胃癌者胃壁多弥漫性不规则性增厚，回声减低、欠均匀，胃壁层次结构紊乱，胃壁僵硬，胃蠕动减弱或消失，周围淋巴结肿大，以及脏器转移等。急性胃炎者胃壁均匀对称性增厚，层次结构清晰，增厚处回声较浸润型胃癌略高，胃壁相对柔软。

胃肠双重对比超声造影：弥漫浸润型胃癌肿瘤新生血管数量增多并缺乏完整基底膜结构及动静脉瘘等紊乱血管的存在，导致阻力低、流速快，呈“快进快退”表现；急性胃炎者胃壁血流灌注方向自浆膜面穿过固有肌层，到达黏膜下层、黏膜层，因此黏膜下层、黏膜层高灌注，固有肌层低灌注。

【临床意义】

充盈胃腔后超声检查对于急性胃炎敏感度高，可观察胃壁各层结构的改变，显示炎症累及的范围和程度，是治疗后复查的首选检查方法。

（二）慢性胃炎

【概述】

慢性胃炎是指由多种病因引起的胃黏膜慢性炎症及萎缩性病变。现基于2000年全国慢性胃炎研讨会专家讨论将慢性胃炎分成慢性非萎缩性胃炎（浅表性胃炎）、慢性萎缩性胃炎和特殊类型胃炎。

1. 慢性非萎缩性胃炎（浅表性胃炎）、慢性萎缩性胃炎

慢性胃炎为常见病，其中以慢性非萎缩性胃炎为主。病因和发病机制尚未完全明确，目前认为与幽门螺杆菌的长期感染、胆汁反流、长期服用非甾体抗炎药等药物、饮酒、环境、饮食、免疫等因素有关，是胃黏膜损伤与修复矛盾作用的结果。组织病理特征为炎症、萎缩和化生。

慢性非萎缩性胃炎炎症局限于黏膜浅层，主要见于胃窦，也可见于胃体，镜下见黏膜浅层有淋巴细胞和浆细胞的浸润，深层的腺体完整无萎缩。慢性萎缩性胃炎炎症深入黏膜固有层影响腺体，黏膜变薄，黏膜皱襞平坦或消失，呈弥漫性或局限性，镜下见腺体萎缩或消失，黏膜层、黏膜下层有淋巴细胞和浆细胞浸润，萎缩性胃炎可发生肠腺上皮化生和假性幽门腺化生，在化生基础上发生异型增生。

早期阶段：累及胃黏膜浅层，胃小凹之间的浅表黏膜层有炎细胞浸润（此型胃炎可完全恢复，若长期反复发作可进入进展阶段）。进展阶段：炎症向黏膜深层进展，可到达胃黏膜全层，常伴有胃腺萎缩。终末阶段：炎症消退，胃黏膜腺体不同程度萎缩、减少甚至完全消失，只剩下胃小凹残存。胃腺体萎缩的同

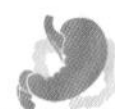

时，胃小凹深部的上皮增生形成腺体并可发生肠化生，或形成息肉样病变，甚至癌变。

（1）临床表现

缺乏特异性症状，慢性起病，迁延不愈，大多数无症状，部分表现为消化不良，如上腹隐痛、饱胀、嗳气、反酸、恶心和呕吐等。伴黏膜糜烂者，上腹痛较明显，并可有出血症状。萎缩性胃炎者可有贫血症状。

（2）超声表现

1）慢性非萎缩性胃炎（图 7-1-5）：①胃壁多呈区域性轻度增厚，以黏膜浅层增厚为主，黏膜浅层回声减低、厚薄不均，双重充盈检查显示更清晰，常见于胃窦、胃角及胃体小弯侧；②胃壁层次结构清晰，回声略低，黏膜面欠光滑、部分回声中断；③胃壁蠕动减弱。

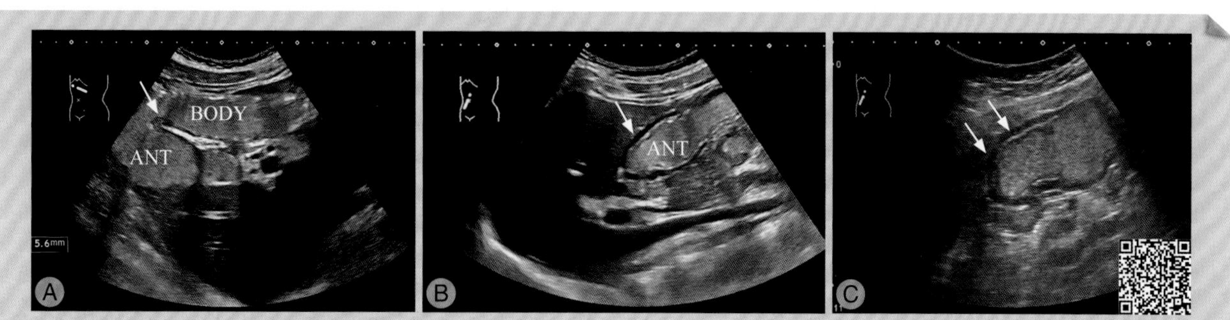

A.胃角处胃壁局限性增厚（箭头），以黏膜层增厚为主，回声减低，表面有点状高回声附着；B.胃窦部胃壁局限性增厚（箭头），层次结构清晰，黏膜面毛糙；C.胃窦部胃壁增厚（箭头），层次结构清晰，黏膜面毛糙，胃壁柔软可见明显蠕动波（动态）。BODY：胃体；ANT：胃窦。

图7-1-5 慢性非萎缩性胃炎

2）慢性萎缩性胃炎（图 7-1-6）：①胃壁层次清晰，局限性或广泛性变薄，以黏膜深层变薄为主，胃体后壁及胃角改变明显；②胃壁蠕动减弱；③偶见黏膜层变厚（黏膜萎缩并发胃小凹上皮细胞增生并黏膜肌层代偿性增厚）。

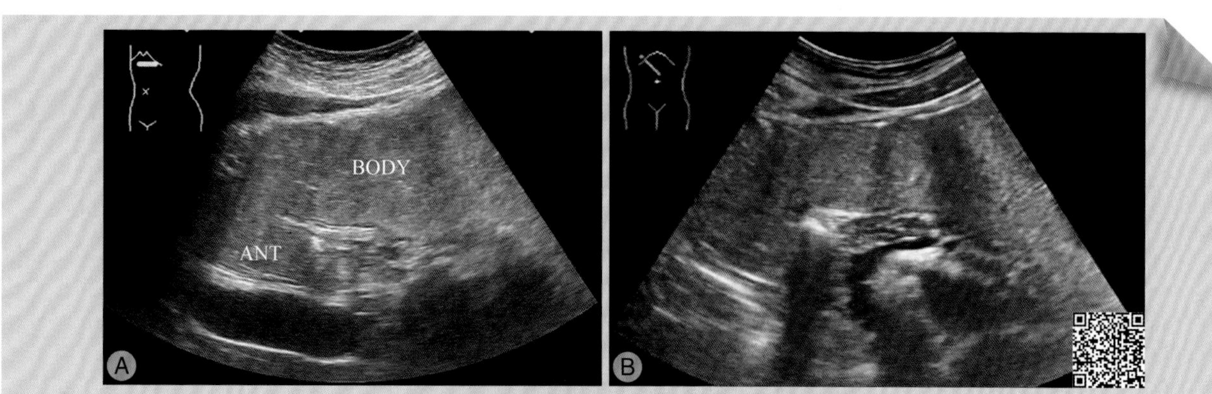

A.胃壁普遍性变薄，以黏膜深层变薄为主；B.胃壁普遍性变薄，以黏膜深层变薄为主，胃壁蠕动减弱（动态）。BODY：胃体；ANT：胃窦。

图7-1-6 慢性萎缩性胃炎

（3）临床意义

慢性非萎缩性胃炎和慢性萎缩性胃炎具有典型声像图特征时，超声能够做出诊断提示。但是慢性萎缩性胃炎有多灶性分布的特点，与慢性非萎缩性胃炎两者声像图特征存在交叉，部分病例仅从声像图特征上难以进行鉴别。

2. 特殊类型胃炎

特殊类型胃炎种类很多，由不同病因所致，临床较少见，而其中肥厚性胃炎较为常见，有其特异的超声表现。以下介绍肥厚性胃炎。

（1）概述

肥厚性胃炎表现为胃黏膜皱襞广泛性或局限性加深变宽呈脑回状，胃黏膜表面可覆盖较多黏液，黏膜的正常结构消失，代之以巨大的增生肥厚的皱襞，皱襞可高达 2 ~ 3 cm，宽 1 ~ 1.5 cm。黏膜表面可伴有糜烂或出血。好发于胃体、胃底及胃大弯，胃窦部少见。以下为 4 种明确的肥厚性胃病。

1）Ménétrier 病：较为罕见，是以胃底与胃体的巨大胃皱襞、黏液分泌增多、胃酸分泌减少及低蛋白血症为特点的疾病。原因是胃腺黏液细胞增生，主细胞和壁细胞减少，导致胃蛋白酶和胃酸分泌减少。

2）高分泌性高胃泌素血症（Zollinger-Ellison syndrome，ZES）：由胃泌素瘤引起，胃黏膜皱襞粗大肥厚，伴有顽固性溃疡。其原因在组织学上为胃腺体增生、主细胞和壁细胞增多，引起高胃酸分泌。

3）肥厚性高分泌性胃病：表现为胃体腺体增生，表面成分正常，以及不伴有高胃泌素血症的消化性溃疡病。胃黏膜呈现伴有明显皱襞的弥漫性结节状改变，类似于 ZES，然而，缺乏 ZES 特征性的壁细胞肥大和增生。

4）肥大性高分泌性蛋白丢失性胃病：表现为巨大的胃皱襞，黏液分泌过多，蛋白丢失，其临床表现类似于一种介于 Ménétrier 病和 ZES 之间的交叉病变。多数患者存在低蛋白血症和肠蛋白丢失。

（2）临床表现

临床表现不典型，有上腹痛、饱胀不适、纳差、恶心、呕吐等消化不良症状。因病变黏膜可有出血点和糜烂，甚至溃疡，常有黑便和呕血。还可有乏力、消瘦、贫血及低蛋白血症等症状。

（3）超声表现（图 7-1-7）

1）胃黏膜局限性显著增厚，呈乳头状或指状突入胃腔内。

2）胃壁层次清晰完整，黏膜层及黏膜下层均可见增厚，黏膜皱襞粗大。

3）增生皱襞柔软而不僵硬，随蠕动波起伏而不消失。

4）局部可伴黏膜凹陷。

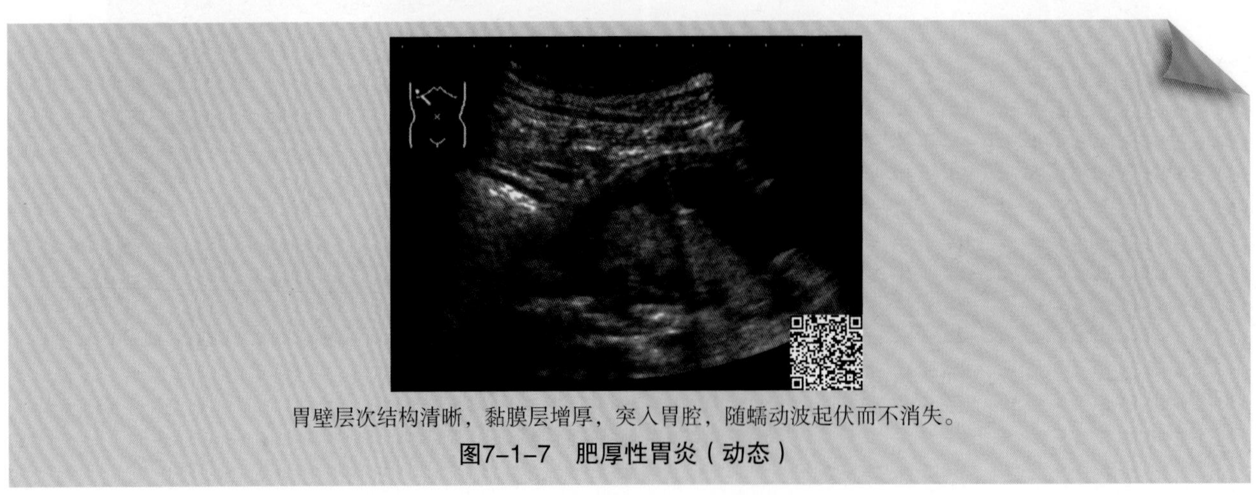

胃壁层次结构清晰，黏膜层增厚，突入胃腔，随蠕动波起伏而不消失。

图7-1-7 肥厚性胃炎（动态）

（4）鉴别诊断

1）胃淋巴瘤：多起自黏膜下层或黏膜固有层，向黏膜浅层及固有肌层侵犯，导致胃壁部分层次结构不清，胃壁明显增厚、回声极低，彩色多普勒可显示丰富血流信号，“血管漂浮征”为特征性表现。

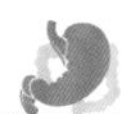

2）胃息肉：为突向胃腔内的局限性结节，而非弥漫性的，为胃壁的黏膜层（第1层或第2层）突入腔内形成，呈单发或多发结节状，和胃壁相连，部分随胃蠕动可见摆动。

3）皮革胃：大多胃壁层次结构紊乱、呈弥漫性不规则性增厚，胃壁僵硬。而肥厚性胃炎胃壁层次结构清晰，黏膜层显著增厚、呈乳头状或指状突入胃腔内，胃壁柔软。

（5）临床意义

胃充盈超声检查可清楚显示胃壁层次结构及胃黏膜皱襞状态，可在不同充盈状态下及不同时间段进行观察对照，可作为肥厚性胃炎鉴别诊断的一种方法。虽然临床能对肥厚性胃炎进行分型，但超声表现仅显示黏膜层明显增厚、呈乳头状或指状突入胃腔内，明确分型诊断还需结合临床。

二、十二指肠球炎

【概述】

十二指肠球炎是指发生在十二指肠球部的非特异性感染性疾病，是一种常见的胃肠疾病。目前认为慢性非特异性十二指肠球炎是一种独立疾病，具体病因和机制尚未完全明确，青壮年居多（80%以上），男女比例为4 ∶ 1。十二指肠球炎分为浅表型、间质型及萎缩型3种类型。十二指肠球炎与十二指肠球部溃疡有一定相关性，十二指肠球部溃疡活动期间常伴有溃疡周围炎症（图7-1-8）。

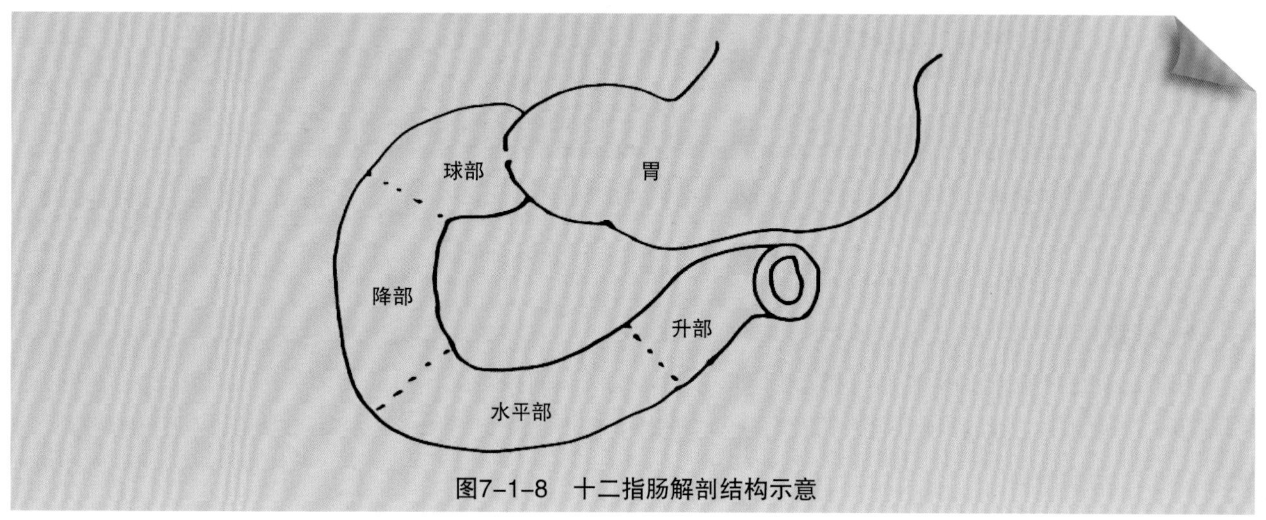

图7-1-8　十二指肠解剖结构示意

【临床表现】

十二指肠球炎多表现为中上腹的周期性、规律性疼痛，伴有反酸、嗳气等。

【超声表现】

1. 十二指肠球部壁轻度增厚，以黏膜层为主，部分累及黏膜下层，球壁回声减低，层次清晰；伴糜烂时，黏膜面可见浅小凹陷，并可见点状高回声附着。

2. 球部面积偏小（面积< 3 cm^2，仅供参考）。

3. 呈现“激惹征”（造影剂到达球部后不易停留而迅速排空）。

4. 黏膜面多合并溃疡凹陷等（图7-1-9，图7-1-10）。

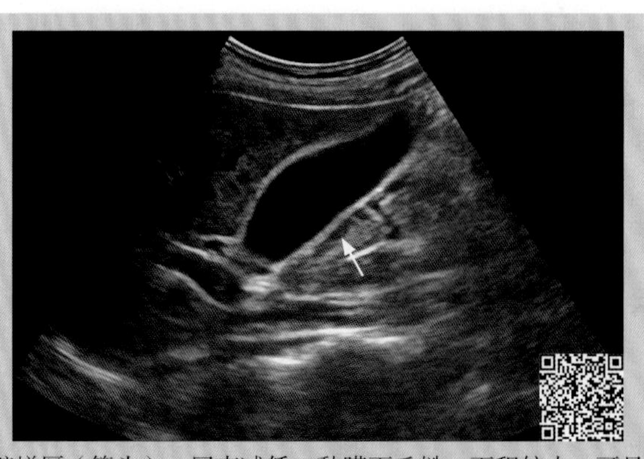

十二指肠球部壁增厚（箭头），回声减低，黏膜面毛糙，面积较小，可见“激惹征”。

图7-1-9　十二指肠球炎（动态）

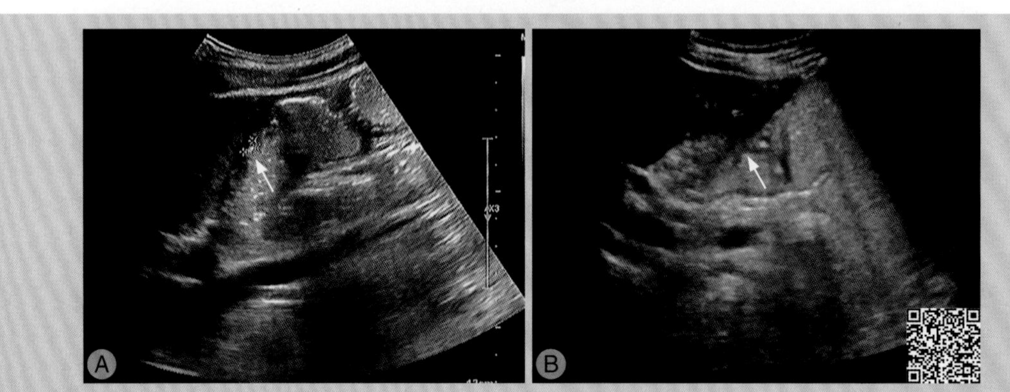

A.十二指肠球部前壁增厚，可见黏膜凹陷，凹陷表面可见点片状高回声附着（箭头）；B.十二指肠球部前壁增厚，增厚处见黏膜凹陷（箭头），表面有高回声附着（动态）。

图7-1-10　十二指肠球炎并球部溃疡

【临床意义】

胃肠充盈超声检查可显示十二指肠球部形态及球壁层次回声情况，可显示造影剂流动情况，并可呈现“激惹征”，可对十二指肠球部面积进行测量，能够对十二指肠球炎做出超声提示，检查中需仔细观察，避免漏诊十二指肠溃疡。

（王艳艳）

第二节　胃息肉

【概述】

胃息肉是指起源于胃黏膜上皮细胞突入胃内的隆起性病变，由上皮细胞或间质成分增生而形成。一般呈圆形或卵圆形，单发或多发，表面光滑，大小不等。胃息肉好发于胃窦、胃体部。

【病因及发病机制】

1. 幽门螺杆菌感染：幽门螺杆菌能释放多种炎症介质及细胞因子，损伤胃黏膜，刺激胃上皮细胞增生，导致息肉形成，幽门螺杆菌根除后息肉会缩小或消失。

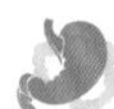

2. 胆汁反流：十二指肠液含有胆酸、胰酶，反流进入胃内可损害胃黏膜，并引起胃黏膜的炎症性增生，大量反流液使胃内 pH 升高，导致促胃液素升高，促进息肉形成。

3. 抑酸药：长期口服抑酸药可导致高胃泌素血症，促进胃腺体囊状扩张，形成息肉。

4. 遗传因素：基因变异与胃息肉形成息息相关。

5. 饮食习惯：吸烟，饮酒，进食较多肉类、腌制、油炸食物等会增加胃息肉的发生率。

6. 年龄及性别：老年人比青年人、女性比男性更容易患胃息肉。

【分类】

1. 根据息肉数目：分为单发与多发。

2. 根据有蒂或无蒂：有蒂型、亚蒂型（广基型）、扁平息肉。

3. 根据息肉大小：0.5 cm 以内为微型，0.5 ~ 2 cm 为小型，2 ~ 3 cm 为大型，3 ~ 5 cm 为特大型。

4. 根据形态学分型，不论其性质，分为 4 型（日本山田分型法，图 7-2-1）。

（1）Ⅰ型：呈丘状，隆起起始部平滑无明显边界。

（2）Ⅱ型：呈半球状，隆起起始部有明确边界。

（3）Ⅲ型：蒂隆起的起始部略小，形成亚蒂。

（4）Ⅳ型：有明显蒂隆起。

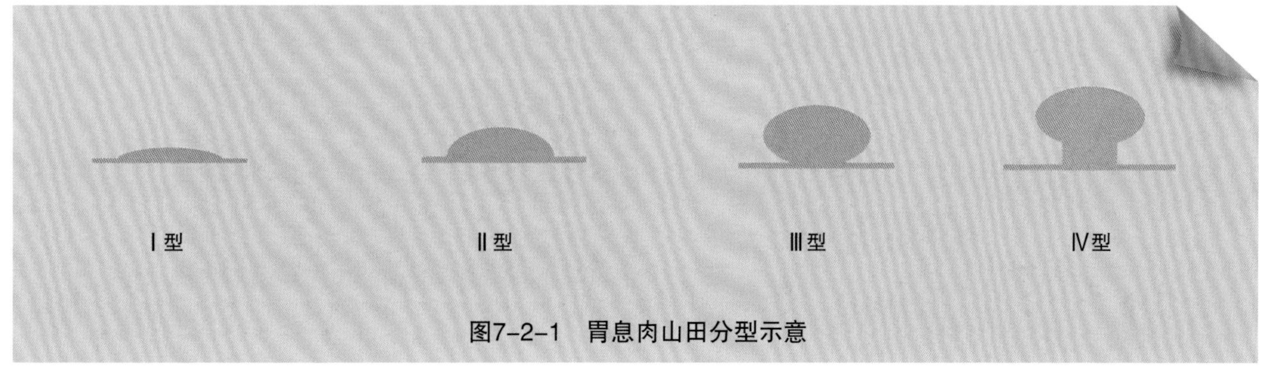

图7-2-1 胃息肉山田分型示意

【病理】

胃息肉的病理学分类主要分为非肿瘤性息肉（胃底腺息肉、胃增生性息肉、错构瘤性息肉等）和肿瘤性息肉（胃腺瘤性息肉等）。

胃底腺息肉较常见，表现为胃底或胃体的多个小息肉状突起。显微镜下，胃底腺息肉的特征是胃底腺深层的泌酸腺腺体一个或多个增生、扩张，壁细胞增生，胃小凹异位性扩张。这类息肉可以以散发的形式发生，也可见于 ZES 患者、长期使用质子泵抑制剂治疗的患者和家族性腺瘤性息肉病患者。

胃增生性息肉往往在胃酸过少、胃蛋白酶原水平低、高胃泌素血症、慢性胃炎和胃萎缩的背景下发生。通常多发，形态各异，有蒂或无蒂，表面光滑。显微镜下可见胃小凹伸长、弯曲和扩张（常呈囊状），深部伴有幽门腺成分，胃底腺相对少见；间质通常较明显，其特征是水肿、斑片状纤维化、炎细胞浸润和散在的源自黏膜肌层的平滑肌束。有些学者根据腺体和间质相对量的多少区分增生性息肉和炎性息肉，但连续谱系变化表明，它们是同一病变过程的不同阶段。直径小于 2 cm 的增生性息肉一般极少发展成为恶性肿瘤，部分直径较大的增生性息肉可先发生腺瘤样变，再向恶性转化。

胃腺瘤性息肉又称为胃腺瘤，多见于胃窦部，通常单发，较大，无蒂或有蒂，显微镜下胃腺瘤由异型增生的腺体组成，腺上皮假复层化，可见异常的胞核和突出的核分裂象，癌变率可达 10% ~ 30%。胃腺瘤依据组织学表现和免疫表型特征可分为 4 种类型，即肠型腺瘤、胃小凹型腺瘤、幽门腺腺瘤和泌酸腺腺瘤，其中以肠型腺瘤最为常见，常伴有明显的肠化生和不同程度的异型增生，与幽门螺杆菌感染、萎缩性胃炎、肠上皮化生有相关性，伴高级别异型增生者癌变风险高。直径超过 2 cm 的腺瘤性息肉需警惕恶变。

【临床表现】

多数患者无明显症状。胃息肉常伴有慢性胃炎，可表现为消化不良、上腹部疼痛和贫血等症状；当息肉表面发生糜烂、溃疡时，可表现为腹痛、上消化道出血等症状；贲门部息肉可向食管脱垂引起暂时性的吞咽困难；幽门部息肉可阻塞幽门管引起间歇性幽门梗阻，改变体位可使症状缓解。

【超声诊断基础】

1. 胃息肉超声声像图诊断基础

胃充盈超声检查能够清晰显示正常胃壁层次结构，并能够判断病变来源层次。胃息肉是由上皮细胞或间质成分增生而形成的。胃上皮组织分为胃表面上皮、小凹上皮和腺上皮，这些上皮组织位于黏膜层的上皮层或固有层（上皮层位于声像图上第 1 层，固有层位于声像图上第 2 层），故胃息肉起源于胃超声声像图上的第 1 层或第 2 层（图 7-2-2，图 7-2-3）。

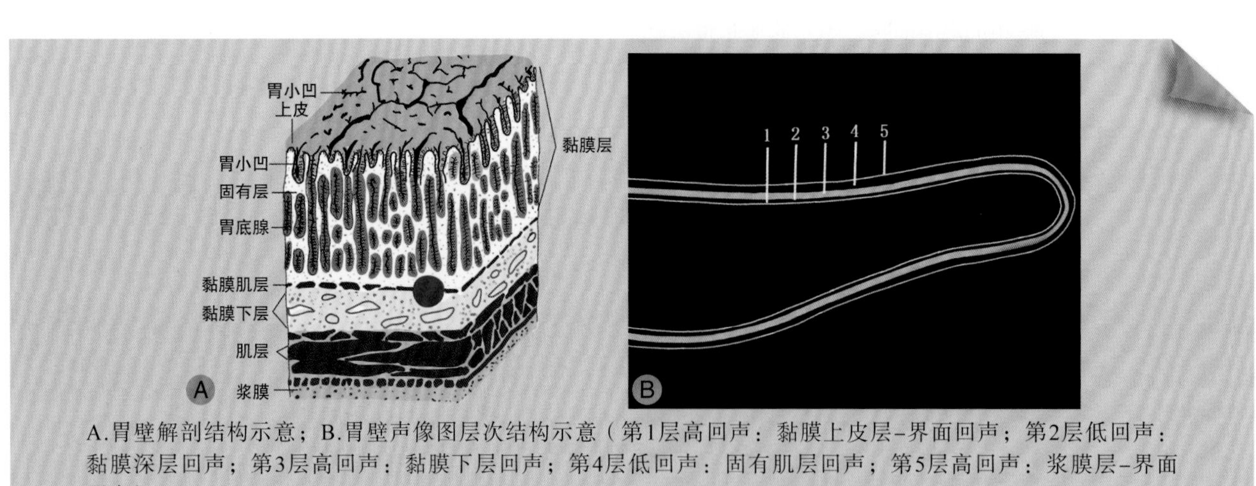

A.胃壁解剖结构示意；B.胃壁声像图层次结构示意（第1层高回声：黏膜上皮层-界面回声；第2层低回声：黏膜深层回声；第3层高回声：黏膜下层回声；第4层低回声：固有肌层回声；第5层高回声：浆膜层-界面回声）。

图7-2-2　正常胃壁解剖结构及声像图层次结构示意

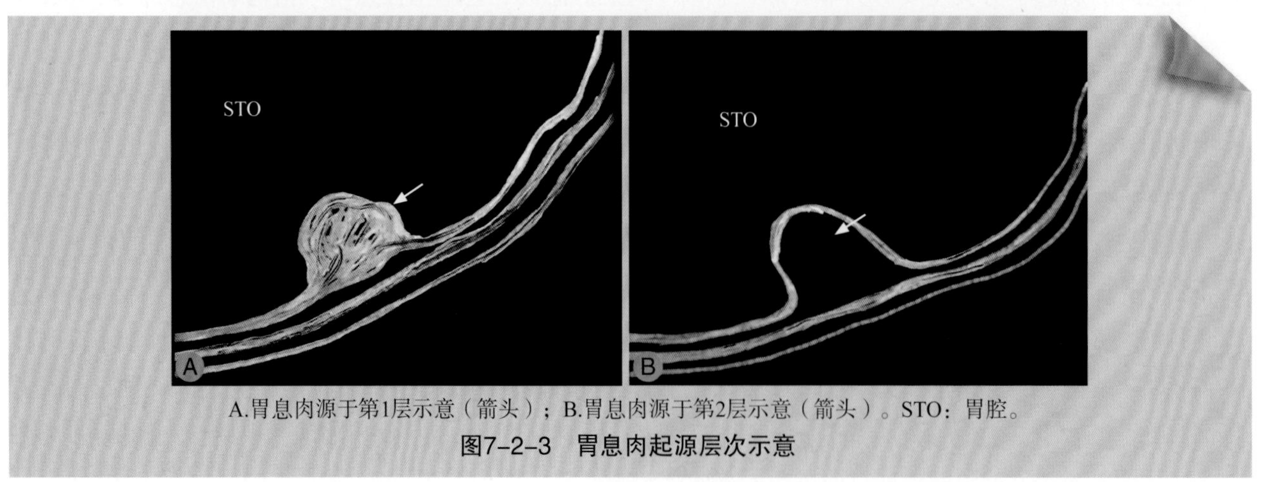

A.胃息肉源于第1层示意（箭头）；B.胃息肉源于第2层示意（箭头）。STO：胃腔。

图7-2-3　胃息肉起源层次示意

2. 胃息肉检查方法

常规应用胃肠充盈超声检查法，胃肠造影剂充盈胃腔后呈稍高回声，胃息肉多为低回声，两者之间会呈现良好的对比界面，有利于胃息肉的显示；检查过程中若探及稍高回声及等回声胃息肉，可使用双重充

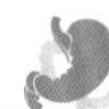

盈检查法（具体方法见第一章第二节），水剂充盈后胃腔呈低至无回声，与稍高回声及等回声胃息肉间亦呈现良好的对比界面，使其清晰显示（图 7-2-4）。

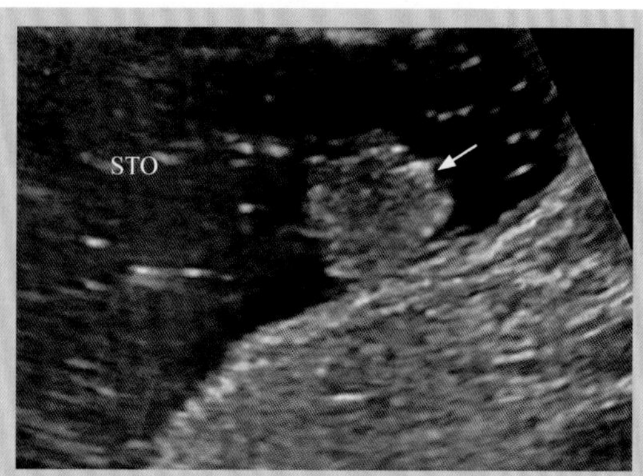

应用有回声型造影剂充盈检查，胃壁见一等回声结节，为了清晰显示其来源层次，应用双重充盈检查法，见结节来源于第1层（箭头），超声诊断为息肉。STO：胃腔。

图7-2-4　应用双重充盈检查法诊断息肉声像图（等回声）

【超声表现】

1. 胃壁可见自黏膜层（第 1 层或第 2 层）向胃腔内突起的局限性结节，单发或多发。

2. 结节边界清，表面光滑，多呈低回声或等回声，少数呈稍高回声，内回声均质，部分内可见大小不等的小囊腔结构；息肉部分带蒂，蒂长短不一，与胃壁相连，可随胃蠕动而摆动，但不消失，周围胃壁层次结构清晰完整。

（1）胃底腺息肉：多见于胃体、胃底部。呈等回声或低回声，常呈丘状，基底宽，表面光滑，内部回声均匀，直径多在 5 mm 以下。

（2）增生性息肉：常发生于胃体、胃窦部。形态各异，呈半球形、球形、桑葚状等，表面光滑或略分叶，无蒂或短蒂，可单发也可多发，可随胃蠕动而摆动，但不消失。

（3）腺瘤性息肉：好发于胃窦部。呈圆形、半圆形或绒毛状，常单发，多数广基无蒂，或蒂粗而短，表面欠光滑，内部回声不均匀。

3. 贲门部带蒂息肉可随甩动暂时性堵塞腹部食管；偶可见胃窦部较大息肉随胃蠕动而堵塞幽门管，又可随胃蠕动消失而解除堵塞，呈间歇性反复出现。

4. 彩色多普勒可显示从基底部向体部走行的点条状血流信号。

5. 静脉超声造影可见息肉与黏膜层同步等增强，蒂部主血管灌注性增强。

【病例分析】

病例 1

患者女性，50 岁，因体检来诊。超声所见：胃底部胃壁见一低回声结节自黏膜深层（第 2 层）突入胃腔，大小约 0.7 cm × 0.5 cm × 0.6 cm，呈丘状，扁平无蒂，基底较宽，边界清，无包膜，表面光滑，内回声均质（图 7-2-5）。

超声提示：胃底部实性结节，考虑胃息肉。

行胃镜下息肉切除术，病理结果为胃底腺息肉。

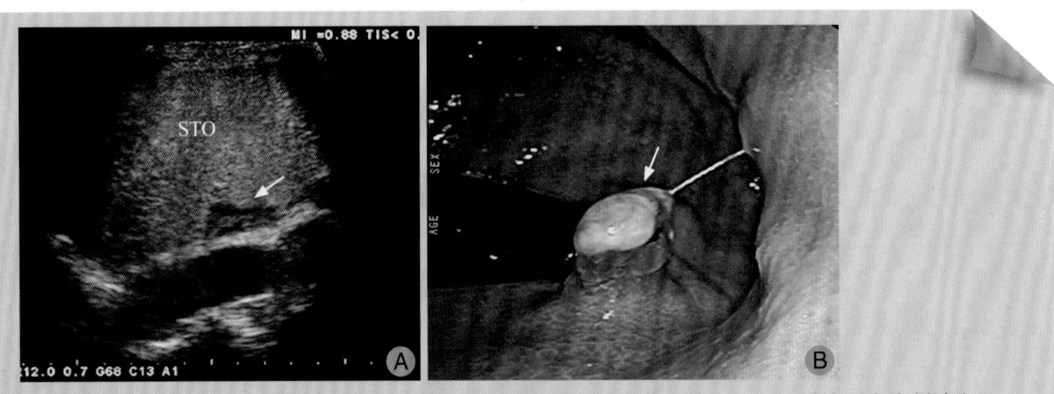

A.胃底腺息肉：胃底部低回声结节突入胃腔，源于第2层，基底较宽，扁平无蒂（箭头）；B.胃镜下息肉样隆起（箭头）。STO：胃腔。

图7-2-5　胃底腺息肉

病例 2

患者男性，58 岁，因上腹部不适来诊。超声所见：胃体部胃壁见数个低回声结节自黏膜深层（第 2 层）突入胃腔，大者约 1.8 cm × 1.0 cm × 1.6 cm，呈卵圆形，边界清，内回声不均，部分内部见多发小囊腔结构，表面光滑，部分见短蒂与胃壁相连，可随胃蠕动而摆动但不消失，周围胃壁层次结构清晰完整。彩色多普勒显示结节内点条状血流信号（图 7-2-6）。

超声提示：胃体部多发实性结节，考虑胃息肉。

行胃镜下息肉切除术，病理结果为增生性息肉。

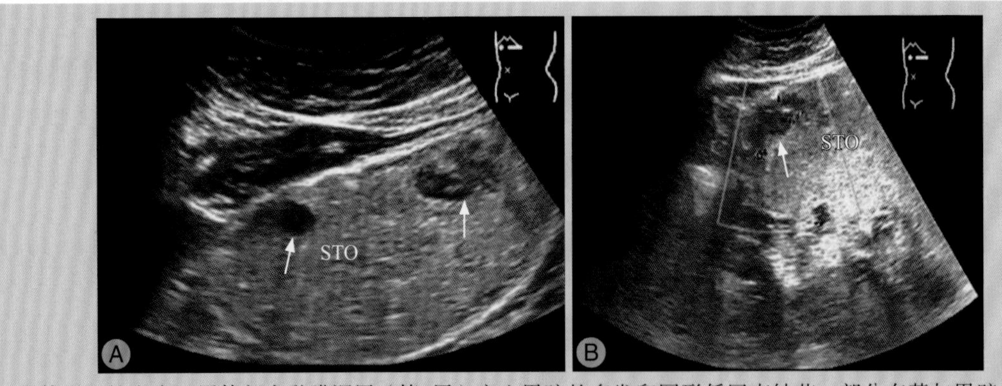

A.胃体增生性息肉：胃体部自黏膜深层（第2层）突入胃腔的多发卵圆形低回声结节，部分有蒂与胃壁相连（箭头）；B.彩色多普勒显示息肉内部点条状血流信号（箭头）。STO：胃腔。

图7-2-6　胃增生性息肉（多发）

病例 3

患者男性，48 岁，因体检来诊，平素无明显不适。超声所见：胃体大弯侧胃壁见一低回声结节自黏膜深层（第 2 层）突入胃腔，大小约 2.1 cm × 1.6 cm × 2.1 cm，呈类圆形，无蒂，边界清，表面尚光滑，内部回声不均匀，周围胃壁层次结构清晰。彩色多普勒显示结节从基底部向体部走行的点条状血流信号（图 7-2-7）。

超声提示：胃体大弯侧实性结节，考虑腺瘤性息肉。

行胃镜下息肉切除术，病理结果为（胃体）低级别上皮内瘤变。

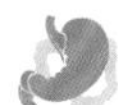

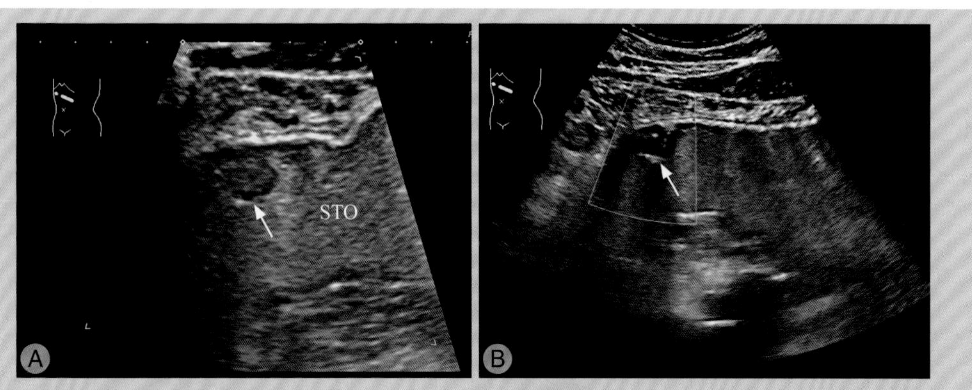

A.腺瘤性息肉：胃体大弯侧自黏膜深层（第2层）突入胃腔的类圆形低回声结节（箭头）；B.彩色多普勒显示结节从基底部向体部走行的点条状血流信号（箭头）。STO：胃腔。

图7-2-7　胃腺瘤性息肉

病例 4

患者男性，60 岁，因上腹部闷胀不适来诊，有慢性萎缩性胃炎病史。超声所见：胃窦部见一等回声结节自黏膜深层（第 2 层）突入胃腔，大小约 2.2 cm × 1.6 cm × 2.1 cm，呈类圆形，基底略宽，边界清，内回声不均质，周围胃壁层次结构清晰。彩色多普勒显示结节从基底部向体部走行的点条状血流信号（图 7-2-8）。

超声提示：胃窦部实性结节，考虑腺瘤性息肉。

行胃镜下息肉切除术，病理结果为（胃窦）高级别上皮内瘤变。

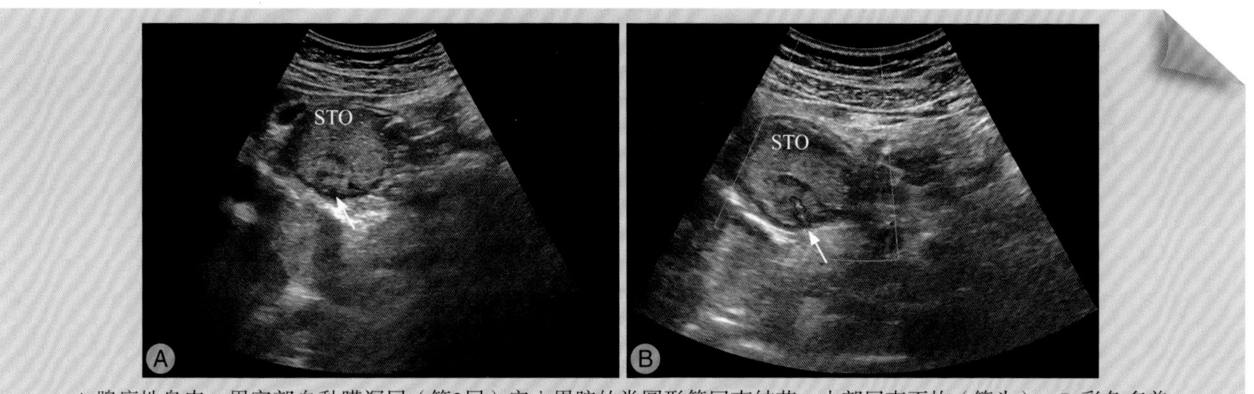

A.腺瘤性息肉：胃窦部自黏膜深层（第2层）突入胃腔的类圆形等回声结节，内部回声不均（箭头）；B.彩色多普勒显示结节从基底部向体部走行的点条状血流信号（箭头）。STO：胃腔。

图7-2-8　胃腺瘤性息肉

【鉴别诊断】

胃息肉需与胃黏膜下肿瘤、胃壁囊肿、幽门前区粗大黏膜皱襞、胃内食物残渣等相鉴别。

1. 胃息肉与胃黏膜下肿瘤的鉴别要点

（1）起源（与黏膜下层关系）：胃息肉起源于黏膜层（第 1 层、第 2 层），胃黏膜下肿瘤多起源于黏膜下层、固有肌层或浆膜层（第 3 层、第 4 层或第 5 层），胃息肉位于黏膜下层的浅方，胃黏膜下肿瘤多位于黏膜下层及其深方（图 7-2-9）。

（2）生长方式：胃息肉通常向胃腔内突起；胃黏膜下肿瘤则可向胃腔内、胃腔外或胃腔内外同时突起。

（3）蒂：胃息肉常有蒂与胃壁相连，并随胃蠕动在胃腔内摆动；胃黏膜下肿瘤向黏膜下突起者均无蒂，向浆膜下突起者可有蒂。

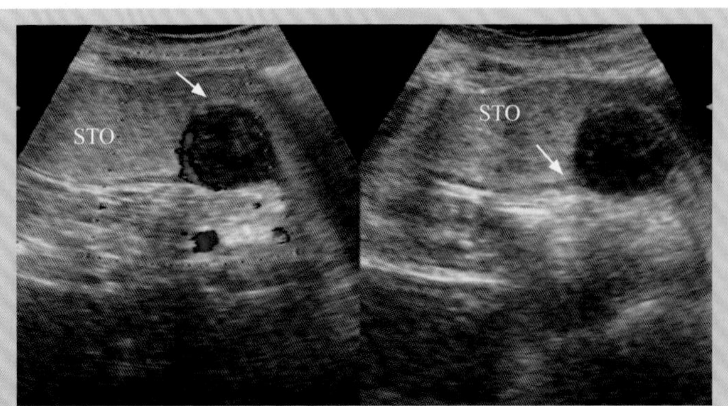

胃黏膜下肿瘤位于黏膜下层的深方，位于固有肌层（箭头）。STO：胃腔。

图7-2-9　胃黏膜下肿瘤（间质瘤）

2. 胃息肉与胃壁囊肿的鉴别要点

较小的胃壁囊肿与胃息肉相似，易被误诊，胃壁囊肿可通过彩色多普勒及超微血流成像技术显示有无血流信号来鉴别，也可行胃肠双重对比超声造影来鉴别（图 7-2-10）。

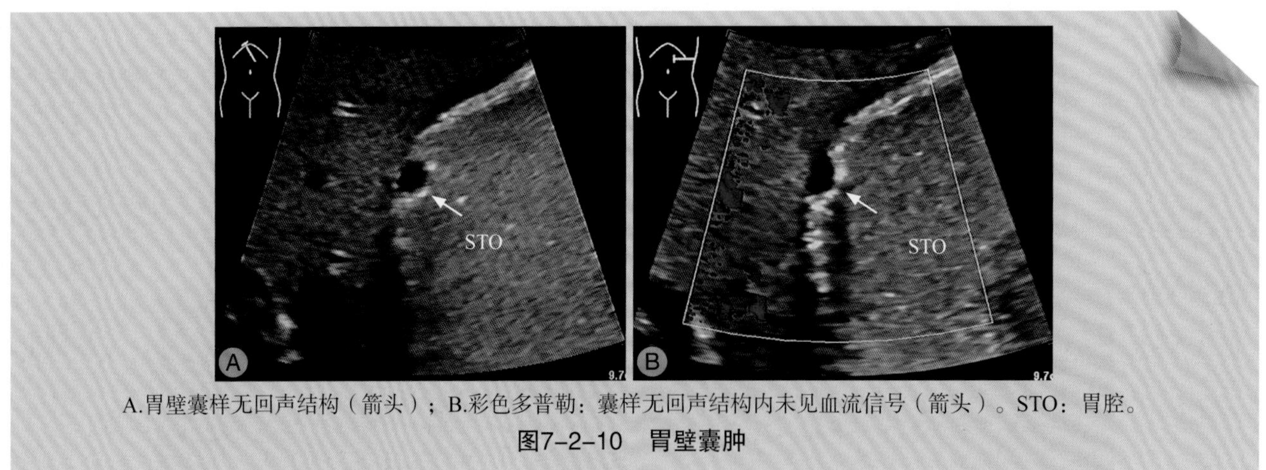

A.胃壁囊样无回声结构（箭头）；B.彩色多普勒：囊样无回声结构内未见血流信号（箭头）。STO：胃腔。

图7-2-10　胃壁囊肿

3. 胃息肉与幽门前区粗大黏膜皱襞的鉴别要点

幽门前区粗大黏膜皱襞酷似胃息肉，粗大黏膜皱襞内可见黏膜层及黏膜下层，转动探头可展平，而胃息肉自黏膜层突入胃腔，不能展平，随胃蠕动而摆动，但不消失（图 7-2-11）。

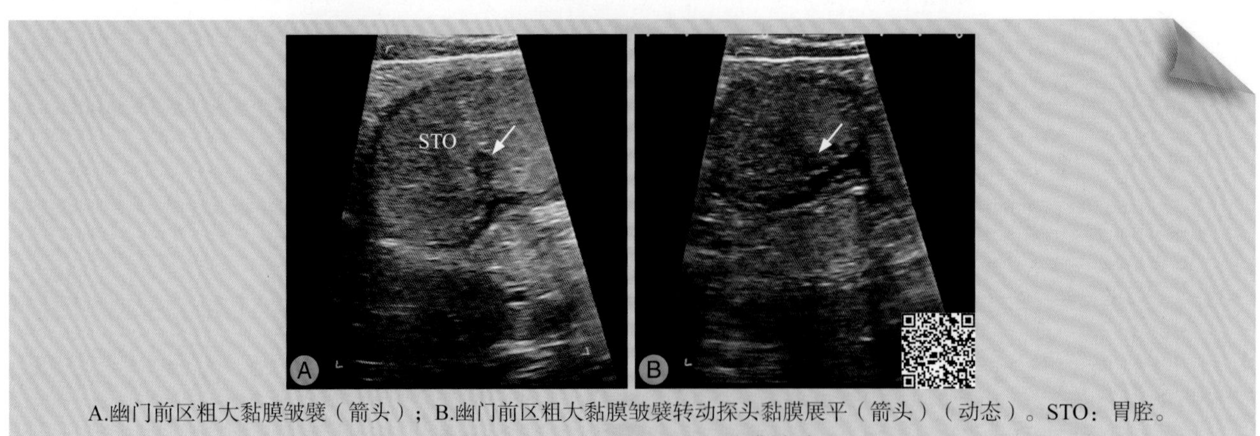

A.幽门前区粗大黏膜皱襞（箭头）；B.幽门前区粗大黏膜皱襞转动探头黏膜展平（箭头）（动态）。STO：胃腔。

图7-2-11　幽门前区粗大黏膜皱襞

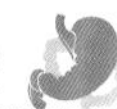

4. 胃息肉与胃内食物残渣的鉴别要点

食物残渣可随体位改变或动态观察而位置改变或消失，而胃息肉随胃蠕动摆动，但不消失。可通过改变体位或动态观察来鉴别（图 7-2-12）。

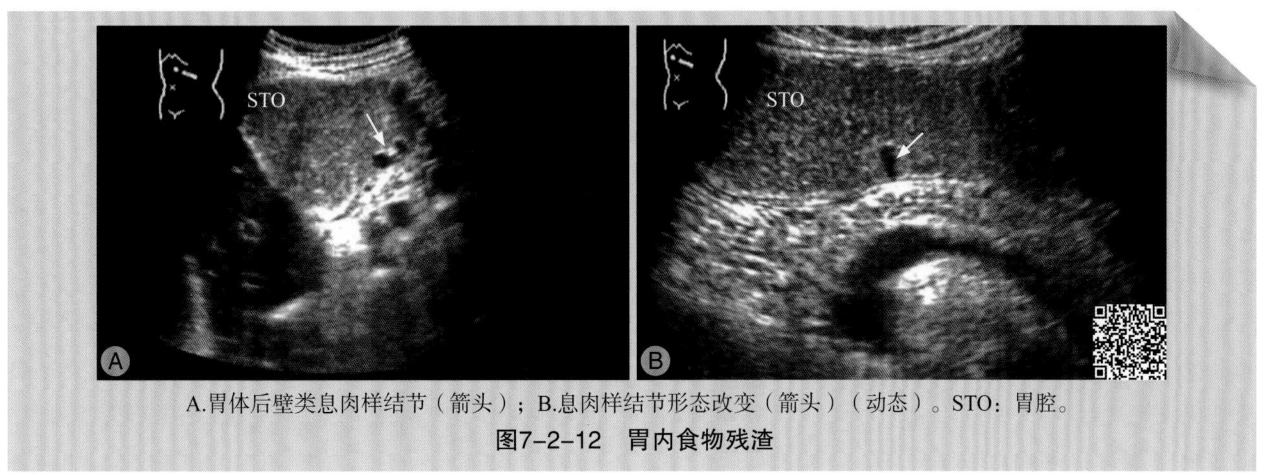

A.胃体后壁类息肉样结节（箭头）；B.息肉样结节形态改变（箭头）（动态）。STO：胃腔。

图7-2-12 胃内食物残渣

【临床意义】

胃充盈超声检查能够发现胃息肉样病变，能够观察其位置、形态、来源层次、数目、内部回声；超声虽能够发现息肉，但直径小于 5 mm 及中等回声的息肉容易漏诊，且超声不能做出息肉的病理分型诊断。

（刘 娟）

第三节 消化性溃疡

消化性溃疡是指在各种致病因子的作用下，黏膜发生的炎症与坏死性病变穿透黏膜肌层的组织损伤。常发生于与胃酸分泌有关的消化道黏膜。可发生于食管下端、胃、十二指肠、胃 - 空肠吻合口附近或含有胃黏膜的梅克尔憩室内，其中胃溃疡和十二指肠溃疡最常见。

一、胃、十二指肠溃疡

【病因及发病机制】

消化性溃疡的病因和发病机制非常复杂，根据病因的不同可分为原发性溃疡与继发性溃疡。原发性溃疡最常见的致病因素是幽门螺杆菌感染。继发性溃疡最常见的病因是消化道异物嵌顿或消化道内尖锐、腐蚀性异物损伤黏膜，继发性溃疡容易导致多发及巨大溃疡；另外，一些系统性疾病也可引起继发性溃疡。

消化性溃疡的发生是黏膜侵袭因素和保护因素平衡失调引起的（表 7-3-1）。

表 7-3-1 侵袭因素和保护因素对照表

侵袭因素	保护因素
胃酸	黏膜-黏液屏障
胃蛋白酶	碳酸氢盐屏障
幽门螺杆菌感染	细胞再生
药物：非甾体抗炎药、阿司匹林等	前列腺素和表皮生长因子
酒精、胆盐等	黏膜丰富血流供应等

胃溃疡与十二指肠溃疡的病因不同，胃溃疡形成是以自身保护因素减弱为主；十二指肠溃疡形成是以损害因素增强为主，两种类型溃疡最终均是胃酸及胃蛋白酶对胃黏膜发生自身消化所致。当机体内的黏液屏障被破坏后，胃液中的氢离子可逆向弥散入胃黏膜，损伤黏膜中的毛细血管，促使黏膜中的肥大细胞释放组胺，引起局部的血液循环障碍，损伤黏膜组织。还可触发胆碱能效应，促使胃蛋白酶原分泌，加强胃液的消化作用，导致溃疡形成。胃窦部氢离子弥散能力是胃底的 15 倍，十二指肠球部氢离子弥散能力是胃窦部的 2 ~ 3 倍，所以溃疡好发于胃窦部和十二指肠球部。

大量研究证明，幽门螺杆菌感染是消化性溃疡的主要病因，胃酸及胃蛋白酶对消化道黏膜的自身消化作用是溃疡形成的最终条件。有研究发现，西方国家中约有 25% 的胃溃疡与服用非甾体抗炎药有关。

在临床工作中，随着抑酸剂的应用及根除幽门螺杆菌的治疗，溃疡及其并发症的发病率已经有所降低。病变在黏膜浅层称糜烂，病变穿透黏膜肌层称溃疡（图 7-3-1）。

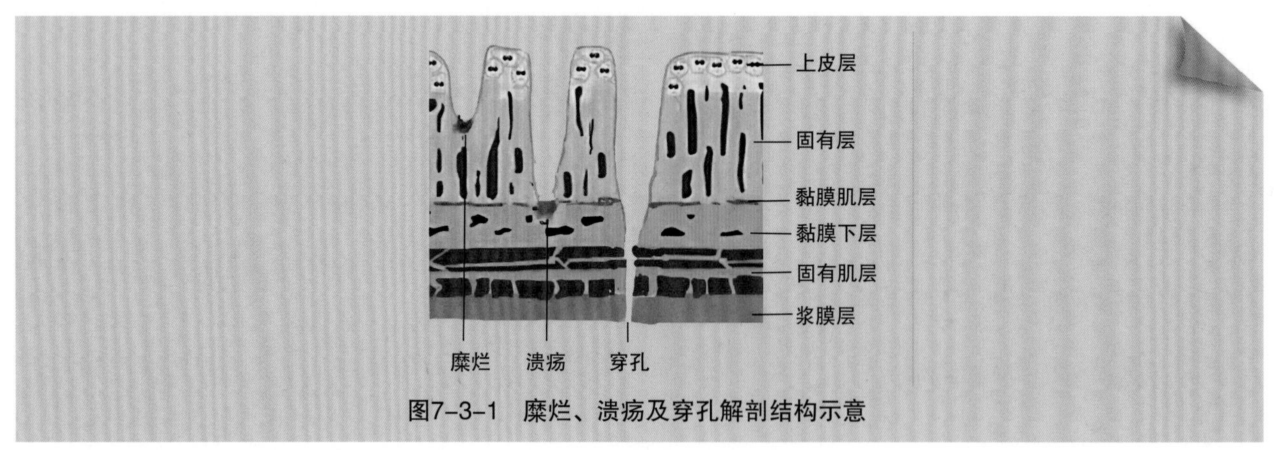

图7-3-1 糜烂、溃疡及穿孔解剖结构示意

【病理】

胃溃疡与十二指肠溃疡病理变化大致相同，胃溃疡常单发，肉眼观察呈圆形或椭圆形，直径多在 2 cm 以内。溃疡边缘整齐干净，底部平坦、洁净，通常穿透黏膜下层，深达固有肌层甚至浆膜层。由于胃的蠕动，一般溃疡的贲门侧较深，且边缘陡直，溃疡的幽门侧较浅，呈“阶梯状”。溃疡周围的胃黏膜皱襞因受溃疡底部瘢痕组织的牵拉而呈放射状。

镜下表现：溃疡底部由内向外分为 4 层。最表层由少量炎性渗出物覆盖，其下一层为坏死组织层，再下层为较新鲜的肉芽组织层，最底层为由肉芽组织移行为陈旧瘢痕组织层。瘢痕底部小动脉因炎症刺激常有增殖性动脉内膜炎，使小动脉管壁增厚，管腔狭窄或有血栓形成，因而可造成局部供血不足，妨碍组织再生，使溃疡不易愈合，但是这种变化却可防止溃疡血管破裂、出血。溃疡底部神经节细胞及神经纤维常

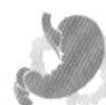

发生变性和断裂及小球状增生，这种变化可能是患者产生疼痛症状的原因之一（图 7-3-2）。

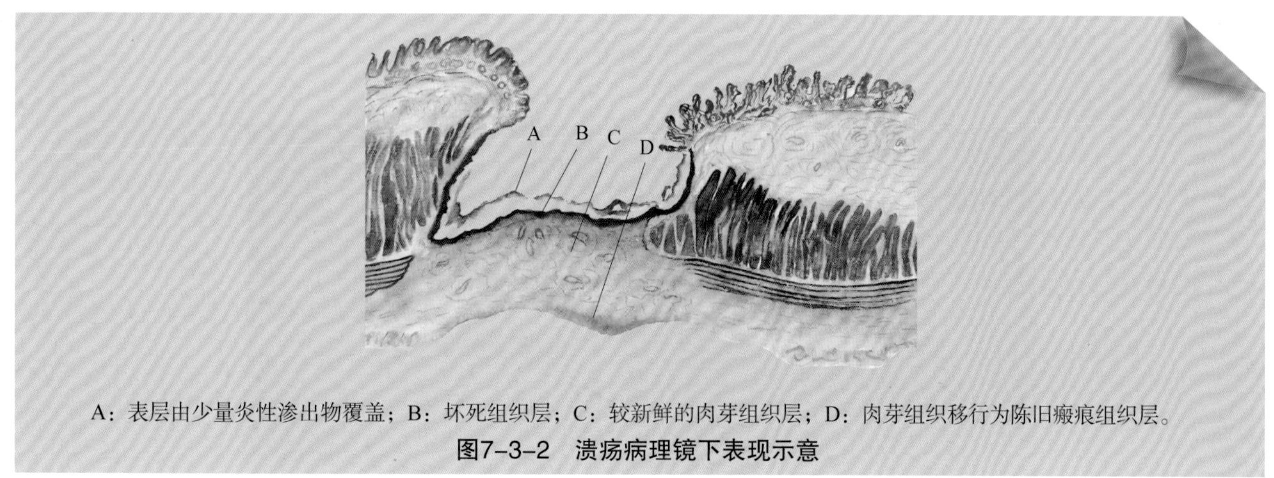

A：表层由少量炎性渗出物覆盖；B：坏死组织层；C：较新鲜的肉芽组织层；D：肉芽组织移行为陈旧瘢痕组织层。

图7-3-2　溃疡病理镜下表现示意

【临床表现】

胃溃疡：中老年人发病率较高，发病高峰在 40 ~ 60 岁，秋末至春初发病率高，一般表现为餐后痛，反复发作。个别患者无症状。

十二指肠溃疡：中青壮年发病率较高，发病高峰比胃溃疡提前了 10 年，空腹痛是特征性表现。

胃溃疡好发于胃体小弯侧、胃窦部，尤其是胃角处。十二指肠溃疡好发于十二指肠球部前壁和小弯侧壁。

【超声表现】

1. 病变处胃壁或十二指肠球部肠壁局限性增厚、回声减低。

2. 黏膜面中断、凹陷（可呈弧形或盘状），部分可见大小不等的点片状高回声附着（高回声形成的基础是炎性渗出物与坏死组织，根据炎性渗出物与坏死组织的比例不同，声像图回声也有不同），形态规整，凹陷底部平坦、柔软，口大底小，较大溃疡周围有“黏膜纠集征”。

3. 黏膜面凹陷不随蠕动波消失而消失，其周围胃壁呈对称性均匀增厚，近凹陷处胃壁增厚明显，向远处逐渐变薄，胃壁层次结构清晰；胃蠕动正常或减弱；部分溃疡周围可见肿大淋巴结。

4. 十二指肠球部溃疡还可表现为球部变形，面积＜ 3 cm^2（仅供参考），球部造影剂充盈欠佳，呈“激惹征”；此外，还有幽门管增厚等。

5. 十二指肠降部、水平部和升部一般不发生溃疡。降部若发生溃疡，其局部炎性水肿及溃疡愈合可引发附近的十二指肠瘢痕狭窄或偏心性痉挛收缩，致使十二指肠不完全性狭窄或梗阻（图 7-3-3）。

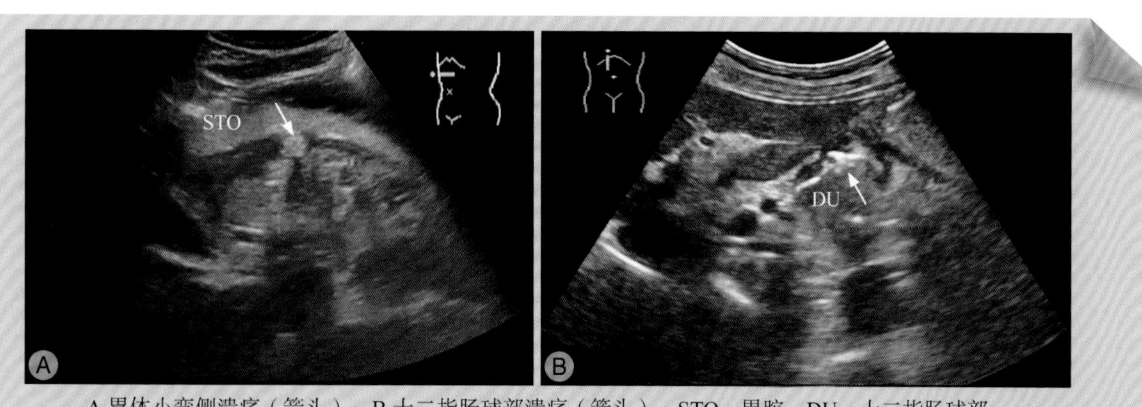

A.胃体小弯侧溃疡（箭头）；B.十二指肠球部溃疡（箭头）。STO：胃腔；DU：十二指肠球部。

图7-3-3　胃体及十二指肠球部溃疡

【声像图分型】

1. 浅小型溃疡：病变处胃壁或十二指肠球部壁局限性增厚，厚度< 1 cm，回声减低、层次结构清晰，黏膜面凹陷直径和深度均< 0.5 cm，部分可见高回声附着（图 7-3-4）。

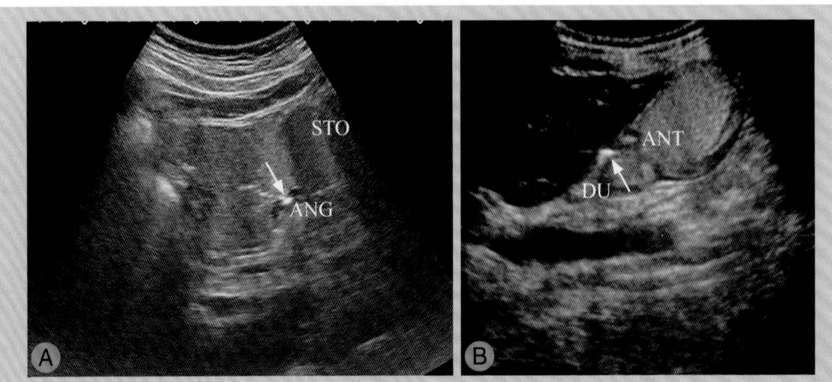

A.胃角处浅小型溃疡（箭头）；B.十二指肠球部前壁浅小型溃疡（箭头）。DU：十二指肠球部；STO：胃腔；ANG：胃角；ANT：胃窦。

图7-3-4　胃及十二指肠球部浅小型溃疡

2. 巨大型溃疡：病变处胃壁对称性增厚、回声减低，累及长度> 5 cm，黏膜面凹陷直径> 2.5 cm，深度> 1 cm；病变处十二指肠球部肠壁明显增厚、回声减低，黏膜面凹陷直径> 1.5 cm，深度> 1 cm。胃部巨大型溃疡有恶变可能，应行胃镜取材活检（图 7-3-5）。

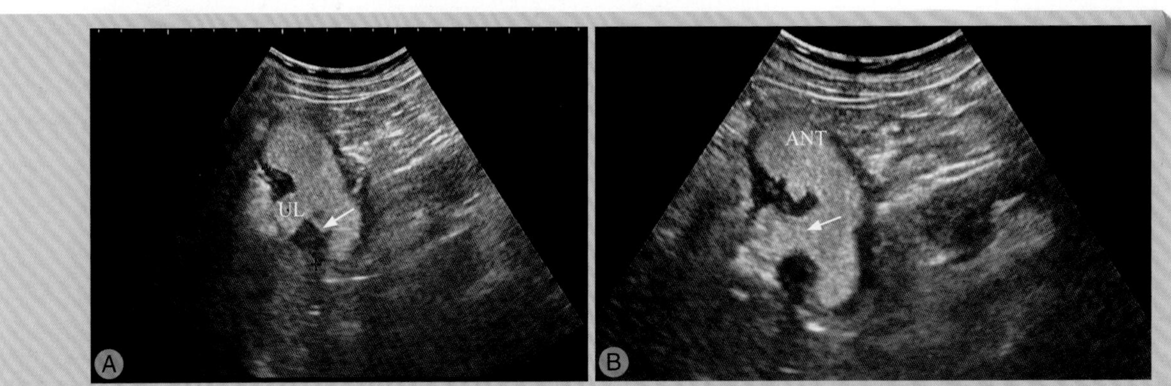

A.胃壁增厚，累及长度>5 cm（箭头）；B.黏膜面凹陷直径>2.5 cm，深度>1 cm（箭头）。UL：溃疡灶；ANT：胃窦。

图7-3-5　胃窦部巨大型溃疡

3. 活动型溃疡：病变处胃壁及十二指肠球部肠壁明显增厚、回声减低，胃壁厚度可> 1.5 cm，球部肠壁厚度> 0.5 cm，层次清晰，黏膜面凹陷明显，直径及深度均> 0.5 cm，部分可见高回声附着，易发生出血或穿孔。十二指肠球部还可表现为不规则变形，面积较小，造影剂充盈欠佳；胃幽门管壁增厚，幽门孔开放不良等（图 7-3-6）。

4. 穿透型溃疡：病变处胃壁及十二指肠球部肠壁明显增厚、回声减低、层次不清，黏膜面凹陷深大，穿透浆膜层，并与胃外组织相粘连，周围可见肿大淋巴结（图 7-3-7）。

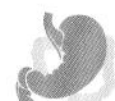

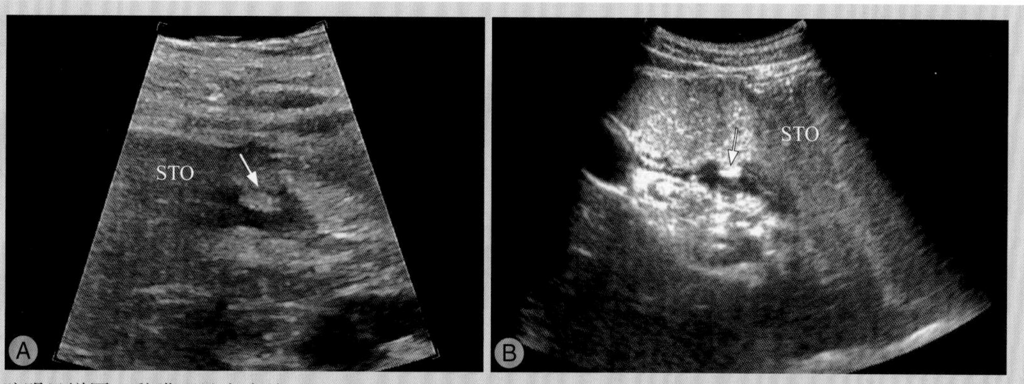

A.胃壁明显增厚，黏膜面见大小约1.7cm × 0.9cm的凹陷（箭头）；B.胃壁明显增厚，黏膜面见大小约1.5cm × 0.7cm的凹陷，可见高回声附着（箭头）。STO：胃腔。

图7–3–6　胃体活动型溃疡

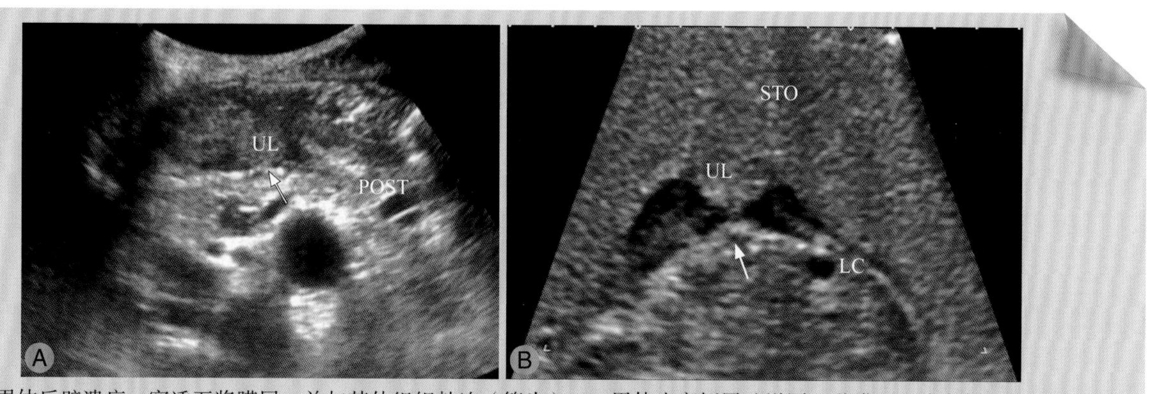

A.胃体后壁溃疡，穿透至浆膜层，并与其他组织粘连（箭头）；B.胃体小弯侧胃壁增厚，黏膜面凹陷中断，穿透至浆膜层，并与其他组织粘连（箭头）。POST：胃后壁；LC：胃小弯；STO：胃腔；UL：溃疡灶。

图7–3–7　胃体后壁穿透型溃疡

5. 胼胝型溃疡：病变处胃壁明显增厚、回声减低，厚度常＞ 2 cm，累及长度＞ 5 cm，层次不清，蠕动常消失；黏膜面凹陷深大，常呈“火山口状”，凹陷底部粗糙不平，部分可见高回声附着，溃疡底部及周围明显纤维化，且呈堤状隆起，周围常有肿大淋巴结。易被误诊为恶性溃疡，只有经过病理检查才能确诊（图 7–3–8）。

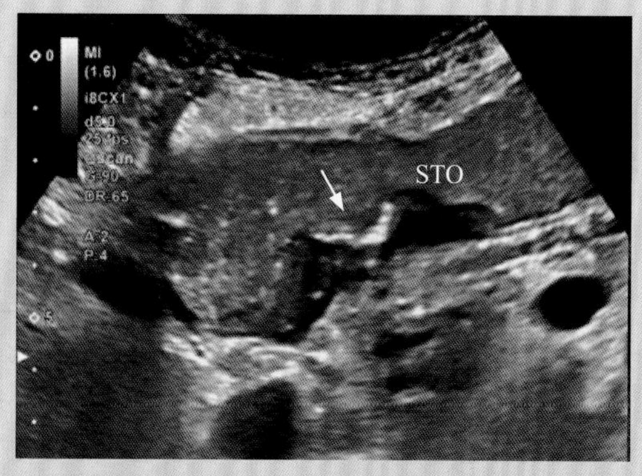

胃角处胃壁明显增厚，层次欠清晰，黏膜面凹陷深大，凹陷底部粗糙不平，可见高回声附着，周围纤维结缔组织不规则增厚、增强，病理证实为良性胃溃疡（箭头）。STO：胃腔。

图7–3–8　胼胝型溃疡

6. 多发型溃疡：胃或十二指肠球部有 2 个或 2 个以上不相连的黏膜面凹陷（图 7–3–9）。

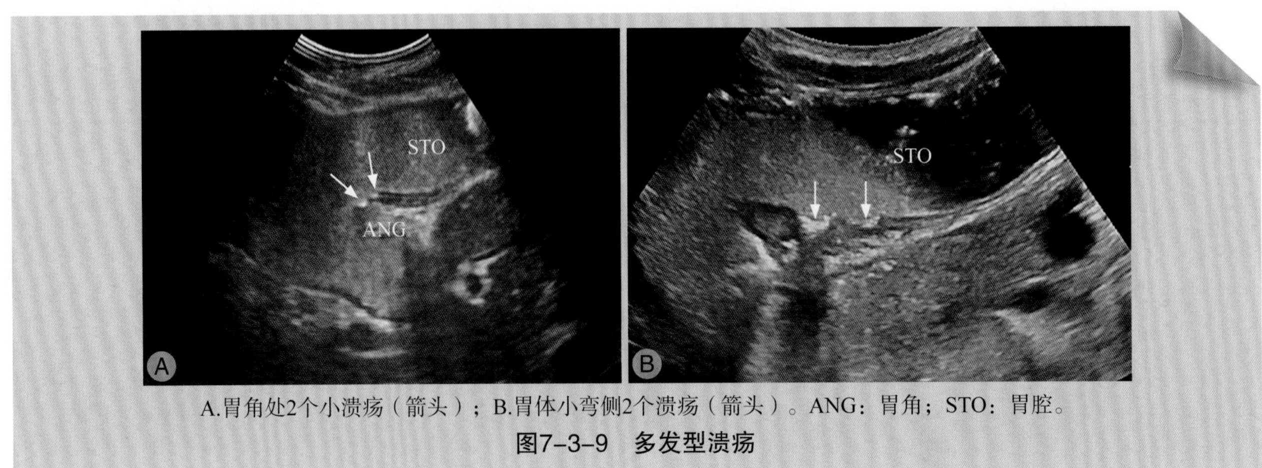

A.胃角处2个小溃疡（箭头）；B.胃体小弯侧2个溃疡（箭头）。ANG：胃角；STO：胃腔。

图7–3–9 多发型溃疡

7. 复合型溃疡：胃和十二指肠球部同时发生溃疡（图 7–3–10）。

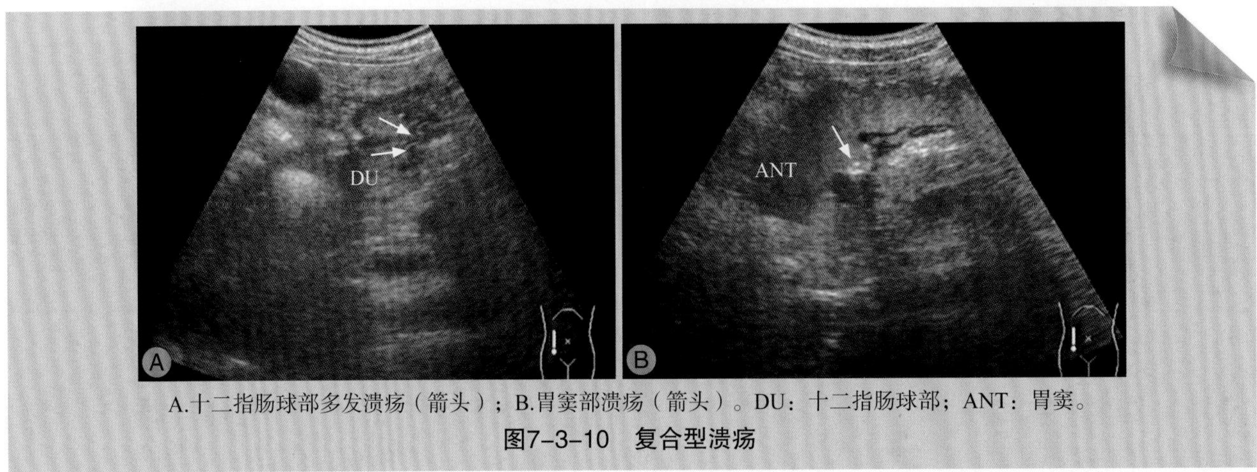

A.十二指肠球部多发溃疡（箭头）；B.胃窦部溃疡（箭头）。DU：十二指肠球部；ANT：胃窦。

图7–3–10 复合型溃疡

8. 愈合型溃疡：病变处胃壁及十二指肠球部肠壁轻度增厚、回声减低，溃疡表面已被薄层黏膜所覆盖，黏膜凹陷浅而平，呈线条状改变，凹陷深度<3 mm，部分溃疡表面可见高回声附着（图 7–3–11）。

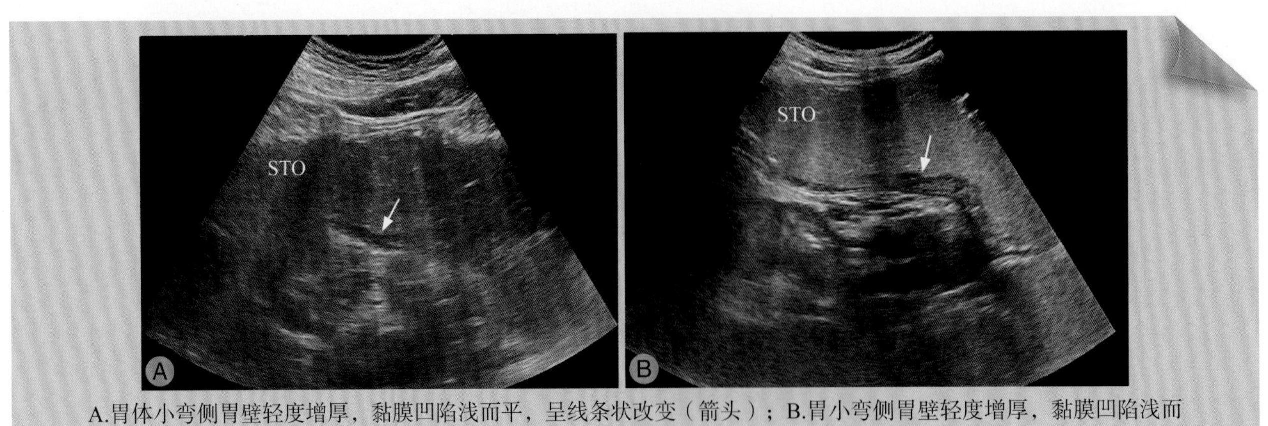

A.胃体小弯侧胃壁轻度增厚，黏膜凹陷浅而平，呈线条状改变（箭头）；B.胃小弯侧胃壁轻度增厚，黏膜凹陷浅而平（箭头）。STO：胃腔。

图7–3–11 愈合型溃疡

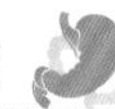

9. 瘢痕型溃疡：局部胃壁及十二指肠球部肠壁增厚、回声减低，层次清晰，黏膜下层回声中断，黏膜面完整，另外，瘢痕期胃溃疡也可存在恶性可能（文献报道）(图 7-3-12)。

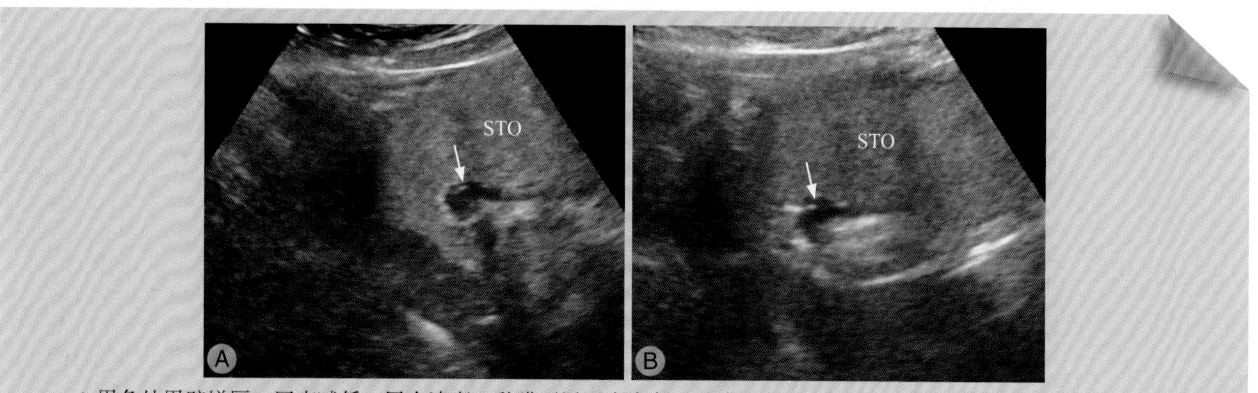

A.胃角处胃壁增厚、回声减低，层次清晰，黏膜下层回声中断，黏膜面完整（箭头）；B.胃角处胃壁增厚、回声减低，层次清晰，黏膜下层回声中断（箭头）。STO：胃腔。

图7-3-12　瘢痕型溃疡

【病例分析】

在胃镜检查中，将溃疡分为三期，活动期、愈合期、瘢痕期，各个分期都有与其相对应的声像图表现，现有病例从活动期到瘢痕期的病程都经过超声检查随访，资料完整，借其分享溃疡各期的声像图表现如下。

患者女性，35 岁，因腹痛来诊。超声所见：胃角处胃壁局限性增厚、回声减低，层次清晰，黏膜面见中断凹陷，表面有高回声附着（图 7-3-13)。

超声提示：胃角处胃壁增厚伴黏膜面凹陷，符合胃溃疡（活动期）声像图表现。

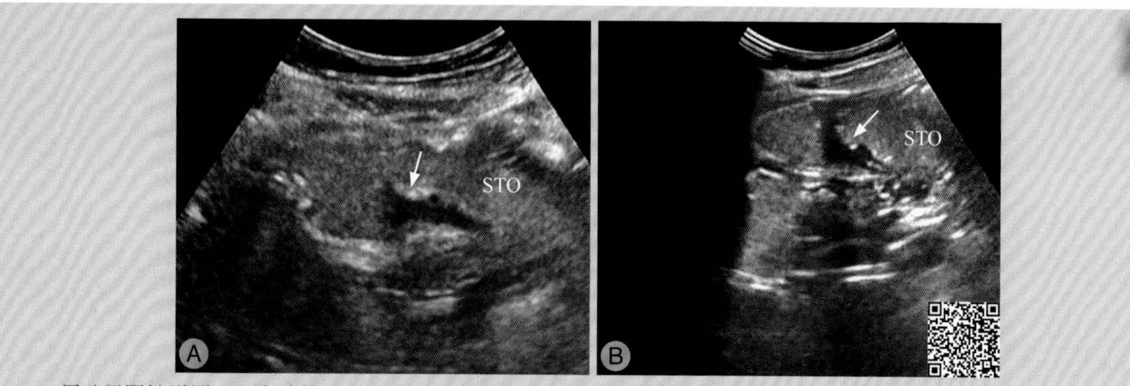

A.胃壁局限性增厚、回声减低，黏膜面见中断凹陷，表面有高回声附着（箭头）。B.胃角处胃壁局限性增厚、回声减低，层次清晰；黏膜面见中断凹陷，表面有高回声附着（箭头），病变处胃壁蠕动正常（动态）。STO：胃腔。

图7-3-13　胃溃疡活动期

治疗 4 周后复查超声所见：胃角处胃壁轻度增厚，溃疡表面已被薄层黏膜所覆盖，黏膜凹陷浅而平，呈线条状改变，深度< 3 mm（图 7-3-14)。

超声提示：胃角处胃壁增厚伴黏膜浅凹陷，符合胃溃疡（愈合期）声像图表现。

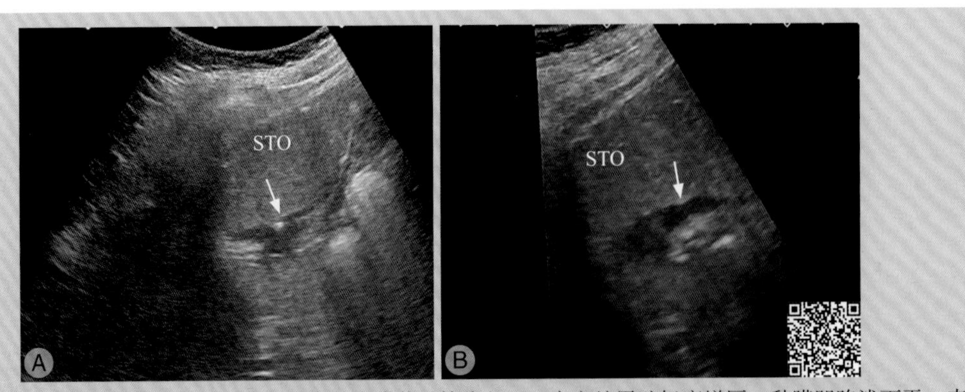

A.胃壁轻度增厚，黏膜凹陷浅而平，表面见高回声附着（箭头）；B.病变处胃壁轻度增厚，黏膜凹陷浅而平，表面见高回声附着（箭头）（动态）。STO：胃腔。

图7-3-14　胃溃疡愈合期

继续治疗 4 周后复查超声所见：胃角处胃壁局限性增厚、回声减低，层次清晰，黏膜下层回声中断，黏膜面完整（图 7-3-15）。

超声提示：胃角处胃壁增厚，符合胃溃疡（瘢痕期）声像图表现。

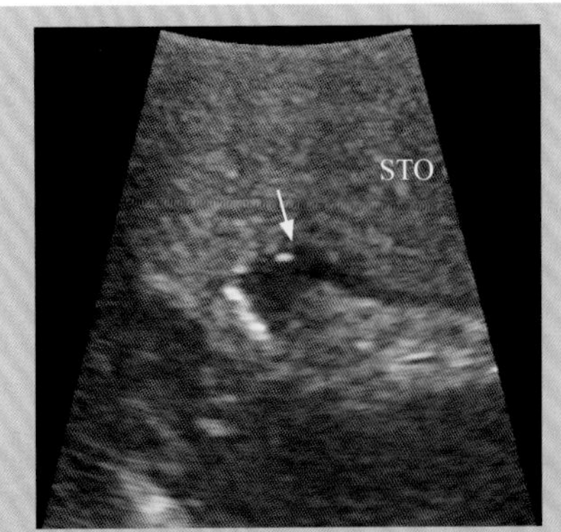

胃角处胃壁局限性增厚、回声减低，层次清晰，黏膜下层回声中断，黏膜面完整（箭头）。STO：胃腔。

图7-3-15　胃溃疡瘢痕期

有资料显示，目前应用的胃溃疡及十二指肠溃疡药物按周期治疗可在 4 周内使 75% 的溃疡愈合，8 周内使 85% ~ 95% 的溃疡愈合，巨大溃疡可能需要超过 3 个月至数年才能痊愈。近年来，通过药物治疗胃溃疡及十二指肠球部溃疡复发率也在不断下降，特殊情况下，可能需要适当延长治疗周期。对于幽门螺杆菌感染的胃溃疡患者，通常需要进行 1 ~ 2 周的针对性治疗。要了解溃疡愈合时间，以便预约超声复查时间。

【三维重建在超声检查溃疡性疾病中的应用】

在临床实际工作中遇到溃疡的声像图，可启动三维重建来进一步观察溃疡灶，我们在应用中总结出三维重建的优点如下。

三维重建可直观呈现溃疡面积大小，并进行面积测量；三维重建后可直观呈现溃疡形态、溃疡深度、溃疡底部是否平坦，并可直观较大溃疡周边呈现的“黏膜纠集征”。超声检查中如果灰阶超声见黏膜面高回声附着，不能除外溃疡时，可应用三维重建，直观显示有无溃疡灶，除外食物残渣、气体等原因形成的伪像；断层超声成像技术可帮助评估溃疡的大小形态、穿透层次及除外溃疡伪像（图 7-3-16）。

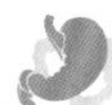

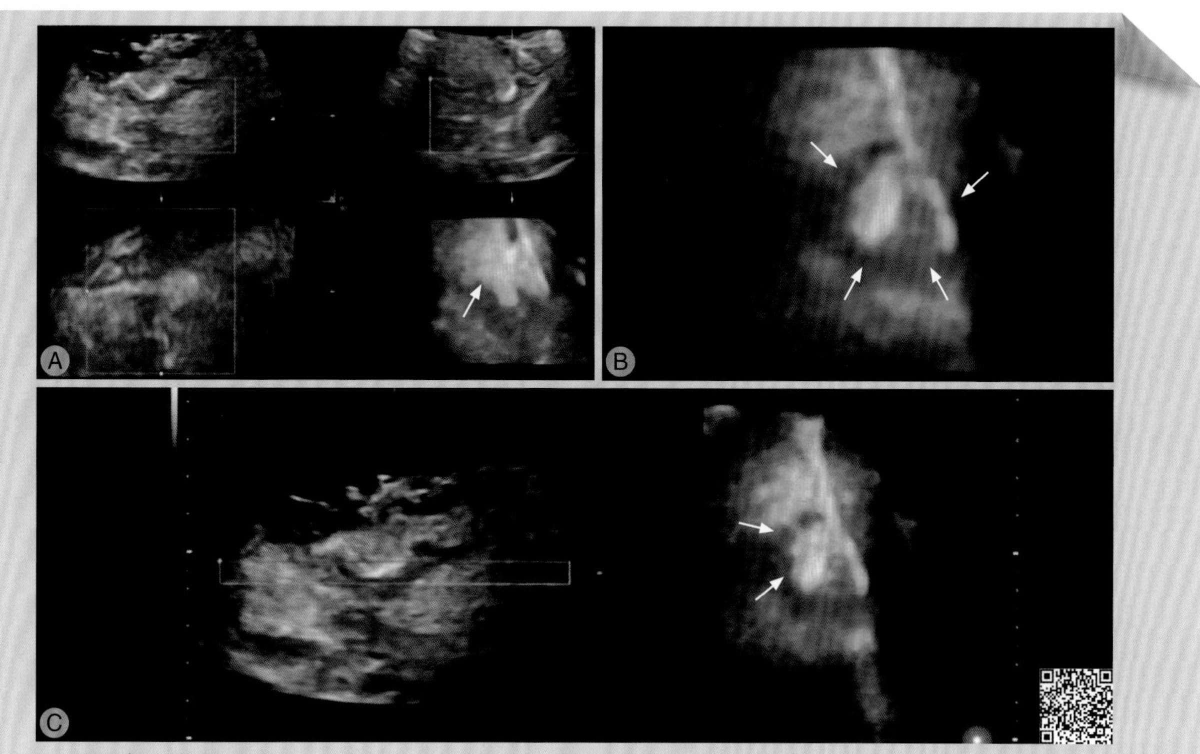

A.三维重建呈现出溃疡的大小（箭头）；B.三维重建呈现溃疡周围“黏膜纠集征”（箭头）；C.灰阶超声显示一个大溃疡，三维重建由浅至深走行时，逐步发现其实为2个深浅溃疡，周围见“黏膜纠集征”（箭头）（动态）。

图7-3-16 溃疡三维重建

【胃肠双重对比超声造影在超声检查溃疡性疾病中的应用】

胃肠双重对比超声造影可辅助鉴别良恶性溃疡。经静脉血管造影如果溃疡灶中表现为“快进快退”，且为高增强，病变处层次结构紊乱，提示恶性溃疡可能；而良性溃疡则表现为与正常胃壁“同进同退”，层次结构清晰，黏膜下层及浆膜层回声增强、固有肌层回声减低，呈“高－低－高”的声像图表现（图 7-3-17）。

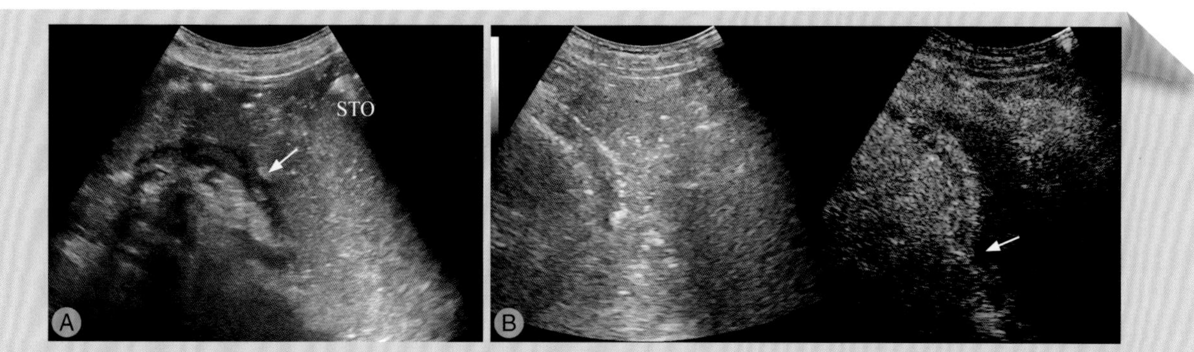

A.胃体小弯侧胃壁局限性非均匀性增厚、回声减低，并见黏膜面凹陷（箭头）；B.双重造影病变处表现为“快进快退”和高增强，病变处层次结构紊乱，提示恶性溃疡可能（箭头）。STO：胃腔。

图7-3-17 溃疡双重造影

【鉴别诊断】

1. 胃黏膜糜烂：是指局限于胃黏膜的不规则形的浅凹陷，常为多发性，其深度不超过黏膜肌层，溃疡则穿透黏膜肌层。糜烂与溃疡的区别为深度不同。糜烂、溃疡可合并存在（图 7-3-18）。

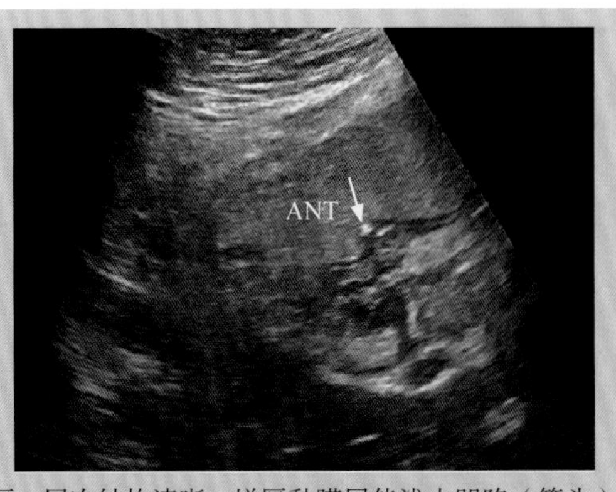

胃窦壁均匀性增厚，层次结构清晰，增厚黏膜层伴浅小凹陷（箭头）。ANT：胃窦。

图7-3-18　胃黏膜糜烂

2. 恶性胃溃疡：一般常指溃疡型胃癌，是在黏膜增殖性病变的基础上，由于肿块生长快、中央部缺血，发生坏死而形成的溃疡。多见于贲门部及胃体部。超声表现如下（图 7-3-19）。

（1）病变处胃壁不规则增厚、隆起或形成包块突向腔内，回声极低，胃壁层次紊乱不清，常累及对侧壁；胃壁僵硬、蠕动消失。

（2）在胃壁局限性增厚基础上，黏膜面见单个或多个大小不一的溃疡凹陷，溃疡表面凹凸不平，常伴有高回声附着，多呈现“火山口状”。

（3）恶性胃溃疡无“黏膜纠集征”。

（4）可伴转移征象。

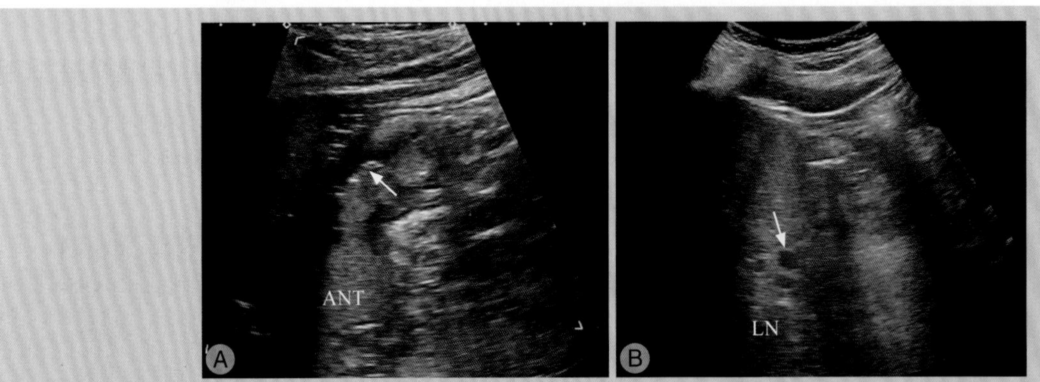

A.胃窦部大弯侧胃壁层次紊乱不清，黏膜面破溃，表面凹凸不平，有高回声附着，呈现“火山口状”（箭头）；B.周边见数个淋巴结（箭头）。ANT：胃窦；LN：淋巴结。

图7-3-19　胃窦恶性溃疡

良恶性胃溃疡鉴别见表 7-3-2。

表 7-3-2　良恶性胃溃疡鉴别表

	良性胃溃疡	恶性胃溃疡
发病机制	炎症、坏死性病变	黏膜增殖性病变
临床表现	餐后痛、夜间痛规律性明显	上腹痛规律性不明显、消瘦
胃肠充盈超声检查	胃壁增厚较轻、层次清晰，溃疡表面平整，胃壁柔软等	胃壁增厚较显著、层次不清，溃疡表面凹凸不平，呈“火山口状”，胃壁僵硬等

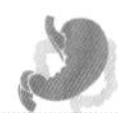

续表

	良性胃溃疡	恶性胃溃疡
胃肠双重对比超声造影	"同进同退"、等增强	"快进快退"、高增强
周边淋巴结	少见	多见

3. 胃肠道淋巴瘤（第八章第二节中详细讲解）：胃肠道是结外淋巴瘤最好发部位。胃肠道淋巴瘤（伴发溃疡）超声表现如下。

（1）胃肠壁增厚，回声极低，似无回声，质软。

（2）胃肠壁呈局限性或弥漫性增厚、隆起或局部肿物形成，部分层次被破坏。

（3）累及范围较广，常累及对侧壁，以胃窦部多见。

（4）黏膜面常出现大小不等的溃疡。

二、胃、十二指肠溃疡穿孔

【概述】

胃、十二指肠溃疡穿孔是消化性溃疡的并发症之一，主要是由于胃、十二指肠溃疡病灶向深处发展，穿透浆膜层导致消化道管壁连续性中断，从而出现穿孔，以十二指肠球部多见。

其是在溃疡的基础上，由饮食刺激或病情加重导致，多发生在夜间空腹或饱餐后。

穿孔部位多位于十二指肠球部前壁、胃窦小弯侧。

【临床表现】

主要表现为恶心、呕吐、突发上腹部剧痛，全腹压痛、反跳痛，呈板状腹，部分患者出现休克状态，消化道穿孔在急腹症患者中发生率较高。

【超声表现】

1. 胃壁及十二指肠球壁局限性增厚、回声减低，可见黏膜面凹陷，部分可显示穿孔部位，呈大小不一回声失落区。

2. 腹腔内游离液体：常位于胆囊和胃十二指肠周围、肝肾间隙等部位的局限性积液；积液多时，腹盆腔内可见游离液性区，透声差。

3. 腹腔内游离气体：肝前随体位改变而移动的气体强回声。

4. 慢性穿孔者：病变周围见与周围组织或脏器的粘连包块，分界不清、内部回声强弱不均。

【病例分析】

病例 1

患者男性，45 岁，因腹痛 1 小时来诊。超声所见：胃窦部胃壁增厚、回声减低，其黏膜面可见凹陷，大小约 0.5 cm × 0.3 cm，凹陷处浆膜层连续性中断，见不规则条带状强回声穿越，并于盆腔内见游离液体，最大液深约 0.7 cm。另于肝左叶前方见游离气体回声，后伴"彗星尾征"（图 7-3-20）。

超声提示：胃窦部溃疡并穿孔声像图表现。

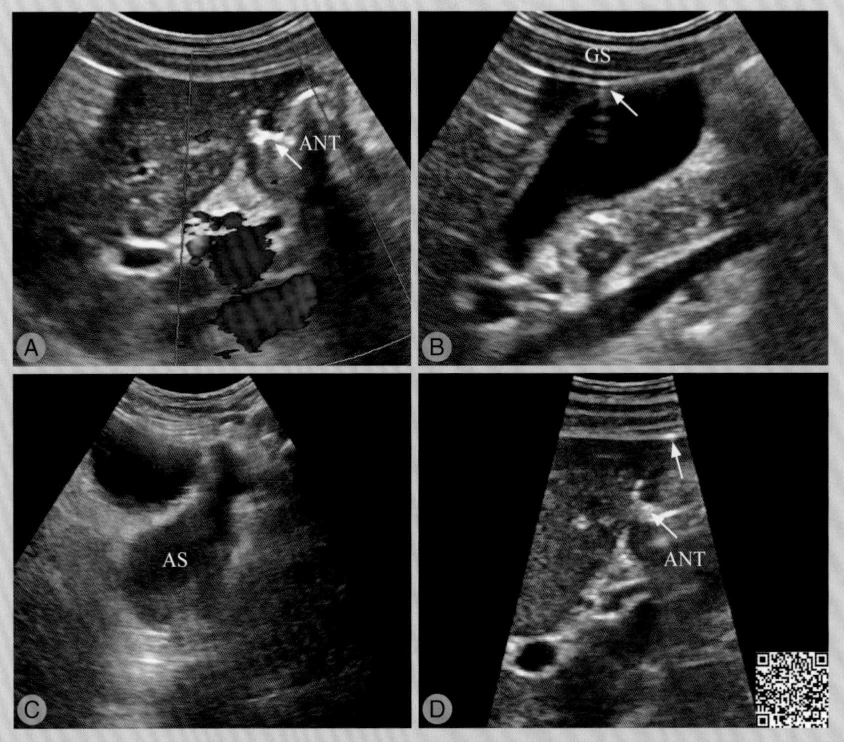

A.胃窦部溃疡并穿孔（箭头）；B.肝周气体回声（箭头）；C.盆腔积液；D.胃窦部胃壁增厚、回声减低，其黏膜面可见凹陷，凹陷处浆膜层连续性中断，见不规则条带状强回声穿越，肝左叶前方见游离气体回声，后伴“彗星尾征”（箭头）（动态）。GS：游离气体；AS：盆腔积液；ANT：胃窦。

图7-3-20　胃窦部溃疡并穿孔声像图

病例 2

患者男性，50 岁，因周期性腹痛数年初次检查。超声所见：胃窦部胃壁增厚、回声减低，黏膜面见深大凹陷，大小约 3.2 cm × 2.6 cm，见浆膜层连续中断，浆膜外见边界不清、形态不规则、内部回声强弱不均的稍高回声包块（图 7-3-21）。

超声提示：胃窦部溃疡慢性穿孔并周围组织粘连声像图表现。

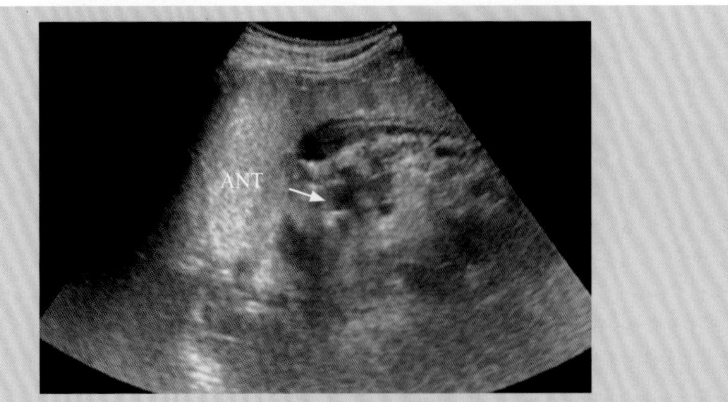

胃窦部溃疡慢性穿孔（箭头），浆膜外见边界不清、形态不规则、内部回声强弱不均的稍高回声包块。ANT：胃窦。

图7-3-21　胃窦部溃疡慢性穿孔并周围组织粘连

【临床意义】

胃肠充盈超声检查可用于消化性溃疡的诊断和鉴别诊断，显示溃疡灶的位置、大小、形态、深度、周围胃壁层次结构情况等；对并发症的诊断也具有优势；多模态超声检查可辅助鉴别溃疡良恶性。胃肠充盈

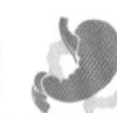

超声检查方便、无痛苦，易被患者接受，重复性强，可成为临床检查消化性溃疡及观察其治疗效果的首选方法。

（许琳琳）

第四节
胃癌、十二指肠癌

一、胃癌

（一）概述

胃癌是起源于胃黏膜上皮的恶性肿瘤，其发病率居消化道恶性肿瘤首位，我国的发病率和死亡率远高于全球平均水平，其发病率仅次于肺癌，死亡率位列第三。胃癌可发生于胃的任何部位，最常见于胃窦部（58%），其次为贲门（20%）、胃体（15%）及全胃（7%）。

【病因】

1. 地域环境及饮食生活因素：胃癌发病有明显的地域性差别。长期食用高盐、烟熏煎炸食品，大量摄入红肉与加工肉等不良饮食习惯是胃癌的危险因素。

2. 幽门螺杆菌感染：WHO 已将幽门螺杆菌列为胃癌的 I 类致病原，幽门螺杆菌感染主要与发生在远端的肠型胃癌有关。cagA+ 型菌属感染与胃癌发生有较强的特异性关联，cagA+ 型幽门螺杆菌所产细胞毒素是造成黏膜病变的主要原因。

3. 癌前疾病和癌前病变：①癌前疾病包括胃息肉、慢性萎缩性胃炎及残胃炎。胃息肉可分为胃底腺息肉、胃增生性息肉和胃腺瘤性息肉，其中胃腺瘤性息肉的癌变率较高，为 10% ~ 30%，当直径超过 2 cm 时，可达 50%。慢性萎缩性胃炎以黏膜腺体萎缩、减少为主要特征，常伴有肠上皮化生或黏膜上皮异型增生，可发生癌变。胃大部切除术后，残胃黏膜易发生慢性炎症改变，10 ~ 20 年后残胃癌发病率呈明显升高。②癌前病变，如不典型增生和肠化生，是已经被证实与胃癌发生密切相关的病理变化。

4. 遗传因素：胃癌有明显的家族聚集现象，浸润性胃癌有更高的家族性发病倾向。

5. 吸烟：吸烟者胃癌发病率约为不吸烟者的 2 倍。

【临床表现】

胃癌的早期常无明显症状，少数人有恶心、呕吐或类似溃疡病的上消化道症状，缺乏特异性。

疼痛是进展期胃癌最常见的临床症状，随着病情进展疼痛加重。根据肿瘤发生部位不同，会有相应临床症状。如贲门胃底癌可有胸骨后疼痛和进行性吞咽困难；胃窦癌靠近幽门时可伴幽门梗阻。另外，随病情进展可出现一系列并发症，如肿瘤侵犯胰腺被膜，可出现向腰背部放射的持续性疼痛；肿瘤溃疡穿孔则可引起剧烈疼痛甚至腹膜刺激征象；肿瘤压迫胆总管时，可出现黄疸；当肿瘤破坏血管后，可有呕血、黑便等消化道出血症状；晚期胃癌患者常出现贫血、消瘦、营养不良甚至恶病质等。

【胃癌的分类分型】

1. 按病灶浸润深度分为早期胃癌及进展期胃癌（中、晚期胃癌）。

2. 根据胃癌 WHO 组织学类型：可分为腺癌（乳头状腺癌、管状腺癌、黏液腺癌、印戒细胞癌等）、鳞癌、腺鳞癌、神经内分泌癌、未分化癌、不能分类的癌等。

3. 日本胃癌研究会分类：①一般型：乳头状腺癌、管状腺癌（高分化型、中分化型）、低分化腺癌（实性型、非实性型）、黏液腺癌、印戒细胞癌；②特殊型：腺鳞癌、鳞癌、类癌、未分化癌、其他。

4. Lauren 分型：肠型、弥漫型、混合型等。

5. Borrmann 分型：息肉型（结节型）、局限溃疡型、浸润溃疡型、弥漫浸润型。

6. 按肿瘤发生部位分类：贲门癌、胃体癌、胃窦癌等。

【胃癌的分期及其超声表现】

根据肿瘤浸润深度，胃癌分期见图 7-4-1。

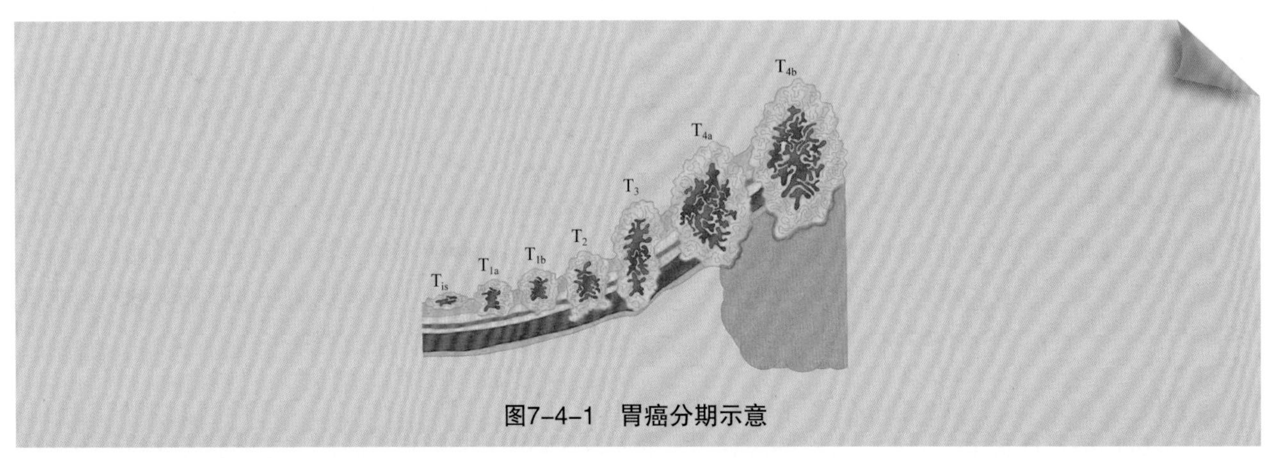

图7-4-1　胃癌分期示意

（二）早期胃癌

早期胃癌是指癌组织局限于黏膜层或黏膜下层，无论有无淋巴结转移。早期胃癌根据肉眼形态、组织分型及临床意义，从病理上可分为三种主要类型，其中浅表型分为 3 种亚型（图 7-4-2）。

1. 隆起型（Ⅰ型）：肿瘤明显隆起，呈不规则结节状或息肉状突起，隆起高度超过 5 mm，可为广基底或有蒂。

2. 浅表型（Ⅱ型）：肿瘤呈平坦状生长、稍隆起或伴浅表凹陷，分为 3 种亚型。

（1）浅表隆起型（Ⅱ a）：此类黏膜稍高于周围正常黏膜，但隆起高度不超过 5 mm，面积小，表面平整；

（2）浅表平坦型（Ⅱ b）：无肉眼可见的隆起或凹陷与黏膜等平，可稍显粗糙；

（3）浅表凹陷型（Ⅱ c）：肿瘤凹陷小于 5 mm，底面粗糙不平，边缘不齐，周边黏膜可有隆起。

3. 凹陷型（Ⅲ型）：病变不规则，肿瘤所在部位明显下陷，形成深达黏膜下层的溃疡。

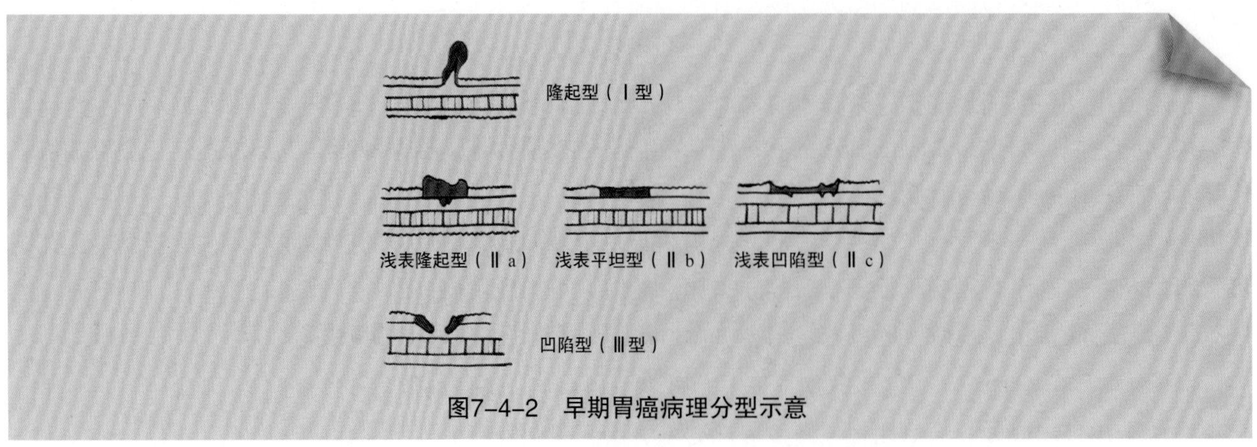

图7-4-2　早期胃癌病理分型示意

以上 3 种主要类型之间往往相互并存，形成各种混合型，如浅表凹陷型（Ⅱ c）肿瘤中心形成溃疡（Ⅲ型），则定义为Ⅱ c + Ⅲ型。

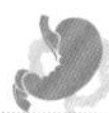

早期胃癌在声像图上通常表现为黏膜层、黏膜下层（第 1 ～ 3 层）增厚，回声减低，层次结构紊乱，固有肌层及浆膜层（第 4、第 5 层）回声、层次无改变。超声对早期胃癌浸润深度的评估依据是胃壁受侵的层次。

以下 3 个病例（图 7-4-3）均在声像图上发现胃壁黏膜层局限性增厚隆起或浅凹陷，超声提示不除外早期胃癌，胃镜取材活检证实为早期胃癌。

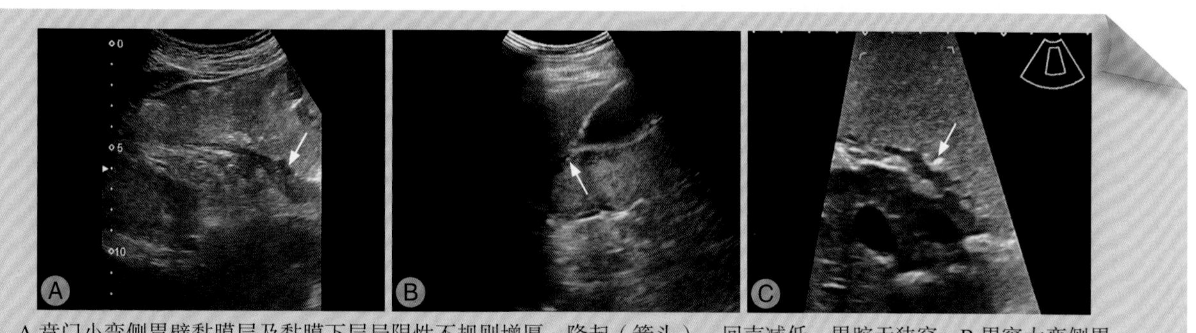

A.贲门小弯侧胃壁黏膜层及黏膜下层局限性不规则增厚、隆起（箭头），回声减低，胃腔无狭窄；B.胃窦大弯侧胃壁局限性增厚、回声明显减低，边界不清，病灶侵及黏膜下层，其黏膜表面粗糙不平，可见浅小黏膜凹陷（箭头）；C.胃体小弯侧胃壁见浅而大的黏膜面凹陷（箭头），深达黏膜下层，凹陷底部见高回声附着，胃壁回声明显减低。

图7-4-3　早期胃癌声像图

（三）进展期胃癌

进展期胃癌又称中晚期胃癌，指癌组织浸润深度已突破黏膜下层，到达固有肌层甚至更深处。癌肿未突破浆膜层，无邻近或远处转移归为中期胃癌；一旦穿透浆膜层向胃外生长，不管肿瘤有无转移或病变虽局限在胃壁内未穿透浆膜层，但已发现局部和远处转移者均为晚期胃癌。

【病理分型】

Borrmann 分型是目前普遍采用的进展期胃癌分型方法，其主要是根据肿瘤在黏膜面的形态和胃壁内浸润方式进行分型（图 7-4-4）。

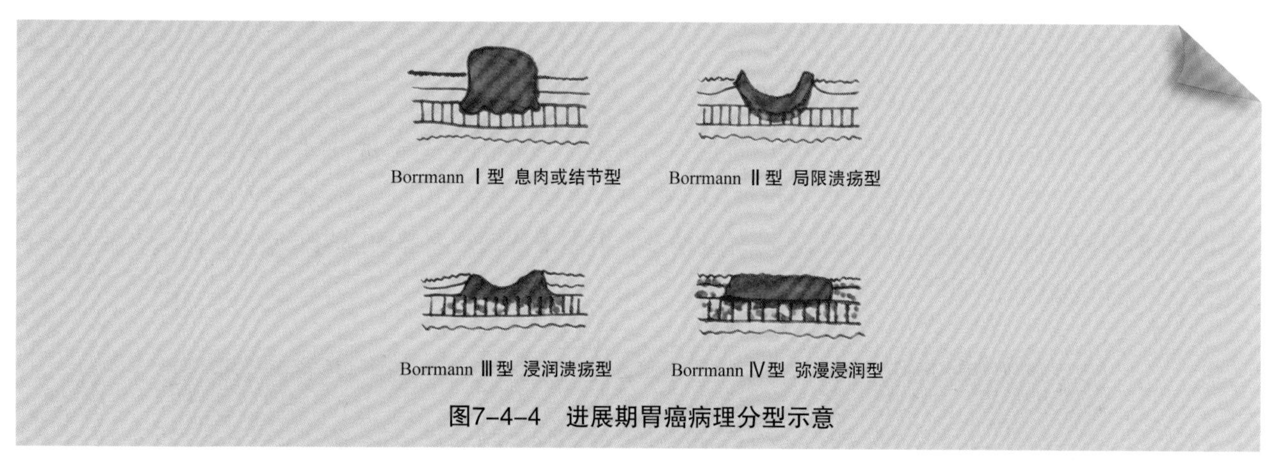

图7-4-4　进展期胃癌病理分型示意

Borrmann Ⅰ型：息肉或结节型，肿瘤主要向胃腔内隆起，呈息肉状、伞状或结节状生长，基底较宽，浸润不明显，肿瘤的边界较清楚，没有大的溃疡区域，但可有糜烂或浅表溃疡。此型胃癌生长较缓慢，转移发生也较晚，组织学类型一般以分化较高的乳头状、乳头管状或管状腺癌常见。

Borrmann Ⅱ型：局限溃疡型，肿瘤表面有明显的溃疡形成，溃疡边缘隆起呈“堤坝状”，溃疡底部有坏死，癌肿边界较清楚、局限，向周围浸润不明显。组织学类型以分化型腺癌多见。

Borrmann Ⅲ型：浸润溃疡型，肿瘤表面有明显的溃疡形成，但溃疡边缘呈坡状隆起，溃疡边缘和底部向深层及周围浸润性生长，肿瘤边界不清。组织学类型多为低分化腺癌和印戒细胞癌。

Borrmann Ⅳ型：弥漫浸润型，肿瘤向黏膜下层、固有肌层、浆膜层弥漫性浸润生长，黏膜面没有明显的肿块隆起或深溃疡形成，胃壁增厚变硬，黏膜皱襞消失、变平，胃腔狭窄，失去弹性。组织学类型多为分化较低的腺癌、富有纤维间质的癌（硬癌）和印戒细胞癌。

【超声表现】

1. 癌肿突破黏膜下层侵犯固有肌层是进展期胃癌特征性的表现。

2. 胃壁呈偏心性或局限性增厚、部分呈结节状突起，回声减低，层次破坏紊乱，黏膜面高低不平，可伴溃疡，胃壁僵硬、蠕动减弱或消失，病变处胃腔可见不同程度缩窄。病灶较大时长轴切面呈“假肾征”改变，短轴切面呈“靶环征”改变。

3. 彩色多普勒显示病变处血流信号丰富。

4. 癌肿穿透浆膜层向胃外生长时，可直接侵及周围组织及器官，还可出现淋巴转移、种植转移、血行转移等相关征象。

5. 肿瘤新生血管数量增多并缺乏完整基底膜结构、存在动静脉瘘，导致胃肠双重对比超声造影血流阻力低、流速快，经静脉超声造影呈“快进快退”表现（图 7-4-5）。

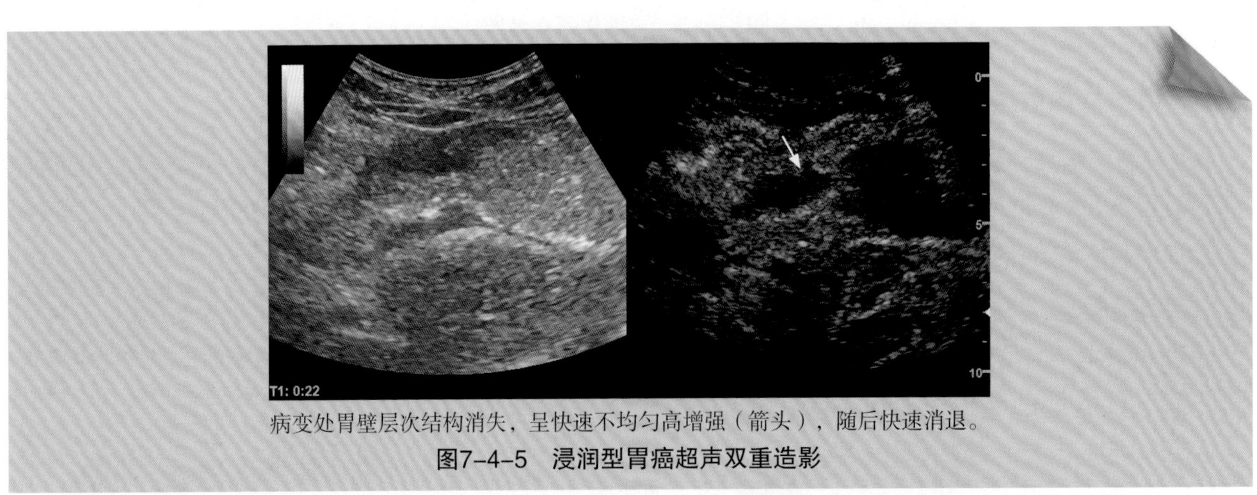

病变处胃壁层次结构消失，呈快速不均匀高增强（箭头），随后快速消退。

图7-4-5　浸润型胃癌超声双重造影

【Borrmann 分型超声诊断】

根据病理分型结合进展期胃癌的声像图特点，超声可对 Borrmann 分型进行提示诊断。

1. Borrmann Ⅰ型（息肉或结节型）：声像图表现为肿块型，病变处胃壁局限性增厚隆起，呈息肉状或结节状突向胃腔，肿块基底部与周围胃壁分界较清楚，形态不规则，内部回声为低回声。彩色多普勒显示肿块内点条样血流信号（图 7-4-6）。

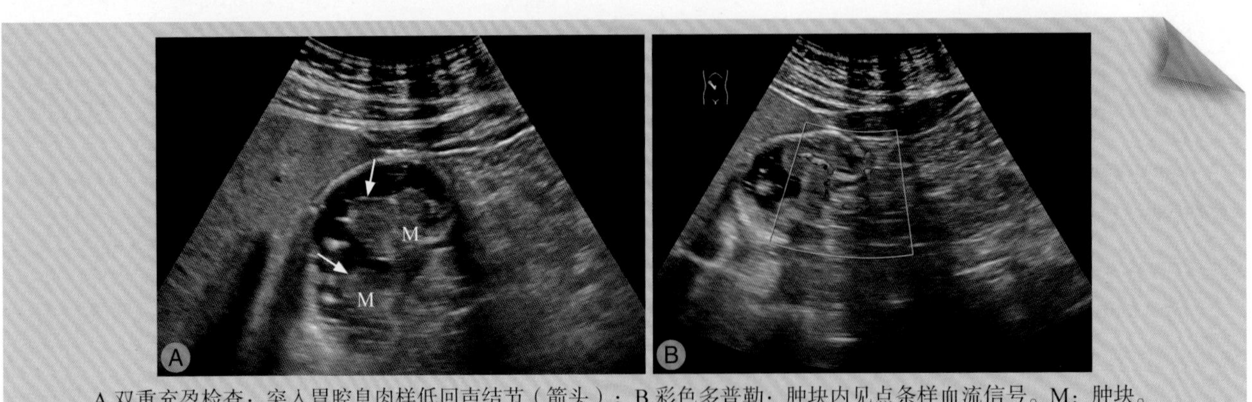

A.双重充盈检查：突入胃腔息肉样低回声结节（箭头）；B.彩色多普勒：肿块内见点条样血流信号。M：肿块。

图7-4-6　进展期胃癌声像图［Borrmann Ⅰ型（息肉或结节型）］

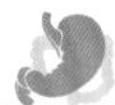

2. Borrmann Ⅱ型（局限溃疡型）：病变处黏膜面出现较大凹陷，呈腔内型，形态不规则，口小底大，呈“火山口状”或“弹坑状”，溃疡边缘不规则、僵硬，底部粗糙，回声强弱不均，表面常有大量不规则高回声附着，周边黏膜呈“堤坝状”隆起，边界清晰，无明显浸润征象（图 7-4-7）。

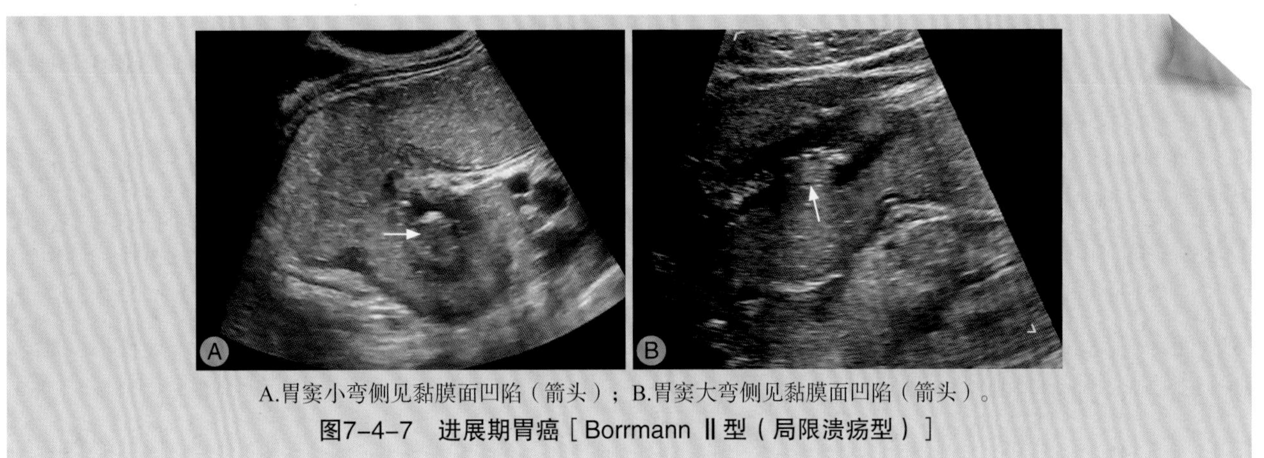

A.胃窦小弯侧见黏膜面凹陷（箭头）；B.胃窦大弯侧见黏膜面凹陷（箭头）。

图7-4-7　进展期胃癌［Borrmann Ⅱ型（局限溃疡型）］

3. Borrmann Ⅲ型（浸润溃疡型）：病变处胃壁呈弥漫性增厚隆起，呈“山坡样”起伏，边缘不清，范围广泛，常累及对侧胃壁，其回声明显减低、不均质，黏膜面高低不平，常出现单个或多个深浅不一的凹陷，与Ⅱ型胃癌相比，周围有明显的浸润表现（图 7-4-8）。

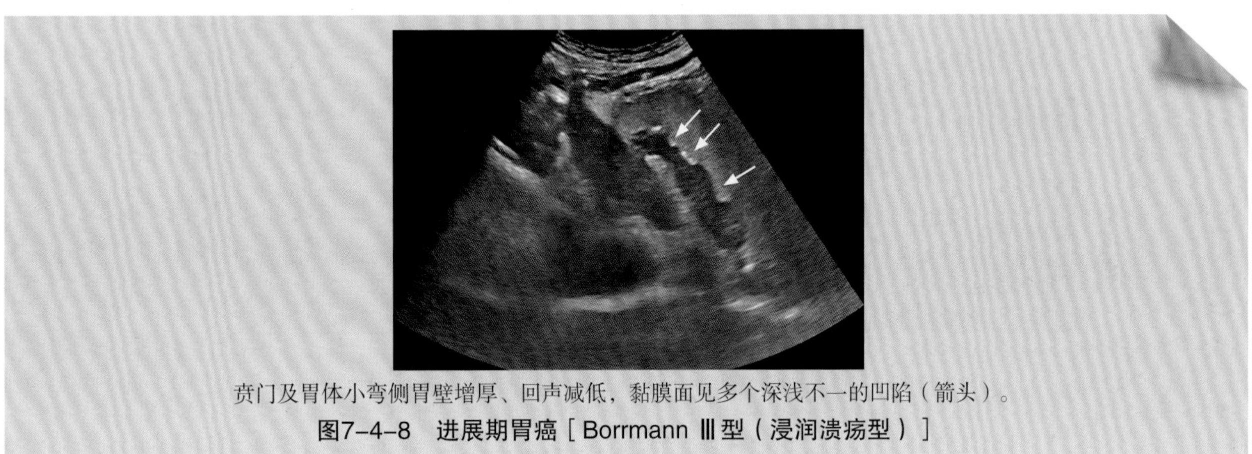

贲门及胃体小弯侧胃壁增厚、回声减低，黏膜面见多个深浅不一的凹陷（箭头）。

图7-4-8　进展期胃癌［Borrmann Ⅲ型（浸润溃疡型）］

4. Borrmann Ⅳ型（弥漫浸润型）：胃壁呈弥漫性不规则增厚隆起，主要侵及黏膜下层，在黏膜下层沿胃壁弥漫性向四周扩散，与正常胃壁分界不清。此型病变主要累及胃窦部，胃体次之，当累及 2 个部分以上称为“皮革胃”，长轴切面呈“假肾征”改变，短轴切面呈“靶环征”改变（图 7-4-9）。

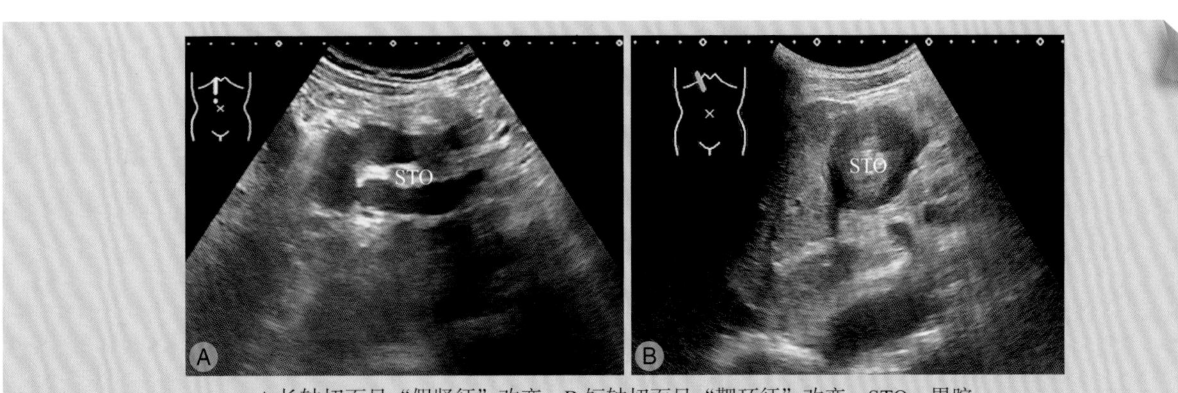

A.长轴切面呈“假肾征”改变；B.短轴切面呈“靶环征”改变。STO：胃腔。

图7-4-9　进展期胃癌［Borrmann Ⅳ型（弥漫浸润型）］

【胃癌的转移方式】

胃癌的转移方式包括直接浸润、种植转移、血行转移和淋巴转移。

1. 直接浸润：贲门胃底癌易侵及食管下段，胃窦癌可向十二指肠直接浸润。分化差浸润性生长的胃癌突破浆膜层后，侵及网膜、结肠、肝、脾、胰腺等邻近组织器官。癌细胞侵及黏膜下层后，可沿组织间隙与淋巴网蔓延，扩展距离可达癌灶外 6 cm，向十二指肠浸润常在幽门下 3 cm 以内。浸润型胃癌可沿黏膜或浆膜直接向食管、十二指肠或胃外发展。

病例分析：患者男性，老年，因腹痛、近期进食减少、体重减轻来诊。超声所示：胃小弯垂直部胃壁见局限性不规则增厚，最厚处约 1.4 cm，累及长度约 8.6 cm，回声减低，层次不清，累及全层，并局部呈包块状，范围约 3.5 cm × 2.1 cm × 3.8 cm，表面见一大小约 2.0 cm × 0.9 cm 的凹陷，形态不规则，底部不平，增厚胃壁的浆膜层连续中断、突向浆膜外并侵及小网膜，小网膜回声增强，小网膜囊内见一相邻不规则低回声包块，大小约 4.7 cm × 2.8 cm × 4.2 cm，与胃小弯病灶相延续。彩色多普勒：胃小弯及小网膜包块均见星点状血流信号（图 7–4–10）。

超声提示：①胃小弯垂直部胃壁不规则增厚并呈包块状，符合胃癌声像图表现（T_4）；②小网膜囊内低回声包块，符合转移灶声像图表现（考虑直接浸润）。

穿刺活检术后病理：（胃体小弯侧）低分化腺癌。

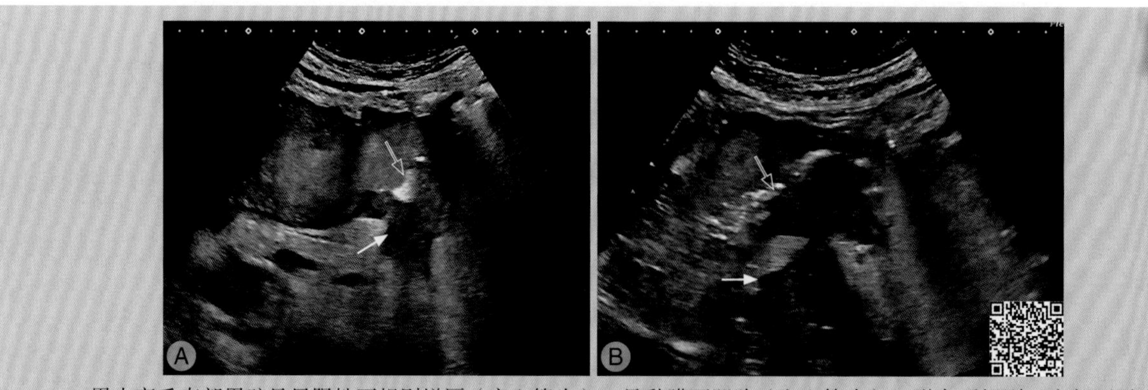

A.胃小弯垂直部胃壁见局限性不规则增厚（实心箭头），见黏膜面凹陷（空心箭头），形态不规则，底部不平；
B.增厚胃壁的浆膜层连续中断、突向浆膜外并侵及小网膜，小网膜囊内见不规则低回声包块（实心箭头），与胃小弯病灶（空心箭头）相延续（动态）。

图7–4–10　胃癌转移方式（考虑直接浸润）

2. 种植转移：在胃癌中是一个比较特殊的转移方式，主要是癌细胞从浆膜层脱落入腹腔，种植于腹膜及其他腹腔脏器表面，如伴有腹水，须特别注意有无腹膜转移瘤。

病例分析：患者男性，老年，因不规律腹痛腹胀、恶心呕吐、体重明显下降来诊。超声所见：胃体小弯侧胃壁增厚，最厚处约 1.5 cm，累及长度约 5.3 cm，回声减低，层次不清，累及全层，其黏膜面见两处凹陷，大者约 1.1 cm × 0.5 cm，底部不平，周边胃壁层次结构不清。壁腹膜见多个低回声结节，大者约 1.5 cm × 0.6 cm × 1.0 cm，宽基底，形态不规则，大网膜增厚、结构紊乱呈“饼状”、回声增强（图 7–4–11）。

超声提示：①胃体小弯侧胃壁增厚伴多发溃疡，符合胃癌声像图表现（T4）；②壁腹膜及大网膜多发转移灶、网膜饼形成（考虑种植转移）。

术后病理：（胃体小弯侧）低分化腺癌。

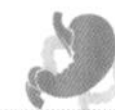

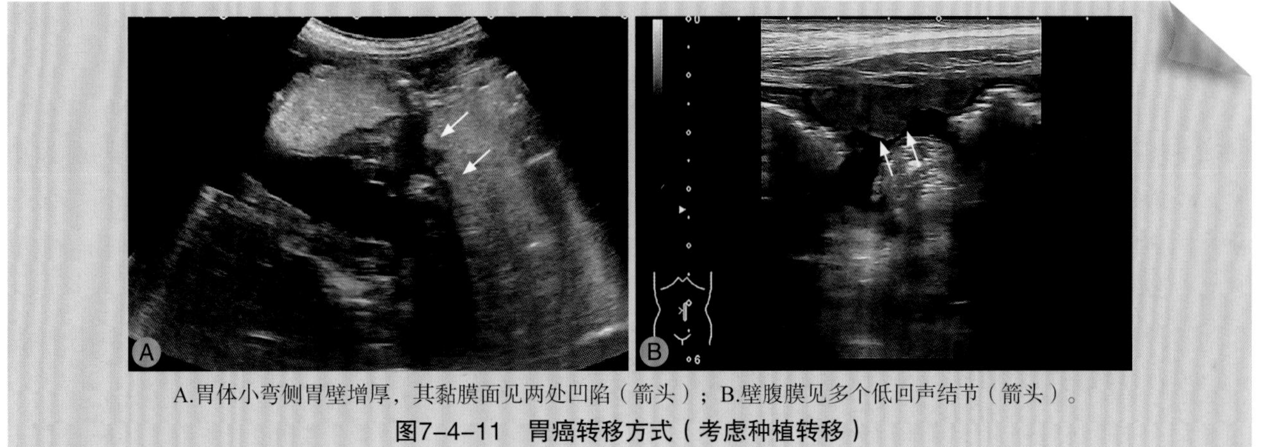

A.胃体小弯侧胃壁增厚，其黏膜面见两处凹陷（箭头）；B.壁腹膜见多个低回声结节（箭头）。

图7-4-11　胃癌转移方式（考虑种植转移）

3. 血行转移：胃的血供极为丰富，胃左动脉（腹腔干分支）及胃右动脉（肝固有动脉分支）汇合成胃小弯侧血管弓；胃短动脉（主要供应胃底部血液）、胃网膜左动脉和胃网膜右动脉（胃十二指肠动脉分支）形成胃大弯侧血管弓。这些动脉的分支在胃壁内彼此间形成广泛吻合，分布呈网状。

胃的静脉多与同名动脉伴行，均汇入肝门静脉系统。

胃冠状静脉（胃左静脉）的血液可直接或经脾静脉注入门静脉，并在贲门处与食管下端静脉形成吻合支，称食管静脉丛；胃右静脉直接注入门静脉。胃短静脉、胃网膜左静脉均注入脾静脉；胃网膜右静脉则注入肠系膜上静脉（图 7-4-12，图 7-4-13）。

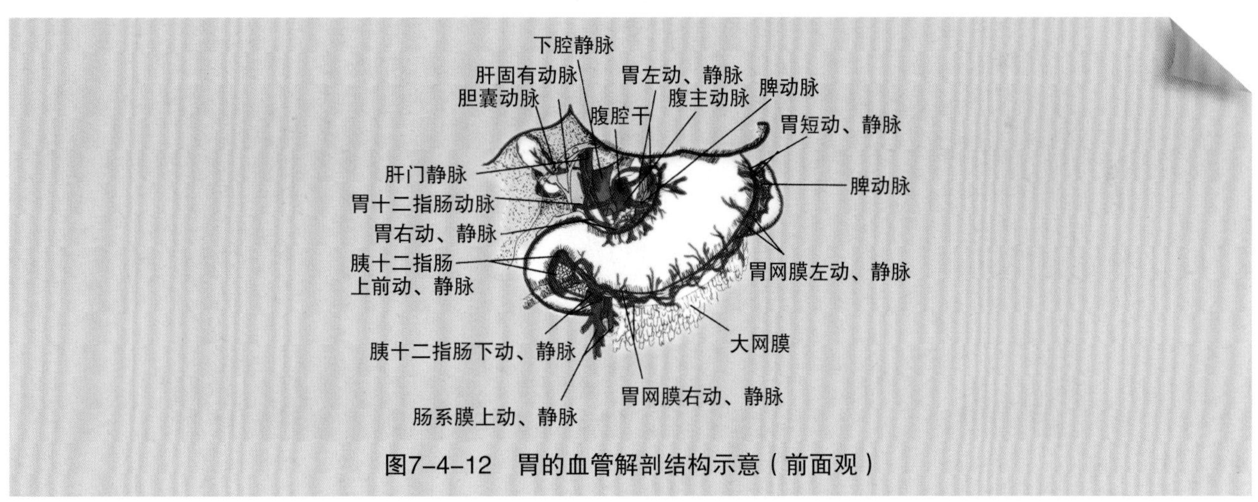

图7-4-12　胃的血管解剖结构示意（前面观）

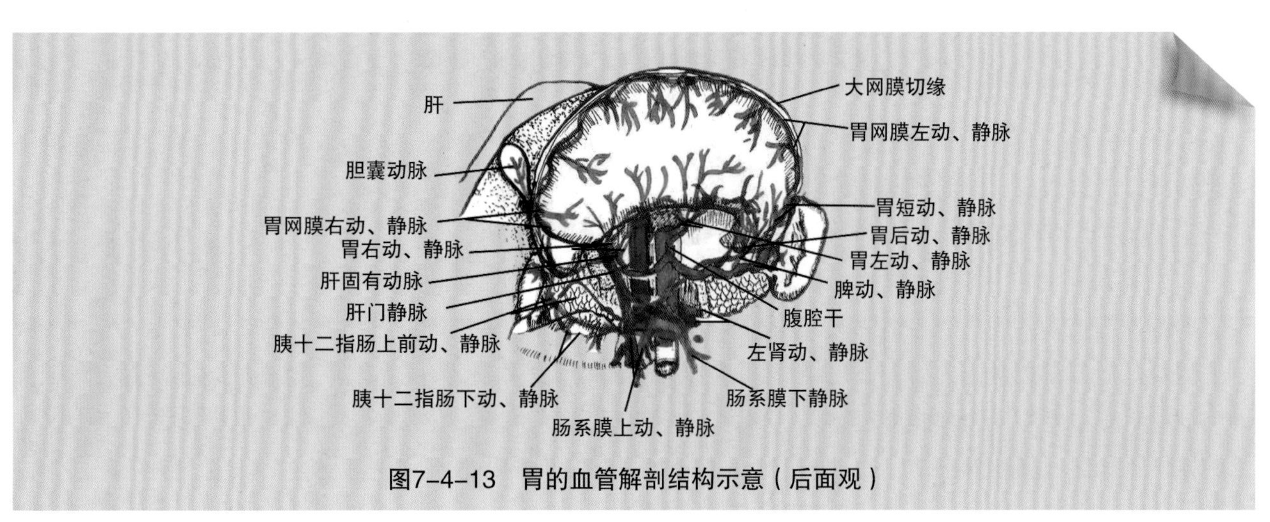

图7-4-13　胃的血管解剖结构示意（后面观）

胃癌发展到晚期，癌细胞进入门静脉或体循环向身体其他部位播散，形成转移灶，肝脏是胃癌最常见的转移部位。女性患者需常规排除卵巢转移瘤（Krukenberg 瘤）。

病例分析：患者女性，老年，因腹部不适、消瘦来诊。超声所见：胃窦部胃壁增厚，最厚处约 1.2 cm，层次结构不清，胃腔明显变窄，胃壁蠕动消失。保守治疗 1 个月后复查超声所见：胃窦部胃壁不对称性增厚，较前明显，最厚处约 2 cm，回声减低，层次不清，累及全层，以胃窦大弯侧改变明显；肝内见多个稍高回声结节，大者约 1.1 cm × 1.0 cm × 1.2 cm，内回声不均；门静脉内见低回声填充，彩色多普勒显示其内点条状血流信号（图 7–4–14）。

超声提示：①胃窦部胃壁增厚，符合胃窦癌声像图表现（T_4）；②肝内多发转移灶并门静脉癌栓形成（考虑血行转移）。

穿刺活检术后病理：（胃窦部）低分化腺癌，可见脉管内癌栓。（肝穿刺）肝组织内可见低分化腺癌，结合病史及形态学特点，不除外胃癌转移。

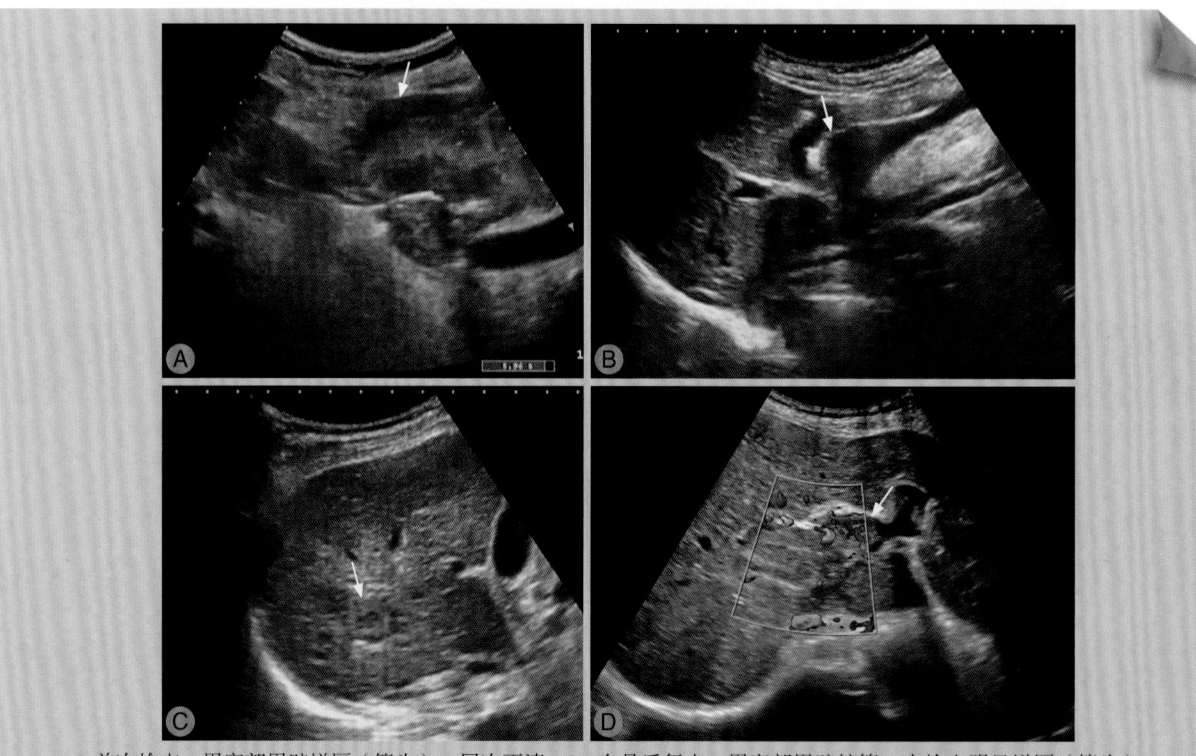

A.首次检查：胃窦部胃壁增厚（箭头）、层次不清；B.1个月后复查：胃窦部胃壁较第一次检查明显增厚（箭头），呈不对称性，以胃窦大弯侧改变明显；C.肝内见多个转移灶（箭头）；D.门静脉癌栓，彩色多普勒显示其内点条状血流信号（箭头）。

图7–4–14　胃癌转移方式（考虑血行转移）

4. 淋巴转移：胃淋巴系统与全身的血液循环系统一样，是网状的液体系统。该系统由淋巴管道、淋巴组织和淋巴器官组成。淋巴在向心流动过程中要通过一系列的淋巴结。

（1）胃淋巴回流路径：

胃黏膜固有层的毛细淋巴管网汇成淋巴管后进入黏膜下层，形成淋巴网，再穿过肌层、浆膜层，汇流至胃周围淋巴结，各层内的毛细淋巴管网直接或互相吻合后汇入附近的淋巴结群（图 7–4–15）。

胃小弯上部淋巴液流向胃左淋巴结群，胃小弯下部淋巴液引流到胃右及幽门上淋巴结群，胃大弯上部淋巴液沿胃短血管引流至胰脾淋巴结群，胃大弯右侧淋巴液引流至胃网膜右及幽门下淋巴结群。以上淋巴结的输出管均注入腹腔淋巴结，通过肠干汇入乳糜池，最后经胸导管注入左静脉角。

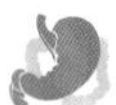

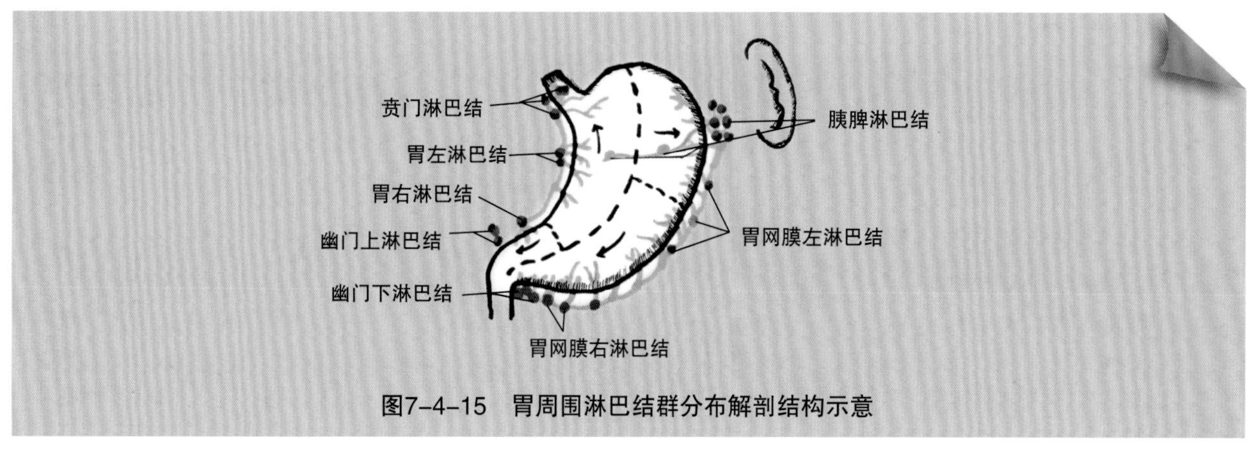

图7-4-15　胃周围淋巴结群分布解剖结构示意

（2）胃部淋巴结分组（图 7-4-16，表 7-4-1）。

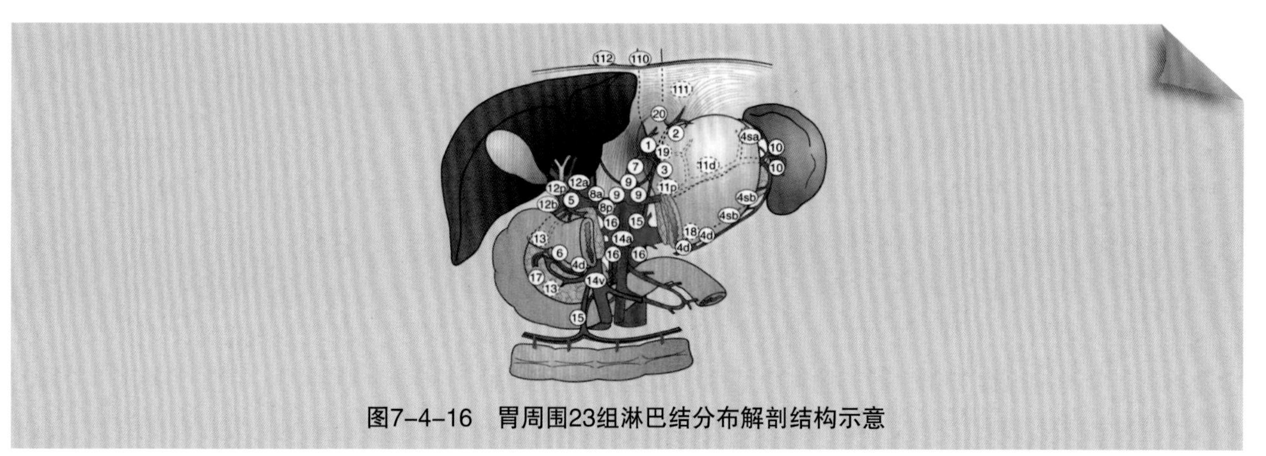

图7-4-16　胃周围23组淋巴结分布解剖结构示意

表 7-4-1　胃部淋巴结分组

第7版《外科学》将胃部的淋巴结分16组		日本胃癌学会（JGCA）分为23组
NO.1-贲门右淋巴结	NO.9-腹腔干淋巴结	
NO.2-贲门左淋巴结	NO.10-脾门淋巴结	NO.17-胰头前淋巴结
NO.3-胃小弯淋巴结	NO.11-脾动脉干淋巴结 p-近端淋巴结 d-远端淋巴结	NO.18-胰腺下缘淋巴结
NO.4-胃大弯淋巴结 sa-胃短血管淋巴结 sb-胃网膜左血管淋巴结 4d-胃网膜右血管淋巴结	NO.12-肝十二指肠韧带淋巴结 a-肝十二指肠韧带内沿肝动脉淋巴结 b-肝十二指肠韧带内沿胆管淋巴结 p-肝十二指肠韧带内沿门静脉后淋巴结	NO.19-膈下淋巴结
NO.5-幽门上淋巴结	NO.13-胰头后淋巴结	NO.20-膈肌食管裂孔淋巴结
NO.6-幽门下淋巴结	NO.14-肠系膜根部淋巴结 v-肠系膜上静脉淋巴结 a-肠系膜上动脉淋巴结	NO.110-下胸部食管旁淋巴结
NO.7-胃左动脉淋巴结	NO.15-结肠中动脉旁淋巴结	NO.111-膈上淋巴结

续表

第7版《外科学》将胃部的淋巴结分16组		日本胃癌学会（JGCA）分为23组
NO.8-肝总动脉淋巴结 8a-肝总动脉前和上缘淋巴结 8p-肝总动脉后淋巴结	NO.16-腹主动脉旁淋巴结 a1-主动脉裂孔淋巴结 a2-腹腔干上缘至左肾静脉下缘之间腹主动脉周围淋巴结 b1-左肾静脉下缘至肠系膜下动脉上缘之间腹主动脉周围淋巴结 b2-肠系膜下动脉上缘至腹主动脉分叉之间腹主动脉周围淋巴结	NO.112-中纵隔后淋巴结

注：第 1 ～ 12 组及 14v 组淋巴结为区域淋巴结，在此以远的淋巴结转移为 M_1。但肿瘤浸润食管时，膈下、膈肌食管裂孔旁、下端食管旁及膈上淋巴结也可作为区域淋巴结。

（3）胃部淋巴结大致可分为 4 站。

第一站：贲门右、贲门左、胃小弯、胃大弯、幽门上、幽门下淋巴结。

第二站：胃左动脉周围、肝总动脉周围、腹腔干周围淋巴结。

第三站：脾门、脾动脉、肝十二指肠、胰头后淋巴结。

第四站：肠系膜根部、结肠中动脉旁、腹主动脉旁淋巴结。

在胃癌转移中淋巴结转移占 70%。胃癌由原发部位经淋巴网向第一站（N_1）胃周淋巴结转移，继之癌细胞沿支配胃血管的周围淋巴结向心性转移至第二站（N_2），并可向更远的第三站淋巴结（N_3）转移。大多数淋巴结转移遵循此规律，即按照淋巴结的引流顺序从近到远。但还有一种例外，就是“跳跃式”淋巴转移，这种情况不常见，占淋巴结转移的 10%。原因可能与胃癌时淋巴管发生改变有关，由于肿瘤生长和播散可导致某些淋巴管的癌性阻塞，另一些淋巴管会重新形成，以代偿胃部淋巴液流出量的不足。

（4）胃癌不同部位与淋巴结站别的划分（表 7-4-2）。

表 7-4-2 胃癌不同部位与淋巴结站别的划分

胃癌部位	第一站（N_1）	第二站（N_2）	第三站（N_3）
窦部	3、4、5、6	1、7、8、9	2、10、11、12、13、14
体部	1、3、4、5、6	2、7、8、9、10、11	12、13、14
贲门部	1、2、3、4	5、6、7、8、9、10、11	12、13、14
全胃	1、2、3、4、5、6	7、8、9、10、11	12、13、14

注：以胃窦部肿瘤为例，淋巴结转移第一站以胃小弯、胃大弯、幽门上、幽门下淋巴结为主，第二站以贲门右、胃左动脉、肝总动脉、腹腔干淋巴结为主，第三站以肠系膜、脾门动脉、脾主动脉旁等淋巴结为主。

胃癌淋巴结转移中全胃癌及胃窦癌转移率明显高于其他部位癌。

胃下部胃癌常转移至幽门下、胃下及腹腔动脉旁等淋巴结，而上部胃癌常转移至胰旁、贲门旁、胃上等淋巴结。晚期胃癌可转移至主动脉周围及膈上淋巴结。由于腹腔淋巴结与胸导管直接交通，故可转移至左锁骨上淋巴结。

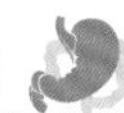

病例分析：患者女性，中年，近来食欲减低，烧心反酸，胃部疼痛，进食后疼痛加重。超声所见：胃窦部大弯侧胃壁增厚，最厚处约 1.3 cm，累及长度约 5.4 cm，回声减低，层次不清，累及全层，其黏膜面见一范围较大的凹陷，范围约 3.1 cm × 0.8 cm，病变处胃壁蠕动消失，小网膜囊内见多发肿大淋巴结，大者约 1.1 cm × 0.8 cm × 1.0 cm（图 7-4-17）。

超声提示：①胃窦部胃壁增厚伴溃疡，符合胃窦癌声像图表现（T_4）；②小网膜囊内多发肿大淋巴结（考虑淋巴转移）。

术后病理：（全胃）胃窦部中高分化腺癌，侵达浆膜下层，可见脉管内癌栓及神经侵犯，胃近断端及远断端切缘未见癌累及。胃小弯侧淋巴结内查见转移癌（4/15），胃大弯侧淋巴结内未查见转移癌（0/12）。

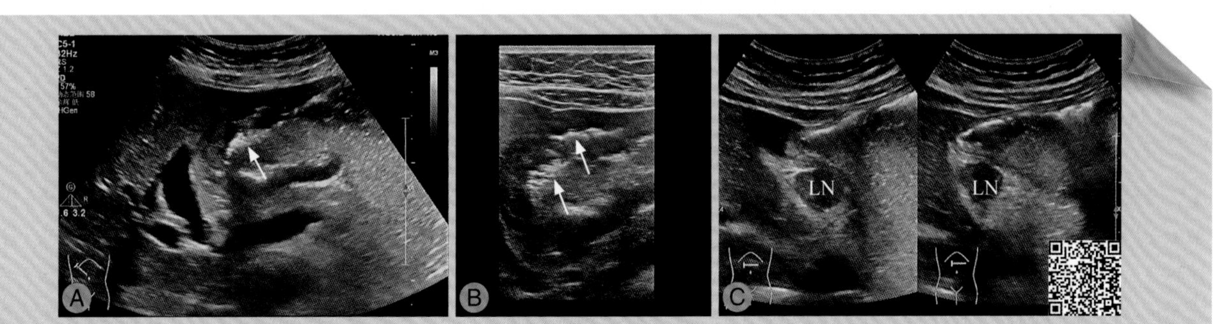

A.胃窦部大弯侧胃壁增厚（箭头），层次不清，回声减低；B.黏膜面见一范围较大的凹陷（箭头）；C.小网膜囊内多发肿大淋巴结（动态）。LN：淋巴结。

图7-4-17　胃癌转移方式（考虑淋巴转移）

【胃癌 TNM 分期】（2010 年 AJCC）

目前，TNM 分期系统是国际上最为通用的肿瘤分期系统。《中华医学会胃癌临床诊疗指南》指出胸部、腹部和盆腔计算机断层成像是治疗前临床分期的主要诊断方式。目前，超声也在努力实践与总结中，观察病灶的浸润深度和范围，尽量采用局部放大，以便更加清晰地观察累及层次；同时注意胃周组织情况，对浆膜及周围网膜浸润情况进行观察辨别；并观察有无淋巴结转移（包括后腹膜、左锁骨上）（表 7-4-3）。

表 7-4-3　胃癌 T 分期

	N_0	N_1	N_2	N_{3a}	N_{3b}	任何N、M_1
T_1	ⅠA	ⅠB	ⅡA	ⅡB	ⅢB	Ⅳ
T_2	ⅠB	ⅡA	ⅡB	ⅢA	ⅢB	Ⅳ
T_3	ⅡA	ⅡB	ⅢA	ⅢB	ⅢC	Ⅳ
T_{4a}	ⅡB	ⅢA	ⅢA	ⅢB	ⅢC	Ⅳ
T_{4b}	ⅢA	ⅢB	ⅢB	ⅢC	ⅢC	Ⅳ
任何T、M_1	Ⅳ	Ⅳ	Ⅳ	Ⅳ	Ⅳ	Ⅳ

TNM 分期的 T 描述的是原发肿瘤在胃壁浸润的程度。

T_1：肿瘤仅限于黏膜层或黏膜下层。

T_2：肿瘤浸润超过黏膜下层，但局限于固有肌层。

T_3：肿瘤浸润超过固有肌层，但局限于浆膜下结缔组织。

T_4：肿瘤侵犯浆膜层，并可能生长到附近的器官（脾、肠、胰腺、肾脏等）或其他结构如大血管。

TNM 分期的 N 描述的是原发肿瘤的淋巴结转移情况。

N_X：附近（区域）淋巴结无法评估。

N_0：未扩散到附近的淋巴结。

N_1：癌症已经扩散到附近 1 到 2 个区域淋巴结。

N_2：癌症已经扩散到附近 3 到 6 个区域淋巴结。

N_3：癌症已经扩散到附近 7 个或更多区域淋巴结。

TNM 分期的 M 描述的是原发肿瘤远处转移的情况。

M_0：无远处转移（癌细胞没有扩散到远处器官或部位，如肝、肺、脑）。

M_1：有远处转移（癌细胞扩散到远离胃的器官或淋巴结）。

在超声检查时需仔细观察肿瘤的浸润深度，根据肿瘤浸润深度来对胃癌进行 TNM 分期。

T_1：肿瘤局限于声像图上前三层（第 1、第 2、第 3 层）。

T_2：肿瘤突破黏膜下层（第 3 层）侵及固有肌层（第 4 层）。

T_3：肿瘤突破固有肌层（第 4 层）侵及浆膜下结缔组织但未穿透结缔组织，超声对 T_3 分期诊断相对于其他三期的精准度略逊一筹。近几年来，有研究应用“角征”来判断 TNM 分期是否≥ T_3 期，敏感度和特异度均较高。所谓超声“角征”即固有肌层（第 4 层）外缘模糊、不光滑、成角，通常为锐角，若呈“锯齿状”结构，也判断为成角。笔者经验是，如若“角征”出现，而浆膜层（第 5 层）平滑、连续性好，多为浆膜层未被侵及，分期为 T_3。

T_4：肿瘤突破浆膜层（第 5 层中断），肿瘤边缘回声消失或肿瘤边界位于相邻器官之内，与其他器官之间的滑动消失。

【病例分析】

病例 1

患者男性，中年，无明显不适，健康查体。超声所见：贲门小弯侧胃壁黏膜层及黏膜下层局限性增厚，最厚处约 1.1 cm，累及长度约 3.1 cm，回声减低，固有肌层形态规整、回声均质，浆膜层平滑、连续性好，病变处层次结构欠清晰（图 7-4-18）。

超声提示：贲门壁增厚，考虑贲门癌（T_1），建议胃镜取材活检。

术后病理：贲门高分化腺癌，侵及黏膜下层，未见脉管内癌栓及神经侵犯。

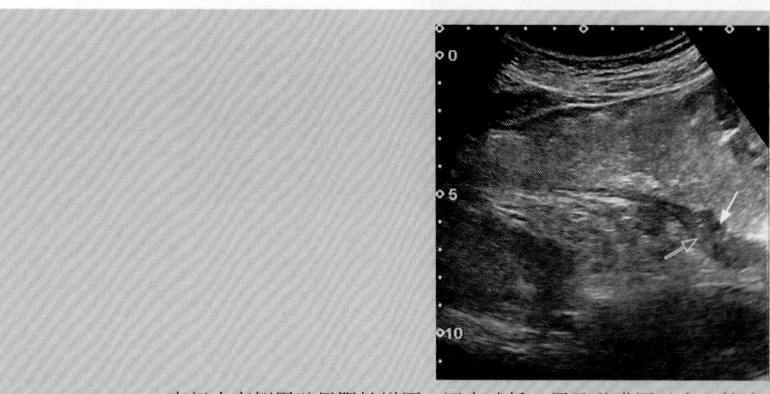

贲门小弯侧胃壁局限性增厚，回声减低，累及黏膜层（实心箭头）和黏膜下层（空心箭头）。

图7-4-18　胃癌T分期（T_1）

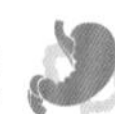

病例 2

患者男性，老年，因 3 个月前无明显诱因出现上腹部胀满，伴有隐痛，且呈持续性加重，食欲减退，体重减轻来诊。超声所见：胃体小弯侧胃壁局限性不规则增厚，最厚处约 1.4 cm，累及长度约 4.9 cm，胃壁黏膜面中断，见一大小约 2.0 cm × 0.7 cm 的凹陷，形态不规则，底部不平，浸润至固有肌层，未穿透固有肌层，浆膜层平滑、连续好（图 7-4-19）。

超声提示：胃体小弯侧胃壁不规则增厚伴溃疡，符合溃疡型胃癌声像图表现（T_2）。

术后病理示：胃体小弯侧溃疡型中分化腺癌，侵及固有肌层，未见脉管内癌栓及神经侵犯。

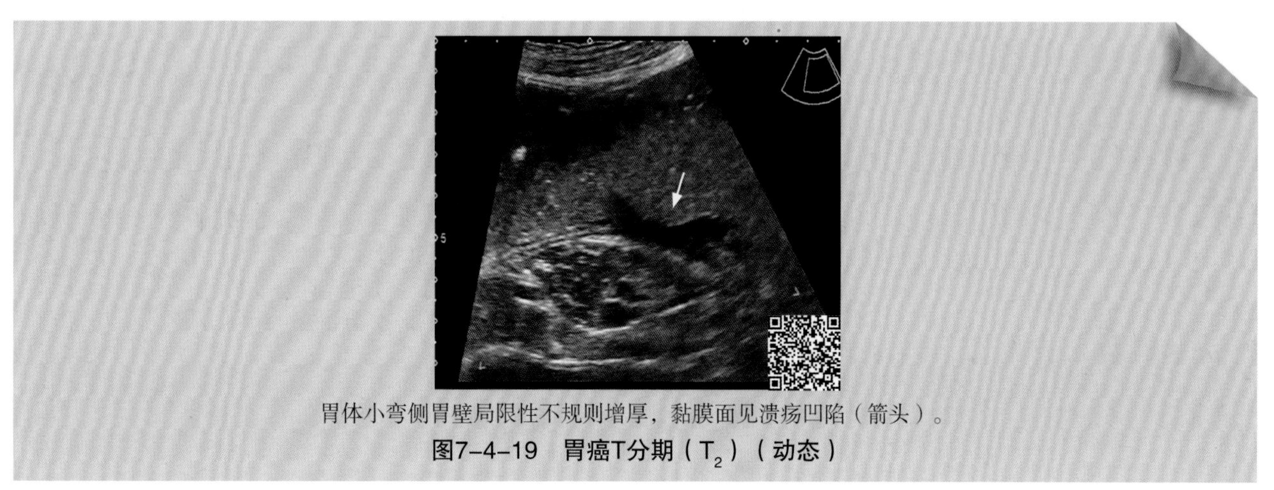

胃体小弯侧胃壁局限性不规则增厚，黏膜面见溃疡凹陷（箭头）。

图7-4-19　胃癌T分期（T_2）（动态）

病例 3

患者男性，青年，因急性腹痛伴黑便来诊。超声所见：胃体大小弯及胃窦部胃壁不规则增厚，最厚处约 1.7 cm，回声极低，层次结构不清，黏膜面见多个大小不等的凹陷，大者约 1.6 cm × 0.6 cm，表面见稍高回声附着，固有肌层外缘成角，浆膜层平滑、连续性好。病变处胃蠕动减弱（图 7-4-20）。

超声提示：胃体大小弯及胃窦部胃壁不规则增厚并多发黏膜面凹陷，符合皮革胃伴溃疡声像图表现（T_3）。

术后病理：胃窦低分化腺癌，侵及胃周浆膜下脂肪，脉管查见癌栓，侵犯神经。

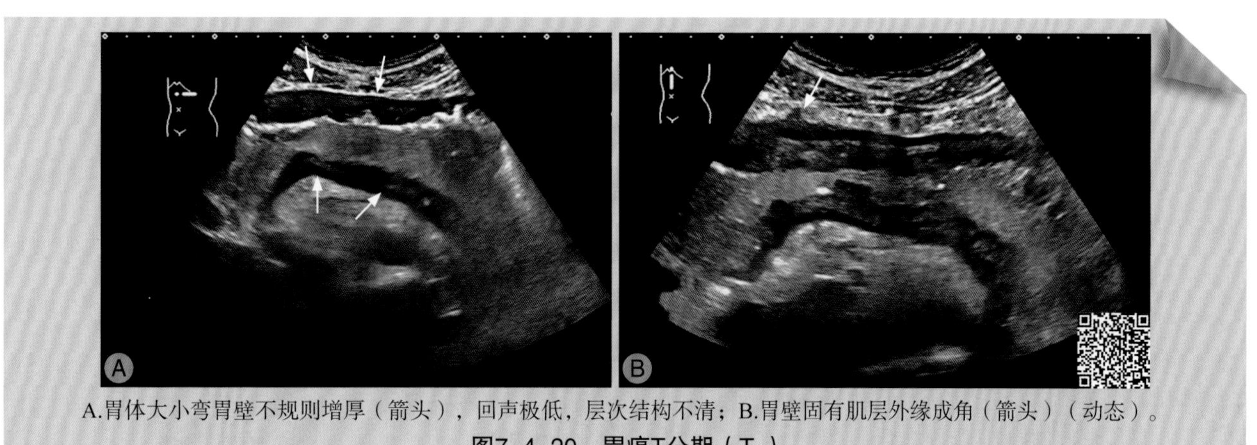

A.胃体大小弯胃壁不规则增厚（箭头），回声极低，层次结构不清；B.胃壁固有肌层外缘成角（箭头）（动态）。

图7-4-20　胃癌T分期（T_3）

病例 4

患者男性，青年，因腹部疼痛、进食后加重来诊。超声所见：胃窦大弯侧胃壁局限性增厚，最厚处约 1 cm，累及长度约 5.2 cm，其黏膜面见一大小约 1.4 cm × 0.7 cm 的凹陷，形态不规则，底部不平，病变处胃壁层次结构不清，侵犯浆膜层，全层受累，回声减低，蠕动消失。病变周边胃壁结构尚清晰（图 7-4-21）。

超声提示：胃窦部胃壁增厚伴溃疡，符合胃窦癌声像图表现（T_4）。

术后病理：胃窦低分化腺癌，侵透浆膜层，脉管查见癌栓，侵犯神经。

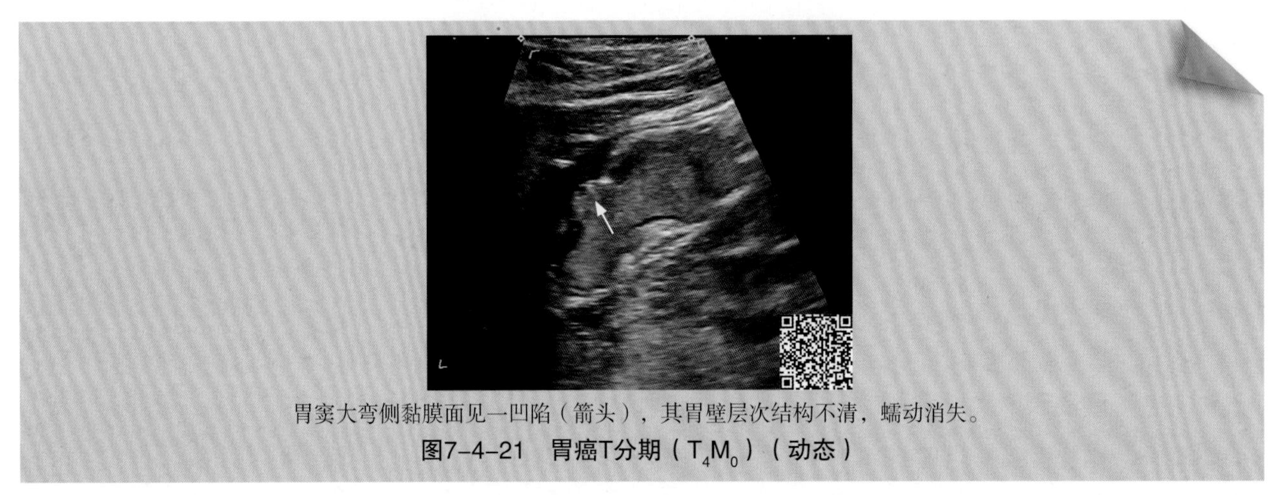

胃窦大弯侧黏膜面见一凹陷（箭头），其胃壁层次结构不清，蠕动消失。

图7-4-21　胃癌T分期（T_4M_0）（动态）

病例 5

患者男性，老年，因腹痛、消瘦半年、吞咽困难加重 1 个月来诊。超声所见：贲门狭窄，造影剂通过受阻，贲门至胃底胃壁不规则增厚，呈包块状突向胃腔，最厚处约 7.5 cm，累及长度约 15.3 cm，其黏膜面见大小约 1.4 cm × 0.7 cm 的凹陷，底部不平，浆膜层回声中断，层次结构消失，病变处蠕动消失。肝内见多个稍高回声结节，大小约 1.0 cm × 1.1 cm × 1.1 cm，周边可见低回声晕，呈“牛眼征”，内回声不均。彩色多普勒显示结节内见点条状血流信号。腹腔内见数个肿大淋巴结（图 7-4-22）。

超声提示：①贲门至胃底胃壁不规则增厚，符合胃癌声像图表现（T_4M_1）；②肝内多发稍高回声结节，符合转移灶声像图表现；③腹腔内多发肿大淋巴结。

术后病理：贲门、胃底低分化腺癌伴印戒细胞癌，侵透浆膜，侵犯神经。

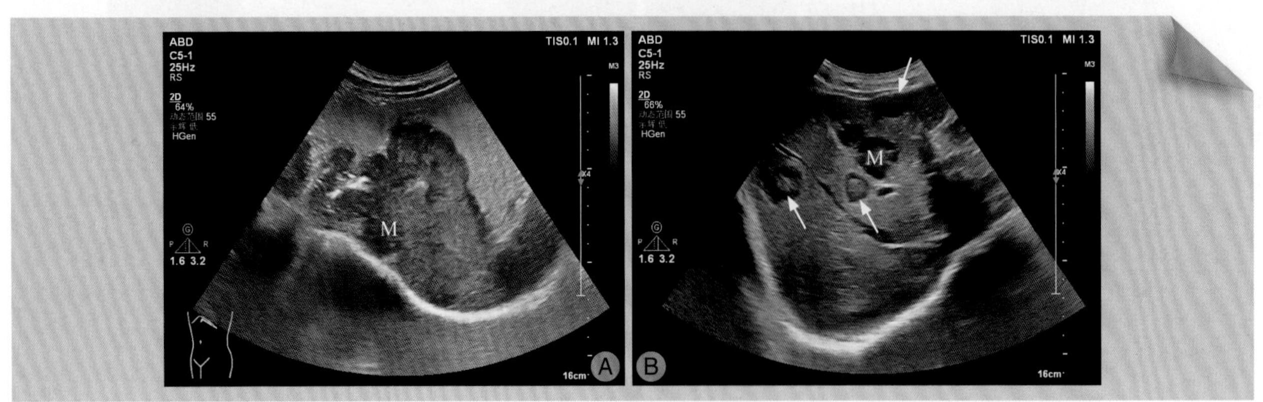

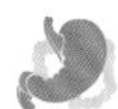

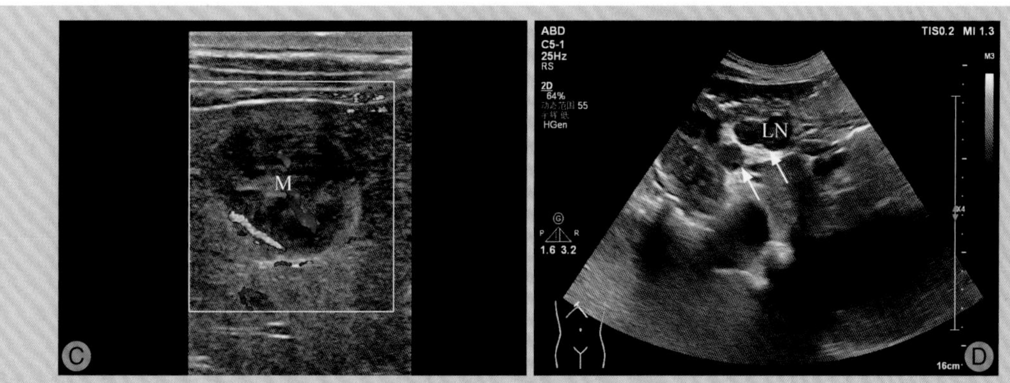

A.贲门至胃底胃壁不规则增厚，呈包块状；B.肝内多发转移灶（箭头）；C.彩色多普勒：结节内见点、条状血流信号；D.腹腔内多发肿大淋巴结（箭头）。M：肿块；LN：淋巴结。

图7-4-22 胃癌T分期（T_4M_1）

【鉴别诊断】

1. 胃淋巴瘤：淋巴瘤多呈低、极低回声或呈“网格状”改变，质软，探头加压变形，不易引起梗阻，肿块虽大，但并未明显侵犯周围器官征象，彩色多普勒显示丰富血流信号。

2. 良性胃溃疡：良性溃疡形态规整、凹陷底部平坦，口大底小，溃疡较大时见“黏膜纠集征”，胃壁层次结构清晰，柔软，蠕动正常或减弱。溃疡型胃癌黏膜面凹陷，形态不规则，口小底大，呈“火山口状”或“弹坑状”，底部粗糙不平，胃壁层次结构不清，僵硬，蠕动减弱或消失。胃肠双重对比超声造影良性溃疡为同步等增强；溃疡型胃癌为高增强，呈“快进快退”表现。

3. 急性胃炎：胃炎胃壁层次结构清晰，柔软、蠕动正常或减低。胃癌胃壁层次结构不清，僵硬、蠕动减弱或消失。

【临床意义】

胃肠充盈超声检查能清晰显示胃壁的层次结构、肿瘤浸润的程度，了解周围淋巴结、邻近及远处器官转移情况。胃肠双重对比超声造影可根据肿瘤的微血管灌注情况鉴别肿块的囊实性、良恶性并显示病变浸润的程度和范围。通过胃肠充盈超声检查、胃肠双重对比超声造影等检查方法全面评估胃癌分型及TNM分期，为临床选择合适的治疗方案提供了依据。胃肠充盈超声检查无创伤、无痛苦，安全简便，重复性好，患者易接受，可作为筛查胃癌及评估治疗效果的常规方法。

二、十二指肠癌

十二指肠癌分为原发性和转移性，原发性十二指肠癌是源于十二指肠黏膜上皮、侵袭性较高的消化道恶性肿瘤，约占消化道恶性肿瘤的0.3%，占小肠恶性肿瘤的33% ~ 48%。十二指肠癌多发生于十二指肠降段，尤其是大乳头周围。胆总管下段、Vater壶腹部及胰头部的肿瘤不包含其中。

【病因】

原发性十二指肠癌的确切病因尚不清楚，可能是十二指肠富含胆汁，为大部分物质开始消化的部位，因此摄入的致癌物质在十二指肠中浓度相对较高。肠道细菌也可使胆汁脱羟基化形成脱氧胆酸和石胆酸，基于试验和观察性流行病学研究，脱氧胆酸可能是潜在的肿瘤启动因子。有文献表明，胆汁中的胆酸在肠液和细菌的作用下可形成具有致癌作用的胆蒽和甲基胆蒽等产物。癌变也可能与胃液、胆汁和胰液的分泌紊乱有关。

【临床表现】

临床表现缺乏特异性，早期无症状或症状轻微，大多数就诊时已属中晚期，首发症状主要为腹痛和体重减轻，上腹部隐痛为其最常见的临床表现，表现与十二指肠溃疡相似，但进食及抑酸药物不能缓解疼痛。还可出现腹胀、恶心、呕吐、上消化道出血、贫血、消瘦、黄疸和腹部包块等。

【病理分型】

1. 按其发病部位又可分为乳头上部、乳头周围区和乳头下部癌，以十二指肠乳头周围区好发。

2. 按病变大体形态分为息肉型、溃疡型、缩窄型、弥漫浸润型。

3. 按组织学分为硬癌、胶样癌、腺癌，多数为腺癌。

【分期】

Ⅰ期：局限于十二指肠壁。

Ⅱ期：穿透十二指肠壁。

Ⅲ期：有区域淋巴结转移。

Ⅳ期：发生远处转移。

【超声表现】

主要表现为肠壁的不规则、偏心性增厚或肠腔内不规则肿块，层次结构紊乱、不清；病变处肠腔狭窄，肠壁僵硬、蠕动减弱或消失。病变部位以上肠腔可有不同程度扩张、积液，造影剂进入病变处肠腔受阻、通过缓慢，甚至可见较明显的向胃腔内反流征象。

【病例分析】

病例 1

患者男性，青年，因腹部不适、隐痛来诊。超声所见：十二指肠升部距腹主动脉左侧缘 2.2 cm 处见一低回声结节，大小约 1.3 cm × 1.0 cm × 1.1 cm，层次结构紊乱，黏膜面粗糙不平，病变处肠腔狭窄，动态观察造影剂从结节周边绕行。彩色多普勒显示结节内条状血流信号（图 7-4-23）。

超声提示：十二指肠升部实性占位，符合十二指肠腺瘤声像图表现。

术后病理：十二指肠高分化腺癌。

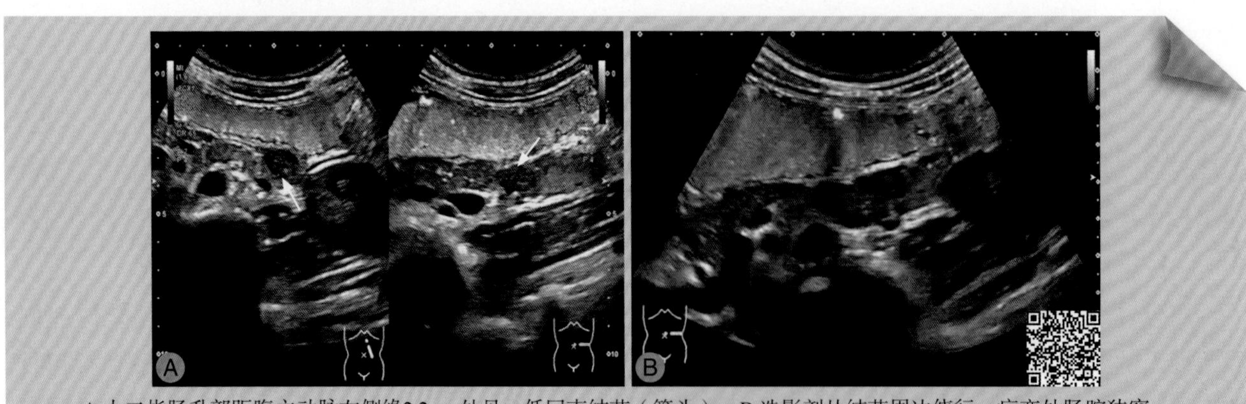

A.十二指肠升部距腹主动脉左侧缘2.2 cm处见一低回声结节（箭头）；B.造影剂从结节周边绕行，病变处肠腔狭窄，彩色多普勒显示结节内条状血流信号（动态）。

图7-4-23　十二指肠癌（息肉型）

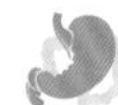

病例 2

患者男性，老年，因上腹部呈持续性疼痛、夜间明显来诊。超声所见：十二指肠球部小弯侧肠壁明显增厚，呈包块状，范围约 3.0 cm × 1.5 cm × 3.1 cm，累及胃窦小弯侧，层次结构消失，表面可见凹陷，呈“弹坑征”，大小约 0.6 cm × 0.5 cm，病变段肠腔狭窄，包块向外侵及周围脂肪组织（图 7-4-24）。

超声提示：十二指肠球部肠壁增厚，累及胃窦及周围组织，符合十二指肠癌声像图表现。

术后病理：十二指肠低分化腺癌。

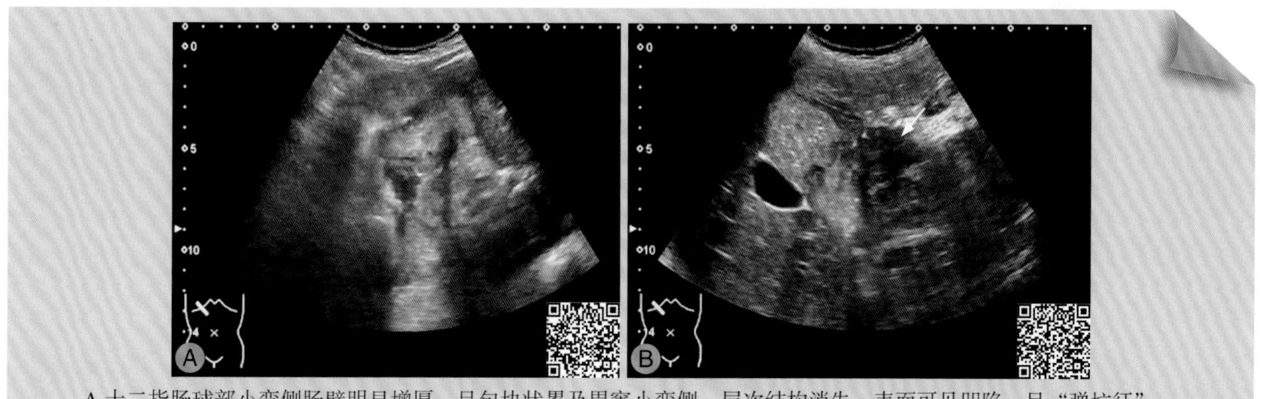

A.十二指肠球部小弯侧肠壁明显增厚，呈包块状累及胃窦小弯侧，层次结构消失，表面可见凹陷，呈“弹坑征”，病变段肠腔狭窄（动态）；B.包块向外侵及周围脂肪（箭头），周围网膜内见多发肿大淋巴结（动态）。

图7-4-24　十二指肠癌（溃疡型）

病例 3

患者女性，中年，因腹痛、腹胀月余，近期厌食、恶心加重，体重下降来诊。超声所见：十二指肠水平段及升部肠壁增厚，最厚处约 0.8 cm，累及长度约 1.3 cm，层次结构不清，肠腔狭窄，肠壁蠕动消失。

超声提示：十二指肠水平段及部分升段肠壁增厚，符合十二指肠癌声像图表现。

增强 CT：十二指肠肠壁增厚，呈不均匀强化。

胃镜：水平段黏膜粗糙充血，管腔有狭窄，活检质脆易出血。

术后病理：十二指肠高分化腺癌（图 7-4-25）。

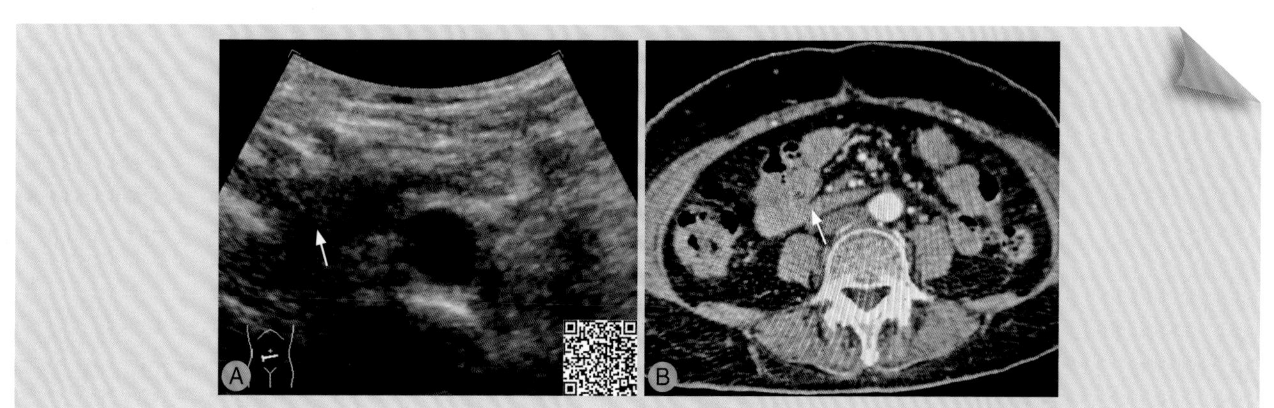

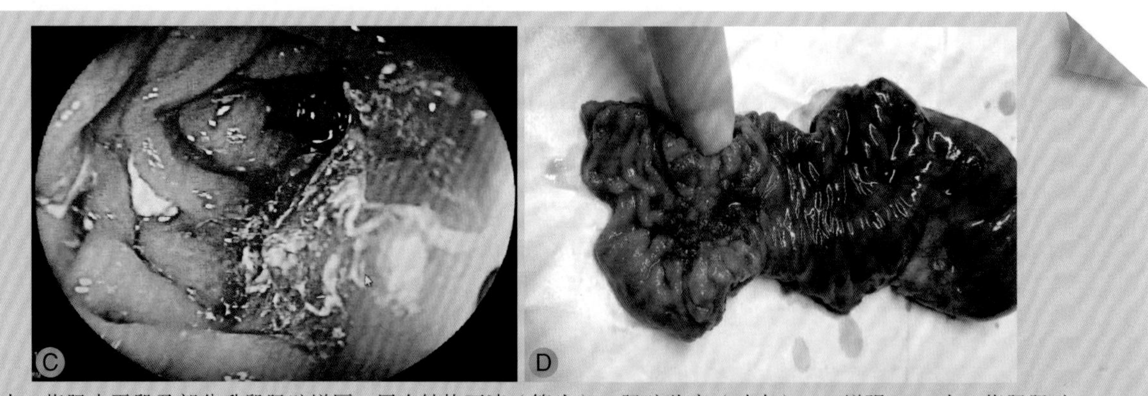

A.十二指肠水平段及部分升段肠壁增厚、层次结构不清（箭头），肠腔狭窄（动态）；B.增强CT：十二指肠肠壁增厚、不均匀强化；C.胃镜：水平段黏膜粗糙充血，管腔有狭窄，活检质脆易出血；D.术后大体标本。

图7-4-25　十二指肠癌（弥漫浸润型）

【临床意义】

超声可显示十二指肠肿瘤的部位、大小形态及浸润程度，动态观察肠壁的蠕动情况，肠腔的狭窄、内容物通过是否受阻；同时可显示肿瘤浸润程度、是否侵及邻近器官，以及周围淋巴结等。

（郝建宏）

参考文献

[1] JOHN R GOLDBLUM. 罗塞和阿克曼外科病理学 [M]. 回允中，译 . 北京：北京大学医学出版社，2021.

[2] 斯顿伯格 . 诊断外科病理学 [M]. 回允中，译 . 北京：北京大学医学出版社，2003.

[3] 刘彤华 . 诊断病理学 [M]. 北京：人民卫生出版社，2013.

[4] 房静远，刘文忠，李兆申，等 . 中国慢性胃炎共识意见 [J]. 现代消化及介入诊疗，2013，18（2）：119-128.

[5] 中华医学会消化病学分会 . 中国慢性胃炎共识意见（2017 年，上海）[J]. 中华消化杂志，2017，37（11）：721-738.

[6] 周永昌，郭万学 . 超声医学 [M].5 版 . 北京：科技文献出版社，2006.

[7] 姜泊 . 胃肠病学 [M]. 北京：人民卫生出版社，2015.

[8] 谭 . 胃癌外科病理新进展 [M]. 余英豪，陈炜生，译 . 北京：人民卫生出版社，2013，1-9.

[9] 芬诺格利奥・普赖瑟 . 胃肠病理学 [M]. 回允中，译 . 北京：北京大学医学出版社，2011.

[10] 萧树东，许国铭 . 中华胃肠病学 [M]. 北京：人民卫生出版社，2008.

[11] LIU Y，CUI H，XU X，et al. Prognostic value of lymph node density on cancer staging system for gastric cancer without distal metastasis：a population-based analysis of SEER database[J].World J Surg Oncol，2022，20（1）：325.

[12] 金震东，李兆申 . 消化超声内镜学 [M].3 版 . 北京：科学出版社，2017.

[13] 龚均，董蕾，王进海 . 实用胃镜学 [M]. 北京：世界图书出版公司，2017.

[14] 何金龙，陈磊，代剑华，等 .10137 例胃息肉的临床及病理特征分析 [J]. 第三军医大学学报，2018，40（3）：248-254.

[15] 陈春燕，朱海杭 . 胃息肉发生的相关影响因素的研究进展 [J]. 医学综述，2018，24（3）：543-547.

[16] 林泳，聂玉强，王红，等 . 近 15 年 2643 例胃息肉临床病理学特征和变化趋势分析 [J]. 中华消化杂志，2014，34（4）：247-250.

[17] 朱海珍，陈志芬 .2178 例胃息肉的临床病理特征 [J]. 武汉大学学报（医学版），2016，37（1）：145-148.

[18] 陆文明．临床胃肠疾病超声诊断学 [M]. 西安：第四军医大学出版社，2003.

[19] 曹海根，王金锐．实用腹部超声诊断学 [M].2 版．北京：人民卫生出版社，2006.

[20] ABRAHAM S C，SINGH V K，YARDLEY J H，et al.Hyperplastic polyps of the stomach：associations with histologic patterns of gastritis and gastric atrophy[J].Am J Surg Pathol，2001，25（4），500-507.

[21] ABRAHAM S C，PARK S J，LEE J H，et al.Genetic alterations in gastric adenomas of intestinal and foveolar phenotypes[J].Mod Pathol，2003，16（8）：786-795.

[22] ABRAHAM S C，MONTGOMERY E A，SINGH V K，et al.Gastric adenomas：intestinal-type and gastric-type adenomas differ in the risk of adenocarcinoma and presence of background mucosal pathology[J].Am J Surg Pathol，2002，26（10）：1276-1285.

[23] DECLICH P，BELLONE S，AMBROSIANI L，et al.Fundic gland polyps：do they arise as a by-product of hypergastrinemia in patients with Zollinger Ellison syndrome?[J].Hum Pathol，2000，31（7），889-890.

[24] CHOUNG R S，TALLEY N J.Epidemiology and clinical presentation of stress-related peptic damage and chronic peptic ulcer[J].Curr Mol Med，2008，8（4），253-257.

[25] 余秀华，施红，张宏，等．超声双重造影及三维成像在良恶性胃溃疡鉴别诊断中的应用价值 [J]. 中华医学超声杂志（电子版），2015，12（7）：519-525.

[26] 王秀芹，陆文明．胃充盈超声检查诊断胃溃疡的临床价值 [J]. 浙江创伤外科，2013，18（2）：253-254.

[27] 施红，余秀华，张宏，等．胃良恶性溃疡双重超声造影及三维显像的临床应用 [C]// 浙江省医学会超声医学分会.2012 年浙江省超声医学学术年会论文集，2012：55.

[28] 马相国，赵林英，刘敏，等．彩超利用有回声助显剂检查胃溃疡病变的临床价值 [J]. 内蒙古医学杂志，2011，43（12）：1440-1442，1536.

[29] 马凤梅，李明，谭诗云．胃溃疡瘢痕期病理活组织检查的临床意义 [J]. 现代肿瘤医学，2020，28（13）；2279-2282.

[30] 王恩会，孙梅．儿童上消化道溃疡 173 例临床分析 [J]. 中国当代儿科杂志，2022，24（4）：372-376.

[31] WU L，YEN H H.Sonographic diagnosis of peptic ulcer perforation[J].QJM，2012，105（12）：1217-1218.

[32] 长谷川雄一．消化道超声入门 [M]. 赵晖，译．北京：科学出版社，2018.

[33] 崔慧先，李瑞锡．局部解剖学 [M]. 北京：人民卫生出版社，2018.

[34] 赫捷，陈万青，李兆申，等．中国胃癌筛查与早诊早治指南（2022 年，北京）[J]. 中国肿瘤，2022，31（7）：488-527.

[35] 国家卫生健康委员会．胃癌诊疗规范（2018 年版）[J]. 中华消化病与影像杂志（电子版），2019，9（3）：118-114.

[36] 宋家琨．原发性十二指肠癌 [J]. 临床外科杂志，2002，10（2）：70-71.

[37] GIOVANNI MACONI. 胃肠道超声诊断学 [M].2 版．周智洋，刘广健，译．北京：人民卫生出版社，2018.

[38] 史玉雪，陈卫昌．原发性十二指肠腺癌诊治进展 [J]. 胃肠病学，2018，23（6）：370-373.

[39] 蔡志清，魏秋鑫，宋军，等．胃充盈状态下经腹超声对早期胃癌的诊断价值 [J]. 中国中西医结合影像学杂志，2016，14（5）：546-548.

[40] LI S Y，HUANG P T，XU H S，et al.Enhanced intensity on preoperative double contrast-enhanced sonography as a useful indicator of lymph node metastasis in patients with gastric cancer[J].J Ultrasound Med，2014，33（10）：1773-1781.

[41] 陈永霞，张晓林，赵长艳，等．皮革胃的超声诊断价值 [J]. 山西医药杂志，2013，42（10）：1118-1119.

[42] 陈重，廖明松，邓旦，等．超声双重造影对胃良恶性病变鉴别诊断的临床研究 [J]. 中国超声医学杂志，2010，26（9）：815-817.

[43] 郑红雨，康利克．胃肠造影超声检查胃癌的进展 [J]. 医药前沿，2015，7（14）：15-16.

[44] 陈钦贤，刘昱，黄列彬，等.MSCT 影像组学对 Borrmann Ⅳ型胃癌与原发性胃淋巴瘤的鉴别诊断价值 [J]. 中山大学学报（医学科学版），2022，43（5）：852-860.

[45] 张多钧，王礅，祝娜 . 胃镜与螺旋 CT 特异性诊断 Borrmann Ⅳ型胃癌的临床分析 [J]. 中外医学研究，2016，14（18）：1-3.

[46] 余秀华，施红，李黎，等 . 双重超声造影在诊断胃溃疡型病变中的价值研究 [J]. 人民军医，2017，60（10）：995-997.

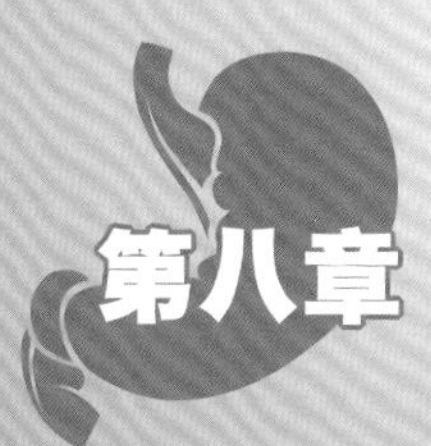

第八章

胃肠道黏膜下病变

第一节 胃肠道层次结构超声诊断基础

一、胃肠道解剖学层次与超声声像图层次对应关系

胃肠道在解剖学上均具有四层结构，分别是黏膜层、黏膜下层、固有肌层及浆膜层 / 外膜，其中黏膜层又分为上皮层、固有层及黏膜肌层（图 8-1-1A）。解剖学上的四层结构，在超声图像上表现为平行排列的“高 – 低 – 高 – 低 – 高”五层回声（图 8-1-1B），由内到外其对应关系如下（图 8-1-2）。

第 1 层高回声：黏膜上皮层 – 界面回声。

第 2 层低回声：黏膜深层回声（黏膜固有层及黏膜肌层）。

第 3 层高回声：黏膜下层回声。

第 4 层低回声：固有肌层回声。

第 5 层高回声：浆膜层 / 外膜 – 界面回声。

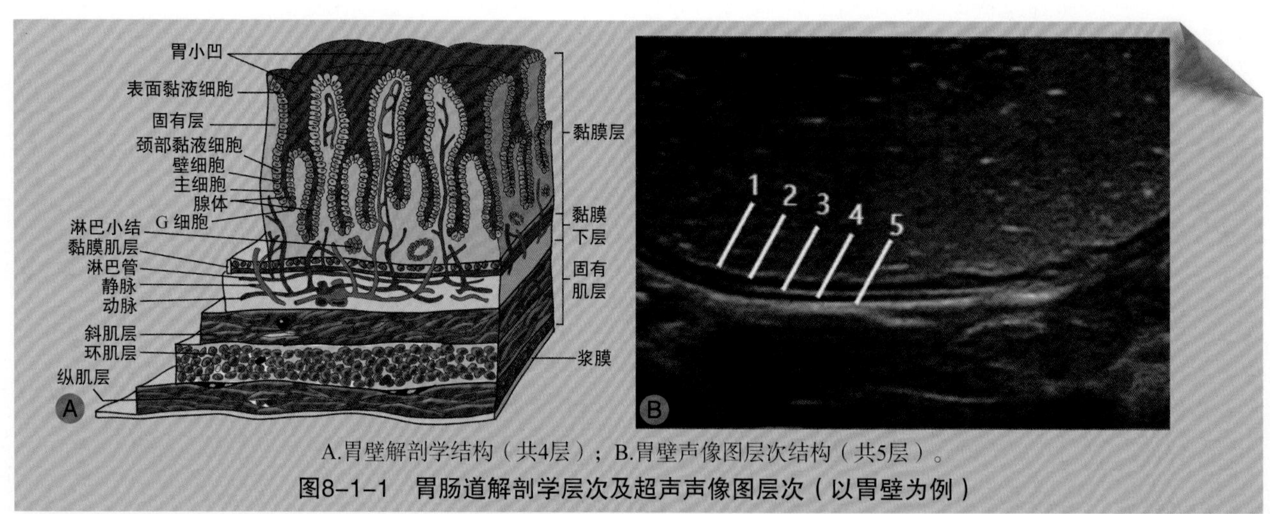

A.胃壁解剖学结构（共4层）；B.胃壁声像图层次结构（共5层）。

图8-1-1　胃肠道解剖学层次及超声声像图层次（以胃壁为例）

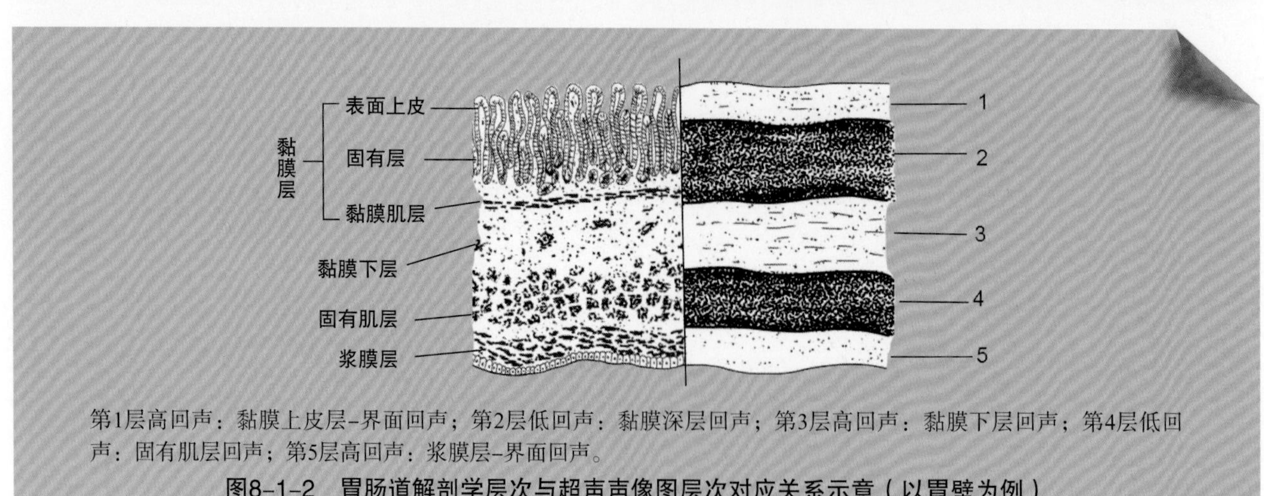

第1层高回声：黏膜上皮层–界面回声；第2层低回声：黏膜深层回声；第3层高回声：黏膜下层回声；第4层低回声：固有肌层回声；第5层高回声：浆膜层–界面回声。

图8-1-2　胃肠道解剖学层次与超声声像图层次对应关系示意（以胃壁为例）

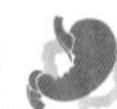

超声检查显示胃肠壁有病变时，可根据胃肠壁解剖学层次与超声声像图层次对应关系，判断病变的组织起源层次。

二、病变起源层次识别

1. 病变起源层次识别方法（图 8-1-3）。

（1）与病变相延续、呈“手拉手”关系的层次，即为病变起源层次。

（2）病变上面被覆的层次 +1 即为病变起源层次（多数）；但是如果低回声病变夹在高回声层次内或高回声病变夹在低回声层次内时，病变上面被覆的层次即为病灶起源层次（少数）。

（注：实际工作中，如果包块有细长蒂或包块较大时，起源层次可能显示不清。）

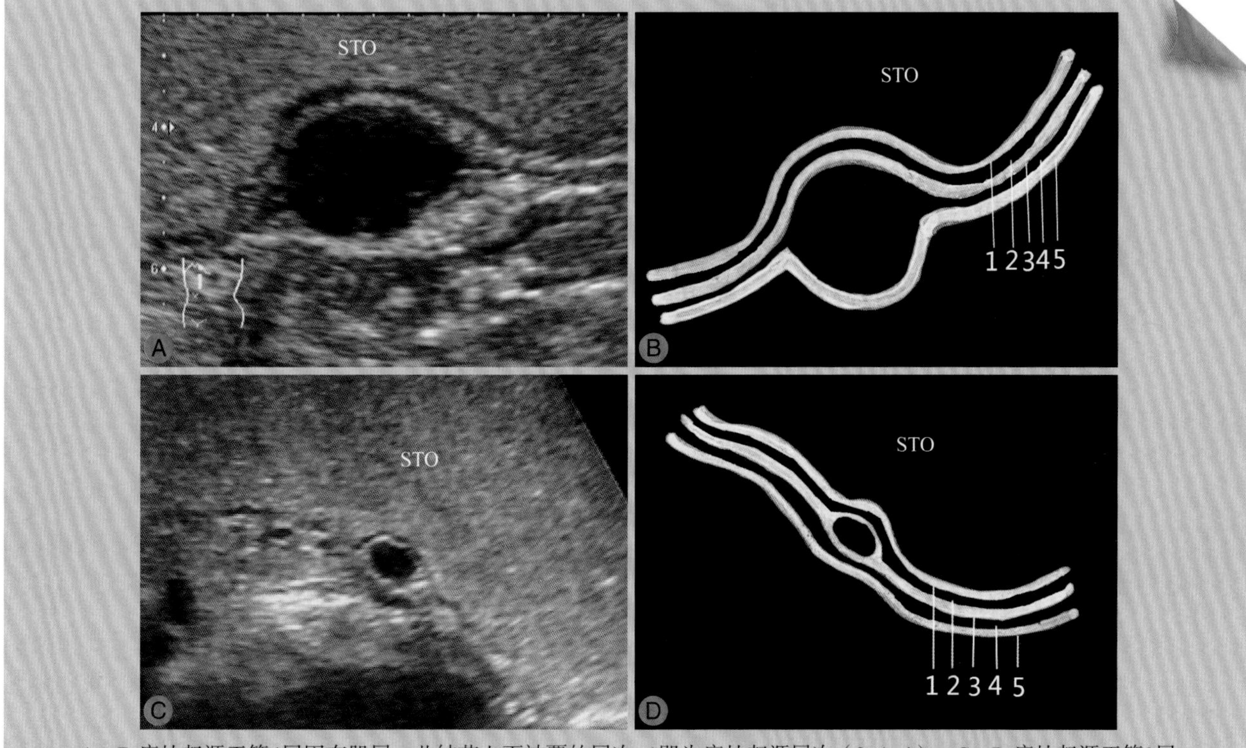

A、B.病灶起源于第4层固有肌层，此结节上面被覆的层次+1即为病灶起源层次（3+1=4）；C、D.病灶起源于第3层黏膜下层，此结节为低回声病灶夹在高回声层次内，病灶上面被覆着“高–低–高”三层回声，第3层即为病灶起源层次；同时，图A和图C的结节均与病灶起源层次相延续，呈“手拉手”关系。STO：胃腔。

图8-1-3　病变起源层次识别方法

2. 病灶分别起源于第 1 层、第 2 层、第 3 层、第 4 层、第 5 层的声像图表现（图 8–1–4）。

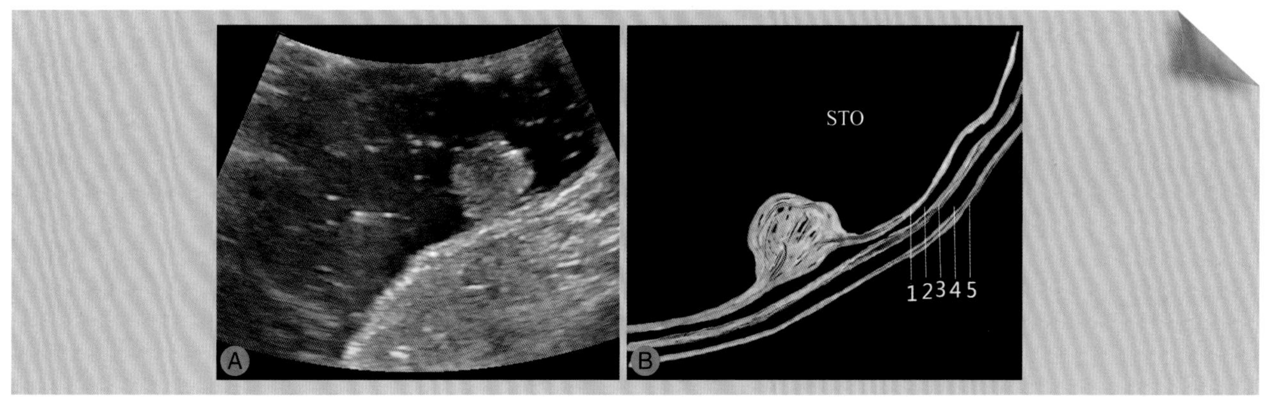

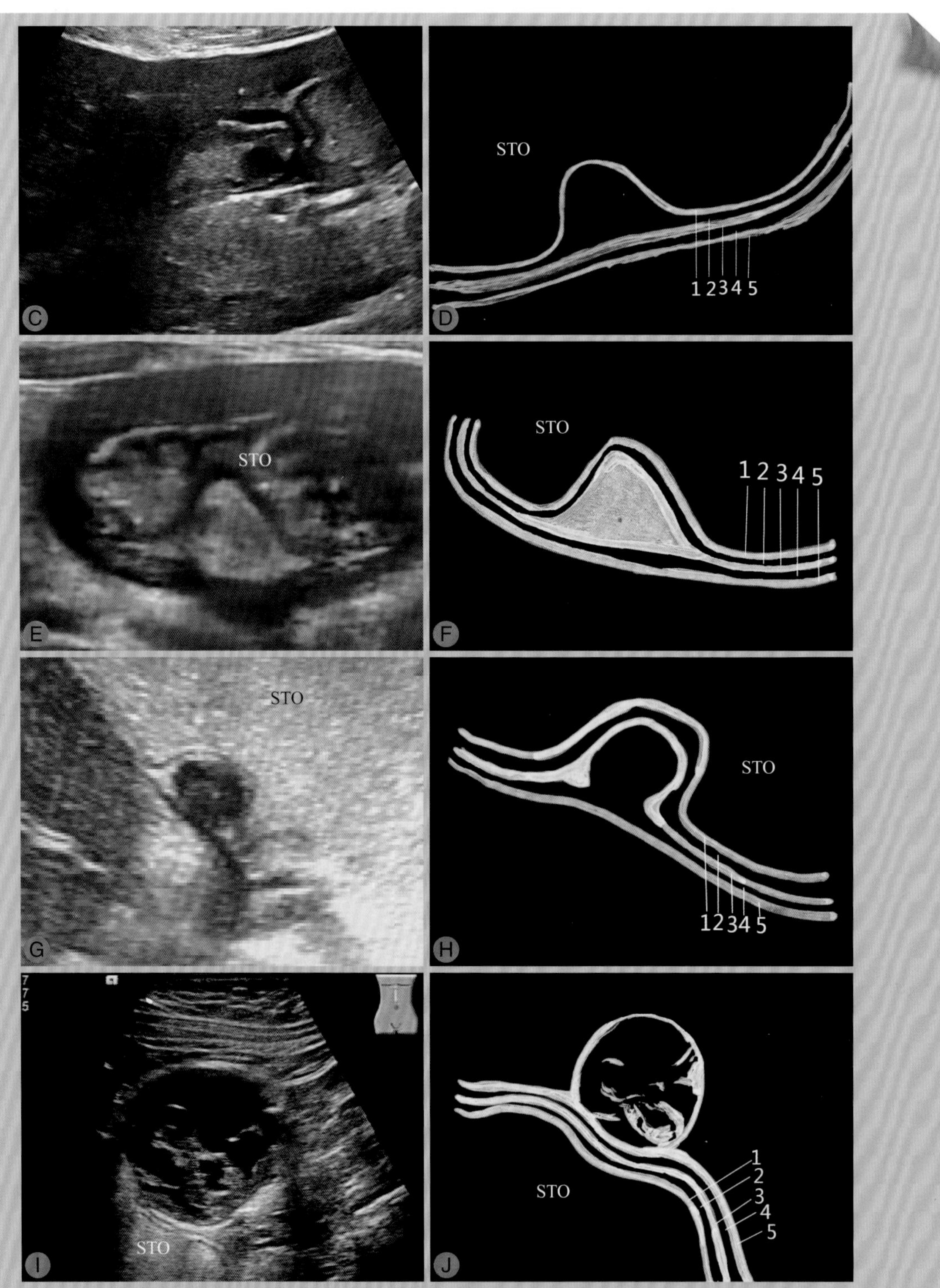

A、B.等回声结节起源于胃壁第1层；C、D.低回声结节起源于胃壁第2层；E、F.稍高回声结节起源于胃壁第3层；G、H.低回声结节起源于胃壁第4层；I、J.混合偏低回声结节起源于胃壁第5层（结节上被覆“高-低-高-低-高”5层回声，混合偏低回声结节位于高回声的浆膜层内）。STO：胃腔。

图8-1-4 不同起源层次病灶声像图及示意

（周艳芳）

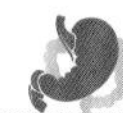

第二节 胃肠道黏膜下病变

一、概述

通常将起源于胃肠道黏膜上皮层以下的病变称为黏膜下病变，又称上皮下病变。

换言之，除黏膜上皮层（第1层）起源的病变之外，其他起源于黏膜深层（第2层）的部分病变及黏膜下层（第3层）、固有肌层（第4层）、浆膜层（第5层）的病变都属于黏膜下病变。黏膜下病变具体起源层次见表8-2-1。

【黏膜下病变起源层次与声像图层次对应关系】

胃肠道管壁的解剖学层次与组织学结构相对应，各层的组织学结构又会发生相对应的病变，并且会呈现在相对应的超声声像图层次上。黏膜下病变起源层次与声像图层次对照表如下（表8-2-1）。

表8-2-1　常见黏膜下病变起源层次与声像图层次对照（以胃壁为例）

胃壁解剖学层次		胃壁组织学结构	各层常见黏膜下病变	声像图层次
黏膜层	上皮层	胃黏膜表面及内陷的胃小凹表面被覆单层柱状黏液分泌细胞	上皮层来源病变不属于黏膜下病变，相关病变见第四章（表4-2-3）	1
	固有层	内有排列紧密的大量管状腺体，腺体之间及胃小凹之间有少量结缔组织，结缔组织内含不等量的多种炎细胞及散在的平滑肌细胞	潴留性囊肿、MALT淋巴瘤、神经内分泌肿瘤、良性上皮样神经鞘瘤等	2
	黏膜肌层	由内环、外纵两层薄层平滑肌组成	平滑肌瘤、间质瘤等	
黏膜下层		位于黏膜肌层和固有肌层之间，构成胃皱襞的轴心，由较疏松的结缔组织构成，内含丰富的脂肪组织、血管、神经和淋巴管等	脂肪瘤、神经鞘瘤、淋巴瘤、血管球瘤、异位胰腺、胃底静脉曲张等	3
固有肌层		固有肌层较厚，由内斜、中环和外纵三层平滑肌构成，内有肌间神经丛	间质瘤、平滑肌瘤、神经鞘瘤等	4
浆膜层		胃的浆膜由纤维结缔组织被覆间皮细胞组成，在胃小弯和胃大弯处分别组成小网膜和大网膜	间质瘤、神经鞘瘤、反应性结节状纤维性假瘤等	5

【黏膜下病变分类】

胃肠道黏膜下病变，从组织病理学上分为肿瘤性及非肿瘤性病变，分类见表8-2-2。

表 8-2-2　常见黏膜下病变组织病理学分类汇总

<table>
<tr><td rowspan="4">胃肠道黏膜下病变</td><td rowspan="3">黏膜下肿瘤性病变</td><td>间叶源性肿瘤</td><td>间质瘤、平滑肌瘤、平滑肌肉瘤、神经鞘瘤、颗粒细胞瘤、脂肪瘤、血管瘤、淋巴管瘤、错构瘤、血管球瘤等</td></tr>
<tr><td>上皮源性肿瘤</td><td>神经内分泌肿瘤等</td></tr>
<tr><td>淋巴造血系统肿瘤</td><td>淋巴瘤等</td></tr>
<tr><td>黏膜下非肿瘤性病变</td><td colspan="2">胃底静脉曲张、异位胰腺、胃壁囊肿、胃壁脓肿、胃壁血肿等</td></tr>
</table>

二、胃肠道黏膜下肿瘤性病变

（一）胃肠道间质瘤

【概述】

胃肠道间质瘤（gastrointestinal stromal tumor，GIST）起源于胃肠道卡哈尔间质细胞或与其同源的间叶干细胞，是胃肠道最常见的间叶源性肿瘤（73%）。卡哈尔间质细胞是一种特殊的间质细胞，以细胞网的形式分布于整个胃肠道。它能够产生自发性电慢波、参与神经信号传递，在调节胃肠道平滑肌运动中具有重要作用。流行病学调查显示胃肠道间质瘤的发病率为每年（10 ~ 15）/100 0000，且呈持续上升趋势；男性与女性之间发病率无明显差异，平均发病年龄为 60 岁。

大多数胃肠道间质瘤是由 *c-kit* 基因（80% ~ 85%）和血小板源性生长因子受体 α 基因（5% ~ 10%）的功能获得性突变所致。胃肠道间质瘤可发生在消化道任何部位，理论上，只要存在间叶组织的部位均可发生胃肠道间质瘤。其中 50% ~ 60% 发生在胃，20% ~ 30% 发生在小肠，约 10% 发生在结肠，约 5% 发生在食管、肠系膜及腹膜后。间质瘤发生在肠系膜、网膜和腹膜后等部位，属于胃肠道外间质瘤。

胃肠道间质瘤是一种具有潜在恶性倾向的侵袭性肿瘤，其危险度可根据肿瘤大小及核分裂象来评估。肿瘤原发部位可作为鉴别胃肠道间质瘤危险度参考指标之一（表 8-2-3）。胃的胃肠道间质瘤 20% ~ 25% 具有恶性表现，而小肠的胃肠道间质瘤 40% ~ 50% 具有恶性表现，故认为小肠的胃肠道间质瘤较胃的胃肠道间质瘤更具侵袭性。

组织病理学检查：肿瘤呈结节状或分叶状，大多数无完整包膜，偶尔可见假包膜，体积较大者可伴有囊性变、出血、坏死。镜下，由梭形细胞、上皮样细胞或由不同比例的两种细胞混合构成，大部分主要由梭形细胞构成，常可见核旁空泡，可排列成“漩涡状”“花边状”“栅栏状”等多种结构；肿瘤中胶原丰富，血管周围常见玻璃样变。

免疫组化：大部分胃肠道间质瘤呈 CD117（+）和 DOG-1（+），70% ~ 80% 的胃肠道间质瘤呈 CD34（+），30% ~ 40% 呈灶状或弥漫 SMA（+），绝大多数 S-100（−）。

表 8-2-3　原发性胃肠道间质瘤切除术后危险度分级

危险度分级	肿瘤大小（cm）	核分裂数（50 HPF）	肿瘤原发部位
极低	≤2.0	≤5	任何
低	2.1 ~ 5.0	≤5	任何

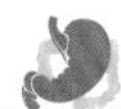

续表

危险度分级	肿瘤大小（cm）	核分裂数（50 HPF）	肿瘤原发部位
中等	2.1 ~ 5.0	6 ~ 10	胃
	<2.0	6 ~ 10	任何
	5.1 ~ 10	≤5	胃
高	任何	任何	肿瘤破裂
	>10	任何	任何
	任何	>10	任何
	>5	>5	任何
	2.1 ~ 5	>5	非胃原发
	5.1 ~ 10	≤5	非胃原发

注：原发性胃肠道间质瘤切除术后危险度分级参照 2017 年版《胃肠道间质瘤诊断和治疗中国专家共识》。

【临床表现】

胃肠道间质瘤的临床表现无明显特异性，病灶较小时患者多无临床症状，多为查体发现；病灶体积增大、发生破溃时，部分患者会出现腹部不适、消化道出血、进食梗阻等消化道症状。

【超声表现】

1. 间质瘤多起源于固有肌层（第 4 层），也可起源于黏膜肌层（第 2 层），偶可起源于黏膜下层、浆膜层（第 3 层、第 5 层）。

2. 可呈圆形、椭圆形或分叶状，垂直于胃壁长轴呈膨胀性生长，边界清晰，内部可呈低回声、中等回声或高回声，伴均质或不均质改变，无真正被膜。

3. 生长方式分 4 型（图 8-2-1）：腔内型、腔外型、壁间型及腔内外型（哑铃型）。

4. 胃间质瘤以胃体、胃底多见，绝大多数单发，也可多发，大小不等。

5. 彩色多普勒：间质瘤血流信号较丰富。

6. 当间质瘤直径＞ 5 cm，呈分叶状生长、边界模糊、内部回声不均、发生囊性变、表面溃疡、形成窦道、包块内血流信号丰富等，需提示高风险（图 8-2-2）。体积越大、轮廓越不清、回声越不均匀，肿瘤风险程度越高。另外，跨壁生长及破裂的肿瘤风险程度更高。

7. 淋巴结转移相对少见。

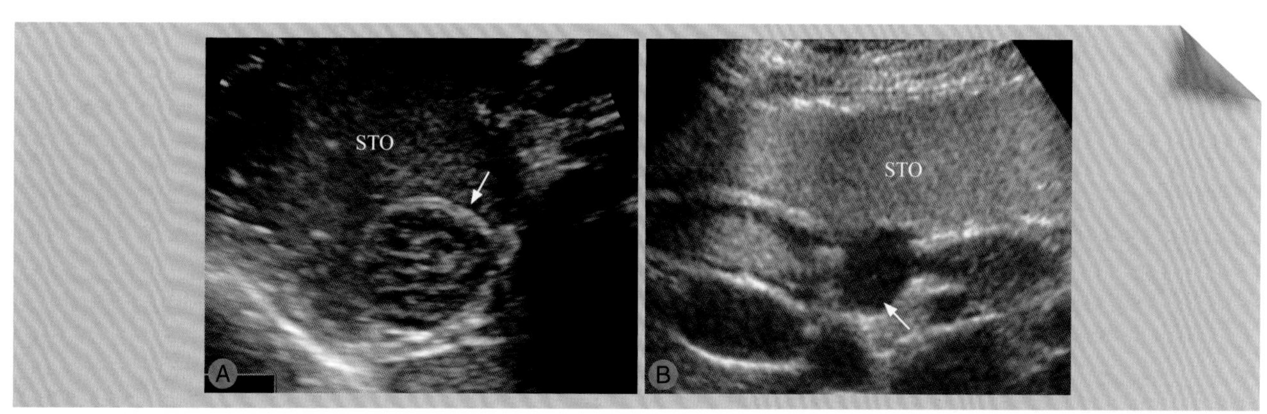

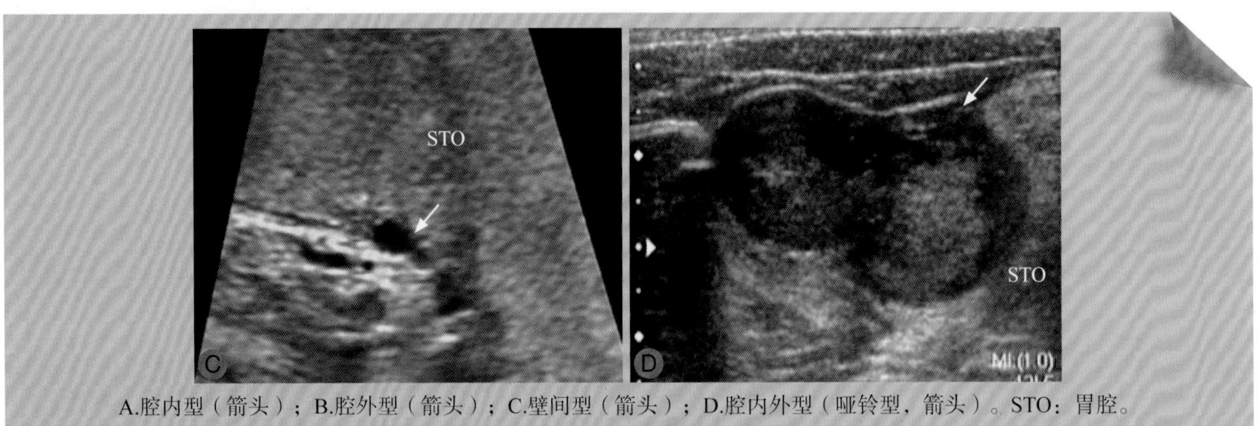

A.腔内型（箭头）；B.腔外型（箭头）；C.壁间型（箭头）；D.腔内外型（哑铃型，箭头）。STO：胃腔。

图8-2-1　间质瘤生长方式（4型）

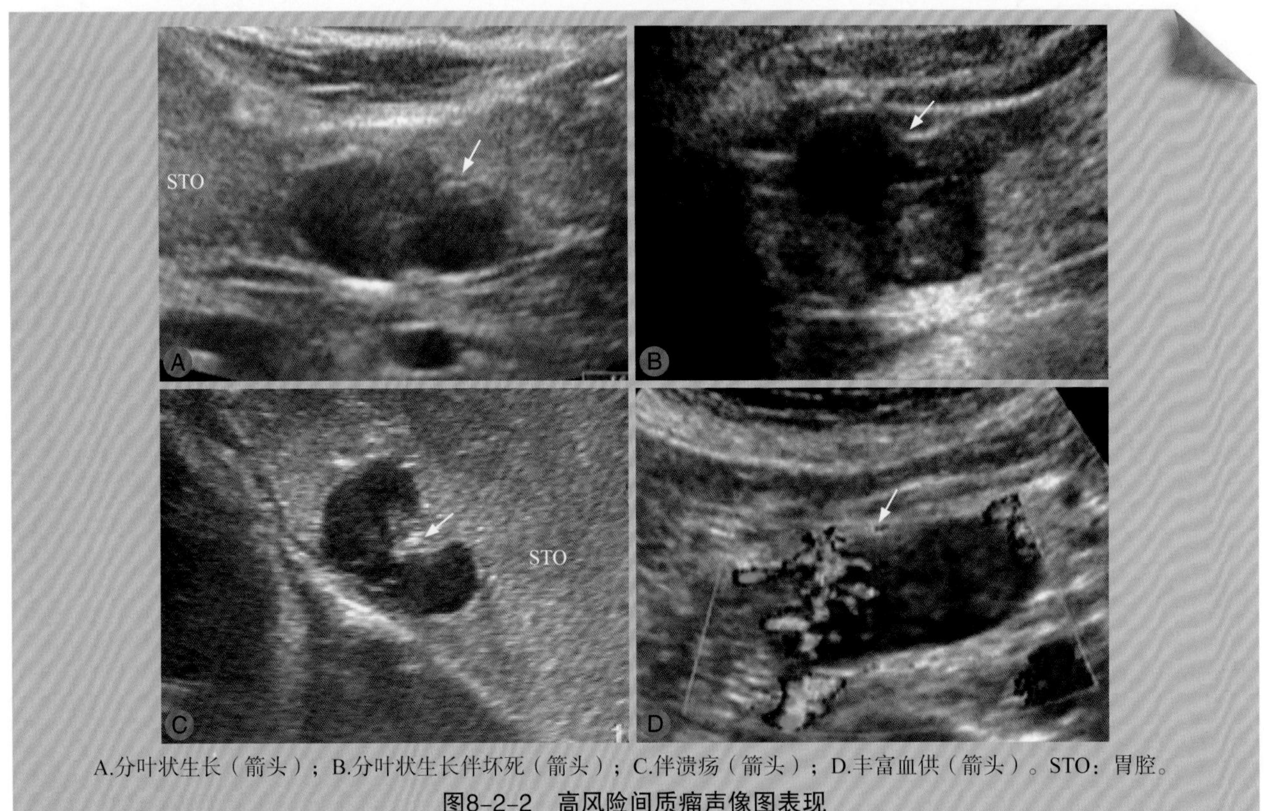

A.分叶状生长（箭头）；B.分叶状生长伴坏死（箭头）；C.伴溃疡（箭头）；D.丰富血供（箭头）。STO：胃腔。

图8-2-2　高风险间质瘤声像图表现

【病例分析】

病例 1

患者男性，33 岁，体检发现胃壁实性占位。超声所见：于胃小弯垂直部偏前壁见相邻两个实性低回声结节，起自第 4 层固有肌层，大者约 2.9 cm × 2.3 cm，呈椭圆形，向胃腔内突起，与胃壁长轴垂直呈膨胀性生长，边界清晰，内回声欠均，其被覆黏膜面完整，与正常胃壁分界清晰，周围胃壁层次清晰。彩色多普勒显示结节内条状血流信号（图 8-2-3）。

超声提示：胃体小弯垂直部固有肌层内多发实性结节，考虑间叶源性肿瘤（间质瘤可能）。

手术：患者行内镜黏膜下挖除术。

术后病理：（胃体）胃肠道间质瘤，长径分别约 2.3 cm 和 2.1 cm，梭形细胞亚型，细胞异型不显著，核

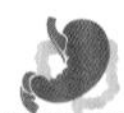

分裂< 5/50 HPF，未见坏死。

免疫组化结果：CD117（+），DOG-1（+），CD34（+），S-100（-），SMA（-），Desmin（-），SDHB（+），Ki-67 阳性率约为 1%。

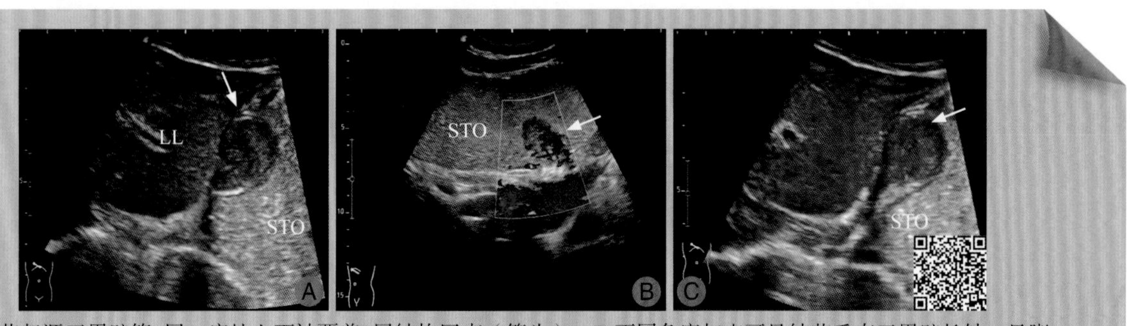

A.结节起源于胃壁第4层，病灶上面被覆着3层结构回声（箭头）；B.不同角度扫查可见结节垂直于胃壁长轴，呈膨胀性生长，彩色多普勒显示结节内条状血流信号（箭头）；C.呈现来源于胃壁第4层低回声结节，呈膨胀性生长，内回声欠均（箭头）（动态）。LL：肝左叶；STO：胃腔。

图8-2-3　胃间质瘤（1）

经验分享

①结节起自固有肌层；②结节与胃壁长轴垂直、呈膨胀性生长；③结节内回声欠均；④彩色多普勒显示结节内血流信号较丰富。以上声像图表现均符合间质瘤声像图特征，所以考虑间质瘤可能性大。

病例 2

患者男性，63 岁，体检发现胃底部实性占位。超声所见：于胃底部见一实性等回声结节，起自第 4 层固有肌层，大小约 2.3 cm × 1.8 cm，呈圆形，向胃腔内突起，与胃壁长轴垂直呈膨胀性生长，边界清晰，内回声欠均，其被覆黏膜面完整，与正常胃壁分界清晰，周围胃壁层次清晰。彩色多普勒显示结节周边及其内点条状血流信号（图 8-2-4）。

超声提示：胃底部固有肌层内实性结节，考虑间叶源性肿瘤（间质瘤可能）。

手术：患者行内镜黏膜下挖除术。

术后病理：（胃底）胃肠道间质瘤，结合免疫组化标记，符合琥珀酸脱氢酶（SDH）缺陷型胃肠道间质瘤，梭形细胞亚型，细胞异型不显著，未见坏死，核分裂约 7/50 HPF，建议随访。

免疫组化结果：CD117（+），DOG-1（+），CD34（+），S-100（-），SMA（-），Desmin（-），SDHB（-），Ki-67 阳性率约为 3%。

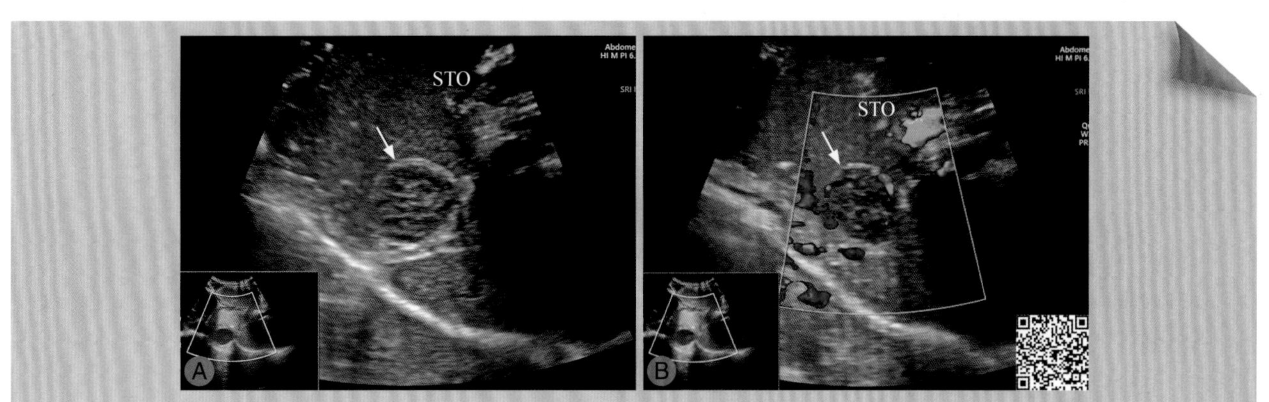

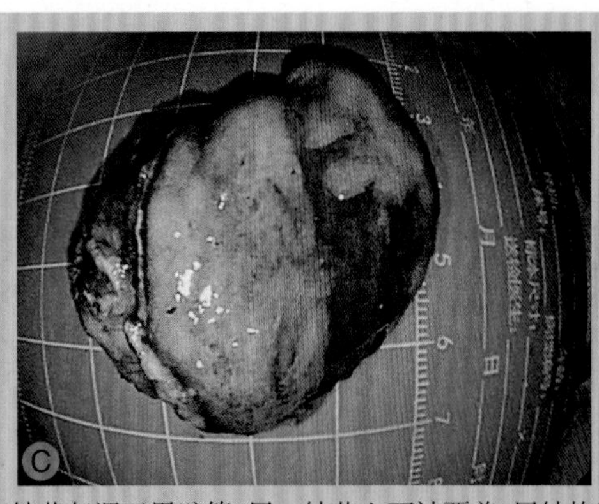

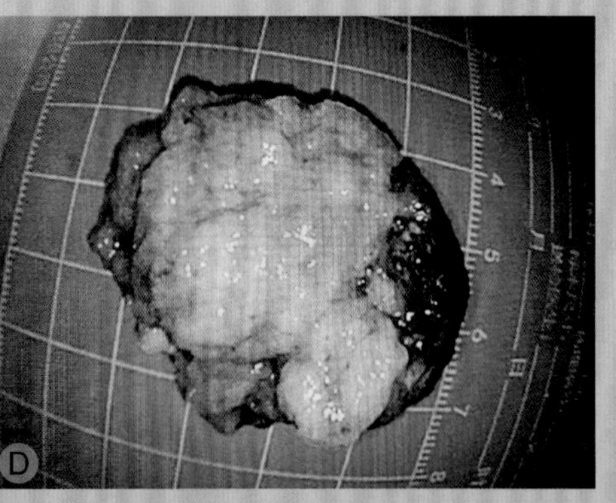

A.低回声结节起源于胃壁第4层，结节上面被覆着3层结构回声（箭头）；B.结节呈膨胀性生长，彩色多普勒显示结节周边及其内点条状血流信号（动态）；C、D.内镜黏膜下挖除术后大体标本。STO：胃腔。

图8-2-4 胃间质瘤（2）

经验分享

①结节位于胃底；②结节源于固有肌层；③结节呈膨胀性生长；④结节呈等回声、内回声欠均；⑤彩色多普勒显示结节周边及其内血流信号较丰富。上述均符合间质瘤声像图特征性表现，所以考虑间质瘤。

病例 3

患者男性，43 岁，胃多发间质瘤挖除术后 9 年，定期超声复查。超声所见：于胃体小弯侧见一实性低回声结节，起自第 4 层固有肌层，大小约 0.7 cm × 0.6 cm × 0.8 cm，呈圆形，位于壁间生长，边界清晰，内回声均匀，其被覆黏膜面完整，与正常胃壁分界清晰，周围胃壁层次清晰。彩色多普勒于结节内未见明显血流信号（图 8–2–5）。

超声提示：胃体小弯侧固有肌层内实性结节，结合病史，考虑胃间质瘤复发。

手术：患者行内镜黏膜下挖除术。

术后病理:（胃体）胃肠道间质瘤，结合免疫组化标记，符合 SDH 缺陷型胃肠道间质瘤，上皮样细胞 – 梭形细胞混合型，部分区域神经组织增生，肿瘤长径 1.2 cm，核分裂象< 5/50 HPF，未见坏死。

免疫组化结果：CD117（+），DOG-1（+），CD34（+），S-100（部分 +），SMA（–），Desmin（–），SDHB（–），Ki-67 阳性率为 1% ~ 2%。

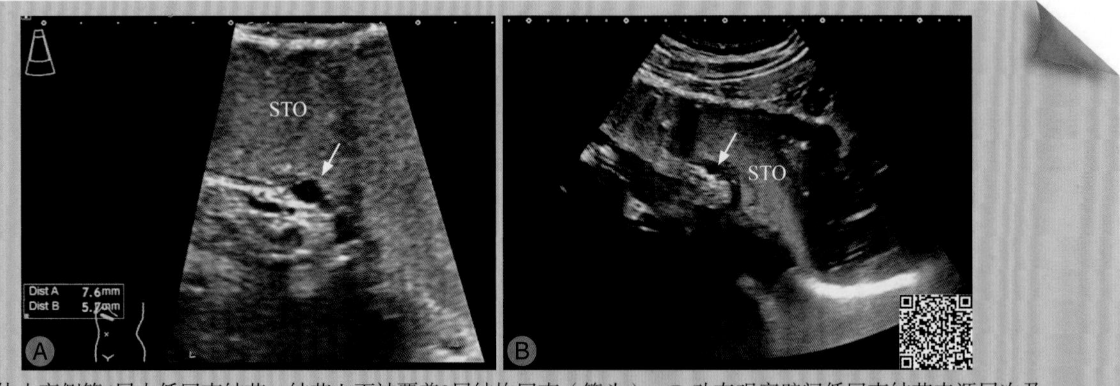

A.胃体小弯侧第4层内低回声结节，结节上面被覆着3层结构回声（箭头）；B.动态观察壁间低回声结节来源层次及回声特点（箭头）（动态）。STO：胃腔。

图8-2-5 胃间质瘤（3）

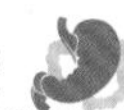

经验分享

（1）诊断思路：①结节起自胃固有肌层；②患者有间质瘤病史。综上考虑为间质瘤。因为中高风险间质瘤即使术后也可复发和转移，局限性间质瘤术后总体复发率约为 50%。

（2）本病例术后病理符合 SDH 缺陷型胃肠道间质瘤。SDH 缺陷型胃肠道间质瘤与普通型胃肠道间质瘤不同，不能以普通型胃肠道间质瘤的标准（肿瘤体积、核分裂计数）进行预后及风险度评估，且常见淋巴管浸润和淋巴结转移。所以提示对患者的长期随访尤为重要。

病例 4

患者男性，54 岁，无明显不适，体检发现胃壁实性包块。超声所见：于胃体小弯侧固有肌层内见一实性低回声包块，起自第 4 层固有肌层，大小约 4.4 cm × 3.1 cm × 4.4 cm，呈椭圆形，向胃腔内突起，呈膨胀性生长，边界清晰，内回声欠均，其被覆黏膜面见一直径约 1.6 cm 凹陷，与正常胃壁分界清楚，周围胃壁层次清晰。彩色多普勒显示其内点条状血流信号（图 8–2–6）。

超声提示：胃小弯固有肌层内实性包块伴溃疡，考虑间叶源性肿瘤（间质瘤可能）。

手术：患者行内镜黏膜下挖除术。

术后病理：（胃体）胃肠道间质瘤，梭形细胞亚型，细胞异型显著，核分裂<5/50 HPF，未见坏死。

免疫组化结果：CD117（+），DOG-1（+），CD34（+），Desmin（–），SDHB（+），S-100（–），SMA（–），Ki-67 阳性率约为 5%。

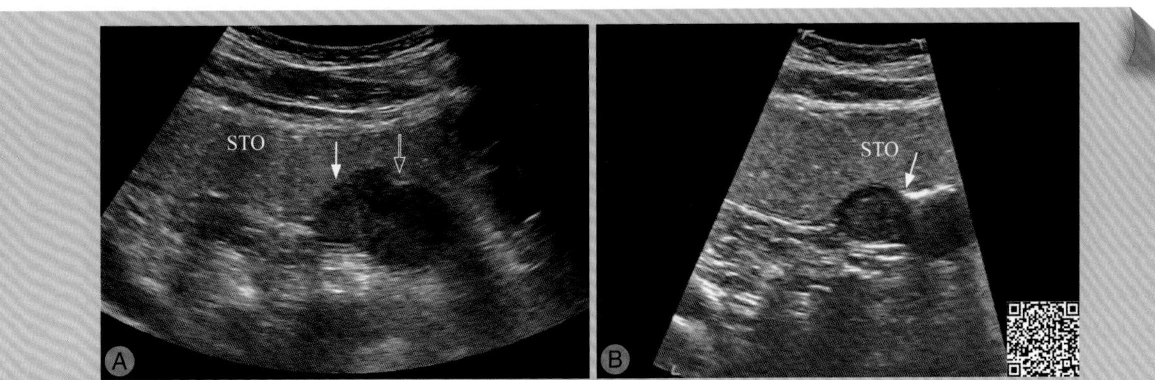

A.胃体小弯侧第4层内低回声包块，上面被覆着3层结构回声（实心箭头），包块被覆黏膜面溃疡（空心箭头）；B.放大图像观察包块来源层次及回声特点（箭头）（动态）。STO：胃腔。

图8–2–6 胃间质瘤（4）

经验分享

①包块起自胃固有肌层；②包块与胃壁长轴垂直，呈膨胀性生长；③包块内回声偏低、欠均，包块被覆黏膜面溃疡；④彩色多普勒显示包块内血流信号较丰富。上述均符合间质瘤声像图特征性表现，所以考虑间质瘤。

病例 5

患者男性，74 岁，因腹痛就诊，扫查右侧腹时发现包块。超声所见：于结肠肝曲与小肠间见一混合回声包块，大小约 3.5 cm × 1.7 cm × 2.1 cm，呈分叶状生长，边界清晰，内以实性低回声区为主，并可见不规则液性透声区，包块周边见系膜样稍高回声包绕。彩色多普勒：包块内部见条状血流信号，周边见环形血流信号（图 8–2–7）。

超声提示：结肠肝曲与小肠间混合回声包块，肠系膜间质瘤可能性大。

手术：患者行手术切除。

术后病理：（小肠及肠系膜肿物）胃肠道间质瘤，梭形细胞亚型，肿瘤位于浆膜与肠系膜内，伴坏死。

免疫组化结果：CD117（+），DOG-1（+），CD34（+），S-100（–），SMA（–），Desmin（–），Ki-67 阳性率约为 10%。

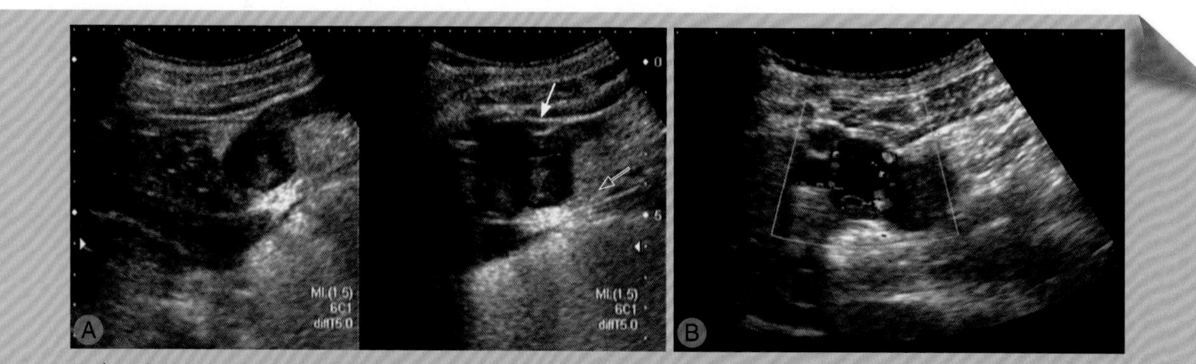

A.混合回声包块呈分叶状伴液化坏死（实心箭头），肿块周边见稍高回声的肠系膜结构包绕（空心箭头）；B.彩色多普勒：包块内部见条状血流信号，周边见环形血流信号。

图8–2–7　小肠系膜间质瘤（胃肠道外间质瘤）

经验分享

①包块呈分叶状生长且伴液化坏死，彩色多普勒显示包块内血流信号较丰富，符合间质瘤声像图改变；②包块位于结肠肝曲与小肠间，因结肠少见间质瘤，又因包块周边见稍高回声的肠系膜结构包绕，所以考虑包块为来源于肠系膜的间质瘤，即胃肠道外间质瘤。

（二）胃肠道平滑肌瘤

【概述】

胃肠道平滑肌瘤是一种较为常见的胃肠道间叶源性良性肿瘤，占所有胃肠道肿瘤的 0.5% ~ 3%。起源于胃肠道固有肌层、黏膜肌层或胃肠道任何部位的血管平滑肌。90% 为单发，偶见多发。可发生于任何年龄，好发年龄为 40 ~ 60 岁，男性略多于女性。食管中下段及胃上部多见。

组织病理学检查：肿瘤边界清楚，无包膜。镜下示成熟的梭形平滑肌细胞纵横交错，排列呈束状或编织状，与正常的肌层相比，排列杂乱。

免疫组化：SMA、Desmin、Caldesmon、Calponin 等肌源性标志（+），CD117、CD34、DOG-1、S-100 等（–）。

【临床表现】

平滑肌瘤生长于贲门部时，瘤体较小就可出现症状，主要表现为上腹饱胀及腹部隐痛不适等消化道症状；而生长于胃底、胃体部时，多为查体时发现。

【超声表现】

1. 平滑肌瘤多起源于固有肌层（第 4 层），也可起源于黏膜肌层（第 2 层），偶可起源于黏膜下层、浆膜层（第 3 层、第 5 层），且与起源层次组织相连续，呈“手拉手”关系。

2. 瘤体大小不等，可为圆形、椭圆形或分叶状，多回声极低、均质，可伴玻璃样变，少见钙化；边界清晰，

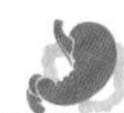

无真正被膜，较大者黏膜及浆膜被牵拉覆盖在结节表面形成假包膜，表面光滑，可伴溃疡，多数无蒂。

3. 瘤体存在沿胃壁长轴方向生长趋势，长径平行于胃壁、短径垂直于胃壁生长，长径与短径比值较大。

4. 生长方式分为腔内型、腔外型、壁间型和腔内外型（哑铃型）4 种，其中以腔内型最常见。

5. 彩色多普勒：血流信号稀少或不显示（因瘤体内细胞稀疏，血供较少，且血管延伸到瘤体中心，血流会减少）。

【病例分析】

病例 1

患者女性，29 岁，体检发现胃壁实性包块。超声所见：于胃贲门部小弯侧见一实性极低回声包块，源于第 4 层固有肌层，大小约 3.2 cm × 1.1 cm × 2.2 cm，呈椭圆形，长短径比值较大，沿胃壁长轴方向生长，边界清晰，内部回声均质，其被覆黏膜面光滑、完整，与正常胃壁分界清晰，周围胃壁层次清晰。彩色多普勒：包块内未见明显血流信号（图 8-2-8）。

超声提示：胃贲门部小弯侧固有肌层实性包块，考虑间叶源性肿瘤（平滑肌瘤）。

手术：患者行内镜黏膜下挖除术。

术后病理：（贲门）平滑肌瘤。

免疫组化结果：SMA（+），Desmin（+），CD117（-），DOG-1（-），CD34（-），S-100（-），SDHB（+），Ki-67 阳性率< 1%。

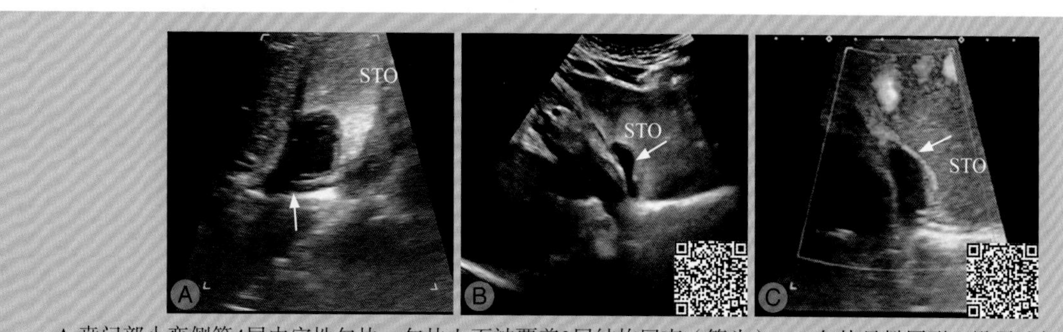

A.贲门部小弯侧第4层内实性包块，包块上面被覆着3层结构回声（箭头）；B.包块呈椭圆形，沿胃壁长轴方向生长，长短径比值较大（箭头）（动态）；C.高级动态血流成像及超微血流成像：包块内均未见明显血流信号（箭头）（动态）。STO：胃腔。

图8-2-8　胃平滑肌瘤（1）

经验分享

①包块位于贲门部；②包块源于胃壁固有肌层；③包块沿胃壁长轴方向生长，长短径比值较大，内回声极低且均质；④彩色多普勒：包块内未见明显血流信号。上述均符合平滑肌瘤声像图特征性表现，所以考虑平滑肌瘤。

病例 2

患者女性，63 岁，有直肠癌病史，于 12 年前曾行腹会阴联合直肠癌根治术，现常规超声检查。超声所见：于胃体偏后壁见一实性极低回声结节，源于第 4 层固有肌层，大小约 2.3 cm × 0.4 cm × 0.9 cm，呈扁长形，长短径比值较大，沿胃壁长轴方向生长，边界清晰，内部回声均质，其被覆黏膜面光滑、完整，与正常胃壁分界清晰，周围胃壁层次清晰。彩色多普勒：结节内未见明显血流信号（图 8–2–9）。

超声提示：胃体固有肌层内实性结节，考虑间叶源性肿瘤（平滑肌瘤）。

手术：患者行内镜黏膜下挖除术。

术后病理:（胃体）平滑肌瘤。

免疫组化结果：SMA（+), Desmin（+), CD117（–), DOG-1（–), CD34（–), S-100（–), SDHB（+), Ki-67 阳性率＜ 1%。

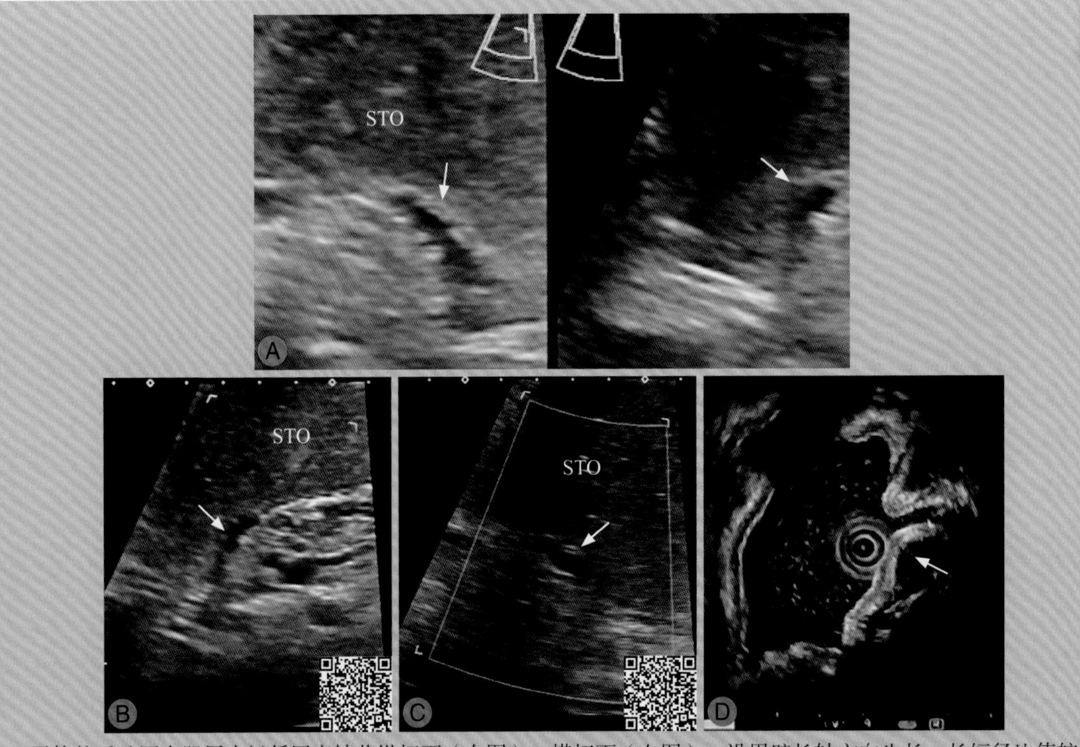

A.胃体偏后壁固有肌层内极低回声结节纵切面（右图）、横切面（左图），沿胃壁长轴方向生长，长短径比值较大（箭头）；B.观察结节声像图特点（箭头）（动态）；C.高级动态血流成像及超微血流成像：结节内未见明显血流信号（箭头）（动态）；D.超声内镜可更清晰地显示结节来源于固有肌层（箭头）。STO：胃腔。

图8–2–9 胃平滑肌瘤（2）

经验分享

（1）①结节源于胃壁固有肌层；②结节沿胃壁长轴方向生长，长短径比值较大，结节内回声极低、均匀；③结节靠近贲门部；④彩色多普勒：结节内未见明显血流信号。上述均符合平滑肌瘤声像图特征性表现，所以考虑平滑肌瘤。

（2）患者 12 年前即患有直肠癌，为什么不考虑转移癌?

1）癌症的转移途径主要有四种：血行转移、淋巴转移、直接浸润、种植转移。

2）胃与直肠之间，可除外直接浸润。

3）血行转移会先至胃壁黏膜下层，淋巴转移时也先从黏膜下层淋巴网开始。

4）腹腔播散先从浆膜层开始。

5）结节位于固有肌层内，所以基本除外四种转移途径。

6）癌症患者经过手术等综合治疗后，5 年内如果不复发和扩散，即可认为癌症被治愈的可能性为 90%，被视为“临床治愈”，之后复发转移的概率会非常低。该患者直肠癌病史已经 12 年，认为发生转移的可能性很小。

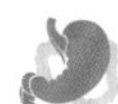

综上所述，不考虑转移灶。根据包块沿胃壁长轴生长、回声极低、位于贲门附近、来源于固有肌层，考虑平滑肌瘤。

病例 3

患者女性，60 岁，胃部不适，常规超声检查。超声所见：于胃体小弯侧见一实性低回声结节，起自第 4 层固有肌层，大小约 2.2 cm × 0.7 cm × 0.3 cm，突向黏膜下层，呈分叶状生长，长短径比值较大，沿胃壁长轴方向生长，边界清晰，内回声偏低、均质，其被覆黏膜面光滑、完整，与正常胃壁分界清晰，周围胃壁层次清晰。彩色多普勒：结节内未见明显血流信号（图 8-2-10）。

超声提示：胃体小弯侧固有肌层内实性结节，考虑间叶源性肿瘤（平滑肌瘤可能）。

手术：患者行内镜黏膜下挖除术。

术后病理：(胃体) 平滑肌瘤。

免疫组化结果：SMA（+），Desmin（+），CD117（–），DOG-1（–），CD34（–），S-100（–），Ki-67 阳性率＜ 1%。

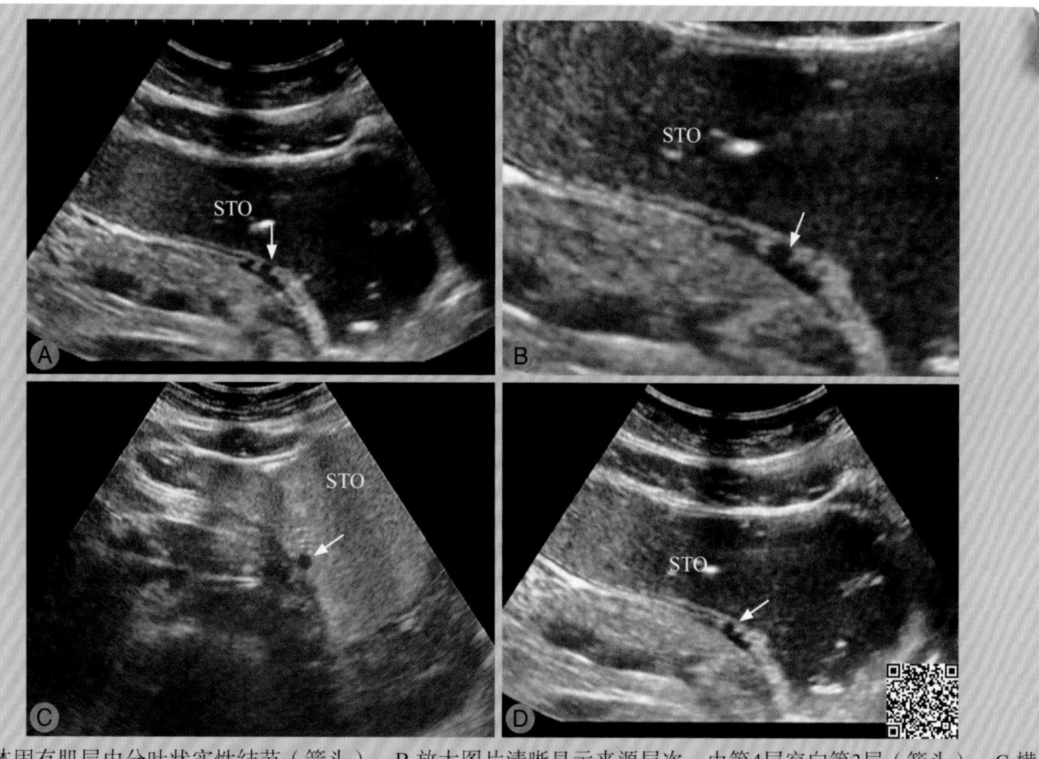

A.胃体固有肌层内分叶状实性结节（箭头）；B.放大图片清晰显示来源层次，由第4层突向第3层（箭头）；C.横切面可见结节占位效应明显（箭头）；D.结节来源层次，彩色多普勒于结节内未见明显血流信号（箭头）（动态）。STO：胃腔。

图8–2–10　胃平滑肌瘤（3）

经验分享

①结节源于固有肌层；②结节沿胃壁长轴方向生长，长短径比值较大，内回声偏低、均质；③结节呈分叶状生长（此病例因结节比较小，形态不饱满，非典型分叶状）；④彩色多普勒：结节内未见明显血流信号。上述均符合平滑肌瘤声像图特征性表现，所以考虑平滑肌瘤。

病例 4

患者男性，56 岁，平素未诉特殊不适，体检发现胃壁结节。超声所见：于胃体小弯侧近贲门部见一极低回声结节，源于第 4 层固有肌层，大小约 0.9 cm × 0.9 cm × 0.9 cm，呈圆形，突向胃腔呈膨胀性生长，边界清晰，内回声均，其被覆黏膜面光滑、完整，与正常胃壁分界清晰，周围胃壁层次清晰。彩色多普勒显示结节内条状血流信号；频谱多普勒显示动脉频谱，Vmax 36.3 cm/s；胃肠双重对比超声造影显示从动脉期开始病灶内出现条带样涌泉状增强，观察 3 分钟，可见持续喷射状增强（图 8–2–11）。

超声提示：胃体小弯侧固有肌层内实性结节，考虑间叶源性肿瘤（间质瘤可能性大）。

手术：患者行内镜黏膜下挖除术。

术后病理：梭形细胞肿瘤，考虑平滑肌瘤。

免疫组化结果：SMA（+），Desmin（+），CD117（散在 +），DOG-1（–），CD34（散在 +），S-100（–），Ki-67 阳性率＜ 1%。

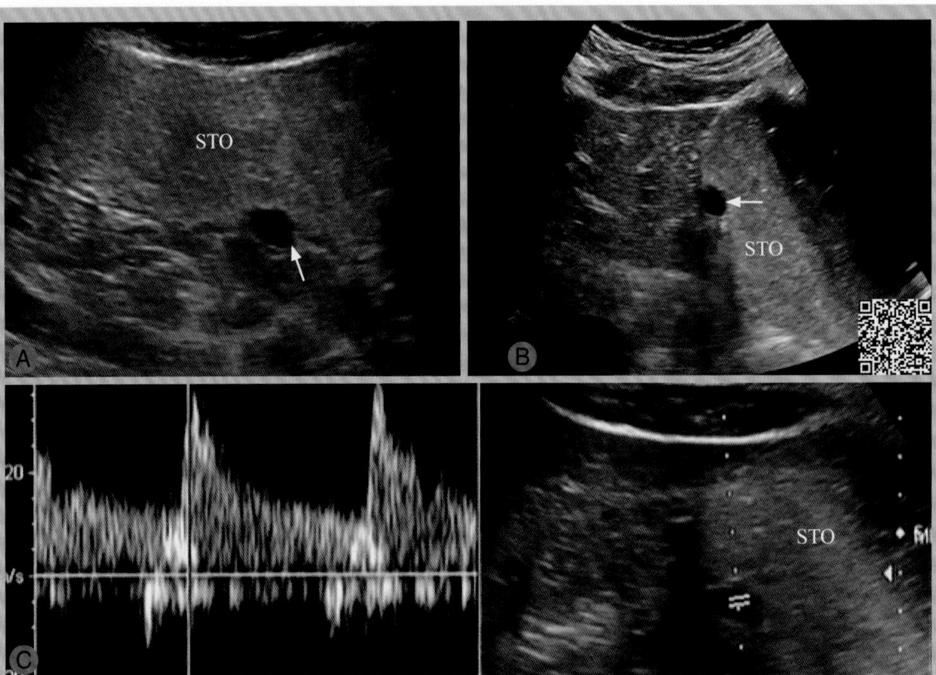

A.胃体冠状长轴切面：胃体小弯侧近贲门部固有肌层内圆形极低回声结节，边界清晰（箭头）；B.结节来源层次及结构（箭头）（动态）；C.频谱多普勒：结节内见动脉频谱；D.胃肠双重对比超声造影观察结节血流灌注（箭头）（动态）。STO：胃腔。

图8–2–11　胃平滑肌瘤（4）

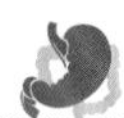

经验分享

（1）诊断思路：①结节回声极低，近似无回声，但其内显示血流信号并测及动脉频谱，所以除外胃壁囊肿；②结节源于胃固有肌层、周围胃壁层次结构清晰；③结节突向腔内呈圆形生长，有膨胀感，胃肠双重对比超声造影显示病灶内涌泉状血流灌注，这几个特征符合间质瘤声像图特征性表现。综上分析，考虑间质瘤可能性更大。

（2）超声诊断偏差分析：病理结果为平滑肌瘤，结节圆形、膨胀性生长、富血供，不符合平滑肌瘤典型声像图特征，所以存在超声诊断偏差。

（3）经验总结：该病例说明平滑肌瘤也可以富血供，也可以形态饱满，说明间质瘤及平滑肌瘤在超声声像图特征上有交叉，部分病例仅从声像图特征上难以鉴别。

（三）胃肠道平滑肌肉瘤

【概述】

胃肠道平滑肌肉瘤是起源于胃肠道平滑肌组织的恶性肿瘤，多源于胃肠道固有肌层，也可见于黏膜肌层及血管平滑肌，占所有软组织肿瘤的 5% ~ 10%。40 ~ 60 岁为高发年龄段。好发部位以直肠最多见。胃的平滑肌肉瘤好发于胃窦、胃体。

组织病理学检查：恶性肿瘤，肿瘤可呈浸润性生长，也可有较清楚的边界，组织学上依据梭形细胞多形性或非典型性、肿瘤细胞凝固性坏死及核分裂象等综合判断。

免疫组化：瘤细胞表达 SMA、MSA、Desmin、Caldesmon、Calponin 等肌源性标志。

多认为平滑肌肉瘤很少由平滑肌瘤恶变而来，而是直接起源于原始的间叶细胞。平滑肌肉瘤除局部浸润邻近器官和组织外，血行转移是最主要的转移途径。

【临床表现】

胃肠道平滑肌肉瘤临床表现与肿瘤生长部位、类型、病期及有无并发症等有关。典型者可见腹痛、腹部包块、出血、发热、消瘦等表现。

【超声表现】

1. 平滑肌肉瘤多起源于胃肠壁固有肌层（第 4 层），也可起源于黏膜肌层（第 2 层），偶可起源于黏膜下层、浆膜层（第 3 层、第 5 层）。
2. 体积较大，直径多＞ 5 cm，形态多呈圆形、分叶状或不规则状，边界不清，呈浸润性生长。
3. 肿瘤内呈低回声，回声不均，内可见稍高回声分隔，常有出血、坏死及囊性变，可伴糜烂、溃疡或瘤体中心部位有特征性窦道形成。
4. 生长方式分为腔内型、腔外型和腔内外型三种，其中以腔外型及腔内外型多见。
5. 胃底部平滑肌肉瘤即使靠近贲门部也很少累及食管，此特征可与贲门癌相鉴别。
6. 彩色多普勒：肿瘤血流信号较丰富；坏死囊变区域血流信号稀少或不显示。
7. 可侵犯邻近组织或出现远处血行转移，少见淋巴转移。

【病例分析】

患者男性，82 岁，因急性腹痛来诊。超声所见：于胃体大弯侧见一实性包块，起源于第 4 层固有肌层，大小约 10.3 cm × 3.5 cm，形态不规则，回声偏低、不均，无坏死囊变，沿胃壁长轴呈浸润性生长，向内侵及黏膜层，向外侵及浆膜层及浆膜外组织，与正常胃壁边界不清晰，周围胃壁层次结构紊乱。彩色多普勒显示包块内条状血流信号（图 8–2–12）。

超声提示：胃体大弯侧实性包块，符合平滑肌肉瘤声像图表现。

穿刺活检病理结果：结合形态及免疫组化结果，符合平滑肌肉瘤。

免疫组化结果：CK（–），Vimentin（+），Desmin（少数+），SMA（弱+），Caldesmon（+），MyoD1（–），S-100（–），CD117（–），DOG-1（–），CD34（–），Ki-67 阳性率约为 70%。

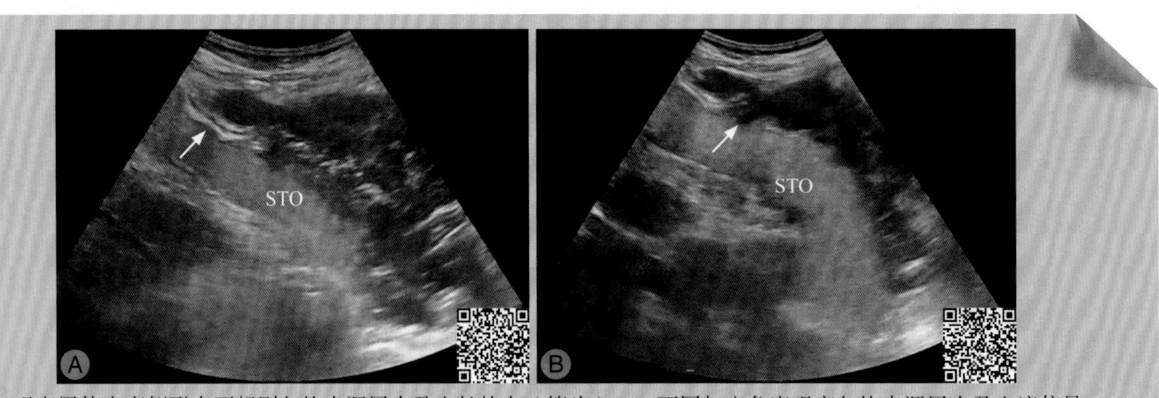

A.观察胃体大弯侧形态不规则包块来源层次及生长特点（箭头）；B.不同扫查角度观察包块来源层次及血流信号（箭头）。STO：胃腔。

图8-2-12 胃平滑肌肉瘤（动态）

（病例由兰州中核五〇四医院窦晓霞主任提供）

经验分享

①包块起自第 4 层固有肌层；②包块体积较大，形态不规则，回声不均，边界不清，沿胃长轴向内向外浸润性生长；③彩色多普勒显示包块内血流信号较丰富。上述均符合平滑肌肉瘤声像图特征性表现，超声提示平滑肌肉瘤。

平滑肌瘤与平滑肌肉瘤相鉴别情况见表 8–2–4。

表 8–2–4 平滑肌瘤与平滑肌肉瘤相鉴别

	平滑肌瘤	平滑肌肉瘤
临床表现	无腹痛、包块，多无出血，无消瘦	腹痛，出血，有包块，消瘦
肿瘤大小	多在5 cm以下	多在5 cm以上
超声检查	局限性，分界清楚，圆形，黏膜完整	分界不清，浸润性生长，囊性变，黏膜溃疡
组织学检查	瘤细胞规则，无多形性，长梭形，胞质丰富，核染色质均匀，无巨核细胞，核分裂象少见	瘤细胞体积大，不规则，多形性，核染色深而不均，出现巨核细胞，瘤细胞排列密集，拥挤，核分裂象每10个高倍视野有2个以上

（四）胃肠道神经鞘瘤

【概述】

胃肠道神经鞘瘤是消化道间叶组织来源的良性肿瘤，可发生于任何有施万细胞的神经。神经鞘瘤由神经鞘膜增生形成，发生在消化道的较为少见。对消化道来说，神经鞘瘤最好发于胃，占 60% ~ 70%，其

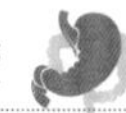

次为结肠和直肠，罕见于小肠或食管。胃肠道神经鞘瘤好发于中老年患者，女性发病率高于男性。

胃神经鞘瘤约占所有胃肿瘤的 0.2%，约占所有胃良性肿瘤的 4%，其发病率仅次于胃肠道间质瘤和平滑肌瘤。胃神经鞘瘤好发于胃体大弯侧、胃底，也可见于胃窦及贲门。

组织病理学检查：神经鞘瘤多起源于胃肠道肌间奥氏神经丛或黏膜下层迈氏神经丛的神经鞘施万细胞，也有少见的良性上皮样神经鞘瘤起源于黏膜层的固有膜，向黏膜表面和黏膜下浅层扩展。

大体标本见肿瘤呈圆形或椭圆形，一般包膜完整，质地坚实，可有水肿及囊性变。

镜下肿瘤特征性地交替出现 AntoniA 和 AntoniB 区域，两者比例变化不定；AntoniA 区域由较密集的梭形细胞构成，AntoniB 区域肿瘤细胞成分少，排列无序；肿瘤内血管多为厚壁血管，管壁扭曲，可伴血栓形成。

免疫组化：肿瘤细胞一致性强表达 S-100，不表达 CD34、CD117、DOG-1、Desmin 和 SMA。

【临床表现】

肿瘤生长缓慢，早期常无明显临床症状，多数病例为查体发现。因胃底、体部比较空旷，所以其在瘤体较大时才产生症状。可出现上腹不适、腹痛、消化道大出血、腹部包块和肠梗阻等症状。

【超声表现】

1. 神经鞘瘤多起源于黏膜下层、固有肌层（第 3 层、第 4 层），也可起源于胃肠道黏膜固有层（第 2 层），偶可起源于浆膜层（第 5 层）。

2. 多单发，一般直径＜ 5 cm；呈梭形或球形，少见分叶状，内呈均质低回声，边界清楚，可见侧边声影，声像图上看似包膜完整（组织学上肿瘤与周围间质相互穿插），长短径之比较小（生长空间多比较空旷，降低了其向不同方向生长的阻力）。

3. 神经鞘瘤体积较大时血供不均匀，瘤体被覆黏膜局部血供不足，继而可见糜烂、溃疡、出血，少见囊性变及钙化。

4. 生长方式分为腔内型、腔外型、壁间型和腔内外型 4 种，以腔外型为主。

5. 神经鞘瘤内存在大量炎性细胞，故瘤体周围脂肪间隙内可见反应性增大的淋巴结（可将其作为与其他间叶源性肿瘤的鉴别点）。尽管周围淋巴结显示敏感度较低，但诊断特异度较高。

6. 彩色多普勒：血流信号较丰富。

【病例分析】

病例 1

患者女性，52 岁，胃镜查体发现黏膜下隆起性病变，临床建议超声检查病变来源层次及囊实性。超声所见：于胃体大弯侧见一低回声结节，源于第 4 层固有肌层，大小约 1.6 cm × 0.9 cm × 1.6 cm，呈圆形，分别向黏膜面及浆膜面突起，边界清晰，内回声低、均匀，见侧边声影，其被覆黏膜面光滑、完整，与正常胃壁分界清晰，周围胃壁层次清晰。彩色多普勒显示结节内条状血流信号（图 8-2-13）。

超声提示：胃体大弯侧固有肌层实性结节，符合间叶源性肿瘤声像图表现。

手术：患者行内镜黏膜下挖除术。

术后病理：（胃体）结合形态及免疫表型，符合黏膜下神经鞘瘤，体积 2.2 cm × 1.7 cm × 1.3 cm。

免疫组化结果：S-100（+），CD117（–），DOG-1（–），SMA（–），CD34（血管 +），Ki-67 阳性率约为 5%。

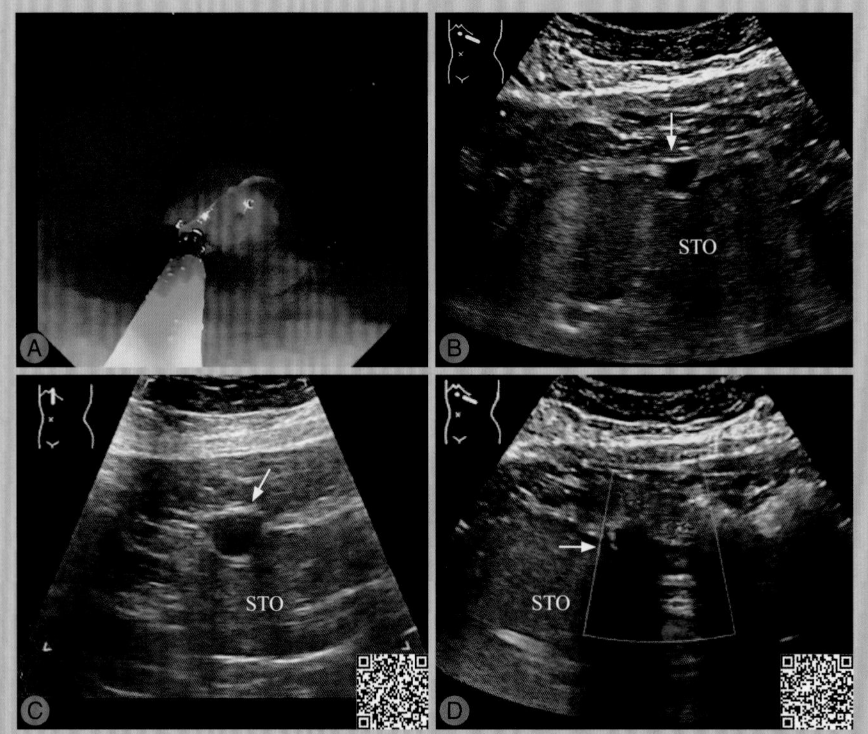

A.胃镜示黏膜下结节状隆起；B.胃体大弯侧固有肌层内低回声结节（箭头）；C.清晰显示结节来源于第4层固有肌层（箭头）及其生长方式（动态）；D.彩色多普勒显示结节内条状血流信号（箭头）（动态）。STO：胃腔。

图8-2-13　胃神经鞘瘤（1）

经验分享

①结节起自胃壁固有肌层，周围胃壁层次结构清晰，这些特征可见于间质瘤、平滑肌瘤，也可见于神经鞘瘤；②结节呈圆形，血供较丰富，这两个特征于平滑肌瘤少见，而在间质瘤、神经鞘瘤中多见。综上所述，考虑病变为间质瘤或神经鞘瘤，因间质瘤、神经鞘瘤都属于间叶源性肿瘤，因此超声提示其符合间叶源性肿瘤声像图特征性表现。

病例 2

患者男性，53 岁，体检发现胃壁包块。超声所见：于胃窦部大弯侧浆膜层见一混合回声包块，大小约 4.7 cm × 4.5 cm × 4.6 cm，内以囊性透声区为主，被膜光滑，外生性生长，张力较高，呈圆形，与正常胃壁分界清晰，周围胃壁层次清晰。彩色多普勒显示包块内点条状血流信号（图 8-2-14）。

超声提示：胃窦部大弯侧浆膜层混合回声包块，考虑间叶源性肿瘤（间质瘤可能）。

术后病理：(胃窦浆膜)神经鞘瘤。

免疫组化结果：CD34（-），CD117（-），DOG-1（-），SMA（-），S-100（+），Ki-67 阳性率约为 3%。

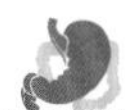

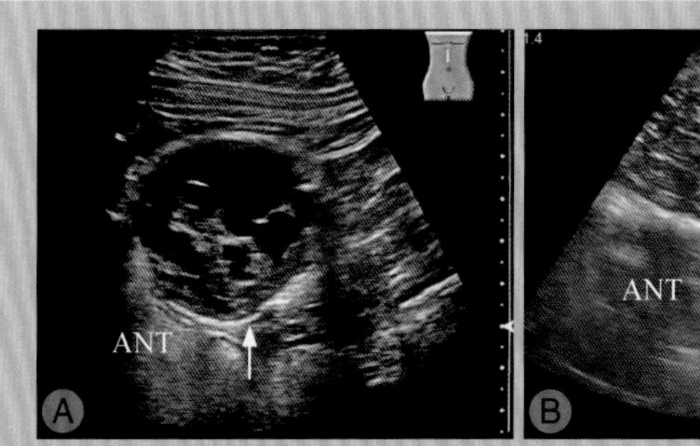

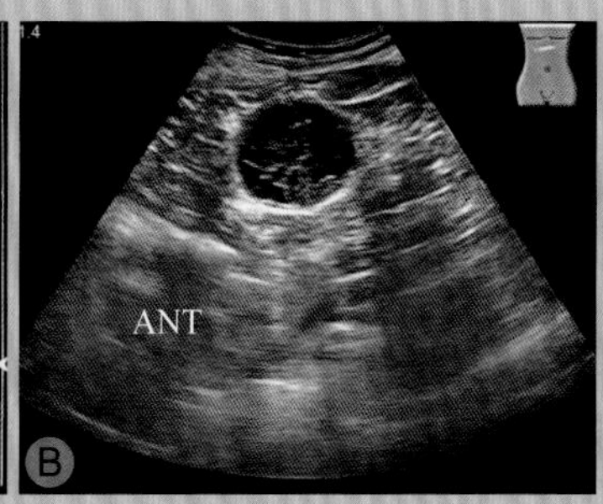

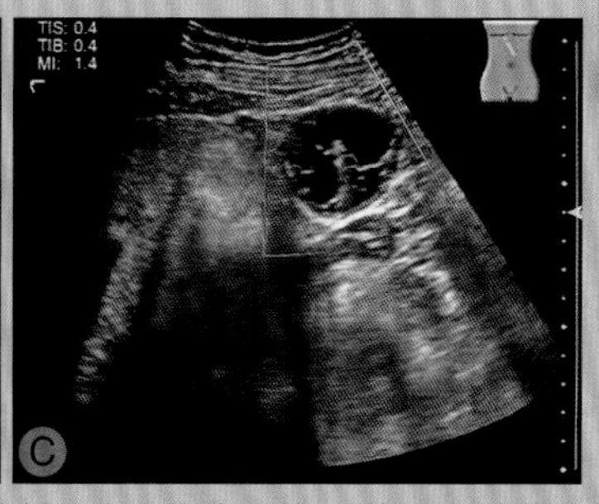

A.浆膜层混合回声包块，其上被覆“高-低-高-低-高”五层回声，混合偏低回声包块位于第5层高回声的浆膜层内，包块与第5层呈“手拉手”关系（箭头）；B.清晰显示包块与胃窦的关系；C.彩色多普勒显示包块内点条状血流信号。ANT：胃窦。

图8-2-14　胃神经鞘瘤（2）

（病例由莱州市人民医院焦瑞宁主任提供）

经验分享

（1）诊断思路：①包块呈圆形，向腔外膨胀性生长；②内见坏死囊性变；③彩色多普勒显示包块内点条状血流信号；④包块起自浆膜层，但从理论上讲，只要存在间叶组织的部位都可发生间质瘤，且间质瘤可发生在网膜、系膜上；⑤彩色多普勒显示血流信号较丰富。综上所述，考虑来源于胃浆膜层的间质瘤可能性大。

（2）超声诊断偏差分析：①神经鞘瘤多见于黏膜下层、固有肌层，也有少见的良性上皮样神经鞘瘤起源于黏膜层的固有膜，极少见于浆膜层；②胃肠道小于5cm的神经鞘瘤少见囊变。综上所述，未考虑为神经鞘瘤。

（3）本病例说明间质瘤和神经鞘瘤血流信号均较丰富，以圆形多见，偶可见囊变，所以部分病例仅靠声像图特征难以鉴别两者；神经鞘瘤虽然在浆膜层少见，可是从理论上讲可以发生，因为只要是有神经分布的组织结构都可以发生神经源性肿瘤，浆膜层有神经组织分布，所以也可以低概率发生；病理结果提示神经鞘瘤位于浆膜，所以超声诊断包块来源于胃壁浆膜层（第5层）是准确的。

胃肠道间叶源性肿瘤多病种间特征性病理表现对照情况见表8-2-5。

表8-2-5　胃肠道间叶源性肿瘤多病种间特征性病理表现对照

	间质瘤	平滑肌瘤	神经鞘瘤
普通光镜	由梭形细胞、上皮样细胞或两种细胞不同比例混合构成，大部分主要由梭形细胞构成，常可见核旁空泡，可排列成旋涡状、花边状、栅栏状等多种结构；肿瘤中胶原丰富，血管周围常见玻璃样变	由成熟的梭形平滑肌细胞纵横交错，排列呈束状或编织状，与正常的肌层相比，排列杂乱	交替出现梭形细胞较密集的AntoniA区和肿瘤细胞成分少且排列无序的AntoniB区；肿瘤内血管多为厚壁血管，管壁扭曲，可伴血栓形成
免疫组化	CD117（+） DOG-1（+） CD34（+） Desmin（-） SMA（-） S-100（-）	CD117（-） DOG-1（-） CD34（-） Desmin（+） SMA（+） S-100（-）	CD117（-） DOG-1（-） CD34（-） Desmin（-） SMA（-） S-100（+）
基因	可有*c-kit*、*PDGFRA*基因突变	家族遗传性可能与Alport综合征及*COL4A5/6*基因缺失有关	可有*NF2*基因突变

（五）胃肠道脂肪瘤

【概述】

胃肠道脂肪瘤是良性间叶源性肿瘤，由分化成熟的脂肪组织构成。90% ~ 95% 位于黏膜下层，5% ~ 10% 位于浆膜下，生长缓慢。本病好发于中老年人。脂肪瘤可发生于胃肠道的任何部位，但较多发生于结肠（特别是右半结肠），其次为小肠和胃，发生于食管者罕见。胃脂肪瘤以胃窦部最多见。

组织病理学检查：肿瘤通常包膜完整，呈圆形、结节状或分叶状，光镜见肿瘤由分化成熟的脂肪细胞构成，细胞质内充满脂滴，由纤维结缔组织分隔成大小不规则的小叶；瘤细胞内各处毛细血管数量及分布不均匀。

【临床表现】

胃肠道脂肪瘤多为查体发现，或在有合并症时出现相应症状。

【超声表现】

1. 胃肠道脂肪瘤多起源于黏膜下层（第 3 层），也可起源于浆膜下脂肪层（第 5 层），与起源层次相延续。
2. 多为类圆形稍高回声，回声均质，大者可发生坏死液化，质软，随蠕动可变形；包膜回声不明显，表面可有糜烂或溃疡，后方可伴衰减。
3. 脂肪瘤单发多见，多发时脂肪瘤间可见连接束。
4. 生长方式分为腔内型、腔外型、壁间型和混合型四型，以腔内型最多见，部分有蒂。
5. 彩色多普勒：血流信号稀少或不显示。

【病例分析】

病例 1

患者女性，43 岁，体检发现胃壁实性结节。超声所见：于胃体大弯侧见一实性稍高回声结节，源于第 3 层黏膜下层，大小约 1.5 cm × 0.7 cm × 1.4 cm，呈扁圆形，无蒂，边界清晰，内部回声均质，柔软，随蠕动可发生形变，其被覆黏膜面光滑、完整，与正常胃壁分界清晰，周围胃壁层次清晰。彩色多普勒：其内未见明显血流信号（图 8-2-15）。

超声提示：胃体大弯侧实性结节，符合脂肪瘤声像图表现。

病理诊断：胃体部脂肪瘤。

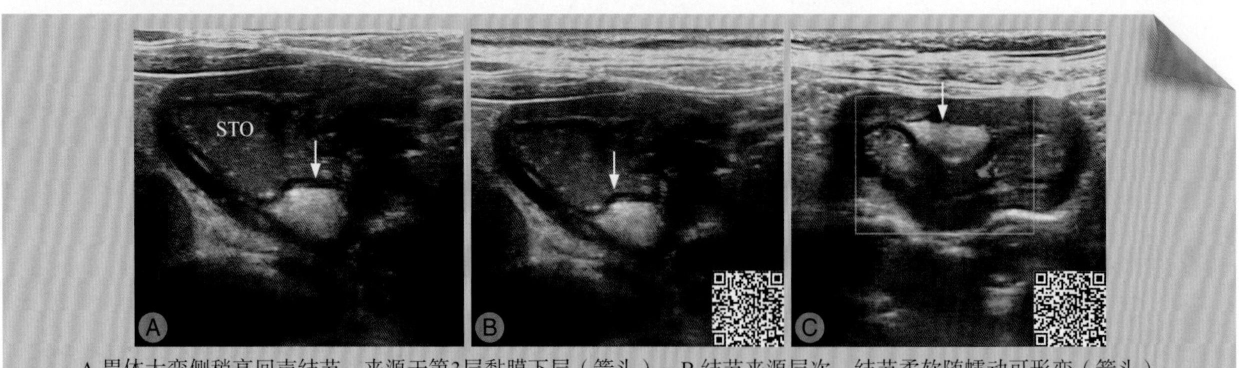

A.胃体大弯侧稍高回声结节，来源于第3层黏膜下层（箭头）；B.结节来源层次，结节柔软随蠕动可形变（箭头）（动态）；C.彩色多普勒：结节内未见明显血流信号（箭头）（动态）。STO：胃腔。

图8-2-15 胃脂肪瘤

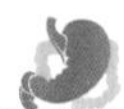

经验分享

①结节起源于黏膜下层；②结节呈扁圆形、无蒂；③结节内部呈稍高回声；④结节柔软可变形；⑤彩色多普勒：其内未见明显血流信号。综上所述，均符合脂肪瘤声像图特征，所以超声诊断为脂肪瘤。

病例 2

患者男性，55 岁，体检肠镜发现升结肠壁结节。超声所见：于升结肠见一实性稍高回声结节，起源于黏膜下层，大小约 1.0 cm × 1.2 cm × 1.3 cm，呈圆形，边界清，内回声均质，柔软，随肠道蠕动而发生形变，与正常肠壁分界清晰，周围肠壁层次清晰。彩色多普勒：其内未见明显血流信号（图 8-2-16）。

超声提示：升结肠稍高回声结节，符合脂肪瘤声像图表现。

超声内镜描述：升结肠可见一大小约 1.0 cm × 1.2 cm 黏膜下肿物，色黄，触之较软。超声内镜诊断：升结肠黏膜下肿物，脂肪瘤。

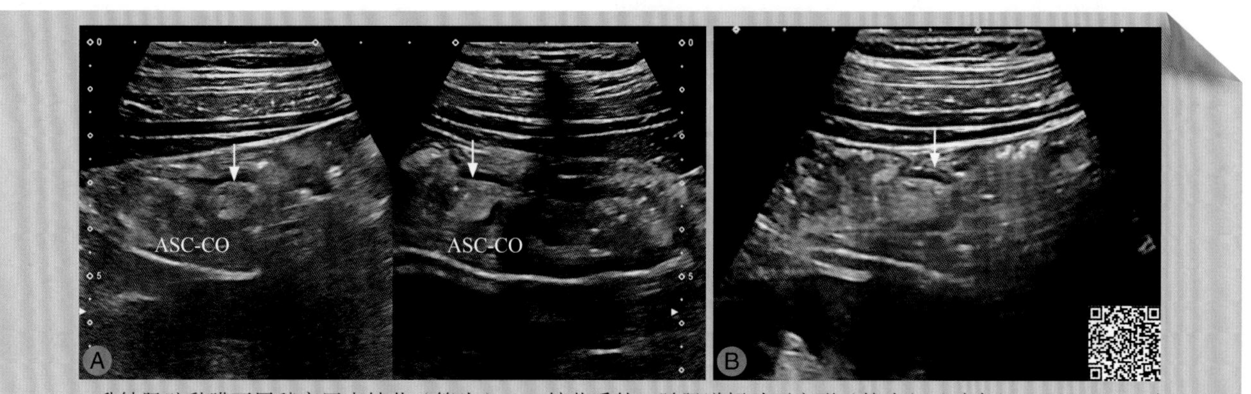

A.升结肠壁黏膜下层稍高回声结节（箭头）；B.结节质软，随肠道蠕动可变形（箭头）（动态）。ASC-CO：升结肠。

图8-2-16　结肠脂肪瘤

经验分享

①结节起源于黏膜下层；②结节呈圆形；③结节内呈稍高回声；④结节柔软可变形；⑤彩色多普勒：未见明显血流信号。综上所述，符合脂肪瘤声像图特征表现，超声提示肠道脂肪瘤。

【间叶源性肿瘤病例竞猜】

病例分析：患者女性，57 岁，超声检查发现胃底结节。超声所示：于胃底部（靠近贲门）见一实性极低回声结节，起源于固有肌层，大小约 1.1 cm × 0.5 cm × 0.5 cm，呈扁长分叶状，沿胃壁长轴方向生长，长短径比值较大，边界清晰，内部回声均质，其被覆黏膜面光滑、完整，与正常胃壁分界清晰，周围胃壁层次清晰。彩色多普勒：其内未见明显血流信号（图 8-2-17）。

根据病例描述和图片（图 8-2-17A ~ 图 8-2-17C）中的超声表现，会做出怎样的超声提示？

超声提示、病理结果见图 8-2-17D。

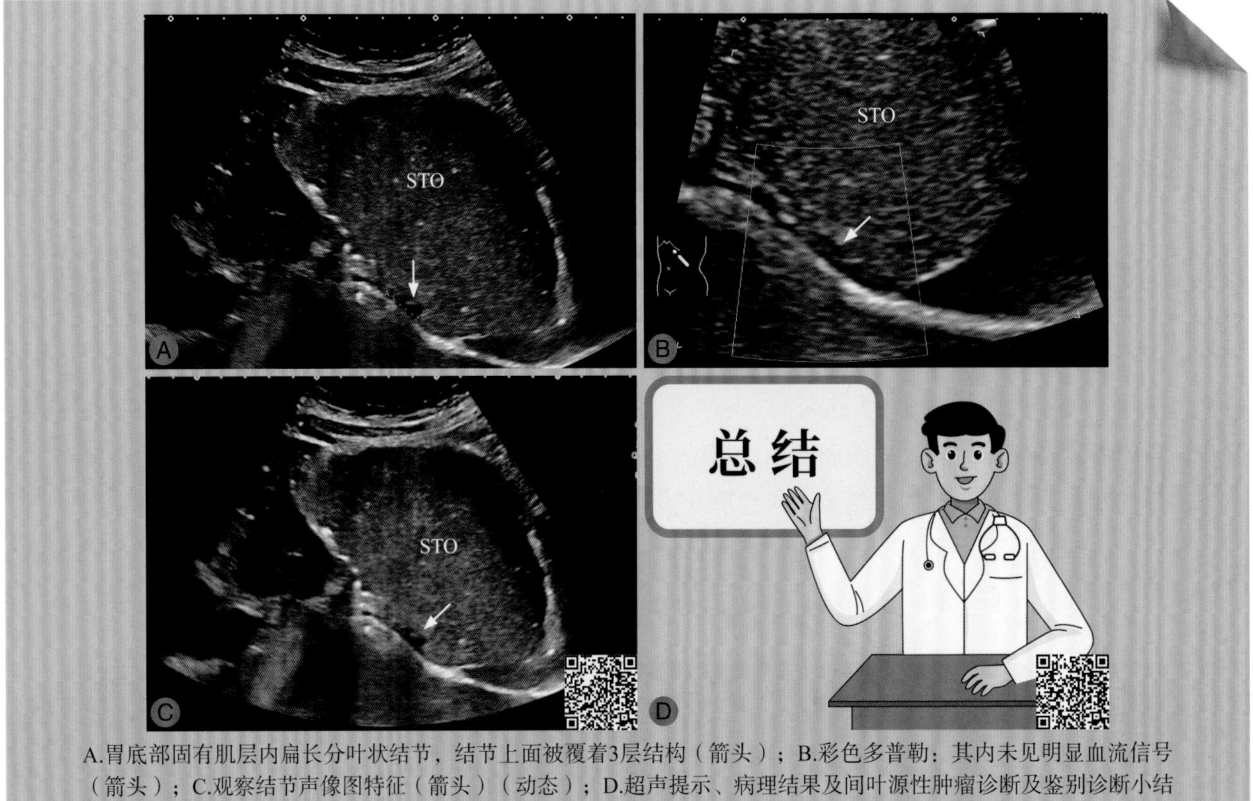

A.胃底部固有肌层内扁长分叶状结节，结节上面被覆着3层结构（箭头）；B.彩色多普勒：其内未见明显血流信号（箭头）；C.观察结节声像图特征（箭头）（动态）；D.超声提示、病理结果及间叶源性肿瘤诊断及鉴别诊断小结（动态）。STO：胃腔。

图8-2-17 胃底部实性结节声像图

间叶源性肿瘤诊断小结如下。

1. 间叶源性肿瘤有各自好发部位、好发层次，也有各自的声像图特征，根据上述特点，能够对部分间叶源性肿瘤做出组织来源的超声诊断提示。

2. 间叶源性肿瘤均起自黏膜上皮下，其生长方式相似，超声表现具有非特异性、交叉性、多样性，仅靠声像图不能在多病种之间做出明确的组织来源鉴别诊断。

3. 最终诊断靠术后病理、免疫组化及基因检测。

（六）胃肠道神经内分泌肿瘤

【概述】

胃肠道神经内分泌肿瘤是起源于胃肠道的肽能神经元和神经内分泌细胞的异质性肿瘤，表达或不表达神经内分泌标志物和产生多肽激素。生物学行为通常表现为缓慢生长，低度至高度恶性。好发于中老年人，60 ~ 69 岁为发病高峰，男女比例约为 3 ： 1。

根据干细胞学说，消化管神经内分泌细胞主要起源于消化管腺体底部的全能干细胞，干细胞具有腺上皮和内分泌细胞。胃肠道神经内分泌肿瘤曾被称为类癌，相对少见，约占胃肠道神经内分泌肿瘤的 3%，具有较强的异质性。

消化道神经内分泌肿瘤常见部位有胃、阑尾、小肠、直肠。胃多发于胃底、胃体、胃窦，在胃体好发于小弯侧，原因可能是胃小弯侧具有血供高于其他部位的解剖特点（欧美白种人好发部位依次为小肠、直肠、胰腺和胃；中国人的好发部位依次为胰腺、直肠和胃，小肠非常少见）。根据分化程度，神经内分泌肿瘤分为分化良好的神经内分泌肿瘤（neuroendocrine tumor，NET）和分化较差的神经内分泌癌（neuroendocrine carcinoma，NEC）。

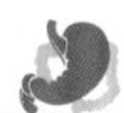

组织病理学检查：肿瘤细胞丰富，大小较一致，胞质丰富，核呈椒盐状，排列成小梁状、巢状、菊性团或器官样结构；周围为丰富的薄壁毛细血管。

免疫组化：Syn（+）、CgA（+）及 CD56（+），支持神经内分泌肿瘤的诊断。根据肿瘤的增殖活性，即通过核分裂象数或 Ki-67 阳性指数评估肿瘤的分级，将胃肠胰神经内分泌肿瘤按分化程度分为分化良好、生长缓慢的神经内分泌肿瘤和分化差、恶性度高的神经内分泌癌（表 8-2-6）。

表 8-2-6　2019 年世界卫生组织胃肠胰神经内分泌肿瘤分级标准

分类或分级	分化	核分裂象计数[个/（2 mm²）]	Ki-67指数（%）
NET			
G1级	良好	<2	<3
G2级	良好	2～20	3～20
G3级	良好	>20	>20
NEC			
LCNEC	差	>20	>20
SCNEC	差	>20	>20
MiNEN	差或良好	不一	不一

注：NET，神经内分泌肿瘤；NEC，神经内分泌癌；LCNEC，大细胞神经内分泌癌；SCNEC，小细胞神经内分泌癌；MiNEN，混合性神经内分泌 – 非神经内分泌肿瘤。

【临床表现】

胃肠道神经内分泌肿瘤的症状和体征常不典型，临床表现具有多样性。

功能性的胃肠道神经内分泌肿瘤分泌激素，引起激素相关症状，临床表现具有异质性。

非功能性的胃肠道神经内分泌肿瘤一般没有相应典型的临床表现，可见上腹饱胀不适、便血、腹泻等非特异性症状，也可见肿瘤压迫的表现或肿瘤转移征象。

【超声表现】

1. 肿瘤多从黏膜深层（第 2 层）发生，早期即延伸至黏膜下层（第 3 层），表现为从第 2 层隆起，压迫或伸入第 3 层内，有时可侵犯胃肠壁全层。

2. 肿瘤可呈类圆形或不规则形，呈膨胀性生长，边界欠清晰，无包膜，回声偏低、欠均，部分肿瘤具有散在多中心分布的特点；可坏死、液化；瘤体＞ 1 cm 时，表面可有糜烂、溃疡。

3. 如发现瘤体较大（＞ 4 cm）、边界不清、透壁浸润生长、肿瘤同时累及腔内和腔外、囊性改变或坏死、溃疡、肠系膜脂肪浸润、淋巴结增大等征象，提示病变具有恶性行为。

4. 彩色多普勒：血流信号较丰富。

5. 结节形态及分布与分型的关系。

Ⅰ型：最常见（70% ～ 80%），胃多发息肉样病灶，小于 1 cm（病理分级属于 NET G1）。

Ⅱ型：比较少见（占 5% ～ 6%），常伴有卓 – 艾综合征（严重的胃、十二指肠溃疡），肿瘤一般较小，＜ 1 ～ 2 cm，呈多发性、息肉样。分级属于 NET G1，或 NET G2。

Ⅲ型：患者占 14% ～ 24%，肿瘤往往是单发的，直径大于 2 cm，可伴转移征象。

【病例分析】

患者女性，51 岁，体检发现胃壁实性结节。超声所见：于胃底部、胃体部、胃窦部均可见一结节状回声，大者约 0.6 cm × 0.4 cm，呈扁长形，内回声偏低、均匀；结节源于黏膜深层（第 2 层），且仅局限于黏膜深层，黏膜下层连续性好；其被覆黏膜面光滑、完整，与正常胃壁分界清晰，周围胃壁层次清晰。彩色多普勒：其内未见明显血流信号（图 8–2–18）。

超声提示：胃壁黏膜深层多发实性结节，神经内分泌肿瘤可能。

手术：胃镜下可见胃底、胃体、胃窦部隆起型病变，结合胃镜和超声描述，患者行内镜黏膜下挖除术。

术后病理：（胃底部、胃体部、胃窦部）神经内分泌肿瘤，分级属于 NET G1。

免疫组化结果：CK（+），CgA（+），Syn（+），CD56（+）Ki-67 阳性率＜ 1%。

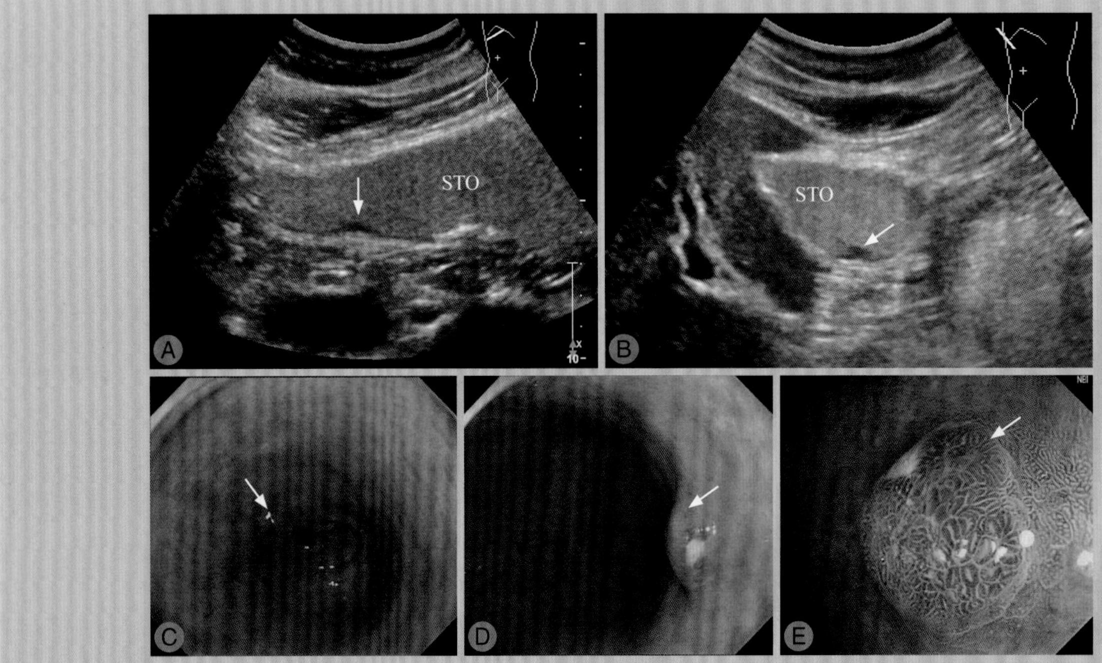

A.胃体小弯侧黏膜深层实性低回声结节（箭头）；B.胃窦部黏膜深层实性低回声结节（箭头）；C.胃镜下胃窦部（幽门前区）黏膜下隆起（箭头）；D.胃镜下胃体部黏膜下隆起（箭头）；E.胃体部黏膜下隆起（箭头），胃镜NBI像，局部呈茶褐色，线管增粗。STO：胃腔。

图8–2–18　胃神经内分泌肿瘤

（病例由西宁市第二人民医院马生君主任提供）

经验分享

结节源于黏膜深层，多发，呈结节状、低回声，以上特征均符合神经内分泌肿瘤声像图表现。

（七）胃肠道淋巴瘤

【概述】

胃肠道淋巴瘤是一组起源于胃肠道黏膜下层和黏膜固有层淋巴组织的恶性肿瘤，是结外淋巴瘤常见的好发部位。可发生于整个消化道，单发或多发，以胃最多见，约占 40%，小肠约占 28%，回盲部约占 21%，而大肠原发性者较罕见。肠系膜、腹膜后及髂窝淋巴结等也是淋巴瘤常见侵犯部位。发病中位年龄为 60 岁，男性稍多见。

淋巴瘤的发生与多种因素有关，目前较为确定的有幽门螺杆菌感染、免疫缺陷综合征、器官移植后的

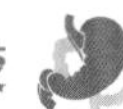

免疫抑制剂的应用、炎症性肠病等。

组织病理学检查：胃肠道淋巴瘤根据来源细胞和组织的不同，可分为黏膜相关淋巴组织淋巴瘤（MALT 淋巴瘤）、弥漫性大 B 细胞淋巴瘤、滤泡淋巴瘤、套细胞淋巴瘤、肠病型 T 细胞淋巴瘤等。

MALT 淋巴瘤是起源于胃肠道黏膜固有层黏膜相关淋巴组织的 B 细胞淋巴瘤，是一种惰性的疾病，属于非霍奇金淋巴瘤（non-Hodgkin lymphoma，NHL）的一种独立类型。

弥漫性大 B 细胞淋巴瘤是 NHL 的一种，弥漫性大 B 细胞淋巴瘤占 NHL 的 85%。多起源于黏膜下层，是一种侵袭性恶性肿瘤。可原发或由 MALT 淋巴瘤转化而来。

其他亚型的淋巴瘤非常少，代表了滤泡淋巴瘤、套细胞淋巴瘤、小淋巴细胞淋巴瘤、T 细胞淋巴瘤和浆细胞淋巴瘤的散发病例。

免疫组化：不同类型淋巴瘤表达抗体种类不同，常用的免疫组化抗体有 CD20、CD3、CD21 和 Ki-67 等。

【临床表现】

主要表现为消化不良、腹痛、腹部包块、恶心呕吐等，胃淋巴瘤最常见的并发症为消化道出血；小肠和结肠淋巴瘤可并发肠梗阻和肠套叠。

【超声表现】

1. 胃肠道淋巴瘤起源于黏膜下层（第 3 层）或黏膜固有层（第 2 层）中淋巴样组织，并由此向黏膜面和固有肌层呈浸润性生长且沿管壁长轴向两侧扩展。

2. 进展期淋巴瘤胃肠壁明显增厚，部分层次结构消失；呈极低回声，也可呈“网格状”回声；质地柔软，探头加压可变形，一般不引起梗阻症状；胃肠壁明显增厚多表现为弥漫浸润型，也可呈现为肿块型。

弥漫浸润型表现为胃肠壁环周性或非对称性明显增厚，沿着长轴生长，早期可见壁内结节状低回声，结节间见“栅栏样”高回声分隔，黏膜面可见波状起伏，为淋巴瘤较特异性改变，具有鉴别诊断意义。

肿块型表现为胃肠壁可见包块回声，形态不规则，边界不清，内呈极低回声、强弱不均，内可见液化坏死。

3. 淋巴瘤表面易合并溃疡形成，较少发生坏死液化、钙化等。

4. 彩色多普勒：肿块内血流信号较丰富，可见数支完整的血管壁结构，呈现“血管漂浮征”（淋巴瘤不侵犯血管，血管走行自然，在病灶内像漂浮在水面上一样），为淋巴瘤较特异性征象。

5. 病变周围及腹膜后常可见多发受累淋巴结，形态饱满，皮质增厚，呈极低回声或“网格状”回声，淋巴门偏心改变；偶可见脾脏浸润；小肠淋巴瘤还可引起肠系膜浸润。

【病例分析】

病例 1

患者男性，65 岁，因腹痛、乏力来诊。超声所见：沿胃长轴检查，见胃体大弯侧胃壁来源于黏膜下层的局限性结节状增厚，并由此向黏膜面和固有肌层呈浸润性生长，形成包块，回声极低，结节间见“栅栏样”稍高回声分隔，黏膜面见波状起伏，最厚处约 1.5 cm，累及长度约 3.3 cm，其黏膜面见一大小约 0.9 cm × 0.7 cm 的溃疡灶，形态欠规则。病变处胃壁层次可见，与正常胃壁分界不清；周围胃壁层次清晰，包块软，加压可变形，胃腔无明显狭窄。彩色多普勒显示包块内点条状血流信号（图 8-2-19）。

超声提示：胃体大弯侧胃壁局限性结节状增厚并溃疡灶形成，符合胃淋巴瘤（弥漫浸润型）声像图表现。

术后病理：镜检组织坏死较显著，其内查见异型淋巴样细胞浸润，结合免疫组化标记，考虑胃 B 细胞性非霍奇金淋巴瘤。

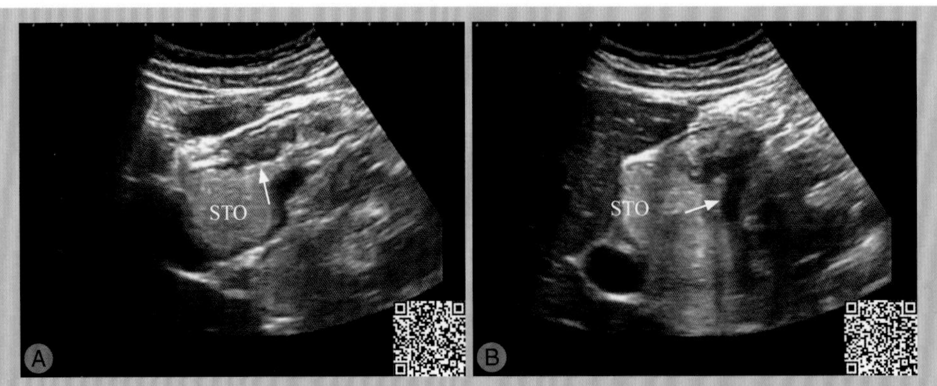

A.沿胃长轴观察胃体大弯侧胃壁结节状增厚回声特征（箭头）；B.沿胃短轴观察病变累及范围（箭头）。STO：胃腔。

图8-2-19　胃B细胞性非霍奇金淋巴瘤（动态）

经验分享

①胃壁明显增厚，内部呈结节状极低回声，起源于黏膜下层，并由此向黏膜面和固有肌层呈浸润性生长；②沿胃的长轴蔓延，与正常胃壁分界不清；③肿物软，加压可变形，胃腔无明显狭窄；④病灶表面合并溃疡形成；⑤彩色多普勒显示点条状血流信号。综上所述，均符合淋巴瘤（弥漫浸润型）声像图特征，超声提示胃淋巴瘤。

病例 2

患者男性，90 岁，因阵发性右下腹胀痛 2 天来诊。超声所见：于盲肠近回盲瓣处见一低回声包块，范围约 3.5 cm × 2.9 cm × 3.0 cm，形态不规则，内回声极低、强弱不均，与正常肠壁分界不清，周围肠壁层次清晰，胃腔无明显狭窄。彩色多普勒显示其内及周边点条状血流信号。于肠系膜内可见数个肿大淋巴结，大者约 1.4 cm × 1.1 cm × 1.5 cm，形态饱满，回声极低，结构紊乱（图 8-2-20）。

超声提示：回盲部极低回声包块，符合淋巴瘤（肿块型）声像图表现；肠系膜多发异常结构淋巴结，考虑淋巴结受累。

病理及免疫组化：套细胞淋巴瘤。

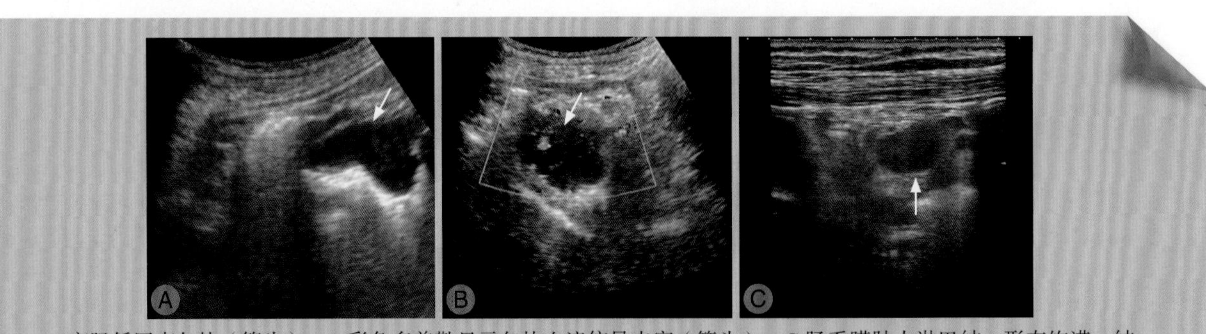

A.盲肠低回声包块（箭头）；B.彩色多普勒显示包块血流信号丰富（箭头）；C.肠系膜肿大淋巴结，形态饱满，结构紊乱（箭头）。

图8-2-20　回盲部淋巴瘤

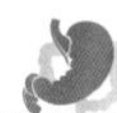

经验分享

①回盲部包块，形态不规则，内回声极低，肠腔无明显狭窄；②彩色多普勒显示包块内血流信号丰富；③病变周围可见多发肿大淋巴结，淋巴结形态饱满、回声极低、结构紊乱。综上所述，考虑回盲部淋巴瘤（肿块型）。

患者于 3 年后复查。

超声所见：于回盲部见一极低回声包块，范围约 6.9 cm × 3.0 cm × 5.3 cm，包块质软，随蠕动可变形，边界不清，内可见网格状回声。彩色多普勒显示包块内条状血流信号，呈“血管漂浮征”，末端回肠肠壁明显增厚、回声极低，厚约 0.7 cm，累及长度约为 9 cm；于腹膜后及肠系膜内可见多个肿大淋巴结，形态饱满，回声极低，结构紊乱（图 8-2-21）。

超声提示：回盲部淋巴瘤累及末端回肠超声表现；腹膜后及肠系膜淋巴结受累。

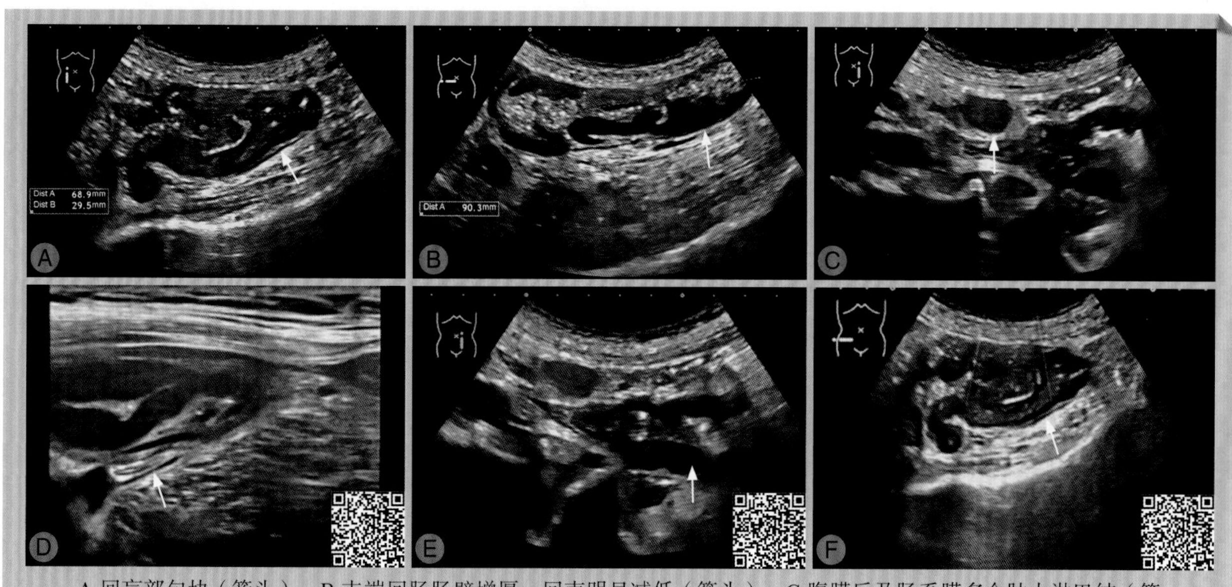

A.回盲部包块（箭头）；B.末端回肠肠壁增厚、回声明显减低（箭头）；C.腹膜后及肠系膜多个肿大淋巴结（箭头）；D.回盲部包块声像图特征（箭头）（动态）；E.观察末端回肠肠壁增厚、质软及声像图特征（箭头）（动态）；F.彩色多普勒显示“血管漂浮征”（箭头）（动态）。

图8-2-21　回盲部淋巴瘤（3年后复查）

患者于 4 年后复查。

超声所见：于回盲部见一极低回声包块，向上累及升结肠形成套叠包块达结肠肝曲，范围约 11.3 cm × 9.2 cm × 4.7 cm，边界清，纵断呈“套筒征”，彩色多普勒显示包块内点条状血流信号。末端回肠肠壁显著增厚，厚约 0.9 cm，回声极低，累及长度约 11.7 cm。另可见阑尾形态饱满，阑尾壁显著增厚、内回声极低，阑尾腔狭窄，彩色多普勒显示其内丰富条状血流信号。于腹膜后及肠系膜内可见多个大小不等淋巴结，形态饱满，皮质区回声稍高，内呈多个结节状改变。彩色多普勒示淋巴结内中央血管粗大，偏心门样血流呈“树枝状”分布（图 8-2-22）。

超声提示：回盲部淋巴瘤累及末端回肠、阑尾、升结肠并导致升结肠套叠超声表现；腹膜后及肠系膜淋巴结受累。

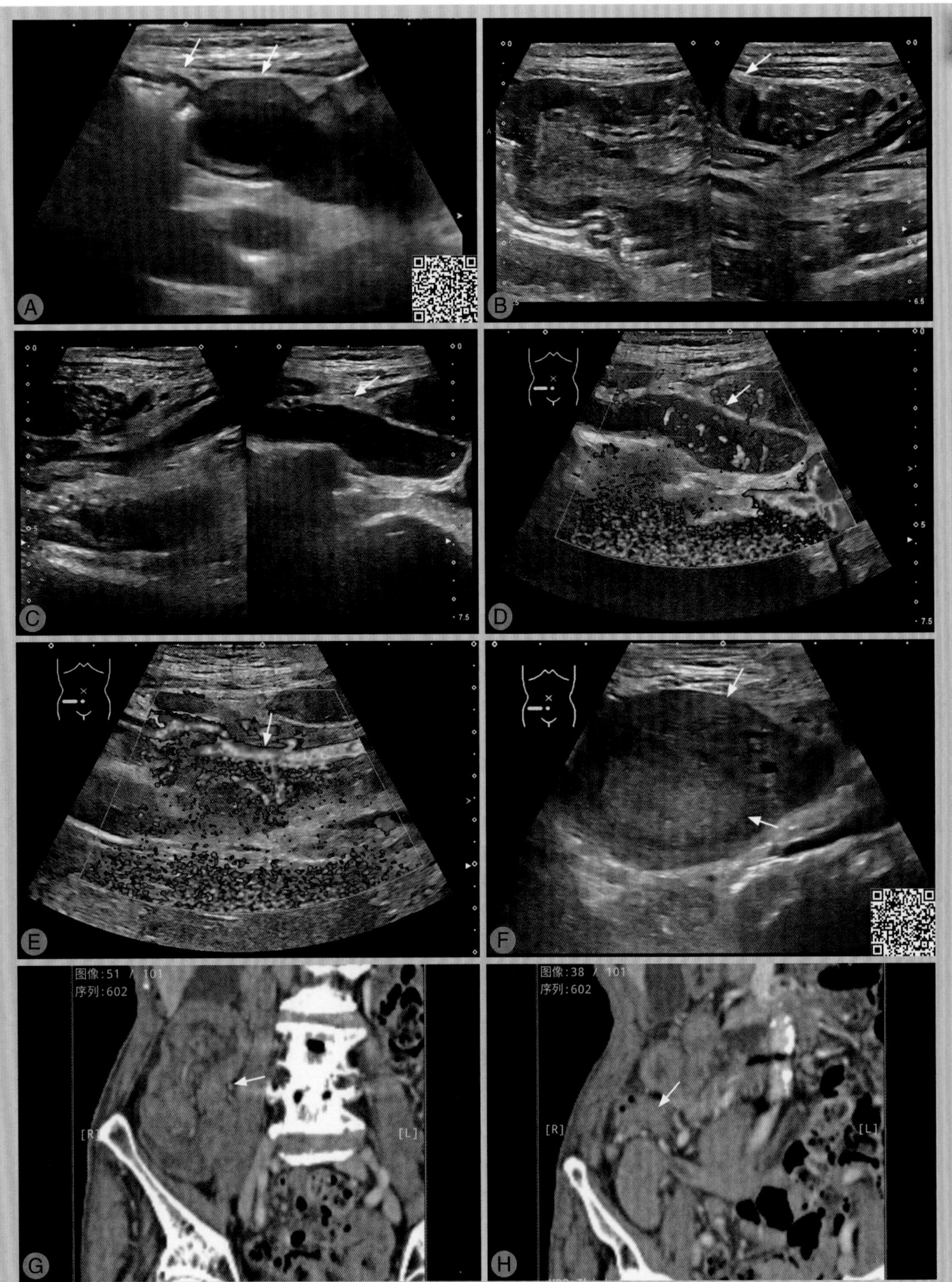

A.回盲部淋巴瘤累及末端回肠、阑尾、周围淋巴结声像图表现（箭头）（动态）；B.升结肠巨大套叠包块（箭头）；C.淋巴瘤累及阑尾（箭头）；D.阑尾淋巴瘤血流信号丰富（箭头）；E.淋巴结内中央血管粗大，偏心门样血流呈"树枝状"分布（箭头）；F.多个受累淋巴结声像图表现（动态）；G.增强CT示升结肠套叠包块（箭头）；H.增强CT套叠包块（箭头）。

图8-2-22 回盲部淋巴瘤（4年后复查）

经验分享

患者有淋巴瘤病史，选择靶向治疗并定期复查。患者治疗过程中定期复查，结合病史，能够做出明确的回盲部淋巴瘤累及末端回肠、阑尾、周围淋巴结并导致升结肠套叠的超声诊断。

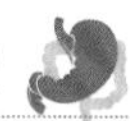

三、胃肠道黏膜下非肿瘤性病变

胃肠道黏膜下非肿瘤性病变较常见的有食管胃底静脉曲张、异位胰腺、胃肠壁囊肿等，其中食管胃底静脉曲张已在第六章第五节详细讲述，本章只介绍异位胰腺及胃肠壁囊肿。

（一）异位胰腺

【概述】

异位胰腺是胰腺组织迷走于异常位置，在胰腺自身以外生长的与正常胰腺组织无任何解剖、血管关系的零星胰腺组织，其发生与胚胎发育异常有关。在人胚胎的第 6 ~ 7 周，在背侧和腹侧胰始基随着原肠上段旋转融合的过程中，如果有 1 个或几个胰始基细胞停留在原肠壁内，原肠纵行生长可将胰始基带走。背侧胰胎基产生的细胞组织将被带到胃；腹侧胰始基产生的细胞组织则被带到空肠，称为异位胰腺。如果胰始基伸入胃肠壁、胆系、网膜甚至脾脏，就会在这些器官中出现胰腺组织，也为异位胰腺。异位胰腺常为单发，直径 1 ~ 4 cm。95% 的异位胰腺位于上消化道，尤其是在幽门前区胃大弯侧距幽门 6 cm 范围内。

异位胰腺可自身消化、增生和修复，也可发生腺鳞癌。有学者认为，胃内腺鳞癌往往是异位胰腺组织发生鳞状化生和癌变的后果。

组织病理学检查：病变大多位于黏膜下层向胃腔突出，少部分延伸至固有肌层。镜下多由胰腺腺泡和导管构成，很少有胰岛。

【临床表现】

临床多无症状，也可表现为溃疡病的症状、出血及幽门梗阻等。

【超声表现】

1. 异位胰腺多起源于黏膜下层（第 3 层），局部形成边界不清的“网格状”或“盘状”物，呈片状中高回声（内混杂脂肪组织）；部分内见短线样强回声及管状无回声（腺管回声）；“网格状”中高回声及短线样强回声均可贯穿黏膜下层和黏膜肌层，少数可延伸至固有肌层、浆膜下，也可累及胃壁全层。
2. 异位胰腺质地柔软，随胃壁蠕动可变形，边界欠清，周围胃壁层次清晰完整。
3. 部分异位胰腺可向胃腔有个小的开口，呈脐样凹陷，脐样凹陷可作为异位胰腺的一种重要诊断提示。
4. 部分可见假性囊肿形成（其组织学检查显示囊壁为纤维结缔组织，内衬柱状上皮，存在胰腺腺泡和胰岛细胞）。
5. 彩色多普勒：血流信号稀少或不显示。

【病例分析】

病例 1

患者男性，69 岁，因右上腹疼痛不适行超声检查发现胃壁稍高回声区。超声所见：于胃体小弯侧黏膜下层见一片状稍高回声区，范围约 4.1 cm × 0.9 cm，内回声欠均，似呈“网格状”改变，类腺体回声，侧动探头于“网格状”结构内见一条带样稍高回声结构延伸至固有肌层及浆膜层，稍高回声区与正常胃壁分界不清，周围胃壁层次清晰。彩色多普勒：其内未见明显血流信号（图 8-2-23）。

超声提示：胃体小弯侧黏膜下层片状稍高回声区，符合异位胰腺声像图表现。

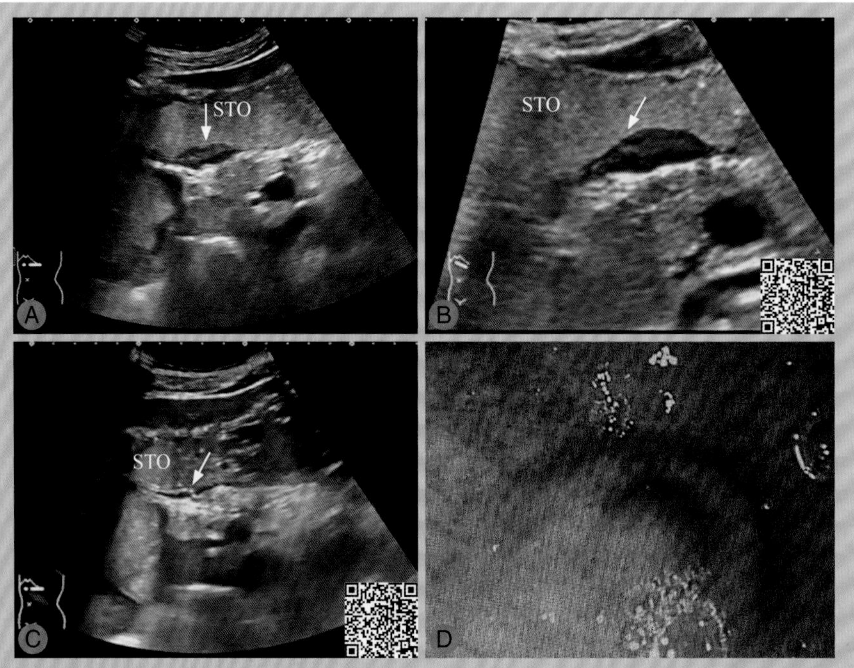

A.胃体小弯侧黏膜下层片状稍高回声区（箭头）；B.放大观察黏膜下层“网格状”改变（箭头）（动态）；C.条带样稍高回声结构延伸至固有肌层及浆膜层（箭头）（动态）；D.胃镜下的脐样凹陷。STO：胃腔。

图8-2-23　胃异位胰腺（1）

经验分享

①起源于黏膜下层，呈片状稍高回声，似“网格状”改变；②侧动探头于“网格状”结构内可见一条带样稍高回声结构延伸至固有肌层及浆膜层；③彩色多普勒未见明显血流信号。综上所述，本病例符合异位胰腺声像图表现。

病例 2

患者男性，39 岁，平素无不适，体检发现胃窦壁稍高回声区。超声所见：于胃窦大弯侧幽门前区黏膜下层见一片状“网格状”稍高回声区，范围约 2.8 cm × 0.4 cm，动态观察“网格状”结构迂曲斜行延伸至固有肌层及浆膜层；稍高回声区与正常胃壁分界不清；周围胃壁层次清晰。彩色多普勒：其内未见明显血流信号（图 8-2-24）。

超声提示：胃窦大弯侧黏膜下层稍高回声区，符合异位胰腺声像图表现。

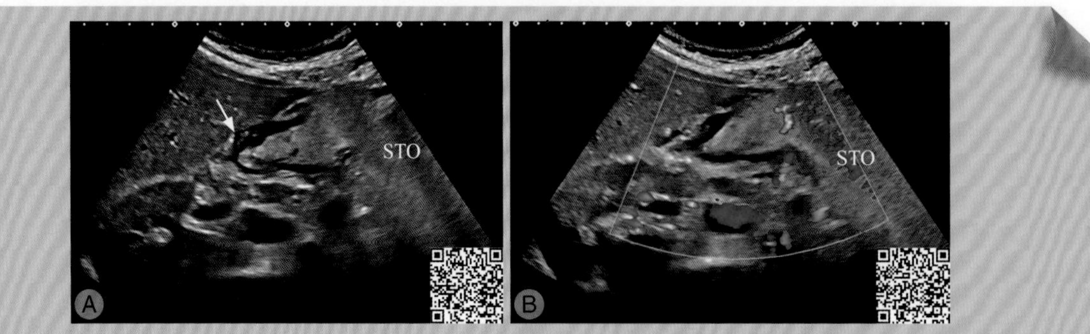

A.胃窦大弯侧黏膜下层片状稍高回声区，观察到“网格状”结构斜行延伸至固有肌层及浆膜层（箭头）（动态）；B.彩色多普勒：“网格状”结构内未见明显血流信号（动态）。STO：胃腔。

图8-2-24　胃异位胰腺（2）

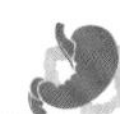

经验分享

①异位胰腺多见于胃窦，且起源于黏膜下层，呈片状稍高回声区，似“网格状”改变；②彩色多普勒未见明显血流信号。综上所述，本病例符合异位胰腺声像图表现。

（二）胃肠壁囊肿

【概述】

胃肠壁囊肿系指胃肠壁出现单个或多个囊性肿物，可位于黏膜深层、黏膜下层或突出胃肠壁外。本病可见于各个年龄组。好发于食管和胃。

发病机制：可分为先天性胃囊肿（重复畸形）、机械性胃囊肿（创伤血肿后等）、黏膜腺体潴留性囊肿（胰腺的异位、胃黏膜的异位等造成黏膜下腺体扩张，形成潴留性囊肿）、棘球虫性胃囊肿、肿瘤性胃囊肿、肿瘤液化坏死形成囊肿等。

【临床表现】

体积较小的胃肠道囊肿无任何症状；囊肿增大可引起机械性梗阻和压迫症状，如饱胀不适、疼痛、恶心、食欲减退，并发出血时可出现黑便等。

【超声表现】

1. 潴留性囊肿可见于食管、胃、十二指肠等，主要起源于黏膜层（第 2 层）或黏膜下层（第 3 层）；囊肿大小不等，呈圆形或椭圆形；为无回声结节；超声可清晰显示囊肿与周围组织的关系；周围胃肠壁层次结构清晰。

2. 重复畸形可发生在直肠、结肠、小肠，也可发生在食管和胃，重复的肠段常常附着于肠系膜缘。胃重复畸形会形成部分或完全的次级肠腔结构，主要表现为囊壁有正常胃壁样层次结构，会有独立的黏膜层和黏膜下层，原有的肠腔和次级肠腔被固有肌层不完全分隔，高频超声下呈现“Y”形征。

3. 胃肠壁囊肿还可见于肿瘤液化坏死后，会伴有肿瘤相关声像图表现。

4. 胃肠壁囊肿生长方式可分为腔内型、壁间型、腔外型三型（图 8–2–25）。

5. 彩色多普勒显示囊内无血流信号；双重对比超声造影显示囊内持续无增强。

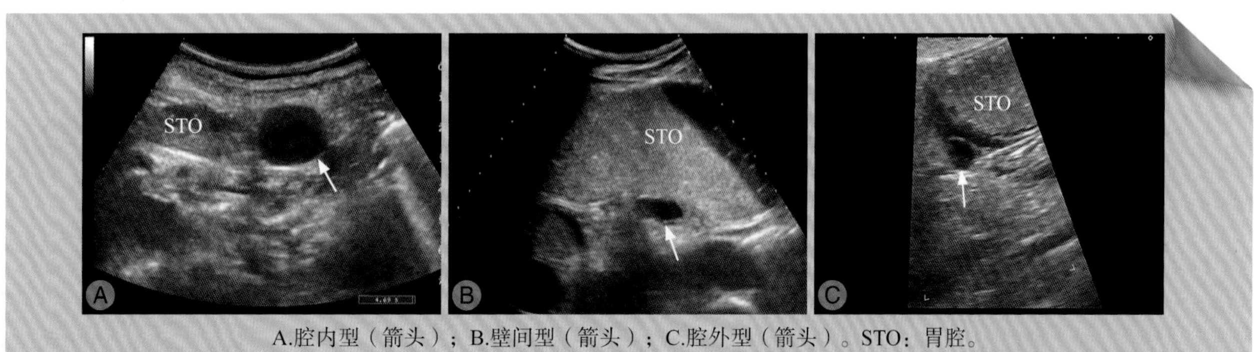

A.腔内型（箭头）；B.壁间型（箭头）；C.腔外型（箭头）。STO：胃腔。

图8–2–25 胃肠壁囊肿生长方式

【病例分析】

病例 1

患者女性，44 岁，体检发现胃壁囊肿。超声所见：于贲门部胃底侧第 2 层黏膜深层内见一无回声结节，大小约 0.6 cm × 0.3 cm × 0.4 cm，形态扁圆，张力较低，边界清晰，周围胃壁层次结构清晰。彩色多普勒：其内未见明显血流信号。胃双重对比超声造影：动脉期及静脉期囊内持续无增强（图 8-2-26）。

超声提示：贲门胃底侧黏膜层无回声结节，符合潴留性囊肿声像图表现。

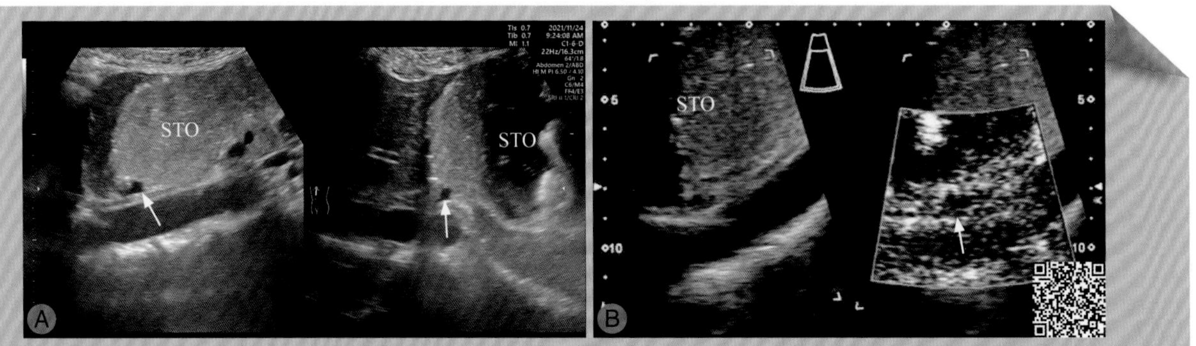

A.于贲门长轴及短轴切面均可见贲门部胃底侧黏膜层低张力囊样结构（箭头）；B.胃肠双重对比超声造影：囊内持续无增强（箭头）（动态）。STO：胃腔。

图8-2-26　胃潴留性囊肿

经验分享

①囊样结构经胃肠双重对比超声造影检查除外实性占位；②因胃腺体位于黏膜深层，所以胃潴留性囊肿好发于黏膜深层（第 2 层）。综上所述，位于黏膜深层的囊肿，超声诊断为潴留性囊肿。

病例 2

患者男性，65 岁，因有慢性胃炎病史、食欲不振伴腹胀 1 月余行超声检查。超声所见：胃角、胃体及胃窦黏膜增厚，蠕动尚可，于胃体小弯侧第 3 层黏膜下层内见数个囊样结构，大者约 0.9 cm × 0.6 cm × 0.6 cm，透声好，呈圆形，边界清晰，周围胃壁层次结构清晰。彩色多普勒：其内未见血流信号（图 8-2-27）。

超声提示：胃体小弯侧黏膜下层多发囊样结构，结合胃炎病史，符合深在性囊性胃炎声像图表现（黏膜下层潴留性囊肿）。

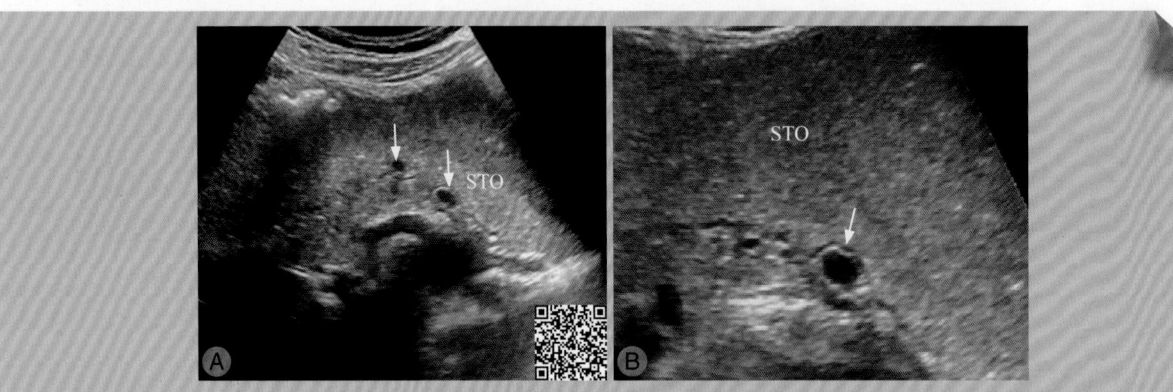

A.胃体小弯冠状长轴切面上胃黏膜下层见多发圆形囊样结构（箭头）（动态）；B.放大观察来源层次为胃壁第3层黏膜下层（箭头）。STO：胃腔。

图8-2-27　深在性囊性胃炎所致潴留性囊肿

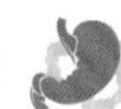

经验分享

①胃腺体位于黏膜深层，胃潴留性囊肿好发于黏膜深层（第2层），一般不会发生在黏膜下层；②于黏膜下层（第3层）发现多发囊样结构时，结合患者慢性胃炎病史及胃体、胃窦黏膜增厚，要考虑到深在性囊性胃炎。③深在性囊性胃炎的囊肿多发生在胃体和胃窦的黏膜肌层以下，它们来源于移位的产生黏液的胃腺。由于慢性炎症、黏膜缺血等因素导致黏膜肌层断裂，胃腺上皮从固有膜穿过黏膜肌层向黏膜下层移行潴留所致的囊肿，也属于潴留性囊肿。

病例 3

患者女性，3个月，因被误诊为胰腺占位于剖腹探查术后常规检查。超声所见：于十二指肠球壁大弯侧见椭圆形囊样结构，大小约1.9 cm × 0.8 cm × 0.9 cm，囊壁有正常肠壁样层次结构，有独立的黏膜层和黏膜下层，原有的肠腔和囊样结构被固有肌层不完全分隔开，十二指肠原有肠腔被挤向一侧，致使肠腔变细，但未见梗阻征象。彩色多普勒：其内未见血流信号（图8-2-28）。

超声提示：十二指肠球壁囊样结构，符合重复畸形声像图表现。

患儿行手术治疗，术后病理：临床及影像符合肠重复畸形。

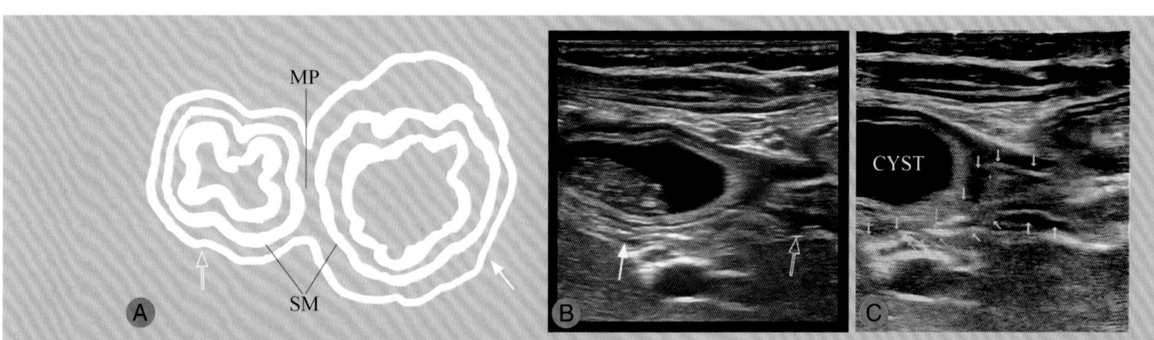

A.重复畸形横切面示意：重复畸形有独立的黏膜层和黏膜下层，原有的肠腔（实心箭头）和次级肠腔（空心箭头）被固有肌层不完全分隔，固有肌层将两个黏膜下层分开；B.胃窦、幽门及十二指肠球部长轴切面于十二指肠球壁大弯侧见椭圆形囊样结构，囊壁有正常肠壁样层次结构，有独立的黏膜层和黏膜下层，原有的肠腔（空心箭头）和次级肠腔（实心箭头）被固有肌层不完全分隔开；C.小箭头所指为十二指肠原有的肠腔走行。MP：固有肌层，SM：黏膜下层，CYST：囊样结构。

图8-2-28　十二指肠肠道重复畸形

经验分享

①椭圆形囊样结构，囊壁有正常肠壁样层次结构；②囊肿有独立的黏膜层和黏膜下层，十二指肠的肠腔和囊样结构被固有肌层不完全分隔开；③彩色多普勒：其内未见血流信号。综上所述，考虑本病例为十二指肠重复畸形。

四、胃肠道黏膜下病变鉴别诊断

胃肠道黏膜下病变鉴别诊断见表8-2-7。

表 8-2-7　黏膜下病变鉴别诊断

	起源层次	好发部位	边界	形态	内部回声	周围胃肠壁层次	CDFI示内部血流
间质瘤	第4层多见，第2层少见，第3层及第5层偶见	胃、小肠	清晰	垂直胃长轴生长，呈类圆形或分叶状	回声低–中–高不等，欠均，易囊变	清晰	较丰富
平滑肌瘤	第4层多见，第2层少见，第3层及第5层偶见	食管中下段、胃上部	清晰	沿胃长轴生长，呈椭圆形或分叶状	极低回声，回声均匀，较少囊变	清晰	稀少或不显示
平滑肌肉瘤	第4层多见，第2层少见，第3层及第5层偶见	直肠、胃	欠清或不清	呈类圆形、分叶状或不规则状	低回声，回声不均，内可见稍高回声分隔。常伴坏死囊变、溃疡及窦道形成	欠清或不清	较丰富，坏死囊变区稀少或不显示
神经鞘瘤	第3层、第4层多见，第2层少见，第5层偶见	胃、结肠、直肠	清晰	呈梭形、类圆形，少见分叶状	低回声、回声均匀	清晰	较丰富
脂肪瘤	第3层多见，第5层常见	结肠、小肠、胃	清晰	呈类圆形	稍高回声、回声均匀	清晰	稀少或不显示
神经内分泌肿瘤	第2层多见，早期即伸入第3层内，也可侵及全层	胃、阑尾、小肠、直肠	欠清或不清	呈类圆形或不规则形	偏低回声、回声欠均	欠清或不清	较丰富
淋巴瘤	第3层多见，第2层常见，向黏膜面和固有肌层呈浸润性生长	胃、小肠	欠清或不清	沿胃长轴生长，呈结节状或肿块状	低–无回声	欠清或不清	丰富
食管胃底静脉曲张	第3层	食管下段、贲门、胃底	欠清	呈“蜂窝状”	“蜂窝状”无回声	清晰	蜂窝状内充满血流信号
异位胰腺	第3层多见，可延伸至固有肌层、浆膜下，也可累及胃壁全层	胃窦、幽门前区	欠清	欠规则，呈“盘状”或“网格状”	中高回声	欠清	稀少或不显示
胃肠壁囊肿	多见于第2层、第3层	食管、胃、十二指肠	清晰	规则，呈类圆形	无回声	清晰	无血流信号

（周艳芳）

 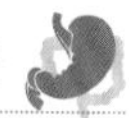

第三节 小结

胃肠充盈超声检查能够清晰显示胃肠壁层次结构，并能够显示胃肠壁病灶及病灶的来源层次；胃肠充盈超声检查的灰阶、彩色多普勒、频谱多普勒、双重对比造影相结合能够辨识胃肠壁病灶的囊实性、形态、范围、边界、回声特点、血供情况等；结合病灶生长部位、来源层次和声像图特点，可对部分病灶组织来源做出较为精准的诊断提示；胃肠道黏膜下病变声像图具有多样性、交叉性，最终诊断靠术后病理、免疫组化及基因检测。总之，胃肠充盈超声检查对诊断胃肠道黏膜下病变具有显著优势，能有效弥补内镜的不足。

（周艳芳）

参考文献

[1] 芬诺格利奥・普赖瑟 . 胃肠病理学 [M]. 回允中，译 . 北京：北京大学医学出版社，2011.

[2] 金震东，李兆申 . 消化超声内镜学 [M].3 版 . 北京：科学出版社，2017.

[3] 陆文明 . 临床胃肠疾病超声诊断学 [M]. 西安：第四军医大学出版社，2004.

[4] 高芙蓉，卞巍，俞丽 . 胃肠道间质瘤的 MSCT 表现 [J]. 医学影像学杂志，2018，28（3）: 422-425.

[5] 杨一春，陈美银，江锋 . 胃肠道间质瘤的临床特点、CT 影像表现及病理分析 [J]. 中国医疗器械信息，2022，28（14）: 35-37.

[6] WU J，ZHUANG M，ZHOU Y，et al.The value of contrast-enhanced harmonic endoscopic ultrasound in differential diagnosis and evaluation of malignant risk of gastrointestinal stromal tumors（<50mm）[J].Scand J Gastroenterol，2022：1-7.

[7] PARK H C，SON D J，OH H H，et al.Endoscopic ultrasonographic characteristics of gastric schwannoma distinguished from gastrointestinal stromal tumor[J].Korean J Gastroenterol，2015，65（1）: 21-26.

[8] 于秀芳，王挺 . 影像组学在胃肠道间质瘤中的研究进展 [J]. 中国现代医生，2022，60（20）: 116-118，122.

[9] 何庄贞，陈兴发，陈晓丹，等 . 胃神经鞘瘤 CT 及 MRI 影像表现及文献学习 [J]. 中国医疗器械信息，2020，26（19）: 57-59.

[10] 王小娟，施育鹏，梁树辉，等 . 胃神经鞘瘤 33 例临床病理分析 [J]. 实用肿瘤杂志，2021，36（4）: 320-323.

[11] 刘禄，杨娜，张薇珊，等 . 胃肠道间质瘤 144 例临床和病理特征的研究 [J]. 临床医药实践，2020，29（9）: 690-693.

[12] 任采月，张盛箭 . 胃肠道间质瘤危险度分级的影像技术研究进展 [J]. 肿瘤影像学，2019，28（5）: 349-352.

[13] 马小义 . 胃平滑肌瘤与胃神经鞘瘤的多层螺旋 CT 影像学特点差异性及鉴别价值分析 [J]. 临床医药实践，2018，27（2）: 118-120.

[14] 陈杰，王春萌，罗鹏，等 .c-kit 突变型与野生型胃肠道间质瘤中基因表达谱的鉴定 [J]. 中国癌症杂志，2018，28（1）: 50-54.

[15] 李华莉 . 胃肠道间质瘤的临床、病理、影像对照研究 [D]. 上海：上海交通大学，2016.

[16] 李刚，解丽梅，刘守君，等 . 胃肠道间叶组织源性肿瘤的超声诊断价值分析 [J]. 生物医学工程与临床，2013，17（6）: 583-587.

[17] YAMAMOTO A，TATEISHI Y，AIKOU S，et al.The first case of gastric leiomyosarcoma developed through malignant transformation of leiomyoma[J].Pathol Int，2021，71（12）：837-843.

[18] KANG W Z，XUE L Y，TIAN Y T.Leiomyosarcoma of the stomach：a case report[J].World J Clin Cases，2019，7（21）：3575-3582.

[19] 于彬 . 人肠壁内 Cajal 细胞的发育、神经支配模式及其与疾病的相关性研究 [D]. 重庆：第三军医大学，2004.

[20] 梁健，黄开红，李海刚 . 胃平滑肌肿瘤临床、内镜及病理特点 [J]. 中国内镜杂志，2002，8（8）：23-26.

[21] 朱立乾，门庆娟，尹宝兰 . 胃神经鞘瘤的多层螺旋 CT 诊断与临床价值 [J]. 世界最新医学信息文摘，2018，18（60）：175-176.

[22] 中国医药教育协会超声专委会胃肠超声学组 . 中国胃充盈超声检查专家共识 [J]. 肿瘤预防与治疗，2020，33（11）：817-827.

[23] 王四维，王晓曼，贾立群，等 . 儿童消化道异位胰腺的超声表现 [J]. 中国超声医学杂志，2020，36（12）：1101-1104.

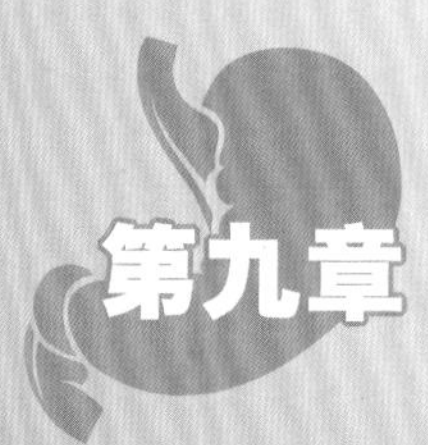

第九章

肠道炎症性病变

第一节 概述

肠道炎症性疾病是一种常见的肠道组织疾病，由感染、免疫、化学损伤、饮食习惯、物理损伤及基因易感等因素引起肠道炎症性损伤。主要表现为肠道组织受损引起的消化功能障碍、腹痛、腹泻、便血等临床症状。

一、肠道炎症性疾病分类

根据是否有明确病因，肠道炎症性疾病分为特异性肠炎和非特异性肠炎。

特异性肠炎根据病因不同，又分为感染性肠炎和非感染性肠炎。感染性肠炎根据病原菌不同，分为细菌性肠炎、病毒性肠炎、真菌性肠炎、肠结核等；非感染性肠炎分为坏死性肠炎、放射性肠炎、缺血性肠炎、菌群失调性肠炎等。

二、超声检查方法及手法

1. 检查前准备

检查前应禁食 6 ~ 8 小时，以有效减轻肠道气体及食物残渣对图像的影响。经肛门肠道充盈超声检查可增加肠道病变的显示率（肠道充盈超声检查具体方法见第三章）。

2. 扫查方法

对怀疑肠道炎症性疾病的患者进行肠道扫查有以下几步。

第一步，采用低频凸阵探头（频率 3.5 ~ 5 MHz）扫查全腹部，寻找是否存在肠壁增厚、肠腔狭窄、肿块、肠瘘、网膜包绕、腹水等异常区域（图 9-1-1）。

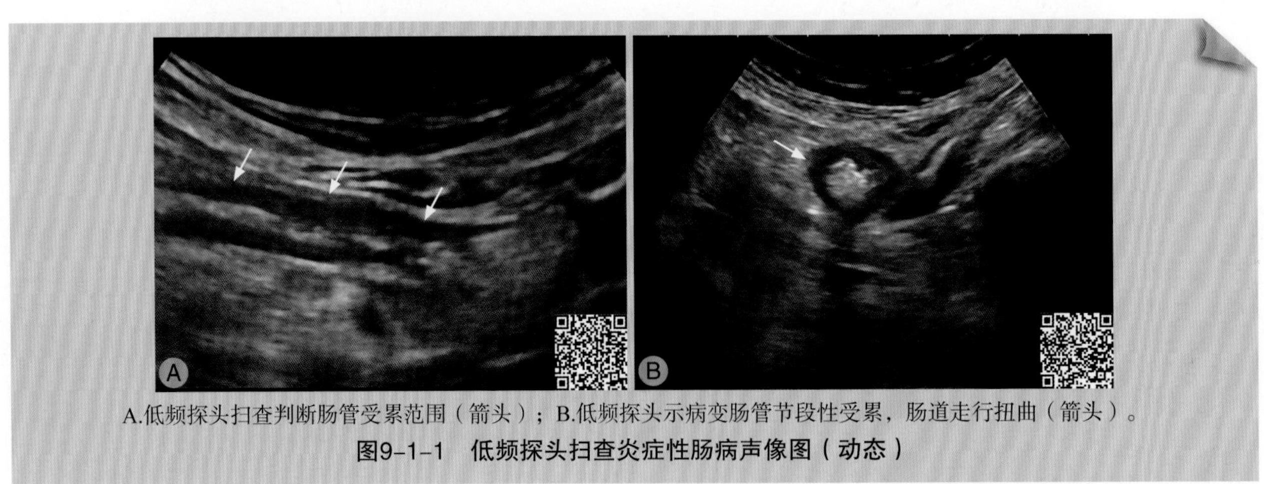

A.低频探头扫查判断肠管受累范围（箭头）；B.低频探头示病变肠管节段性受累，肠道走行扭曲（箭头）。

图9-1-1 低频探头扫查炎症性肠病声像图（动态）

第二步，采用中 - 高频探头（频率 5 ~ 10 MHz），对阑尾、回肠末端及低频探头扫查时发现的异常区域进行扫查，仔细评估病变肠壁厚度、层次、血供，观察是否存在溃疡、憩室、瘘口、异常包块等（图 9-1-2）。

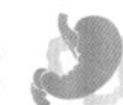

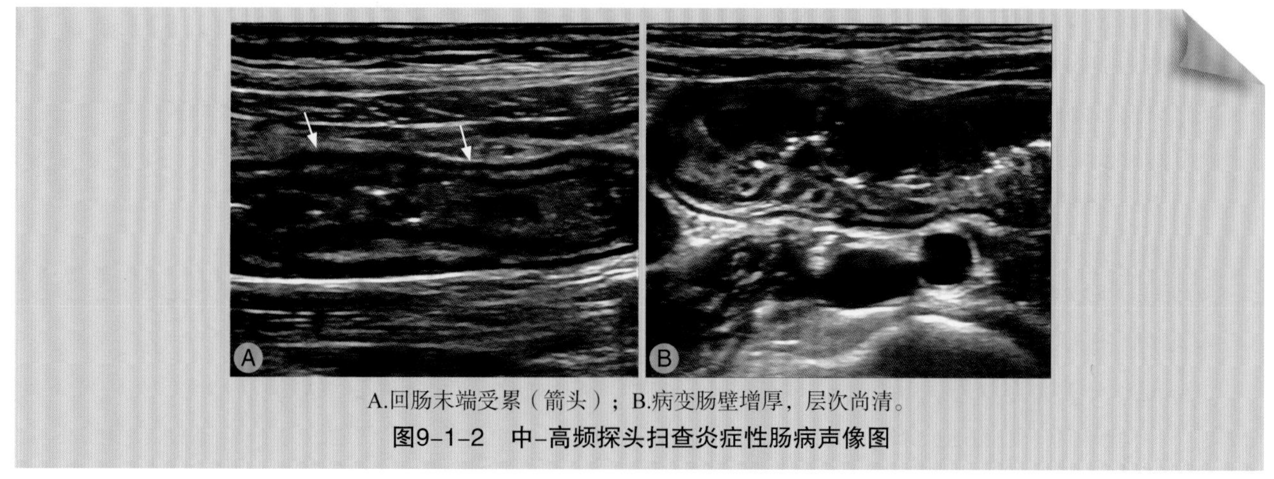

A.回肠末端受累（箭头）；B.病变肠壁增厚，层次尚清。

图9-1-2　中-高频探头扫查炎症性肠病声像图

第三步，对于累及直肠的患者，采用高频探头或端式探头（频率 9 ～ 14 MHz），经会阴或直肠检查是否有肛裂、肛瘘、窦道、肛周脓肿等肛周病变，并能评估其类型、范围及深度等（图 9-1-3）。

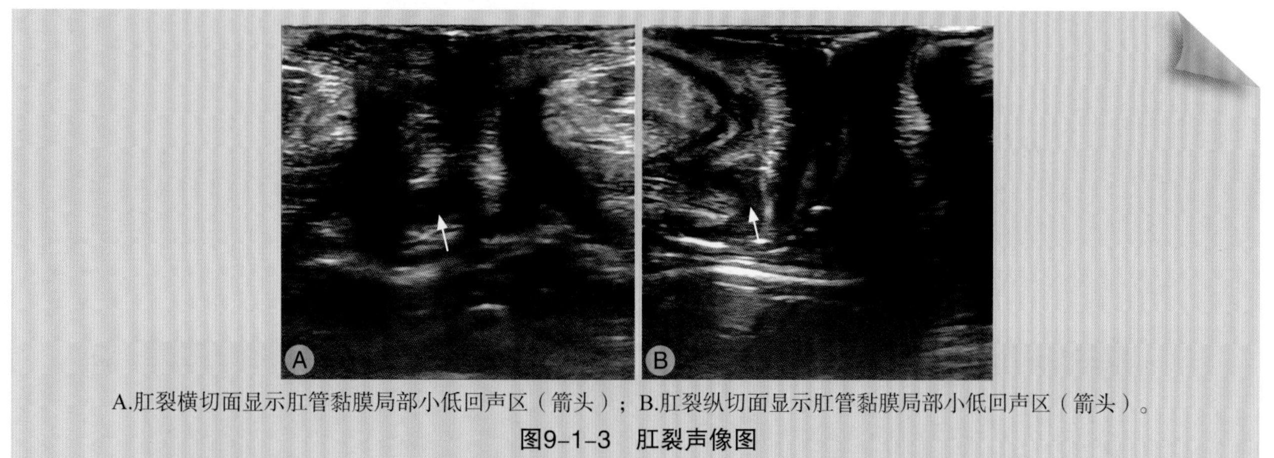

A.肛裂横切面显示肛管黏膜局部小低回声区（箭头）；B.肛裂纵切面显示肛管黏膜局部小低回声区（箭头）。

图9-1-3　肛裂声像图

3. 超声检查手法

（1）按顺序检查：依据肠管的解剖位置，按顺序追踪检查。如检查结直肠时，从直肠→乙状结肠→降结肠→结肠脾曲→横结肠→结肠肝曲→升结肠→回盲部进行检查；也可从回盲部开始向远端进行检查。

（2）刷墙法扫查：主要是针对小肠的检查，小肠分布密集，需要对整个腹部从上到下，从下到上进行横“S”形扫查，扫查部分应相互重叠，避免遗漏。

（3）分级加压法：以疼痛部位为中心，探头由轻到重分级加压扫查。

三、超声评估内容

1. 病变肠壁的评价

肠壁的正常声像图表现（见第二章第五节）。

病变肠壁累及的部位、长度、肠壁厚度、层次、肠管内径、血流分布和肠管蠕动等。

2. 病变肠壁内血流的评估

（1）病变肠壁内动脉血流半定量评价方法，主要有两种。

第一种，文献中提及的肠壁血流分级，包括以下 4 个等级。

- 0 级：无血流信号。
- 1 级或几乎看不到的流量：每平方厘米少于 2 个信号。

- 2 级或中等流量：每平方厘米 3~5 个信号。
- 3 级或容易看到的流量：每平方厘米超过 5 个信号。

第二种，Limberg 分级是公认的半定量评估肠壁血流情况的分级标准，包括以下 5 个等级。

- 0 级：正常肠壁。
- Ⅰ级：肠壁增厚，未探及血流信号。
- Ⅱ级：肠壁增厚，并见点状或短条状血流信号。
- Ⅲ级：肠壁增厚，见长条状血流信号。
- Ⅳ级：肠壁增厚且有与肠系膜相连的长条状血流信号。

Limberg 分级在克罗恩病（Crohn' s disease，CD）中应用较多，可反映克罗恩病活动度，与内镜下评分相符，一般认为，Limberg 分级Ⅰ级、Ⅱ级提示疾病缓解期，而Ⅲ级、Ⅳ级提示疾病活动期（图 9-1-4，图 9-1-5）。

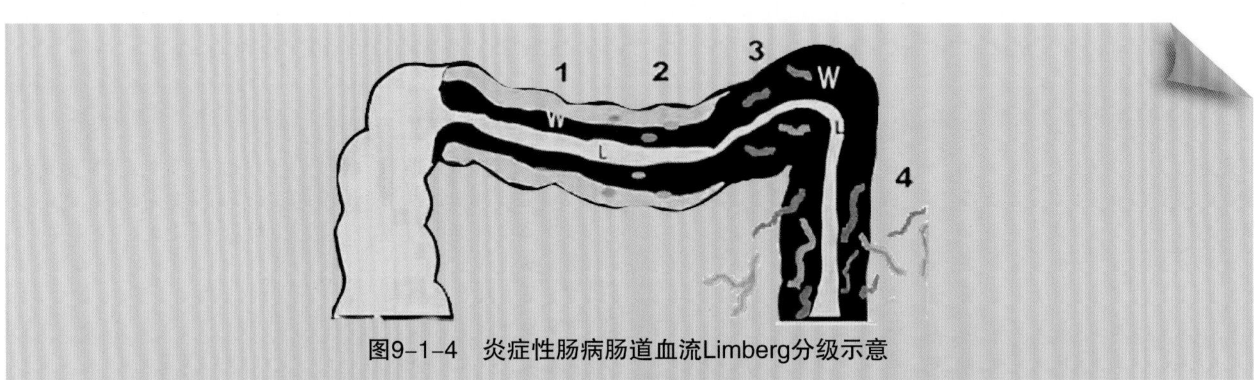

图9-1-4　炎症性肠病肠道血流Limberg分级示意

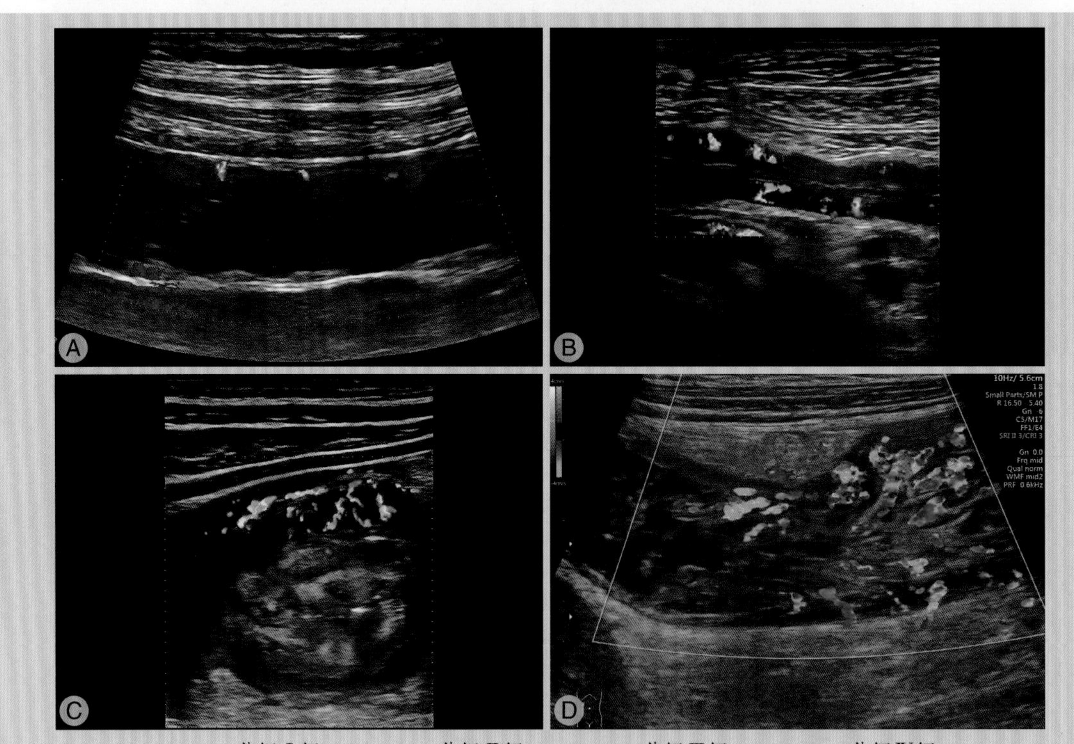

A.Limberg分级Ⅰ级；B.Limberg分级Ⅱ级；C.Limberg分级Ⅲ级；D.Limberg分级Ⅳ级。

图9-1-5　炎症性肠病肠道血流Limberg分级声像图

 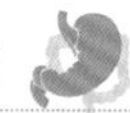

（2）超声评价病变肠壁内血流定量测量：其方法是测量血流频谱，看血流频谱的各种血流参数，主要是阻力指数。正常肠道的血流阻力指数呈高阻，如果出现低阻改变，考虑病变处于活动期。

3. 肠周组织的评价

肠外特征：肠管周围的脂肪组织有无包绕、肠系膜及网膜有无增厚、淋巴结有无肿大及结构异常，以及有无腹水情况等。

4. 超声造影

超声造影采用血池造影剂，能够清晰显示肠壁血流的微灌注，安全有效；且与彩色多普勒相比，体型及肠管气体对超声造影的影响较小，更容易显示微小血流灌注。

因此，超声造影在评判克罗恩病的活动性、提高彩色多普勒超声诊断的准确性、随访克罗恩患者和评估疗效上已成为一种有效的技术。但目前关于溃疡性结肠炎（ulcerative colitis，UC）、肠缺血等方面的研究较少。

（宁春平）

第二节　非特异性肠炎

非特异性肠炎包括多种非特异性炎症性疾病，大多原因不明，在病理学上无特异性改变，故称为非特异性肠炎。其中比较常见的有克罗恩病和溃疡性结肠炎。

克罗恩病和溃疡性结肠炎统称为炎症性肠病，是一组病因和发病机制尚不明确的慢性非特异性肠道炎症性疾病。二者临床表现类似，均表现为持续或反复发作的腹泻、腹痛，部分患者可伴有不同程度的全身症状；常伴有肠外表现，如关节炎、口腔溃疡、结膜炎、皮肤结节性红斑等。近年来，我国克罗恩病和溃疡性结肠炎的发病率不断上升。

一、克罗恩病

【概述】

克罗恩病是一种原因不明的肠道炎症性疾病，又称局限性肠炎、局限性回肠炎、节段性肠炎和肉芽肿性肠炎。于1932年由美国克罗恩（Crohn）首先报道。1972年世界卫生组织专家小组正式将其定名为克罗恩病。

克罗恩病在消化道的任何部位都可发生，但累及食管和胃的发病率比较低，几乎可以忽略。根据累及的病变部位不同分为小肠型（30%）、混合型（50%）、结肠型（20%）（图9-2-1）。

世界卫生组织于1975年制定的诊断标准：①非连续性或区域性肠道病变；②肠壁全层炎症，病变伴有脓肿及狭窄；③病变肠段黏膜呈“铺路石样”或纵行溃疡；④结节性非干酪样肉芽肿；⑤裂沟或瘘管形成；⑥肛门病变（难治性溃疡、非典型肛瘘或肛裂等）。

具有上述①②③项者为可疑，再加上④⑤⑥项之一者可确诊。有①②③项中的两项加第④项也可确诊，但须排除溃疡性结肠炎、肠结核、缺血性肠炎及放射性肠炎。超声检查除第④项看不到外，其他基本都可以看到，因此超声可参考此标准诊断或排除克罗恩病。

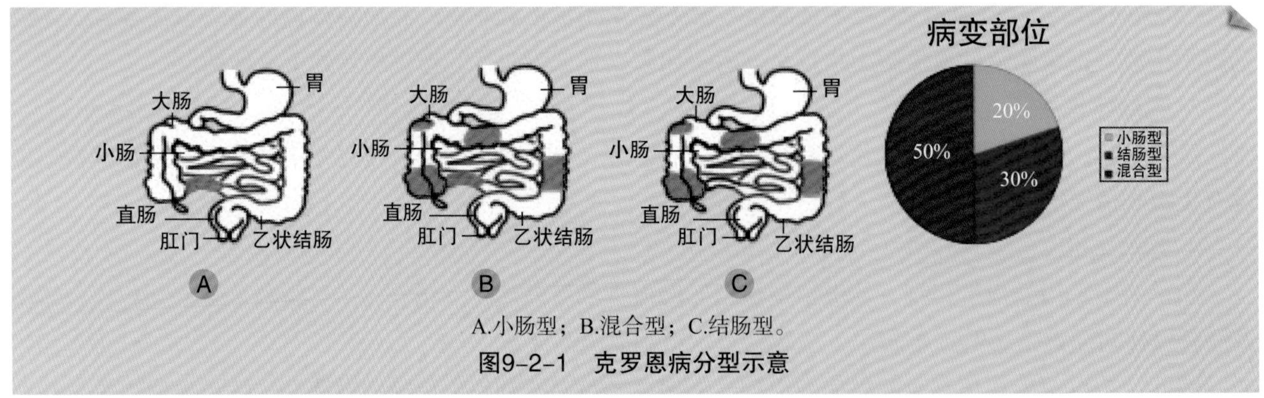

A.小肠型；B.混合型；C.结肠型。

图9-2-1 克罗恩病分型示意

【病理生理】

克罗恩病可累及消化道的任何部位，主要累及回肠末段，其次为回盲部、结肠、空肠等处，也可累及阑尾，较少累及上消化道。受累区多呈节段性分布，受累肠壁多为透壁性炎症。可见纵行溃疡和裂隙状溃疡，溃疡可深达黏膜下层甚至固有肌层。溃疡围绕水肿的黏膜形成典型的“鹅卵石样”外观，严重时可累及浆膜层甚至突破浆膜层形成肠瘘。病变肠管周围的脂肪组织较易出现炎性反应性增生，此增厚的脂肪被称为“爬行脂肪”，为克罗恩病较为特征性的病理改变。活动期以黏膜层及黏膜下层病变为主，随着病程延长，病情反复发作，病变肠壁在炎症损伤的反复修复过程中纤维结缔组织不断增生而出现纤维化，导致肠腔狭窄，继而出现肠梗阻、肠瘘，甚至癌变（图 9-2-2，图 9-2-3）。

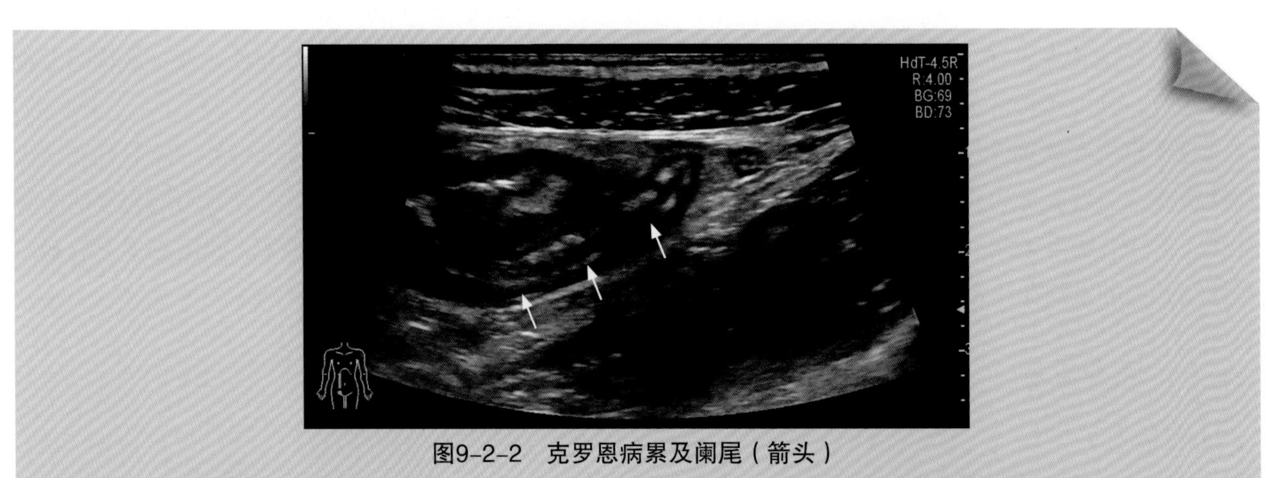

图9-2-2 克罗恩病累及阑尾（箭头）

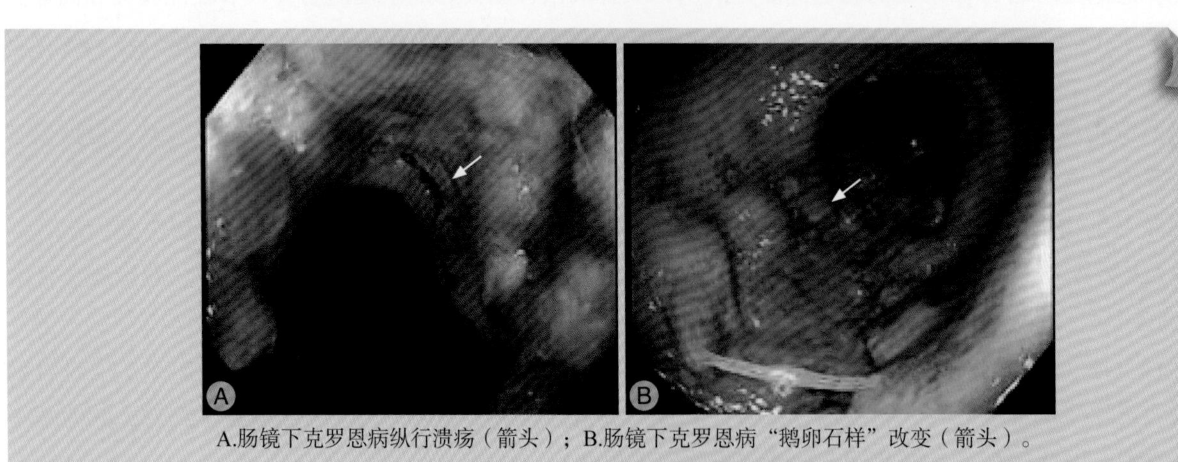

A.肠镜下克罗恩病纵行溃疡（箭头）；B.肠镜下克罗恩病“鹅卵石样”改变（箭头）。

图9-2-3 克罗恩病肠镜改变

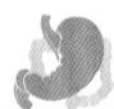

组织学上，炎症的肠壁有淋巴细胞、浆细胞浸润，半数以上有非干酪样肉芽肿形成，或呈局限的淋巴细胞聚集。

【临床表现】

克罗恩病的临床表现呈多样化，包括消化道表现、全身性表现、肠外表现及并发症。消化道表现主要有腹泻和腹痛，可有血便；全身性表现主要有体重减轻、发热、食欲不振、疲劳、贫血等；肠外表现有黏膜损害（口腔溃疡）、关节损害（脊柱关节炎）、眼炎（虹膜睫状体炎、葡萄膜炎）、皮肤损害（结节性红斑、坏疽性脓皮病）、肝胆疾病（原发性硬化性胆管炎、慢性活动性肝炎）等；并发症主要有瘘管、腹腔脓肿、肠狭窄和梗阻、肛周病变，较少见的有消化道大出血、急性穿孔，病程长者可发生癌变。

【超声表现】

1. 肠壁增厚

克罗恩病在灰阶图像中最主要的表现为肠壁节段性增厚，多表现为全层增厚，多累及回肠末段和回盲部，病变肠段之间肠壁正常。有研究显示，评估小肠病变，以肠壁厚度＞ 4 mm 为增厚标准时诊断特异度较高，敏感度降低，敏感度和特异度分别约为 85% 和 95%；以＞ 3 mm 为增厚标准时诊断敏感度较高，但容易出现假阳性，建议患者复查（图 9-2-4）。

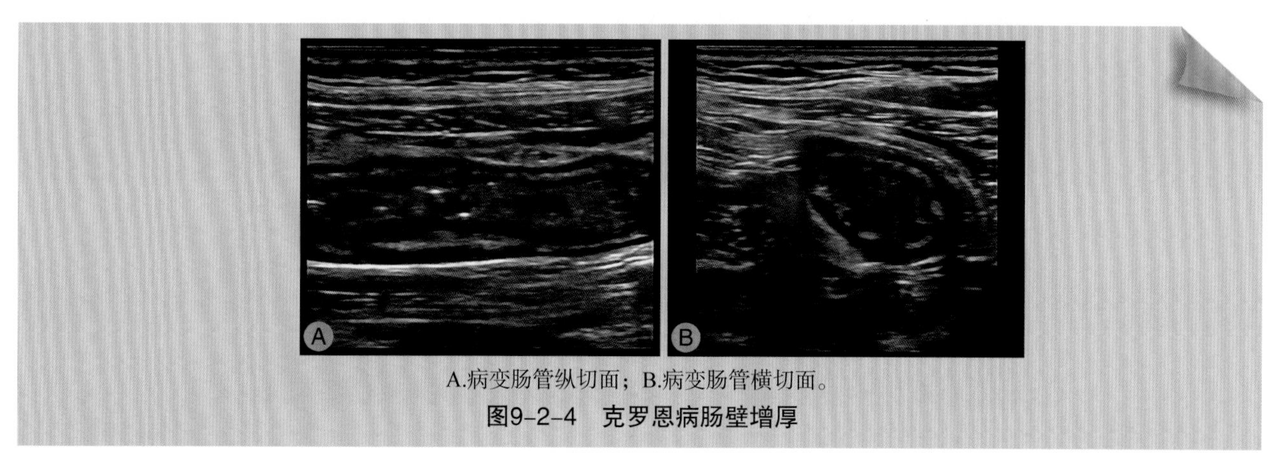

A.病变肠管纵切面；B.病变肠管横切面。

图9-2-4　克罗恩病肠壁增厚

2. 肠壁层次结构改变

正常肠壁超声图像可见五层结构，由内向外分别为黏膜上皮层 - 界面、黏膜深层、黏膜下层、固有肌层、浆膜层 / 外膜 - 界面回声。克罗恩病早期肠壁增厚可仅表现为黏膜下层增厚，肠壁层次结构清晰；随着病变的进展，出现全层不均匀增厚，肠壁的层次结构可逐渐不清晰甚至消失，肠壁僵硬，不可压缩，蠕动差。病变肠壁伴溃疡时，肠壁黏膜面出现点片状高回声附着，因溃疡深度不同，点片状高回声可位于肠壁不同层次。由于克罗恩病为透壁性炎症，病变肠管可与周围组织粘连、纠集（图 9-2-5）。

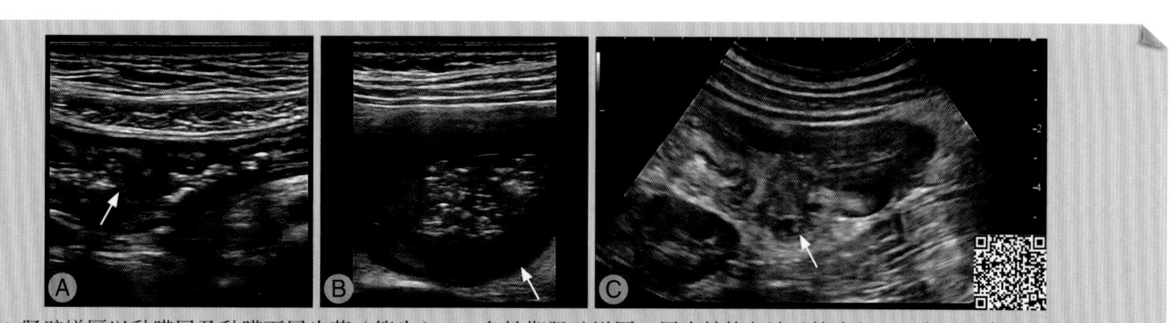

A.肠壁增厚以黏膜层及黏膜下层为著（箭头）；B.急性期肠壁增厚、层次结构欠清（箭头）；C.克罗恩病致多发憩室形成，与肠周组织呈“纠集征”（箭头）（动态）。

图9-2-5　克罗恩病肠壁层次结构改变

3. 肠瘘

肠瘘是克罗恩病较常见的并发症。肠瘘可发生在肠管－腹腔之间，也可发生在肠管－肠管和肠管－脏器之间，如膀胱、阴道等。肠管－腹腔、肠管－肠管、肠管－脏器之间的异常通道，表现为病变区肠壁回声减低，层次欠清，连续性中断。肠壁连续性中断处可见管状低回声与其他肠管或脏器相通，内多可见短线状气体强回声。发生肠周脓肿时可于肠管外见不均质低回声区，多形态不规则，内回声不均匀，可见线状气体强回声，严重时可见透声差的脓腔形成。脓肿吸收后可能继发肠粘连，表现为两条或多条肠管相互紧邻，局部回声明显减低，肠壁增厚层次不清，探头加压无法将肠管相互推开。瘘管累及膀胱时，可出现膀胱内积气，表现为膀胱内气体强回声，受累区膀胱壁连续性差（图 9-2-6）。

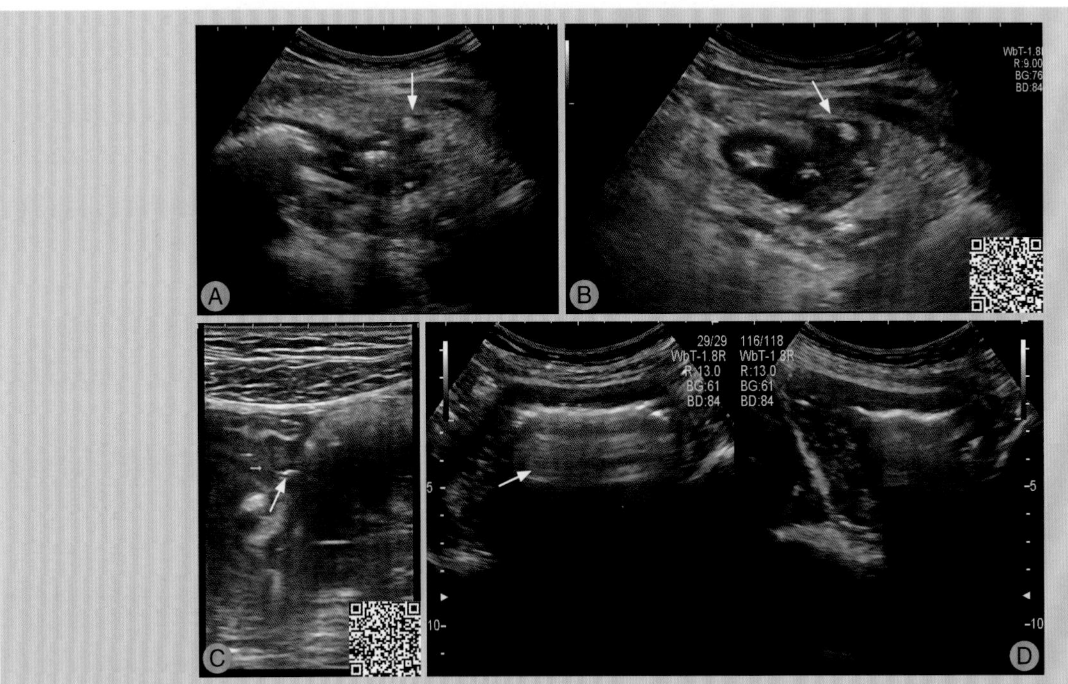

A.肠瘘时，肠管外见不均质低回声区（箭头）；B.克罗恩病合并肠瘘（箭头）（动态）；C.肠管内瘘（箭头）（动态）；D.膀胱内积气（箭头）。

图9-2-6　克罗恩病合并肠瘘

4. 肠腔狭窄

肠腔狭窄为克罗恩病常见并发症，肠壁的透壁性炎症和纤维化可导致肠腔狭窄，超声表现为肠管管腔局部变窄，其近端管腔明显增宽，动态观察可见肠内容物间断性通过狭窄段肠管。早期为炎性狭窄，反复发作后可致纤维性狭窄。有研究显示，弹性成像和超声造影鉴别炎性和纤维性狭窄有一定帮助（图 9-2-7）。

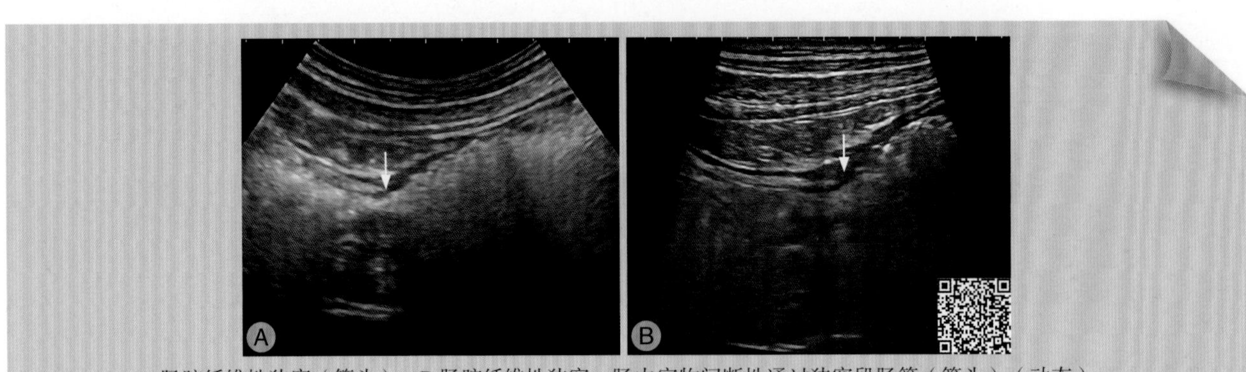

A.肠腔纤维性狭窄（箭头）；B.肠腔纤维性狭窄，肠内容物间断性通过狭窄段肠管（箭头）（动态）。

图9-2-7　克罗恩病管腔纤维性狭窄

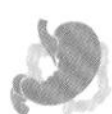

5. 肠周改变

活动期克罗恩病受累肠管周围可出现“脂肪爬行征”。超声表现为肠管周围可见明显增厚的脂肪组织包绕，可绕至肠系膜对侧的浆膜表面，呈团状或片状高回声包绕肠道。肠管周围系膜或脂肪组织内可见肿大的淋巴结，边界清，形态规则，部分可见门样血流信号。肠周炎性包块也是克罗恩病活动期的常见表现，包括蜂窝织炎和脓肿形成，若二者难以鉴别，可借助超声造影（图 9–2–8）。

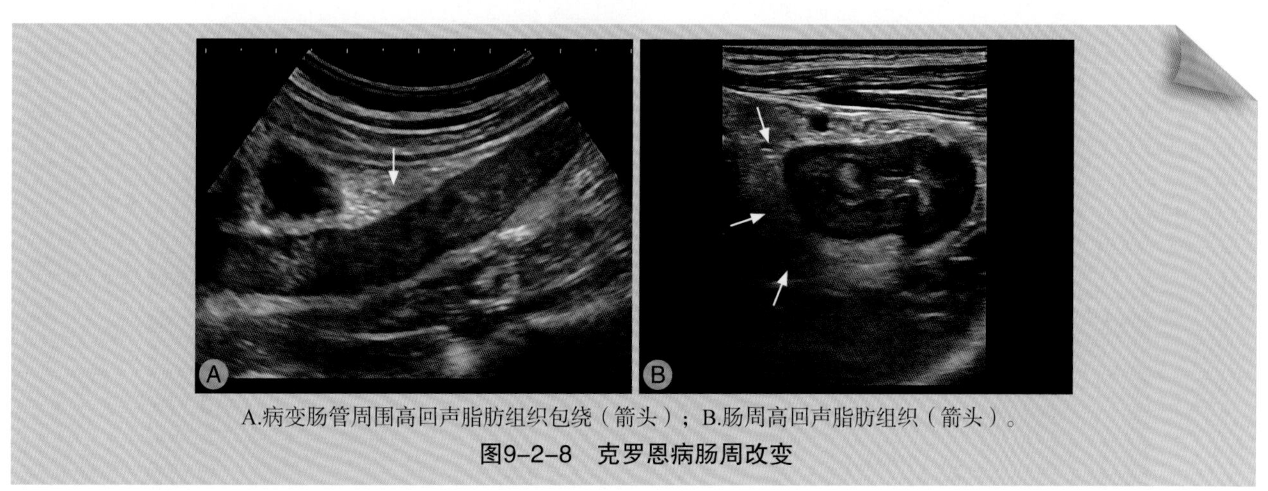

A.病变肠管周围高回声脂肪组织包绕（箭头）；B.肠周高回声脂肪组织（箭头）。

图9–2–8　克罗恩病肠周改变

6. 超声造影

超声造影在克罗恩病活动性评估中的研究较多，主要集中在 3 个方面：①评估克罗恩病疾病活动性；②鉴别炎性狭窄和纤维性狭窄；③评估克罗恩病并发症，如肠瘘、炎性包块、蜂窝织炎、脓肿形成等。

按照增强模式，克罗恩病的超声造影多表现为 4 种模式：①肠壁低增强；②肠壁仅黏膜下层高增强；③黏膜层、黏膜下层高增强；④肠壁全层高增强。其中①②提示克罗恩病缓解，③④提示克罗恩病活动期，诊断敏感度和特异度分别为 93% 和 87%。

灌注方式可分为两种：①由内向外灌注，即肠壁先灌注，而后肠系膜灌注，多见于活动期；②由外向内灌注，即肠系膜先灌注，而后肠壁灌注，多见于缓解期。

在鉴别肠管狭窄性质方面，目前研究显示纤维性狭窄多从肠壁外层或肠周血管开始增强，也可见全肠壁增强，增强强度一般较弱；炎性狭窄时，多为黏膜下层显著增强且为高增强。

二、溃疡性结肠炎

【概述】

溃疡性结肠炎又称非特异性溃疡性结肠炎，是一种慢性非特异性肠道炎症性疾病，以结肠黏膜连续性、弥漫性炎症改变为其主要病理特征。常于青壮年时期（20 ~ 49 岁）起病，男性发病人数略多于女性 [男女比例为（1 ~ 1.3）：1]，近 20 年来发病率呈快速上升趋势。

根据病变累及范围其分为直肠炎、直肠乙状结肠炎、左半结肠炎（结肠脾曲以下）、广泛或全结肠炎（病变扩展至结肠脾曲以上或全结肠）。

【临床表现】

溃疡性结肠炎的临床表现为持续或反复发作的腹泻、黏液脓血便伴腹痛、里急后重和不同程度的全身症状，病程多在 4 ~ 6 周以上；肠外表现与克罗恩病相似。黏液血便是溃疡性结肠炎的最常见症状。

【病理生理】

溃疡性结肠炎病变多从直肠开始，呈连续性分布逆行向近段发展，甚至累及全结肠，病变主要累及黏膜层和黏膜下层，病理改变主要为炎性充血。病情进展时可出现溃疡、脓性分泌物、糜烂、黏膜脆性增加等变化。肠上皮隐窝脓肿和黏膜下层脓肿破溃可形成多发粟粒样溃疡。反复发作时，可见大量肉芽组织增生，可出现炎性息肉，溃疡愈合形成瘢痕，可导致肠腔变窄、结肠袋消失，呈“铅管样”改变（图 9-2-9）。

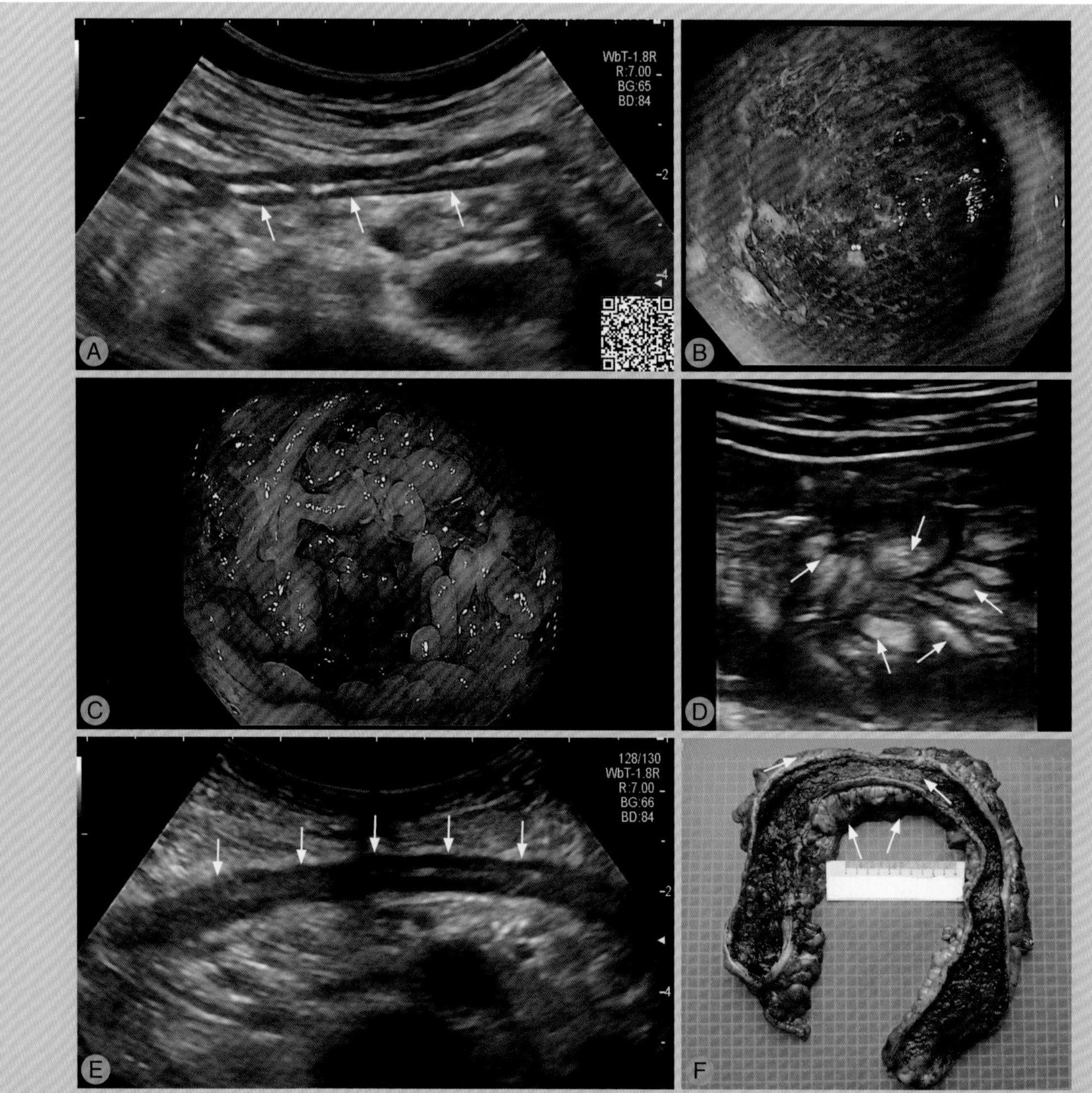

A.灰阶超声可见降结肠连续性受累（箭头）（动态）；B.肠镜下黏膜充血弥漫型溃疡；C.肠镜下结肠多发炎性息肉；D.灰阶超声可见结肠多发炎性息肉（箭头）；E.灰阶超声可见“铅管样”改变（箭头）；F.术后大体标本，肠管呈“铅管样”改变（箭头）。

图9-2-9　溃疡性结肠炎声像图、肠镜及大体标本

显微镜下表现：急性发作期的肠黏膜血管明显充血，甚至出血，黏膜内有中性粒细胞、淋巴细胞、浆细胞和嗜酸性粒细胞的浸润。本病的一个重要特征是形成了隐窝脓肿（非本病所特有）。隐窝脓肿可破溃到肠腔内，也可沿黏膜下层扩散，其表面脱落形成溃疡。在病变修复期可有腺上皮增生，慢性期有腺上皮萎缩。少数病例结肠全层受累，固有肌层萎缩，肠壁内神经受损，可造成中毒性肠扩张。

【超声表现】

1. 肠壁增厚

肠壁增厚以黏膜层及黏膜下层为主，黏膜回声增强，内可见多发不规则溃疡凹陷；重症溃疡性结肠炎也可表现为全层增厚；病变呈连续性，从远端直肠向近端结肠发展，严重时可累及全结肠。正常肠管与受

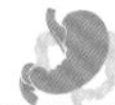

累区域之间可见渐进性改变（图 9-2-10）。

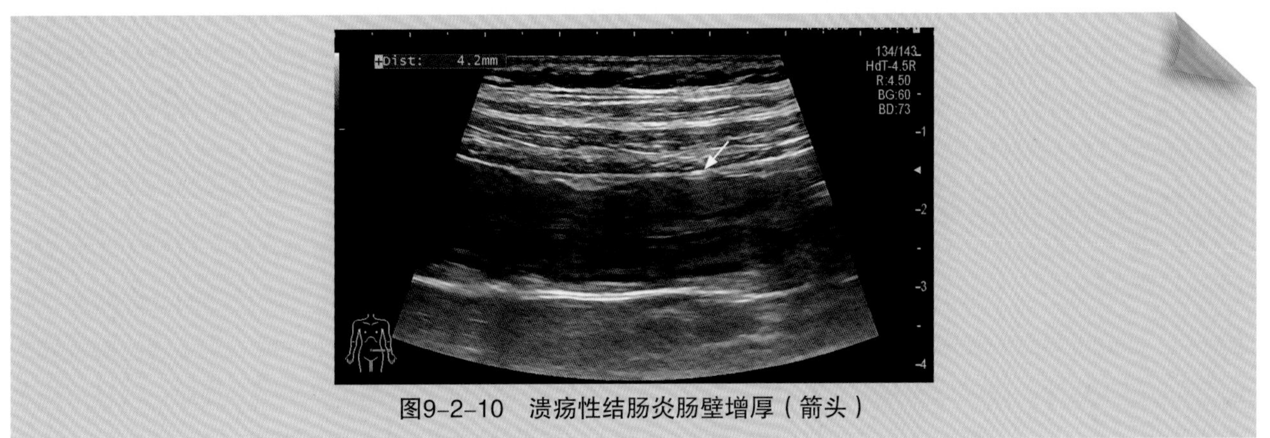

图9-2-10　溃疡性结肠炎肠壁增厚（箭头）

2. 肠腔狭窄

慢性期表现为肠腔弥漫性、连续分布的管腔狭窄，肠蠕动明显减弱，肠管僵硬，假性息肉形成，结肠袋消失，走行平直，呈“铅管样”（图 9-2-11）。

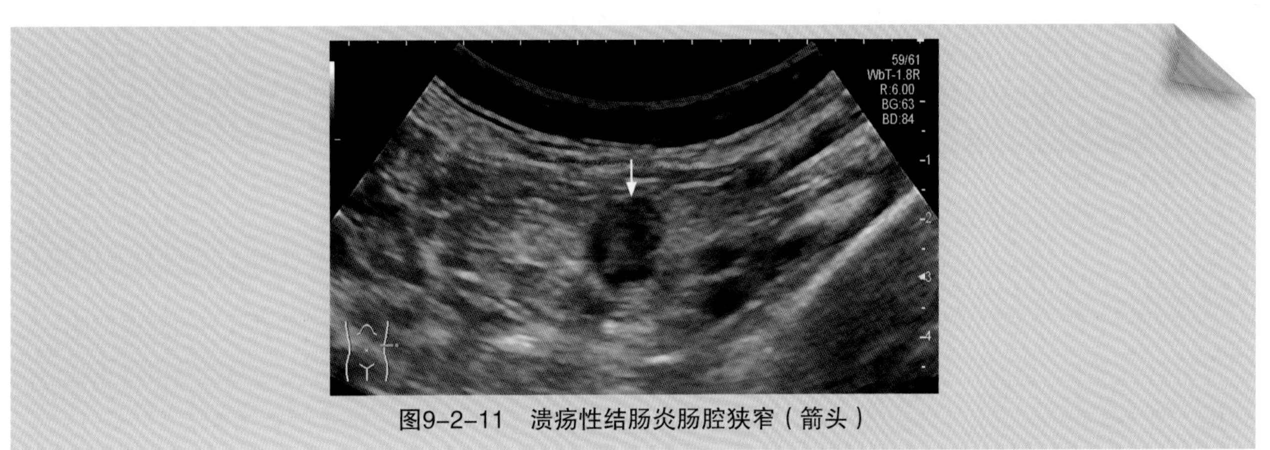

图9-2-11　溃疡性结肠炎肠腔狭窄（箭头）

3. 肠外表现

重症溃疡性结肠炎受累肠管周围常可见高回声脂肪组织的包绕，呈“亮环征”。常可在增厚的脂肪组织中发现多发肿大的淋巴结，边界清，形态规则，部分可见门样血流信号（图 9-2-12）。

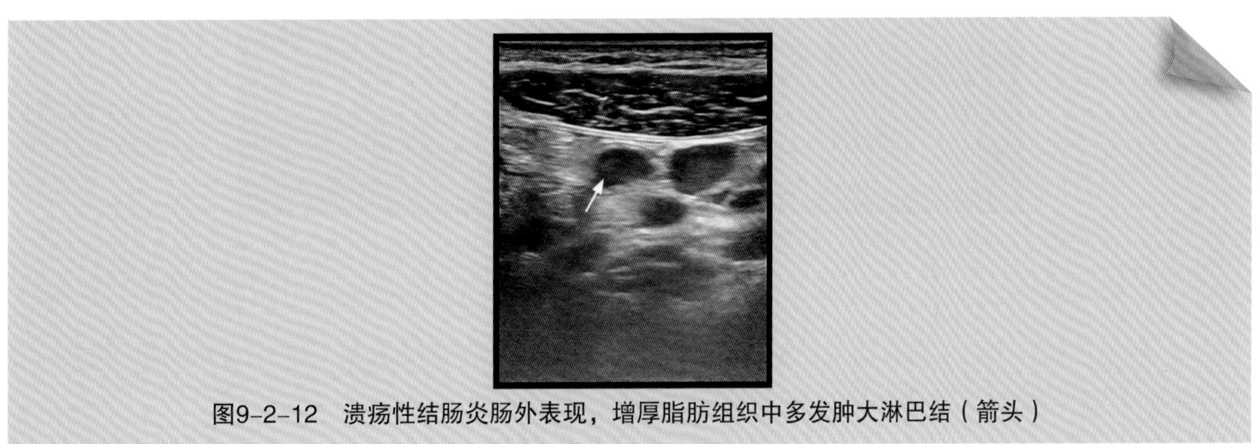
图9-2-12　溃疡性结肠炎肠外表现，增厚脂肪组织中多发肿大淋巴结（箭头）

4. 超声造影

超声造影在溃疡性结肠炎方面的研究较少，可能是由于溃疡性结肠炎的病变多仅限于黏膜层，而非透壁性炎症。2012 年 Girlich 教授团队证实，溃疡性结肠炎活动性与超声造影时达峰时间与峰值强度的比值相关，与峰值强度、达峰时间均无明显相关。但该研究病例量有限，仅有 11 例。Sacaciu 教授认为溃疡性结肠炎活动度仅与超声造影曲线下面积相关，与其他指标均无明显相关。

【克罗恩病及溃疡性结肠炎的鉴别诊断】

（1）肠癌：肠道肿瘤多表现为肠壁不规则、不均匀性增厚或低回声包块，呈肿块状，可突入肠腔，致肠腔偏心样改变，呈“假肾征”或“靶环征”。病变肠壁层次消失或不清，与正常肠壁之间分界明显，肠腔狭窄，部分可导致肠梗阻。黏膜面不光整，可见不规则溃疡凹陷，浆膜面可不光滑、不连续。肠管周围可见脂肪组织包绕，内可见多发肿大淋巴结。淋巴结多体积较大并可见融合，皮质明显增厚，门样结构及髓质结构欠清。彩色多普勒可显示肿块内丰富的血流信号，走行较杂乱（图 9-2-13）。

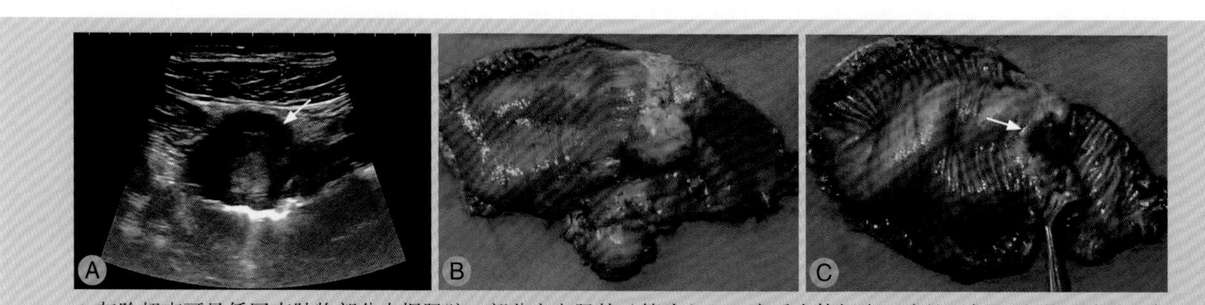

A.灰阶超声可见低回声肿物部分占据肠腔，部分突向肠外（箭头）；B.术后大体标本：癌灶近侧肠壁明显增厚，癌灶部分突向肠外；C.术后大体标本：肠腔内癌灶表面伴有溃疡（箭头）。

图9-2-13　肠癌

（2）肠结核：肠壁呈跳跃性不规则增厚，回声减低，黏膜面高低不平，伴有大小不一的溃疡凹陷，以横行深溃疡为主，多发肠管狭窄，肠蠕动差；可伴周围多发淋巴结肿大，部分肿大的淋巴结内可见强回声钙化（图 9-2-14）。

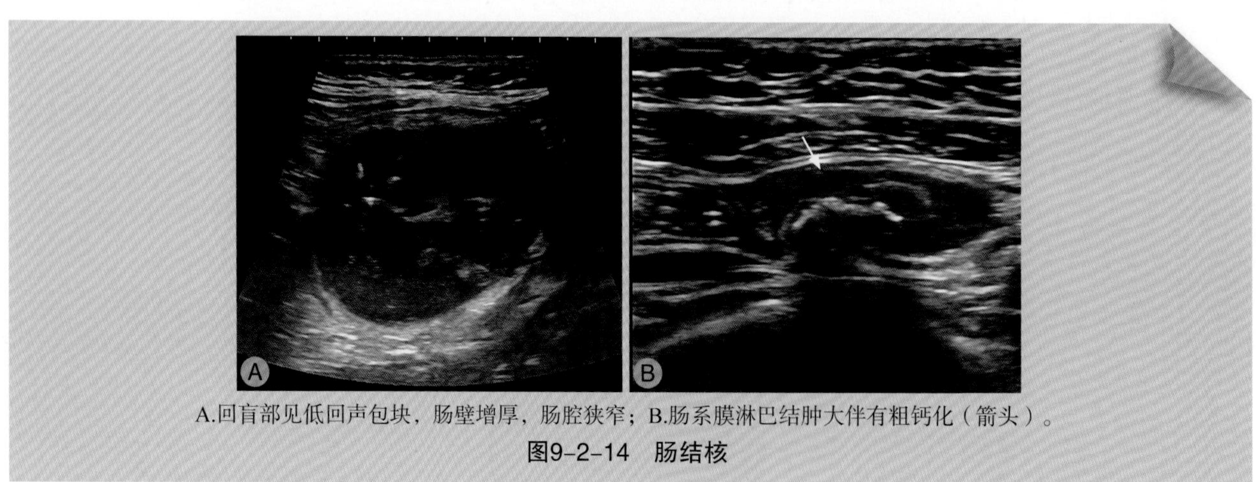

A.回盲部见低回声包块，肠壁增厚，肠腔狭窄；B.肠系膜淋巴结肿大伴有粗钙化（箭头）。

图9-2-14　肠结核

（3）肠淋巴瘤：多见于回盲部，表现为局部肠壁明显增厚，回声明显减低，部分层次不清，质软，彩色多普勒可见较丰富血流信号（图 9-2-15）。

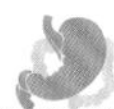

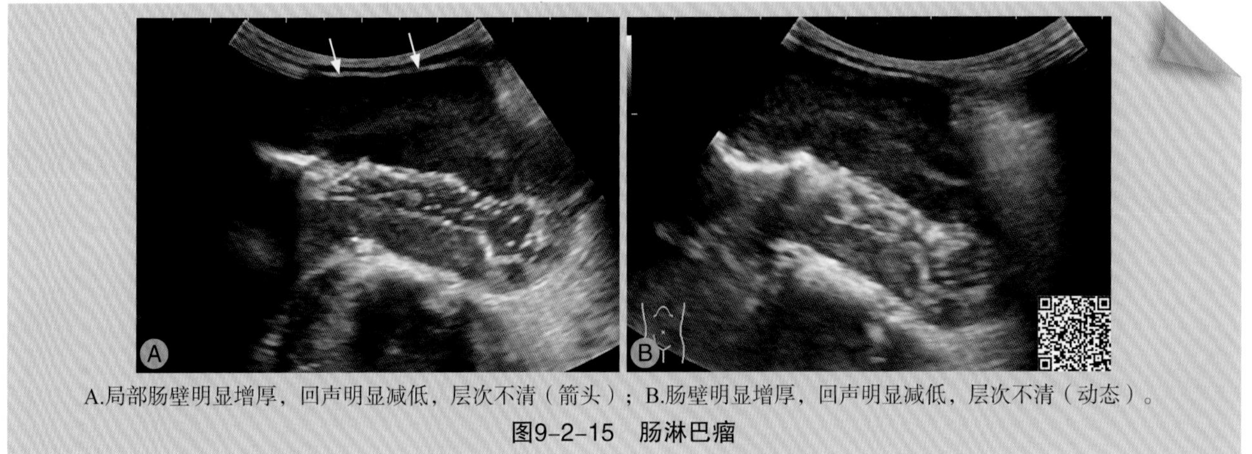

A.局部肠壁明显增厚，回声明显减低，层次不清（箭头）；B.肠壁明显增厚，回声明显减低，层次不清（动态）。

图9-2-15　肠淋巴瘤

（4）紫癜性肠炎：紫癜性肠炎多累及小肠，且多见于年龄较小的患儿，一般临床上以腹痛和皮肤紫癜为主要表现。超声检查常可发现小肠肠壁弥漫性增厚，层次清晰，横断面呈“面包圈征”，肠蠕动减弱，肠间可见游离性积液（详见第十一章第三节）。

【临床意义】

非特异性肠炎的检查方法包括内镜检查（胃镜、肠镜、小肠胶囊内镜）、实验室检查（C反应蛋白、红细胞沉降率、粪便钙卫蛋白等）、影像学检查（小肠CT造影、MRI、超声）等。其中，内镜检查可直观地显示肠腔黏膜层的变化并取得组织进行病理检查，是诊断克罗恩病和溃疡性结肠炎的“金标准”，但其对炎症累及的深度、范围、纤维化程度及肠外情况无法评估，当合并肠腔狭窄时，肠镜检查常常受限。此时，超声、小肠造影等影像学检查的优势就突显出来。

经腹部超声检查无创、无辐射，可实时观察肠壁、肠腔和腹腔的变化，是判断疾病活动性、受累范围的理想方法，且可反复多次检查，适用于长期随访观察。灰阶超声、能量多普勒、脉冲多普勒对炎症性肠病的肠壁厚度、血流分级、动脉阻力指数进行测量，灰阶超声结合能量多普勒对炎症性肠病的诊断准确率高，并能对炎症性肠病的活动性进行评估，可作为炎症性肠病诊断和活动性评估的有效辅助检查手段。超声造影能更好地显示肠壁的微灌注状态，对鉴别肠道纤维性狭窄和炎症性狭窄具有一定帮助。

（宁春平）

第三节　特异性肠炎

特异性肠炎，即有明确的病原微生物或物理、化学性损伤等引起的肠炎，主要包括肠道动力学障碍性肠炎、感染性肠炎（包括肠结核）、放射性肠炎、缺血性肠炎。

一、肠道动力学障碍性肠炎

【概述】

肠道动力学障碍性肠炎最常见的是结肠憩室炎，结肠憩室炎是结肠憩室的炎症性反应。结肠憩室形成的可能因素：①肠道动力学调节障碍，结肠的分节收缩，导致管腔内压力增高，从而结肠壁的张力下降，压力梯度的改变产生运动异常，这种变化会降低结肠壁的抵抗力，使憩室炎的发生率增加；②肠腔内高压状态合并肠壁缺陷，肠内压力增高导致肠道内黏膜穿过肠壁内的小血管通路，并向浆膜外膨出，形成憩室；③肠肌肥厚、肠肌运动过度等。

肠道动力学调节障碍引起的结肠憩室炎属于假性结肠憩室炎。结肠假性憩室系黏膜透过肠壁肌层的薄弱点疝出，憩室壁缺乏固有肌层（图 9-3-1）。

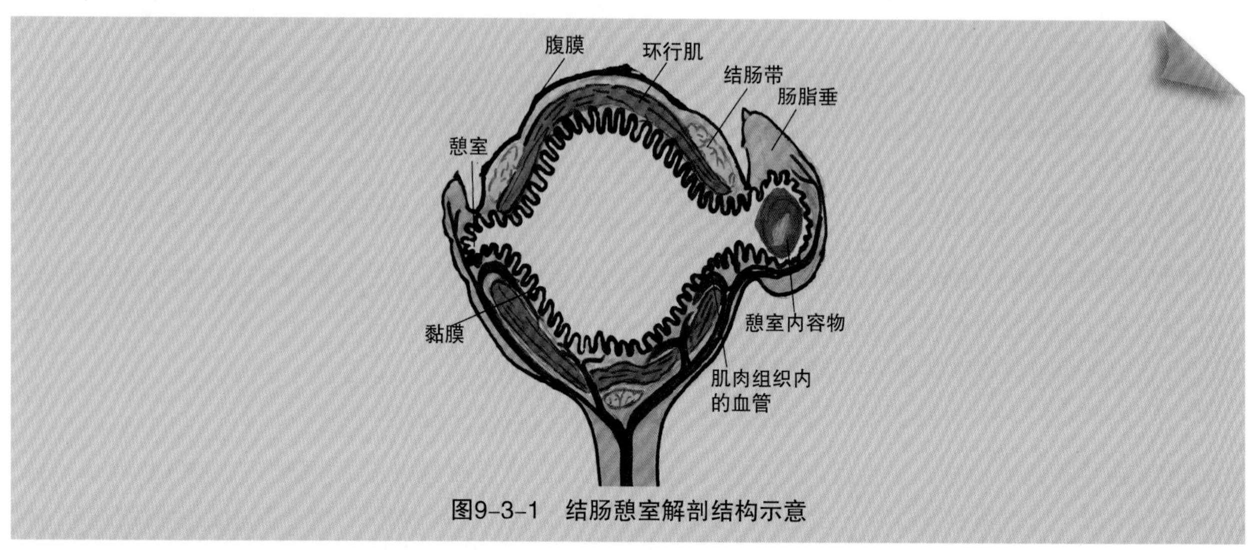

图9-3-1　结肠憩室解剖结构示意

【结肠憩室炎】

结肠憩室炎即结肠憩室合并感染。有 10% ~ 25% 的憩室疾病患者会发生憩室炎。结肠憩室炎的病理生理机制尚不清楚，一般认为憩室炎由微穿孔和细菌感染引起。

【临床表现】

结肠憩室炎好发于右半结肠和乙状结肠，常见首发症状是局限性腹痛，可合并腹胀、恶心、呕吐、排便异常、里急后重、发热等，可并发出血、肠穿孔、肠梗阻等。

【超声表现】

1. 向肠管外突出的囊袋样结构，囊袋样结构与肠管相通。
2. 囊袋样结构壁增厚、水肿，相邻肠壁部分可增厚。
3. 囊袋样结构内多为无回声，透声差，常伴有粪石或气体强回声。
4. 急性期：囊袋样结构周围脂肪增厚，回声增强。
5. 部分可见周围淋巴结反应性增大。
6. 彩色多普勒：病灶处血流信号可正常或增多。

参照 Neff 提出的结肠憩室炎严重程度 CT 分期方案，超声也分为 4 期。

0 期：憩室炎局限于浆膜层内，仅表现为憩室壁轻度增厚，周围脂肪组织炎症征象较轻微。

Ⅰ期：合并憩室周围炎，表现为憩室周围较广的炎症性脂肪组织高回声围绕。

Ⅱ期：合并结肠周围脓肿，表现为憩室壁发生中断破坏，局部液体积聚，周围肠系膜、大网膜及肠管等组织包裹。

Ⅲ期：并发急性弥漫性腹膜炎，腹腔内炎症范围较广泛，可见多量游离积液，无回声区内见细小点状回声。

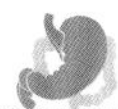

【病例分析】

病例 1

患者女性，48 岁，因左侧腹部疼痛加重 1 周来诊。患者左侧腹部按压疼痛明显，无恶心、呕吐，二便正常，平素饮食规律，既往健康。实验室检查：白细胞计数 12.46×10^9/L。超声所见：降结肠及乙状结肠可见多发囊袋样结构，大者约 0.9 cm × 0.9 cm，囊袋样结构与肠壁连续，囊袋样结构壁见增厚、水肿，连续性好。彩色多普勒：壁上未见明显血流信号。周围脂肪增厚、回声增强（图 9-3-2）。

超声提示：降结肠及乙状结肠多发憩室炎。

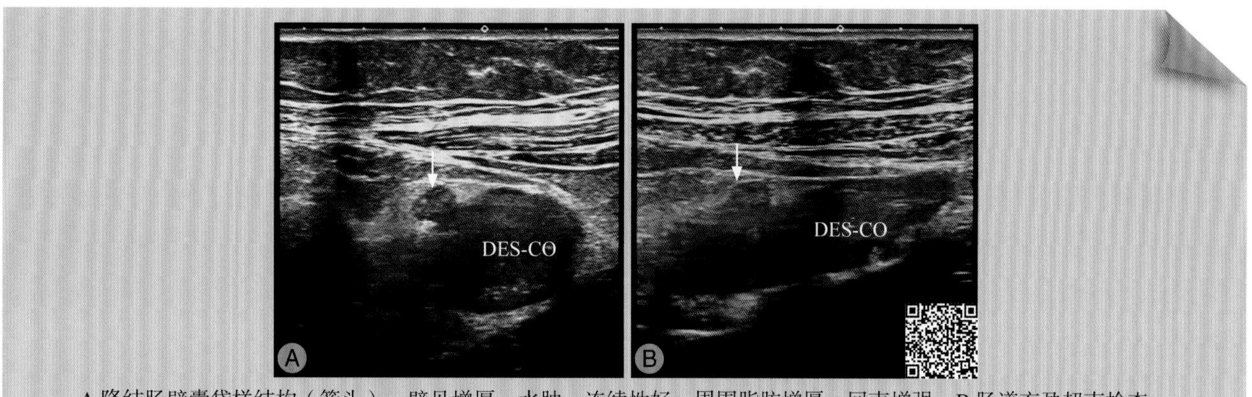

A.降结肠壁囊袋样结构（箭头），壁见增厚、水肿，连续性好，周围脂肪增厚、回声增强；B.肠道充盈超声检查，降结肠及乙状结肠多发憩室（箭头）（动态）。DES-CO：降结肠。

图9-3-2　降结肠及乙状结肠多发憩室炎（Ⅰ期）

病例 2

患者女性，46 岁，因腹部疼痛 10 天、加重 1 天就诊。右侧腹部按压疼痛明显，恶心、呕吐 1 次，腹泻，平素饮食规律，既往健康。实验室检查：白细胞计数 14.46×10^9/L，C 反应蛋白 44 mg/L。超声所见：升结肠肠壁增厚，厚约 7.7 mm，升结肠左侧壁可见一囊袋样结构，大小约 0.9 cm × 0.9 cm × 1.0 cm，与肠壁连续，囊袋样结构壁见连续性中断，周围见少量积液，未见游离气体，囊袋样结构周围见高回声脂肪组织包裹。彩色多普勒：增厚肠壁及周边组织可见少量血流信号（图 9-3-3）。

超声提示：升结肠憩室炎并穿孔。

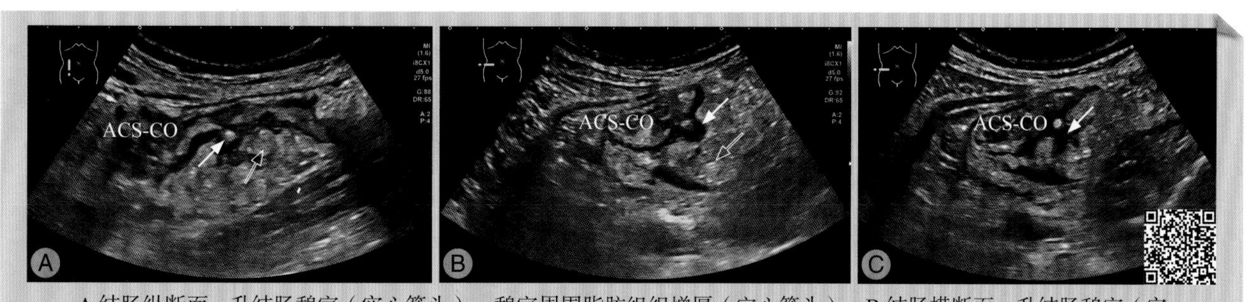

A.结肠纵断面：升结肠憩室（实心箭头），憩室周围脂肪组织增厚（空心箭头）；B.结肠横断面：升结肠憩室（实心箭头），憩室周围脂肪组织增厚（空心箭头）；C.升结肠憩室炎并穿孔（箭头）（动态）。ASC-CO：升结肠。

图9-3-3　升结肠憩室炎并穿孔（Ⅱ期）

二、感染性肠炎

【概述】

感染性肠炎是指由细菌、病毒、真菌和寄生虫等多种病原体引起的小肠炎、结肠炎，发病率较高。其在肠管的不同部位有不同的病原体定植特点。

近端小肠较易发生寄生虫感染（如贾第鞭毛虫）和鸟 – 胞内分枝杆菌阳性；回肠最常受到细菌感染，包括沙门菌、志贺菌和耶尔森菌；远端回肠容易被肺结核、阿米巴原虫和肠内共生菌感染；升结肠易被耶尔森菌、沙门菌感染；降结肠易被志贺菌、血吸虫感染；乙状结肠易被单纯疱疹病毒、淋病奈瑟菌、衣原体感染；全结肠易被艰难梭菌、疱疹复合病毒、淋病奈瑟菌、衣原体感染。

【发病机制】

感染性肠炎的病原体以细菌、病毒为常见，细菌性肠炎发病机制较为复杂，致病菌借菌毛黏附于肠黏膜上皮细胞，使细菌能在肠壁生长繁殖，成为致病的先决条件。细菌性肠炎的病原菌可分成肠毒素性和侵袭性两大类。

肠毒素性细菌性肠炎：发病机制是致病菌黏附而不侵入肠黏膜，在细菌生长繁殖过程中分泌肠毒素，和小肠黏膜的上皮细胞膜受体结合，激活细胞膜上的腺苷酸环化酶，在该酶的催化下，细胞内的三磷酸腺苷转化成环磷酸腺苷。当细胞内环磷酸腺苷的水平升高时，通过一系列的酶反应，小肠黏膜大量分泌水和电解质，潴留在肠腔内引起水样腹泻，称为“分泌性腹泻”。

侵袭性细菌性肠炎：致病菌黏附并侵入肠黏膜和黏膜下层，引起明显的炎症。不同的病原菌侵犯肠的部位不同。

病毒性肠炎的主要发病机制是肠黏膜细胞的分泌增多，加上炎性渗出，肠腔内积聚着不能吸收的高渗物质，使胃肠内液体增多积聚，扩张增宽。在病程的早期，尽管只有呕吐没有腹泻，但是体液已经丢失在胃肠腔内，由肠壁痉挛加上炎性水肿可致肠壁增厚毛糙。肠道在毒素及分泌物的刺激下，反应性蠕动增强，但也有少数变迟缓的，这可能与电解质紊乱（尤其是低钾）有关。

【临床表现】

感染性肠炎以腹痛、腹泻、发热、恶心、呕吐为常见症状。轻症感染时，可表现为腹痛和腹泻，腹痛多局限于左下腹，有便前腹痛、便后缓解的特点；而腹泻可表现为稀水样便或糊状便，稀水样便可以次数很频繁，部分患者甚至可达 10 余次。感染较重时，患者可有恶心、呕吐、腹胀等症状。感染再加重时，致病菌入血或其毒素入血，则可引起全身的症状，如发热、浑身酸痛、乏力等症状。

【超声表现】

1. 肠壁增厚＞ 4 mm，回声减低。早期以黏膜层和黏膜下层增厚为主，两者分界可消失，黏膜层不成比例增厚。
2. 肠管轻度扩张，肠腔内液体增多。
3. 轻者肠管蠕动增强，严重者蠕动迟缓或消失。
4. 肠炎严重者，肠周脂肪炎性反应性增厚、回声增强，邻近组织水肿。
5. 肠系膜淋巴结反应性增多、体积增大、淋巴门结构正常。
6. 腹腔内可见少量积液。
7. 彩色多普勒：急性期增厚的肠壁内可见较丰富血流信号。

细菌性肠炎与病毒性肠炎声像图难以鉴别，经验总结病毒性肠炎比细菌性肠炎肠管积液相对稍多。鉴别诊断主要依靠实验室检查。

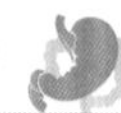

【病例分析】

病例 1

患者男性，4 岁，因呕吐、阵发性腹痛、腹泻 5 次来诊。实验室检查：血常规示白细胞计数 4.1×10^9/L，中性粒细胞计数 3.83×10^9/L，淋巴细胞计数 5.18×10^9/L，淋巴细胞百分比 65%，嗜酸性粒细胞计数 0.79×10^9/L，嗜酸性粒细胞百分比 21%；大便常规示轮状病毒（+）。超声所见：空肠肠腔内液体增多，肠壁增厚，厚约 4.2 mm，增厚的肠壁内可见较丰富血流信号。肠间隙内可见少量游离液体，右上腹肠系膜淋巴结显示增多、体积增大，淋巴门结构正常（图 9-3-4）。

超声提示：空肠肠壁增厚，结合实验室检查，符合病毒性肠炎声像图改变，建议治疗后复查。

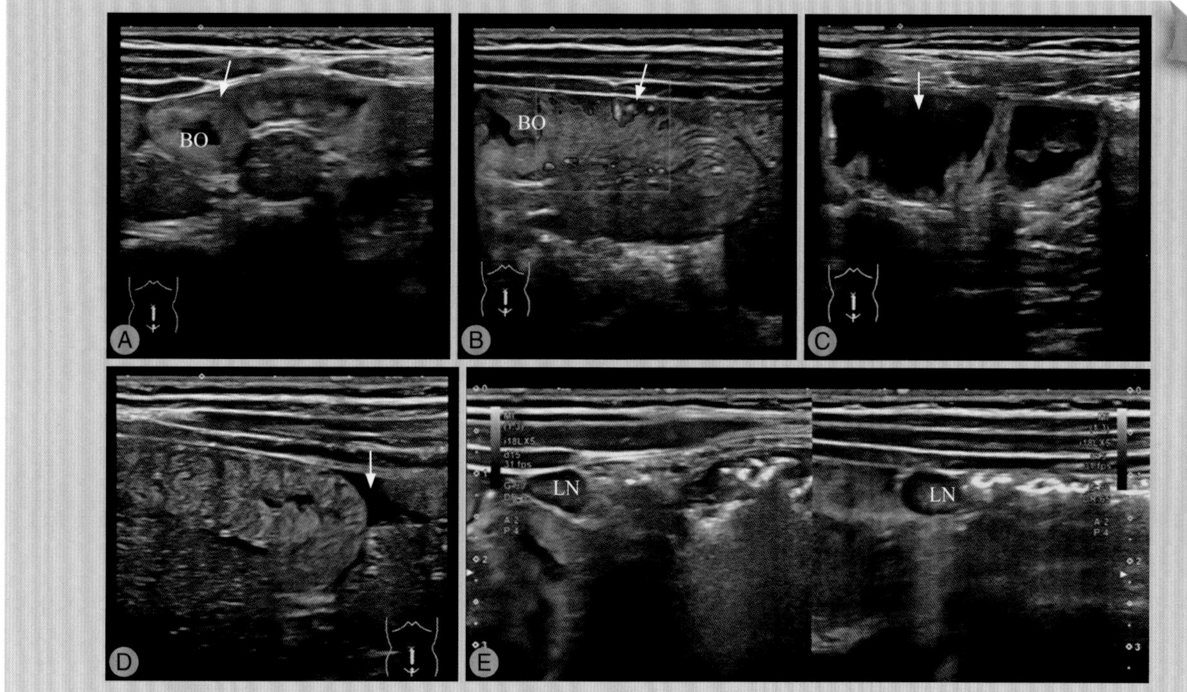

A.横切面：空肠肠壁增厚（箭头）；B.彩色多普勒：增厚的肠壁见丰富血流信号（箭头）；C.肠腔内可见积液（箭头）；D.肠间可见少量积液（箭头）；E.肠系膜多发淋巴结。LN：淋巴结；BO：小肠。

图9-3-4　病毒性肠炎

病例 2

患者男性，39 岁，因右下腹疼痛来诊。实验室检查：血常规示白细胞计数 13.8×10^9/L，中性粒细胞计数 11.15×10^9/L，淋巴细胞计数 0.89×10^9/L，中性粒细胞百分比 89.7%；C 反应蛋白 35 mg/L。超声所见：回肠末端、回盲瓣、盲肠壁、升结肠壁均匀性增厚，最厚处约 4.7 mm，以黏膜层和黏膜下层增厚为主，黏膜面欠光整，肠周脂肪回声增强，肠系膜淋巴结显示增多、体积增大，淋巴门结构正常（图 9-3-5）。

超声提示：回肠末端、回盲瓣、盲肠壁、升结肠壁局限性增厚，结合实验室检查，符合细菌性肠炎声像图表现，建议治疗后复查。

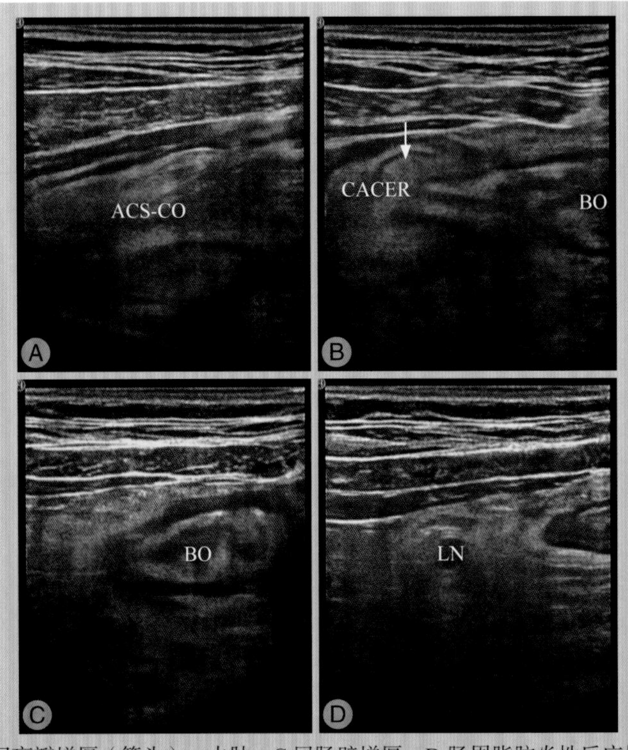

A.升结肠肠壁增厚；B.回盲瓣增厚（箭头）、水肿；C.回肠壁增厚；D.肠周脂肪炎性反应性增厚，回声增强，肠系膜淋巴结肿大。LN：淋巴结；CACER：盲肠；BO：小肠；ASC-CO：升结肠。

图9-3-5 细菌性肠炎

三、肠结核

【概述】

肠结核属于感染性肠炎，由结核分枝杆菌引起，具有一定的特异性。

肠结核是由结核分枝杆菌侵犯肠壁引起的肠道慢性特异性炎症，多见于青少年和中年人，女性多于男性。肠结核常继发于肠外结核灶，特别是排菌期肺结核，少数（约10%）为原发性肠结核。常与腹膜结核、肠系膜淋巴结结核并存。

由于机体免疫力和侵入人体的结核菌数量和毒力的不同，肠结核的大体标本形态学表现为溃疡型、增生型及混合型。机体免疫力高，菌量少，致病力低，则表现为增生型，反之为溃疡型，以溃疡型多见。病理变化以渗出、干酪样坏死、增生为主要表现。

【病因和发病机制】

1. 胃肠道感染

胃肠道感染是结核分枝杆菌侵犯肠道的主要途径。胃肠道对结核菌有较强的抵抗力，只有摄入大量结核菌胃肠道才有可能受其感染。排菌期肺结核患者经常吞咽含有结核分枝杆菌的唾液，可使肠道发病。肠结核发病与否，与肺结核病变的严重程度密切相关。经常与排菌期肺结核患者共用餐具、进食或饮用未经消毒的带菌牛奶所致的原发性肠结核，临床较少见。

当结核菌进入胃腔后，由于胃黏膜屏障作用、胃壁缺少淋巴滤泡和排空较快等因素，胃结核很少见。部分未被胃酸灭活的结核菌到达肠道，定居于肠黏膜腺体的深部而致病。肠结核好发于回盲部，其后依次好发于升结肠、空肠、横结肠、降结肠、阑尾、十二指肠及乙状结肠等处，偶有位于直肠者。回盲部结核多见的原因是肠内容物在通过回盲瓣前，由于生理性潴留时间较长，结核菌与该部位肠黏膜接触时间则较久，容易使结核菌生长；并且，此处淋巴组织丰富，易形成结核病灶。

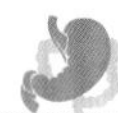

2. 血行转移

肠外结核病变经血行转移侵犯肠道。

3. 直接蔓延

邻近器官的结核病灶，如女性的盆腔结核，可直接蔓延至肠道。

【临床表现】

早期症状不明显，随着病情的进展，有右下腹及脐周的腹痛、腹泻、便秘、全身中毒症状，以及盗汗、倦怠、消瘦、贫血、维生素缺乏等营养不良的表现。可同时有肠外结核，特别是活动性肺结核的临床表现。

【超声表现】

1. 肠壁呈跳跃性不规则增厚，回声减低，黏膜面高低不平，伴有大小不一的溃疡凹陷，以横行深溃疡为主，多发肠管狭窄，肠蠕动差，易形成脓肿。

2. 腹膜炎、腹水表现，部分积液内可见细线样分隔。

3. 肠结核侵及淋巴结时，淋巴结显示增多、增大，可呈极低回声，部分淋巴结内可见液化坏死区和（或）强回声钙化。

4. 腹腔内部分可探及混合回声包块，内回声杂乱，边界不清，探头挤压腹部硬实感强。

5. 彩色多普勒：急性期病变肠壁内可见丰富血流信号。

【病例分析】

患者男性，18 岁，右下腹痛、腹泻、便秘 1 个月，加重 1 周，伴有低热及盗汗、消瘦等营养不良表现，有肺结核病史，CT 示肺内多发斑片状钙化，PPD 试验（+）。超声所见：回盲部及升结肠肠壁节段性增厚，最厚处约 1.26 cm，增厚肠壁黏膜面高低不平，伴有大小不一的溃疡凹陷形成，管腔狭窄，累及长度约 17.5 cm，周围脂肪组织增厚，回声增强。彩色多普勒：增厚的肠壁内见较丰富血流信号（图 9-3-6）。

超声提示：回盲部、升结肠肠壁节段性增厚伴溃疡，结合实验室检查，符合肠结核声像图表现。

半年后随访，抗结核治疗明显好转。

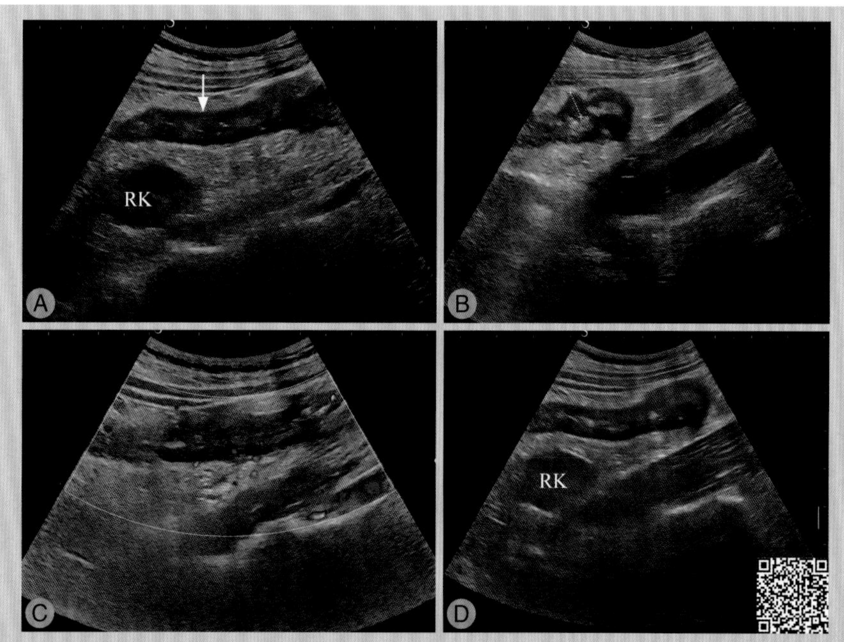

A.升结肠肠壁不规则增厚（箭头）；B.增厚的肠壁；C.彩色多普勒：增厚的肠壁内见较丰富血流信号；D.升结肠肠壁不规则增厚，增厚肠壁黏膜面高低不平，伴有大小不一的溃疡凹陷形成，肠蠕动差，管腔狭窄，增厚的肠壁内可见较丰富血流信号（动态）。RK：右肾。

图9-3-6　升结肠结核

四、放射性肠炎

【概述】

放射性肠炎指盆腔、腹腔及腹膜后恶性肿瘤经放射治疗后引起的肠道炎症性并发症。随着放疗在癌症中的普遍应用，在接受放疗的肿瘤患者中放射性肠炎越来越多见。

放射性肠炎的发生与接受放疗照射的剂量有关，剂量越大，发生率越高。当照射剂量达 45 Gy 时，约 5%的患者会出现放射性肠炎症状，当剂量达 65 Gy 时，其发生率高达 50%。如果患者同时接受化疗，则发生率进一步增高。

【分类】

根据疾病的病程表现，放射性肠炎分为急性放射性肠炎和慢性放射性肠炎。急性放射性肠炎常出现在放疗期间，持续数周，症状通常在 3 个月内恢复，呈一过性和自愈性的特点，25% ~ 75%的腹部及盆腔放疗患者会出现急性放射性肠炎。慢性放射性肠炎一般出现在放疗后 6 个月至数年。

根据射线来源放置的体内外位置的不同，其分为外照射放射病和内照射放射病。

根据发生部位的不同，其可分为放射性小肠炎、放射性大肠炎和放射性直肠炎。目前研究比较多的是放射性直肠炎，且其在指南中被单独划分出来。

【病因】

1. 照射剂量、时间：盆腔区放疗 4 ~ 4.5 周照射量高于 42 ~ 45 Gy 时，发病率逐步上升；如再加大照射剂量，发病率迅速增加。

2. 肠道的不同部位对照射的敏感性不同，其耐受性依次为直肠＞小肠及结肠＞胃。

3. 肠道的不同部位活动度不同，由于末端回肠和远端结肠比较固定，其较易受照射的损害。炎症或术后粘连使肠袢固定，限制了肠段的活动，使该肠段单位面积的照射量增加，发病率增高。

4. 子宫切除术后，直肠所受的照射量高于未切除者。

5. 其他基础病变，动脉粥样硬化、糖尿病及高血压等患者原先已有血管病变，照射后更易出现胃肠道损害。

【发病机制】

有研究认为，放射性肠炎的发病机制可能与炎症因子表达异常、肠道菌群失调、肠道上皮的通透性增加及血管损害等有关。近年来，研究发现放射性肠炎的发病主要与肠道黏膜干细胞凋亡、血管内皮损伤有关。

（1）肠道黏膜干细胞凋亡机制：机体中抑癌基因 *p53* 主要参与维护细胞基因稳定、调控细胞周期、促进细胞凋亡等过程。目前发现 *p53* 在放射性肠炎病理生理机制中扮演着重要的角色。辐射可直接损伤 dsDNA，也可通过损伤线粒体氧化呼吸链产生大量的氧自由基来损伤 dsDNA。损伤的 dsDNA 引起 *p53* 基因大量表达，*p53* 通过激活巯基蛋白酶家族诱导肠道黏膜干细胞凋亡。

（2）血管内皮损伤机制：有学者认为，放射治疗引起的微血管内皮损伤及血栓形成导致细胞缺氧在放射性肠炎的发病中起到重要作用，在此机制中内皮细胞纤溶酶原激活物抑制剂 -1 的表达上调起到关键作用。

放疗引起肠道血管损伤，以及肠道血管变少、血供变差、黏膜变薄，一旦有细菌、病毒感染，所引起的肠道炎性反应愈合修复困难，会形成迁延不愈的症状。

此外，电离辐射引起细胞内水生成氧自由基，后者刺激转化生长因子 - β 1 表达，继而引起肠壁过度纤维化、弥漫性胶原沉积和进展性闭塞性血管炎。血管炎和纤维化不断加重，导致肠腔狭窄及其近侧肠管扩张。受累肠管肠壁水肿、增厚，可出现溃疡、坏死，甚至穿孔。

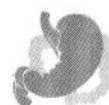

【临床表现】

在放射性肠炎的早期，可能会出现恶心、呕吐、腹痛、黏液或血样便等消化道的症状，累及直肠者多伴有里急后重，累及小肠者多伴有痉挛性腹痛。在放射性肠炎的晚期，可出现肠道纤维化或肠道狭窄。部分患者可能出现肠壁穿孔，形成脓肿、瘘管，严重者可形成直肠阴道瘘、直肠膀胱瘘，出现相应的症状，严重影响肠道消化功能，导致患者长期营养不良。

【超声表现】

1. 盆腹腔、后腹膜恶性肿瘤放射治疗区域或邻近区域肠壁弥漫性增厚。
2. 肠壁增厚以黏膜下层为主，严重者肠管狭窄，肠壁层次消失，肠蠕动差。
3. 肠管周围网膜、系膜可增厚，回声增强。
4. 肠系膜淋巴结反应性增多、体积增大，淋巴门结构正常。
5. 腹腔内可见少量积液。
6. 急性型：病变肠管肠壁见丰富血流信号。慢性型：病变肠管肠壁血流信号减少，甚至消失。

【病例分析】

患者女性，51 岁，因腹痛 5 天来诊。因宫颈癌行子宫全切及盆腔淋巴结清扫术放射治疗 3 个月，脐周轻度疼痛，阵发性发作，自诉黄色稀便每日 2~3 次。超声所见：脐周腹腔内部分小肠及升结肠肠壁弥漫性增厚、水肿，最厚约 1.3 cm，以黏膜下层增厚为主，管腔狭窄，层次清晰，肠腔积气、积液，肠系膜回声增强，呈水肿样改变，肠间隙见液性区，最深约 1.2 cm。双侧盆腔内均见囊性肿物，边界清，形态规整，与周边肠管粘连，右侧大小约 7.7 cm × 4.4 cm，左侧大小约 6.9 cm × 7.4 cm，内部透声差，并见多条分隔（图 9–3–7）。

超声提示：①部分小肠、升结肠肠壁弥漫性增厚，肠系膜增厚，结合病史，符合放射性肠炎声像图表现；②肠间少量积液；③双侧盆腔淋巴囊肿，与周边肠管粘连。

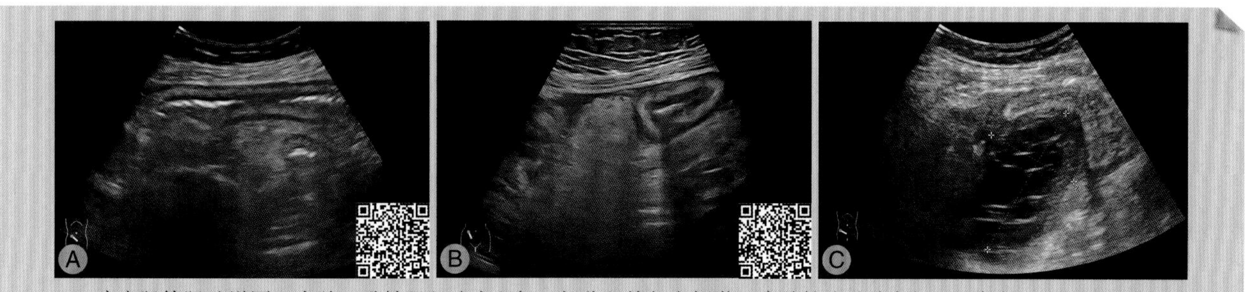

A.病变肠管肠壁增厚、水肿，升结肠肠腔内积气，部分肠管与右侧淋巴囊肿粘连（动态）；B.病变肠壁见肠系膜回声增强（动态）；C.淋巴囊肿与肠管粘连。

图9–3–7　放射性肠炎

五、缺血性肠炎

【概述】

缺血性肠炎是由各种原因引起的肠道急性或慢性血流灌注不良所致的肠壁缺血性疾病。本病可发生于各个年龄段，尤其好发于 50 岁以上的中老年患者；本病可发生于小肠及结肠的任何肠段，多见于左半结肠，约占 80%。

缺血性肠炎的病理基础为黏膜损害、退变、坏死或溃疡形成。其特征为黏膜下层有大量纤维素血栓和含铁血黄素细胞；小血管的微血栓形成；不同程度的非特异性炎性改变，毛细血管损伤后血液渗出进入肠腔或腹腔。

肠镜表现：黏膜充血、水肿、瘀斑，黏膜下出血，黏膜呈暗红色，血管网消失，可有部分黏膜坏死、脱落、溃疡形成，严重时，肠发生透壁梗死，镜下可见灰绿色或黑色黏膜结节。

【病因】

肠道缺血病因很多，导致血容量减少或血氧饱和度降低的因素都会引起肠道缺血，主要有血管和肠道两种因素。

1. 血管因素

血管因素分为肠系膜动脉因素和肠系膜静脉因素。

（1）肠系膜动脉性肠道缺血，又分为梗阻性和非梗阻性（低血流量或低氧饱和度）。梗阻性缺血病因包括肠扭转、肠套叠、炎性包块或肿瘤壁外压迫、腔内血栓形成或栓塞、动脉粥样硬化、糖尿病、动脉瘤、慢性放射损伤、血管炎、淀粉样变性、感染、使用药物。动脉粥样硬化是梗阻性缺血最常见病因。非梗阻性缺血病因包括心力衰竭、心律失常、休克、使用药物、脱水或低血压、呼吸衰竭、慢性阻塞性肺疾病等，约占缺血性肠病的 50%，与肠壁的血流急剧减少有关。

（2）肠系膜静脉性肠道缺血病因包括肠粘连、肠扭转、肠套叠、肠系膜静脉血栓形成、先天性或后天性高凝状态、血液病如特发性血小板减少、门静脉高压、系统性血管炎、特发性肠系膜静脉肌内膜增生、肠静脉炎、肠系膜静脉硬化等。

2. 肠道因素

（1）肠腔内压力增高，肠壁内血管受压，血流量减少，导致缺血，常见于便秘、肠梗阻等。

（2）肠腔细菌感染性缺血，肠内有致病菌存在，病变肠管供血供氧不足，使肠黏膜的通透性增加，防御力下降，细菌侵入形成急性炎症，导致局部血管痉挛，肠壁缺血，甚至坏死、穿孔。

【分类】

缺血性肠炎分为急性肠系膜缺血、慢性肠系膜缺血、缺血性结肠炎。

急性肠系膜缺血的原因主要是大血管供血中断或血容量急剧下降，如肠系膜动脉和静脉栓塞、血栓形成及继发低血流状态的血管收缩；慢性肠系膜缺血一般是多个血管供血障碍，侧支循环不能缓解供血，如肠系膜动脉的粥样硬化、血管炎等；缺血性结肠炎是由各种原因引起的结肠某段肠管的血液供应减少或停止，导致肠壁供血不足，引起一系列病理改变的结肠疾病。

根据受累血管不同，分为动脉性肠道缺血和静脉性肠道缺血。

【临床表现】

缺血性肠炎以腹痛、腹泻、便血为三大主要症状，急性肠系膜缺血表现为突发剧烈腹痛、频发呕吐、腹泻；慢性肠系膜缺血表现为餐后腹痛、畏食、体重减轻；缺血性结肠炎表现为腹痛（多位于左下腹），突发绞痛，进食后加重，腹痛时多伴有便意。

【超声表现】

1. 病变段肠管萎瘪，肠蠕动消失，肠壁增厚、水肿，管腔狭窄，内见细线样气体强回声，近端肠管明显扩张，见积气、积液，病变段肠管与正常肠管分界明显（如肠系膜下动脉栓塞，多表现为横结肠左半部、结肠脾曲、降结肠、乙状结肠、上 2/3 直肠管腔狭窄，横结肠右半部及以上肠管扩张，于横结肠中段见狭窄与扩张的分界），可伴系膜及网膜增厚、腹水，当出现肠壁坏死时，门静脉及肠壁间可见积气。

2. 彩色多普勒：增厚的肠壁可见星点状血流信号或血流信号难以显示。

3. 肠系膜血管病变不同的超声表现如下。

（1）动脉：当由心房颤动等原因导致动脉栓塞时，肠系膜动脉主干及分支可见异常回声充填，血流信号缺失或充盈缺损；当由动脉粥样硬化等原因导致动脉重度狭窄时，动脉壁见动脉粥样斑块附着，管腔狭

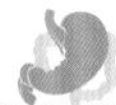

窄，内见花色血流信号，脉冲多普勒可见流速增高。

（2）静脉：当由血栓导致静脉栓塞时，肠系膜上静脉内见异常回声充填，血流信号充盈缺损或缺失。

【病例分析】

病例 1

患者男性，61 岁，因腹部疼痛、餐后加重来诊。有高血脂病史，间断服用降脂药物，平素一般情况较好，间断脐周疼痛、腹泻。超声所见：肠系膜上动脉分支管腔狭窄，彩色多普勒见花色血流信号，空肠肠壁增厚、水肿，最厚约 5.9 mm，管腔狭窄，内见细线样气体强回声，近端肠管明显扩张，见积气、积液（图 9-3-8）。

超声提示：肠系膜上动脉分支狭窄并空肠肠壁增厚，符合缺血性肠炎声像图表现。

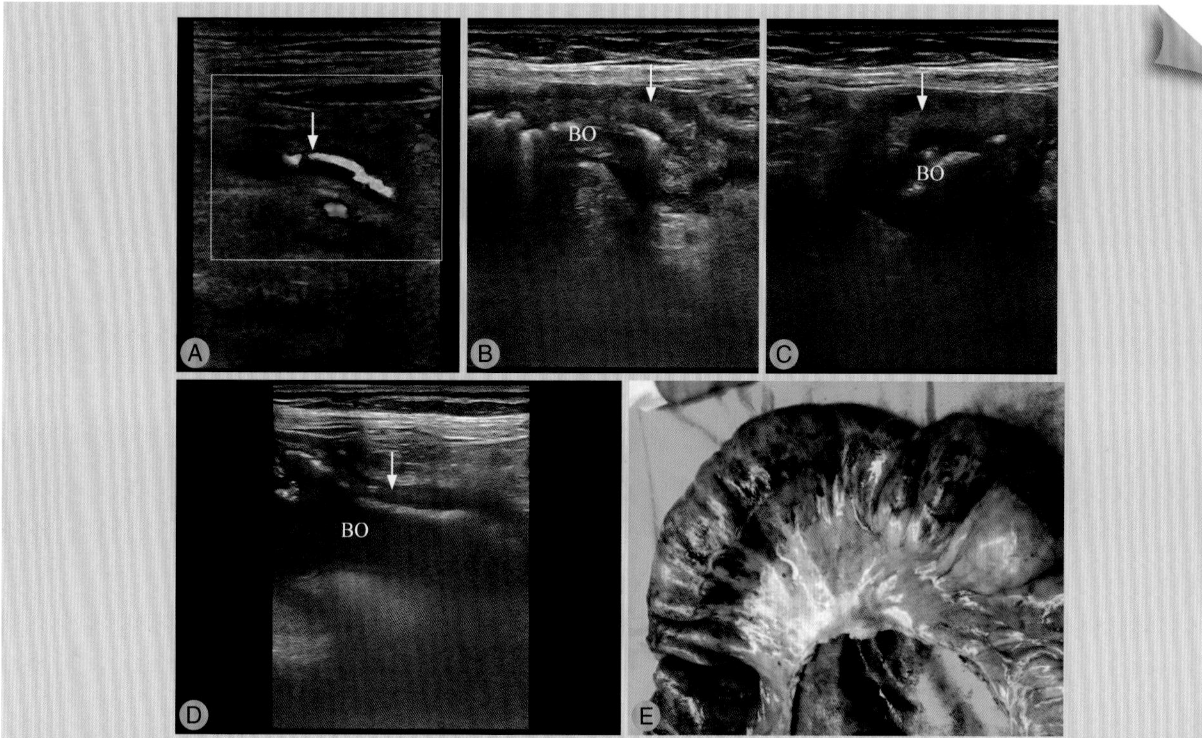

A.肠系膜上动脉分支狭窄（箭头）；B.纵断面示空肠壁以黏膜层增厚为主（箭头）；C.横断面示空肠壁以黏膜层增厚为主（箭头）；D.肠壁增厚，肠管内积液（箭头）；E.术后大体标本：坏死小肠。BO：小肠。

图9-3-8　肠系膜上动脉分支管腔狭窄致缺血性肠炎

病例 2

患者女性，67 岁，因呕血 6 小时入院，腹部不适，自觉胸闷，活动加重，有肝癌病史。超声所见：门静脉内径增宽，宽约 2.1 cm，门静脉及肠系膜上静脉内见实性低回声充填。彩色多普勒：管腔内未见血流充盈，实性低回声内未见明显血流信号。空肠肠壁增厚，厚约 0.6 cm，肠壁间未见积气，肠腔变窄，肠蠕动弱，肠间见游离液体，深约 2.2 cm（图 9-3-9）。

超声提示：门静脉及肠系膜上静脉血栓形成并空肠肠壁增厚、腹腔少量积液，符合缺血性肠炎声像图表现。

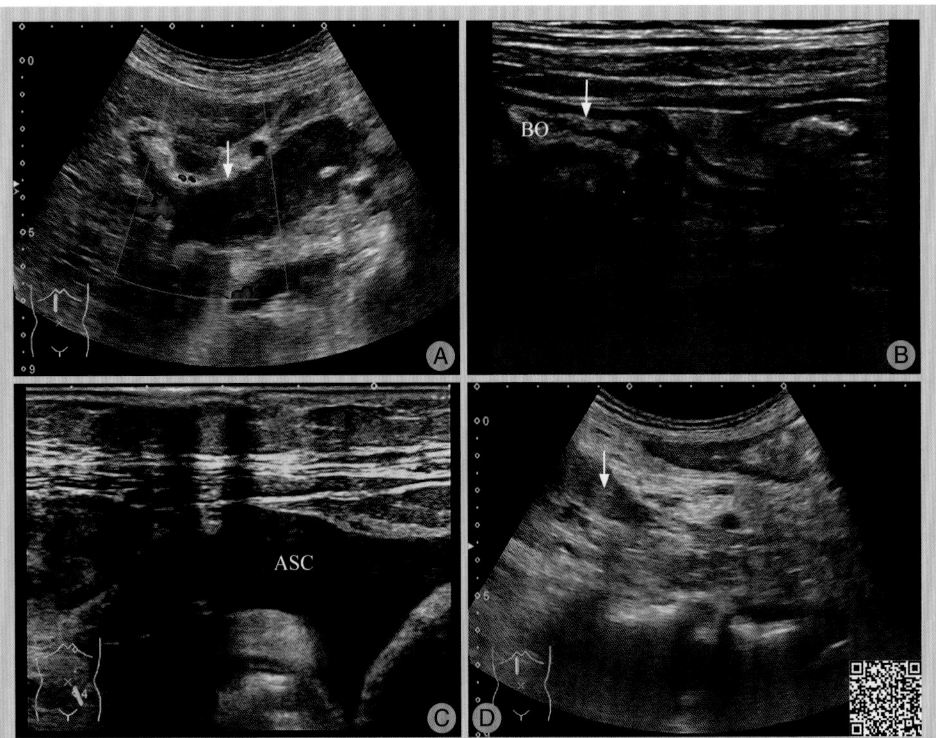

A.门静脉血栓形成（箭头）；B.空肠肠壁增厚（箭头）；C.肠间少量积液；D.门静脉及肠系膜上静脉血栓形成（动态）。BO：空肠；ASC：腹水。

图9-3-9　门静脉及肠系膜上静脉血栓形成致缺血性肠炎

【特异性肠炎的鉴别诊断】

1. 肠癌多表现为肠壁不规则、不均匀性增厚或低回声包块，管腔形态失常、肠腔狭窄、病灶处肠壁层次结构不清、肠壁僵硬、肠蠕动差或消失。彩色多普勒：包块内见杂乱血流信号。

2. 克罗恩病表现为肠壁呈节段性改变，克罗恩病早期肠壁增厚为黏膜下层增厚，肠壁层次清晰；晚期出现全层不均匀增厚，肠壁层次结构可消失，肠壁僵硬；肠周常出现脂肪高回声包绕。

3. 溃疡性结肠炎表现为直肠和远端结肠甚至全结肠呈连续性肠壁增厚，以黏膜层和黏膜下层为主，黏膜回声增强，内可见多发不规则溃疡凹陷，层次结构正常，严重病变肠壁全层增厚，肠周出现脂肪高回声包绕。

4. 感染性肠炎表现为肠管轻度扩张，肠腔内液体增多，肠壁增厚以黏膜层和黏膜下层为主，轻者肠管蠕动增强，严重者肠管蠕动迟缓或消失。

5. 肠结核肠壁呈跳跃性不规则增厚，伴有以横行深溃疡为主的溃疡凹陷，肠管狭窄，肠蠕动差，易形成脓肿；肠间隙可见积液，内见细线样分隔；淋巴结显示增多、增大，可呈极低回声，部分淋巴结内可见液化坏死区和（或）强回声钙化。

6. 放射性肠炎表现为盆腹腔、后腹膜恶性肿瘤放射治疗区域或邻近区域肠壁弥漫性增厚，以黏膜下层为主，严重者肠管狭窄，肠蠕动差，肠壁层次消失。

7. 缺血性肠炎表现为病变段肠管萎瘪，肠壁增厚、水肿，管腔狭窄，内见细线样气体强回声，肠蠕动消失，近端肠管明显扩张，见积气、积液。彩色多普勒：增厚的肠壁内血流信号消失或很难显示，不同病因肠系膜血管病变超声表现不同。

（郑晓燕）

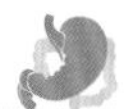

第四节 小结

综上所述，经腹部超声检查不仅可观察肠壁的层次结构、肠壁增厚的程度、病变累及的范围及肠壁外附属结构的改变，同时结合感染性肠炎的临床表现及实验室检查、缺血性肠炎的血管造影、放射性肠炎的病史、非特异性肠炎的发病特点及其并发症等，能够对各类肠炎做出分类诊断。现阶段小肠的检查手段相对较少，有一定的局限性，超声检查正好弥补这一不足，因此超声检查是肠道炎症性疾病诊断不可或缺的检查方式。

（郑晓燕）

参考文献

[1] QUAIA E.Contrast-enhanced ultrasound of the small bowel in crohn’s disease[J].Abdom Imaging，2013，38（5）：1005-1013.

[2] DONG J，WANG H，ZHAO J，et al.Ultrasound as a diagnostic tool in detecting active Crohn’s disease：a metaa-analysis of prospective studies[J].Eur Radiol，2014，24（1）：26-33.

[3] MOHAMED A N，SAMER M B，MAHA K A G.The update of ultrasound techniques in diagnosis of inflammatory bowel disease[J].The egyptian journal of radiology and nuclear medicine，2014，45（2）：289-294.

[4] KRATZER W，FOELLER T，KAECHELE V，et al.Darmwandvaskularisation bei Morbus Crohn [Intestinal wall vascularisation in Crohn’s disease][J].Z Gastroenterol，2004，42（9）：973-978.

[5] DE FRANCO A，MARZO M，FELICE C，et al.Ileal Crohn’s disease：CEUS determination of activity[J].Abdom Imaging，2012，37（3）：359-368.

[6] NYLUND K，MACONI G，HOLLERWEGER A，et al.EFSUMB recommendations and guidelines for gastrointestinal ultrasound[J].Ultraschall Med，2017，38（3）：e1-e15.

[7] STURM A，MAASER C，CALABRESE E，et al.ECCO-ESGAR guideline for diagnostic assessment in IBD part 2：IBD scores and general principles and technical aspects [J].J Crohns Colitis，2019，13（3）：273-284.

[8] BRYANT R V，FRIEDMAN A B，WRIGHT E K，et al. Gastrointestinal ultrasound in inflammatory bowel disease：an underused resource with potential paradingm-changing application[J].Gut，2018，67（5）：973-985.

[9] 萧树东，许国铭 . 中华胃肠病学 [M]. 北京：人民卫生出版社，2008.

[10] 周永昌，郭万学 . 超声医学 [M].4 版 . 北京：科学技术文献出版社，2003.

[11] 金镇东，李兆申 . 消化超声内镜学 [M].3 版 . 北京：科学出版社，2017.

[12] GIOVANNI MACONI. 胃肠道超声诊断学 [M].2 版 . 周智洋，刘广建，译 . 北京：人民卫生出版社，2018.

[13] 苗苗，周靖人，荣阳 . 结肠憩息室炎的超声检查与应用价值 [J]. 中外医学研究，2012，10（3）：51.

[14] 吴俊，许幼峰，高枫，等 . 超声检查在结肠憩室炎诊断中的应用 [J]. 现代实用医学，2011，23（7）：825-826.

[15] 夜静，杨娜 . 肠道憩室炎 1 例的超声诊断 [J]. 中国临床医学影像杂志，2013，24（10）：755-756.

[16] 孙自勤，刘晓峰 . 肠道病学 [M]. 济南：山东科学技术出版社，2005.

[17] 徐飞，章萍，徐牡丹，等 . 右侧结肠憩室炎的超声误诊分析 [J]. 医学影像学杂志，2010，20（6）：797，803.

第九章

[18] 刘玉林，姚宗浠，居建祥，等. 右半结肠憩室炎误诊为阑尾炎 15 例分析 [J]. 中国医药指南，2018，16（35）：69-70.
[19] 张锐利，胡福长，何丽娉，等 . 成人肠憩室炎的超声诊断价值 [J]. 中国超声医学杂志，2017，33（10）：946-948.
[20] 王为，周国华，颜君，等 . 慢性末端回肠炎患者小肠细菌过度生长情况的研究 [J]. 临床消化病杂志，2011，23（2）：94-96.
[21] 贾云岭，邱竞，晏正光，等 . 末端回肠炎的影像学诊断 [J]. 华南国防医学杂志，2013，27（12）：938-939.
[22] 姚玉川，冯天杰，赵江华，等 . 慢性消化病患者肠黏膜屏障功能障碍与肠道微生态失衡的关系 [J]. 中华消化杂志，2006，26（4）：267-268.
[23] 马爱文 . 缺血性肠炎的临床分析 [J]. 中华消化病与影像杂志（电子版），2014，4（5）：238-239.
[24] 常虹，周丽雅，吕愈敏，等. 肠系膜血管病 [J]. 中华消化杂志，2003，23（8）：48-49.
[25] 陈凤媛，沈强 . 缺血性肠炎内镜特征及与发病相关的危险因素分析 [J]. 中华消化内镜杂志，2008，25（2）：3.
[26] 王俊萍，邹兵，杜意平，等 . 缺血性结肠炎的临床特点和转归 [J]. 海南医学院学报，2010，16（2）：229-231.
[27] PARK W M，GLOVCZKI P，CHERRY K J，et al.Contemporary managmement of acute meseenteric ischemic：factors associated with survival[J].J Vasc Surg，2002，35（3）：445-452.
[28] 杨晓梅，许乐. 缺血性肠炎的危险因素及辅助检查的诊断价值 [J]. 宁夏医学杂志，2006，28（11）：878-879.
[29] 李铭，宋亚平 . 彩色多普勒超声诊断急性缺血性肠病的价值探讨 [J]. 中国基层医药，2008，15（3）：504.
[30] 陈军，刘峰 .PCT 及 CRP 在诊断小儿肠炎中的应用价值 [J]. 中国实验诊断学，2015（10）：1702-1704.
[31] AHMED M.Ischemic bowel disease in 2021[J].World J Gastroenterol，2021，27（29）：4746-4762.
[32] PRADHAN U，KUMAR R，AGARWAL P N，et al.First case of enterovesical fistula caused by ischaemic enteritis[J].Cureus，2021，13（7）：e16452.
[33] 贺雪华，关步云，朱莉玲 . 小儿急性阑尾炎与急性感染性肠炎的阑尾高频超声显像 [J]. 广州医药，2015，46(3)：50-52.
[34] 李静，张雨洁 . 高频超声在小儿肠系膜淋巴结炎诊断中的应用 [J]. 中国医疗前沿，2012，7（15）：55-56.
[35] 孙登俊 . 高频超声在病毒性肠炎诊断中的价值 [J]. 系统医学，2019，4（8）：125-127.
[36] 蔡兴文 . 高频超声在小儿便血病因判断中的应用价值 [J]. 结直肠肛门外科，2016，22（3）：292-294.
[37] LIU Z，LIU H，JIANG J，et al.PDGF-BB and bFGF ameliorate radiation-induced intestinal progenitor/stem cellapoptosis via Akt/p53 signaling in mice［J］.Am J Physiol Gastrointest Liver Physiol，2014，307（11）：G1033-G1043.
[38] PARIS F，FUKS Z，KANG A，et al.Endothelial apoptosis as the primary lesion initiating intestinal radiation damage in mice［J］.SCIENCE，2001，293（5528）：293-297.
[39] 中国医师协会外科医师分会，中华医学会外科学会结直肠外科学组 . 中国放射性直肠炎诊治专家共识（2018 版）[J]. 中华胃肠外科杂志，2018，21（12）：1321-1336.

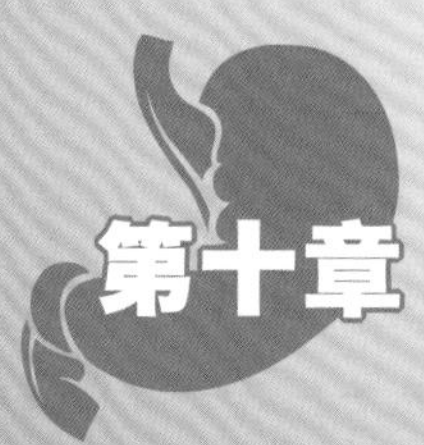

第十章 肠癌

肠癌分为原发性肠癌和转移性肠癌。

原发性肠癌是源于肠道黏膜上皮的恶性肿瘤，包括小肠癌和大肠癌。通常小肠癌的发病率较低，占全部恶性肿瘤的 0.4%，大肠癌则占 9.7%。

转移性肠癌是肿瘤细胞从原发部位通过血行转移、淋巴转移、直接浸润或种植转移，侵犯肠道继续生长，形成的与原发部位相同类型的肿瘤，又称为继发性肠癌。

第一节 小肠癌

【概述】

原发性小肠癌是指发生于十二指肠、空肠与回肠的恶性肿瘤，临床少见，以腺癌为主，常见于 50 岁以上中老年人，男女发病率之比约为 2∶1。十二指肠腺癌以乳头周围区多见（见第七章第四节），空肠腺癌大部分发生于十二指肠悬韧带（屈氏韧带）附近，回肠癌则大部分发生于回肠末端近回盲瓣处。

【病理分型】

1. 小肠癌按癌细胞浸润深度分为早期肠癌（局限于黏膜层及黏膜下层）和进展期肠癌（突破黏膜下层，到达固有肌层甚至更深层）。
2. 小肠癌按病变大体形态分为肿块型、溃疡型、缩窄型、弥漫浸润型。
3. 小肠癌按组织病理学分为硬癌、胶样癌、腺癌。多为腺癌，以高、中分化腺癌多见；低分化腺癌或未分化腺癌较少，仅占小肠癌的一部分，或与高、中分化腺癌共存，分布在癌细胞浸润的深部。

【病理分期】

该分期根据 AJCC TNM 分期系统（第 8 版），适用于十二指肠、空肠、回肠腺癌（不包括肉瘤、胃肠道间质肿瘤、淋巴瘤、类癌）。

小肠癌病理分期分为 0 期、Ⅰ期、Ⅱ期、Ⅲ期和Ⅳ期如下（表 10-1-1，图 10-1-1）。

表 10-1-1　小肠癌 TNM 分期

TNM分期	T	N	M
0期	T_{is}	N_0	M_0
Ⅰ期	T_1 ~ T_2	N_0	M_0
ⅡA期	T_3	N_0	M_0
ⅡB期	T_4	N_0	M_0
ⅢA期	AnyT	N_1	M_0
ⅢB期	AnyT	N_2	M_0
Ⅳ期	AnyT	AnyN	M_1

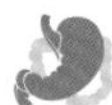

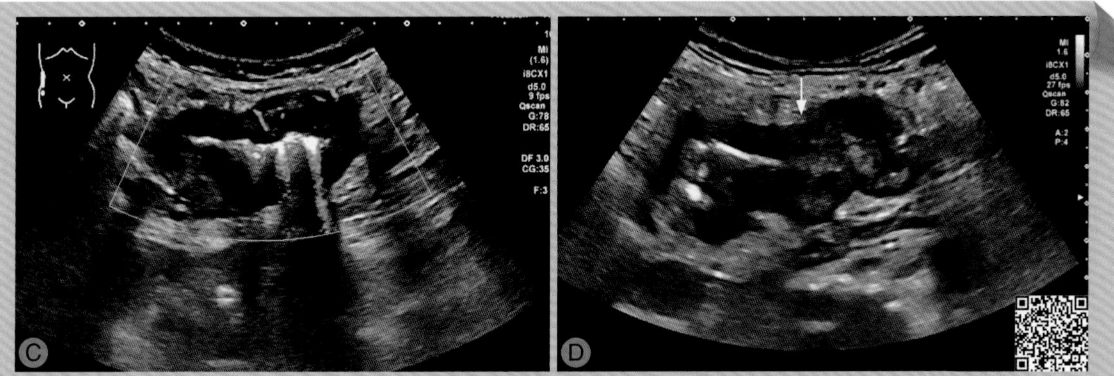

A.纵断面：肠壁增厚（箭头），肠腔狭窄，肠壁层次结构显示不清；B.横断面：肠壁增厚（箭头），肠腔狭窄，肠壁层次结构显示不清，呈“假肾征”；C.超微血流成像于增厚的肠壁上见点条状血流信号；D.结肠肠壁增厚（箭头），肠腔狭窄，肠壁僵硬，无蠕动，增厚的肠壁层次结构显示不清（动态）。

图10-2-7 升结肠癌（非充盈状态）

病例 2

患者男性，58 岁，因左侧腹部隐痛不适、大便变细 1 个月就诊。肠道充盈超声所见：降结肠肠壁不规则、偏心性增厚，最厚处约 1.9 cm，累及长度约 4.8 cm，回声减低，病变处肠壁层次结构紊乱不清，其黏膜面可见多个浅小凹陷，肠壁僵硬、蠕动消失，肠腔明显狭窄，造影剂通过缓慢，近端肠管扩张。彩色多普勒：增厚肠壁见点条状血流信号（图 10-2-8）。

超声提示：降结肠肠壁非均匀性增厚、肠腔狭窄，符合肠癌声像图表现。

术后病理提示：升结肠低分化腺癌。

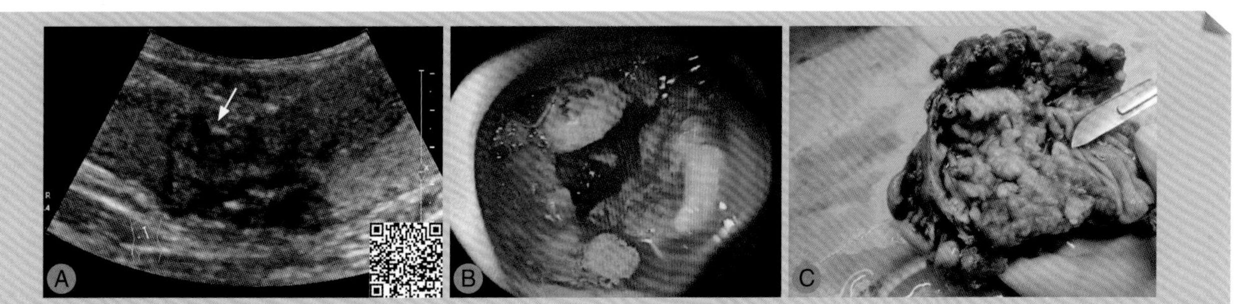

A.降结肠肠壁增厚（箭头），增厚的肠壁层次结构显示不清，肠腔狭窄，肠壁僵硬，无蠕动（动态）；B.肠镜可见肠腔狭窄，黏膜面呈“菜花样”，表面渗血，环及全周；C.术后大体标本。

图10-2-8 降结肠癌（充盈状态）

【鉴别诊断】

1. 大肠恶性淋巴瘤：以盲肠和升结肠多见，多呈极低回声或“网格状”改变，质软，探头加压变形，多不引起梗阻，彩色多普勒显示丰富血流信号。

2. 高风险胃肠道间质瘤：多起源于固有肌层，呈分叶状生长，边界不清，内部回声不均。瘤体内可伴囊性变，表面可伴溃疡，少见浸润性征象。

3. 阑尾肿瘤和炎性包块：在非充盈状态下与盲肠癌在声像图上不易区别，肠道充盈后行超声检查，位置关系清晰，结合回声特点一般可区分。但在盲肠癌侵及阑尾时，两者分界不清，鉴别困难。

4. 大肠平滑肌肉瘤：多起源于固有肌层、黏膜肌层，肿瘤多呈圆形、分叶状或不规则状，边界不清，呈浸润性生长，瘤体内常伴有出血坏死及囊性变，表面可伴糜烂溃疡。彩色多普勒显示瘤体血流信号较丰富，坏死囊变区血流信号稀少或不显示。

（靖立芹）

第三节 转移性肠癌

【概述】

转移性肠癌是其他部位的原发肿瘤转移至肠道，侵犯肠道继续生长，形成与原发部位相同类型肿瘤的疾病。

临床诊断标准：①原发肿瘤部位明确；②经组织学或剖腹探查证实；③原发肿瘤和转移性肿瘤的组织学特征相同；④原发肿瘤和转移性肿瘤属不同器官。

其原发病灶可来源于宫颈癌、恶性黑色素瘤、大肠癌、卵巢癌、肾癌、胃癌、肺癌及皮肤癌等，恶性黑色素瘤常经血行转移，鳞癌及腺癌多经淋巴转移。

癌症的转移途径主要有四种：血行转移、淋巴转移、直接浸润、种植转移。

血行转移：癌细胞随着肠管供血血管会先至肠壁黏膜下层毛细血管网，以黏膜下层为起点，向内向外逐层侵犯，即所谓的先侵犯后破坏。

淋巴转移：肠壁黏膜下层存在丰富的淋巴管网，淋巴转移时先从黏膜下层淋巴网开始，逐渐向外侵犯至浆膜层、向内侵犯至黏膜层，再通过肠淋巴回流途径，逐级向淋巴结转移，故病灶周围可见到肿大淋巴结。

直接浸润：相邻组织的癌细胞直接侵犯到邻近肠管。同种植转移一样，癌细胞附着在浆膜 / 外膜上，先侵及浆膜 / 外膜而后由外向内逐层侵犯。

种植转移：腹膜播散，癌细胞附着在浆膜上，先侵入肠管浆膜层而后由外向内逐层侵犯至固有肌层、黏膜下层，继而向内侵犯至黏膜层等。

【临床表现】

转移性肠癌可在查体时发现，或在有腹部包块、出现相应并发症时发现。转移性肠癌常见于癌症晚期或广泛转移者，常见腹痛、腹部包块、消化道出血、肠梗阻、肠穿孔、肠套叠等。其中，转移性大肠癌可伴有排便习惯或排便性状的改变等。

【超声表现】

1. 结节肿块型：肠道内单发或多发的实性低回声结节，多呈圆形，边界尚清晰，内回声较均匀；转移结节多从黏膜下层（第 3 层）或浆膜层（第 5 层）开始，向其余各层浸润。转移结节未侵及黏膜层时，黏膜面光滑、完整，层次结构清晰；结节与肠管无相对移动，挤压局部肠管，结节随肠管移动而移动；伴或不伴肠梗阻，偶见肠套叠。

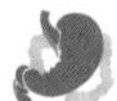

2. 浸润型：肠壁局限性及全周性不规则增厚，增厚肠壁多突破黏膜下层，向腔内突起，呈低回声，层次结构不清，表面可伴溃疡形成；肠腔内强回声气体位于包块边缘或中心，表现为“假肾征”；肠腔狭窄，可伴有肠梗阻等。

3. 彩色多普勒：以富血供为主，少数乏血供（因病理类型而不同）。

4. 可伴脏器转移、腹腔播散、淋巴结肿大等其他转移征象。

【病例分析】

病例 1

患者男性，64 岁，结肠癌术后 1 年。复查超声所见：空肠肠壁见多发外生性低回声结节，大者约 3.9 cm × 2.1 cm × 3.6 cm，边界尚清，侵及浆膜层、固有肌层，内部回声偏低、欠均匀。彩色多普勒：结节周边星点状血流信号。

超声提示：空肠肠壁多发低回声结节，结合病史，考虑转移性空肠癌。

术后病理：空肠中低分化腺癌，结合病史及形态，考虑为结肠癌转移，侵犯浆膜层及固有肌层，可见脉管内癌栓及神经侵犯（图 10-3-1）。

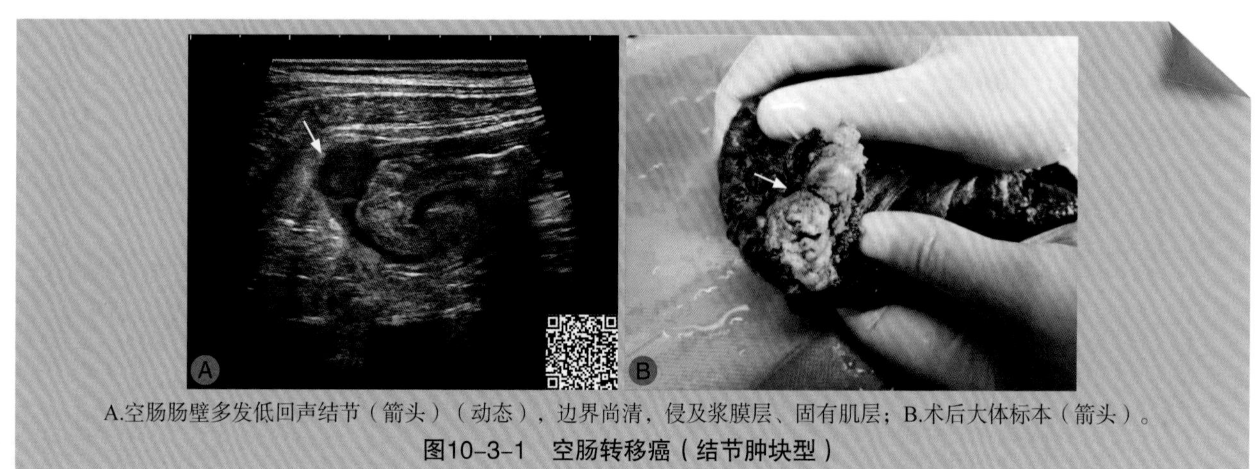

A.空肠肠壁多发低回声结节（箭头）（动态），边界尚清，侵及浆膜层、固有肌层；B.术后大体标本（箭头）。

图10-3-1　空肠转移癌（结节肿块型）

病例 2

患者男性，68 岁，有胰腺癌病史，常规超声复查。超声所见：胰腺体尾部后内侧见一低回声结节，大小约 1.8 cm × 1.5 cm × 1.6 cm，形态欠规则。另于胃体大弯侧见胃壁局限性增厚，最厚处约 1.4 cm，累及长度约 4.9 cm，黏膜表面见溃疡凹陷，大小约 3.5 cm × 0.7 cm，深达黏膜下层，增厚胃壁结构消失、侵及浆膜层，且与胰腺包块分界不清。另见乙状结肠肠壁全周性不规则增厚，呈“假肾征”，最厚处约 1 cm，累及范围约 4.1 cm × 1.9 cm，从浆膜层至黏膜层层次结构均消失，内回声不均，此段肠腔狭窄。腹腔、腹膜后及系膜网膜均散在多个低回声结节（图 10-3-2）。

超声提示：胰腺癌伴胃、乙状结肠、腹腔、腹膜后及系膜网膜转移灶。

穿刺活检病理结果：（乙状结肠）中低分化腺癌，结合病史及形态学特点，考虑胰腺来源。

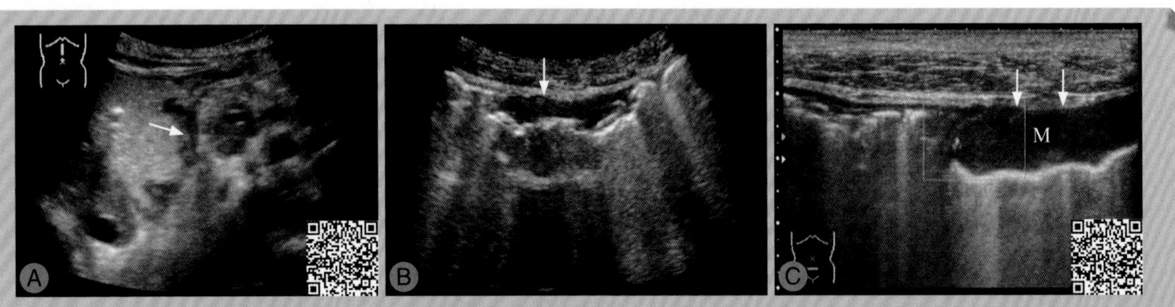

A.胰腺体尾部后内侧低回声包块、胃体大弯侧胃壁局限性增厚伴黏膜面凹陷（箭头），胃壁病变侵及浆膜层，且与胰腺包块分界不清（动态）；B.乙状结肠肠壁局限性增厚（箭头），内回声不均，此段肠腔狭窄；C：乙状结肠肠壁局限性不规则增厚（箭头），肠腔狭窄（动态）。M：肿块。

图10-3-2 大肠转移癌（浸润型）

病例 3

患者男性，72 岁，直肠腺癌术后吻合口复发、二次手术后半年，常规查体。超声表现：回肠末端见相邻数个低回声结节，呈类圆形，表面光滑，内回声欠均质，大者约 2.2 cm × 1.6 cm × 2.1 cm，沿回肠黏膜下层及固有肌层分布。彩色多普勒显示其内点条状血流信号。另于大网膜及肠系膜上动脉周围见数个肿大淋巴结回声，大者约 0.7 cm × 0.9 cm × 0.9 cm，形态饱满，结构紊乱，淋巴门消失（图 10-3-3）。

超声提示：①回肠末端多发低回声结节，结合病史，考虑转移性回肠癌；②大网膜及肠系膜上多发异常结构淋巴结，考虑转移性淋巴结。

穿刺活检病理结果：（回肠）中低分化腺癌，结合病史，考虑为直肠癌转移。

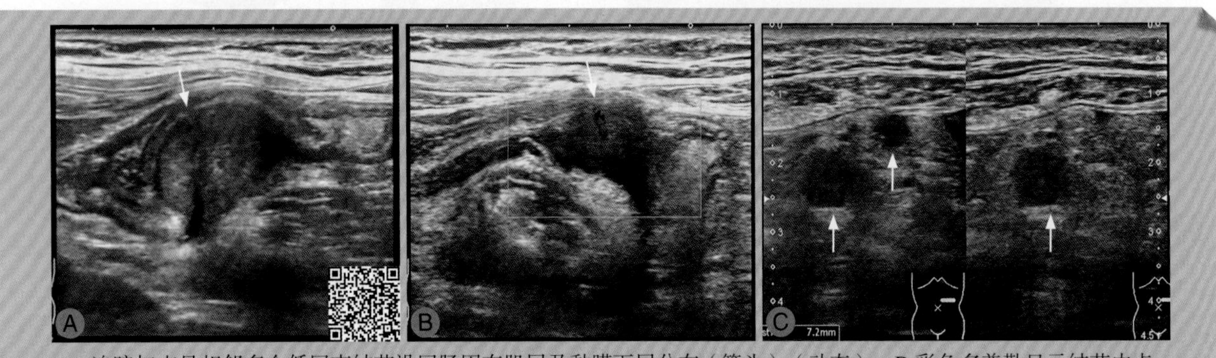

A.追踪扫查见相邻多个低回声结节沿回肠固有肌层及黏膜下层分布（箭头）（动态）；B.彩色多普勒显示结节内点条状血流信号（箭头）；C.大网膜及肠系膜上见多个肿大淋巴结，形态饱满，结构紊乱（箭头）。

图10-3-3 回肠转移癌（结节肿块型）

病例 4

患者男性，56 岁，因右下腹痛行超声检查。超声所见：回肠末端浆膜层探及多发实性等回声结节，侵及固有肌层，大者约 1.3 cm × 0.6 cm × 1.0 cm；充盈胃腔后进一步行胃壁及腹腔扫查，于胃窦浆膜层见 2 个实性低回声结节，形态不规则，大者约 1.8 cm × 1.8 cm × 2.0 cm，其一结节侵及固有肌层，并与周围网膜组织粘连；于网膜及系膜上均见多个肿大淋巴结回声，形态饱满，结构紊乱。另于胰尾处见一实性低回声包块，大小约 3.2 cm × 2.3 cm × 3.1 cm（图 10-3-4）。

超声提示：①胰尾处低回声包块，考虑胰腺癌；②胃窦浆膜层及回肠末端浆膜层多发实性回声结节，考虑转移癌。

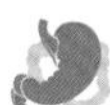

术后病理：胰头部中低分化导管腺癌，侵犯胰腺周围脂肪组织，可见脉管内癌栓及神经侵犯。十二指肠乳头、胆总管、胆囊及各手术切缘未见癌累及。胃窦浆膜结节、回肠末端浆膜结节送检纤维组织中可见癌累及。

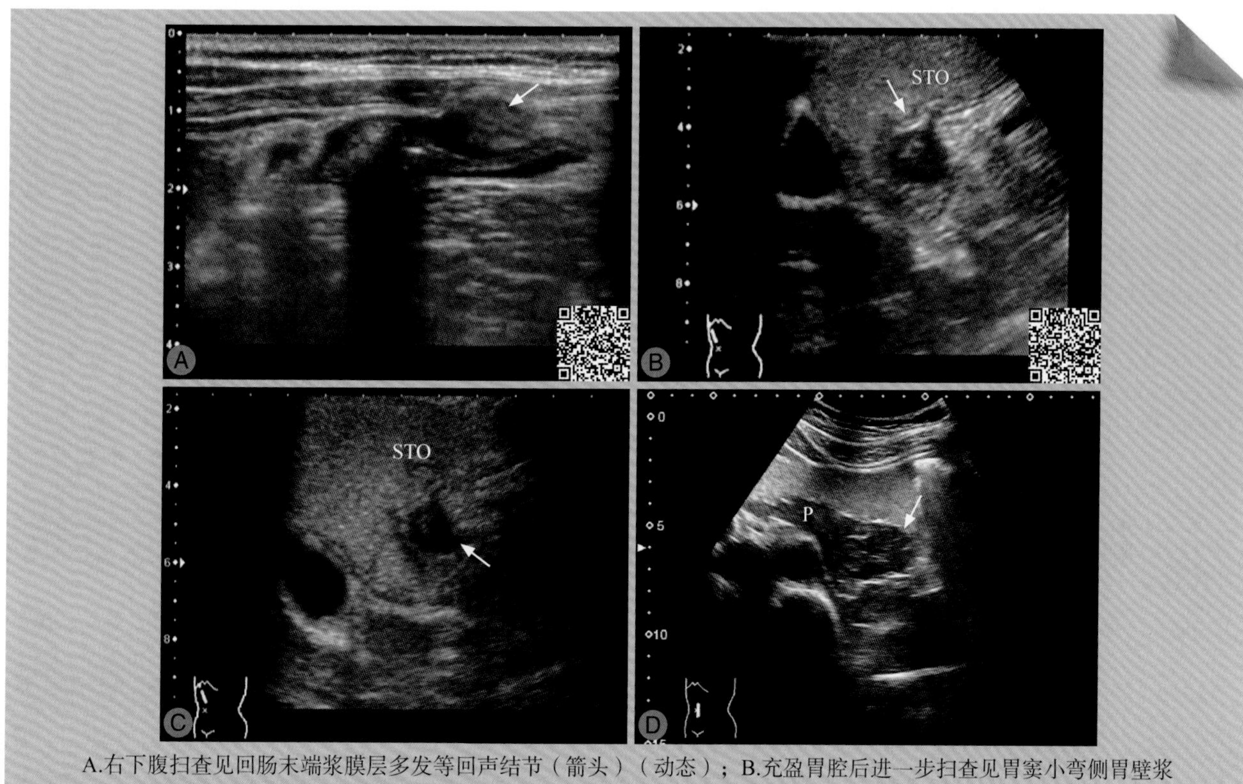

A.右下腹扫查见回肠末端浆膜层多发等回声结节（箭头）（动态）；B.充盈胃腔后进一步扫查见胃窦小弯侧胃壁浆膜层多发低回声结节，其一侵及固有肌层（箭头）（动态）；C.胃窦小弯侧胃壁浆膜层多发低回声结节，侵及固有肌层（箭头）；D.胰尾处低回声包块（箭头）。STO：胃腔；P：胰腺。

图10-3-4　回肠转移癌（结节型）

（宋　媛）

第四节　小结

肠充盈超声检查能清晰显示肠壁的层次结构，肿瘤所在位置、形态、大小及浸润的程度，了解周围淋巴结、邻近及远处器官转移情况，具有较高的临床应用价值；且肠充盈超声检查无创伤、无痛苦，安全简便，重复性好，更容易让患者接受，也可作为大规模肠癌筛查的手段。

（宋　媛）

参考文献

[1] 陈万青，李霓，兰平，等.中国结直肠癌筛查与早诊早治指南（2020，北京）[J].中国肿瘤，2021，30（1）：1-28.

[2] 顾晋，汪建平，孙燕，等 . 中国结直肠癌诊疗规范（2017 年版）[J]. 中华临床医师杂志（电子版），2018，12（1）：3-23.

[3] 八尾恒良，饭田三雄 . 小肠疾病临床诊断与治疗 [M]. 韩少良，郑晓风，周宏众，译 . 北京：人民军医出版社，2008.

[4] 周永昌，郭万学 . 超声医学 [M].4 版 . 北京：科学技术文献出版，2003.

[5] 芬诺格利奥 · 普赖瑟 . 胃肠病理学 [M]. 回允中，译 . 北京：北京大学医学出版社，2011.

[6] 萧树东，许国铭 . 中华胃肠病学 [M]. 北京：人民卫生出版社，2008.

[7] 金震东，李兆申 . 消化超声内镜学 [M].3 版 . 北京：科学出版社，2017.

[8] 陆文明 . 临床胃肠疾病超声诊断学 [M]. 西安：第四军医大学出版社，2003.

[9] 中国医师协会结直肠肿瘤专业委员会腹膜肿瘤专委会 . 结直肠癌腹膜转移诊治中国专家共识（2022 版）[J]. 中华结直肠疾病电子杂志，2022，11（4）：265-271.

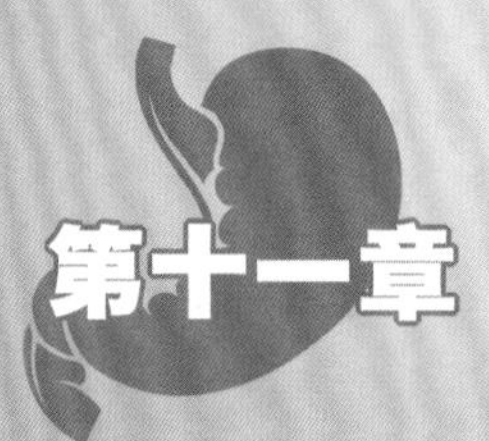

第十一章

肠道其他病变

- 第一节　肠息肉
- 第二节　肠梗阻
- 第三节　腹型过敏性紫癜

第一节 肠息肉

【概述】

肠息肉是肠道黏膜上所有隆起性病变的总称，是指从肠黏膜表面突出到肠腔的息肉状病变，在未确定病理性质前统称为息肉，以结肠、直肠处多见。好发年龄为 51 ~ 70 岁，男性多见。大多数息肉为单发，约 20% 为多发。

【病因】

1. 不良饮食生活因素：长期进食高脂肪、高蛋白、低纤维素食物，长期吸烟及酗酒等。

2. 胆汁代谢紊乱：胃十二指肠溃疡患者行胃空肠吻合术及胆囊切除术后，胆汁流向和排出时间发生改变，大肠内胆汁酸的含量增加。

3. 肠道炎性疾病：肠黏膜的慢性炎性病变是导致炎性息肉的主要原因。

4. 遗传因素：肠息肉的形成与基因突变及遗传因素有密切关系，尤其是家族性息肉病具有明显遗传性。

5. 年龄因素：发病率随年龄增大而增高。

【病理】

肠息肉的分类尚不统一，目前主要分为炎性息肉、增生性息肉、错构瘤性息肉和肿瘤性息肉（腺瘤性息肉）。

1. 非肿瘤性息肉

非肿瘤性息肉包括炎性息肉、增生性息肉、错构瘤性息肉。

（1）炎性息肉又称为假性息肉，是由肠黏膜长期受慢性炎症刺激引起的息肉样肉芽肿，表面不规则，多无恶变倾向。常见于溃疡性结肠炎和黏膜损伤部位。

（2）增生性息肉又称为化生性息肉，在组织学上由变长扩张的隐窝构成，隐窝上皮增多呈假复层排列，并形成小乳头突入隐窝腔内，使隐窝腔面呈"锯齿状"。多数直径为 0.2 ~ 0.5 cm，很少>1 cm。常见于中老年人，好发于直肠和左半结肠，常呈扁平广基的小息肉状，质软，多单发，不易恶变。

（3）错构瘤性息肉是由该部位正常存在的组织生长成的紊乱肿块，包括幼年性息肉、息肉病、波伊茨 - 耶格综合征等，其组织病理学成分属于错构瘤。

1）幼年性息肉（Juvenile polyp，JP）又名潴留性息肉，多见于儿童和青少年。临床最主要症状为无痛性便血。于直肠多见，一般为单发，若为多发，也不超过 3 ~ 4 个。息肉呈球形，直径大多数不超过 1 cm。组织学上具备正常成熟的黏膜成分不规则生长，黏液细胞增生，腺窝呈囊性扩张。虽表面通常发生糜烂出血，但单发幼年性息肉通常被认为是良性的，无或只有很小的癌变风险。近年来，国内外报道单发幼年性息肉内部分区域出现腺瘤改变可引起癌变，提示儿童单发幼年性息肉也有潜在恶变可能。

2）波伊茨 - 耶格综合征（Peutz-Jeghers syndrome，PJS）又称家族性黏膜皮肤色素沉着胃肠道息肉病，是一种常染色体显性家族遗传病，以儿童及青少年多见，其在面部、口唇、眼周、双侧手指、脚掌、手掌等部位可有褐色、蓝色或黑色色素沉着斑，并伴有胃肠道多发错构瘤性息肉。波伊茨 - 耶格综合征的息肉可发生在胃肠道的任何部位，按发病率的高低依次为小肠（空肠>回肠>十二指肠）、结肠、胃、直肠，具有多器官发生恶性肿瘤的重大风险。组织学上平滑肌纤维束从黏膜肌层向上呈放射状排列，将正常腺体分成小叶。波伊茨 - 耶格综合征患者大多以腹痛、呕吐就诊，部分伴有便血、腹泻或腰痛，严重者出现肠

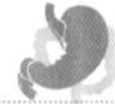

超声提示：降结肠带蒂实性包块，符合息肉样病变，考虑腺瘤性息肉。

内镜下切除术，病理结果：低级别管状腺瘤。

病例 5

患者男性，73 岁，因腹痛、血便来诊。超声所见：结肠肝曲肠壁见一息肉样低回声包块突入肠腔内，大小约 5.5 cm × 4.7 cm × 5.0 cm，基底较宽，内部回声杂乱，表面不平，活动度差，其周围肠壁层次结构不清。彩色多普勒显示包块内从基底部向体部走行的点条状血流信号（图 11–1–7）。

超声提示：结肠肝曲息肉样病变，考虑腺癌，建议内镜取材活检。

术后病理：中高分化腺癌，考虑为管状绒毛状腺瘤恶变。

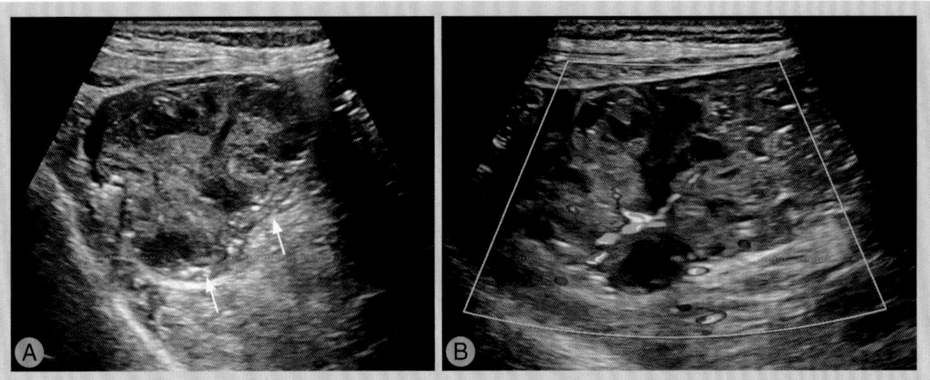

A.息肉样低回声包块：体积较大，基底较宽，形态不规则，内部回声杂乱（箭头）；B.彩色多普勒显示包块内从基底部向体部走行的点条状血流信号。

图11–1–7　腺瘤癌变

【鉴别诊断】

肠息肉需与黏膜下肿瘤、盲肠肠壁水肿等相鉴别。

（1）黏膜下肿瘤：鉴别点参照第七章第二节胃息肉。

（2）盲肠肠壁水肿：盲肠肠壁明显增厚、水肿时，肿胀的黏膜皱襞挤在肠腔内似“蜂窝状”改变，并且水肿肠壁血流信号较丰富（图 11–1–8A），灰阶超声与彩色多普勒相结合，其有酷似幼年性息肉的声像图表现。鉴别诊断方法：①温生理盐水灌肠，可见肠壁分离，所谓的“幼年性息肉包块”内见生理盐水流动（图 11–1–8B）；②彩色多普勒：幼年性息肉内见由中心向外呈“树枝状”分布的血流信号，而盲肠壁水肿时“包块”内见周边型血流信号。

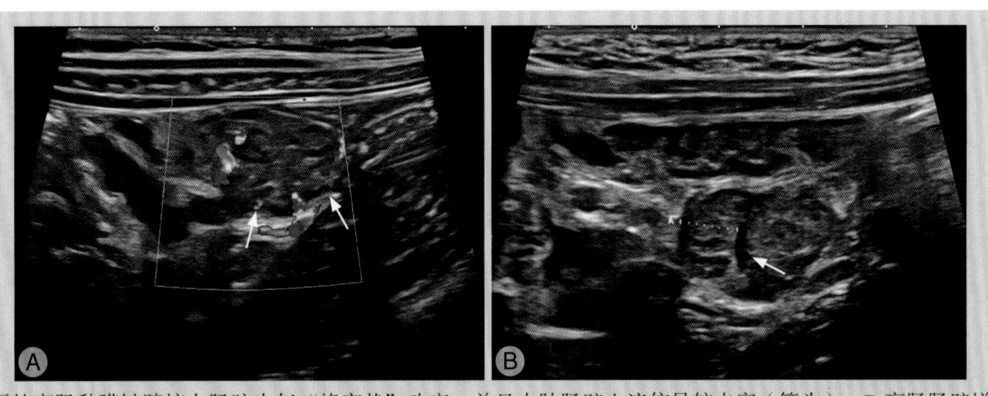

A.增厚的盲肠黏膜皱襞挤在肠腔内似“蜂窝状”改变，并且水肿肠壁血流信号较丰富（箭头）；B.盲肠肠壁增厚（标尺测量处），盲肠腔内可见灌入的生理盐水（箭头）。

图11–1–8　盲肠肠壁水肿

【临床意义】

肠道充盈超声检查通过对肠管进行多切面的扫查，能够发现肠道息肉样病变，能够观察其位置、形态、来源层次、数目、内部回声且能观察到因息肉引起的继发性肠套叠、肠梗阻等表现。超声虽能够发现息肉，但直径＜ 5mm 或中等回声的肠息肉容易漏诊，且超声不能做出息肉的病理分型诊断。

（刘　娟）

第二节 肠梗阻

【概述】

肠腔内容物由于各种病理因素不能正常运行或通过肠道时发生障碍，称为肠梗阻，是常见的急腹症之一。

【分类】

肠梗阻按病因分为机械性肠梗阻、动力性肠梗阻、血运性肠梗阻；按肠壁有无血运障碍分为单纯性肠梗阻和绞窄性肠梗阻；按梗阻部位分为高位肠梗阻和低位肠梗阻；按梗阻程度分为完全性肠梗阻和不完全性肠梗阻；按发展过程的快慢分为急性肠梗阻和慢性肠梗阻。

【病因】

机械性肠梗阻：在临床上最为常见，由于机械性因素，肠管受到压迫或阻塞，导致肠内容物通过障碍。其主要原因为肠腔阻塞（异物、粪石、胆石等）、肠道肿瘤、肠扭转、嵌顿疝、肠粘连等。

动力性肠梗阻：是由神经抑制或毒素刺激导致肠壁肌肉运动紊乱所致，表现为肠壁肌肉活动功能过强或丧失，而肠壁本身无器质性病变。分为麻痹性和痉挛性两类，活动过强表现为肠痉挛，活动丧失表现为肠麻痹。多数是暂时性的，解除病因后多可恢复正常。

血运性肠梗阻：肠系膜血管受压、栓塞或形成血栓，或肠系膜动脉因粥样硬化造成的闭塞均可引起肠管血运障碍，继而发生肠麻痹，导致肠绞窄坏死致肠内容物不能正常运行。

【病理生理】

肠梗阻发生后，局部肠管和全身将出现一系列复杂的病理生理改变。不同类型肠梗阻的病理生理变化各不相同。慢性肠梗阻多为不完全性，导致梗阻以上肠腔扩张及肠壁代偿性增厚，全身的变化主要是营养不良。痉挛性肠梗阻多为暂时性，肠管局部多无明显变化。

（1）局部变化：梗阻部位以上肠蠕动增强，肠腔积气、积液，肠壁静脉回流受阻，毛细血管通透性增加，严重时可影响动脉血运，造成肠坏死。

（2）全身变化：体液丧失可引起水电解质及酸碱平衡失调，感染和中毒可引起全身感染中毒症状，腹胀可引起呼吸循环功能障碍，最终可导致休克和多器官功能衰竭。

【临床表现】

1. 腹痛：单纯性机械性肠梗阻由于梗阻部位以上肠管剧烈蠕动，表现为阵发性腹部绞痛。绞窄性肠梗阻者表现为持续性剧烈腹痛，腹痛间歇期不断缩短。麻痹性肠梗阻者为持续性全腹胀痛。

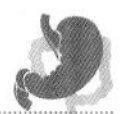

2. 呕吐：高位肠梗阻呕吐发生较早且频繁，呕吐物主要是胃部和十二指肠的内容物等；低位肠梗阻呕吐出现较晚，呕吐物初期为胃内容物，后期可呈粪样。

3. 腹胀：高位肠梗阻由于呕吐频繁，腹胀较轻；低位肠梗阻腹胀明显；闭袢性肠梗阻和肠扭转患者表现为不对称腹胀；麻痹性肠梗阻则表现为均匀性全腹胀。

4. 肛门停止排便、排气：肠梗阻多数无排便、排气，特别是完全性肠梗阻；也存在一些特殊情况，比如在高位肠梗阻早期，梗阻以下肠腔内仍残存粪便及气体，其可在灌肠后或自行排出，故不应因此而排除肠梗阻；不完全性肠梗阻可有多次少量的排便、排气；绞窄性肠梗阻可出现血性黏液样便。

【超声表现】

1. 各型肠梗阻共有超声特征

（1）肠管明显扩张，小肠管径＞3 cm，大肠管径＞4 cm。

（2）扩张的肠管内积液、积气。

（3）肠管张力状态改变，扩张的肠管张力较高，发生在结肠则结肠袋变平消失。

（4）纵断面上在液体衬托下可见小肠黏膜皱襞密集，呈“琴键征”或“鱼刺征”，大肠黏膜皱襞稀疏，呈“竹节状”或“阶梯状”。

（5）肠蠕动异常。

2. 各型肠梗阻特有超声特征

（1）机械性肠梗阻：超声可发现梗阻点，梗阻部位近端肠管扩张，远端肠管萎瘪，扩张与萎瘪肠管移行处即为梗阻点。

（2）麻痹性肠梗阻：①肠蠕动明显减弱或消失；②无明显梗阻点。

（3）血运性肠梗阻：①肠壁常大范围弥漫性水肿、增厚，肠腔相对狭窄；②肠蠕动减弱或消失；③肠系膜上、下动静脉内血栓或斑块；④门静脉内血栓；⑤肠系膜血管受压等。

3. 肠梗阻病因的超声表现

（1）机械性肠梗阻在肠腔梗阻点见强回声团，提示结石、粪石、异物嵌顿可能；梗阻点处见低回声团块，提示肠管占位性病变等，如肿瘤；梗阻点沿肠管长轴切面呈“套筒征”，短轴切面呈“同心圆征”，提示肠套叠。

（2）肠壁均匀性显著增厚、回声减低，内部血流信号明显减少，发病急，进展快且盆腹腔见积液，透声差，提示肠系膜血管病变可能。

（3）腹腔外如腹股沟区、脐部、闭孔内、腹壁内见到肠管回声，不能还纳，提示肠管嵌顿可能。

（4）腹腔内见到闭袢状肠管扩张，如见扭转环，提示肠扭转，如见粘连带，提示粘连性肠梗阻，如见十字交叉，提示腹内疝可能。

4. 肠梗阻部位的诊断

（1）小肠梗阻：腹部小肠分布区域肠管扩张，扩张肠管管径＞3 cm，黏膜皱襞排列密集，呈“琴键征”、“鱼刺征”，肠管活动度大，具有以上特征考虑小肠梗阻。位于脐部以上左侧腹腔的肠管，肠腔内黏膜皱襞粗大且排列密集者，考虑为空肠梗阻；位于脐部以下、右侧腹及盆腔内的肠管，肠腔内黏膜皱襞相对稀而小，考虑为回肠梗阻。

（2）大肠梗阻：腹部大肠分布区域肠管扩张，扩张肠管管径＞4 cm，黏膜皱襞稀疏，呈“竹节状”或“阶梯状”，肠管活动度小，相对固定，肠腔内为透声较差的液性肠内容物及强回声的粪块。具有以上特征一般考虑为大肠梗阻。扩张的肠管远端为梗阻端，如全腹腔的大肠均扩张，则考虑为直肠部位梗阻。

【病例分析】

病例 1

患者女性，70 岁，发作性左大腿前内侧向膝内侧放射性痛麻，伴腹痛、腹胀、呕吐 2 年余，今症状明显来诊。查体：腹股沟区未见明显包块。超声所见：小肠管腔明显扩张，最宽处约 3.5 cm，以空肠为主，呈“琴键征”，肠腔内充满无回声液性区，探头置于左侧闭孔前方，可见肠管疝入闭孔区，疝入肠管位置固定，未见蠕动，肠壁增厚、水肿，检查过程中未能还纳腹腔（图 11–2–1）。

超声提示：左侧闭孔疝并肠管嵌顿、肠梗阻。

术后：确诊为闭孔疝并小肠点状坏死。

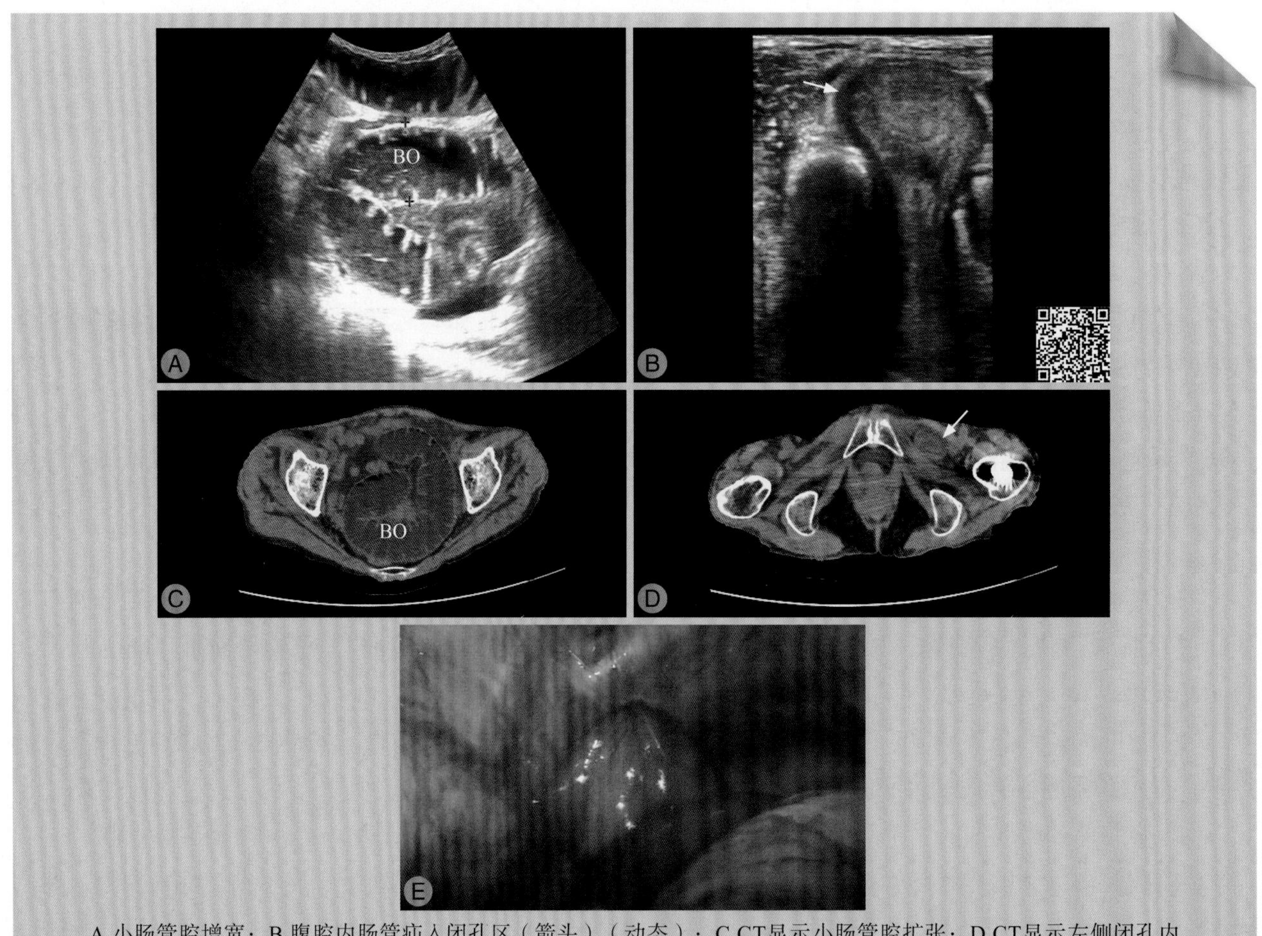

A.小肠管腔增宽；B.腹腔内肠管疝入闭孔区（箭头）（动态）；C.CT显示小肠管腔扩张；D.CT显示左侧闭孔内肌、闭孔外肌与耻骨肌之间低密度影（箭头）；E.腹腔镜发现肠管疝入闭孔区。BO：小肠。

图11–2–1　闭孔疝引起的肠梗阻（机械性肠梗阻）

病例 2

患者男性，52 岁，腹胀、腹痛、恶心 1 周，加重 1 天，有肝硬化、腹水病史。查体：腹部膨隆，脐部膨出，膨出部位颜色变暗。超声所见：小肠管腔明显扩张，最宽处约 4.1 cm，以空肠为主，呈“琴键征”，肠腔内液性无回声呈往返运动，沿扩张的肠管追踪扫查，于脐部见肠管突出，疝囊内可见肠管无法向腹腔内回纳，肠管位置固定，未见蠕动，肠壁增厚，回声明显减低，肠管周围见液性无回声区，肠壁内未见血流信号（图 11–2–2）。

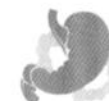

超声提示：脐疝并肠管嵌顿、肠梗阻。

术后：确诊为脐疝并小肠坏死。

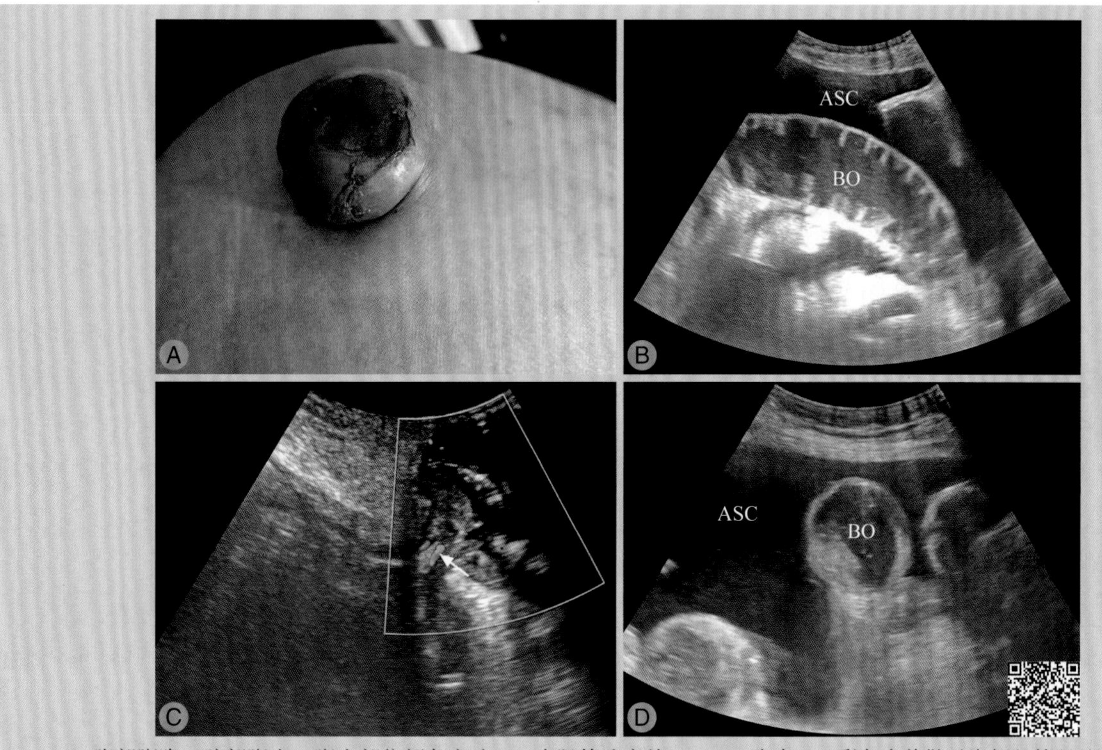

A.腹部膨隆，脐部膨出，膨出部位颜色变暗；B.小肠管腔宽约4.1 cm，腹水；C.彩色多普勒示嵌顿肠管肠壁内未见血流信号，脐疝形成，疝口（箭头）；D.小肠管腔扩张，沿扩张的肠管追踪扫查，可见扩张的肠管与脐部疝出的包块相延续（动态）。BO：小肠；ASC：腹水。

图11-2-2　脐疝引起的肠梗阻声像图（机械性肠梗阻）

【临床意义】

超声检查不仅可判断有无梗阻，还可对梗阻部位、梗阻病因及有无肠绞窄的情况做出较明确的诊断。临床上在腹膜炎症状出现之前，若阵发性绞痛有所减轻，容易被误认为病情好转，但通过超声发现短期内腹水明显增多或肠蠕动由强变弱时，从而明确提示病情恶化。对于保守治疗的病例，超声检查可监视病情是否好转。另外，对于怀疑有肠梗阻的妊娠女性，超声检查可作为首选诊断方式。

（郑晓燕）

第三节　腹型过敏性紫癜

【概述】

过敏性紫癜系变态反应性疾病，属过敏性血管炎，是一种特征性自限性疾病，是儿童时期最常见的微血管变态反应性全身性血管炎之一，以腹痛、关节炎或关节痛、胃肠道出血、血尿及蛋白尿、非血小板减少性紫癜为主要临床表现，多发生于学龄期儿童，秋冬季节多见，为全球发病，男女之比为 1.4：1。1837 年 Schonlein 提出本病的三联症状：紫癜样皮疹、关节炎和尿沉渣异常。1874 年 Henoch 又提出除上述症状外，还可出现腹痛和便血，因此本病又称为 Henoch–Schonlein purpura（HSP）。根据临床症状其可分为皮疹型、腹型（又称胃肠型）、关节型、肾型及混合型。腹型过敏性紫癜是过敏性紫癜的临床类型之一，以腹痛为首发症状，主要表现为胃肠道水肿、出血，少数可并发肠套叠、肠梗阻、肠穿孔，极少病例可合并胆囊出血。

【病因】

病因尚未明确，可能同以下因素有关。

1. 感染因素：如细菌、病毒、寄生虫等。过敏性紫癜最常见的触发因素为上呼吸道感染，致病菌以 A 组乙型溶血性链球菌最多见，大多数患儿在发病前 1 ~ 3 周有上呼吸道感染史。幽门螺杆菌、金黄色葡萄球菌、副流感病毒、微小病毒 B19 等感染也是过敏性紫癜发病的原因。

2. 药物和食物因素：抗生素（克拉霉素、头孢呋辛、米诺环素、环丙沙星、磺胺类等）、解热镇痛剂等药物的使用也可能触发过敏性紫癜。发病前患儿有特定食物进食史，如牛奶、鸡蛋、鱼虾等，但目前尚无明确证据证明食物过敏可导致过敏性紫癜。

3. 遗传因素：过敏性紫癜存在遗传倾向，不同种族人群的发病率不同，白种人的发病率明显高于黑种人。有文献报道，黏附分子 *P-selectin* 表达增强及基因多态性可能与过敏性紫癜发病相关，*P-selectin* 基因启动子 -2123 多态性可能与儿童过敏性紫癜发病相关。

4. 其他因素：花粉、虫咬、预防接种等都可作为致敏因素，使具有敏感体质的患儿产生变态反应，主要是速发型变态反应和抗原 – 抗体复合物反应，从而造成一系列损伤。本病也有可能由内源性抗原引起，但临床上多数病例查不到所接触的抗原。

【病理】

本病主要的病理变化为全身性小血管炎，除毛细血管外，也可累及微动脉和微静脉。皮肤病理变化主要为真皮层的微血管和毛细血管周围可见中性粒细胞与嗜酸性粒细胞浸润、浆液及红细胞外渗以致间质水肿。血管壁可有纤维素样坏死。微血管可因血栓形成而堵塞血管腔。肠道主要改变为出血和水肿。

【实验室检查】

目前尚无特异性实验室检查。

1. 外周血检查：白细胞正常或增加，中性粒细胞可增高。红细胞沉降率正常或增快，C 反应蛋白升高。随着炎症反应由急性转为慢性，C 反应蛋白逐渐降低。胃肠道出血严重时可合并贫血。

2. 尿常规：血尿和蛋白尿为最常见的肾脏受累表现。

3. 血液生化检查：多数患儿血肌酐、尿素氮正常，极少数急性肾炎和急进性肾炎表现者可升高。血清蛋白在合并肾病或蛋白丢失性肠病时可降低。

4. 免疫学检查：有报道显示，部分患儿血清 IgA 升高，类风湿因子 IgA 和抗中性粒细胞抗体 IgA 可升高。

【临床表现】

多数患儿在发病前 1 ~ 3 周有上呼吸道感染史。本病多发病急骤，大部分以皮肤紫癜为首发症状，早期也可表现为不规则发热、乏力、食欲减退、头痛、腹痛及关节疼痛等非特异性表现。

1. 皮疹：皮肤出现出血点，为紫红色，呈散在或较密集对称分布，最好发于双下肢，尤其是小腿伸侧面，大小不等，新旧不一，压不褪色，多数略高出皮面。

2. 消化道症状：一般在皮疹发生 1 周之内出现，最常见的症状是腹痛，多为脐周绞痛，也可波及腹部任何部位，同时伴有呕吐。约半数患儿大便潜血阳性，部分患儿出现血便，甚至呕血。腹型过敏性紫癜的腹痛剧烈，酷似急腹症，部分患儿腹痛先于皮肤症状出现，甚至整个病程中均无皮肤紫癜，易被误诊为外科急腹症。

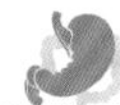

3. 关节肿胀。

4. 过敏性紫癜肾炎。

【超声表现】

1. 病变常见于左上腹，以十二指肠、空肠病变较多见，回盲部及末段回肠少见。表现为肠管壁全层不同程度水肿、增厚，以黏膜层及黏膜下层增厚为著，单侧壁厚 0.4 ~ 0.7 cm，严重者达1 cm。增厚肠壁回声略高于肌层但仍为低回声，横断面呈“面包圈征”，可见水肿黏膜层向肠腔内突起，呈“花边征”。病变可累及一段或数段肠管，呈节段性。

2. 肠壁各层结构清晰可辨。

3. 病变部位肠管管腔呈向心性狭窄，其近端肠管扩张，肠腔内可见积液。

4. 肠蠕动减弱，甚至消失。

5. 继发肠套叠时，可见典型“同心圆征”及“套筒征”。

6. 彩色多普勒显示肠壁内可见丰富的环状血流，增多血流信号多位于浆膜下。

7. 可伴有肠系膜淋巴结肿大、腹水等。

【病例分析】

病例 1

患儿男性，5 岁，因腹痛伴皮疹 2 天来诊。超声所见：左上腹部分空肠肠壁水肿、增厚，为全层性增厚，以黏膜层及黏膜下层增厚为著，单侧肠壁最厚约 0.7 cm，横断面呈“面包圈征”，累及肠管长度约 8 cm，肠壁回声减低，层次结构清晰，肠蠕动减弱；彩色多普勒显示增厚肠壁血流信号增多，呈环状，位于浆膜下（图 11-3-1）。

超声提示：左上腹部分空肠肠壁水肿增厚，考虑腹型过敏性紫癜。

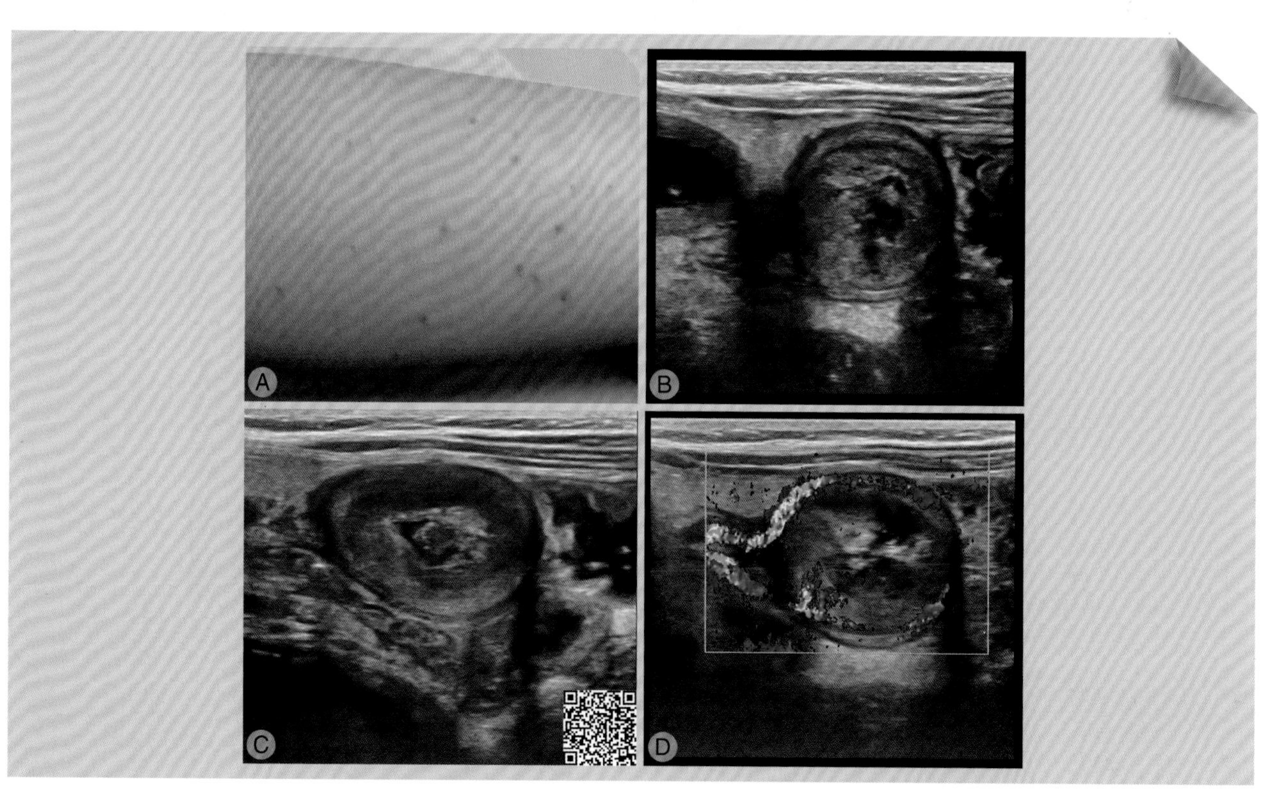

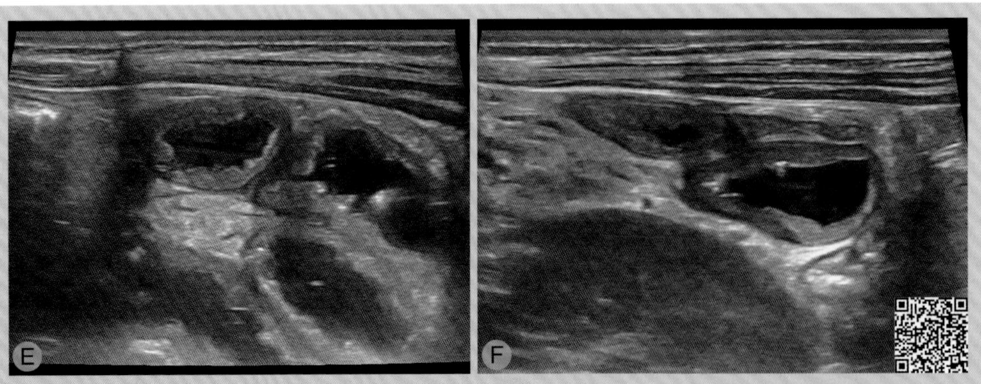

A.皮肤皮疹；B.左上腹见部分空肠肠壁水肿增厚，横断面呈“面包圈征”；C.病变肠管横断面呈“面包圈征”，全层增厚，肠腔相对狭窄（动态）；D.彩色多普勒显示增厚肠壁血流信号增多，呈环状，位于浆膜下；E.治疗10天后复查，肠壁增厚明显减轻；F.左侧腹腔见肠壁增厚明显减轻，肠蠕动恢复（动态）。

图11-3-1　腹型过敏性紫癜

病例 2

患儿男性，6 岁，因双膝关节及小腿肿痛 3 天、皮疹 2 天、腹痛 1 天入院。超声所见：腹腔内见部分小肠扭曲成团，肠壁明显水肿增厚，范围约 8 cm × 7 cm，长度约 17 cm，横断面呈“同心圆征”，大小约 2.9 cm × 2.9 cm。鞘部肠壁水肿增厚显著，单侧肠壁厚约 0.6 cm，为均匀低回声。彩色多普勒显示部分鞘部肠壁血流信号减少。盆腹腔可见液性区，最大深度约 1.8 cm，透声尚可（图 11-3-2）。

超声提示：①小肠套叠（结合病史符合腹型过敏性紫癜继发性小肠套叠），部分鞘部肠壁缺血表现；②盆腹腔少量积液。

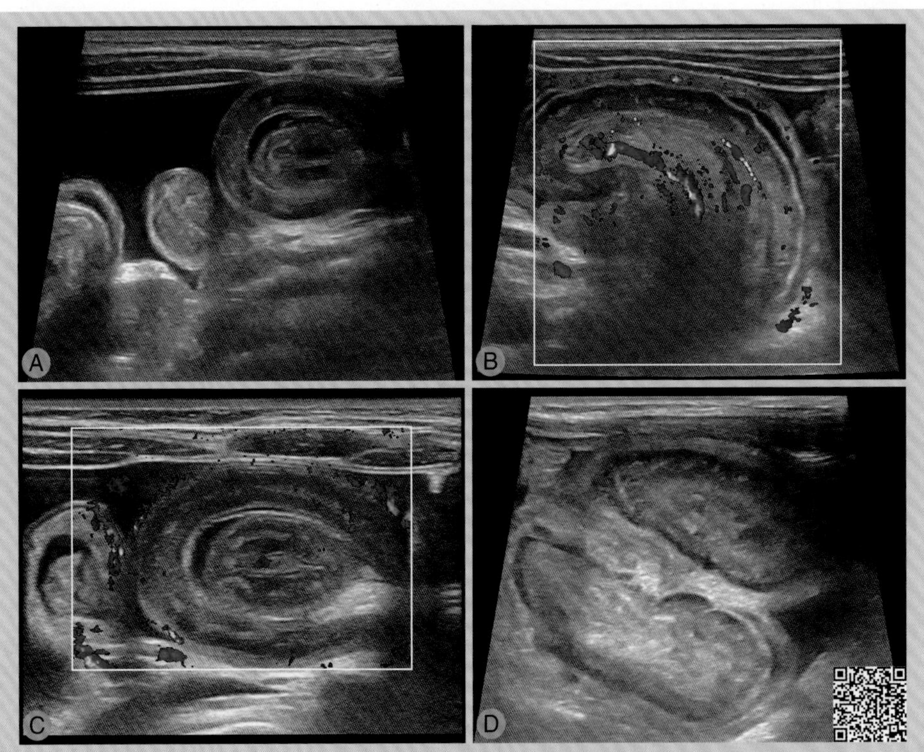

A.腹腔内见部分小肠扭曲成团，肠壁明显水肿增厚，横断面呈“同心圆征”。另见腹水，透声尚可。B.纵断面呈“套筒征”，彩色多普勒显示鞘部肠壁血流信号稀疏。C.鞘部肠壁水肿增厚显著，彩色多普勒显示部分鞘部肠壁血流信号减少。D.套叠肠管横断面呈“同心圆征”，纵切面显示套叠长度较大肠管扭曲成团，可见高回声肠系膜套入其中，腹腔见积液，套入部肠管肠腔内少量积液（动态）。

图11-3-2　腹型过敏性紫癜继发性小肠套叠

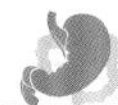

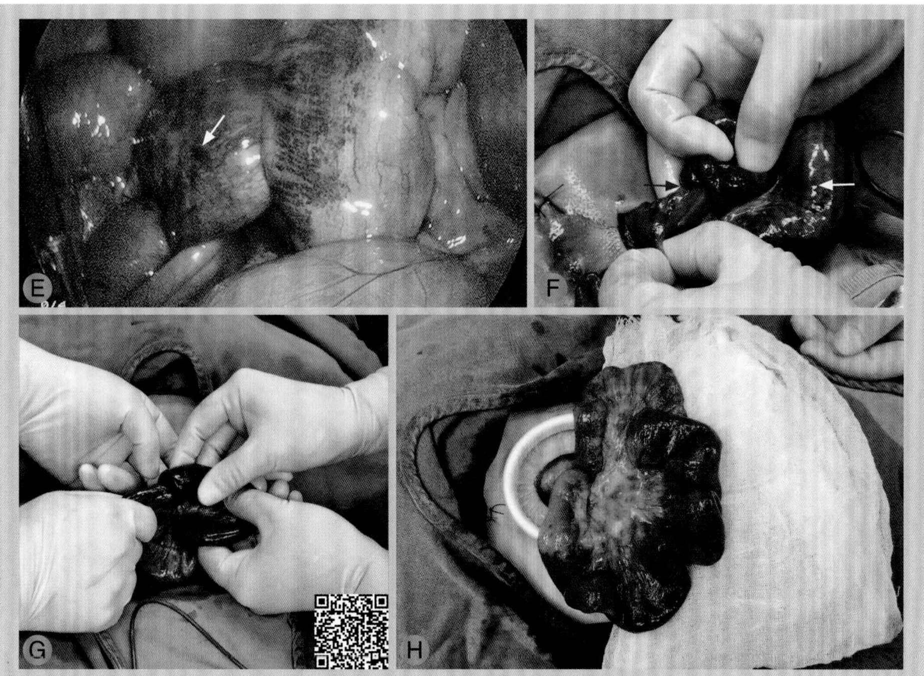

E.急诊行腹腔镜下探查术，发现小肠套叠，鞘部肠管扩张，浆膜水肿渗血。红箭头：肠管套入处；白箭头：鞘部肠管。F.转为开腹肠套叠手法复位术。套叠肠管缺血，呈紫黑色。红箭头：肠管套入处；白箭头：套叠肠管。G.以腹腔镜探查明确为小肠套叠后，转用开腹手法复位肠套叠，可见套叠肠管表面发黑、发紫，呈缺血改变，自远端向近端手法挤压套叠肠管，套入部肠管在压力下逐渐退出，最后完全复位，起套点套入部肠管明显缺血发黑（动态）。H.手法复位后用温生理盐水反复热敷，肠管恢复血供及蠕动。

图11-3-2　腹型过敏性紫癜继发性小肠套叠（续）

【鉴别诊断】

1. 感染性肠炎（病毒性或细菌性）：肠壁增厚程度较腹型过敏性紫癜轻，肠腔相对狭窄不明显，肠蠕动多正常。二者超声声像图表现有时有交叉，鉴别困难，可结合病史、临床症状、体征及实验室检查来明确诊断。

2. 克罗恩病：部分腹型过敏性紫癜病例腹部征象先于皮肤紫癜出现，此时应注意与克罗恩病相鉴别，克罗恩病肠壁节段性增厚，早期仅表现为黏膜下层增厚；病变进展则肠壁全层不均匀增厚，层次结构可逐渐不清甚至消失，肠壁僵硬；伴溃疡时黏膜面出现点片状高回声附着；发生透壁性炎症时，病变肠管可与周围系膜组织粘连、纠集。克罗恩病早期超声图像与腹型过敏性紫癜相似，但二者病程不同：克罗恩病病程一般较长，发病相对缓慢，腹型过敏性紫癜病程短，发病急。发病部位不同：克罗恩病好发于末段回肠或回盲部，腹型过敏性紫癜好发于空肠及十二指肠。发病率不同：克罗恩病发病率远低于腹型过敏性紫癜。

【临床意义】

超声检查对消化道改变极为敏感，尤其儿童腹部脂肪少、腹壁薄，超声检查对儿童更具优势。超声通过典型声像图表现，能够明确腹型过敏性紫癜的诊断，并且能够对疗效进行追踪，是目前临床上诊断腹型过敏性紫癜首选的影像学检查方法。

（李晓艳）

参考文献

[1] 芬诺格利奥・普赖瑟.胃肠病理学[M].回允中，译.北京：北京大学医学出版社，2011.
[2] 萧树东，许国铭.中华胃肠病学[M].北京：人民卫生出版社，2008.
[3] JOHN R GOLDBLUM.罗塞和阿克曼外科病理学[M].回允中，译.北京：北京大学医学出版社，2021.
[4] 金镇东，李兆申.消化超声内镜学[M].北京：科学出版社，2017.
[5] 龚均，董蕾，王进海.实用结肠镜学[M].2版.北京：世界图书出版公司，2018.
[6] 陆文明.临床胃肠疾病超声诊断学[M].西安：第四军医大学出版社，2004.
[7] 曹海根，王金锐.实用腹部超声诊断学［M］.2版.北京：人民卫生出版社，2006.
[8] 张卫，孟荣贵，傅传刚，等.黑斑息肉综合征27例的诊治分析[J].中华普通外科杂志，2002，17（6）：349-351.
[9] 唐琪，周平，陈晓，等. Peutz-Jeghers综合征肠套叠的累积危险度与临床特征[J]. 中华消化杂志，2014，34(2)：118-120.
[10] 毛旭燕，宁守斌.Peutz-jeghers综合征发病机制和诊疗进展[J].胃肠病学，2014，19（8）：492-495.
[11] 刘磊.超声检查在小儿肠息肉继发性肠套叠诊断中的作用[J].临床超声医学杂志，2018，20（6）：423-424.
[12] 王晓曼，贾立群.超声在儿童结肠息肉诊断中的应用价值[J].中华医学超声杂志（电子版），2011，8（1）：143-148.
[13] 郑碧云，林清财，黄艳梅，等.未成年人肠道息肉特征的回顾性研究[J].福建医科大学学报，2019，53（5）：348-351.
[14] 王强，龙顺华，胡薇潇，等.内镜下治疗大肠息肉并发出血的危险因素以及腺瘤性息肉的癌变特征分析[J].中国内镜杂志，2018，24（5）：42-49.
[15] 琚竹梅.儿童肠道息肉的高频超声诊断[J].中国药物与临床，2017，17（8）：1148-1149.
[16] 张莉.经腹彩色多普勒超声在儿童肠息肉诊断中的应用价值[J].临床医学研究与实践，2018，3（8）：140-141.
[17] 花立春，唐颖，陈俊，等.腹部高频彩色多普勒超声检查对小儿结肠息肉的诊断价值[J].山东医药，2018，58（28）：71-73.
[18] 乔阳.腹部彩超诊断小儿结肠息肉的临床价值[J].中国肛肠病杂志，2020，40（10）：19-21.
[19] 何静波，夏清蓉，段星星，等.腹部超声在儿童结肠息肉的诊断价值[J].中国超声医学杂志，2017，33（2）：143-146.
[20] THAKKAR K，ALSARRAJ A，FONG E，et al. Prevalence of colorectal polyps in pediatric colonoscopy [J]. Dig Dis Sci，2012，57（4）：1050-1055.
[21] DURNO C A. Colonic polyps in children and adolescents [J]. Can J Gastroenterol，2007，21（4）：233-239.
[22] GIOVANNI MACONI.胃肠道超声诊断学[M].2版.周智洋，刘广建，译.北京：人民卫生出版社，2018.
[23] 陈孝平，汪建平，赵继宗.外科学[M].9版.北京：人民卫生出版社，2018.
[24] 刘惠.超声与X线诊断肠梗阻的临床效果[J].医疗装备，2021，34（15）：41-42.
[25] 谢海燕，李明鉴，王国栋.CT、超声和X线诊断肠梗阻的价值比较[J].临床医药文献电子杂志，2019，6（18）：133-134.
[26] 倪瑞玲，陈海军.超声、CT和X线诊断肠梗阻的临床价值比较[J].临床检验杂志（电子版），2018，7（4）：674.
[27] 李金泽，冯博.螺旋CT、超声及X线诊断肠梗阻的临床效果对比[J].影像研究与医学应用，2019，3（1）：65-66.
[28] 陈文如.小儿肠梗阻超声和X线早期诊断临床观察[J].中国现代医生，2019，57（26）：123-125，169.
[29] 王天有，申昆玲，沈颖.诸福棠实用儿科学[M].9版.北京：人民卫生出版社，2022.
[30] 贾立群，王晓曼.实用儿科腹部超声诊断学[M].北京：人民卫生出版社，2009.

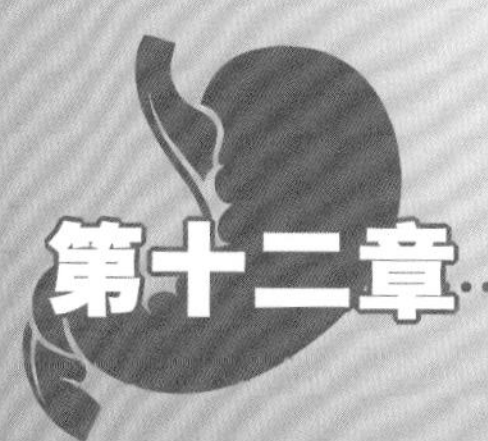

第十二章

阑尾病变

- 第一节　阑尾解剖及正常声像图
- 第二节　阑尾炎
- 第三节　阑尾肿瘤

第一节 阑尾解剖及正常声像图

一、阑尾解剖

阑尾是从盲肠下端后内侧壁向外延伸的一条细管状器官，根部为 3 条结肠带汇合处，因外形酷似蚯蚓，故又称蚓突。阑尾根部较固定，多在回盲口的后下方约 2 cm 处开口于盲肠，称此口为阑尾口，其下缘有 1 条不明显的半月形黏膜皱襞，称阑尾瓣（图 12–1–1A）。该瓣有防止粪块或异物坠入阑尾腔的作用，阑尾尖端为游离盲端，移动性大，所以阑尾位置不固定。

阑尾的血液供应来自阑尾动脉，其是无侧支的终末动脉。阑尾动脉受压或痉挛会引起阑尾壁的血运障碍，可使阑尾发生坏死（图 12–1–1B）。

阑尾静脉与阑尾动脉伴行，回流路径：阑尾静脉→回结肠静脉→肠系膜上静脉→门静脉→肝。

阑尾是一个淋巴器官，其淋巴回流方向与静脉回流方向一致，回流到回结肠淋巴结。

阑尾的神经来自肠系膜上动脉周围的交感神经丛，传入脊髓 T_{10}、T_{11}（约脐水平）节段，在阑尾发生炎症时，会引起脐周牵涉痛。

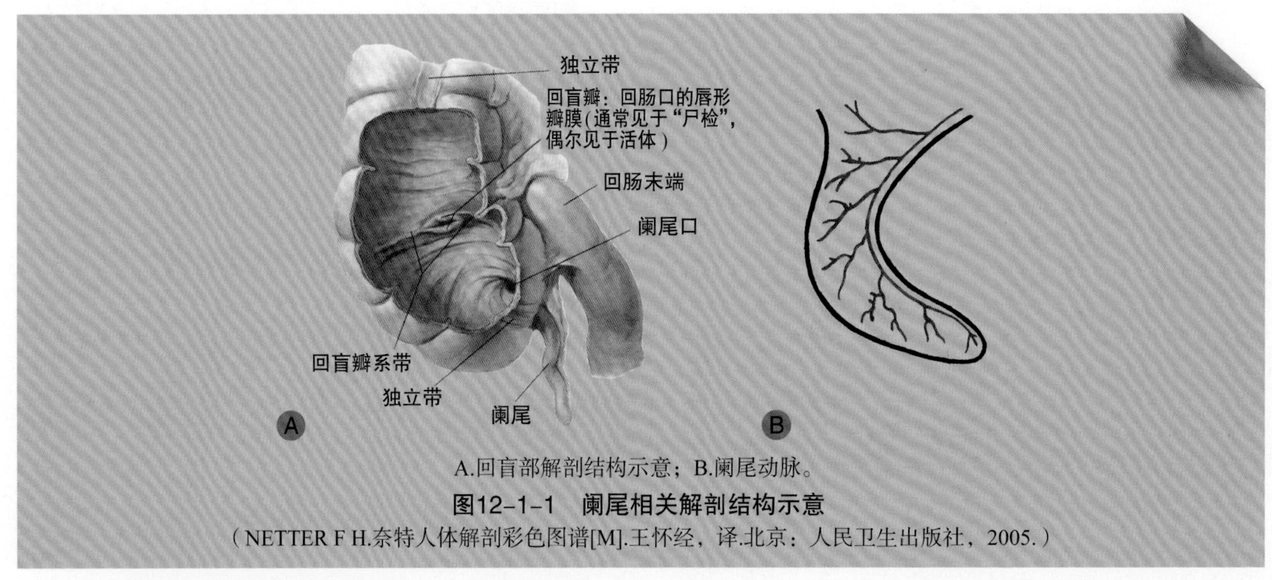

A.回盲部解剖结构示意；B.阑尾动脉。

图12–1–1　阑尾相关解剖结构示意

（NETTER F H.奈特人体解剖彩色图谱[M].王怀经，译.北京：人民卫生出版社，2005.）

（一）阑尾的位置

阑尾根部的体表投影点，通常在右髂前上棘与脐连线的中、外 1/3 交点处，该点称麦氏点（McBurney 点，图 12–1–2A）。

1. 阑尾在右髂窝内的位置（图 12–1–2B）

（1）回肠下位：最为多见。阑尾的游离部经回肠下方斜向内下，越过右髂部血管，垂向骨盆边缘，或伸向骶岬附近，故又称盆位。

（2）盲肠后位：也较常见。阑尾主要位于盲肠后壁与腹后壁的壁腹膜之间，尖端向上走行。腰大肌与其毗邻，在阑尾炎症时可被刺激，当大腿过伸时则会出现疼痛，即腰大肌征阳性。

（3）盲肠下位：阑尾尖端指向外下方，全部位于右髂窝内，故也称髂窝位阑尾。

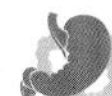

（4）回肠前位：阑尾向内上前方横过回肠末端的前面。其前方可直接与腹前壁或大网膜相邻，故急性阑尾炎患者腹前壁的体征较明显。

（5）回肠后位：阑尾位置与回肠前位相对应，横过回肠末端的后面，向内上后方走行。

（6）盲肠外（旁）位：阑尾位于盲肠外侧，盲肠与右侧腹壁的壁腹膜之间，尖端向上走行（图 12-1-3）。

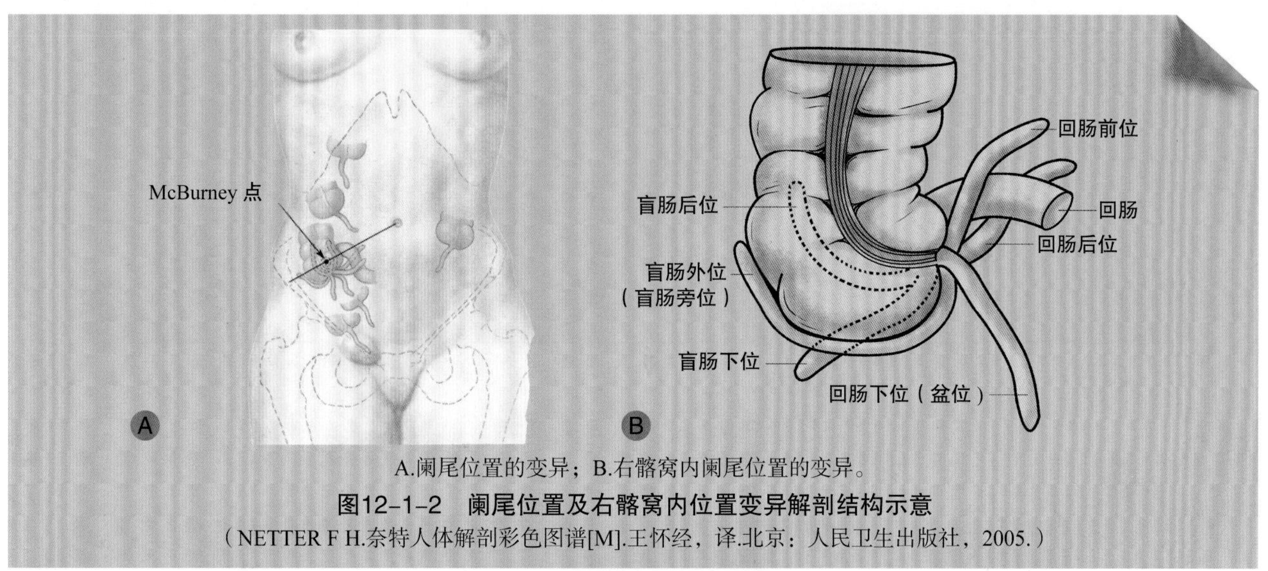

A.阑尾位置的变异；B.右髂窝内阑尾位置的变异。

图12-1-2　阑尾位置及右髂窝内位置变异解剖结构示意

（NETTER F H.奈特人体解剖彩色图谱[M].王怀经，译.北京：人民卫生出版社，2005.）

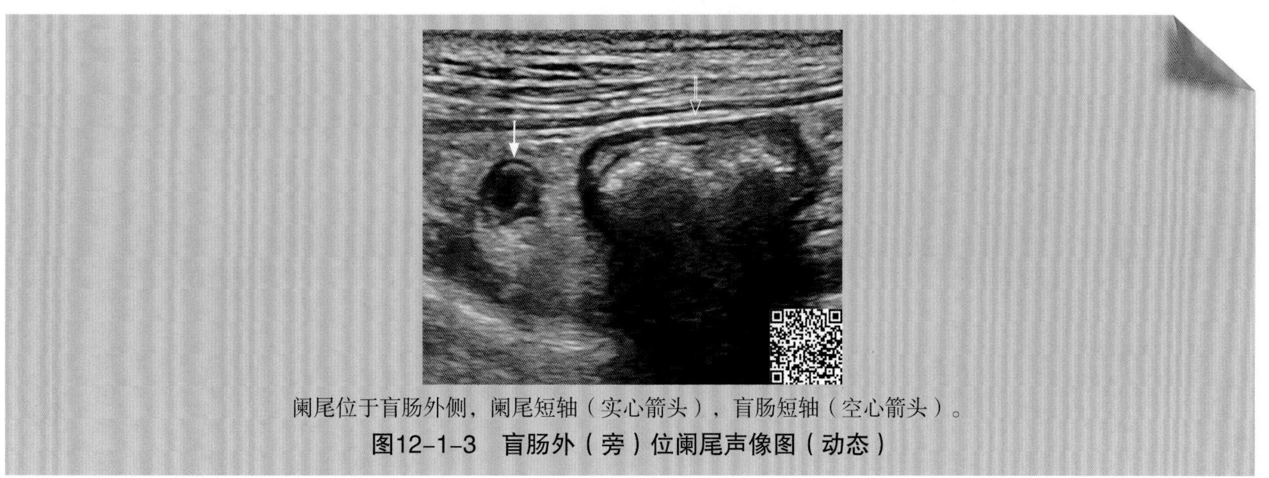

阑尾位于盲肠外侧，阑尾短轴（实心箭头），盲肠短轴（空心箭头）。

图12-1-3　盲肠外（旁）位阑尾声像图（动态）

2. 阑尾的异常位置（异位阑尾）

（1）高位阑尾：随着盲肠位置的上移，阑尾在脐水平线以上，可上移至肝的下方（图 12-1-4）。

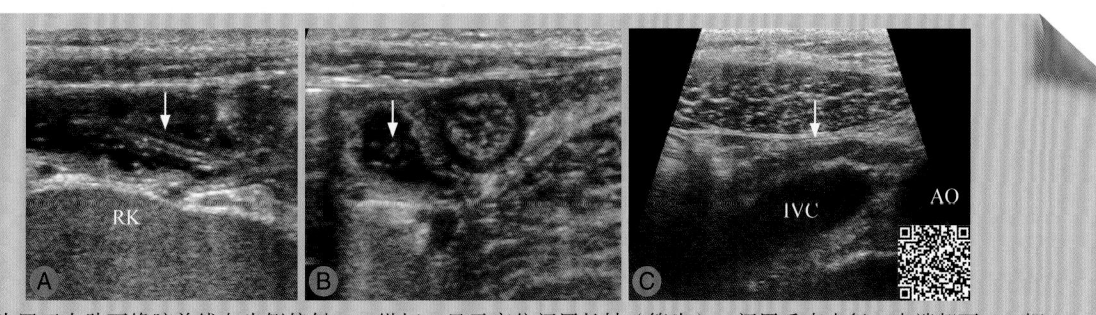

A.探头置于右肋下缘腋前线向头侧偏斜45° 纵切，显示高位阑尾长轴（箭头），阑尾垂直走行，尖端朝下；B.探头位置不动，旋转90° 横切，显示高位阑尾短轴（箭头）；C.探头置于剑突下偏右侧垂直于腹壁横切，显示高位阑尾长轴（箭头），阑尾水平走行，尖端朝左，阑尾深方显示下腔静脉和腹主动脉横断面（动态）。RK：右肾；IVC：下腔静脉；AO：腹主动脉。

图12-1-4　高位阑尾（阑尾尖端朝下及阑尾尖端朝左）声像图

（2）低位阑尾：随着盲肠位置的下移，阑尾在髂前上棘水平线以下，降入小骨盆腔内（图 12–1–5）。

（3）盲肠后腹膜外阑尾（腰部阑尾）：全部或部分阑尾位于腹后壁的壁腹膜之外。

（4）左位阑尾：在腹正中线左侧任何位置，如内脏反位时，阑尾随盲肠移至左髂窝内（图 12–1–6）。

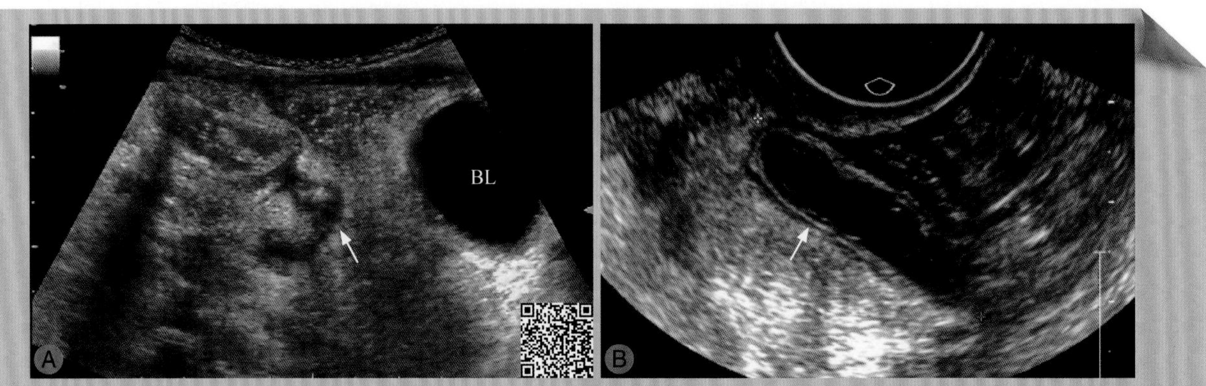

A.经腹壁扫查，显示阑尾（箭头）与膀胱相邻（动态）；B.经腔内扫查，显示阑尾（箭头）位于小骨盆腔内。BL：膀胱。

图12–1–5　低位阑尾声像图

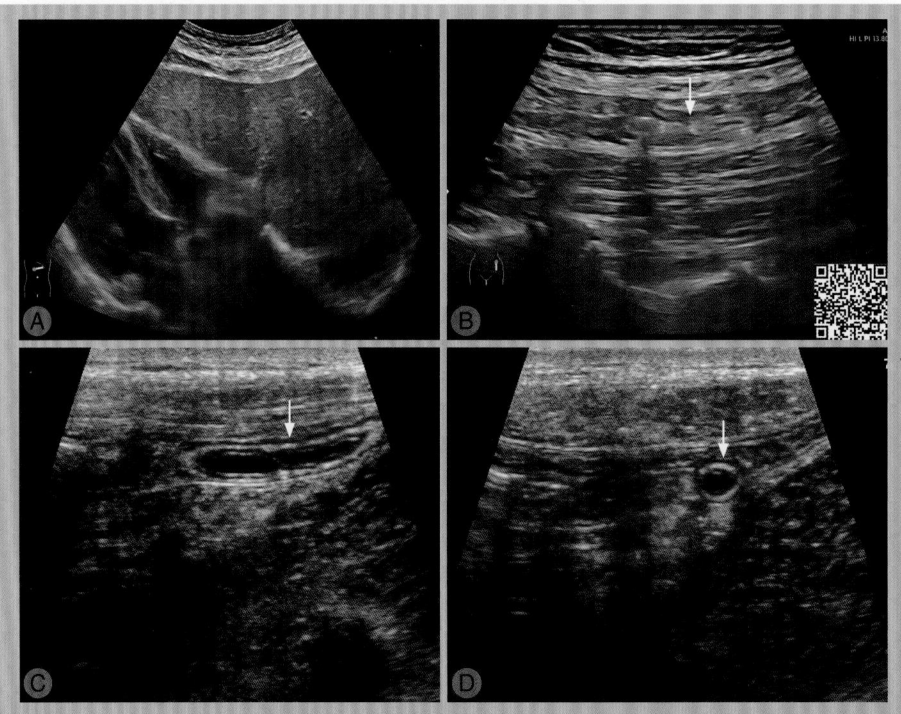

A.内脏反位：探头置于剑突下横切向头侧偏斜，显示心脏大部分位于前正中线右侧，心尖指向右下方，呈镜像右位心，肝脏大部分位于前正中线左侧；B.左位阑尾：探头置于左下腹纵切，显示阑尾长轴（箭头）（动态）；C.左位阑尾：探头置于左下腹纵切，显示阑尾长轴（箭头）；D.左位阑尾：探头置于左下腹横切，显示阑尾短轴（箭头）。

图12–1–6　左位阑尾声像图

（二）阑尾的扫查方法

诊断阑尾疾病，首先需要了解如何正确寻找阑尾（图 12–1–7）。

1. 患者取平卧位，将低频探头（如 3.5 ~ 5 MHz）置于其右侧腹部（右肾前方），寻找到升结肠，沿着升结肠垂直向下移动，直至盲肠盲端。

2. 更换高频探头（如 7.5 ~ 10 MHz），寻找回盲瓣。

3. 探头移至回盲瓣下方 2 cm 左右，探头位置不动，通过按压、旋转、侧动等方法寻找阑尾根部，继而完整显示阑尾全貌（长轴和短轴）。

（补充：当遇到肠道气体及粪块干扰，显示不满意时，可通过左侧卧位或经肛门生理盐水灌肠充盈结肠等方法，以增加阑尾的显示率。）

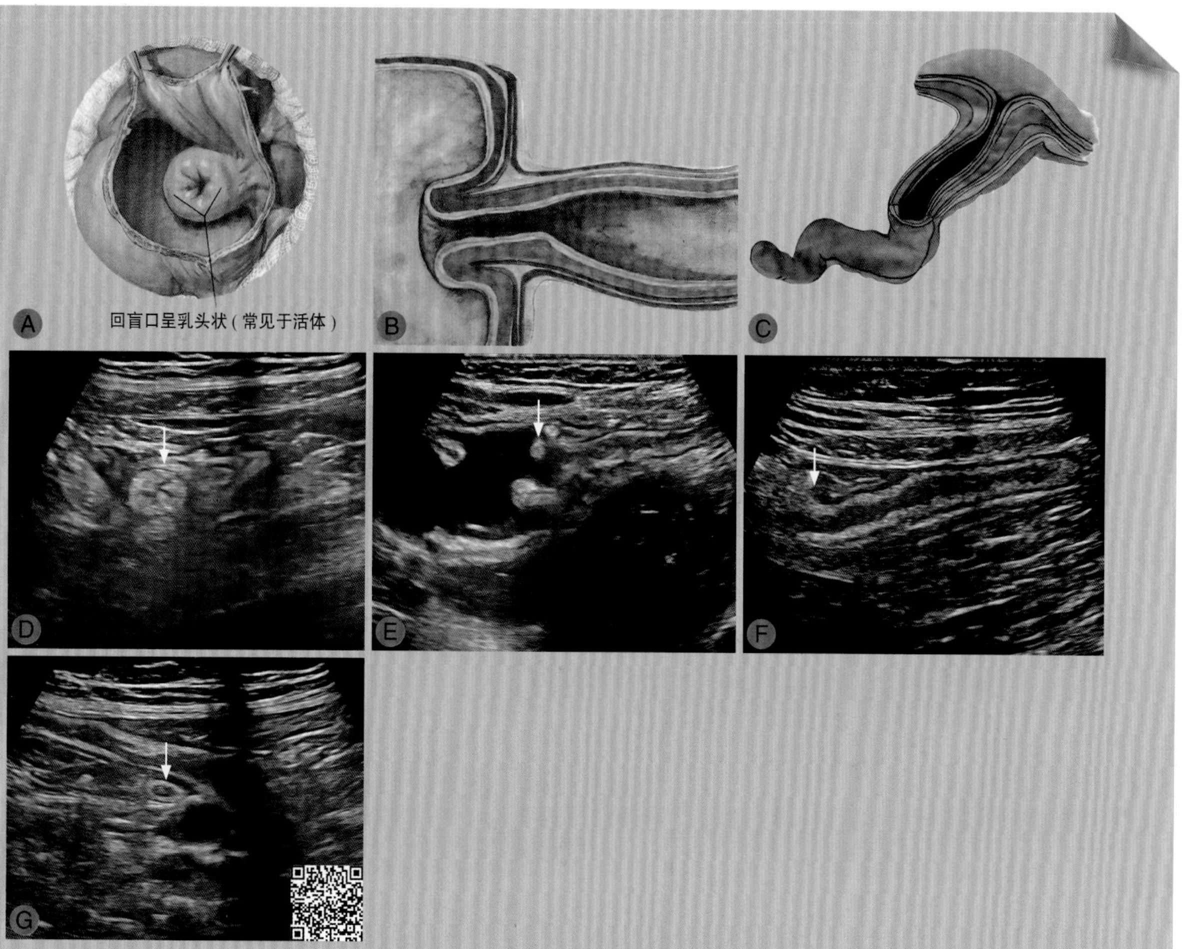

A、D.回盲乳头（箭头）：回盲口呈乳头状（常见于活体）；B、E.回肠与盲肠的“插入”关系，回肠插入（箭头）；C、F.阑尾与盲肠的非“插入”关系，阑尾开口（箭头）有“漏斗样”结构；G.寻找阑尾完整视频，阑尾短轴切面呈椭圆形（箭头）（动态）。

图12-1-7 阑尾解剖结构示意及声像图

（图A引自NETTER F H.奈特人体解剖彩色图谱[M].王怀经，译.北京：人民卫生出版社，2005.）

二、正常阑尾超声表现

右下腹盲肠后内侧下方显示一条细长条状或呈“扭曲蚯蚓状”的低回声管状结构，直径为 0.3 ～ 0.6 cm，其长度因人而异，一般长 5 ～ 7 cm，偶有长达 20 cm 或短至 1 cm 者。阑尾缺如者极为罕见。

阑尾管壁与大肠管壁的层次结构相似，在声像图上可见“高－低－高－低－高”5 层结构，由内向外依次是黏膜上皮层－界面回声、黏膜深层回声、黏膜下层回声、固有肌层回声、浆膜层－界面回声。

阑尾管壁连续性完整，一端连于盲肠末端，另一端游离，管腔内可见少量液性区分布，部分可见少许强回声气体及内容物分布（图 12-1-8）。

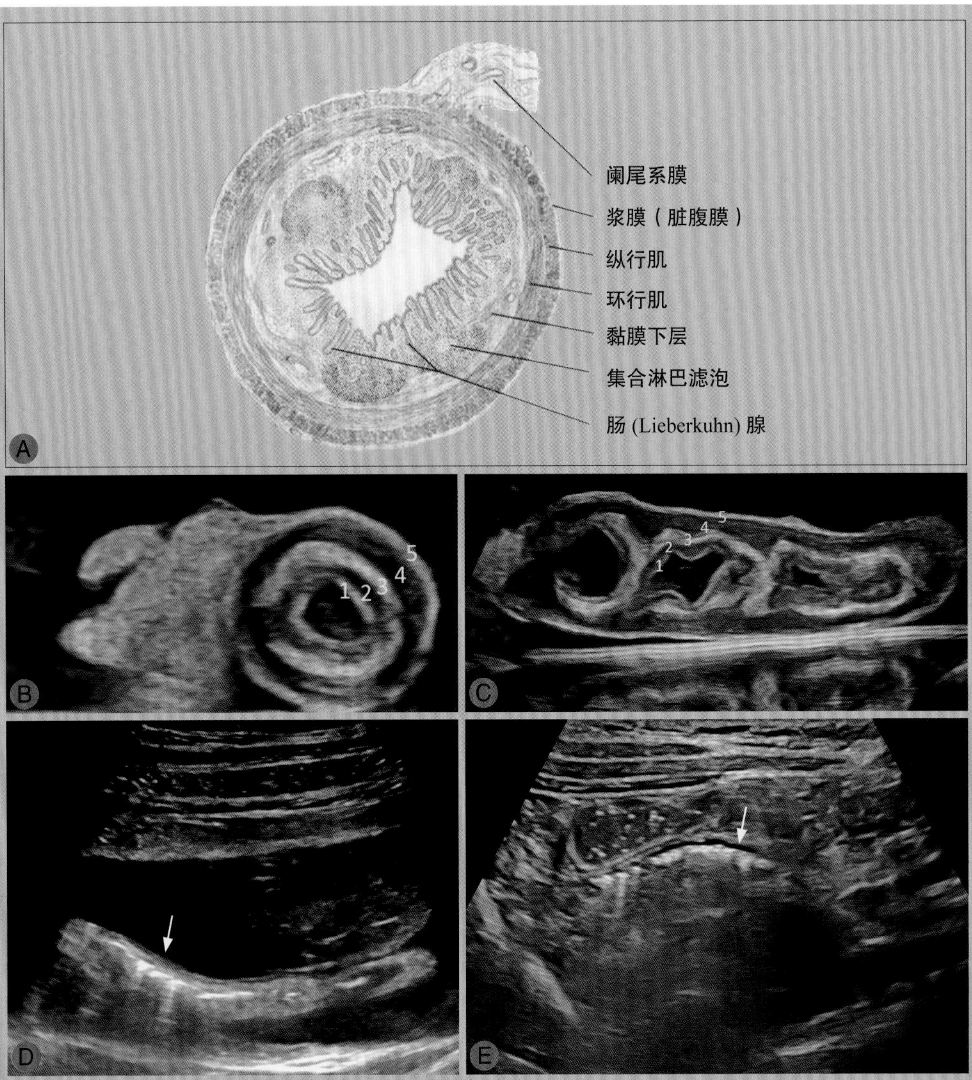
阑尾系膜
浆膜（脏腹膜）
纵行肌
环行肌
黏膜下层
集合淋巴滤泡
肠 (Lieberkuhn) 腺
A
1 2 3 4 5
B
1 2 3 4 5
C
D
E

A.阑尾组织层次解剖结构示意；B.水浴标本：阑尾短轴清晰显示层次（1：黏膜上皮层-界面回声；2：黏膜深层回声；3：黏膜下层回声；4：固有肌层回声；5：浆膜层-界面回声）；C.水浴标本：阑尾长轴清晰显示层次（具体层次标注同图12-1-8B）；D.腹水衬托下正常含气阑尾回声（箭头）；E.正常含气阑尾回声（箭头）。

图12-1-8　阑尾组织层次解剖结构示意及阑尾声像图

（图A引自NETTER F H.奈特人体解剖彩色图谱[M].王怀经，译.北京：人民卫生出版社，2005.）

（嵇　辉）

第二节
阑尾炎

一、急性阑尾炎

【概述】

急性阑尾炎是指发生于阑尾的急性炎症，是外科最常见的急腹症之一，其发病率约为 1 ： 1000。各年龄段均可发病，但以青年最为多见。

 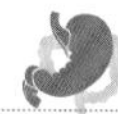

【病因】

一般认为急性阑尾炎由下列几种因素综合作用所致。

1. 梗阻为最常见的基本病因。

阑尾为一细长的盲管，发生梗阻时（如有粪石、寄生虫，阑尾系膜过短，肠壁纤维化等原因），腔内分泌物积聚，压力增高，影响血液循环，细菌侵入受损黏膜，可引起感染（图 12–2–1）。

2. 黏膜下层淋巴组织炎性水肿。

3. 其他：如饮食习惯、遗传因素、胃肠道功能障碍等。

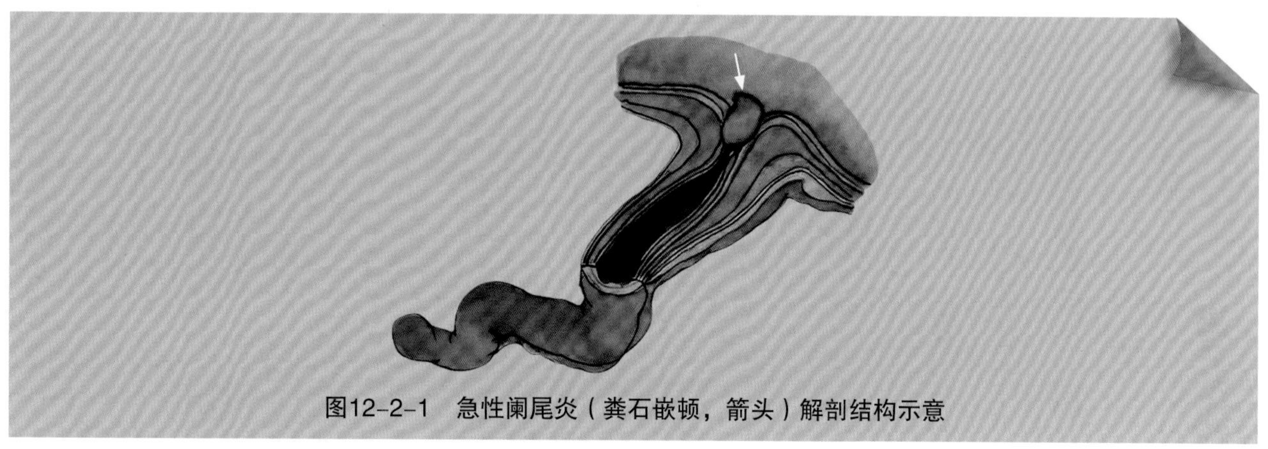

图12–2–1　急性阑尾炎（粪石嵌顿，箭头）解剖结构示意

【病理】

1. 急性单纯性阑尾炎：急性阑尾炎病变早期。大体表现为阑尾轻度肿胀，浆膜面略有充血。镜下病变多限于黏膜和黏膜下层，黏膜上皮可出现缺损，并伴有中性粒细胞浸润和纤维素渗出，黏膜下各层均有炎性水肿。

2. 急性化脓性阑尾炎：又称急性蜂窝织炎性阑尾炎，一般由早期炎症进展所致，或由阑尾管腔梗阻，腔内压增高，阑尾远端血运严重受阻，感染迅速蔓延造成。大体表现为阑尾显著肿胀，浆膜高度充血，表面有脓苔附着。镜下阑尾壁各层均有大量中性粒细胞浸润，可形成微小脓肿，浆膜面可见纤维素渗出和中性粒细胞。

3. 坏疽性阑尾炎：为重型阑尾炎。阑尾因管腔梗阻、腔内压增高、炎症波及阑尾系膜静脉发生血栓性静脉炎等导致阑尾壁血液循环障碍，发生坏死。大体表现为阑尾外观呈暗红色或黑紫色，常伴有穿孔。镜下炎症范围广，可累及整条阑尾，黏膜坏死脱落，阑尾腔内可见血性脓液。

4. 阑尾周围脓肿：病理并未将此型单独列出。

【临床表现】

多数患者可有典型的临床表现，即转移性右下腹痛，呈压痛、反跳痛，并伴有恶心、呕吐、低热、乏力等。当阑尾化脓、坏疽并有扩散性腹腔内感染时，可出现明显的全身症状，如寒战、高热、反应迟钝或烦躁不安等；当弥漫性腹膜炎严重时，可同时出现血容量不足与脓毒症表现，甚至有心、肺、肝、肾等器官功能障碍。

【超声表现】

阑尾肿胀、直径>6 mm、壁厚，加压时压痛明显且管腔不可被压缩，合并阑尾系膜脂肪增厚、周围大网膜组织包裹成团（图 12–2–2），并且末端回肠、盲肠肠壁增厚水肿时，要高度怀疑急性阑尾炎，急性阑尾炎具体分型如下。

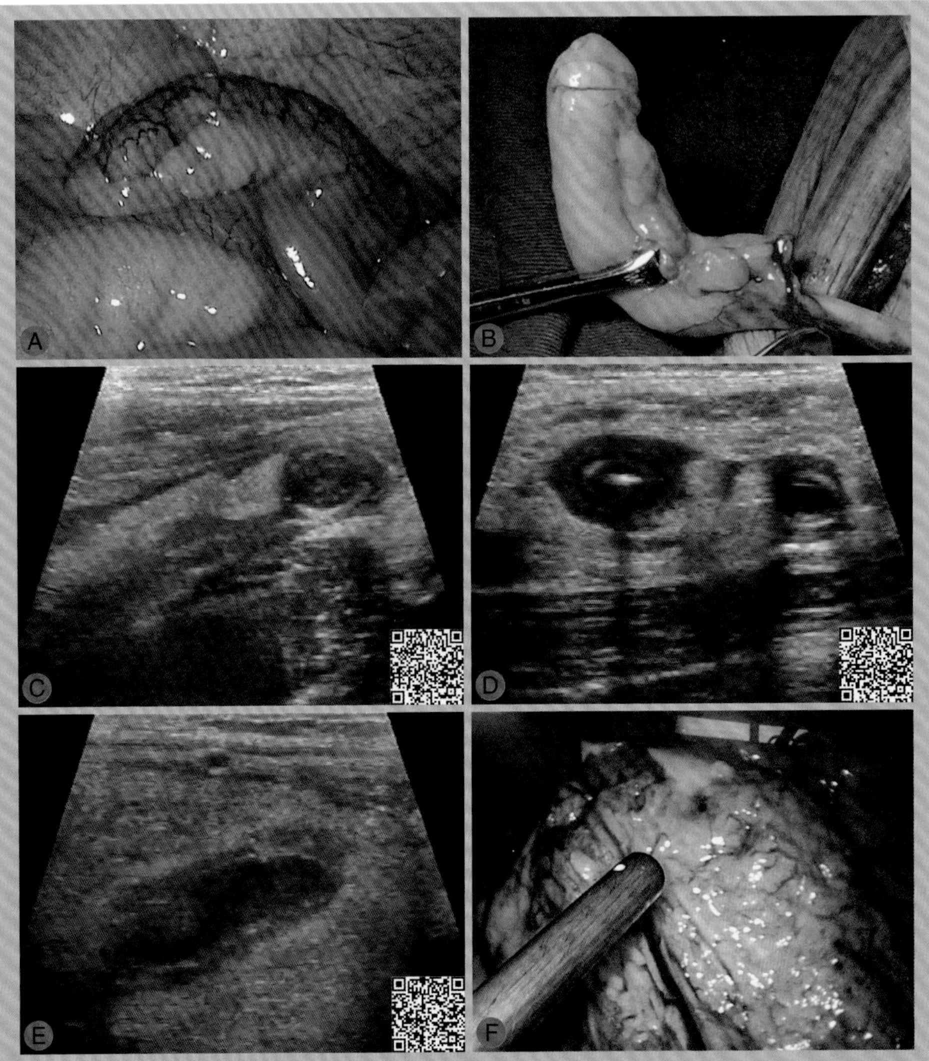

A.腹腔镜：显示阑尾系膜脂肪；B.开腹手术：显示阑尾系膜脂肪；C.水肿的阑尾系膜脂肪长轴（动态）；D.水肿的阑尾系膜脂肪短轴（动态）；E.急性化脓性阑尾炎伴周围大网膜组织包裹成团（动态）；F.腹腔镜：显示包裹成团的大网膜。

图12-2-2　急性阑尾炎致周围组织改变声像图及标本

（1）急性单纯性阑尾炎：阑尾轻度肿胀，张力中等，直径常为 6 ~ 8 mm，管壁增厚、水肿，以黏膜层及黏膜下层为主，壁层次尚清晰，浆膜层回声欠光滑，周围渗液较少或不明显。阑尾壁可见稍丰富血流信号（图 12-2-3）。

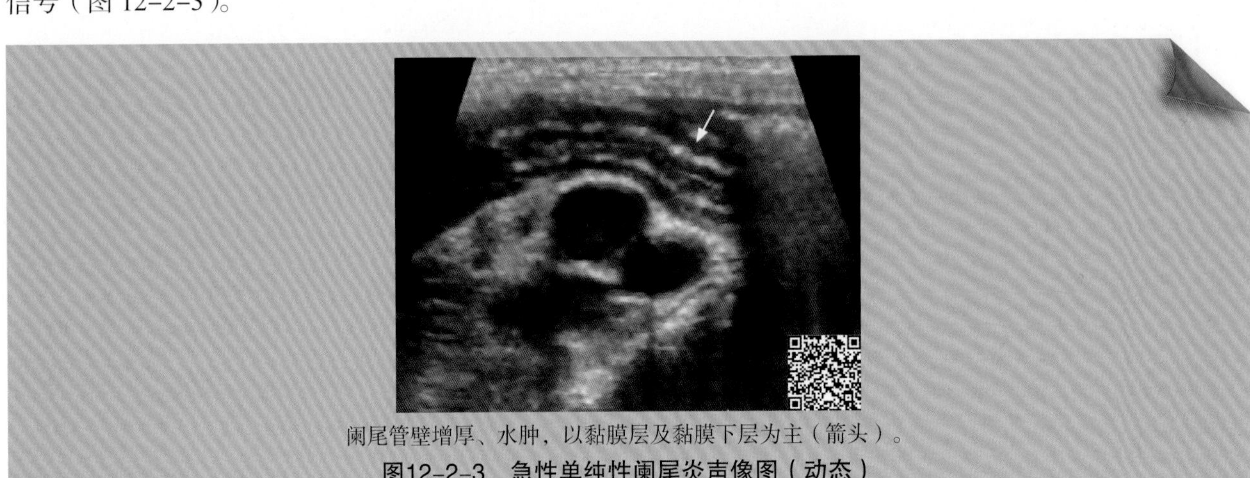

阑尾管壁增厚、水肿，以黏膜层及黏膜下层为主（箭头）。

图12-2-3　急性单纯性阑尾炎声像图（动态）

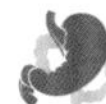

（2）急性化脓性阑尾炎：阑尾张力增高，肿胀粗大，直径常>10 mm，长轴似“腊肠样”，末端钝圆，横断面呈“双圆环征”，阑尾壁增厚、毛糙、模糊，腔内透声差，可见细密点样回声，阑尾腔内可伴有粪石强回声团，部分嵌顿，周围渗液较多，阑尾壁及周围组织血流信号较丰富，当阑尾腔内张力过高时，阑尾壁血流信号不明显（图 12-2-4）。

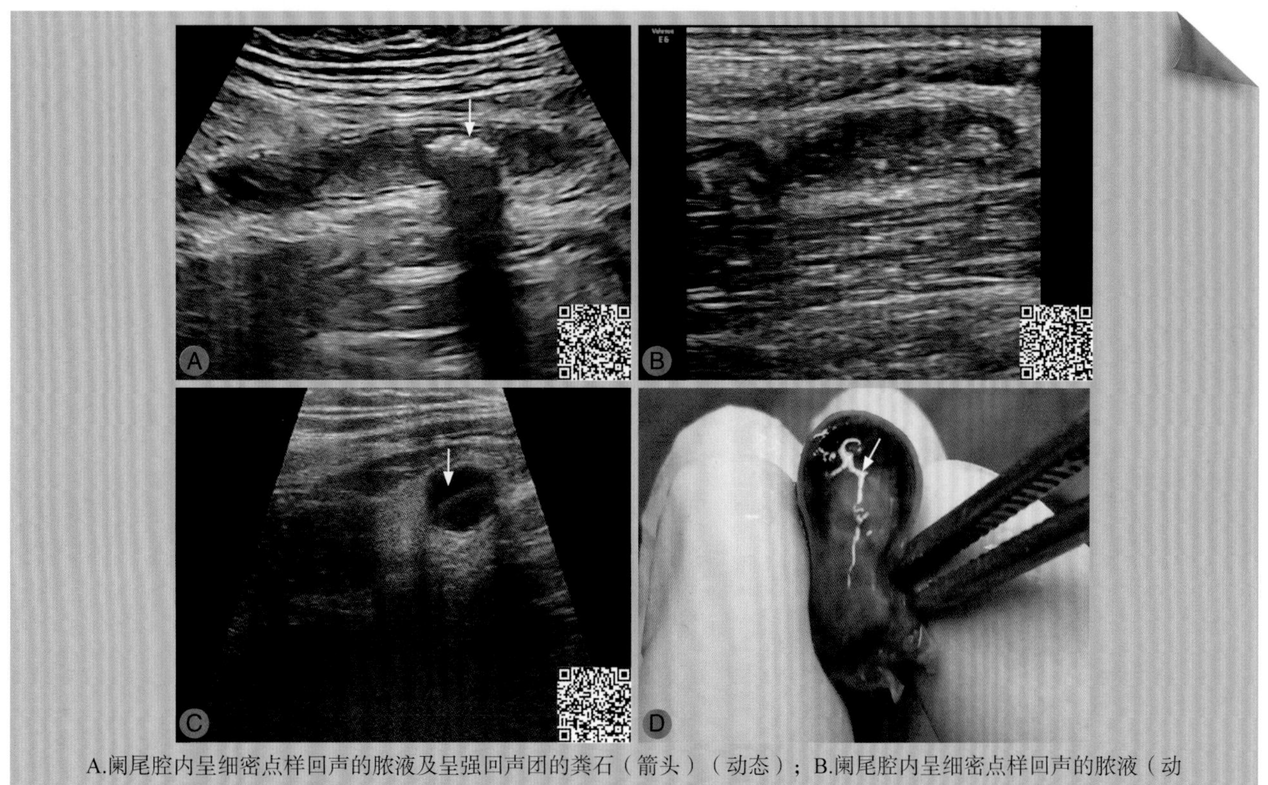

A.阑尾腔内呈细密点样回声的脓液及呈强回声团的粪石（箭头）（动态）；B.阑尾腔内呈细密点样回声的脓液（动态）；C.阑尾短轴示脓液分层（箭头）（动态）；D.术后大体标本：阑尾的“脓”（箭头）。

图12-2-4　急性化脓性阑尾炎声像图及标本

（3）坏疽性阑尾炎：阑尾壁明显增厚，管壁结构紊乱不清，以黏膜下层为主，正常黏膜回声完整性消失，常伴有穿孔，表现为阑尾区的混合回声包块，内常有气体强回声。包块周围粘连明显。阑尾壁血流信号不明显（图 12-2-5）。

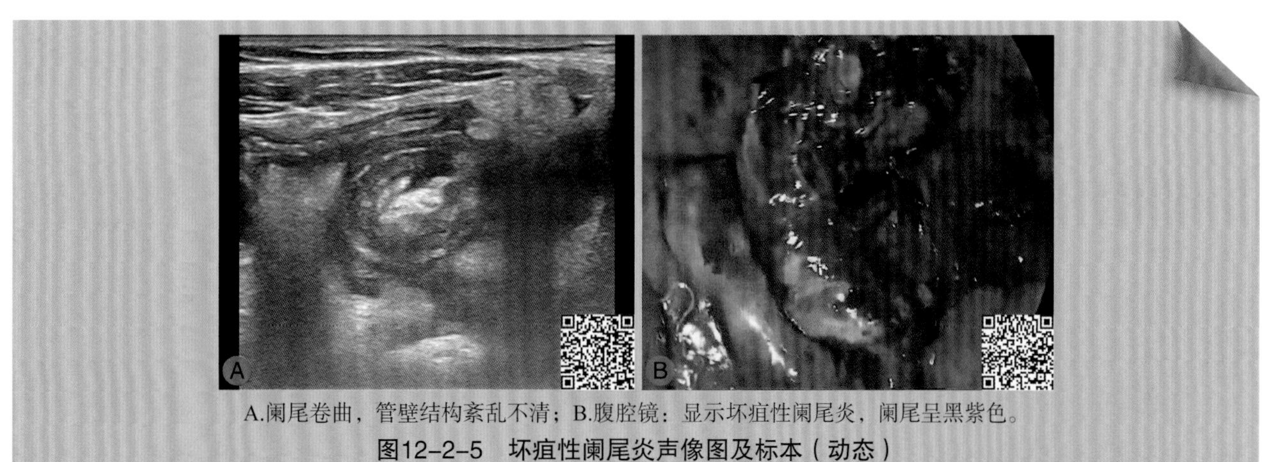

A.阑尾卷曲，管壁结构紊乱不清；B.腹腔镜：显示坏疽性阑尾炎，阑尾呈黑紫色。

图12-2-5　坏疽性阑尾炎声像图及标本（动态）

（4）阑尾周围脓肿：阑尾正常形态消失，张力低，管壁回声连续性中断，阑尾区呈形态不规则、边界不清的混合回声包块，包块内常有气体强回声，可见液体流动，该包块活动度差，周围可见大网膜组织包裹成团，与邻近肠管相互粘连，肠壁增厚、水肿，肠蠕动减弱，肠系膜淋巴结常肿大。脓肿周围组织可见丰富血流信号（图 12–2–6）。

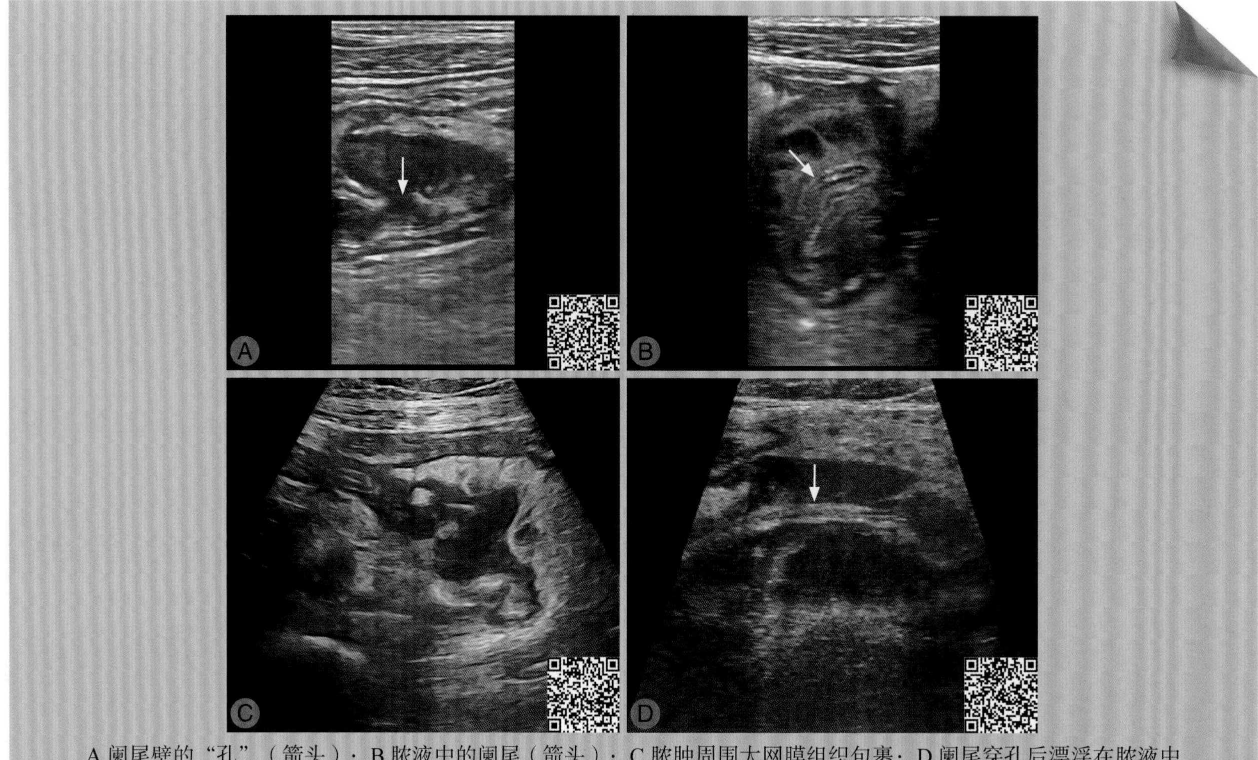

A.阑尾壁的“孔”（箭头）；B.脓液中的阑尾（箭头）；C.脓肿周围大网膜组织包裹；D.阑尾穿孔后漂浮在脓液中（箭头）。

图12–2–6　急性化脓性阑尾炎穿孔伴周围脓肿声像图（动态）

【鉴别诊断】

1. 外科疾病：胃十二指肠溃疡急性穿孔、急性胆囊炎、右侧输尿管结石等。

2. 妇科疾病：异位妊娠破裂、黄体囊肿破裂、卵巢囊肿扭转、急性输卵管炎等。

3. 内科疾病：急性胃肠炎、急性肠系膜淋巴结炎、梅克尔憩室炎、右半结肠憩室炎、末端回肠炎、肠脂垂炎等。

日常工作中尤其需要与慢性阑尾炎、盲肠憩室炎、末端回肠炎等相鉴别，急性阑尾炎常伴随周围组织炎，如阑尾系膜脂肪增厚、阑尾周围大网膜组织包裹，故声像图上还需与肠脂垂炎、网膜梗死等相鉴别（图 12–2–7）。

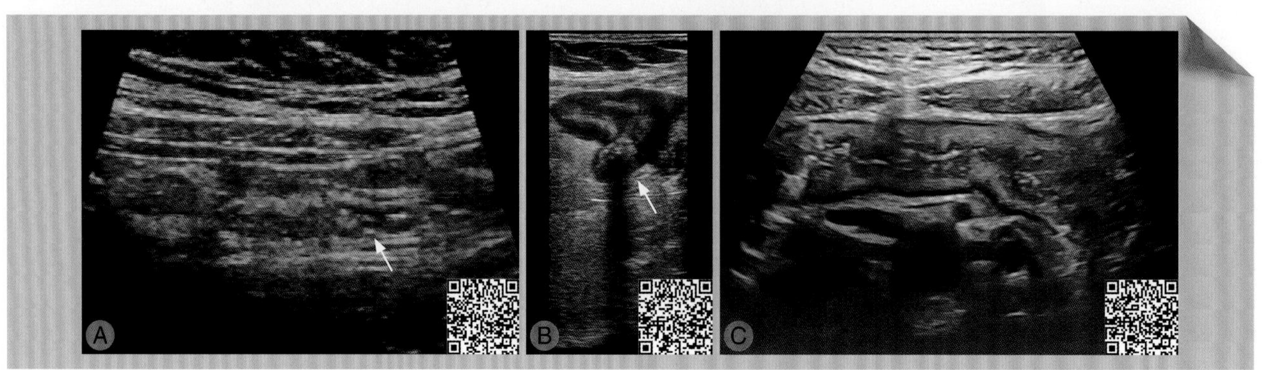

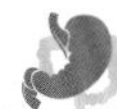

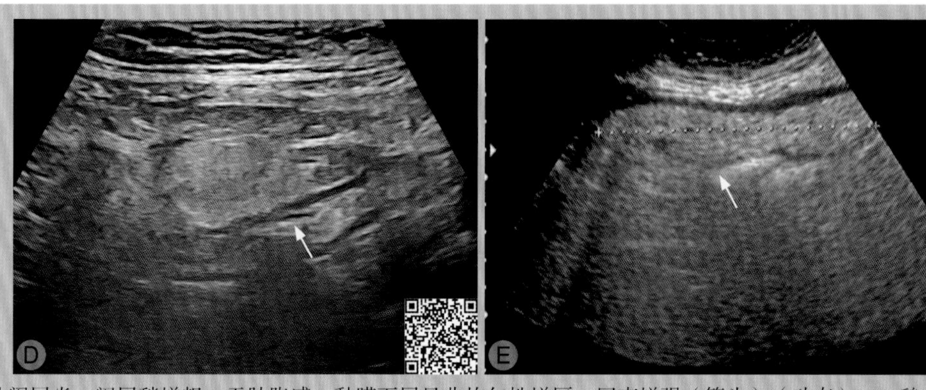

A.慢性阑尾炎：阑尾稍增粗，无肿胀感，黏膜下层呈非均匀性增厚，回声增强（箭头）（动态）；B.憩室炎：肠壁囊袋状突起，内有粪石强回声团（箭头）（动态）；C.末端回肠炎：末端回肠肠壁增厚、水肿，以黏膜下层为主（动态）；D.肠脂垂炎：结肠旁，大小约3.7 cm × 3.0 cm × 1.5 cm高回声团（箭头），按压无变形，局部压痛明显（动态）；E.网膜梗死：右上腹升结肠与腹壁间，大小约11.0 cm × 6.7 cm × 3.5 cm高回声团（箭头），按压无变形，局部压痛明显。

图12-2-7 急性阑尾炎的鉴别诊断

二、特殊类型阑尾炎

（一）妊娠期急性阑尾炎

随着子宫逐渐增大，阑尾逐渐向上、向右、向外移位，如发生炎症，其腹痛与局部压痛的位置也随之改变，右腰部疼痛可重于腹痛，压痛点也由右下腹转至右腰部或右侧腹部。增大的子宫增加了腹前壁与阑尾的距离，局部反跳痛、肌紧张不明显，妊娠子宫妨碍大网膜下移，阑尾穿孔后不易局限。妊娠期急性阑尾炎易被漏诊、误诊，穿孔率高，并发症多（图 12-2-8）。

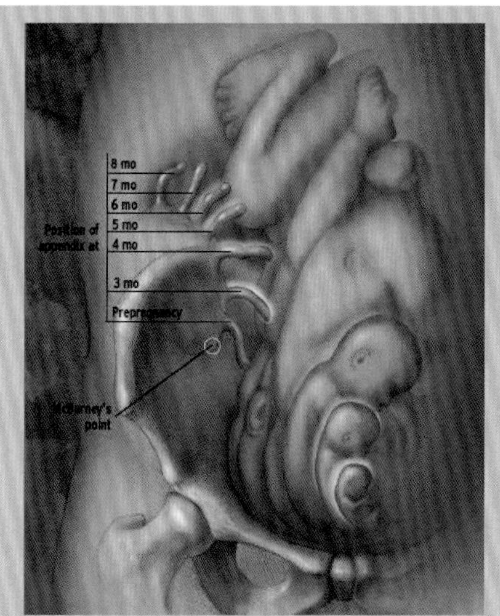

孕3个月末，阑尾基底部位于髂嵴下二横指；孕5个月末，阑尾基底部位于髂嵴水平；孕8个月末，阑尾基底部位于髂嵴上二横指。

图12-2-8 妊娠期阑尾位置解剖结构示意

（NETTER F H.奈特人体解剖彩色图谱[M].王怀经，译.北京：人民卫生出版社，2005.）

（二）小儿急性阑尾炎

临床症状不典型，主要表现为下腹痛、发热、恶心、呕吐、腹泻等，小儿阑尾壁未发育成熟，壁较薄，易发生坏疽、穿孔，大网膜短小，炎症不易局限，易发生弥漫性腹膜炎。小儿急性阑尾炎起病急、进展迅速、穿孔率高、并发症多、死亡率高（图 12-2-9）。

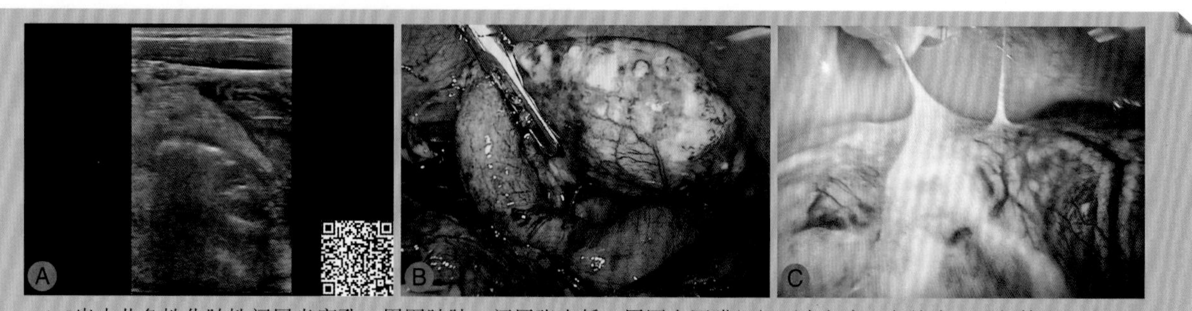

A.5岁小儿急性化脓性阑尾炎穿孔，周围脓肿，阑尾张力低，周围大网膜组织不全包裹，包块内可见气体强回声，腹腔内可见游离液体（动态）；B.腹腔镜：浆膜层的脓性渗液；C.腹腔镜：腹腔内游离脓液。

图12-2-9　小儿急性阑尾炎声像图及标本

（三）老年急性阑尾炎

老年人阑尾壁常萎缩变薄，淋巴滤泡逐渐退化消失，阑尾腔变细，阑尾血管多有硬化，再因炎症而栓塞，坏疽穿孔均较早，穿孔率也较高。大网膜多有萎缩，阑尾穿孔后炎症不易局限，常发生弥漫性腹膜炎。老年急性阑尾炎患者机体应激反应能力减弱或迟钝，对疼痛不敏感，症状、体征不典型，因此易被漏诊、误诊（图 12–2–10）。

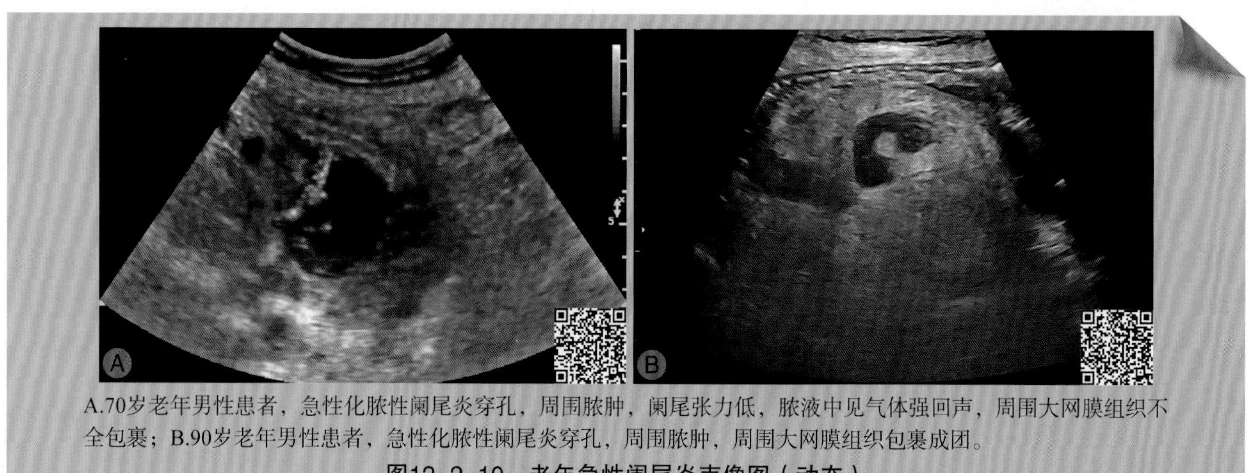

A.70岁老年男性患者，急性化脓性阑尾炎穿孔，周围脓肿，阑尾张力低，脓液中见气体强回声，周围大网膜组织不全包裹；B.90岁老年男性患者，急性化脓性阑尾炎穿孔，周围脓肿，周围大网膜组织包裹成团。

图12-2-10　老年急性阑尾炎声像图（动态）

（四）异位阑尾炎

随着盲肠位置的变动，阑尾位置发生异常，称为异位阑尾。当异位阑尾发生炎症时，因位置不同而出现不同的临床表现。

1. 高位阑尾：体征常局限于右上腹，需与胆道疾病相鉴别。

2. 低位阑尾：阑尾位置低，靠近右输尿管末端、膀胱和直肠，右下腹体征常不明显，较多出现膀胱和直肠刺激症状。

3. 盲肠后腹膜外阑尾（腰部阑尾）：直接与髂腰肌、髂腹股沟神经和生殖股神经相邻，炎症可引起股前区、阴囊（或阴唇）等部位疼痛及髂腰肌征阳性等，腰痛重于腹痛。炎症常局限于盲肠后，形成炎性包块，不累及腹膜腔。

4. 左位阑尾：症状和体征全部左移，有转移性左下腹痛及局限于左下腹的压痛、反跳痛。

三、慢性阑尾炎

临床上大致可分为反复发作性阑尾炎和慢性阑尾炎两大类。

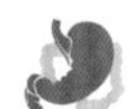

【病理】

阑尾壁纤维组织增生和肥厚，管腔部分狭窄甚至闭塞，周围可有大量纤维粘连，若阑尾开口闭塞而阑尾黏膜仍有分泌功能，可形成单纯（潴留）性阑尾黏液囊肿。

【临床表现】

反复发作的右下腹间歇性疼痛或持续性隐痛，局部压痛，并不严重。消化系统症状如食欲不振、胃部不适、便秘或轻度腹泻等，比较常见，但无特异性。

【超声表现】

阑尾稍增粗，直径常为 6 ~ 8 mm，无肿胀感，黏膜下层非均匀性增厚，回声增强，管腔不规则狭窄甚至闭塞，内可见粪石；与周围组织粘连，僵直且活动度差，蠕动性差；周围渗液不明显（图 12–2–11）。

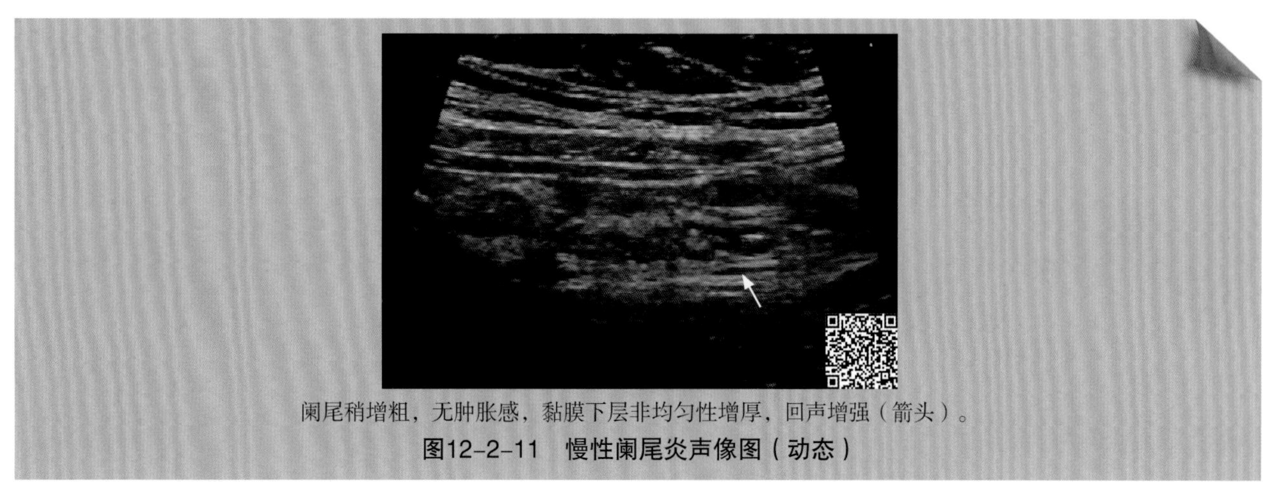

阑尾稍增粗，无肿胀感，黏膜下层非均匀性增厚，回声增强（箭头）。

图12–2–11　慢性阑尾炎声像图（动态）

（嵇　辉）

第三节　阑尾肿瘤

阑尾肿瘤比较罕见，近年来报道逐渐增多，占阑尾切除标本的 5% 左右，其中大多数为良性，仅有 17% 属恶性。良性者主要有腺瘤、锯齿状息肉、低级别阑尾黏液性肿瘤等，恶性者主要有神经内分泌肿瘤、腺癌、黏液腺癌、淋巴瘤、转移瘤等。阑尾肿瘤起病隐匿，临床表现缺乏特异性，术前诊断困难，多数患者在发现时已属晚期，不但局部浸润明显，还可有远处转移。阑尾肿瘤分类繁多，国际腹膜表面肿瘤学小组共识对阑尾肿瘤的分类见表 12–3–1。

表12–3–1　国际腹膜表面肿瘤学小组共识对阑尾肿瘤的分类

阑尾肿瘤	腺瘤	与传统结直肠腺瘤相似的肠型柱状内膜上皮增生，伴有或不伴有异型增生，局限于黏膜，黏膜肌层完整，结直肠型腺癌的前体
	锯齿状息肉（锯齿状腺瘤）	呈锯齿状的上皮增生，伴有或不伴有异型增生，局限于黏膜，黏膜肌层完整，类似于结肠无蒂锯齿状腺瘤，与黏液腺癌的潜在前体相对应
	低级别阑尾黏液性肿瘤（LAMN）	分化良好的黏液分泌柱状上皮增生，呈扁平或绒毛状结构，伴有低级别的细胞核异型性，引起膨胀，无破坏性浸润，但扩张“推入式”延伸至阑尾浆膜外，有腹膜假性黏液瘤的危险

续表

<table>
<tr><td rowspan="13">阑尾肿瘤</td><td>高级别阑尾黏液性肿瘤（HAMN）</td><td colspan="2">高级别阑尾黏液性肿瘤可被认为是低级别阑尾黏液性肿瘤和黏液腺癌之间的中间组。它是分化良好的黏液上皮细胞增生，呈平面或绒毛状结构，具有高度的细胞核异型性，没有破坏性侵犯或延伸到肌层外</td></tr>
<tr><td>黏液腺癌（无印戒细胞）</td><td colspan="2">无印戒细胞，伴有浸润性侵袭的黏液性肿瘤</td></tr>
<tr><td rowspan="2">具有印戒细胞特征的黏液腺癌</td><td colspan="2">黏液腺癌伴印戒细胞——具有＜50%印戒细胞的肿瘤</td></tr>
<tr><td colspan="2">黏液印戒细胞癌——具有＞50%印戒细胞的肿瘤</td></tr>
<tr><td>腺癌</td><td colspan="2">非黏液腺癌，类似结肠直肠型腺癌，大多数起源于锯齿状病变或杯状细胞类癌</td></tr>
<tr><td>杯状细胞腺癌（GCC）</td><td colspan="2">上皮细胞和神经内分泌成分混合瘤，伴有肠型杯状细胞的存在</td></tr>
<tr><td rowspan="6">神经内分泌肿瘤（NET）</td><td rowspan="3">高分化神经内分泌瘤（WNET）</td><td>肠嗜铬细胞神经内分泌肿瘤</td></tr>
<tr><td>L细胞神经内分泌肿瘤</td></tr>
<tr><td>管状神经内分泌肿瘤</td></tr>
<tr><td rowspan="2">低分化神经内分泌癌（NEC）</td><td>小细胞癌</td></tr>
<tr><td>大细胞神经内分泌癌</td></tr>
<tr><td>混合性腺神经内分泌癌（MAC）</td><td>常起源于杯状细胞类癌，多发生于老年患者，黏膜下层同心圆样生长，有黏液产生</td></tr>
<tr><td>其他</td><td colspan="2">间叶细胞瘤、肉瘤、淋巴瘤、转移瘤</td></tr>
</table>

补充：阑尾上皮肿瘤分为传统腺瘤、锯齿状息肉和黏液性肿瘤。

一、阑尾黏液囊肿

阑尾黏液囊肿是指各种原因导致的阑尾腔逆行性阻塞性扩张引起黏液样物质堆积的状态，不涉及病理性质，只是一个病理状态的描述词。

组织病理学中有不同的术语被用来描述黏液囊肿的性质，包含非肿瘤性的单纯（潴留）性阑尾黏液囊肿和黏液性肿瘤。国际腹膜表面肿瘤学小组共识对阑尾黏液囊肿的分类见表 12-3-2。

表12-3-2　国际腹膜表面肿瘤学小组共识对阑尾黏液囊肿的分类

<table>
<tr><td rowspan="10">阑尾黏液囊肿</td><td>单纯（潴留）性阑尾黏液囊肿</td><td colspan="2">无上皮细胞的黏蛋白，囊液局限于阑尾腔内，未进入黏膜层</td></tr>
<tr><td rowspan="6">低级别阑尾黏液性肿瘤（阑尾囊腺瘤归为此类）</td><td rowspan="6">具有低度细胞学异型性和以下任何一种</td><td>黏膜肌层丧失，黏膜下层纤维化</td></tr>
<tr><td>推进侵入（扩张或憩室样生长）</td></tr>
<tr><td>壁中无细胞黏蛋白</td></tr>
<tr><td>波状或扁平上皮生长</td></tr>
<tr><td>阑尾破裂</td></tr>
<tr><td>阑尾外的黏蛋白和（或）细胞</td></tr>
<tr><td>高级别阑尾黏液性肿瘤</td><td colspan="2">具有低级别阑尾黏液肿瘤的结构特征，无浸润性侵袭，但具有高级别细胞异型性，囊液进入肌层甚至突破浆膜层</td></tr>
<tr><td>黏液腺癌（无印戒细胞）</td><td colspan="2">浸润性侵袭，囊液进入肌层甚至突破浆膜层</td></tr>
<tr><td>具有印戒细胞特征的黏液腺癌</td><td colspan="2">浸润性侵袭，囊液进入肌层甚至突破浆膜层，可在腹腔内散播，预后不良，淋巴结转移和卵巢转移也很常见</td></tr>
</table>

 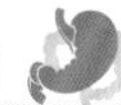

（一）单纯（潴留）性阑尾黏液囊肿

【概述】

单纯（潴留）性阑尾黏液囊肿是指阑尾近端管腔阻塞，阑尾远端管腔内黏膜仍具有分泌功能，从而导致管腔内黏液聚集、管腔囊性扩张而形成的一种潴留性囊肿。阑尾黏膜细胞因腔内压力增高受压而变扁，并失去功能，肌层也逐步萎缩，被纤维组织所替代。

【临床表现】

无急性感染时其与慢性阑尾炎相似，局部可扪及圆形、光滑的肿物。合并急性感染时，其可有与急性阑尾炎相似的表现。

【超声表现】

右下腹见与盲肠相连的囊性肿块，呈椭圆形，累及远端至全程，呈单房或多房，外径多> 15 mm，而< 20 mm，边界清，腔内无回声或“云雾状”，部分患者可见典型“洋葱皮征”（指阑尾内容物分层呈同心圆样改变，类似于洋葱的横断面外观，CT 看不到这种分层现象），囊壁回声均匀，壁薄而光滑（以黏膜固有层及黏膜下层变薄为主），内无分隔，无乳头状突起，囊壁无弧形钙化（图 12-3-1）。

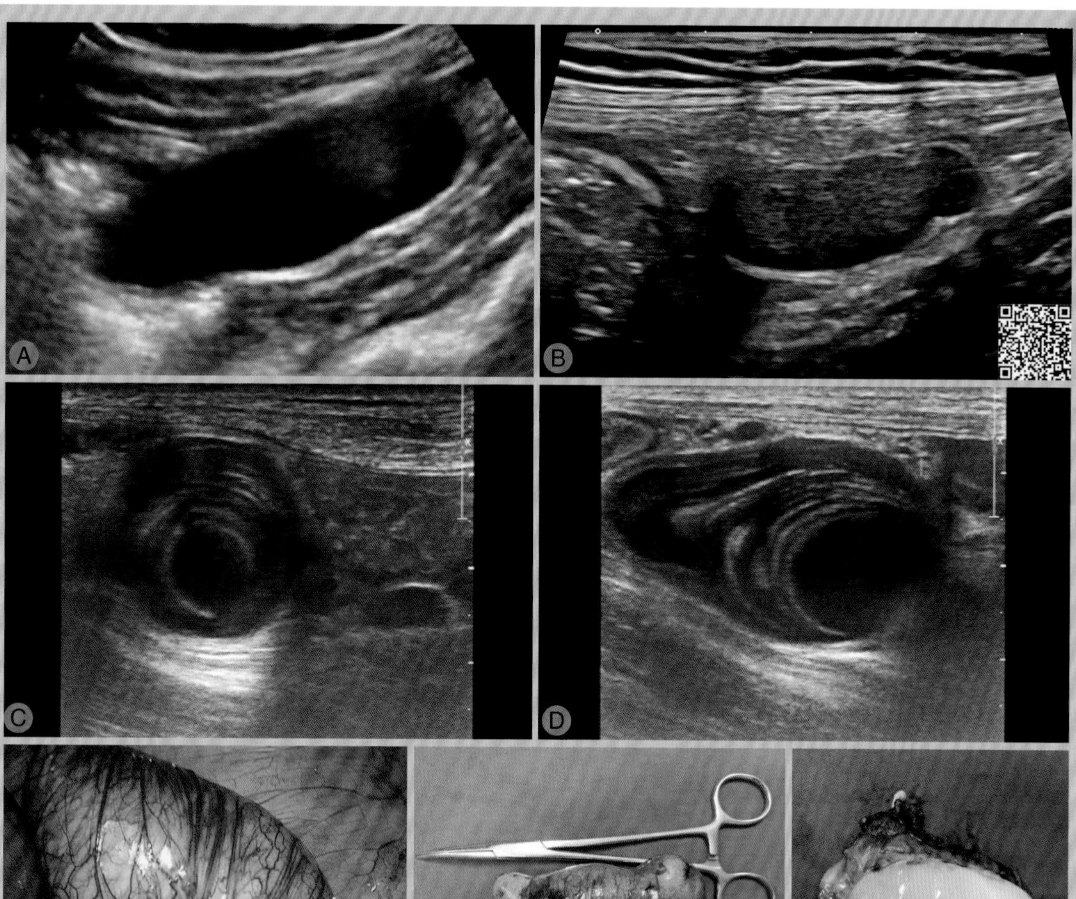

A.阑尾囊状扩张，壁薄光滑，腔内无回声；B.阑尾囊状扩张，尖部略呈分叶状，壁薄光滑，腔内无回声（动态）；C.阑尾横断面显示典型的“洋葱皮征”；D.阑尾纵断面显示典型的“洋葱皮征”；E.腹腔镜：肿大的阑尾；F.术后大体标本：阑尾整体外观；G.术后大体标本：切开阑尾显示稠厚“果冻样”内容物。

图12-3-1 单纯（潴留）性阑尾黏液囊肿声像图及标本

【鉴别诊断】

1. 单纯（潴留）性阑尾黏液囊肿与急性阑尾炎相鉴别：单纯（潴留）性阑尾黏液囊肿外径多＞ 15 mm，壁薄而光滑（以黏膜固有层及黏膜下层变薄为主）；急性阑尾炎外径多＜ 15 mm，壁增厚（以黏膜下层增厚为主）。此外，阑尾系膜脂肪组织炎性水肿、周围大网膜组织包裹成团及典型的临床症状，均有利于急性阑尾炎的诊断（图 12–3–2）。

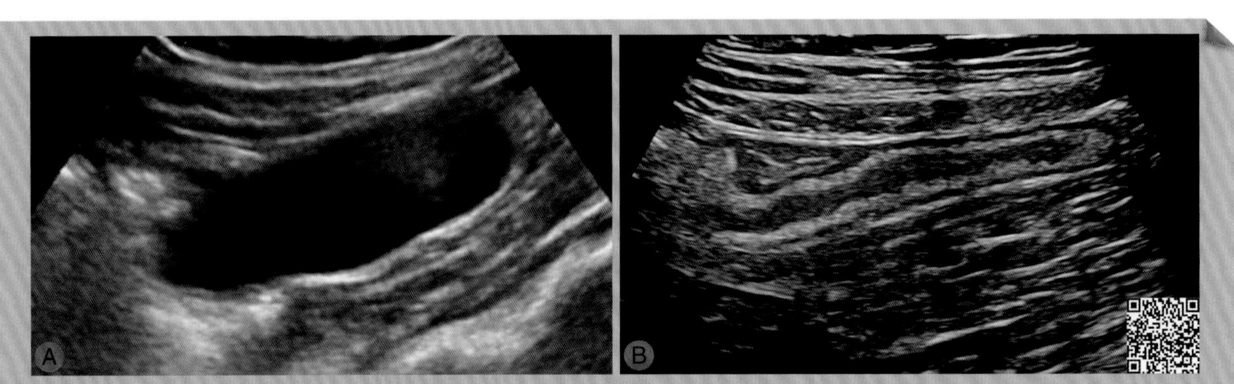

A.单纯（潴留）性阑尾黏液囊肿：外径多＞15 mm，壁薄而光滑（以黏膜固有层及黏膜下层变薄为主）；B.急性阑尾炎：外径多＜15 mm，壁增厚（以黏膜下层增厚为主）（动态）。

图12–3–2　单纯（潴留）性阑尾黏液囊肿与急性阑尾炎相鉴别

2. 单纯（潴留）性阑尾黏液囊肿与低级别阑尾黏液性肿瘤（阑尾黏液性囊腺瘤）相鉴别：单纯（潴留）性阑尾黏液囊肿外径多＞ 15 mm 而＜ 20 mm，壁薄而光滑，内无条带状分隔，囊壁无弧形钙化。低级别阑尾黏液性肿瘤外径多＞ 20 mm，壁较厚，厚薄均匀或不均，有条带状分隔，部分有弧形钙化（图 12–3–3）。

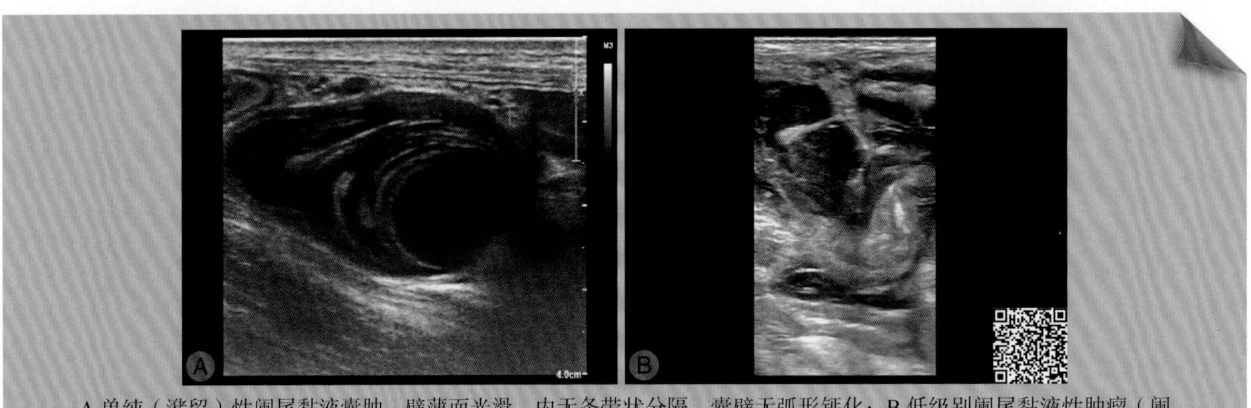

A.单纯（潴留）性阑尾黏液囊肿：壁薄而光滑，内无条带状分隔，囊壁无弧形钙化；B.低级别阑尾黏液性肿瘤（阑尾黏液性囊腺瘤）：壁较厚，厚薄不均，有条带状分隔，部分有弧形钙化（动态）。

图12–3–3　单纯（潴留）性阑尾黏液囊肿与低级别阑尾黏液性肿瘤相鉴别

（二）阑尾黏液性肿瘤

【概述】

阑尾黏液性肿瘤是复杂的、含多种成分的上皮性肿瘤，约占阑尾上皮样肿瘤的 70%，可分泌黏液，临床少见（具体见表 12–3–2）。分型如下。

1. 低级别阑尾黏液性肿瘤。
2. 高级别阑尾黏液性肿瘤。
3. 黏液腺癌（无印戒细胞）。
4. 具有印戒细胞特征的黏液腺癌。

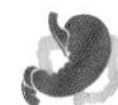

【临床表现】

腹痛、体重减轻、恶心呕吐等，无特异性，超过一半的患者无症状。癌胚抗原水平可升高，其具有诊断价值。

【超声表现】

右下腹见与盲肠相连的囊性肿块，多呈椭圆形，外径多＞ 20 mm，囊内透声差，可呈“云雾状”，部分患者可见典型“洋葱皮征”，囊壁厚薄均匀或不均，部分有弧形钙化（特征性表现，但仅有＜ 50% 的患者可见），囊壁可见单发或多发阑尾憩室（属于假性憩室，憩室多位于阑尾壁的薄弱区域，常见于阑尾尖端，黏膜层和黏膜下层疝出、穿过固有肌层形成的袋状突起，类似结肠憩室），囊壁可见乳头状突起，囊内可有分隔。

彩色多普勒：囊壁、分隔、乳头状突起可见血流信号；经静脉超声造影：囊壁、分隔、乳头状突起可见增强。

乳头状突起和囊壁不规则增厚提示恶性可能，但囊肿的形状、内容物回声、囊壁增厚的程度、囊内间隔的出现、阑尾周围渗出及腹水均不能用于鉴别良恶性（图 12-3-4 ～图 12-3-6）。

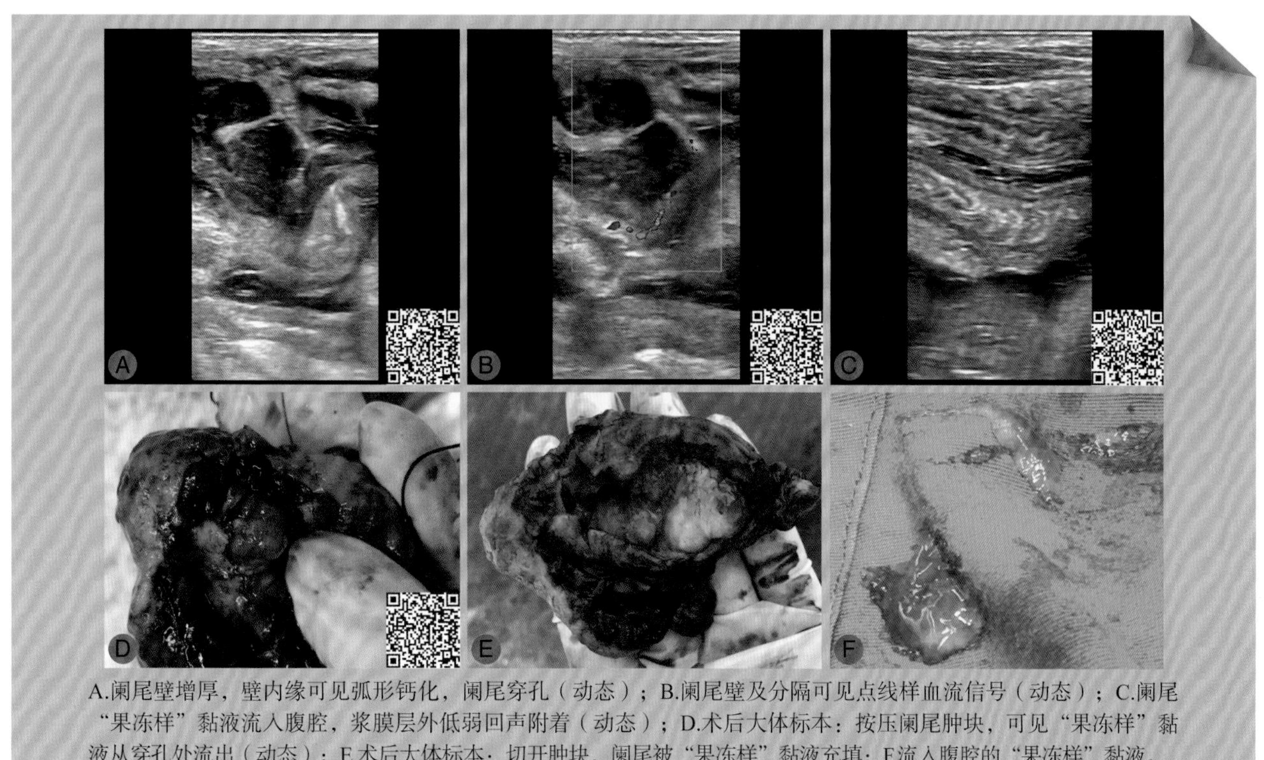

A.阑尾壁增厚，壁内缘可见弧形钙化，阑尾穿孔（动态）；B.阑尾壁及分隔可见点线样血流信号（动态）；C.阑尾“果冻样”黏液流入腹腔，浆膜层外低弱回声附着（动态）；D.术后大体标本：按压阑尾肿块，可见“果冻样”黏液从穿孔处流出（动态）；E.术后大体标本：切开肿块，阑尾被“果冻样”黏液充填；F.流入腹腔的“果冻样”黏液。

图12-3-4　低级别阑尾黏液性肿瘤声像图及标本

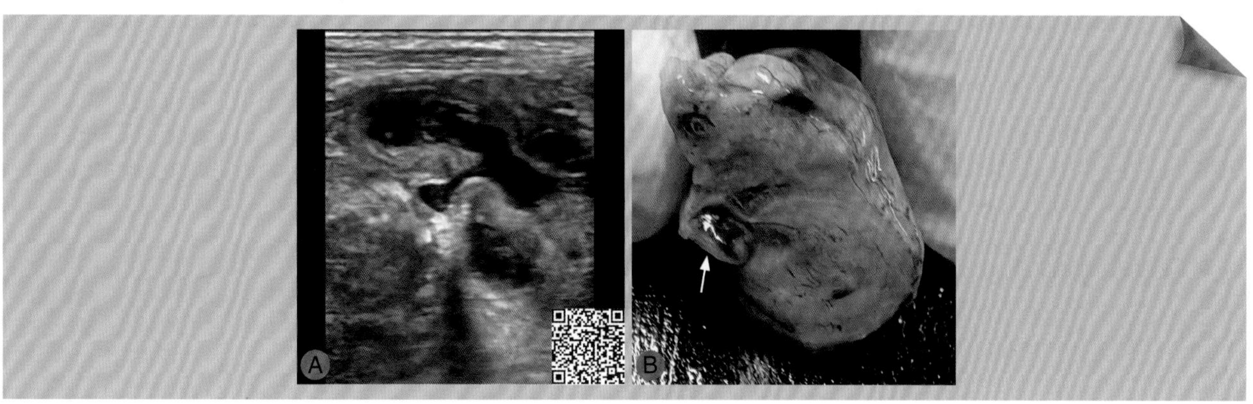

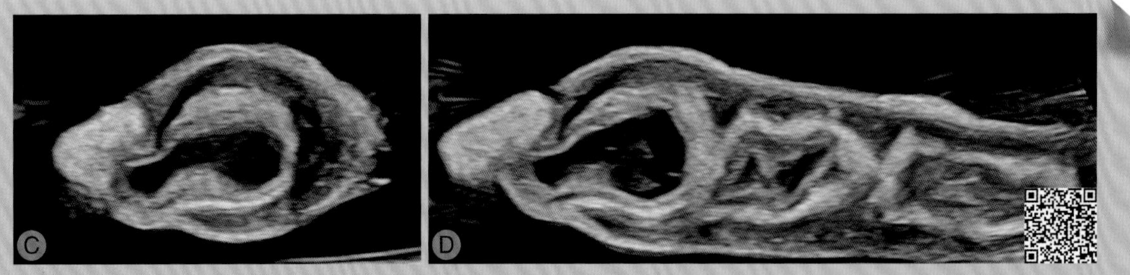

A.阑尾壁袋状突起，憩室壁薄（动态）；B.术后大体标本切面：憩室壁薄，缺乏固有肌层，憩室内可见黏液（箭头）；C.水浴标本：阑尾短轴切面，显示憩室缺乏固有肌层；D.水浴标本：阑尾长轴切面，显示憩室缺乏固有肌层（动态）。

图12-3-5 阑尾憩室声像图及标本

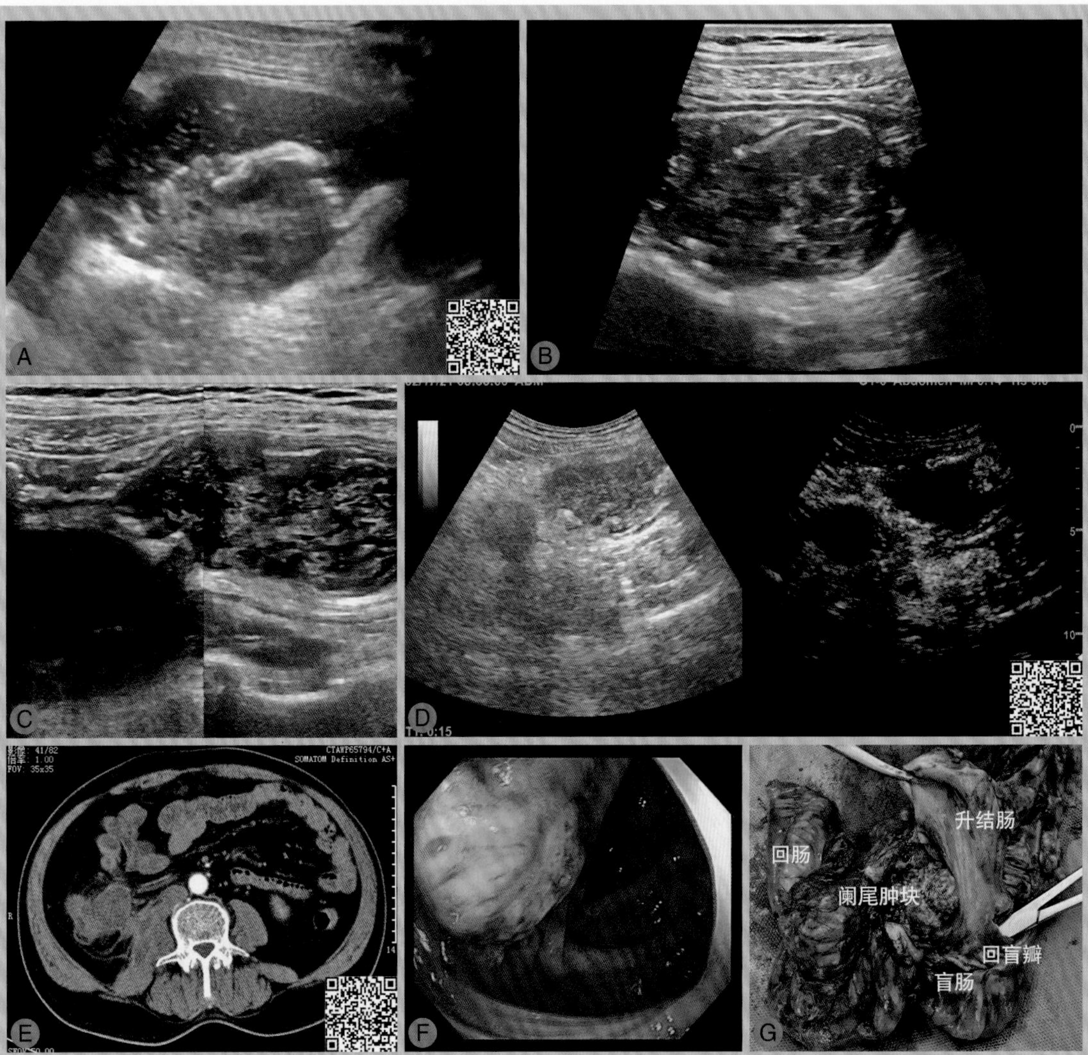

A.经肛门生理盐水灌肠充盈检查，水无法进入阑尾腔内（动态）；B.阑尾正常结构消失，呈低回声“蜂窝状”包块；C.阑尾包块与腰大肌含液性包块相通；D.经静脉超声造影检查：阑尾低回声“蜂窝状”包块及腰大肌含液性包块实性部分增强，液性部分无增强，显示增强的乳头状突起（动态）；E.CT：回盲部囊性低密度影，增强可见实质部分轻中度强化，右侧腰大肌实性部分明显强化，右侧腰大肌可见数个囊状影，壁稍厚，增强壁明显强化（动态）；F.肠镜：结肠近回盲部可见约5 cm不规则隆起样肿块，表面充血糜烂，质地脆；G.右半结肠根治术，术后大体标本显示阑尾黏液腺癌肿块。

图12-3-6 阑尾黏液腺癌声像图及标本

（病例由湖州市第一人民医院陆文明主任提供）

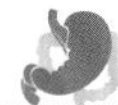

【鉴别诊断】

1. 低级别阑尾黏液性肿瘤（阑尾黏液性囊腺瘤）与单纯（潴留）性阑尾黏液囊肿的鉴别见图 12-3-3。

2. 阑尾黏液囊肿需与卵巢肿瘤及输卵管疾病相鉴别（图 12-3-7 ~图 12-3-9）。

（1）卵巢巧克力囊肿：囊内充满均匀密集的点状回声，可有分隔、分层改变，囊腔内有机化的凝血块时表现为形态不定、较为松散的稍强回声团。彩色多普勒未见内部血流，与实性成分鉴别困难时，经静脉超声造影可明确诊断。包块的大小及内部回声可随月经周期而发生变化，大部分患者具有痛经史。

（2）卵巢黏液性囊腺瘤：囊内透声差，呈细密点状回声，内可见纤细分隔，较少出现乳头状突起，患者多无不适，无痛经史，多于体检时发现，或肿瘤较大患者自行经腹壁扪及，或因产生压迫症状就诊而发现。

（3）卵巢囊性畸胎瘤：内部透声差，可见细密点状回声，多数内部具有“脂液分层征”“面团征”“线条征”“壁立结节征”“杂乱结构征”等特征性征象。

（4）化脓性输卵管炎：附件区可见迂曲管状结构，壁厚而毛糙，内可见密集点状回声，彩色多普勒示囊壁较丰富血流信号，病灶局部触痛明显，患者具有急性病病史，伴有腹痛、发热等感染症状。

（5）卵巢囊腺癌：囊内透声差，见细小点状回声，内可见粗大不规则分隔，囊壁及分隔上可见乳头状或块状突起。彩色多普勒：实性部分能探及较丰富血流信号。可伴腹水及腹膜转移等。

当肿块较大、相互粘连，鉴别诊断困难时，首先，寻找到正常阑尾，此外可借助经肛门生理盐水灌肠充盈检查、腔内超声、超声造影等方法，仔细观察包块与盲肠、子宫及输卵管的关系，以协助诊断。

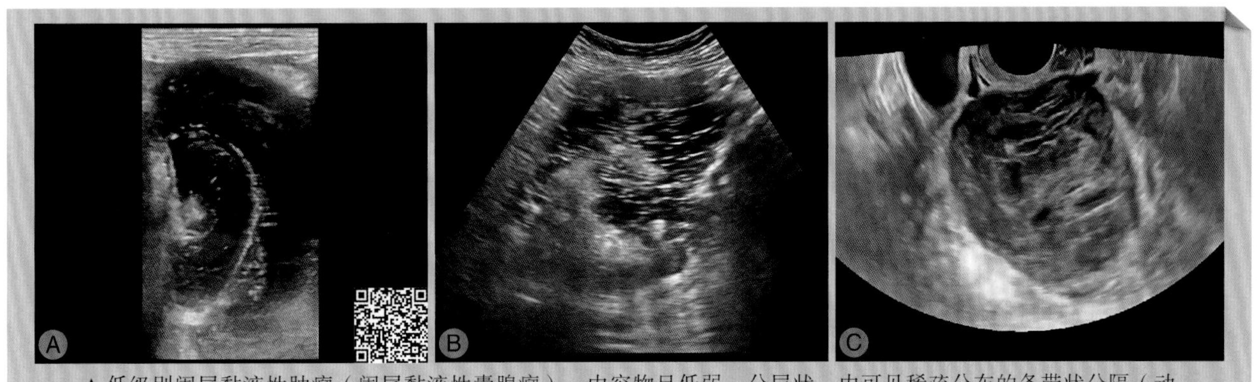

A.低级别阑尾黏液性肿瘤（阑尾黏液性囊腺瘤）：内容物呈低弱、分层状，内可见稀疏分布的条带状分隔（动态）；B.卵巢成熟性畸胎瘤：呈“面团征”、“线条征”等；C.卵巢黏液性囊腺瘤：呈多房性包块，内可见密集分布的条带状分隔。

图12-3-7　内容物为低弱回声的低级别阑尾黏液性肿瘤与卵巢肿瘤相鉴别

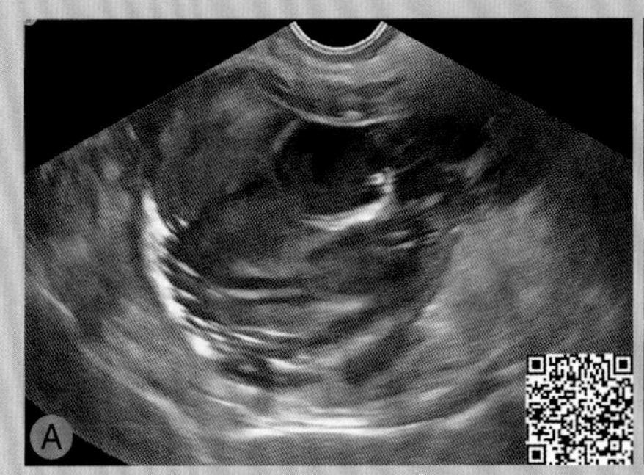

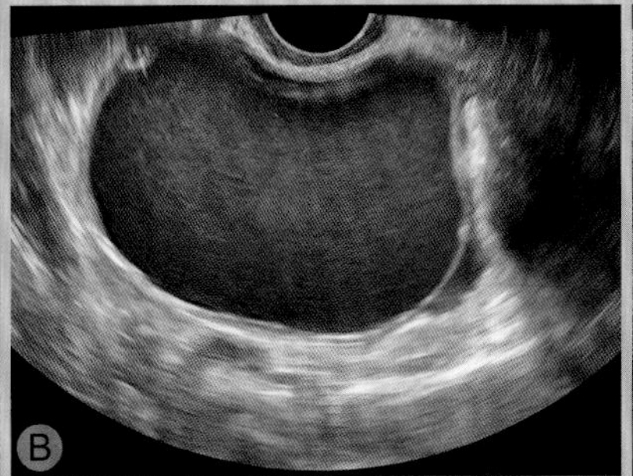

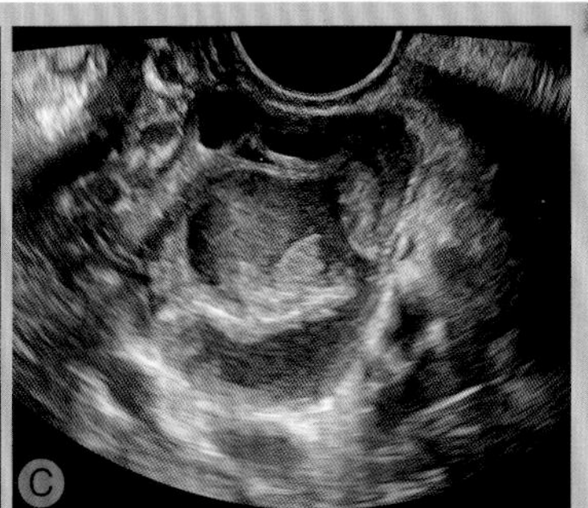

A.低级别阑尾黏液性肿瘤（阑尾黏液性囊腺瘤）：壁较厚，厚薄较均匀，有条带状分隔，部分有弧形钙化（动态）；B.卵巢巧克力囊肿：囊肿壁薄，囊肿大小及细小点状内容物回声随月经周期变化较大，囊肿活动度小，与周围组织粘连；C.化脓性输卵管炎：管壁增厚、水肿，水肿的黏膜皱襞呈多发突起样改变。

图12-3-8　内容物为细密点状回声的低级别阑尾黏液性肿瘤与卵巢、输卵管疾病相鉴别

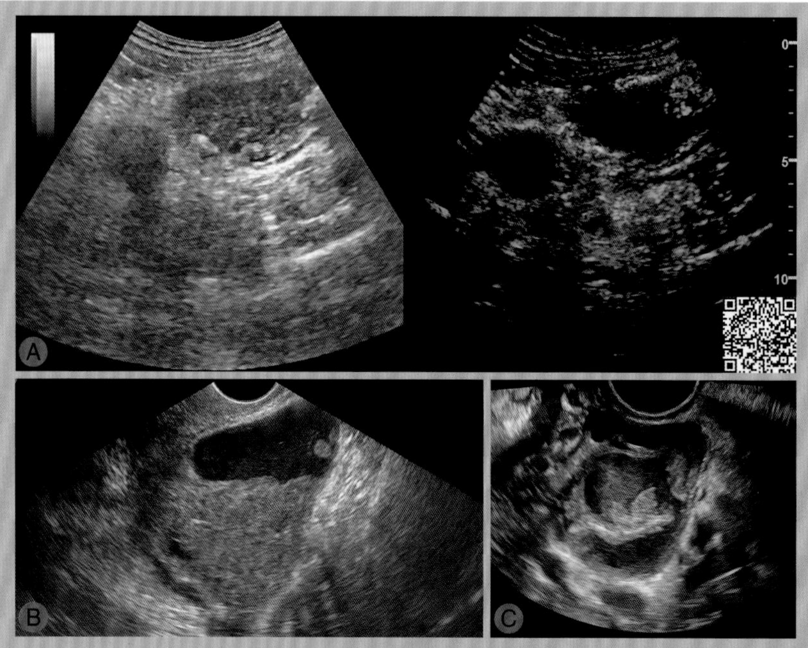

A.阑尾黏液腺癌：阑尾呈低回声"蜂窝状"包块，壁较厚，且厚薄不均，经静脉超声造影检查示壁内缘的乳头状突起可见增强（动态）；B.卵巢浆液性囊腺癌：囊壁较薄，壁内缘见乳头状突起，内容物呈细密点状回声；C.化脓性输卵管炎：输卵管管壁较厚，呈水肿样，壁内缘可见多发突起样改变（炎性改变）。

图12-3-9 阑尾黏液腺癌与卵巢、输卵管疾病相鉴别

（三）腹膜假黏液瘤

【概述】

腹膜假黏液瘤是一个描述性术语，指黏液性肿瘤扩散导致黏液在腹腔内积聚。病理特点为腹腔内充满大量黏液样液体及腹膜和网膜等处多发"胶冻样"肿物，被形象地称为"果冻腹"。国际腹膜表面肿瘤学小组共识对腹膜假黏液瘤（腹膜疾病部分）的分类见表 12-3-3。

表12-3-3 国际腹膜表面肿瘤学小组共识对腹膜假黏液瘤（腹膜疾病部分）的分类

腹膜假黏液瘤	无上皮细胞的黏蛋白	应避免使用术语腹膜假黏液瘤，需要说明黏蛋白是局限于起源器官附近，还是远离起源器官
	具有低级别组织学特征的腹膜假黏液瘤	低级别腹膜黏液瘤或播散性腹膜腺黏蛋白病
	具有高级别组织学特征的腹膜假黏液瘤	高级别腹膜黏液癌或腹膜黏液癌
	带印戒细胞的腹膜假黏液瘤	高级别腹膜黏液癌或腹膜印戒细胞癌或腹膜印戒黏液癌

大多数病例继发于低级别阑尾黏液性肿瘤的播散，极少数病例来自其他部位（如卵巢）。

腹膜肿瘤沉积物的形态与阑尾原发性肿瘤相似。低级别阑尾黏液性肿瘤由黏液池组成，黏液池有少量低级别黏液性上皮，罕有核分裂象。伴有高级别特征的腹膜黏液性肿瘤，其高级别黏液性上皮往往比低级别病变中的更丰富，可能伴有破坏性组织侵犯和结缔组织增生反应及淋巴结转移。这些高级别肿瘤通常来自小肠、结肠或胰腺原发性肿瘤的播散，而非阑尾原发性肿瘤。

有些阑尾肿瘤在阑尾原发病变和腹膜肿瘤沉积物中表现出不一致的组织学特征，在治疗失败和（或）多次肿瘤复发的患者中，可见病变由组织学低级别演变为高级别。

腹膜假黏液瘤和阑尾黏液性肿瘤的治疗范围可从简单的腹腔镜阑尾切除术到完全的细胞减灭术，其中包括腹腔内温热化疗和（或）全身化疗。

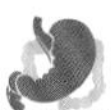

【临床表现】

多数患者起病隐匿，疾病进展缓慢，症状缺乏特异性，经常在拟诊为卵巢肿瘤或阑尾炎进行剖腹探查时才意外发现。主要表现为进行性腹胀、腹痛、恶心、呕吐、乏力、食欲不振、腹部肿块、腹围进行性增大及体重下降等。广泛播散的腹膜假黏液瘤可形成无数“胶冻样”结节，会因感染、肠梗阻或侵犯周边组织（如膀胱、腹壁和肠管）而导致患者死亡。癌胚抗原水平可升高，其具有诊断价值。

【超声表现】

腹腔、盆腔内大量液性区，呈大小不等的“蜂窝状”，内透声差，可见黏液样点片状偏高回声漂浮，改变体位或按压可见缓慢流动。腹膜、网膜增厚，表面可见单发、多发或密集分布异常回声结节附着，有时可见弧形钙化。肝、脾等实质脏器边缘可见“扇贝样”或结节状压迹，超声引导下用粗针穿刺，如抽出黄色黏液样物质可明确诊断（图 12-3-10）。

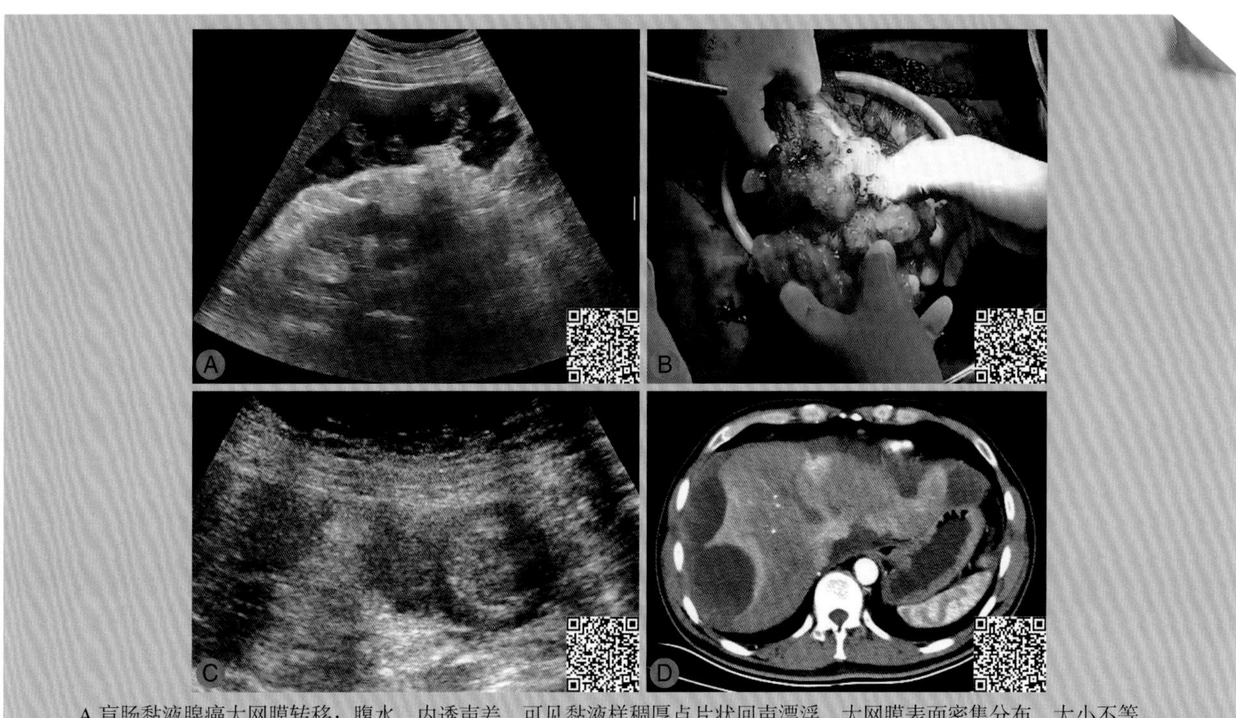

A.盲肠黏液腺癌大网膜转移：腹水，内透声差，可见黏液样稠厚点片状回声漂浮，大网膜表面密集分布、大小不等、“葡萄串样”的偏高及偏低回声结节（动态）。B.盲肠黏液腺癌大网膜转移手术视频：大网膜表面密集分布、大小不等、“葡萄串样”的灰粉半透明结节（动态）。C.卵巢囊腺瘤破裂，胃浆膜层种植：胃体小弯侧大小约24 mm × 19 mm低回声实性肿块，境界欠清晰，位于胃腔外，该处胃壁浆膜层回声部分中断，固有肌层完整。包块周围脂肪组织增厚，回声增强（动态）。D.结肠黏液腺癌腹膜转移：CT示肝包膜外多发低密度团，CT增强动脉期低增强（动态）。

图12-3-10　腹膜假黏液瘤声像图及标本

【鉴别诊断】

1. 化脓性腹膜炎：腹腔内多量积液，见较多密集分布条带样分隔，内透声差，见细小点状回声漂浮，腹膜增厚，表面无异常结节回声附着，询问病史，患者有腹痛、寒战、高热等症状，腹膜刺激征阳性，如有消化道穿孔，结合腹腔内游离气体，胃壁、肠壁增厚、水肿，寻找到穿孔处等，可明确诊断与鉴别（图 12-3-11A，图 12-3-11B）。

2. 非黏液性肿瘤的腹膜癌性转移：腹膜呈局限性增厚，表面可见单发、多发散在实性结节，伴血性腹水时，腹腔内可见细密点状回声漂浮，伴大网膜侵犯时，大网膜增厚、僵硬，形成网膜“饼样”改变（“网膜饼征”），常合并其他脏器转移和（或）淋巴结转移（图 12-3-11C ~图 12-3-11E）。

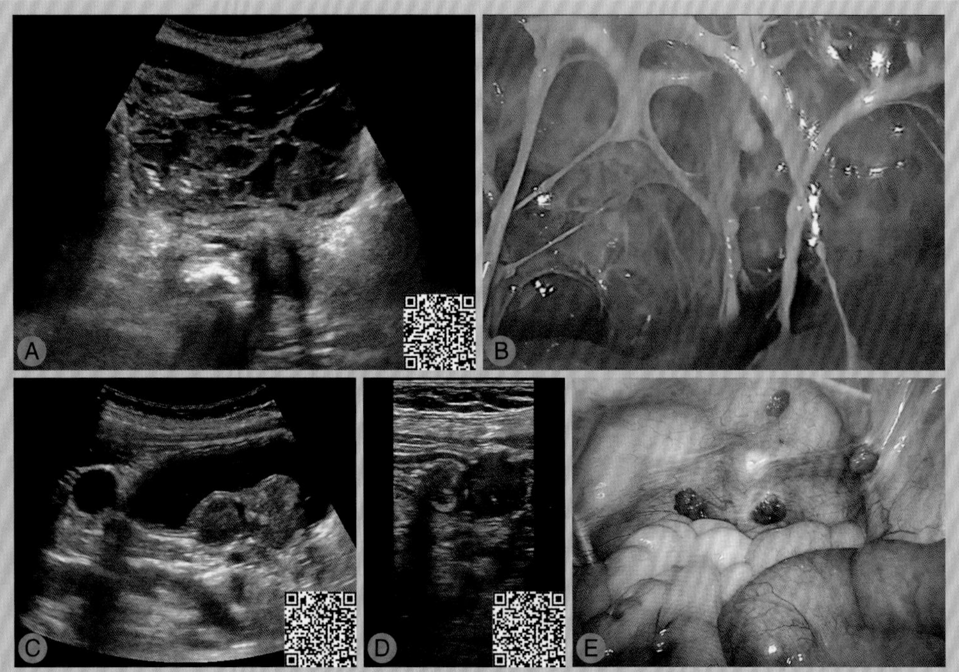

A.脓性腹水：腹腔内见密集分布条带样分隔，内透声差，见细小点状回声漂浮（动态）；B.脓性腹水：腹腔镜见腹腔内积脓，呈“蜘蛛网样”改变；C.直肠癌-胃壁转移：胃窦大弯侧见一个大小约43 mm×23 mm低回声实性肿块，境界欠清晰，突向胃腔，该处胃壁层次不清，浆膜层中断，黏膜层完整（动态）；D.直肠癌-小肠壁、壁腹膜转移：小肠壁见一个大小约17 mm×18 mm低回声实性肿块，位于肠腔外，境界不清楚，该处小肠壁浆膜层回声部分中断，其旁壁腹膜回声部分中断（动态）；E.腹腔镜：腹膜多发转移瘤。

图12-3-11 腹膜假黏液瘤的鉴别诊断

二、阑尾神经内分泌肿瘤

【概述】

神经内分泌肿瘤占阑尾肿瘤 50% 以上，占胃肠道神经内分泌肿瘤的 20%。2010 年 WHO 消化系统肿瘤分类中将“类癌”术语从整个胃肠道神经内分泌肿瘤中剔除。

2010 年 WHO 消化系统肿瘤分类推荐使用 3 个分类来概括阑尾的神经内分泌肿瘤谱（具体亚型见表 12-3-1）。

- 高分化神经内分泌肿瘤。
- 低分化神经内分泌癌。
- 混合性腺神经内分泌癌。

阑尾的神经内分泌肿瘤多为高分化肿瘤，低分化癌罕见。大多数阑尾的神经内分泌肿瘤由肠嗜铬细胞构成，表现为阑尾远端的黄色或白色致密结节，直径多＜ 1 cm，肿瘤边界清楚但无包膜，多从黏膜深层发生，早期即延伸至黏膜下层，表现为从黏膜深层隆起，压迫或伸入黏膜下层内，有时可侵犯阑尾壁全层，大多数阑尾神经内分泌肿瘤临床行为良性，肿瘤直径＜ 2 cm 者转移率较低。因此，对于直径≤ 1 cm 的阑尾神经内分泌肿瘤仅行单纯阑尾切除术即可；对于肿瘤直径＞ 2 cm 者，由于区域淋巴结转移和血管浸润的可能性较大，应行右半结肠切除和淋巴结清扫术。

【临床表现】

阑尾神经内分泌肿瘤一般无症状，出现梗阻及合并感染时症状与急、慢性阑尾炎相似，多数患者因接受阑尾炎手术而意外发现。高分化神经内分泌肿瘤可伴有类癌综合征，几乎所有报道的类癌综合征均发生在已出现肝转移的肿瘤中。类癌综合征的主要特征包括面部和前胸发绀、间断性高血压、心悸，以及频繁

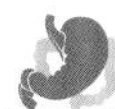

的水样便等。

【超声表现】

阑尾增粗，管壁局限性增厚，黏膜下层无蒂息肉样结节，典型者可表现为阑尾尖部黏膜下层类圆形低回声结节，边界尚清，无包膜，向阑尾腔内突起；非典型者可表现为阑尾体、根部管壁局限性增厚，回声减低。当肿瘤直径（＞2.0 cm）、透壁生长浸润、溃疡、囊性变、区域淋巴结肿大时，提示恶性可能（图 12–3–12）。

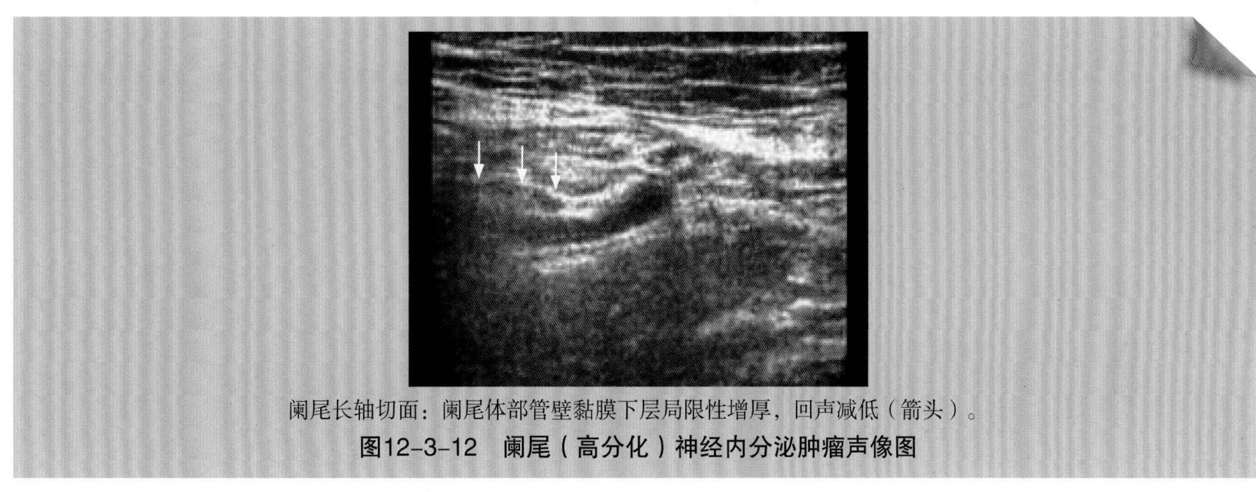

阑尾长轴切面：阑尾体部管壁黏膜下层局限性增厚，回声减低（箭头）。

图12–3–12　阑尾（高分化）神经内分泌肿瘤声像图

【鉴别诊断】

1. 急性阑尾炎：阑尾壁均匀性增厚，以黏膜下层增厚为主，周围组织呈炎性改变。

2. 阑尾腺癌：阑尾管壁局限性非均匀性增厚，向腔内生长，且由内向外逐层浸润各层，常深达肌层甚至浆膜层，好发于阑尾根部。受侵犯组织层次破坏而消失。

三、阑尾腺癌

【概述】

阑尾腺癌十分罕见，约占阑尾切除标本中的 0.08%，显微镜下，其形态与结直肠腺癌基本相同，被称为阑尾结肠型腺癌，其病理大体检查呈灰白色实质性肿块。

【临床表现】

术前诊断困难，无特征性临床表现，与急、慢性阑尾炎表现相似，半数以上的患者是在术中或术后发现的，故多数患者在发现时已属晚期，不但局部浸润明显，并可能有远处转移。晚期阑尾腺癌有时局部可扪及包块。

【超声表现】

阑尾腺癌好发于阑尾根部，阑尾壁局限性非均匀性增厚，呈低回声或强弱不等的实质性回声，向腔内生长且浸润各层，常深达肌层甚至浆膜层，增厚与未增厚管壁分界明显，管壁僵硬，黏膜表面可见不规则溃疡，局部管腔狭窄，可见盲肠浸润及周围淋巴结肿大。彩色多普勒：多伴有较丰富血流信号，经静脉超声造影：实质性肿块呈快速增强（图 12–3–13，图 12–3–14）。

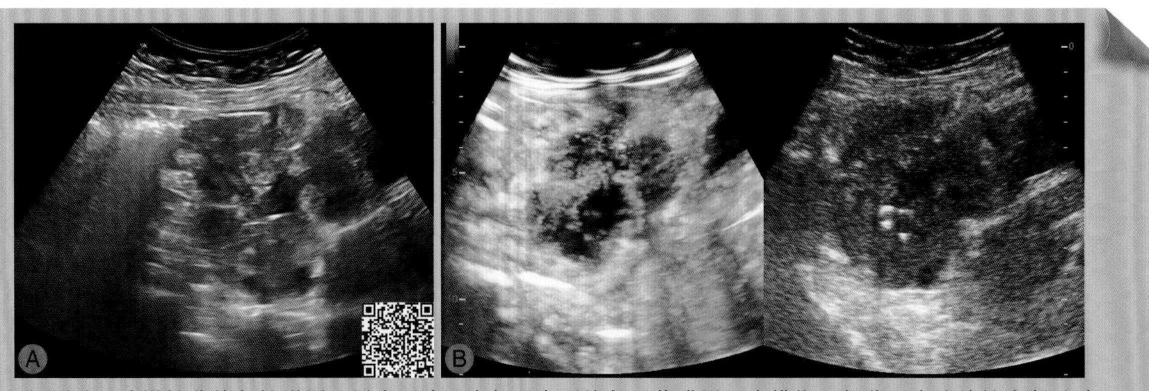

A.阑尾壁呈弥漫性非均匀性增厚，层次不清，内部回声不均匀，浆膜层回声模糊，部分回声连续性中断（动态）；B.经静脉超声造影检查：增厚阑尾壁呈快速增强。

图12-3-13　阑尾腺癌声像图

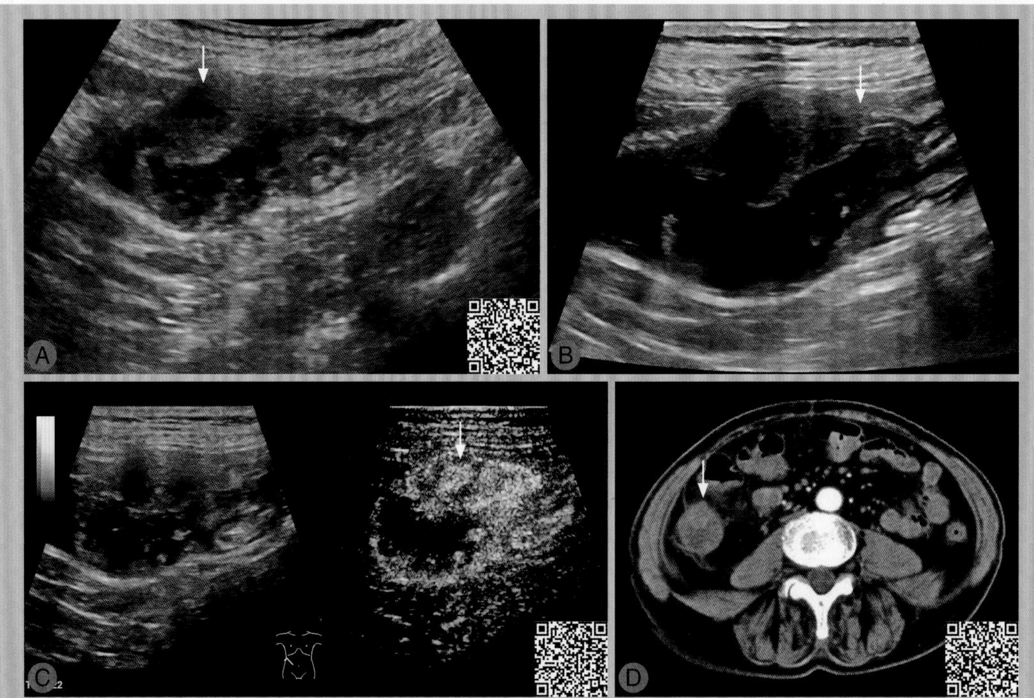

A.阑尾壁局限性非均匀性增厚（箭头），呈实性低回声，层次不清，浆膜层回声模糊，部分回声中断（动态）；B.增厚与未增厚阑尾壁分界明显（箭头）；C.经静脉超声造影检查：阑尾壁局限性增厚部分呈快速增强（箭头），显示增强的乳头状突起、分隔和壁（动态）；D.CT：增厚阑尾壁增强后明显强化（箭头）（动态）。

图12-3-14　阑尾腺癌、部分黏液腺癌声像图

（病例由湖州市第一人民医院陆文明主任提供）

四、阑尾转移瘤

【概述】

阑尾转移瘤是一种极罕见的肿瘤，可见于恶性肿瘤晚期及广泛转移者，阑尾转移瘤的原发灶多见于消化系统、乳腺、呼吸系统及泌尿生殖系统等。

阑尾壁内有丰富的淋巴网，黏膜下层有许多淋巴滤泡，淋巴管与系膜内血管伴行，为阑尾恶性肿瘤的血行转移、淋巴转移提供了良好的病理生理基础。

原发阑尾肿瘤由黏膜层发生，向浆膜层侵犯。阑尾转移瘤如通过腹膜种植转移，癌细胞种植于浆膜面，然后由外向内逐层侵犯阑尾壁至黏膜层，如通过血行转移，其机制可能是癌细胞经静脉回流→右心→

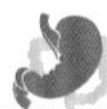

肺循环→体循环→肠系膜上动脉→回结肠动脉→阑尾终末动脉，癌细胞在阑尾终末动脉内生长，形成新生滋养血管，并以黏膜下层为起点向内、向外逐层侵犯阑尾壁，淋巴转移的机制与血行转移类似。严格意义上，直接浸润（图 12-3-15）不属于阑尾转移瘤范畴。

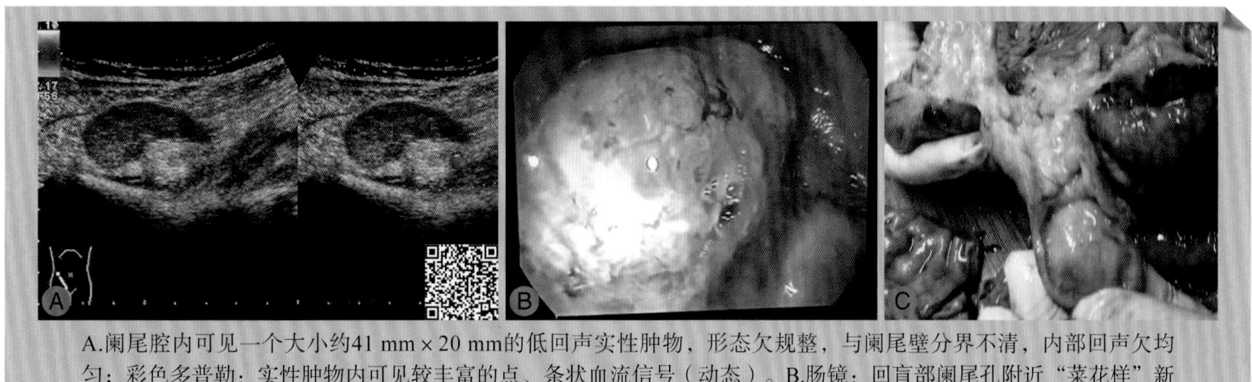

A.阑尾腔内可见一个大小约41 mm × 20 mm的低回声实性肿物，形态欠规整，与阑尾壁分界不清，内部回声欠均匀；彩色多普勒：实性肿物内可见较丰富的点、条状血流信号（动态）。B.肠镜：回盲部阑尾孔附近“菜花样”新生物，表面糜烂，质地脆，易出血。C.术后大体标本：盲肠癌阑尾根部浸润，肿块呈“菜花样”。

图12-3-15　盲肠癌阑尾浸润

【临床表现】

阑尾转移瘤多无特异性症状和体征，与急、慢性阑尾炎相似。

【超声表现】

不同的转移方式，由于侵犯组织层次先后顺序不同，会出现不同的声像图表现，所谓的先侵犯先破坏，受侵犯的组织层次会遭到破坏而消失。表现为息肉样、结节状或“菜花样”实质性肿块或管壁局限性不规则增厚，病变段管壁僵硬。彩色多普勒：多伴有较丰富血流信号。如发生梗阻、感染，可合并急性阑尾炎征象，也可合并肠系膜、大网膜、肠壁、其他脏器及淋巴结转移等征象（图 12-3-16）。

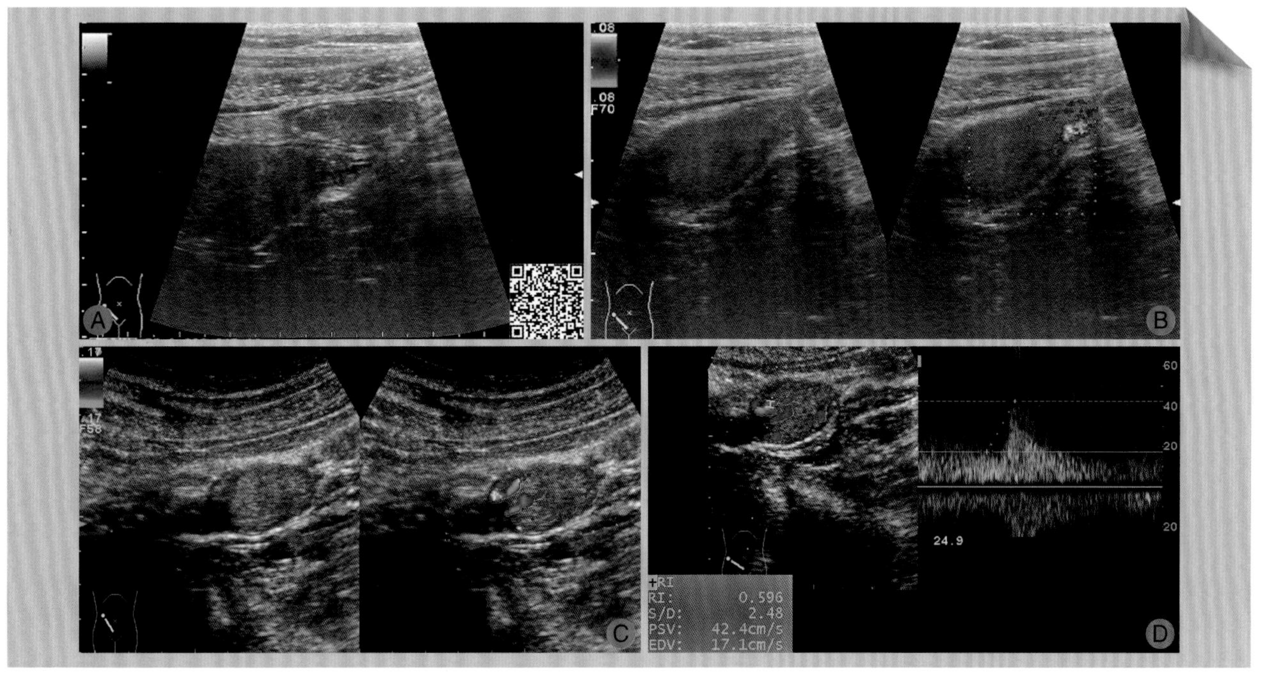

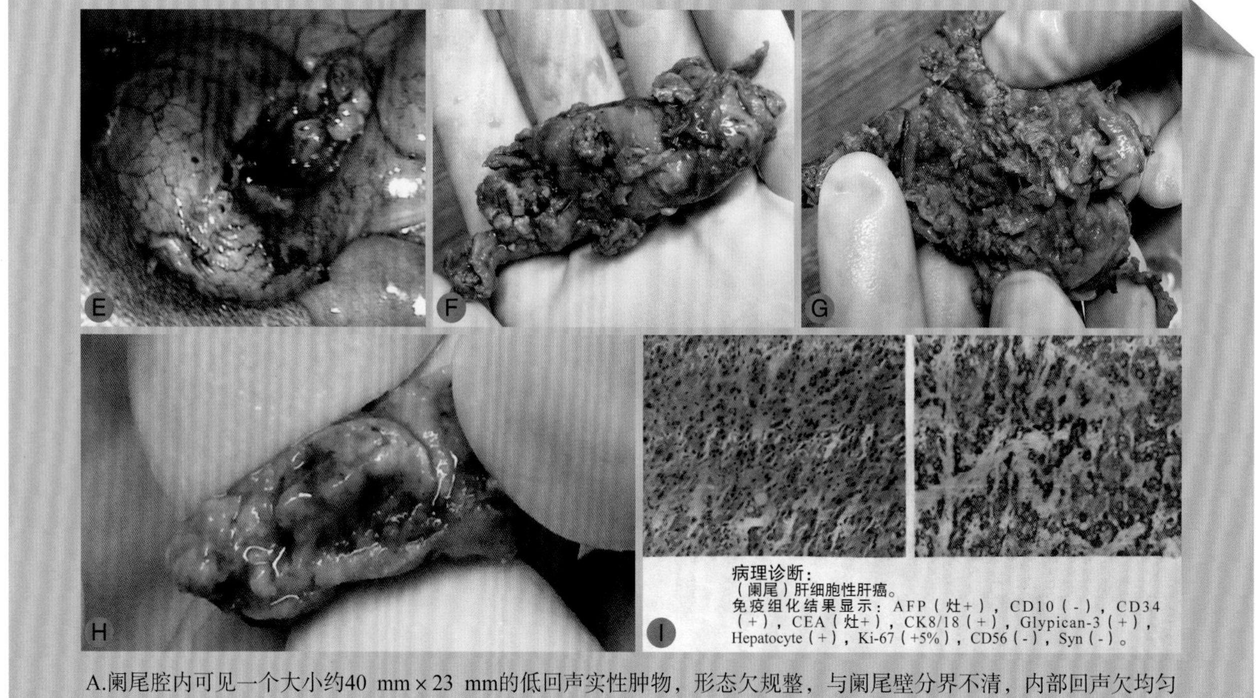

A.阑尾腔内可见一个大小约40 mm×23 mm的低回声实性肿物，形态欠规整，与阑尾壁分界不清，内部回声欠均匀（动态）；B.彩色多普勒：其内有较为丰富的点、条状血流信号；C.彩色多普勒：其内有较为丰富的点、条状血流信号；D.频谱多普勒：测及动脉频谱，血流阻力指数为0.59；E.腹腔镜显示病变阑尾增粗，浆膜面完整，表面光滑，无明显种植转移灶；F.术后大体标本，阑尾增粗；G.阑尾标本切开，阑尾实性肿块外观；H.阑尾标本根部切开，肿块局部呈“菜花样”改变；I.病理报告：（阑尾）肝细胞性肝癌。

图12-3-16　肝细胞性肝癌阑尾转移

（嵇　辉）

参考文献

[1] 吴孟超，吴在德 . 黄家驷外科学 [M]. 7 版 . 北京：人民卫生出版社，2008.

[2] 丁文龙，刘学政 . 系统解剖学 [M]. 9 版 . 北京：人民卫生出版社，2018.

[3] 刘斌，郑穗生，张俊祥，等 .MRI 诊断与临床：体部 [M]. 合肥：安徽科学技术出版社，2017.

[4] ADAM A，DIXON A K，GILLARD J H，et al. 格 – 艾放射诊断学 [M]. 张敏鸣，译 . 北京：人民军医出版社，2015.

[5] MASTORAKI A，SAKORAFAS G，VASSILIU P，et al.Mucocele of the appendix：dilemmas in differential diagnosis and therapeutic management[J].Indian J Surg Oncol，2016，7（1）：86-90.

[6] JOHN R GOLDBLUM. 罗塞和阿克曼外科病理学 [M]. 回允中，译 . 北京：北京大学医学出版社，2021.

[7] CARR N J，BIBEAU F，BRADLEY R F，et al.The histopathological classification，diagnosis and differential diagnosis of mucinous appendiceal neoplasms，appendiceal adenocarcinomas and pseudomyxoma peritonei[J].Histopathology，2017，71（6）：847-858.

[8] DELHORME J B，VILLENEUVE L，BOUCHÉ O，et al.Appendiceal tumors and pseudomyxoma peritonei：French Intergroup Clinical Practice Guidelines for diagnosis，treatments and follow-up（RENAPE，RENAPATH，SNFGE，FFCD，GERCOR，UNICANCER，SFCD，SFED，SFRO，ACHBT，SFR）[J].Dig Liver Dis，2022，54（1）：30-39.

[9] NETTER F H. 奈特人体解剖彩色图谱 [M]. 王怀经，译 . 北京：人民卫生出版社，2005.

[10] 余英豪，陈远清 . 阑尾神经内分泌肿瘤 WHO 分类及其临床病理实践 [J]. 临床与实验病理学杂志，2014，30（11）：1203-1205.

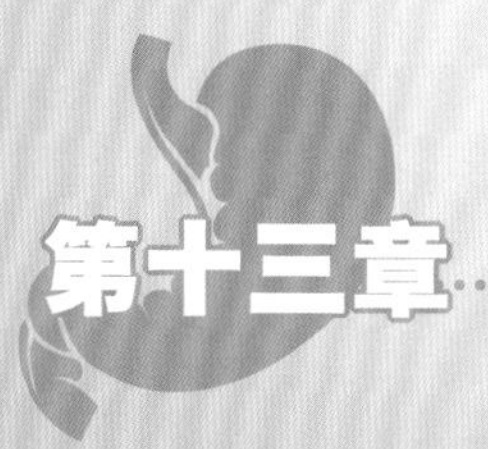

第十三章

直肠肛管病变

第一节 直肠肛管解剖及正常声像图

一、直肠解剖

直肠位于盆腔后部，上平第三骶椎高度与乙状结肠相接，下穿盆膈延续为肛管，长 10 ～ 14 cm，呈“S”形，有 2 个生理弯曲，上段位于骶骨前面，与骶骨曲度一致，为骶曲；下段绕过尾骨前面转向后下方形成一个向前的弓形弯曲，为会阴曲，形成肛直角，其静息状态下呈 90° ～ 100° ，在控便中起到重要作用。直肠下段肠腔膨大，称壶腹部，直肠壶腹部有上、中、下 3 个半月形皱襞，内含环行肌纤维，称直肠瓣，中瓣最大，位置也恒定，多与腹膜反折平面对应，直肠扩张时直肠瓣可消失，直肠瓣有阻止粪便排出的作用，直肠壶腹的最下端变细与肛管相接（图 13–1–1）。

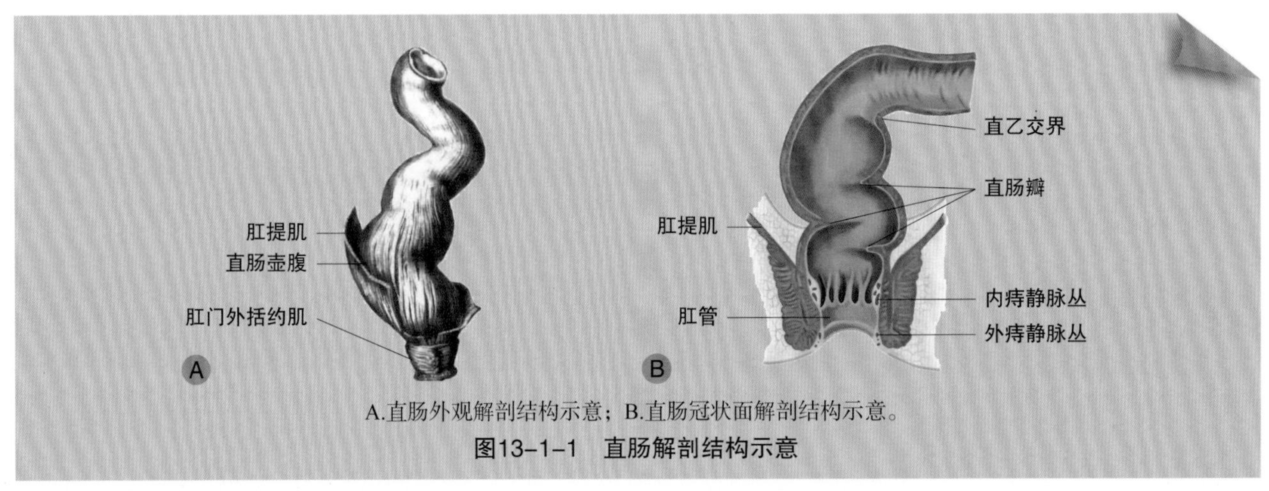

A.直肠外观解剖结构示意；B.直肠冠状面解剖结构示意。

图13–1–1 直肠解剖结构示意

二、直肠毗邻

直肠后方为骶骨、尾骨和梨状肌。男性直肠中下部的前方以直肠膀胱陷凹与膀胱底上部和精囊腺相邻，下部的前方则借直肠膀胱膈与膀胱底、前列腺、输精管及输尿管相邻；女性直肠前方则隔着直肠子宫陷凹与子宫颈、阴道后壁相邻（图 13–1–2）。

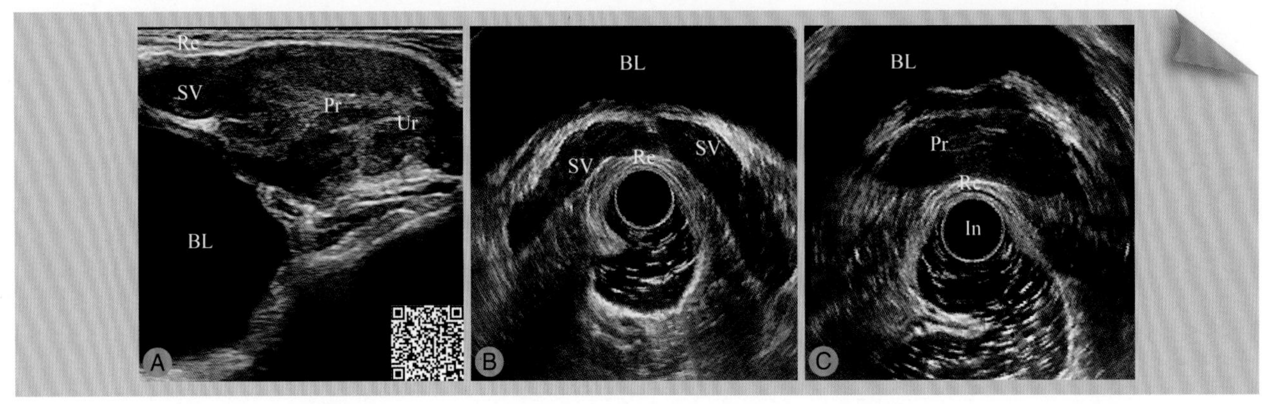

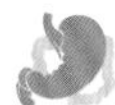

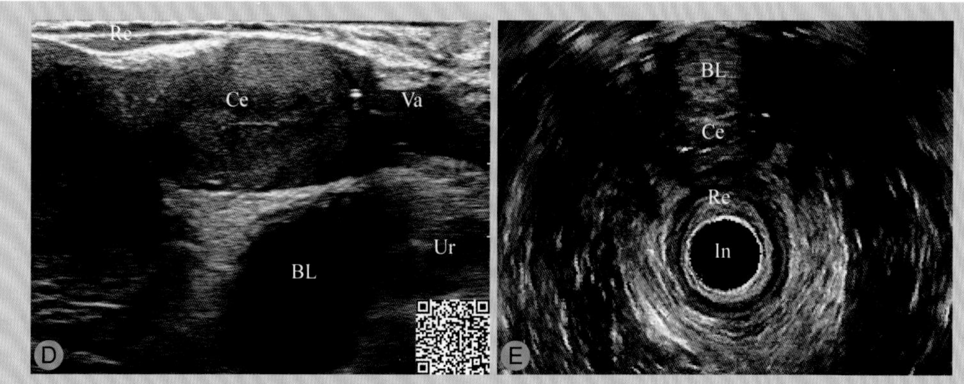

A.男性直肠毗邻，纵断面显示精囊腺、前列腺及膀胱与直肠的位置关系（动态）；B.横断面显示膀胱、精囊腺与直肠的位置关系；C.横断面显示膀胱、前列腺与直肠的位置关系；D.女性直肠毗邻，纵断面显示宫颈、阴道、膀胱与直肠的位置关系（动态）；E.横断面显示宫颈、膀胱与直肠的位置关系。Re：直肠；In：肠腔；SV：精囊腺；Pr：前列腺；BL：膀胱；Ur：尿道；Ce：宫颈；Va：阴道。

图13-1-2 直肠毗邻声像图

三、肛管解剖

肛管上连直肠，下端开口于肛门，分外科学肛管和解剖学肛管。外科学肛管是指肛缘至肛管直肠环平面的部分，成年人平均长约 4 cm；解剖学肛管是指肛缘至齿状线的部分，成年人长约 2.5 cm。解剖学肛管根据组织的来源和形态而定，即齿状线以下的表层为移行上皮和鳞状上皮，而齿状线以上的表层为柱状上皮和移行上皮，解剖学肛管只有部分括约肌包绕（图 13-1-3）。

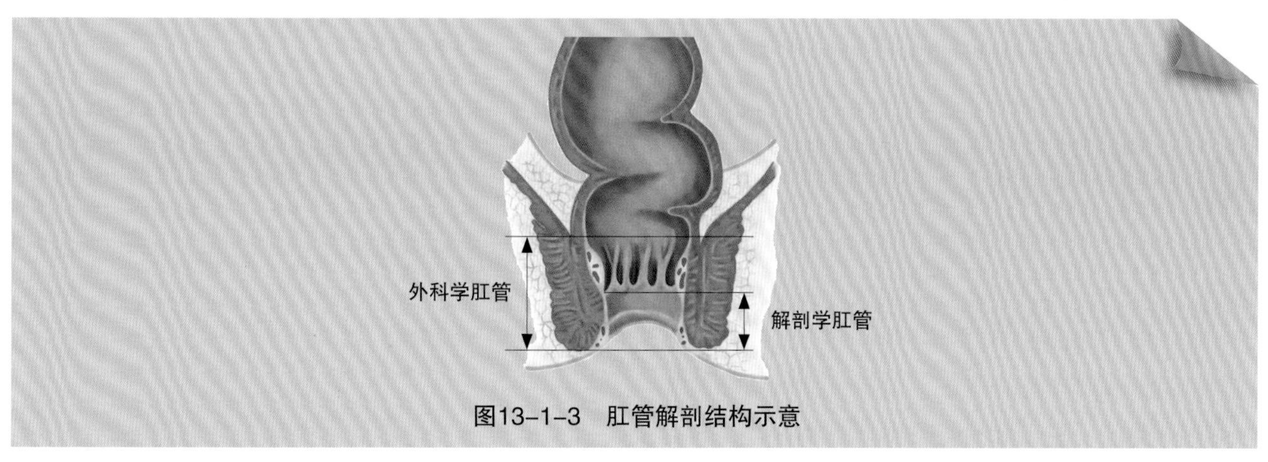

图13-1-3 肛管解剖结构示意

（一）肛管内部结构

肛管内部结构见图 13-1-4。

（1）肛柱：肛管上段的黏膜突起形成 6 ～ 10 条纵行的黏膜皱襞，又称直肠柱，其内有直肠上动脉和齿状线上静脉形成的终末支，内痔由此静脉丛曲张形成。

（2）肛瓣：在肛柱下端之间有半月形的黏膜皱襞相连，称为肛瓣。

（3）肛乳头：肛瓣下方沿齿状线排列的 2 ～ 6 个三角形或圆锥体黄白色乳头突起叫肛乳头，是胚胎的残余，肛乳头基底略红，尖端呈灰白色，由纤维结缔组织组成，含有毛细淋巴管，表面有皮肤覆盖。平常较小，在感染、外伤等因素的影响下会发生肥大，脱出肛门形成肛乳头炎或肛乳头肥大。

（4）肛窦：为两肛柱下端与肛瓣相连形成的袋状小隐窝，开口向上，其底部有肛腺的开口。粪屑易积存于窦内，如感染可引起肛窦炎。

（5）齿状线：由肛瓣游离缘联合形成，距肛缘约 2.5 cm，是直肠与肛管的交界线，又称梳状线，呈“锯齿状”。在齿状线以下沿肛门内括约肌内面遗留一层灰白色环形的肛直带，是导致低位直肠颈狭窄和痔发生的解剖学基础。由于齿状线上下的组织胚胎来源不同，故齿状线上下的血液供应、神经支配、淋巴回流方向均不同。

（6）肛梳：齿状线向下延伸约 1.5 cm 处，由于肛管内面肛门内括约肌紧缩，形成一宽约 1 cm 围绕肛管表面的环形隆起，称肛梳或痔环。表面光滑由未角化的复层扁平上皮构成，含有汗腺、皮脂腺及毛囊，其深部含有痔外静脉丛，故在活体痔环表面呈微蓝色，此部皮肤借致密结缔组织与肌层紧密附着。

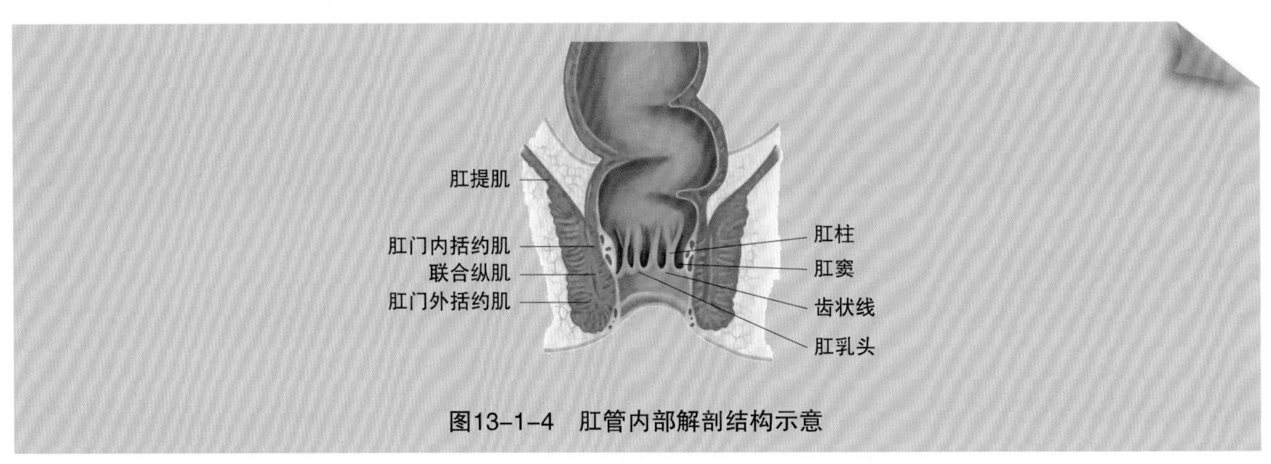

图13-1-4　肛管内部解剖结构示意

（二）肛管周围的肌肉

肛管周围肌肉声像图见图 13-1-5。

1. 肛门内括约肌：直肠环行平滑肌在肛管增厚形成肛门内括约肌，仅能帮助排便，无括约肛门的作用。上界平肛管直肠环平面，下可达括约肌间沟，包绕肛管上 2/3，肌束为椭圆形，连续重叠呈“覆瓦状”排列。

2. 肛门外括约肌：围绕在肛门内括约肌周围，是横纹肌形成的骨骼肌复合体，包括皮下部、浅部和深部。

（1）皮下部：肌束绕肛门呈圆形，其上缘与肛门内括约肌的下缘相邻，二者之间联合纵肌纤维构成的肛门肌间隔穿行至肛管皮下，与括约肌间沟相应。

（2）浅部：位于肛门外括约肌深部与皮下部之间，肌束呈梭形环抱着肛管中部，是肛门外括约肌最长、收缩力最强的部分，其后部肌束附着于尾骨后外侧面，构成肛尾韧带的重要成分。

（3）深部：肌束呈环形，环绕肛门内括约肌和直肠纵肌的外面。

3. 联合纵肌：位于肛门内括约肌与肛门外括约肌之间，与肛提肌、耻骨直肠肌及其筋膜汇合，属平滑肌、横纹肌与筋膜纤维混合的筒状复合体。

4. 肛提肌：为一对薄扁肌，由髂骨尾骨肌、耻骨直肠肌、耻骨尾骨肌组成，左右对称，中线向下联合呈“漏斗状”。

四、肛管毗邻

男性肛管前方为尿道、膀胱三角区、前列腺；女性肛管前方为阴道、尿道、膀胱三角区（图 13-1-6）。

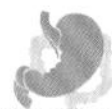

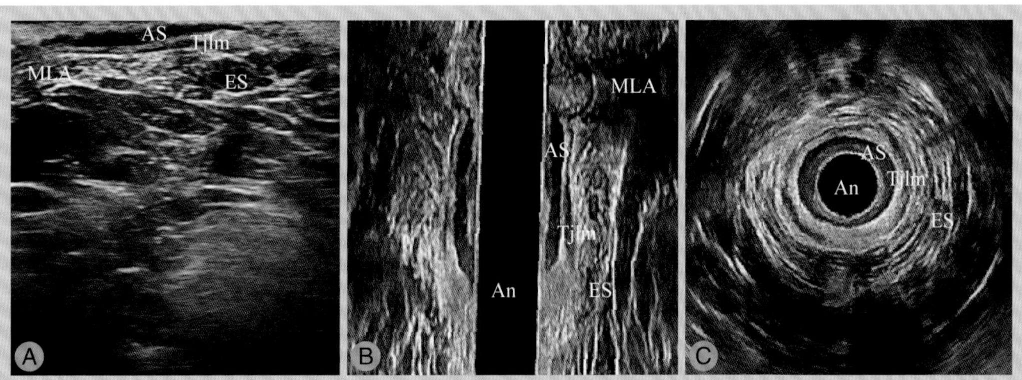

A、B.肛管纵断面显示肛管、肛门内括约肌、联合纵肌、肛门外括约肌及肛提肌；C.肛管横断面显示肛管、肛门内括约肌、联合纵肌及肛门外括约肌。An：肛管；AS：肛门内括约肌；Tjlm：联合纵肌；ES：肛门外括约肌；MLA：肛提肌。

图13-1-5 肛管声像图

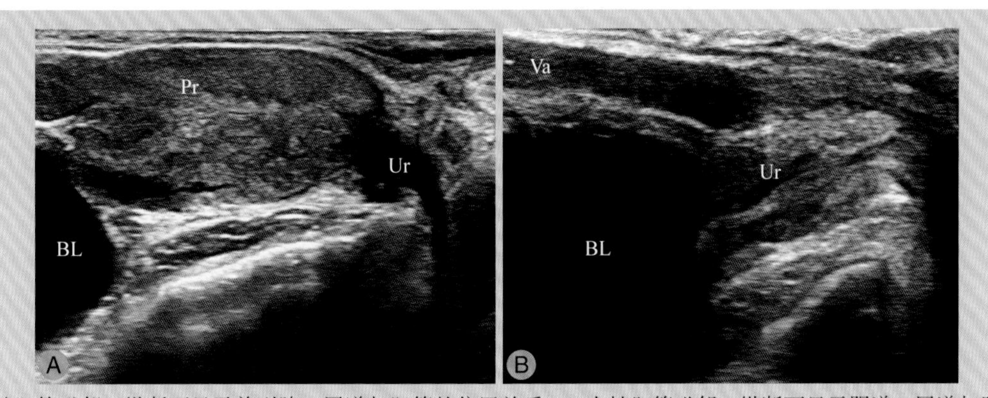

A.男性肛管毗邻，纵断面显示前列腺、尿道与肛管的位置关系；B.女性肛管毗邻，纵断面显示阴道、尿道与肛管的位置关系。Pr：前列腺；Ur：尿道；Va：阴道；BL：膀胱。

图13-1-6 肛管毗邻声像图

（雷凯荣）

第二节 直肠肛管超声检查方法及适应证、禁忌证

一、直肠肛管超声检查方法

【超声探头选择】

直肠肛管超声检查常用探头有高频线阵探头、高频线阵直肠腔内探头和线阵凸阵双平面直肠腔内探头，还可选用360° 立体成像扫描直肠腔内探头（图13-2-1）。

1. 高频线阵探头及高频线阵直肠腔内探头

优势：成像分辨率高，对于浅表病灶显示清晰。

不足：穿透力相对较低，深处病灶显示效果欠佳。

2. 线阵凸阵双平面直肠腔内探头

优势：有线阵、凸阵两个探头平面，可相互切换，同时具备线阵和凸阵探头的优势。

不足：凸阵面不能实现端扫功能。

3. 360° 立体成像扫描直肠腔内探头

优势：可通过图像三维重建，实现冠状面、矢状面和横断面扫查，使病灶图像及与周围组织的关系显示地更清晰。

不足：机器匹配选择范围局限。

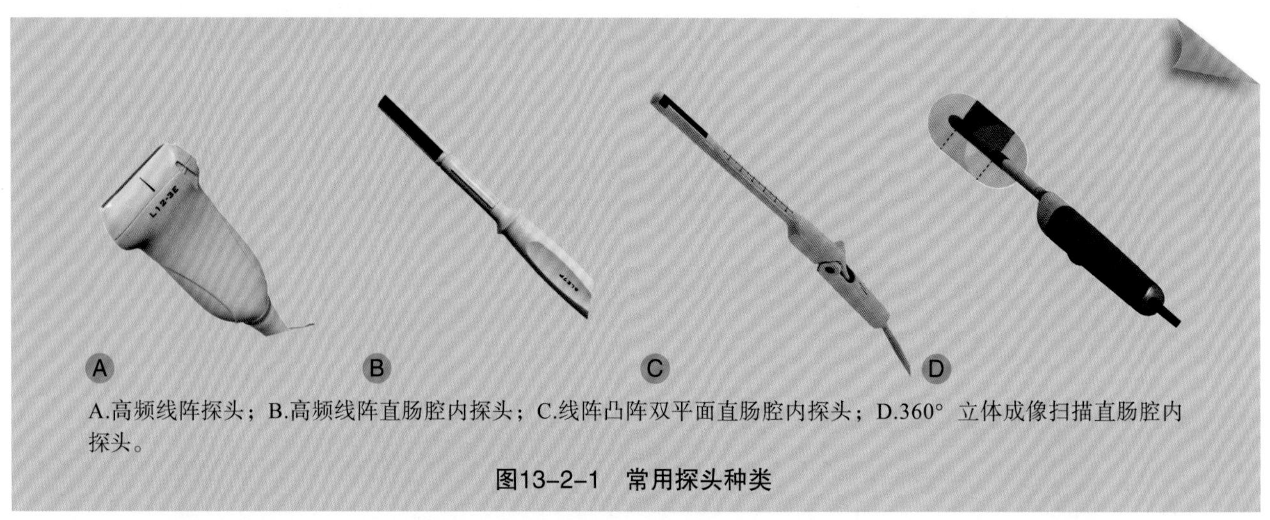

A.高频线阵探头；B.高频线阵直肠腔内探头；C.线阵凸阵双平面直肠腔内探头；D.360° 立体成像扫描直肠腔内探头。

图13-2-1 常用探头种类

【肛周检查操作方法】

1. 检查前准备

（1）检查前 1 ～ 2 小时为患者清洁灌肠，并向患者及其家属沟通，告知检查目的及方式，争取患者配合，异性患者需有陪护在场。

（2）在高频线阵探头扫查面上涂抹少量耦合剂后套透明隔离套，隔离套外层涂抹适量消毒耦合剂；在腔内探头扫查面上涂抹少量耦合剂后套透明隔离套，向肛管内注入 60 ～ 100 mL 消毒耦合剂。

（3）检查体位主要有胸膝卧位、侧卧位、截石位。

胸膝卧位：患者双膝屈起，臀部抬高，跪俯在检查床上，使臀部充分暴露。

侧卧位：患者背对检查者侧卧位于检查床上，左腿微屈，右腿向腹部靠近屈曲近 90° ，充分暴露肛门及臀部。

截石位：患者取仰卧位，双腿弯曲外展，充分暴露会阴及肛门，检查者位于患者右侧（图 13-2-2）。

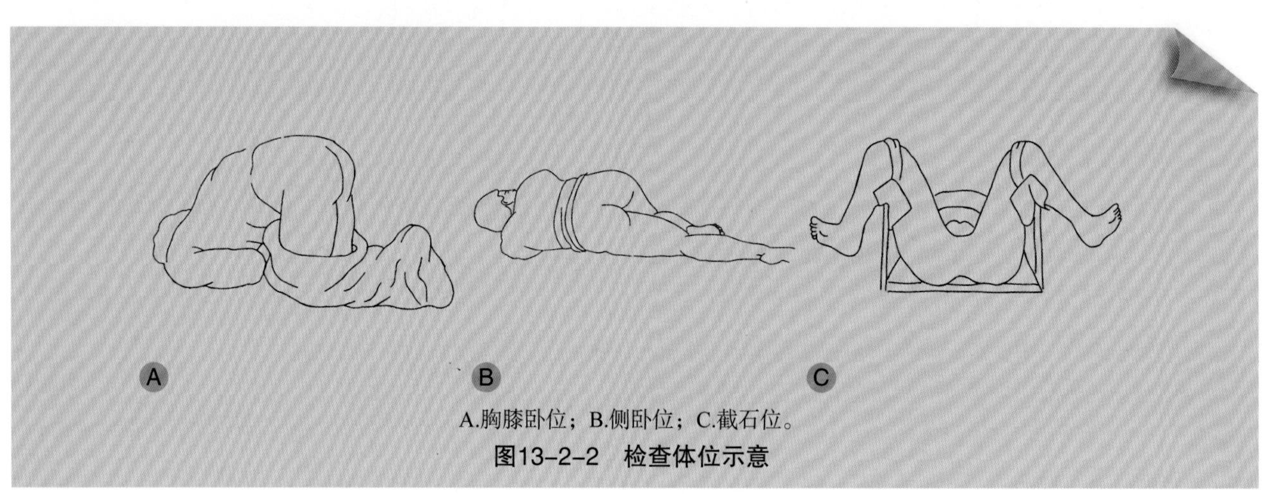

A.胸膝卧位；B.侧卧位；C.截石位。

图13-2-2 检查体位示意

2. 检查方法

（1）嘱患者取合适体位，检查前先做肛门指诊，初步了解病变范围及方位，判断是否有肛门狭窄、占位性病变、出血等。

（2）以肛门为原点，以探头为半径，绕肛门连续扫查一周，初步确定病变位置及范围。

（3）嘱患者做呼气动作降低腹压和肛门张力，将腔内探头缓缓从肛门插入，进入肛管后使探头贴紧肛管表面，尽可能避免气体干扰，检查者须顺时针或逆时针旋转探头，做到全方位扫查。

二、直肠肛管检查适应证及禁忌证

【适应证】

1. 直肠肛管及周围炎性病变：如肛周脓肿、肛瘘、化脓性汗腺炎等。
2. 直肠肛管及周围占位性病变：如肛管癌、血栓痔、直肠息肉、直肠癌等。
3. 不明原因的肛门坠胀不适。

【禁忌证】

肛门和（或）直肠狭窄、先天性畸形、重度肛门损伤、剧烈疼痛及无法配合者。

（孙彩霞）

第三节　直肠肛管区常见炎性病变

一、肛周脓肿

【概述】

肛周脓肿又称直肠肛管周围脓肿，是一种感染性疾病，多为肛管直肠周围软组织或间隙因急性、慢性感染而形成的脓肿，常为肛腺阻塞感染。

【病因病理】

肛周脓肿是较常见的肛周感染性疾病，是由于肛腺感染后，炎症向肛管直肠周围间隙软组织蔓延形成。常见病因有肠道疾病感染、肛门皮肤感染、血行感染等。

肛周脓肿按脓肿发生部位可分为肛周皮下脓肿、括约肌间脓肿、坐骨直肠间隙脓肿、骨盆直肠间隙脓肿、直肠后间隙脓肿等。按照脓肿病理进程分为炎性改变期（脓肿形成前期）、脓肿形成期、脓肿形成后期（慢性期）。

1. 炎性改变期（脓肿形成前期）：病变区软组织因感染等因素发生炎症充血、水肿，尚未液化。
2. 脓肿形成期：病灶发生变性、坏死、液化。
3. 脓肿形成后期（慢性期）：病灶迁延不愈，纤维组织增生，部分瘘管形成。

【临床表现】

1. 全身症状：患者可有发热、乏力、全身不适、便秘等。
2. 局部症状：肛门内隐痛、坠痛或刺痛，持续性胀痛和肛门肿块，通常排便时加重。病情通常发展迅速，化脓时可出现局部跳痛，不敢端坐及排便，切开引流或自然破溃后疼痛迅速减轻。

【超声表现】

1. 炎性改变期（脓肿形成前期）：病灶呈不规则实性低回声，边界不清，内部回声多不均。周围软组织回声稍高或出现低回声晕环。彩色多普勒显示其内及周围软组织内较丰富血流信号（图 13-3-1）。

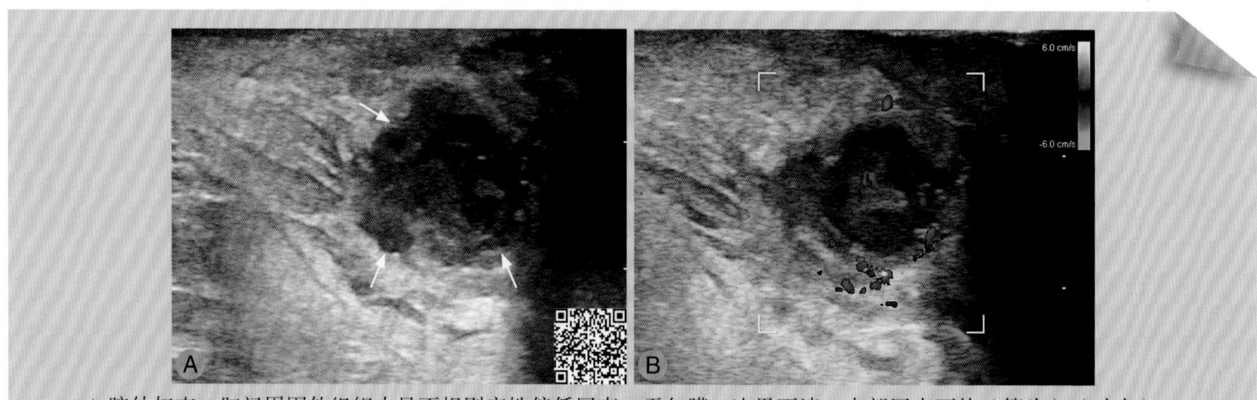

A.腔外扫查：肛门周围软组织内见不规则实性偏低回声，无包膜，边界不清，内部回声不均（箭头）（动态）；B.彩色多普勒显示其内及周边点条状血流信号。

图13-3-1　肛周脓肿形成前期声像图

2. 脓肿形成期：病灶呈无回声或以无回声为主的混合回声区，边界清，壁较厚，探头加压可变形，内部可见液体流动，后方回声增强。彩色多普勒显示周围软组织及脓肿壁较丰富血流信号，完全液化时脓腔内无血流信号显示（图 13-3-2）。

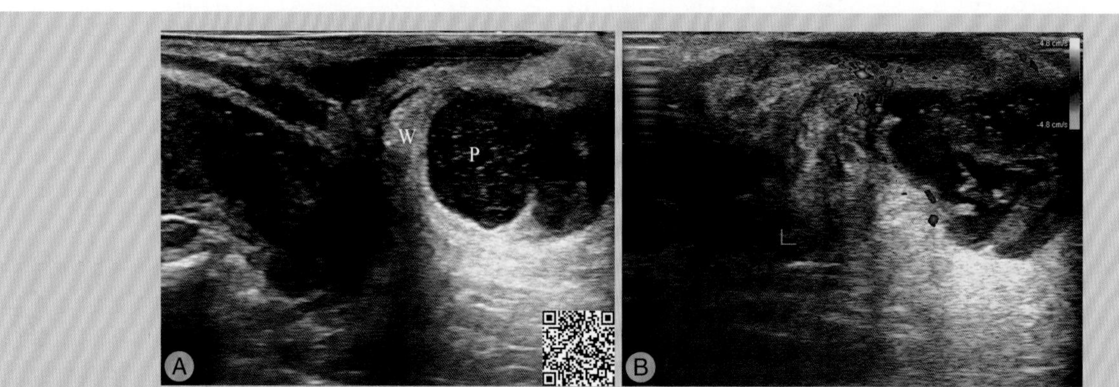

A.腔内扫查：脓肿以无回声为主，内见细小点状高回声（动态）；B.彩色多普勒显示脓肿壁内点条状血流信号。W：脓肿壁；P：脓腔。

图13-3-2　肛周脓肿形成期声像图

3. 脓肿形成后期（慢性期）：病灶张力低，呈条带状非均质液性无回声或低回声，内部可见点条状高回声，部分可见瘘管形成，病灶与皮肤或黏膜间有一条或数条管道样低回声或无回声相通，按压可见内部液体沿瘘口处向皮肤或肛管流出。彩色多普勒显示脓肿壁或管壁及周边少许血流信号（图 13-3-3）。

根据肛门直肠周围脓肿病变特点，肛周脓肿可分为以下 5 型。

（1）皮下脓肿或皮内脓肿（Ⅰ型）：脓肿位于肛周皮下软组织内，呈低回声、无回声或混合回声区（图 13-3-4）。

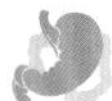

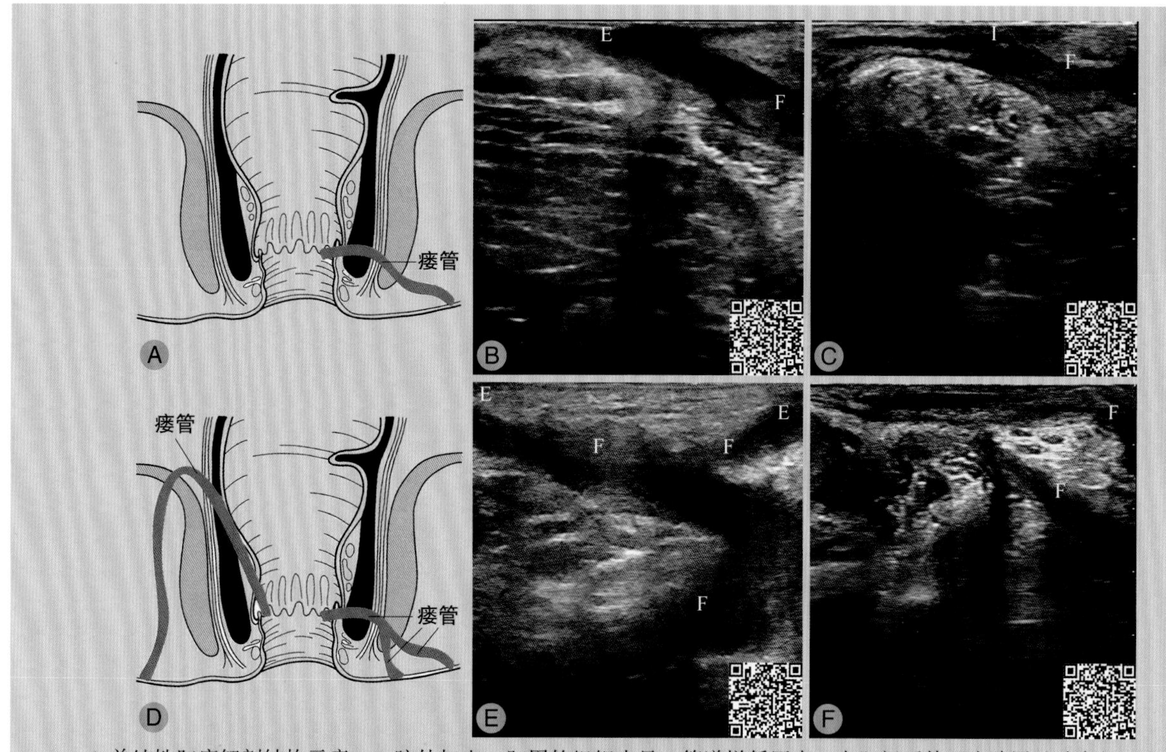

A.单纯性肛瘘解剖结构示意；B.腔外扫查：肛周软组织内见一管道样低回声，自肛门延伸至皮肤层（动态）；C.腔内扫查：肛管纵断面见沿黏膜层回声中断处向肛管外走行的管道样低回声（动态）；D.复杂性肛瘘解剖结构示意；E.腔外扫查：肛周软组织内见有分支的管道样低回声及多个外口（动态）；F.腔内扫查：肛管纵断面见沿黏膜层回声中断处向肛管外走行的有分支的管道样低回声（动态）。E：外口；F：瘘管；I：内口。

图13-3-11　单纯性肛瘘和复杂性肛瘘

3. 特殊类型——马蹄形肛瘘：低位马蹄形肛瘘，瘘管在肛提肌以下，呈环形或半环形；高位马蹄形肛瘘，瘘管在肛提肌以上呈环形或半环形。取截石位，内口位于6点钟者为后马蹄形肛瘘；内口位于12点钟者为前马蹄形肛瘘（图13-3-12）。

4. Parks分型：也是目前最常用的肛瘘分类方法，根据瘘管与括约肌的关系将肛瘘分为括约肌间型肛瘘、经括约肌型肛瘘、括约肌上型肛瘘、括约肌外型肛瘘4类。

（1）括约肌间型肛瘘（占55.9% ~ 70%）：多为低位肛瘘。瘘管只穿过肛门内括约肌，通常只有一个外口，距离肛缘较近，少数瘘管可向上在直肠环肌和纵行肌之间形成盲端或穿入直肠形成高位括约肌间瘘（图13-3-13）。

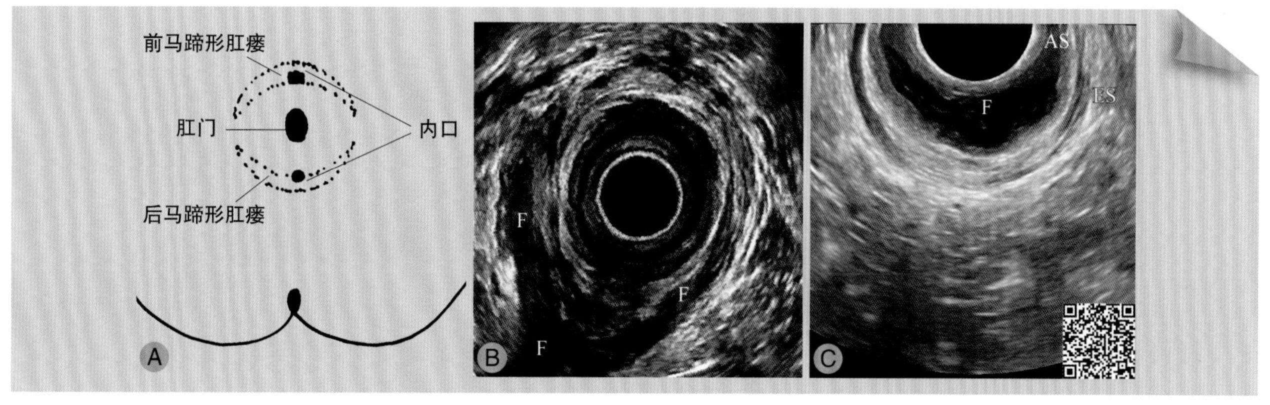

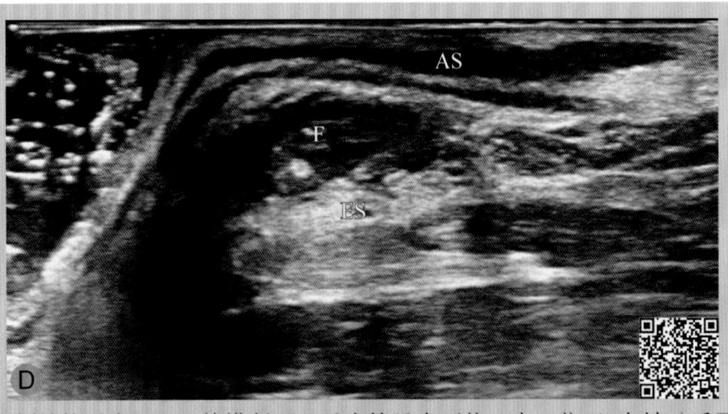

A.前、后马蹄形肛瘘解剖结构示意；B.肛管横断面显示瘘管呈半环状，内口位于6点钟（后马蹄形肛瘘）；C.马蹄形肛瘘横断面显示瘘管呈半环状，沿肛管短轴走行（动态）；D.马蹄形肛瘘纵断面显示瘘管呈类圆形，沿肛管短轴走行（动态）。AS：肛门内括约肌；ES：肛门外括约肌；F：瘘管。

图13-3-12　马蹄形肛瘘

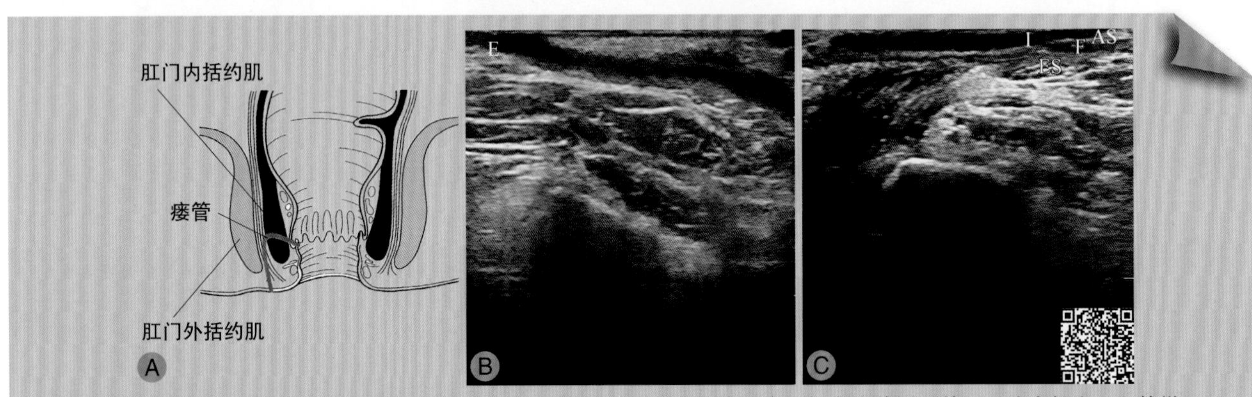

A.括约肌间型肛瘘解剖结构示意；B.腔外扫查：可见一管道样低回声，自肛门向皮肤层延伸；C.腔内扫查：肛管纵断面瘘管穿过肛门内括约肌，于肛门内、外括约肌间隙向肛管外延伸（动态）。AS：肛门内括约肌；ES：肛门外括约肌；I：内口；F：瘘管；E：外口。

图13-3-13　括约肌间型肛瘘

（2）经括约肌型肛瘘（占 21.3% ~ 25%）：瘘管在耻骨直肠肌平面以下横穿肛门外括约肌，达坐骨直肠间隙，再由该间隙下行至皮肤，可为低位肛瘘或高位肛瘘（图 13-3-14）。

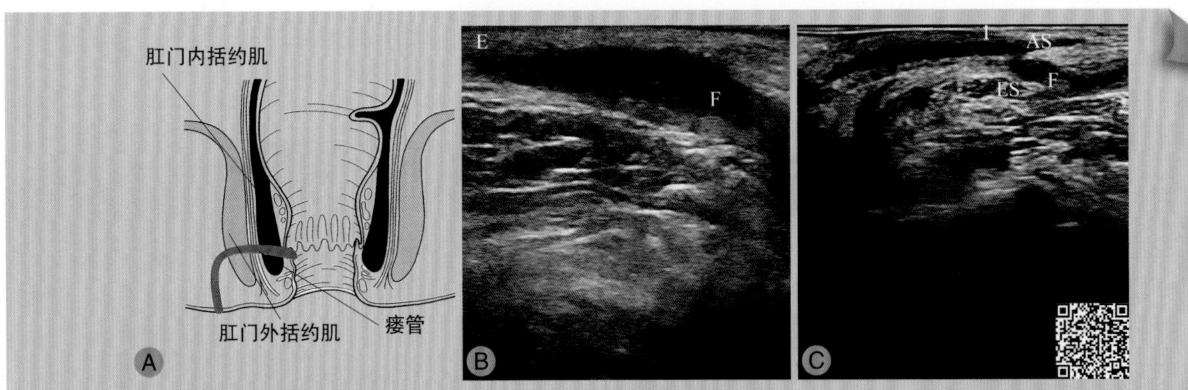

A.经括约肌型肛瘘解剖结构示意；B.腔外扫查：肛周皮下软组织内探及管道样低回声，自肛门向皮肤层延伸；C.腔内扫查：肛管纵断面显示瘘管先穿过肛门内括约肌，再穿过肛门外括约肌向肛管外延伸（动态）。AS：肛门内括约肌；ES：肛门外括约肌；I：内口；F：瘘管；E：外口。

图13-3-14　经括约肌型肛瘘

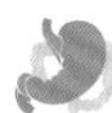

（3）括约肌上型肛瘘（占 3.4% ~ 5%）：瘘管在耻骨直肠肌平面以上穿过肛提肌，然后向下行至坐骨直肠窝穿透皮肤，瘘管常累及肛管直肠环（图 13-3-15）。

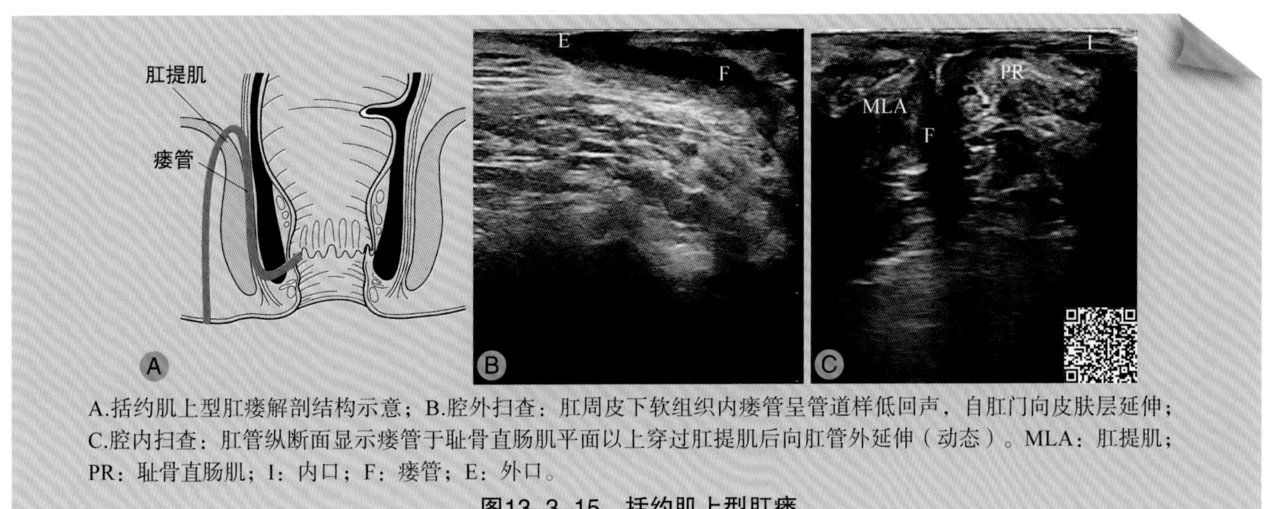

A.括约肌上型肛瘘解剖结构示意；B.腔外扫查：肛周皮下软组织内瘘管呈管道样低回声，自肛门向皮肤层延伸；C.腔内扫查：肛管纵断面显示瘘管于耻骨直肠肌平面以上穿过肛提肌后向肛管外延伸（动态）。MLA：肛提肌；PR：耻骨直肠肌；I：内口；F：瘘管；E：外口。

图13-3-15　括约肌上型肛瘘

（4）括约肌外型肛瘘（占 1% ~ 2%）：瘘管在耻骨直肠肌平面以上，穿过肛提肌纵行于耻骨直肠肌和肛门外括约肌的外侧，上通直肠，下穿皮肤（图 13-3-16）。

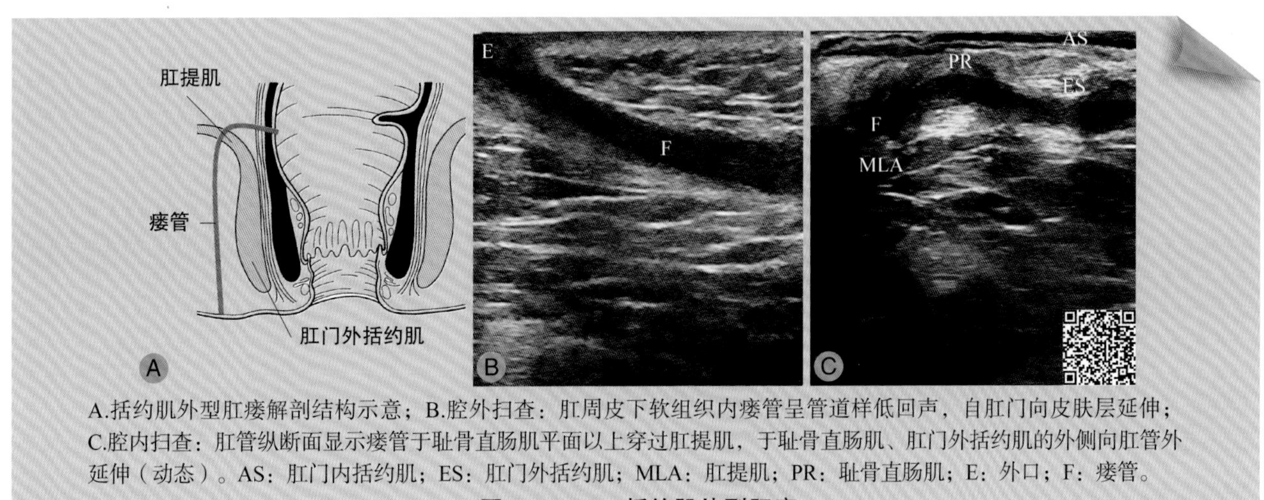

A.括约肌外型肛瘘解剖结构示意；B.腔外扫查：肛周皮下软组织内瘘管呈管道样低回声，自肛门向皮肤层延伸；C.腔内扫查：肛管纵断面显示瘘管于耻骨直肠肌平面以上穿过肛提肌，于耻骨直肠肌、肛门外括约肌的外侧向肛管外延伸（动态）。AS：肛门内括约肌；ES：肛门外括约肌；MLA：肛提肌；PR：耻骨直肠肌；E：外口；F：瘘管。

图13-3-16　括约肌外型肛瘘

【鉴别诊断】

1. 肛裂

位置：肛裂位于齿状线以下，肛瘘多位于齿状线以上。

临床表现：肛裂患者疼痛剧烈，有典型的周期性（排便时疼痛，便后数分钟可缓解，而后肛门括约肌挛缩，再次剧痛，可持续半小时至数小时），还有便秘及便血情况；而肛瘘疼痛较轻或少有疼痛，多无便秘、便血情况。

声像图：肛裂有与管腔相通的溃疡面，没有内口；肛瘘呈管状结构，且有内口。

2. 血栓痔

位置：血栓痔位置可左右移动游走，尤其是血栓内痔，而肛瘘位置相对固定。

临床表现：血栓外痔疼痛明显，皮下硬结多为暗红色；肛瘘疼痛相对较轻，皮下结节多突破皮肤表面，可有内容物流出。

声像图：血栓痔没有内口，多为局灶性结节，内部回声多呈实性低回声；肛瘘有内口和瘘管，内呈低至无回声。

3. 骶前囊肿

位置：位于骶尾骨与直肠之间的骶前间隙，而肛瘘可发生在肛门直肠周围任何间隙。

临床表现：最常见的是肛门或骶尾部胀痛及便秘。肛瘘多无便秘表现。

声像图：骶前囊肿形态规则，囊内多为液性无回声，囊壁较薄、囊肿后方回声增强，彩色多普勒显示囊壁无明显血流信号；而肛瘘呈有内口的管道样低回声。

【其他检查】

1. 直肠指诊：用示指从外口向肛缘方向触摸，可触到直的或弯的条索状硬物。可通过触诊来鉴别瘘管位置、硬度，内口常可在齿状线上方肛窦处触及，为凹陷或突起的硬结，常有压痛。

2. 螺旋 CT 三维重建技术：优点是具有高密度分辨率，采用横断面扫描，不会发生解剖结构重叠成像，能清晰地显示肠道内外情况。但目前临床应用较少。

3. MRI 检查：MRI 对软组织具有高分辨率，在肛肠疾病检查中优越性明显，可较好地显示直肠、肛管各层次结构及周围肌肉组织，从而有助于判断瘘管的走行并定位内口。但价格较高，且不适合体内有支架、钢板等金属物的患者。

4. 瘘管 X 线造影检查：将稀释的造影剂经导管注入瘘管管道，在 X 线下观察瘘管走行。在瘘管内有纤维及肉芽组织充填，造影剂通过困难时，该方法对于观察瘘管的形态及与周围括约肌的关系有一定的局限性。

三、化脓性汗腺炎

【概述】

化脓性汗腺炎是肛门周围皮肤大汗腺感染后，在皮内和皮下组织形成的范围较广的炎性皮肤病。常并发脓肿、复杂性窦道，反复发作，广泛浸润，发病部位多位于大汗腺分布区如腋窝、肛门生殖器、臀部等，发生于肛门周围称肛周化脓性汗腺炎，常见于皮肤油脂过多、有痤疮的青壮年人。

【病因病理】

1. 感染病原菌多为金黄色葡萄球菌、链球菌、厌氧菌和厌氧链球菌。本病感染的细菌有一定规律性，腋部感染的病原菌主要是金黄色葡萄球菌和厌氧菌，特别是革兰阴性球菌，会阴部感染的病原菌主要是厌氧链球菌，肛门和生殖器感染的病原菌主要是 F 组链球菌感染。

2. 大汗腺、皮脂腺和它们开口所在的毛囊，在发育上受雄激素的控制。青春期开始分泌，活动的最高峰是在性活跃期，属雄激素依赖性疾病。

3. 痤疮四联症：本病与聚合性痤疮、脓肿性穿掘性毛囊周围炎和慢性脓皮病可同时存在，称痤疮四联症。

4. 腺体聚集区如肛门生殖区、乳房、腋窝等，由于出汗过多，皮肤脏污及摩擦、搔抓等，可诱发本病。大汗腺导管开口受肛周皮肤浸渍，发生角化性阻塞，导致汗液潴留进而形成囊肿，利于细菌繁殖，进而发生脓肿、窦道及瘢痕等。

【临床表现】

初期肛周会出现单发或多发，皮下和（或）皮内大小不等的与汗腺毛囊一致的豌豆大小的硬节，发红、肿胀、化脓，切开或自破后逐步形成溃疡、窦道，红肿明显，自觉疼痛，破溃后排出恶臭的糊状脓性分泌物。随着第一个窦道形成，许多窦道相继形成，融合成片，皮下方常发生广泛坏死，皮肤溃烂，可扩展至

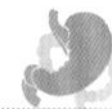

肛门周围、阴囊、阴唇、骶尾部、臀部、腰部和股部，窦口可达数个甚至数十个，愈合后常导致硬化和瘢痕形成。常伴有发热、淋巴结肿痛等。晚期患者可出现消瘦、贫血或合并内分泌和脂肪代谢紊乱等症状（图 13-3-17）。

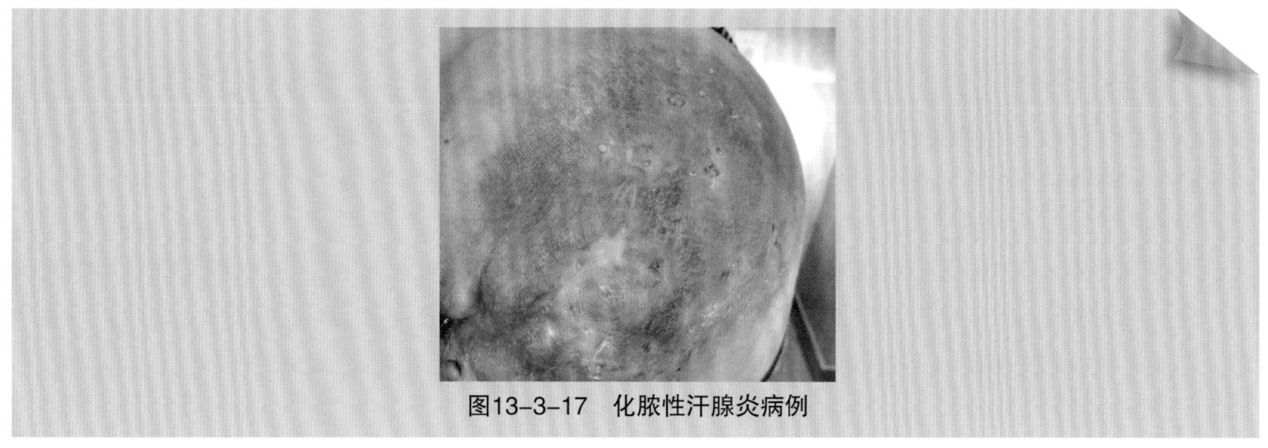

图13-3-17　化脓性汗腺炎病例

【超声表现】

1. 皮肤及皮下软组织增厚、水肿，皮下可见广泛的低回声窦道，感染期病变区可见大小不等的低回声、无回声或混合回声区，其内可见细小点状高回声，内部可见分隔，亦可相互连通，边界尚清晰，与皮肤层有窦道相通。通常超声显示范围比临床检查范围大，在病变深部还可见反应性肿大的淋巴结。

2. 彩色多普勒显示病变周围区域丰富血流信号（图 13-3-18）。

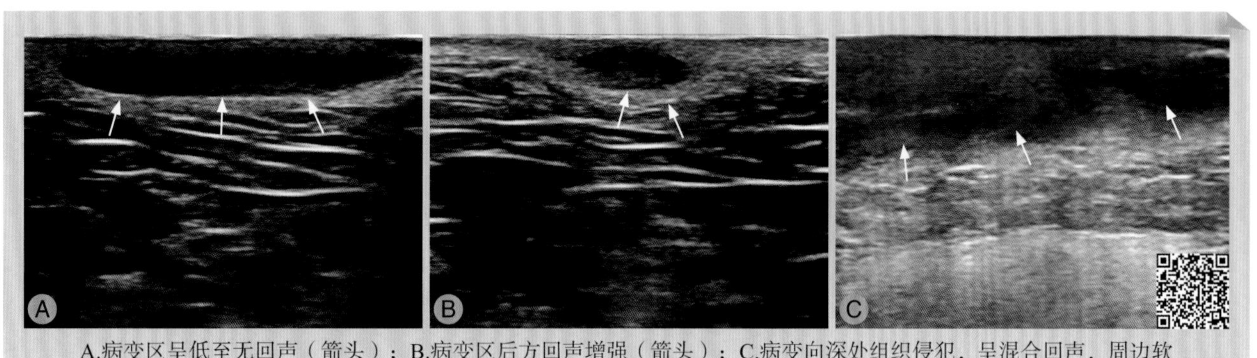

A.病变区呈低至无回声（箭头）；B.病变区后方回声增强（箭头）；C.病变向深处组织侵犯，呈混合回声，周边软组织回声增厚、增强（箭头）（动态）。

图13-3-18　化脓性汗腺炎声像图

【临床诊断要点】

1. 皮肤大汗腺部位长期反复发作多发硬结，持续时间一般不少于 3 个月。

2. 不一定排脓或有波动感，但逐渐广泛蔓延，形成许多皮下浅表性窦道和小脓肿，窦道和肛管常无明显联系，但可有多条索状融合的倾向。

3. 凡肛周有反复发作化脓性感染、破溃、切开引流者，应考虑此病。

【鉴别诊断】

1. 复杂性肛瘘：瘘管较深，呈管道样低回声，常有内口，多有肛门直肠脓肿史。

2. 疖：皮肤层内单个混合回声结节，周围血流信号丰富。多发于中青年男性，呈圆锥形，破溃后顶部有脓栓，疗程短，无固定好发部位。

3. 骶尾部藏毛窦：呈条带状混合回声，内部见毛发回声为其特征性表现。好发于会阴缝后部。

四、骶尾部藏毛窦

【概述】

骶尾部藏毛窦是骶尾部的一种慢性窦道性疾病，内藏毛发为其特征，男性多见。本病常发生在后正中线骶尾部皮下，可表现为骶尾部脓肿，脓肿反复破溃形成含有毛发的窦道。

【病因病理】

1. 先天性假说认为骶尾部藏毛窦是一种中枢神经系统发育畸形，窦道是髓管残留或骶尾中央缝发育畸形导致的皮肤内涵物，藏毛囊里的毛发被解释为是内陷的上皮存在毛囊的缘故。

2. 后天性假说认为藏毛窦是因为走路时臀部的扭动和摩擦（特别多毛的男性），使臀中裂之间的毛发刺入附近的皮肤，形成短管道，而毛发仍然与其根部相连，短管道随即上皮化，当毛发从原来的毛囊脱落后，被上皮化短管道产生的引力吸入。因而提出第一阶段为刺入性窦道，第二阶段为吸入性窦道。毛发聚集于皮下脂肪层成为异物，一旦有细菌感染，即形成慢性感染或脓肿。

【临床表现】

临床表现为骶尾部背侧反复发作的肿痛、破溃、溢脓等。急性期表现为骶尾部的“红、肿、热、痛”，脓腔形成后可触诊骶尾部突起，有波动感、跳痛感。缓解期骶尾部中线皮肤可见不规则小孔，其周围毛发较多。

【超声表现】

缓解期：骶尾部皮下呈管道样低回声、无回声或混合回声区，纵向深度较浅，并向头侧延伸，无包膜，与周围边界不清，内可见一条或多条线样高回声；彩色多普勒窦道内无明显血流信号显示。

急性期：脓肿形成，脓腔内可见细小点状高回声，可见一条或多条线样高回声，周围软组织回声增强、增厚。彩色多普勒显示内部无明显血流信号，周边软组织可见点条状血流信号（图 13-3-19）。

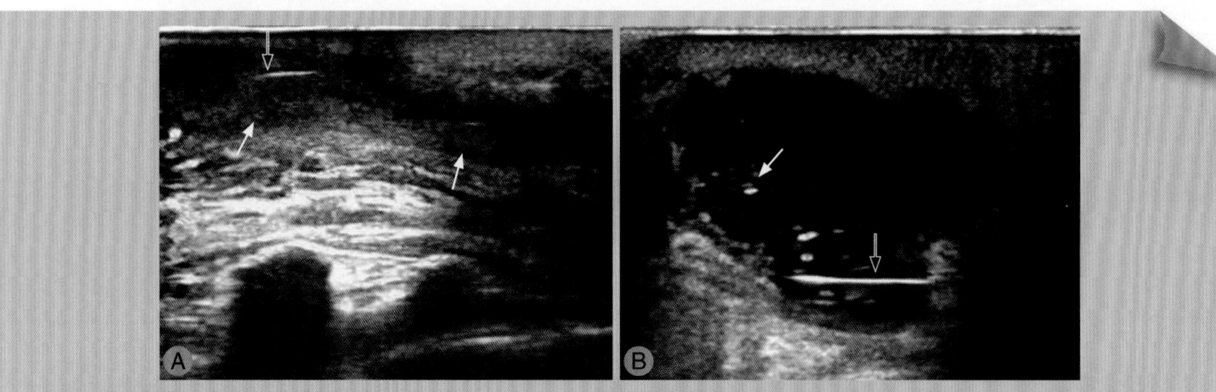

A.缓解期藏毛窦呈管道样低回声（实心箭头），内部可见线样高回声，即毛发回声（空心箭头）；B.急性期藏毛窦脓肿形成，脓腔内可见细小点状高回声（实心箭头）及毛发线样高回声（空心箭头）。

图13-3-19　骶尾部藏毛窦声像图

【鉴别诊断】

1. 肛周脓肿及肛瘘：肛周脓肿时肛周红肿、疼痛，起病较急，疼痛较剧烈，骶尾部无相应窦道及毛发；肛瘘外口可扪及通向肛门的条状管道，肛管直肠内有内口。

2. 慢性化脓性汗腺炎：病变范围较广，呈弥漫性或结节状，皮肤常有许多窦道、破溃口，且有脓液，其主要区别是病变区多局限于皮肤及皮下组织。

（孙彩霞）

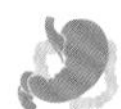

第四节
直肠肛管常见非炎性病变

一、血栓痔

【概述】

肛周静脉受炎症侵犯或受损后，因久坐、排便用力过大等因素使肛门内持续高压，导致静脉破裂出血和血栓形成。

【病因】

1. 因感染，肛周静脉受炎症侵犯而使内膜受损，或因肛门处黏膜组织松弛，导致静脉管壁变薄、肛门内压力持续增高，使静脉发生破裂出血，形成血栓痔。

2. 持续长时间剧烈运动、久蹲、不良的饮食习惯、高血压、肛肠慢性炎症等也会导致血栓痔。

【临床表现】

多在排便或剧烈活动后，肛门突出肿块，疼痛剧烈，活动受限，甚至坐卧不安。肿块多呈暗紫色圆形或椭圆形，稍硬，触痛明显。肿块过大时，可致肛门皮肤缺血坏死，也可破溃，自行排出。

【超声表现】

血栓内痔：急性期表现为齿状线上方管腔内黏膜下的实性低回声或无回声；数周后回声增强，进入慢性期，血栓为中等稍高回声，液化时可表现为混合回声。血栓内痔的特征性表现为可随探头旋转位置来回摆动。

血栓外痔：急性期表现为齿状线下方、肛门周围皮下的实性低回声或无回声；数周后回声增强，进入慢性期，血栓为中等稍高回声，液化时可表现为混合回声（图 13-4-1）。

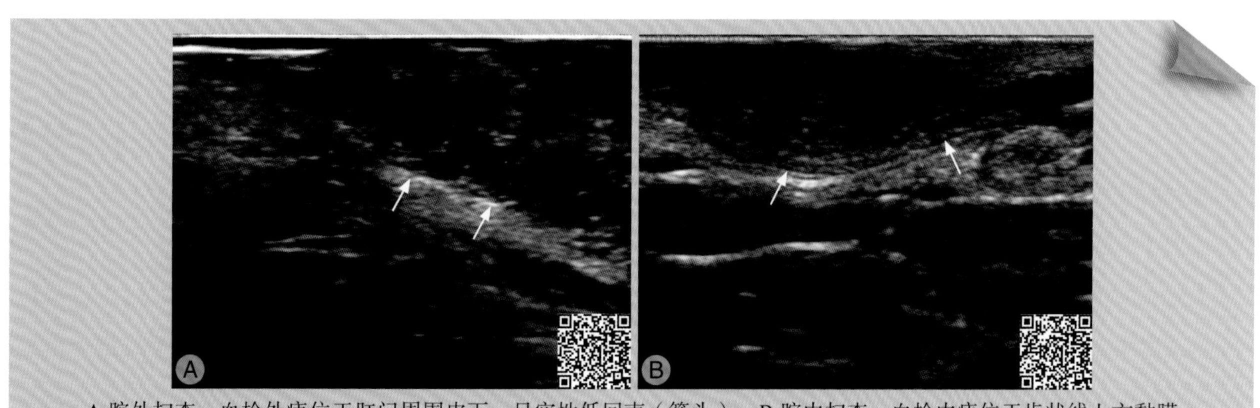

A.腔外扫查：血栓外痔位于肛门周围皮下，呈实性低回声（箭头）；B.腔内扫查：血栓内痔位于齿状线上方黏膜下，呈实性低回声，位置可移动（箭头）。

图13-4-1　血栓痔声像图（动态）

二、直肠黏膜脱垂

【概述】

直肠黏膜脱垂是直肠壁黏膜层或直肠全层向下移位，直肠全层脱出肛门外称完全脱垂，仅直肠黏膜层脱出称不完全脱垂。脱垂部分未至肛门外被称为内脱垂或直肠套叠。

【病因】

确切的病因和机制不清。可能与以下因素有关：①先天发育因素：直肠的承托不足，如骶尾骨发育异常，直肠失去骶骨的支持，见于婴幼儿；②病理解剖因素：直肠骶骨韧带松弛、乙状结肠冗长、直肠子宫陷凹加深、肛提肌薄弱等，常见于成年人。

【临床表现】

症状表现为排便困难、肛门坠痛、黏液血便、尿频、腹胀等，体征表现为直肠黏膜层脱出肛外，脱出物呈半球形，其表面可见以直肠腔为中心的环状黏膜沟。

【超声表现】

完全脱垂：黏膜皱襞呈环状，脱垂部由两层折叠的肠壁组成，脱出肛门的肠壁堆积，呈“宝塔形”。

不完全脱垂：黏膜皱襞呈放射状，脱垂部由两层黏膜组成，脱垂的黏膜可迂曲成团（图 13–4–2）。

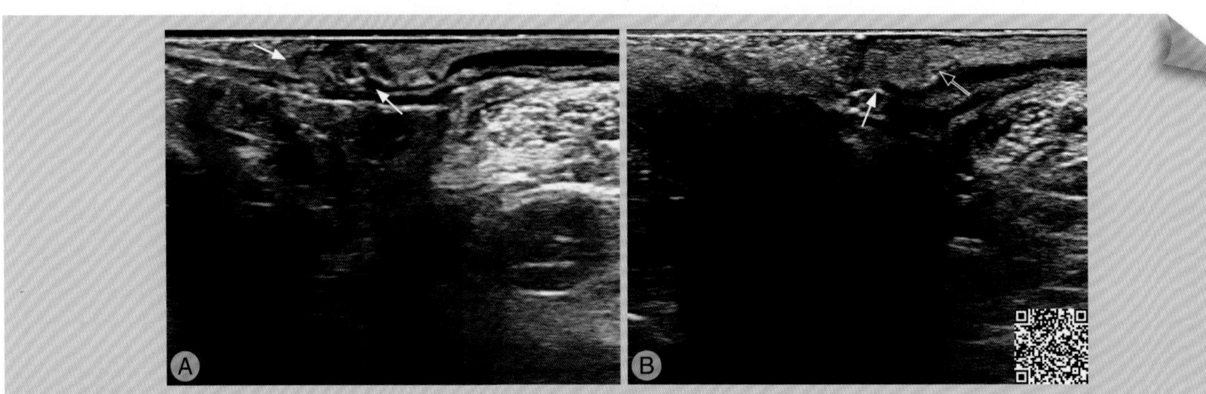

A.腔内扫查：黏膜皱襞呈放射状（箭头）；B.腔内扫查：脱垂部由两层黏膜组成（实心箭头），脱垂的黏膜可迂曲成团（空心箭头）（动态）。

图13–4–2　直肠黏膜内脱垂声像图

三、直肠癌

【概述】

直肠癌是指发生在齿状线以上至直乙交界处之间直肠黏膜上皮的恶性肿瘤，是消化道最常见的恶性肿瘤之一，发病年龄多在 40 岁以上，男性多于女性，发病率和死亡率近年呈上升趋势。

按病变部位距齿状线的距离可分高位直肠癌、中位直肠癌、低位直肠癌，一般以齿状线为参考，其上 5 cm 以内是低位直肠癌，其上 5 ～ 10 cm 是中位直肠癌，其上 10 cm 以上是高位直肠癌。

【病因病理】

1. 病因：与饮食习惯（如高脂、高蛋白饮食和膳食纤维摄入不足等）、溃疡性结肠炎、血吸虫病、遗传因素等相关。

2. 分型：大体分型分为隆起型、溃疡型和浸润型；组织学分型分为腺癌（又分为管状腺癌、乳头状腺癌、黏液腺癌、印戒细胞癌）、腺鳞癌、未分化癌。

3. TNM 分期如下。

T_{is}：原位癌（局限于上皮内或侵犯固有层）。

T_1：肿瘤侵犯黏膜下层。

T_2：肿瘤侵犯固有肌层。

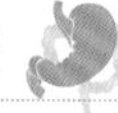

T_3：肿瘤穿透固有肌层达浆膜下层，或侵犯无腹膜覆盖的直肠旁组织。

T_4：肿瘤侵透腹膜或浆膜（上段直肠），和（或）侵犯毗邻脏器。

N_0：无区域淋巴结转移。

N_1：有 1 ~ 3 枚区域淋巴结转移。

N_2：区域淋巴结转移≥ 4 枚。

M_0：无远处转移。

M_1：有远处转移。

【临床表现】

1. 早期症状不明显，当癌肿直径达到 1.5 cm 以上时，会刺激黏膜分泌增加，大便带有少量黏液。

2. 排便习惯改变：由癌肿直接刺激直肠所致，表现为排便次数增多，便意频繁，里急后重感，肛门下坠感。

3. 便血：癌肿表面破溃后，表现为大便带血，常同时伴有黏液排出；合并感染时有脓血便。

4. 大便变形：病程后期因肠腔狭窄，粪便形状逐渐变细、变扁。

5. 晚期表现：局部症状如浸润膀胱、尿道时可出现血尿，浸润阴道形成直肠阴道瘘时可出现阴道流粪；全身症状如出现消瘦、乏力、贫血、低热、体重减轻等病症。

【超声表现】

直肠癌超声表现依分期不同而异，超声分期以直肠解剖为基础结合 TNM 分期，可分为 4 期（前面冠以“U”代表超声分期）。

UT_1 期：直肠壁局限性、不规则增厚或壁内可见不规则低回声包块，可突入肠腔，局限于黏膜层、黏膜下层，无包膜，边界不清或欠清，固有肌层低回声带连续性良好。

UT_2 期：肠壁明显增厚，呈局限性、不规则低回声，固有肌层受侵及、结构紊乱，而最外层高回声（浆膜层 / 外膜层）连续性完整。

UT_3 期：肠壁层次结构消失，固有肌层外缘模糊、不光滑、成角，最外层高回声（浆膜层 / 外膜层）受侵及、未见中断（一般超声提示≥ T_3，超声对 T_3 分期的诊断相对于其他 3 期的精准度稍差）。

UT_4 期：肠壁层次结构消失，病灶边界不清，最外层高回声（浆膜层 / 外膜层）连续中断并侵及周围脏器，受累脏器边缘回声中断或消失（图 13-4-3）。

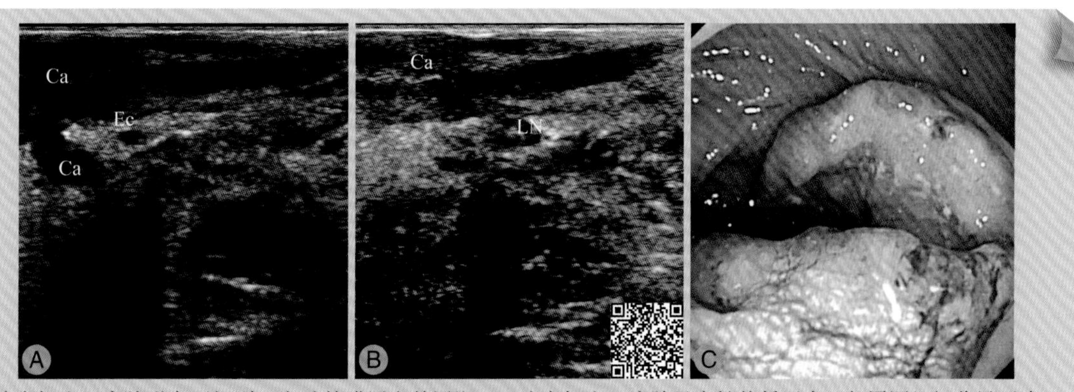

A.腔内扫查：癌肿形态不规则，突破外膜层向外浸润；B.腔内扫查：癌肿呈实性偏低回声，与周围组织分界不清，肠壁层次结构紊乱，周围可见肿大淋巴结（动态）；C.肠镜显示，距肛门约6 cm处可见不规则环腔肿物，表面充血水肿、糜烂，质脆，触之出血。病理结果：浸润性腺癌。Ca：癌肿；Ec：外膜层；LN：肿大淋巴结。

图13-4-3 直肠肿瘤声像图及标本

【其他检查方法】

1. 大便隐血试验：直肠癌初期出血量少，临床可无症状。对大便隐血试验多次检查阳性者，可考虑肠癌。

2. 直肠指诊：可触及高低不平的硬块，表面可有溃疡，肠腔狭窄，指套上往往沾染脓血和黏液。

3. CT 检查：评估癌肿与周围组织的关系，局部有无肿大淋巴结转移，了解盆腔扩散及远处转移情况。

4. MRI 检查：可从不同方位检查盆腔，直肠癌显示效果理想，亦可用于术前 T 分期。

5. 内镜检查：可直观地对肿瘤做出诊断、定位并做体表标记，观察肿瘤范围，肠腔狭窄程度，并可行内镜下活检。

【鉴别诊断】

子宫内膜异位囊肿、直肠腺瘤等病变均表现为突入肠腔的低回声，但病变肠壁层次无破坏，可与直肠癌相鉴别。

另外，孤立性直肠溃疡可表现为息肉状（炎性息肉）、溃疡型或扁平型低回声，肠壁增厚，但肠壁层次无破坏，可与直肠癌相鉴别。

（孙彩霞）

参考文献

[1] 韩宝，张燕生 . 中国肛肠病诊疗学 [M]. 北京：人民军医出版社，2011.

[2] 吴长君 . 肛肠超声诊断与解剖图谱 [M]. 北京：人民卫生出版社，2012.

[3] 白丽 . 大肠肛门疾病中西医护理常规与技术操作规范 [M]. 成都：四川科学技术出版社，2013.

[4] 章蓓 . 肛管直肠及其周围疾病超声诊断图谱 [M]. 上海：科学技术出版社，2016.

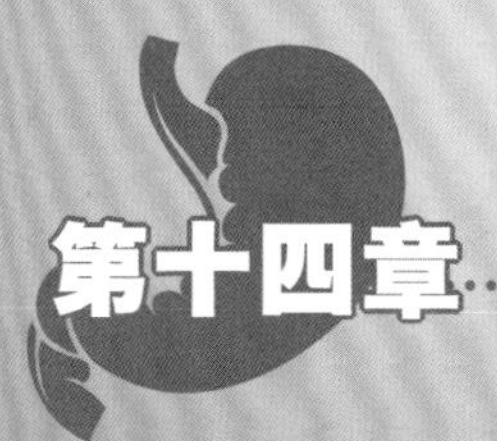

第十四章

先天性胃肠道病变

第一节 肠重复畸形

【概述】

肠重复畸形是指附着于肠管系膜侧，具有与其毗邻肠管相同管壁结构的囊状或管状结构，可发生于任何部位，多见于小肠，尤其是回肠。

【发生机制及组织学特征】

目前，较为一致的看法是本病由胚胎期脊索与原肠分离障碍导致。因为内外胚层间粘连总是发生于内胚层即原肠的背侧，所以重复畸形必然位于消化道系膜侧。重复畸形（次级肠管）及所依附主肠管融合成一共同的肌壁（固有肌层），享有共同的浆膜、肠系膜和血液供应，但有独立相互分隔或有交通的黏膜腔。约 80% 重复畸形黏膜腔与主肠管互不相通，20% ~ 35% 黏膜层有异位黏膜。

【分型】

肠重复畸形按病理形态分类如下。

（1）肠外囊肿型：最多见，呈圆形或卵圆形，向肠腔外突起。

（2）肠内囊肿型：位于肌层或黏膜下层，向肠腔内突起。

（3）管状型：与主肠管并列走行，形成双腔管道，长度可为数厘米至数十厘米。

（4）胸腹腔型：可起源于空肠，畸形呈长管状，由主肠管的系膜侧发出，于腹膜后通过膈肌某一异常裂孔或食管裂孔进入后纵隔，畸形末端可延伸至胸膜顶，并附着于颈椎或上部胸椎。

【临床表现】

大多数在婴幼儿期就出现症状，但缺乏特异性。肠重复段有异位的胃黏膜或胰腺组织分泌胃液或胰液，形成溃疡，可引起消化道出血；囊肿体积增大，压迫或突入肠腔，可引起肠梗阻、肠套叠；囊肿内出血、感染造成囊肿增大，可引起急性腹痛。^{99m}Tc 高锝酸盐异位胃黏膜显像有助于诊断。

【超声表现】

肠重复畸形表现为与所依附主肠管层次一致的囊状、管状结构（次级肠管），高回声的黏膜层及黏膜下层、低回声的固有肌层形成“双边征”结构。次级肠管有独立的黏膜层和黏膜下层，主肠管和次级肠管被固有肌层不完全分隔开，形成“Y”形分叉，囊液透声好或见细小点状回声漂浮，当有出血或感染时，囊内可见絮状物。囊肿周边见点状或条状血流信号，与主肠管的血流同源。次级肠管有时可见肠蠕动。其中管状型重复肠管两端呈盲端（图 14-1-1）。

【鉴别诊断】

1. 系膜、网膜囊肿：相对较大，直径多＞ 10 cm，囊壁菲薄，呈单层，无消化道肠壁结构，无肠蠕动。

2. 梅克尔憩室：位于末段回肠的系膜缘对侧，呈指状、圆锥状或囊袋状突起，有独立血供。一端与肠管相通，另一端为盲端。肠壁层次完整，与末段回肠一致。

3. 卵巢囊肿：位于卵巢内的囊性包块，壁薄，无消化道肠壁结构，无肠蠕动。

此外，还需与腹部其他囊性病变相鉴别。

及蠕动波。严重者可合并小肠结肠炎、肠穿孔、感染性休克等。

明确诊断先天性巨结肠需要进行穿刺活检或直肠全层活检。直肠活检通过显示神经节细胞的缺失和乙酰胆碱酯酶阳性肥大神经纤维的存在证实先天性巨结肠。

【超声表现】

病变段肠管痉挛、狭窄，管壁增厚，走行僵硬，未见肠蠕动；狭窄段上方肠管显著扩张，内见多量粪块淤积；狭窄段与扩张段之间的移行段肠管呈“漏斗状”；可出现小肠结肠炎、肠穿孔、直肠阴道瘘、肾盂积水等并发症（图 14-5-2）。

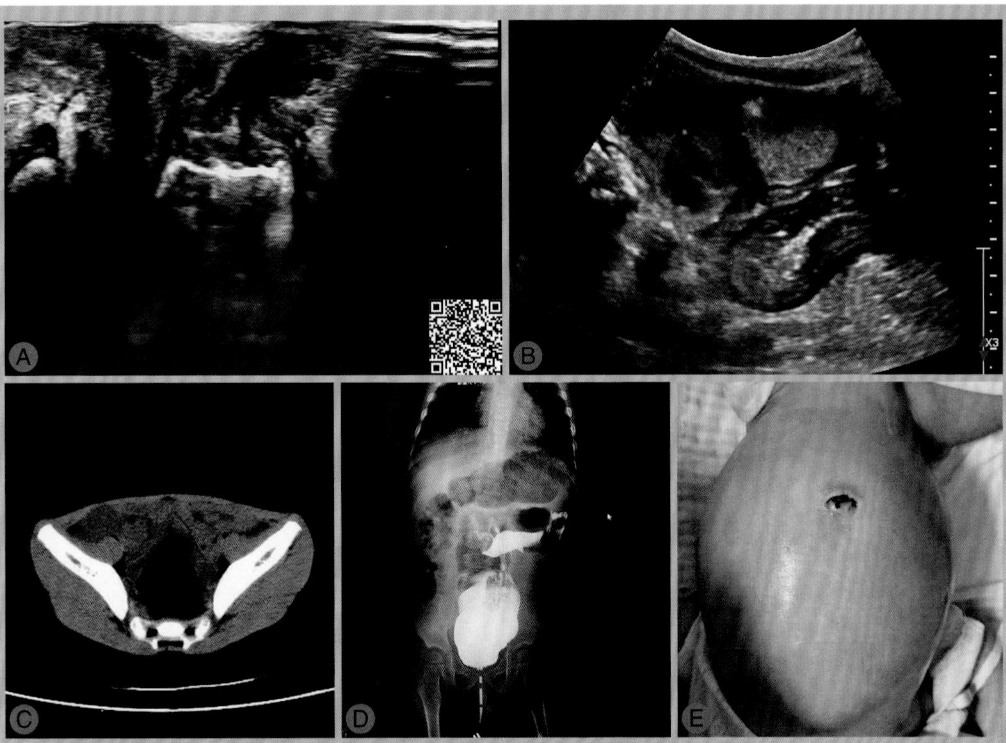

A.肛门至直肠远段肠管痉挛、狭窄、走行僵硬，近端“漏斗状”的移行段，以及狭窄段上方扩张的肠管（动态）；B.直肠中远段肠管痉挛、狭窄、走行僵硬，近端“漏斗状”的移行段，以及扩张的上段肠管；C.CT：直肠中远段管腔狭窄，近端“漏斗状”的移行段，以及上段扩张的肠管；D.经直肠钡剂灌肠，乙状结肠明显扩张；E.患儿腹部膨隆呈“蛙腹状”。

图14-5-2 先天性巨结肠声像图

（嵇 辉）

第六节 梅克尔憩室

【概述】

梅克尔憩室为先天性真性憩室，由于胚胎时期卵黄管未能完全闭合而形成，发病率为 2% ~ 4%。其为位于回肠末段系膜缘对侧的盲端囊，盲端常游离于腹腔内，也可有残余索条与脐部相连。于距离回盲瓣 10 ~ 100 cm 的位置均可发生，40 ~ 50 cm 处最常见，直径范围 0.5 ~ 13 cm，多<5 cm。憩室有独立的血液供应，来自肠系膜上动脉。憩室壁含肠管的各层结构，部分憩室内有异位的胃黏膜或胰腺组织，分泌

胃液或胰液，形成溃疡，引起消化道出血甚至穿孔。

【临床表现】

绝大多数患者终身无症状，常因出现并发症而产生症状，包括溃疡、出血、穿孔、炎症、肠套叠、腹内疝、憩室扭转、肠扭转、肠粘连等（图 14-6-1）。以便血、腹痛、肠梗阻最常见。

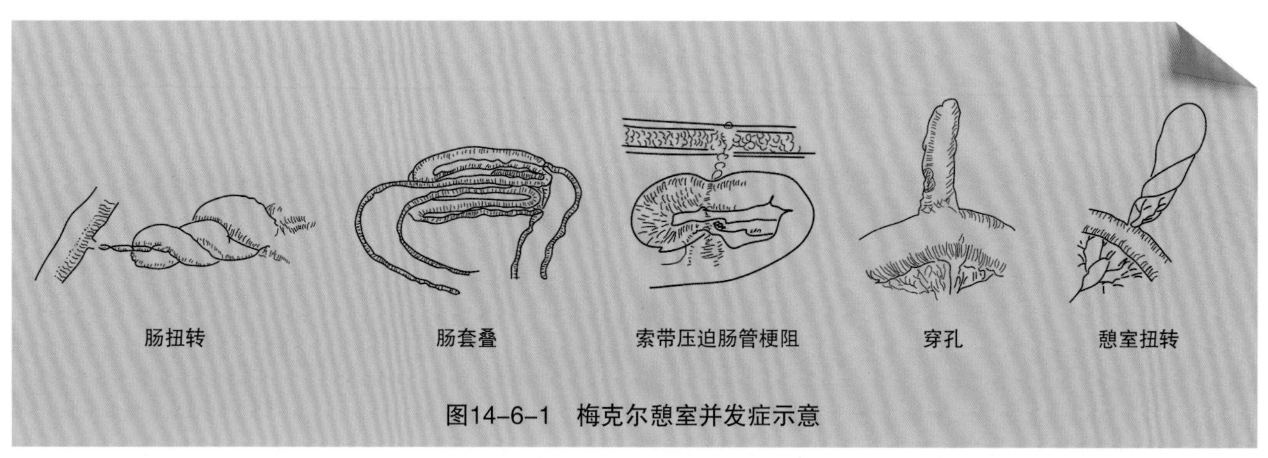

图14-6-1　梅克尔憩室并发症示意

【超声表现】

末段回肠的系膜缘对侧呈指状、圆锥状或囊袋状突起，大小不等，一端与肠管相通，另一端为盲端，伴腹水时，有时可见盲端有条索带与脐部相连，与消化道层次结构一致（具有黏膜层、黏膜下层、固有肌层及浆膜层），肠壁层次结构完整，憩室萎瘪，或见积液，内透声好或可见细小点状回声，憩室内出血时内可见絮状回声。憩室炎时，壁增厚、水肿，亦可出现憩室穿孔、憩室扭转、肠套叠、肠扭转、肠梗阻、腹内疝等相应的超声表现（图 14-6-2）。

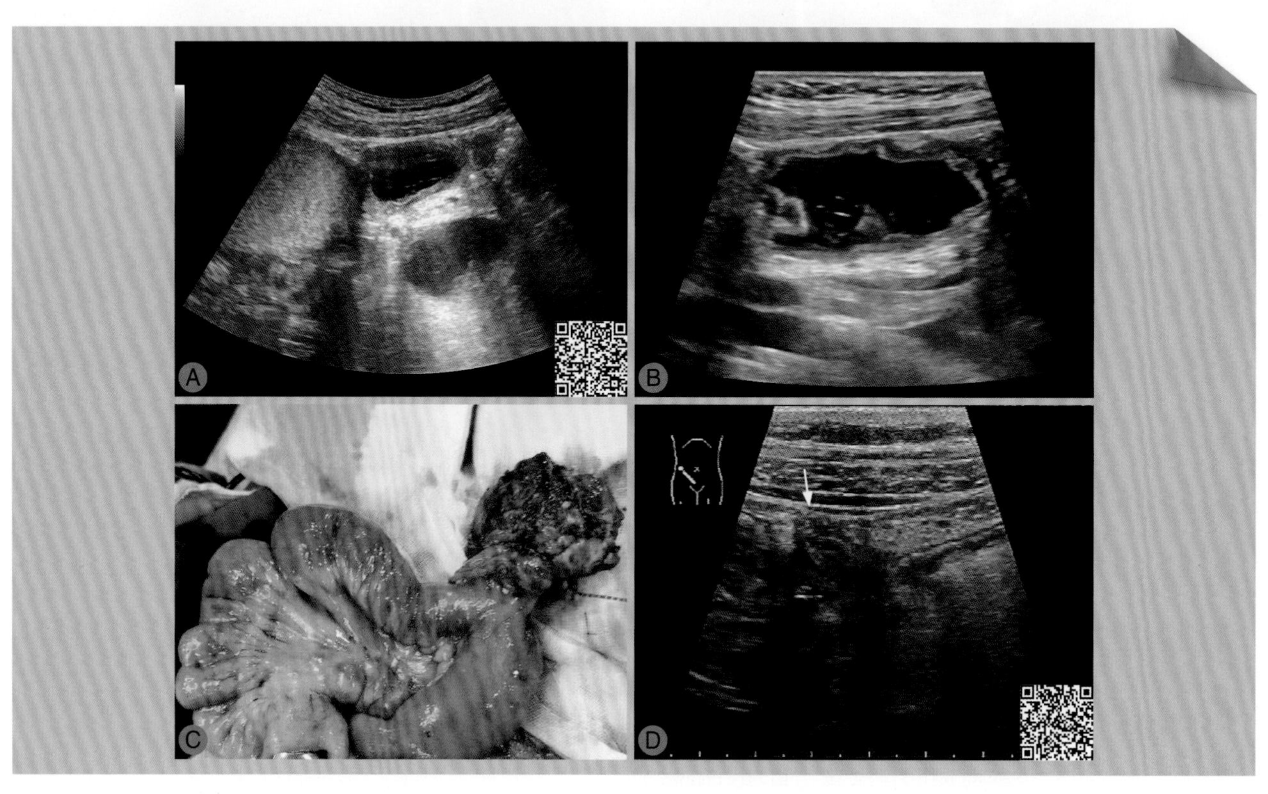

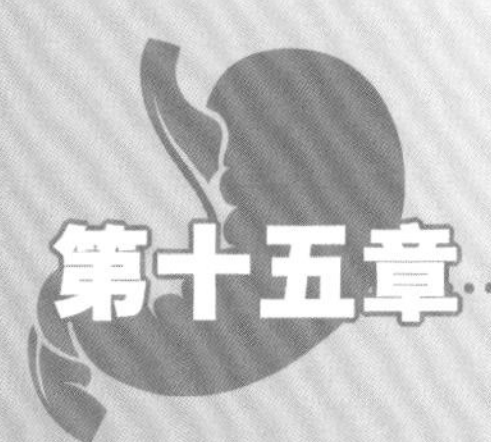

第十五章

消化道异物

消化道异物是指各种原因造成的非自身所固有的、潴留于消化道内不能被消化吸收的物质，其中胃石和外源性异物较常见。

第一节 胃石症

【概述】

胃石症是指某些有机物、食物或化学物质在胃内与胃黏液凝集成团块的一种疾病。一般包括植物性胃石、动物性胃石、药物性胃石及混合性胃石等，其中以植物性胃石最常见，多由进食柿子、软枣等引起。

当空腹进食大量柿子、软枣、山楂等含鞣酸较多的食物时，鞣酸在胃酸的作用下，与食物中的蛋白质结合，形成不易溶于水的鞣酸蛋白并沉淀在胃内，鞣酸蛋白再与果胶及其他食物的纤维素等黏合在一起，就形成了胃石。胃石与胃黏膜不断摩擦使黏膜破损，刺激胃液分泌增多导致胃炎。较大的胃石可压迫胃壁黏膜使之缺血而出现糜烂、溃疡等，甚至可引起幽门梗阻。

【临床表现】

多数患者有上腹不适、疼痛（右侧卧位明显）、饱胀感、嗳气、纳差、恶心、呕吐，甚至上消化道出血等表现，一般无特殊体征，少数可扪及包块。

【超声表现】

1. 充盈的胃腔内可见强回声团块，形态不规则，多为弧形或带状，部分结构松散，后方伴有强弱不等声影。强回声团块可随体位改变及胃蠕动而移动。可单发，也可多发。
2. 可合并胃炎、糜烂、溃疡等声像图表现。
3. 彩色多普勒无血流信号显示，多存在快闪伪像。

【病例分析】

病例 1

患者女性，30 岁，因空腹进食大量山楂，出现腹痛、呕吐 2 天来诊。饮用造影剂充盈胃腔后，超声所见：胃腔内见数个大小不等的强回声团块，大者约 5.8 cm×3.9 cm，边界清晰，后伴声影，可随胃蠕动而移动。胃角处胃壁局限性增厚，最厚处约 0.7 cm，层次清晰，黏膜层回声减低，黏膜面不平，见多个点状高回声附着（图 15-1-1）。

超声提示：胃腔内多发强回声团块伴胃角处黏膜面点状高回声附着，符合胃石形成合并胃角部糜烂声像图表现。

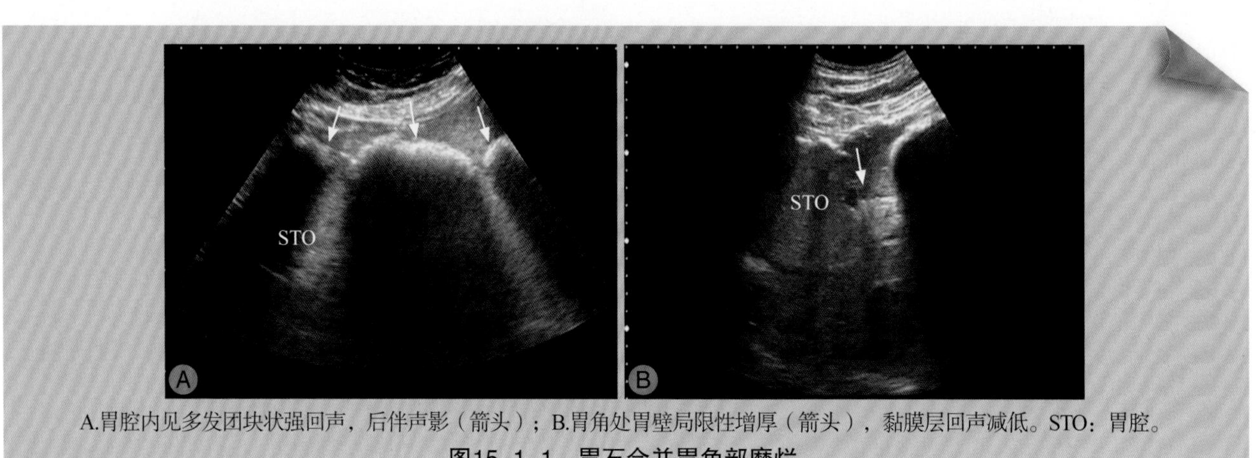

A.胃腔内见多发团块状强回声，后伴声影（箭头）；B.胃角处胃壁局限性增厚（箭头），黏膜层回声减低。STO：胃腔。

图15-1-1　胃石合并胃角部糜烂

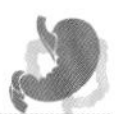

病例 2

患者男性，75 岁，因进食山楂后腹痛 2 天来诊。饮用造影剂充盈胃腔后，超声所见：胃腔内见数个大小不等的强回声团块，大者约 6.7 cm × 1.3 cm，边界清晰，后伴声影，可随体位改变而移动。胃壁层次清晰，胃窦部胃壁局限性增厚，其黏膜面见大小约 2.4 cm × 1.0 cm 的凹陷，表面见高回声附着（图 15-1-2）。

超声提示：胃腔内多发强回声团块伴胃窦部黏膜面凹陷，符合胃石合并胃窦部溃疡声像图表现。

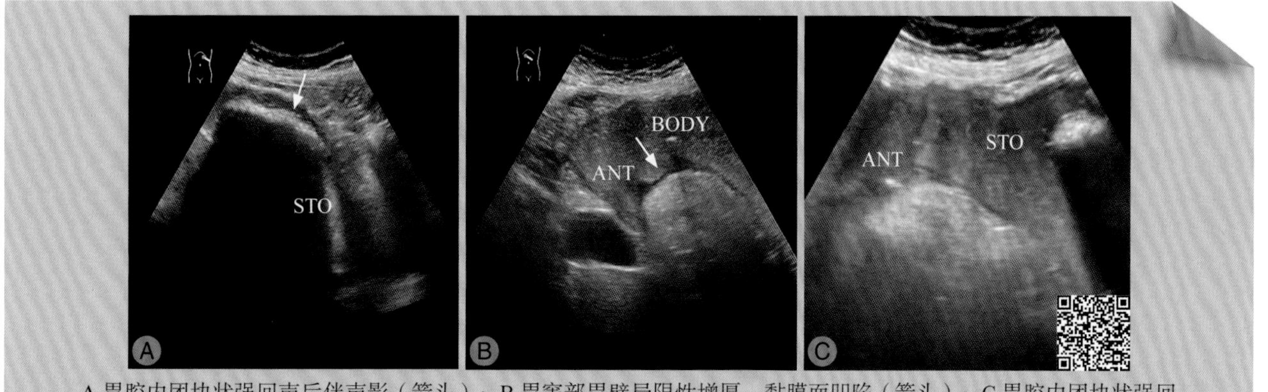

A.胃腔内团块状强回声后伴声影（箭头）；B.胃窦部胃壁局限性增厚、黏膜面凹陷（箭头）；C.胃腔内团块状强回声后伴声影，随体位改变而移动（动态）。STO：胃腔；ANT：胃窦部；BODY：胃体。

图15-1-2　胃石合并溃疡

【治疗方案】

1. 常规药物治疗（主要包括抑酸剂、促动力药、中药）及其他类型治疗（碳酸氢钠与橄榄油交替服用等）。

2. 胃石引起幽门梗阻时，可插入胃管，将 200 mL 碳酸氢钠注入胃腔，保留 30 分钟，将胃腔的碳酸氢钠抽出，再将西沙必利 20 mg（规格 5 mg）溶解于 100 mL 的生理盐水内，然后注入胃腔内保留，拔出胃管。

3. 内镜治疗：适用于药物治疗失败，难以自行排出，且未伴随严重并发症（器官损伤、大出血）的异物。

4. 手术治疗：经内科治疗、内镜治疗无效，或并发较严重的胃溃疡、出血、穿孔或梗阻者，建议采用外科手术治疗。

（李呈艳）

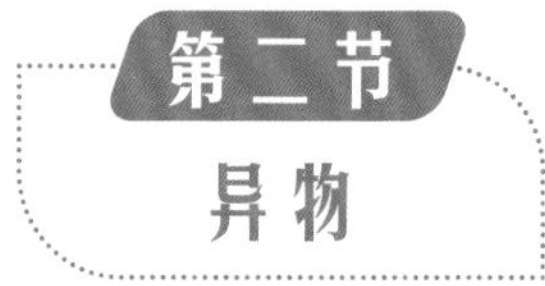

第二节　异物

【概述】

异物包括外源性异物和内源性异物。内源性异物较少见（如通过幽门逆行穿入胃的蛔虫团等），本节不做详细讲述。

外源性异物多种多样，常有吞食异物病史，常见异物有纽扣、义齿、钱币、动物骨刺、手术中遗留在胃腔内的医源性异物等。

外源性异物可对胃肠黏膜造成直接损伤和刺激，可造成局部黏膜糜烂、溃疡、出血、穿孔等。锐性异物可刺破胃肠壁而形成局限性小脓肿或肉芽肿，也可穿透胃肠壁而移至腹腔等其他部位。较大异物进入肠管可造成肠梗阻。

【临床表现】

体积较小、外形规则光滑的异物大多数无明显症状，且能通过肛门自行排出，少数可引起上腹不适、食欲不振等。引起梗阻时，可出现痉挛性疼痛、呕吐。异物长时间嵌顿，可引发胃肠壁缺血、溃疡、穿孔等。

【超声表现】

1. 异物种类繁多，因形态、结构不同而呈现不同的声像图表现。异物多呈强回声、边界清晰，后方伴或不伴声影。

2. 异物可随体位改变、胃肠蠕动而改变位置（嵌顿除外），形状固定无改变。

3. 当异物嵌顿于幽门管或肠腔内时，可伴梗阻声像图表现；当尖锐异物刺破胃肠壁或随蠕动与胃肠壁摩擦时，可显现胃肠壁糜烂、溃疡、穿孔等相应声像图表现。

【病例分析】

病例 1

患儿女性，3 岁，不慎吞食硬币 1 枚，因阵发性腹痛、呕吐 1 天来诊。超声所见：胃腔内见一强回声异物，其冠状切面呈圆形，直径约 2.05 cm，其表面隐约可见有图案的回声；异物纵切面，呈线样强回声，后伴“彗星尾征”；可随体位改变而移动（图 15-2-1）。

超声提示：胃腔内圆形强回声异物，结合病史及大小，考虑异物为硬币（伍角）。

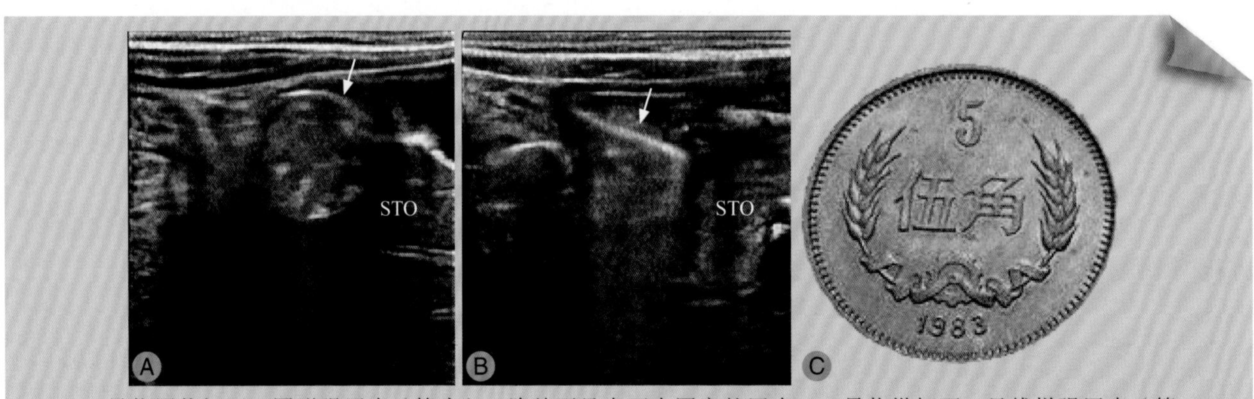

A.异物冠状切面，圆形强回声（箭头），隐约可见表面有图案的回声；B.异物纵切面，呈线样强回声（箭头）；C.硬币实物对照图。STO：胃腔。

图15-2-1　胃异物（硬币）

经验分享

结合患儿吞食史，根据异物形态、回声及表面隐约可见的图案，考虑异物为硬币；再结合异物直径，推测为伍角硬币。

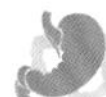

手术证实：异物为鱼刺。

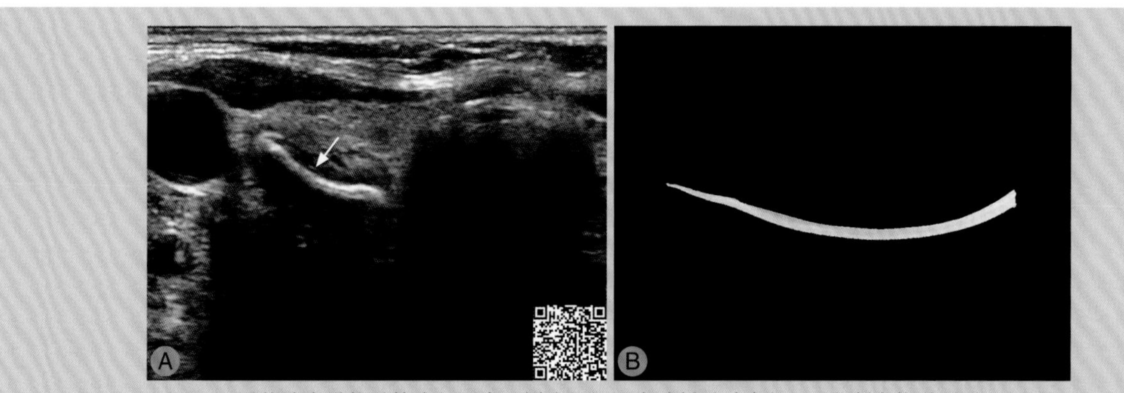

A.甲状腺内异物（箭头）回声，周边组织回声减低（动态）；B.鱼刺实物对照图。

图15-2-7　食管内异物穿入甲状腺内（鱼刺）

经验分享

对于此类病例，声像图特征明显，结合病史一般不难做出判断。仔细辨别病变与周围组织的关系，可为临床提供可靠的信息，便于选择治疗方案。

病例 8

患儿男性，6 岁，因进食过程中不慎吞食带果肉的枣核来诊。饮用造影剂充盈胃腔后，超声所见：胃腔内数个大小不等的强回声团，部分后伴声影，可随体位改变而移动，超声难以区别带果肉的果核与食糜团（图 15-2-8）。

超声提示：胃腔内多个食糜团样回声（异物难以鉴别）。

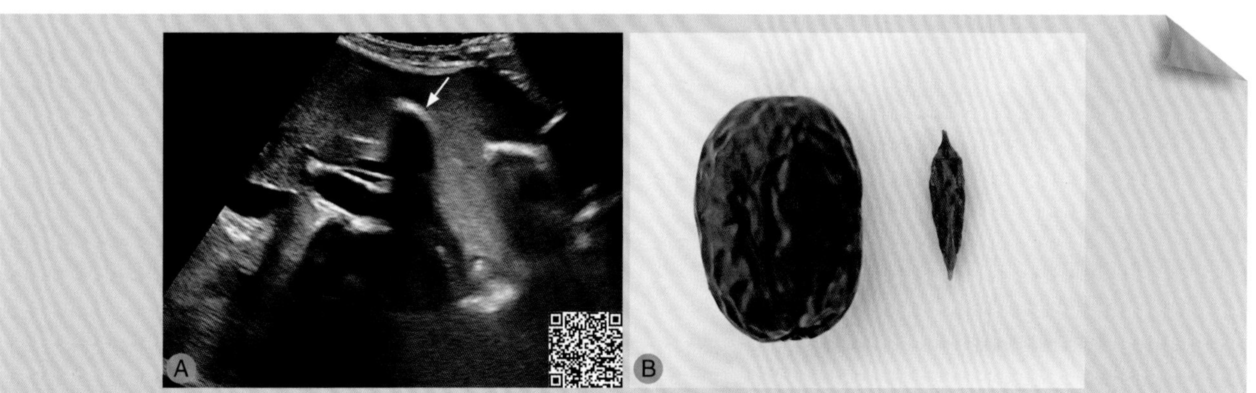

A.胃腔内大小不等的强回声团（箭头），超声检查难以区别带果肉的果核与食糜团（动态）；B.枣及枣核实物对照图。

图15-2-8　胃异物（枣核）

经验分享

对于进食过程中吞咽的果核，于胃腔内与食糜团混杂，两者难以鉴别（特别是带果肉的果核）。特别提示：对于非空腹状态下不慎吞食的异物，难以从超声图像上做出明确诊断。

【鉴别诊断】

1. 胃腔内食糜团：胃腔内食糜团可表现为随体位改变而移动的强回声团，其表面高低不平，随时间的变化其形态大小有明显改变，多可消失。

2. 胃肿瘤：胃肿瘤声像图表现较为复杂，胃壁呈偏心性或节段性增厚，部分呈结节状突起，回声减低，层次破坏紊乱，无明显移动征象，后方无声影，彩色多普勒显示病变处血流信号。

3. 胃内气体回声团：胃内气体回声团后方伴“彗星尾征”，多积聚于胃前壁，不稳定，变换体位有形态及位置变化，较易鉴别。

【治疗方案】

1. 期待疗法：体积较小、外形规则光滑的外源性异物多可自行排出（80%）。

2. 保守治疗方法如下。

（1）饮用橄榄油等油类，润滑肠道促进排泄。

（2）吃高纤维食物，如韭菜、芹菜、菠菜等，此类食物会包裹异物，并促进大便排泄。

（3）尽量减少运动，避免异物随胃肠道蠕动而“跑偏”；多饮水，促进代谢。

3. 内镜治疗（10% ~ 20%）：多适用滞留在胃和高位十二指肠的异物。

4. 外科手术（1%）：内镜治疗无效，或并发较严重的出血、穿孔、梗阻者。

【临床意义】

超声对消化道异物可实时动态观察，并能了解其形态、大小、数目、内部回声、异物所处的位置及与消化道管壁的关系，有无合并管壁炎症、糜烂、溃疡、穿孔等，并可实时动态观察治疗效果。超声对异物诊断的敏感性高，诊断符合率高，有较高的临床应用价值。

（李呈艳）

参考文献

[1] 陆文明 . 临床胃肠疾病超声诊断学 [M]. 西安：第四军医大学出版社，2004.

[2] 王学杰，侯志刚 . 胃石的诊断与治疗 [J]. 山西医药杂志，2004，33（8）：685-686.

[3] 刘石萍，王军民，刘振祥，等 . 胃石症的病因及诊治 [J]. 中国现代医生，2008，46（18）：98-99.

[4] 金世禄，徐燕平 . 胃石症的类型及诊治进展 [J]. 中华临床医师杂志（电子版），2012，6（1）：153-155.

[5] 樊超强，张朋彬，于劲，等 . 口服 5% 碳酸氢钠溶液联合胃镜序贯治疗胃石症的疗效观察 [J]. 中华消化内镜杂志，2013，30（7），404-406.

[6] 王晓曼，贾立群 . 高频超声在儿童消化道异物诊断中的应用价值 [J]. 中华医学超声杂志（电子版），2011，8（5）：1099-1105.

[7] 张纯林，吴梦琦，沈琪，等 . 超声对儿童胃肠道异物的诊断价值及其声像图特征分析 [J]. 安徽医学，2020，41（11）：1322-1324.

[8] 周方，王瑞锋，周良，等 . 儿童消化道多枚磁性异物 31 例临床分析 [J]. 临床儿科杂志，2021，9（2）：147-151.

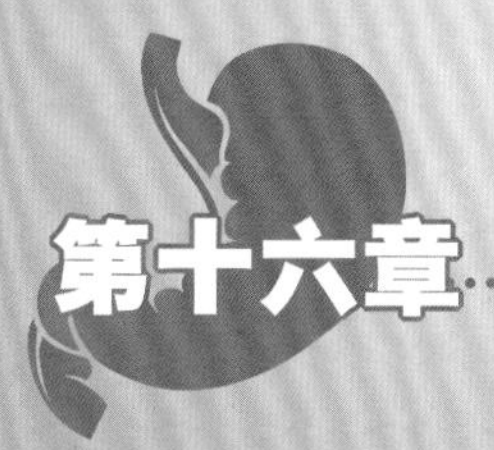

第十六章

腹膜、腹腔病变

第一节 概述

一、腹膜解剖

腹膜是覆盖于腹腔、盆腔壁内和腹腔、盆腔脏器表面的一层薄而光滑的浆膜，由间皮和少量结缔组织构成，呈半透明状。腹膜分为壁腹膜和脏腹膜。

壁腹膜是指衬于腹腔、盆腔壁的腹膜。脏腹膜是由壁腹膜反折并覆盖于腹腔、盆腔脏器表面的腹膜。腹膜腔是指壁腹膜和脏腹膜互相延续、移行，共同围成的不规则潜在性腔隙，腔内有少量浆液，男性腹膜腔是完全封闭的，女性腹膜腔经输卵管、子宫、阴道与外界相通。

临床上常不严格地区分腹腔与腹膜腔，两者在解剖学上是两个不同又相关的概念。腹腔是膈以下、盆膈以上、腹前壁和腹后壁之间的腔。腹膜腔位于腹腔内，腹腔、盆腔脏器位于腹腔之内、腹膜腔之外（图16–1–1）。

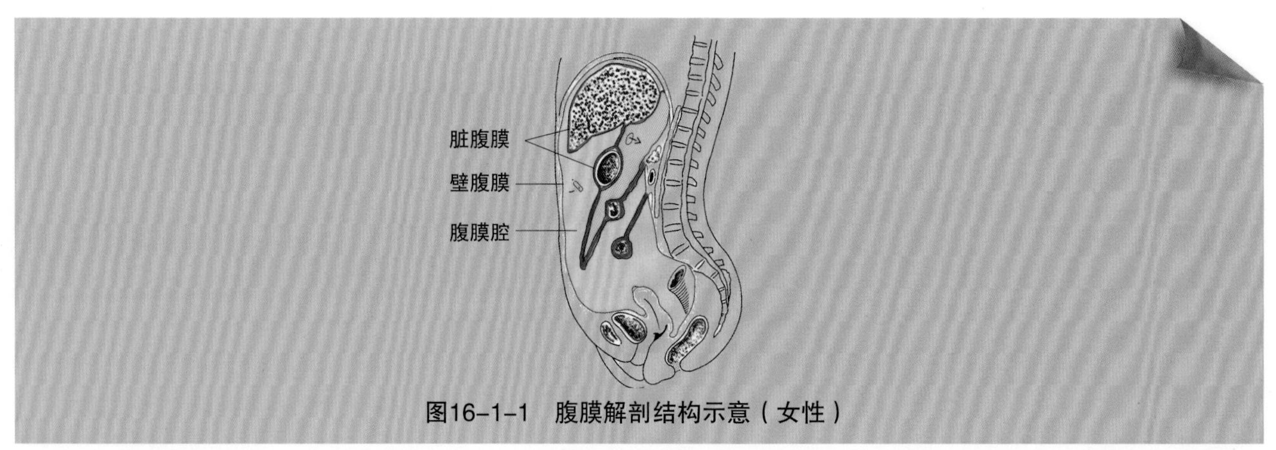

图16–1–1　腹膜解剖结构示意（女性）

二、腹膜功能

腹膜具有分泌、吸收、保护、支持、修复和固定脏器等功能。

（1）腹膜具有分泌和吸收功能，正常可分泌少量浆液（100 ~ 200 mL），以润滑和保护脏器、减少摩擦，吸收腹腔内的液体和空气等。一般认为，上腹部，尤其是膈下区的腹膜吸收能力较强（腹膜面积较大，腹膜外组织较少，微血管较丰富，腹膜孔较多，呼吸运动影响较明显）；盆腔的腹膜吸收能力较差（盆腔腹膜位置低，腹膜面积小，受膈运动影响不大）。

（2）腹膜可保护和支持固定脏器。

（3）腹膜具有较强的修复和再生能力，浆液中含有纤维素，其粘连作用可促进伤口的愈合和炎症的局限化。

（4）腹膜具有防御功能，腹膜和腹膜腔内浆液中含有大量的巨噬细胞，可吞噬细菌和有害物质。

三、腹膜与腹盆腔脏器关系

根据脏器被腹膜覆盖的情况，其可分为腹膜内位器官、腹膜间位器官和腹膜外位器官（表16–1–1）。

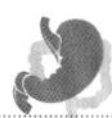

了解脏器与腹膜的关系，具有重要的临床意义，如腹膜内位器官的手术必须经过腹膜腔，而部分腹膜外位器官的手术可不必打开腹膜腔，从而可避免腹膜腔的感染和术后粘连等。

表 16-1-1　腹膜与脏器关系对照表

	腹膜内位器官	腹膜间位器官	腹膜外位器官
脏器与腹膜的关系	几乎完全被腹膜覆盖	三面或一半以上表面被腹膜覆盖	仅一面被腹膜覆盖
示意图			
示例	胃、十二指肠上部、空肠、回肠、盲肠、阑尾、横结肠、乙状结肠、脾脏、卵巢和输卵管等	肝脏、胆囊、升结肠、降结肠、直肠上段、子宫和膀胱等	十二指肠降部和水平部，直肠中、下段，肾、肾上腺、输尿管及胰腺等

（耿芳径）

第二节　腹膜形成的结构

腹膜反折移行形成的结构包括韧带、网膜、系膜等，这些结构对器官起连接和固定作用，是血管、神经等进入脏器的途径，也是肿瘤、炎症、感染、创伤等病变在腹盆腔内播散的重要路径（图 16-2-1）。其中，网膜和系膜与消化道疾病密切相关，接下来主要讲述网膜和系膜的解剖、扫查方法、声像图表现及相关疾病。

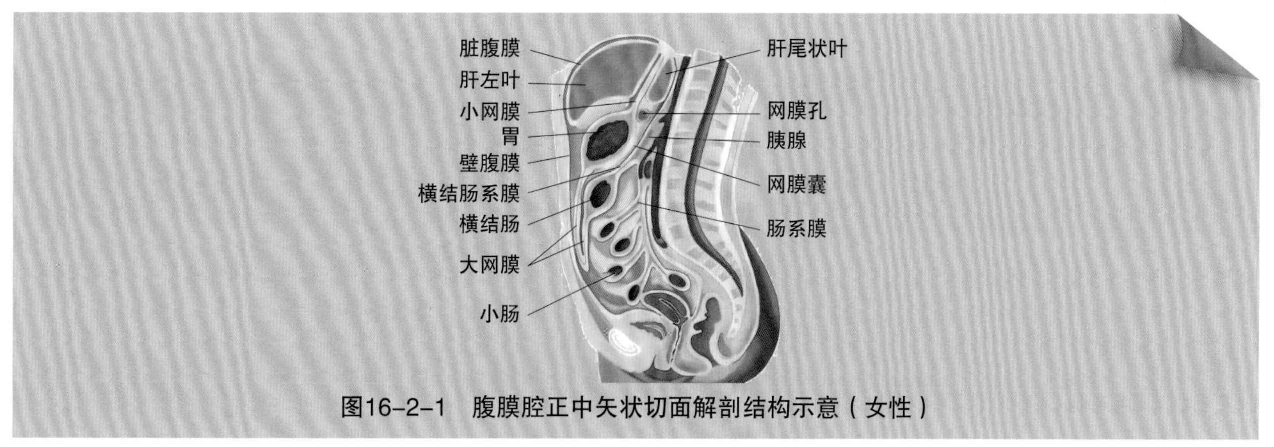

图16-2-1　腹膜腔正中矢状切面解剖结构示意（女性）

一、网膜

网膜是连接胃与邻近器官的双层腹膜的延伸，与胃小弯相连的是小网膜，与胃大弯相连的是大网膜，小网膜和胃后壁与腹后壁腹膜间的扁窄间隙是小网膜囊。网膜内含有血管、神经、淋巴管和结缔组织等。

（一）小网膜

1. 小网膜解剖

小网膜是连于肝门、静脉韧带裂、膈与胃小弯及十二指肠上部之间的双层腹膜，包括肝胃韧带和肝十二指肠韧带（图 16–2–2）。

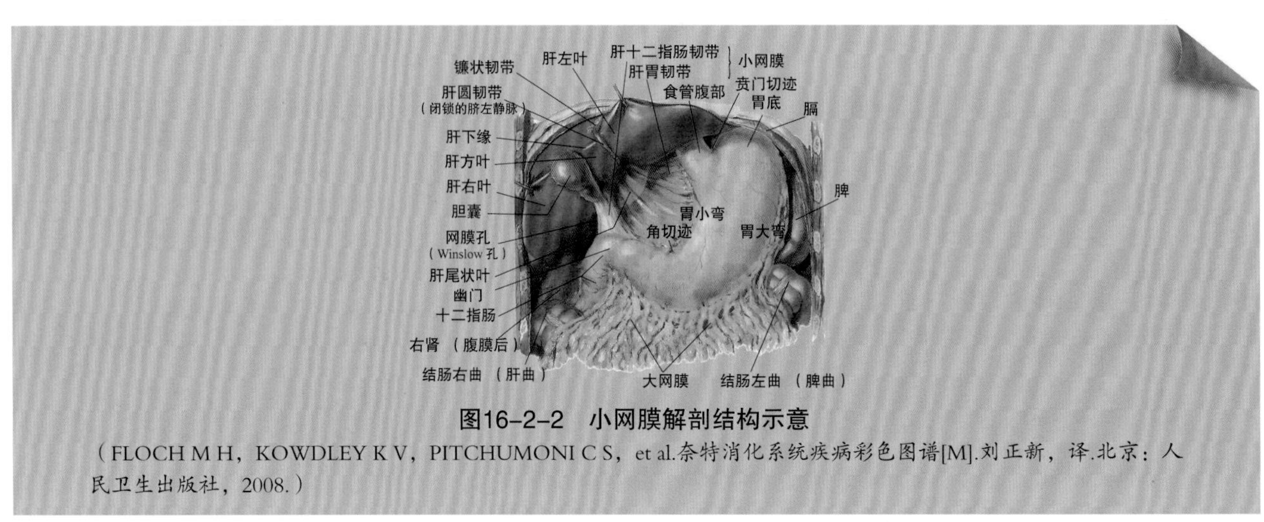

图16–2–2 小网膜解剖结构示意

（FLOCH M H，KOWDLEY K V，PITCHUMONI C S，et al.奈特消化系统疾病彩色图谱[M].刘正新，译.北京：人民卫生出版社，2008.）

肝胃韧带是肝门连于胃小弯的部分，含有胃左血管、胃左淋巴结和疏松结缔组织等，向右与肝十二指肠韧带相延续。

静脉韧带由胎儿期静脉导管逐渐闭合纤维化而成，位于静脉韧带裂中，是肝胃韧带的肝内部分，两者相互延伸。小网膜在肝下面的附着点呈“L”形，“L”形的垂直部分是由静脉韧带裂形成，向下附着点翻转，在门静脉裂中水平走行，完成“L”形（图 16–2–3）。

肝十二指肠韧带是肝门连于十二指肠上部的部分，其内有位于右前方的胆总管、位于左前方的肝固有动脉和位于两者之间后方的肝门静脉。

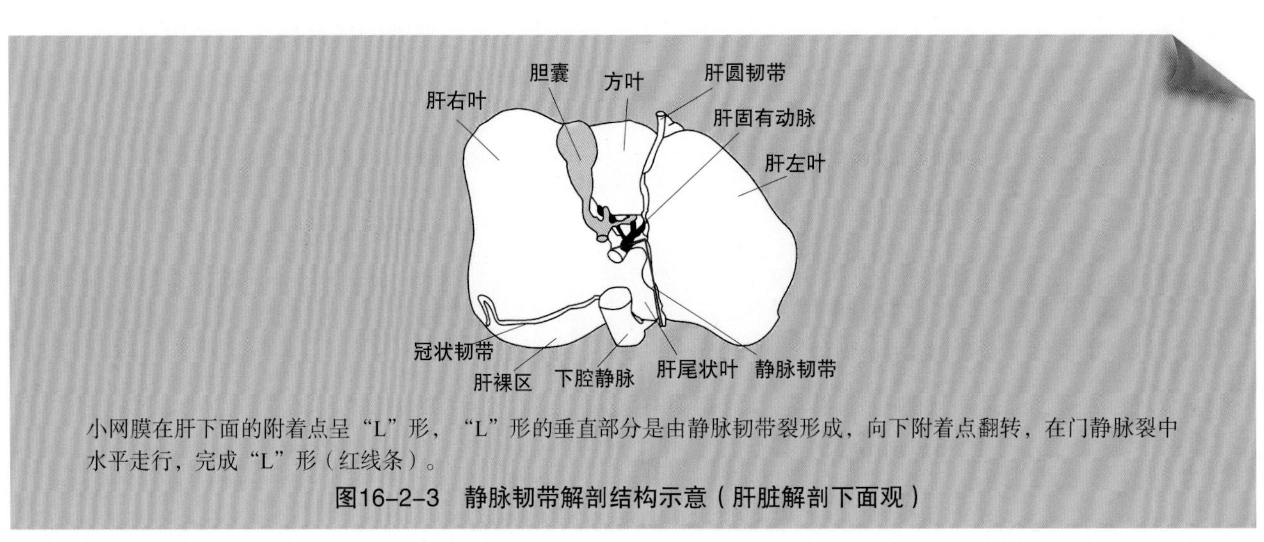

小网膜在肝下面的附着点呈“L”形，“L”形的垂直部分是由静脉韧带裂形成，向下附着点翻转，在门静脉裂中水平走行，完成“L”形（红线条）。

图16–2–3 静脉韧带解剖结构示意（肝脏解剖下面观）

2. 小网膜超声扫查方法及声像图表现

正常小网膜非常薄，厚度因人而异，厚薄的不同主要取决于脂肪含量的多少（脂肪的积聚，以距离胃小弯 2 ~ 3 cm 范围最明显，其余部分均较少）。通常情况下，肝胰间的肝胃韧带厚度不超过 0.8 cm，肥胖者可达 1 cm（图 16–2–4）。

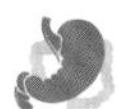

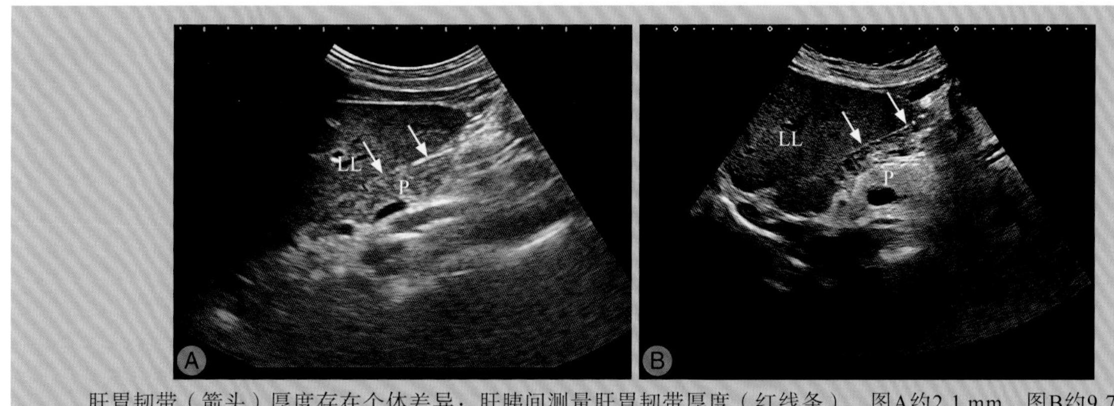

肝胃韧带（箭头）厚度存在个体差异：肝胰间测量肝胃韧带厚度（红线条），图A约2.1 mm，图B约9.7 mm。LL：肝左叶；P：胰腺。

图16-2-4　正常肝胃韧带（厚度存在个体差异）

静脉韧带：右肋下斜切面及剑突下矢状切面，肝内细线样高回声即为静脉韧带，分隔肝左叶与肝尾状叶，动态扫查可见静脉韧带与肝胃韧带相延续（图 16-2-5）。

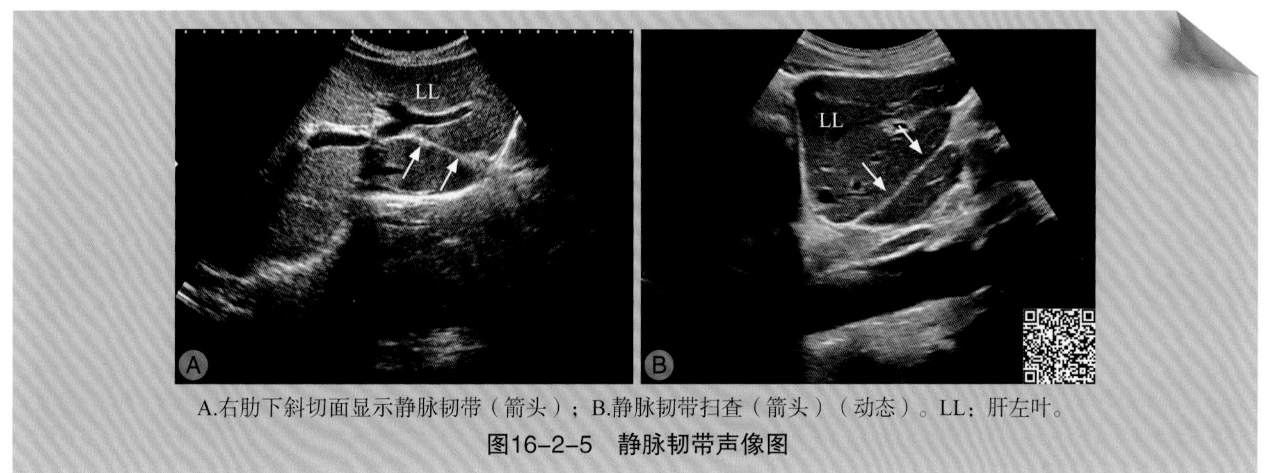

A.右肋下斜切面显示静脉韧带（箭头）；B.静脉韧带扫查（箭头）（动态）。LL：肝左叶。

图16-2-5　静脉韧带声像图

肝胃韧带：剑突下肝左叶纵切面，肝左叶、胰腺和胃之间高回声结构即为肝胃韧带，动态扫查可见肝胃韧带向上与静脉韧带相延续，向下至胃小弯侧，近胃小弯侧肝胃韧带呈相对规则的三角形（图 16-2-6）。

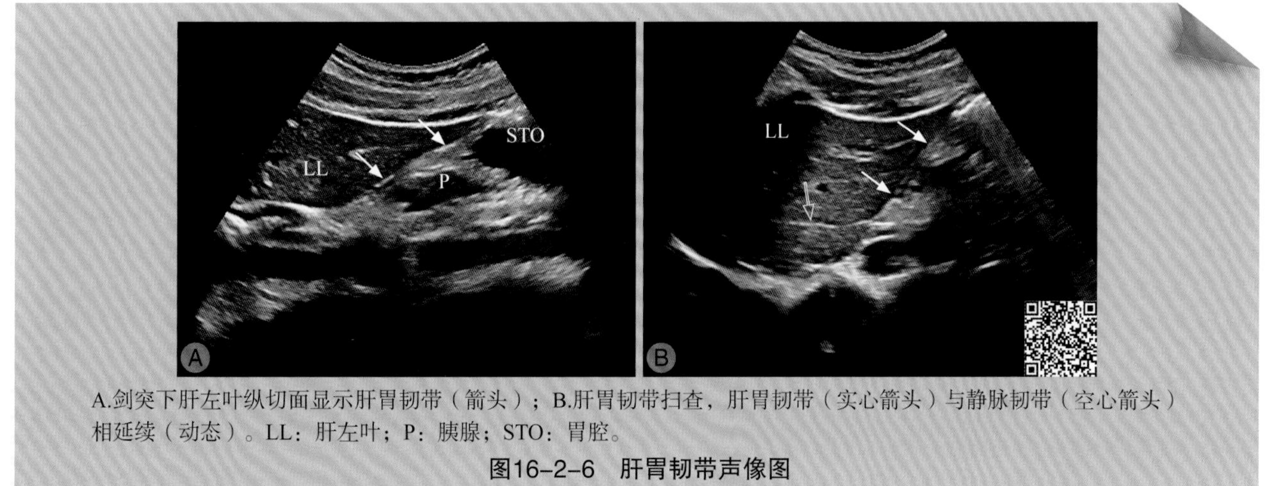

A.剑突下肝左叶纵切面显示肝胃韧带（箭头）；B.肝胃韧带扫查，肝胃韧带（实心箭头）与静脉韧带（空心箭头）相延续（动态）。LL：肝左叶；P：胰腺；STO：胃腔。

图16-2-6　肝胃韧带声像图

肝十二指肠韧带：右肋间或肋缘下斜切面显示肝门区胆总管、肝固有动脉和肝门静脉（短轴切面呈"米老鼠征"），肝外部分包绕三者的高回声结构即为肝十二指肠韧带（图 16-2-7）。

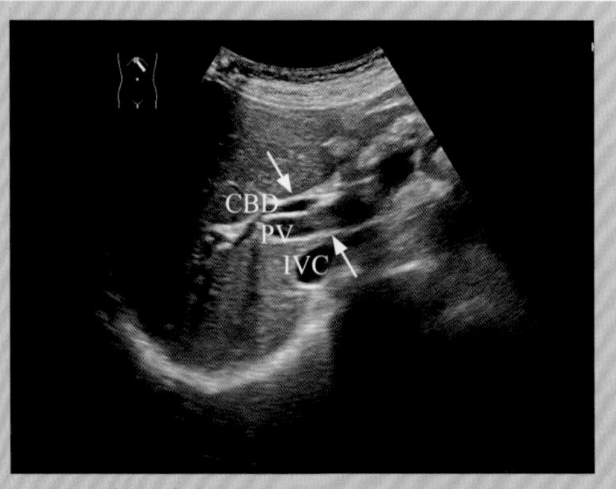

肝外胆管上段、门静脉平行排列，周围高回声结构即为肝十二指肠韧带（箭头）。PV：门静脉；CBD：胆总管；IVC：下腔静脉。

图16-2-7 肝十二指肠韧带声像图

3. 小网膜异常超声表现及临床意义

小网膜异常可由多种原因导致，如肝硬化、胰腺炎和肿瘤性病变等。

（1）超声表现：①常见小网膜增厚，回声增强，炎性病变导致的肝胃韧带增厚主要是近胃侧三角形强回声区的增厚，且维持规则的三角形，而对于肿瘤性病变所致的肝胃韧带增厚，该三角形不明显或消失；②增厚的小网膜内可见肿大淋巴结（图 16-2-8，图 16-2-9）。

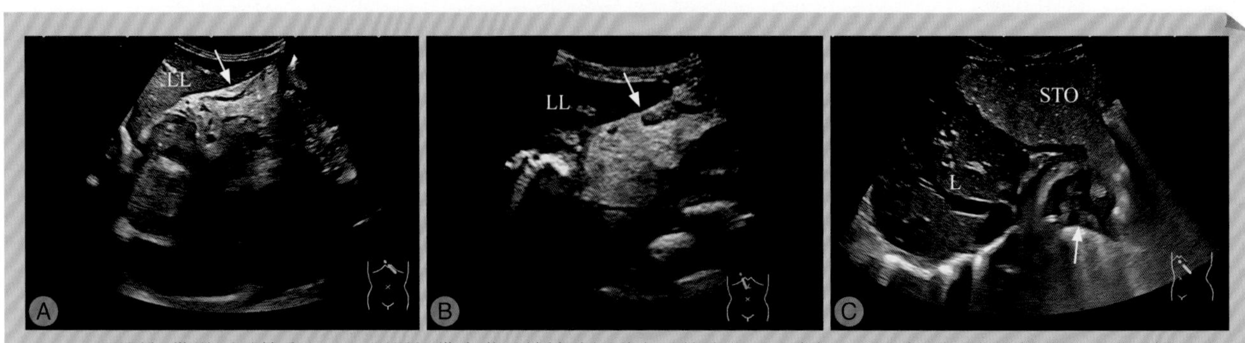

A.肝胃韧带增厚（箭头）；B.肝胃韧带内淋巴结转移性增大（箭头）；C.贲门—胃底部可见实性低回声包块（箭头）。LL：肝左叶；STO：胃腔；L：肝脏。

图16-2-8 肝胃韧带增厚、肝胃韧带内淋巴结（贲门—胃底腺癌）

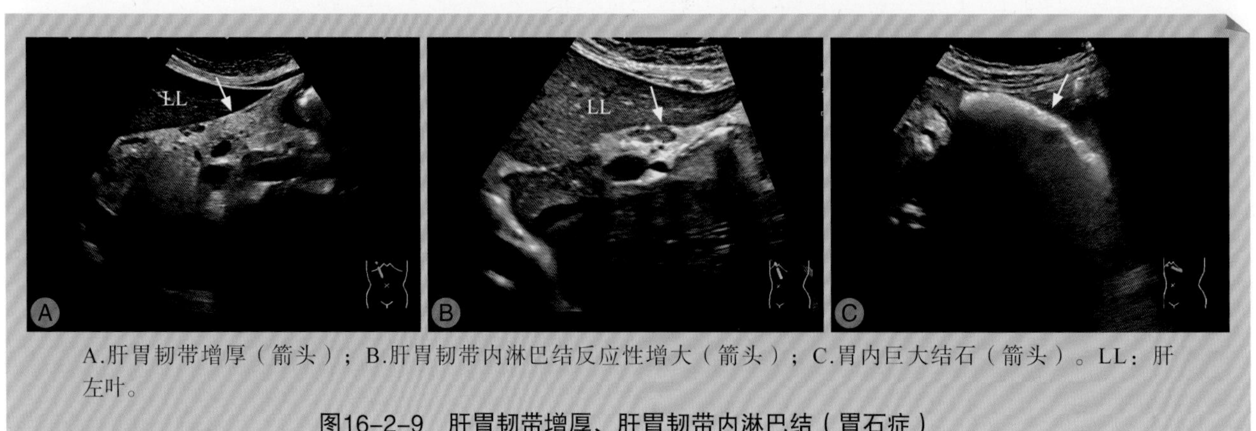

A.肝胃韧带增厚（箭头）；B.肝胃韧带内淋巴结反应性增大（箭头）；C.胃内巨大结石（箭头）。LL：肝左叶。

图16-2-9 肝胃韧带增厚、肝胃韧带内淋巴结（胃石症）

（2）临床意义：当超声检查发现小网膜增厚时，应仔细查找有无邻近脏器的炎症或肿瘤，尤其是在增厚的小网膜内发现肿大淋巴结时，需排查胃、食管下段及贲门附近病变的可能性，可充分利用胃肠充盈超声检查的优势，但在超声检查无明显阳性发现时，也不能完全排除邻近脏器病变的可能。

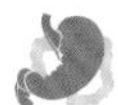

（二）小网膜囊和网膜孔

1. 小网膜囊和网膜孔解剖

小网膜囊（网膜囊）是小网膜和胃后壁与腹后壁腹膜间的一个扁窄间隙，又叫小腹膜腔，是腹膜腔的一部分。小网膜囊前壁是小网膜、胃后壁的腹膜和胃结肠韧带，后壁是横结肠及其系膜，以及覆盖在胰腺、左肾、左肾上腺等处的腹膜，上壁为肝尾状叶和膈下方的腹膜，下壁为大网膜前两层与后两层的融合处，左侧为胃脾韧带和脾肾韧带，右侧借网膜孔和腹膜腔相通。

网膜孔（Winslow 孔）前界是肝十二指肠韧带，后界是覆盖在下腔静脉表面的腹膜，上界是肝尾状叶，下界是十二指肠上部，在第 12 胸椎至第 2 腰椎体的前方，成年人网膜孔可容纳 1 ~ 2 指通过（图 16-2-10）。

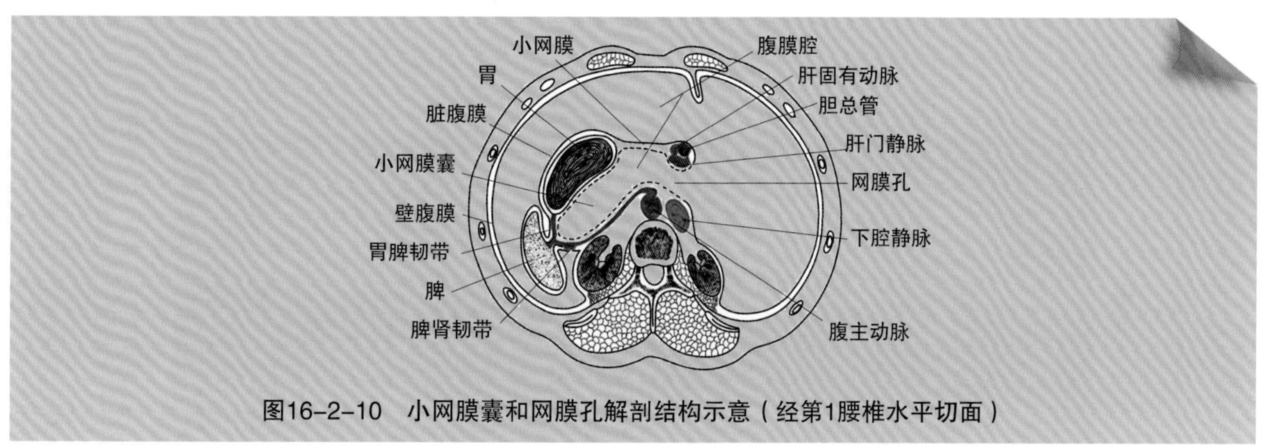

图16-2-10 小网膜囊和网膜孔解剖结构示意（经第1腰椎水平切面）

2. 小网膜囊和网膜孔超声扫查方法及声像图表现

小网膜囊：胃体前后壁长轴切面，胰腺与胃后壁之间即为小网膜囊的潜在间隙位置。正常情况下因小网膜囊是塌陷的，超声无法显示，可借助其部分边界（如胃后壁和胰腺）定位潜在间隙位置（图 16-2-11）。

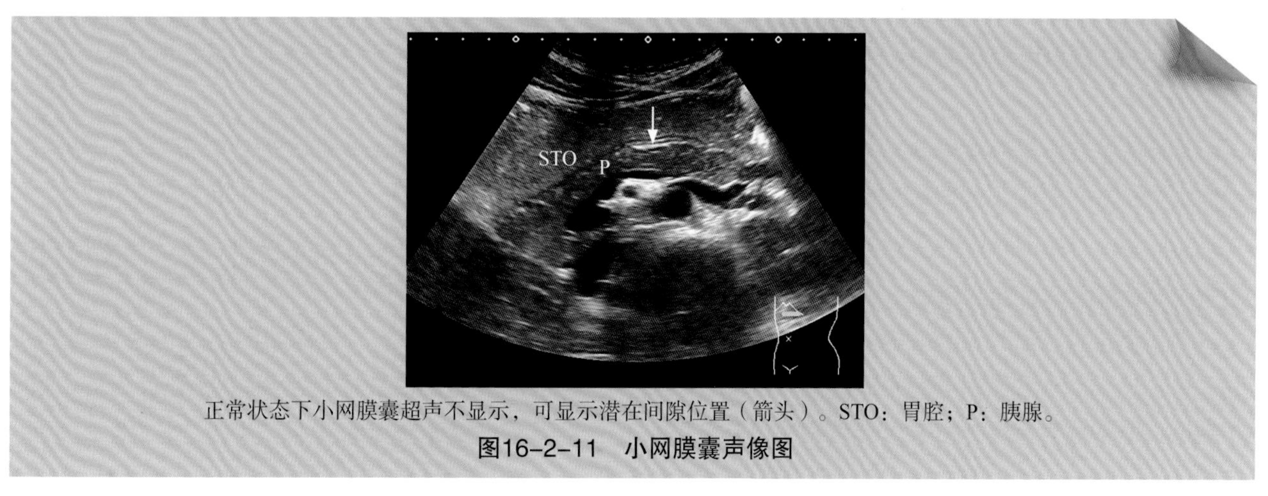

正常状态下小网膜囊超声不显示，可显示潜在间隙位置（箭头）。STO：胃腔；P：胰腺。

图16-2-11 小网膜囊声像图

网膜孔：经下腔静脉的肝脏纵断面扫查，门静脉主干位于下腔静脉之前，门静脉与下腔静脉之间的间隙，即为网膜孔（图 16-2-12）。

3. 小网膜囊和网膜孔异常超声表现及临床意义

小网膜囊易受周围脏器和腹腔病变的影响而出现异常回声，但由于其位置深在，常给早期诊断带来困难，易致漏诊。

（1）超声表现：①常见小网膜囊条状或不规则增厚，呈中等偏强回声；②胰胃间可见边界较清晰的无回声，内透声好或无回声内可见条索状异常回声（图 16-2-13）。

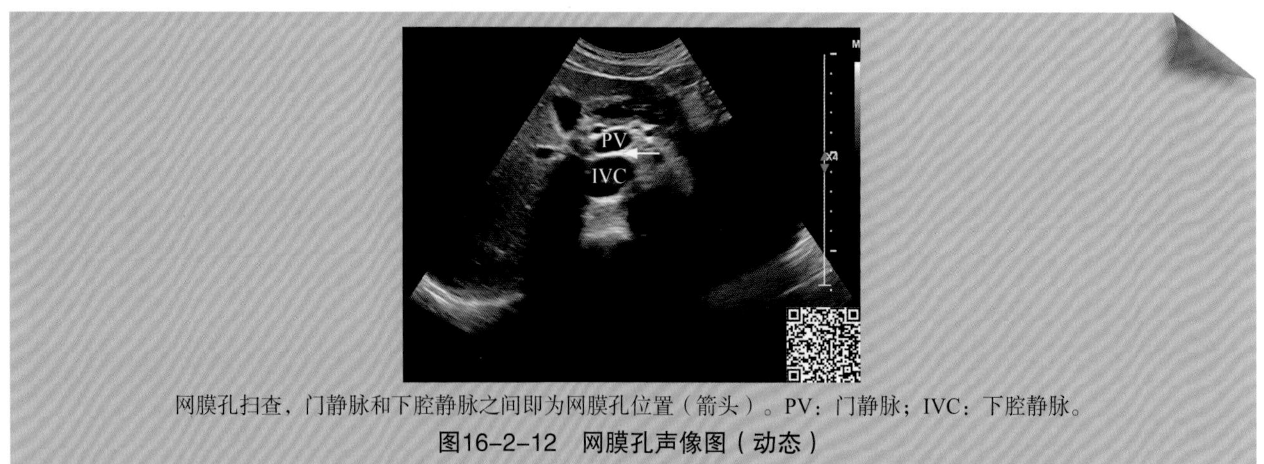

网膜孔扫查，门静脉和下腔静脉之间即为网膜孔位置（箭头）。PV：门静脉；IVC：下腔静脉。

图16-2-12　网膜孔声像图（动态）

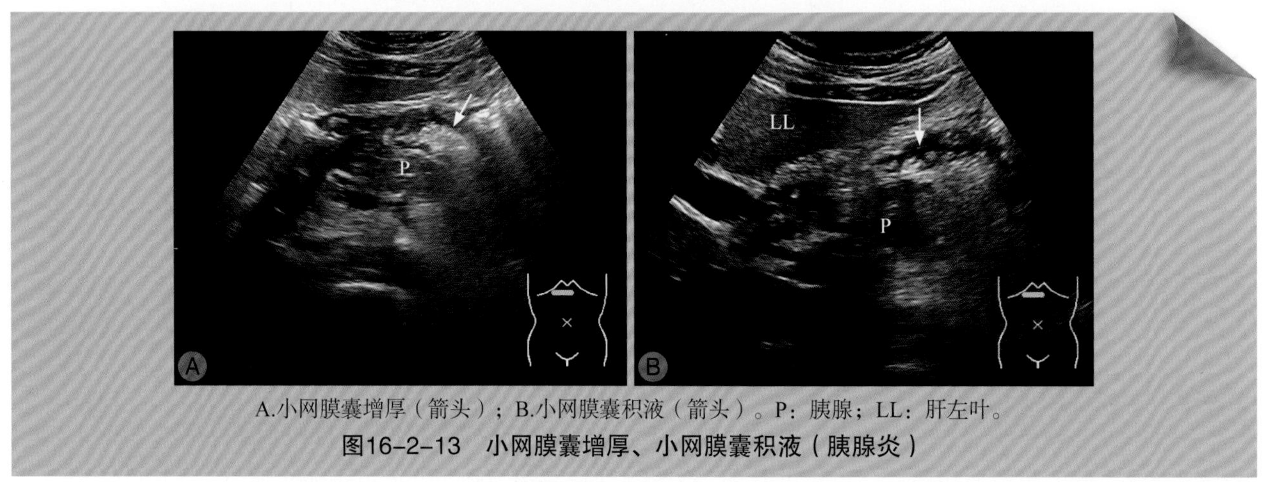

A.小网膜囊增厚（箭头）；B.小网膜囊积液（箭头）。P：胰腺；LL：肝左叶。

图16-2-13　小网膜囊增厚、小网膜囊积液（胰腺炎）

（2）临床意义：小网膜囊积液可见于腹膜腔内大量腹水经网膜孔流入网膜囊，单纯性小网膜囊积液可见于胰腺炎、胃后壁穿孔而胃液外渗等。主要须将其与胃液和胰腺假性囊肿进行鉴别，必要时可行胃肠充盈超声检查。

小网膜囊炎性浸润常继发于急性胰腺炎，表现为小网膜囊液性成分少于实性成分且分布不均（特殊的病理改变致胰腺周围小网膜囊蜂窝织炎，炎性坏死组织聚集在小网膜囊内）。增厚的小网膜囊紧贴或包裹在胰腺前缘，与回声减低的胰腺分界不清，与胃后壁分界清楚。小网膜囊增厚可提高对急性胰腺炎的检出率和诊断的准确性，并且可通过网膜囊肿胀程度来评价急性胰腺炎严重程度。

当急诊超声检查发现小网膜囊积液时，应常规扫查腹腔、盆腔及肝周、肾周间隙等部位有无合并积液，并根据各腔隙出现积液的先后、网膜囊积液的量，以及液性区内回声特征，结合临床表现，尽早地确定或提示病变的位置，为临床提供可靠的诊断依据，充分发挥超声快速便捷的优点。

（三）大网膜

1. 大网膜解剖

大网膜是最大的腹膜折叠皱襞，从胃大弯向下呈“围裙状”遮被腹腔脏器。其左缘与胃脾韧带相连续。正常大网膜内含脂肪、血管、淋巴管和神经组织等。网膜的疏松结缔组织内有很多巨噬细胞，当有细菌或异物进入腹腔时，很快就会将其包裹并吞噬，防止炎症扩散蔓延。

胃的前后两面腹膜向下延伸至胃大弯处相互融合，形成大网膜的前两层，降至脐平面以下向上反折，形成大网膜的后两层，连于横结肠并叠合成横结肠系膜，贴于腹后壁。大网膜前后两层间的潜在腔隙是小网膜囊的下部，随着年龄增长常粘连融合，其间的小网膜囊下部消失。

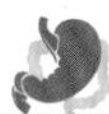

大网膜的长度因人而异，可以很长，甚至进入盆腔；也可以很短，只达到胃大弯的边缘；还可以不同程度地折叠在小肠肠袢间或卷进左侧季肋部，或向上翻转到胃的前部。

大网膜前皱襞的两层间有许多血管分支，靠近胃大弯处，胃网膜左、右血管形成广泛的吻合弓，该吻合弓发出数目众多的血管，且沿网膜的全长延伸，这样的血管分布超过了网膜代谢的需要，可能反映了大网膜在腹膜疾病过程中的作用，如限制炎症扩散、参与早期的修补过程（图 16-2-14）。

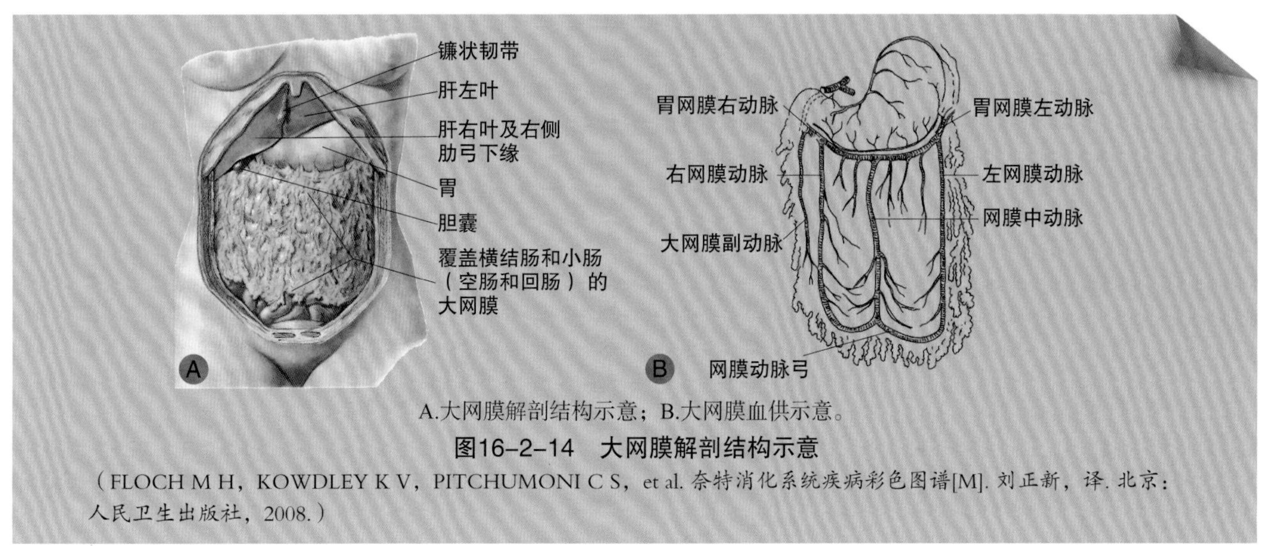

A.大网膜解剖结构示意；B.大网膜血供示意。

图16-2-14　大网膜解剖结构示意

（FLOCH M H，KOWDLEY K V，PITCHUMONI C S，et al. 奈特消化系统疾病彩色图谱[M]. 刘正新，译. 北京：人民卫生出版社，2008.）

2. 大网膜超声扫查方法及声像图表现

胃体短轴切面，胃小弯侧向上连接的高回声结构为小网膜，胃大弯侧向下连接的高回声结构即为大网膜，位于肠管浅方，紧贴前腹壁（图 16-2-15）。

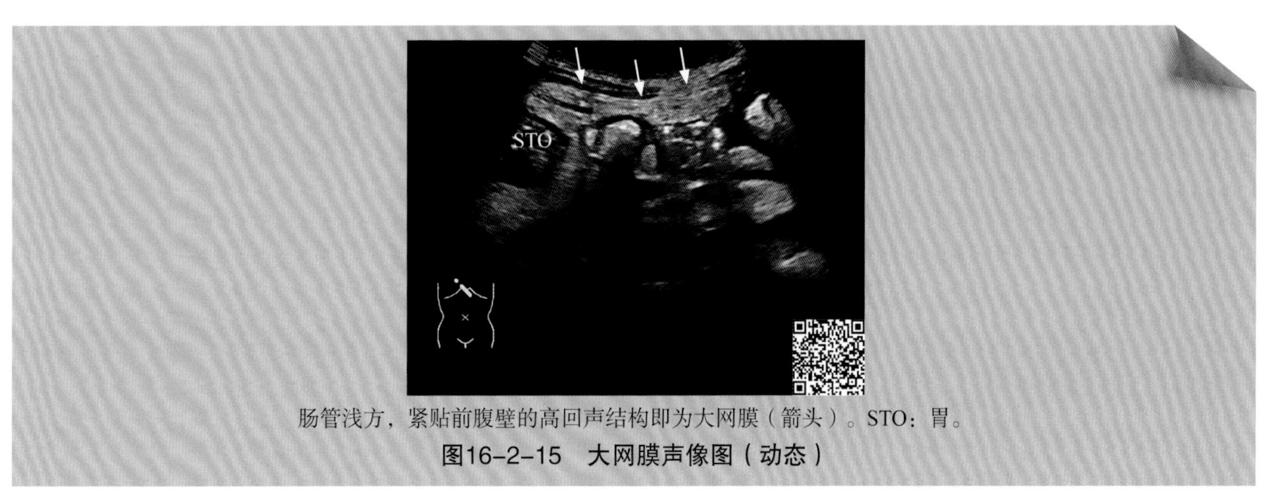

肠管浅方，紧贴前腹壁的高回声结构即为大网膜（箭头）。STO：胃。

图16-2-15　大网膜声像图（动态）

3. 大网膜异常超声表现及临床意义

大网膜异常可能与感染、炎症、肿瘤、血管病变和外伤有关。

（1）超声表现：①常见大网膜增厚，内部回声增强，部分可见局限性聚集增厚呈团状；②增厚的大网膜内可见低回声结节（如转移灶等）；③大网膜异常通常位于病变附近（图 16-2-16）。

（2）临床意义：当急诊超声检查发现大网膜异常时，应仔细查找有无邻近脏器的炎症（憩室炎、阑尾炎等）、肿瘤性病变（消化道肿瘤或妇科肿瘤）等，排除继发性改变后，应考虑到网膜梗死的可能（具体见本章第三节）。

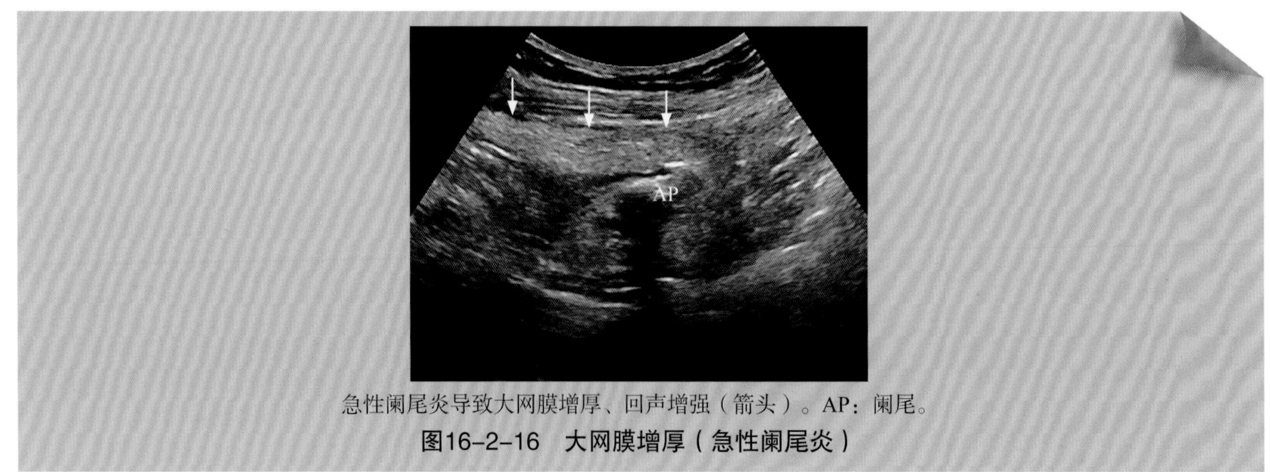

急性阑尾炎导致大网膜增厚、回声增强（箭头）。AP：阑尾。

图16-2-16　大网膜增厚（急性阑尾炎）

二、系膜

1. 系膜解剖

系膜是壁腹膜、脏腹膜相互延续移行而成的，将器官系连固定于腹壁、盆壁的双层腹膜结构。其内有血管、神经、淋巴管和淋巴结等。包括肠系膜、阑尾系膜、横结肠系膜和乙状结肠系膜等。

肠系膜由两层腹膜形成，将空肠和回肠固定于腹后壁。其附着于腹后壁的部分称为肠系膜根部，根部由第 2 腰椎左侧的十二指肠空肠曲开始斜向右下，止于右侧骶髂关节前方，成年人肠系膜根部长约 15 cm。系膜自系膜根部至小肠缘，平均长度约 20 cm，空肠和末端回肠处短，中回肠区域最长。系膜的小肠附着点长度与小肠长度一致，由于肠系膜根部和肠缘的系膜长度相差悬殊较大，因此肠系膜常沿小肠缘形成多个皱襞，有利于空肠、回肠的活动，对消化、吸收有促进作用，但活动异常时易发生肠扭转、肠套叠等急腹症。肠系膜两层腹膜间包含空肠、回肠、肠系膜上血管的空肠和回肠支、淋巴管、淋巴结、神经丛和脂肪等。

阑尾系膜是包绕阑尾的三角形腹膜皱襞，内含血管、神经、淋巴管和淋巴结等，由于阑尾系膜游离缘短于阑尾本身，致使阑尾呈钩形、“S” 形或卷曲状等不同程度的弯曲。其附着于肠系膜下端的后面，紧邻回肠、盲肠连接处，常达阑尾尖部。

横结肠系膜将横结肠悬于腹膜腔中。系膜根部起自结肠右曲，向左跨过右肾中部、十二指肠降部、胰头等器官的前方，沿胰前缘达到左肾前方，直至结肠左曲。横结肠系膜长度变化大，在两端最短，含有中结肠血管及其分支、伴行的肠系膜上丛的分支、淋巴管、淋巴结等。通常以横结肠系膜为界，将腹膜腔分为结肠上区和结肠下区。

乙状结肠系膜是将乙状结肠固定于左下腹的双层腹膜结构，根部呈 “V” 形，附着于左髂窝和骨盆左后壁，含有乙状结肠血管、直肠上血管、淋巴管、淋巴结和神经丛等。系膜较长，故乙状结肠活动度较大，易发生扭转（图 16-2-17）。

2. 系膜超声扫查方法及声像图表现（以肠系膜为例）

以脐部为中心进行扫查，可见腹腔内小肠肠管间或肠管深方走行的高回声结构，动态观察可见一端附着于小肠壁，另一端向深方走行附着于腹后壁，其内可见血管走行，具有一定厚度，腹水衬托下更容易显示。肠系膜附着于小肠的边缘称系膜缘，其相对缘称对系膜缘或游离缘（图 16-2-18）。

3. 系膜异常超声表现及临床意义

系膜异常与网膜异常的病因相似，两者可同时出现异常，理论上可根据位置的不同对网膜和系膜进行鉴别。

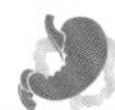

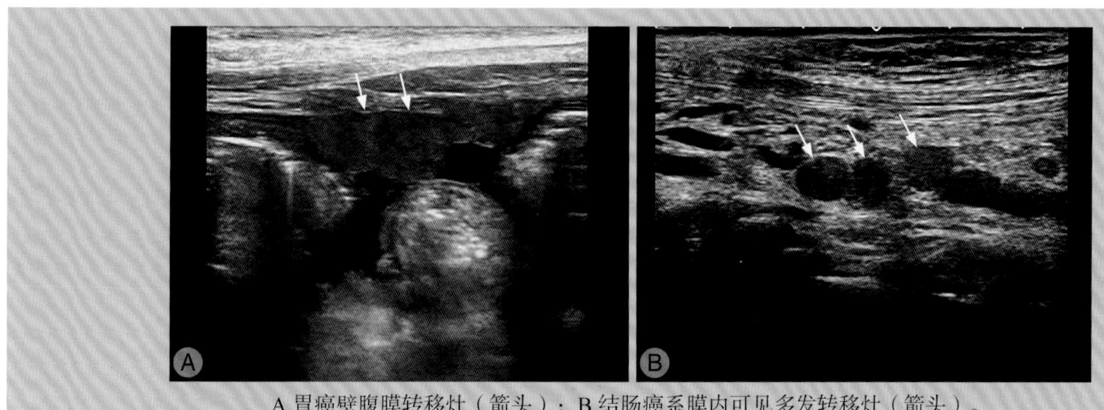

A.胃癌壁腹膜转移灶（箭头）；B.结肠癌系膜内可见多发转移灶（箭头）。

图16-3-3　腹膜转移灶

【病例分析】

病例 1

患者女性，75 岁，18 年前行右乳腺癌根治术，术后多次化疗，1 个月前感腹胀不适。超声所见：腹盆腔内可见巨大囊实性包块，范围约 18.2 cm × 13.1 cm × 26.5 cm，形态不规则，内部实性部分呈不均质低回声，并见多发不规则无回声液性区，推挤周围肠管及邻近器官，与周围结构分界不清。彩色多普勒：实性部分可见条状血流信号（图 16-3-4）。

超声提示：腹盆腔内巨大囊实性占位，提示转移性肿瘤可能。

术后病理：（肠系膜肿块）软组织恶性肿瘤，结合免疫组化结果，考虑转移性癌肉瘤。

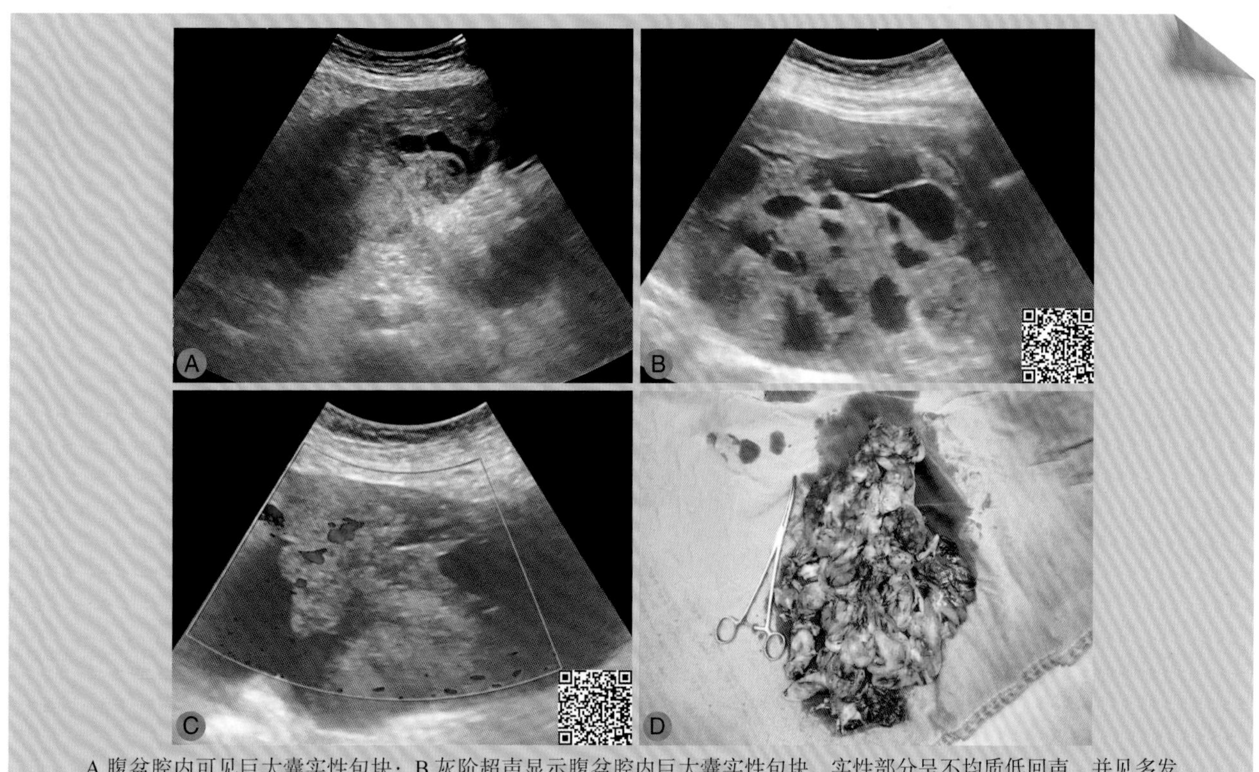

A.腹盆腔内可见巨大囊实性包块；B.灰阶超声显示腹盆腔内巨大囊实性包块，实性部分呈不均质低回声，并见多发不规则无回声液性区（动态）；C.彩色多普勒显示实性部分条状血流信号（动态）；D.术后大体标本。

图16-3-4　肠系膜转移性癌肉瘤

第十六章

病例 2

患者女性，74 岁，因脐部肿物来诊。超声所见：脐部皮下可见一实性低回声结节，大小约 2.3 cm×1.8 cm，边界清晰，形态欠规则，内部回声不均匀。彩色多普勒：结节内可见丰富血流信号。

为进一步检查，追加扫查全腹部（重点扫查消化道和生殖系统），于右侧附件区可见一不规则实性低回声肿物，与周围组织粘连、分界不清，内部回声不均匀。彩色多普勒：肿物内部可见丰富血流信号。盆腔可见游离液体，透声尚可（图 16-3-5）。

超声提示：脐部实性占位，考虑转移灶（玛丽约瑟夫结节可能）；右侧附件区实性占位，考虑恶性肿瘤。

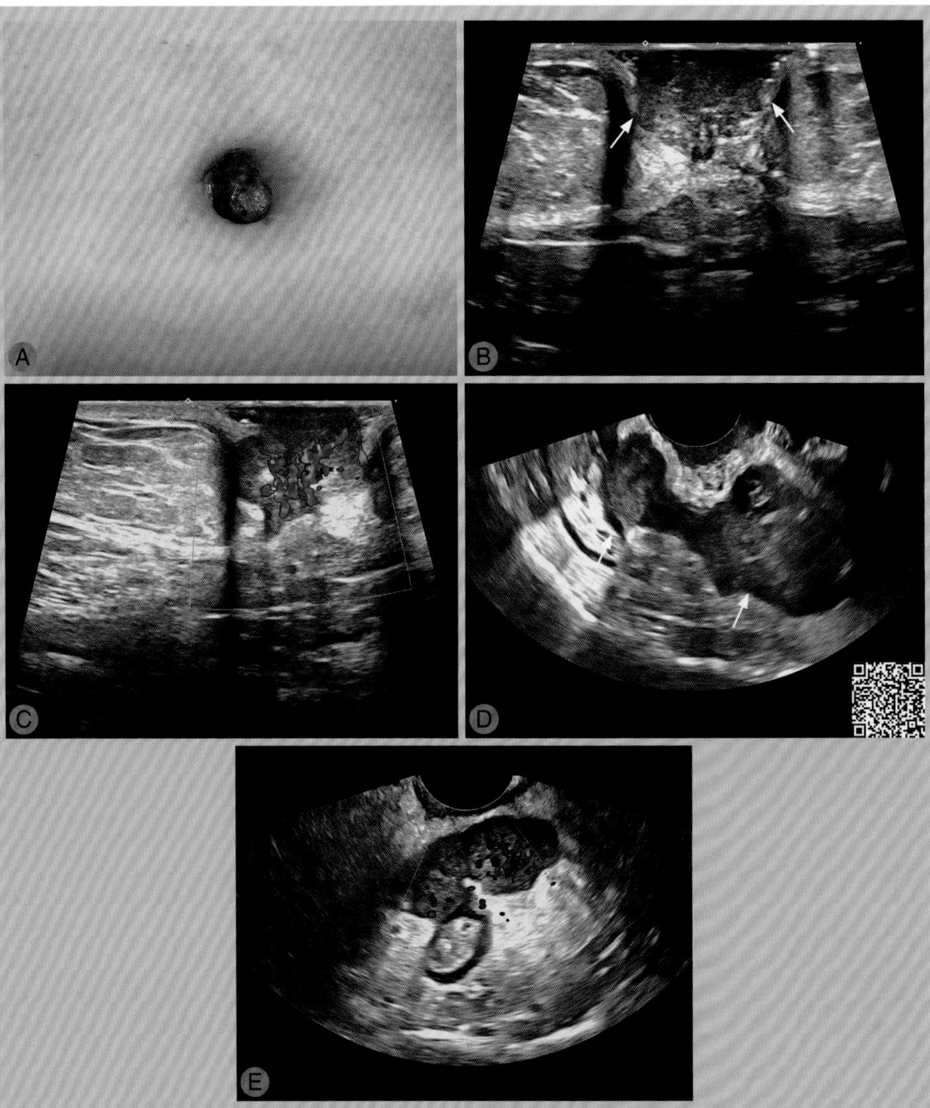

A.脐部病灶肉眼观；B.脐部皮下实性低回声结节（箭头），形态欠规则；C.彩色多普勒显示结节内可见丰富血流信号；D.右侧附件区可见不规则实性低回声肿物（箭头），与周围组织粘连，分界不清，内部回声不均匀（动态）；E.彩色多普勒显示右侧附件区肿物内部可见丰富血流信号。

图16-3-5 脐部转移灶

【附 – 玛丽约瑟夫结节】

腹腔、盆腔内（主要是消化系统或生殖系统）恶性肿瘤转移到脐部形成的肿瘤性结节称为玛丽约瑟夫结节。腺癌是最常见的组织病理学类型。男性最常见的原发肿瘤为胃癌，女性最常见的为卵巢癌。

发病机制尚未完全明确，可能是原发肿瘤通过血液、淋巴、局部侵犯等多种途径转移到脐部。①脐周区域具有丰富的血管及淋巴组织，同时也是多个腹膜皱襞的汇合点，使肿瘤细胞易通过上述途径转移到脐部；②肿瘤细胞经腹水或经前腹壁直接种植是脐部转移最可能的途径，因为脐部筋膜结构不完整和缺乏肌肉层，腹横筋膜是阻止腹膜转移病变的唯一屏障，使邻近的腹腔肿瘤易通过直接侵犯的方式转移到脐部。

超声表现：脐部及周围皮下结节状病变，通常呈低回声，边界清晰，形态不规则，呈浅分叶或毛刺状，内部回声不均。彩色多普勒：结节内部可见稍丰富血流信号。

当患者以脐部肿物就诊，于脐部探及形态不规则、血流较丰富的实性肿物时，应仔细扫查腹腔、盆腔，排查消化道、生殖系统等部位恶性肿瘤及其他腹腔转移灶。同样，当探及胃、胰腺、结肠和卵巢等部位恶性肿瘤时，须仔细排查脐部有无转移灶。

二、腹膜其他病变

（一）大网膜梗死

【概述】

大网膜梗死是由网膜静脉内皮损伤引起的急性血液循环障碍性疾病，可分为原发性和继发性两种。原发性大网膜梗死多为大网膜扭转或静脉血栓所致，右侧大网膜游离缘及附着部分的血供解剖变异是发病原因之一，大网膜扭转或血管扭曲可导致静脉瘀滞及栓塞，从而导致水肿及充血，伴出血性坏死及浆液性腹水外渗。继发性大网膜梗死常发生在创伤或腹部手术后。

其中，大网膜扭转是指大网膜的一部分或全部沿其长轴旋转（通常围绕长轴顺时针扭转），导致大网膜末梢血液循环障碍。扭转后，首先会引起静脉回流障碍，继而引起远端网膜水肿。扭转可能自行复位，也可能进一步加重，出现血性渗液。随着扭转的持续，动脉可能发生闭塞，大网膜扭转远端出现急性出血性梗死，最终形成大网膜坏死。这种血管受累可以较轻，仅引起网膜充血水肿，也可以完全闭塞产生网膜梗死和大片坏疽。术后病理多数是大网膜组织出血坏死。冗长且活动的大网膜，以及存在固定点，是大网膜扭转的两个前提条件，过度伸展、体位突然改变、咳嗽、喷嚏、饱餐、腹压增加等可能为其诱因。①原发性扭转：大网膜本身无任何疾患存在所发生的扭转，有网膜形态异常如舌形突出、大网膜分叉、副网膜、大网膜冗长或脂肪分布严重不均等。②继发性扭转：大网膜存在肿瘤、囊肿、腹腔内炎性粘连等因素。扭转多为急性，其后果与扭转的程度、时间及血运障碍等有关。当大网膜扭转发病起初，仅有缺血、缺氧，未发生坏死时，疼痛主要由大网膜自主神经受刺激所致，出现脐周或上腹部疼痛；病情进展至网膜缺血坏死，引起腹膜炎时，疼痛将转移到病变所在部位。

【临床表现】

临床表现为突发腹痛，右侧腹部多于左侧腹部，无发热，胃肠道症状不明显，患者一般情况良好。

【超声表现】

1. 大网膜分布区域内、患者疼痛最明显处，可见肠管浅方紧邻前腹壁的稍高回声包块，不可压缩。
2. 包块呈饼状、条状、卵圆形或管状，包块厚度不一，多与周围组织界限清晰。
3. 包块内部回声均匀，或伴裂隙状、管状、不规则状的低回声和（或）无回声区。
4. 彩色多普勒：包块内无明显血流信号，或可见稀疏血流信号。
5. 邻近脏器通常无明显改变。

【病例分析】

患者男性，41 岁，因右下腹疼痛 1 天来诊。患者 1 天前无明显诱因出现右下腹持续性绞痛，活动后加重，休息后无缓解。体格检查：患者体型肥胖，右下腹压痛、反跳痛。超声所见：右侧腹部可见稍高回声包块，位于肠管与前腹壁间，厚约 1.3 cm，累及长度约 8.8 cm，形态规则，与周围组织界限清晰，内部回声均匀，探头加压时患者疼痛加重。彩色多普勒：包块内未见明显血流信号（图 16–3–6）。

超声提示：右侧腹部稍高回声包块，符合大网膜梗死声像图表现。

术后病理：（大网膜）送检网膜组织出血坏死。

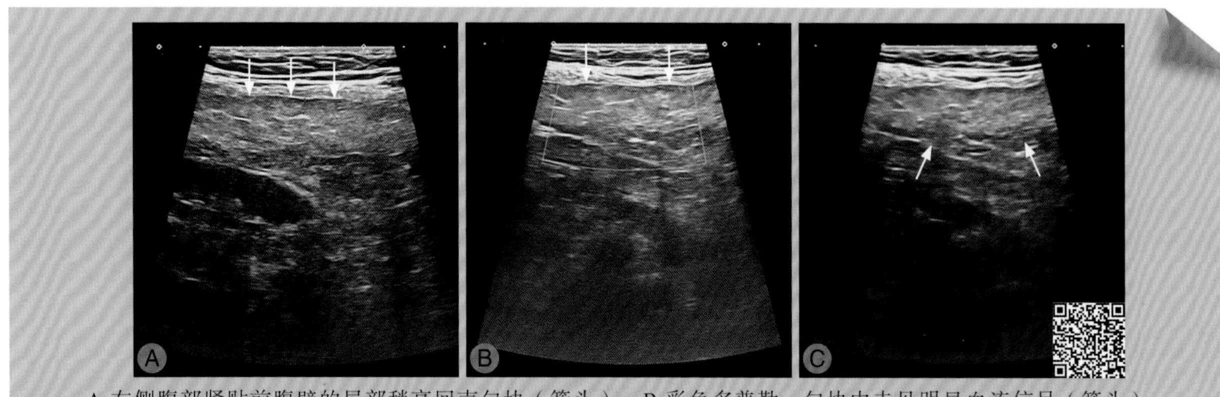

A.右侧腹部紧贴前腹壁的局部稍高回声包块（箭头）；B.彩色多普勒：包块内未见明显血流信号（箭头）；C.右侧腹部肠管浅方、紧贴前腹壁的稍高回声包块（箭头），与周围组织界限清晰，彩色多普勒显示包块内未见明显血流信号（动态）。

图16–3–6　大网膜梗死

（二）肠脂垂炎

【概述】

肠脂垂是结肠带附着处浆膜下脂肪的局灶性堆积，沿结肠带两侧分布，由浆膜和其包含的脂肪组织组成。通常有 50 ~ 100 个，多数长 2 ~ 5 cm，大多集中分布于盲肠和乙状结肠，乙状结肠数量最多。除横结肠只有一排肠脂垂外，大多数肠脂垂排列成双排悬挂于结肠对系膜缘结肠带的两侧。肠脂垂的动脉供血来自结肠血管分支的末端小动脉，静脉回流经一弯曲且管径窄小的静脉完成（图 16–3–7）。

肠脂垂的功能尚不清，可能有一定缓冲作用，就像在肠管表面放了一个缓冲垫，当外界有压力，比如肠蠕动和肠管塌陷时，可缓冲压力对肠壁内动脉的压迫，保证肠壁血液供应。也有研究认为，肠脂垂具有免疫作用。

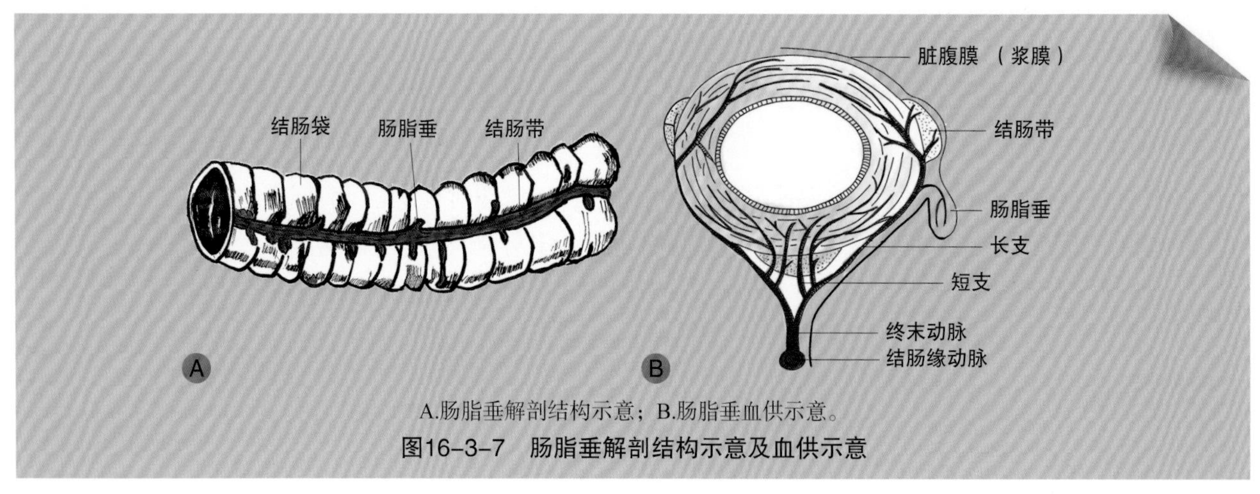

A.肠脂垂解剖结构示意；B.肠脂垂血供示意。

图16–3–7　肠脂垂解剖结构示意及血供示意

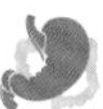

通常情况下超声扫查看不到肠脂垂，因为肠脂垂之间及肠脂垂与其他腹腔内的脂肪密不可分，但在腹水的衬托下可看到正常肠脂垂（图 16–3–8）。

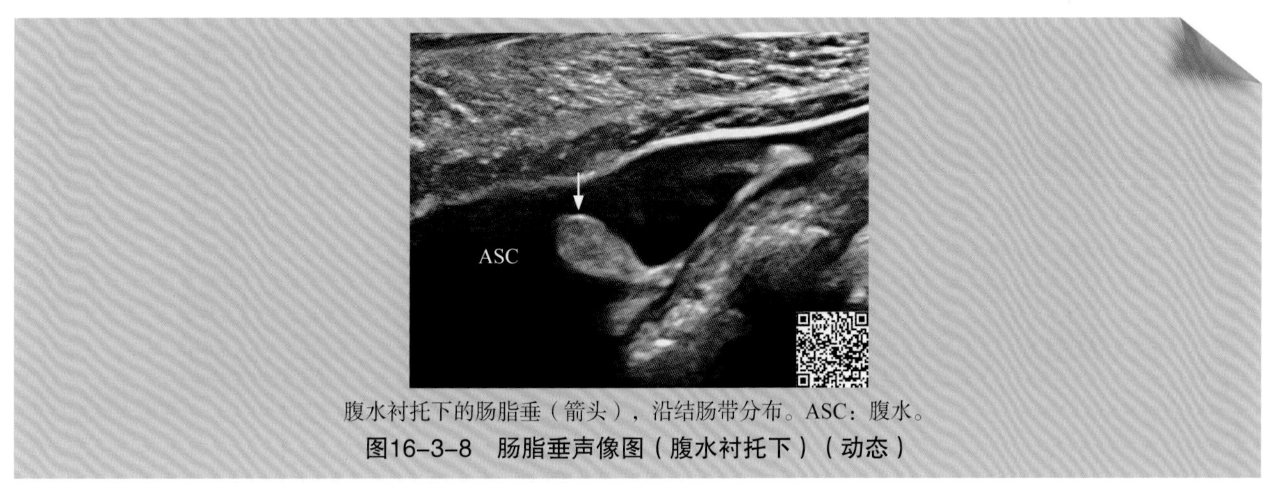

腹水衬托下的肠脂垂（箭头），沿结肠带分布。ASC：腹水。

图16–3–8 肠脂垂声像图（腹水衬托下）（动态）

肠脂垂炎是发生于肠脂垂的良性炎性病变，分为原发性和继发性两类：①原发性肠脂垂炎是由肠脂垂蒂部发生扭转导致血运障碍或自发性引流静脉血栓形成而引起的缺血梗死。肠脂垂脂肪多而重、末端游动度大，血管通过肠脂垂狭窄的蒂，带蒂和移动度大增加了其扭转和梗死的可能性。缺血是肠脂垂炎的主要病理生理机制，可引起无菌性脂肪坏死和周围无菌性炎性反应。②继发性肠脂垂炎是邻近炎症累及肠脂垂，如阑尾炎、憩室炎等邻近炎症播散。

肠脂垂炎在任何年龄均可发病，40 ～ 50 岁好发。多见于肥胖患者，剧烈运动是引发肠脂垂炎的一个诱因。其可发生于任何部位，于乙状结肠最易发生，盲肠次之（盲肠和乙状结肠肠脂垂数量较多，其中乙状结肠数量最多，且弯曲度和活动度大）。

【临床表现】

临床表现以局部急性或亚急性腹痛为主要特征，咳嗽、深呼吸、伸展运动时疼痛加重，通常无恶心、呕吐、发热，症状与憩室炎、阑尾炎难以鉴别。白细胞、红细胞沉降率和 C 反应蛋白通常正常或轻度升高。

【超声表现】

1. 腹部压痛处、大肠肠管旁可探及不可压缩的局限性包块，呈圆形或卵圆形，边界多清晰。

2. 内部回声与病程相关：

（1）早期：高回声包块内可见边界欠清的低回声小结节。

（2）进展期：内部呈高回声，周边可见低回声晕（肠脂垂的浆膜面和壁腹膜的增厚致包块边缘可见低回声包绕）。

（3）恢复期：内回声均匀的高回声包块，边界清晰。

（4）痊愈期：病灶包块较前明显缩小或消失，可出现边缘钙化或中央钙化，病灶也可从肠壁脱落，形成腹腔内游离体。

3. 大多数患者病变周围肠壁无明显异常，但约 10% 的患者病变处肠壁可出现局限性增厚。

4. 彩色多普勒：包块内无明显血流信号，或可见少许血流信号。

【病例分析】

患者女性，28 岁，因左侧腹部阵发性疼痛 2 天来诊。超声所示：左下腹部降结肠旁见一卵圆形高回声包块，大小约 4.1 cm × 2.1 cm，边界清晰，内部回声不均，周边可见低回声晕，与降结肠动度一致。彩色多普勒：包块内未见明显血流信号（图 16-3-9）。

超声提示：降结肠旁高回声包块，符合肠脂垂炎声像图表现。

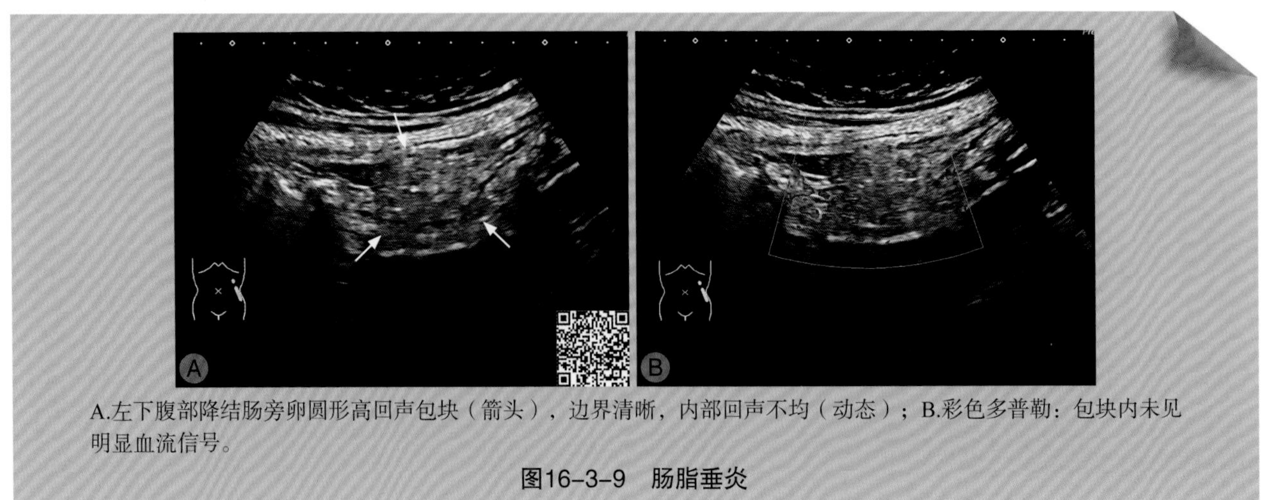

A.左下腹部降结肠旁卵圆形高回声包块（箭头），边界清晰，内部回声不均（动态）；B.彩色多普勒：包块内未见明显血流信号。

图16-3-9　肠脂垂炎

（三）肠系膜脂膜炎

【概述】

肠系膜脂膜炎是临床少见的肠系膜疾病之一，是一种累及肠系膜脂肪组织的慢性非特异性炎症，可能与自身免疫反应、腹部手术、感染、外伤、肿瘤等有关。本病属于良性发展病变，预后较好。主要病理改变包括肠系膜脂肪浸润、慢性炎症、纤维化及坏死。

肠系膜脂膜炎多累及小肠系膜，也可累及结肠系膜和网膜。CT 具有特征性表现：假包膜征、脂肪环征和雾状肠系膜。

肠系膜脂膜炎目前尚无统一明确的治疗方案，较公认的是药物治疗（大多患者具有自限性，有症状患者可予以药物治疗），如果伴发其他严重并发症，也可手术治疗。

【临床表现】

本病好发于中老年人，可无任何临床症状，也可出现腹痛、腹泻、恶心、呕吐、低热、体重减轻、腹部肿块、肠梗阻或肠缺血等多种表现，可伴随炎症指标的升高。

【超声表现】

1. 可见肠系膜根部沿肠系膜血管走行的异常回声团块（大部分表现为高回声），与正常的脂肪组织分界欠清，呈梭形，并包绕肠系膜血管，大部分血管走行正常，无明显受压、狭窄。

2. 肠袢间系膜可见局限性增厚、回声增强（病变延伸至肠袢边缘）。

3. 增厚的系膜内可显示淋巴结回声。

【病例分析】

患者男性，50 岁，因反复腹痛 5 月余来诊。超声所见：脐周肠系膜增厚，回声增强，边界欠清，质地柔软，包绕肠系膜血管；肠系膜血管走行正常（图 16-3-10）。

超声提示：符合肠系膜脂膜炎声像图表现。

【鉴别诊断】

1. 大网膜梗死、肠脂垂炎和肠系膜脂膜炎相鉴别

大网膜梗死位于大网膜分布区域、肠管与前腹壁间，好发于右侧腹部，通常与结肠之间有一定距离，

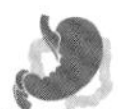

病变包块多超过 5 cm；肠脂垂炎位于大肠肠管旁，好发于左侧腹部，通常邻近结肠表面，病变包块多 ＜ 5 cm；肠系膜脂膜炎位于肠系膜走行区域，多累及小肠系膜，远离结肠壁，病变范围大。

大网膜梗死、小网膜梗死、肠脂垂炎等具有相似临床症状、影像学表现和预后的病变，统称为腹腔内局灶性脂肪梗死（intraperitoneal focal fat infarction，IFFI）。此类病变的发病原因均为腹腔内脂肪的急性自限性炎性反应，并且均可出现急性或亚急性腹痛症状，如无法进行鉴别，可诊断为腹腔内局灶性脂肪梗死。

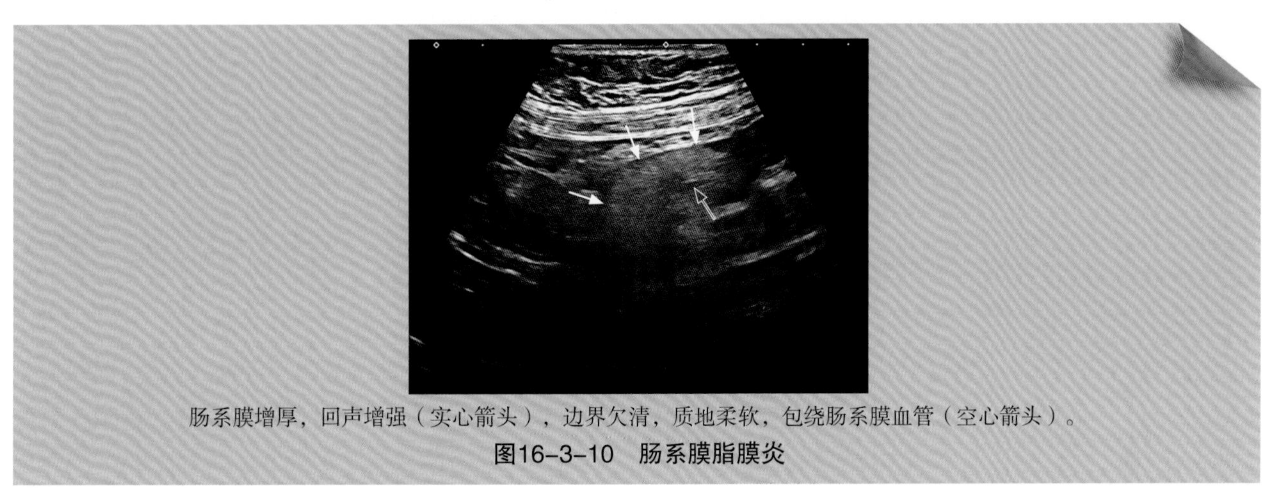

肠系膜增厚，回声增强（实心箭头），边界欠清，质地柔软，包绕肠系膜血管（空心箭头）。

图16-3-10　肠系膜脂膜炎

2. 原发性大网膜梗死、肠脂垂炎和肠系膜脂膜炎与炎症或肿瘤等引起的继发性改变相鉴别。

原发性大网膜梗死、肠脂垂炎和肠系膜脂膜炎均属于自限性疾病，通常采取保守治疗。而炎症或肿瘤等引起的继发性改变，则须要治疗原发病。鉴别点为炎症或肿瘤等引起的继发性改变通常可发现原发病灶。所以，依靠影像学方法及时诊断并区分鉴别，可避免不必要的手术和过度治疗。

三、腹水（腹腔积液）

【概述】

腹水是指任何病理情况下导致的腹膜腔内液体量增加超过 200 mL（正常情况下腹膜腔内约有 50 mL 液体），可为渗出液或漏出液。产生腹水的主要原因有腹腔炎症、肿瘤、门静脉高压和低蛋白血症等，液体从血管与淋巴管内渗入或漏入腹腔内形成腹水。引起腹水的原因不同，产生的积液量不同，部位也不一致，如腹腔炎症引起的腹水主要位于炎症附近，卵巢癌引起的腹水主要位于盆腔。积液量大时可充满腹腔及盆腔。

【临床表现】

腹水量少时，可无明显的症状和体征。腹水量多时，可出现腹胀、腹部膨隆等表现。

【超声表现】

腹水分为游离性积液和包裹性积液（图 16-3-11）。

游离性积液表现为腹膜腔内无回声区，可随患者改变体位而变动。少量积液常聚集在炎症病灶或穿孔部位附近、肝肾隐窝等处。大量积液则弥漫分布于肠管和脏器之间，小肠漂浮于其内。

包裹性积液多位于病灶局部、低垂的间隙内，体位改变不消失。

超声诊断腹水优势：确认积液的存在；确定积液的部位；通过测量估测积液量；找到引起腹水的原因。

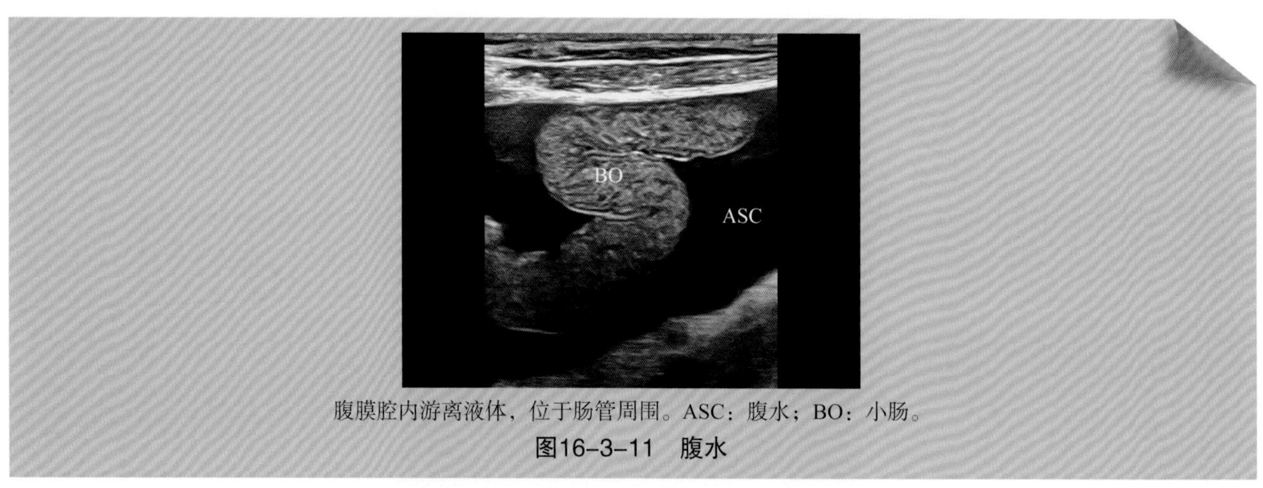

腹膜腔内游离液体，位于肠管周围。ASC：腹水；BO：小肠。
图16-3-11　腹水

（耿芳径）

第四节　小结

了解网膜、系膜等腹膜形成结构的解剖、与腹腔脏器的毗邻关系，以及其正常和异常超声图像具有重要临床意义，如发现网膜、系膜及网膜囊的形态及回声异常，首先以解剖关系为基础进行定位，然后进一步判断病变为原发性或继发性，从而寻找病因。

（耿芳径）

参考文献

[1] 刘树伟，杨晓飞，邓雪飞 . 临床解剖学：腹盆部分册 [M]. 北京：人民卫生出版社，2014.
[2] 李欣，邵剑波 . 中华影像医学：儿科影像卷 [M]. 北京：人民卫生出版社，2010.
[3] SUSAN STANDRING. 格氏解剖学 [M]. 徐群渊，译 . 北京：北京大学医学出版社，2008.
[4] 丁文龙，刘学政 . 系统解剖学 [M]. 9 版 . 北京：人民卫生出版社，2018.
[5] FLOCH M H，KOWDLEY K V，PITCHUMONI C S，et al. 奈特消化系统疾病彩色图谱 [M]. 刘正新，译 . 北京：人民卫生出版社，2008.
[6] TREGLIA G，SADEGHI R，ANNUNZIATA S A，et al.Diagnostic performance of fluorine-18-fluorodeoxyglucose positron emission tomography in the assessment of pleural abnormalities in cancer patients：a systematic review and a meta-analysis[J].Lung Cancer，2014，83（1）：1-7.
[7] 贾立群，王晓曼 . 实用儿科腹部超声诊断学 [M]. 北京：人民卫生出版社，2009.
[8] 韩瑛瑛，何立国，张玉军 . 小网膜囊积液的超声诊断及临床意义 [J]. 中国超声诊断杂志，2003，4（1）：38-39.
[9] 岳林先，蔡志清 . 腹壁、腹膜、腹腔和腹膜后超声诊断 [M]. 北京：人民卫生出版社，2014.
[10] 萧树东，许国铭 . 中华胃肠病学 [M]. 北京：人民卫生出版社，2008.
[11] GIOVANNI MACONI. 胃肠道超声诊断学 [M]. 2 版 . 周智洋，刘广健，译 . 北京：人民卫生出版社，2018.
[12] 王萍，刘健，袁聪，等 . 超声诊断急性胰腺炎小网膜囊肿胀程度与 APACHE Ⅱ评分的相关性研究 [J]. 临床超声

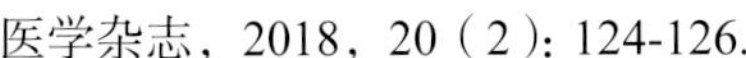

医学杂志，2018，20（2）：124-126.

[13] 岳林先，付庆国，邓立强，等 . 超声检出小网膜囊增厚对急性胰腺炎的诊断价值 [J]. 临床超声医学杂志，2001，3（2）：70-72.

[14] 李雁 . 腹膜癌研究之我见 [J]. 中国肿瘤临床，2012，39（22）：1685-1686.

[15] JI Z H，PENG K W，LI Y. Intraperitoneal free cancer cells in gastric cancer：pathology of peritoneal carcinomatosis and rationale for intraperitoneal chemotherapy/hyperthermic intraperitoneal chemotherapy in gastric cancer[J].Transl Gastroenterol Hepatol，2016，1：69.

[16] 马茹，姬忠贺，张颖，等 . 胃肠道癌腹膜转移的核心病理机制 [J]. 中华胃肠外科杂志，2021，24（3）：198-203.

[17] 姬忠贺，安松林，李雁 . 腹膜癌研究历程及腹膜肿瘤学学科建设 [J]. 中国肿瘤临床，2021，48（17）：870-875.

[18] 于国，高杰，李冰，等 . 低度恶性腹膜囊性间皮瘤 19 例临床病理学观察 [J]. 诊断病理学杂志，2002，9（4）：201-203.

[19] 何小溪，薛恒，崔立刚，等 . 玛丽约瑟夫结节：不容被超声忽视的脐部转移病灶 [J]. 中国医学科学院学报，2016，38（1）：99-102.

[20] 张华斌 . 华斌的超声笔记（第二辑）[M]. 北京：科学技术文献出版社，2017.

[21] 张华斌 . 华斌的超声笔记（第六辑）[M]. 北京：科学技术文献出版社，2022.

[22] 薛雁山 . 失代偿期肝硬化结肠和腹膜水肿的 CT 表现 [J]. 中国医学影像学杂志，2001，9（5）：323-325.

[23] 符熙，靳仓正，姚吕祥，等 . 多层螺旋 CT 弥漫性肠系膜混浊征的诊断价值 [J]. 中国医学影像学杂志，2013，21（5）：383-386，388.

[24] 薛雁山，王峻，王新文 . 失代偿期肝硬化 CT 显示腹膜和腹膜后组织水肿的临床意义 [J]. 中华放射学杂志，2002，36（5）：424-426.

[25] 董鹏，刘文娟，崔慧，等 . 急性胰腺炎累及左膈下脂肪的多排螺旋 CT 表现及其解剖学基础 [J]. 中国临床解剖学杂志，2008，26（4）：396-399.

[26] 中国抗癌协会胃癌专业委员会 . 胃癌腹膜转移防治中国专家共识 [J]. 中国医学前沿杂志（电子版），2017，9(5)：29-40.

[27] 陈钰，杨开清，闵鹏秋，等 . 肝胃韧带的断层和 CT 解剖 [J]. 中国临床解剖学杂志，2002，20（1）：21-23.

[28] PARK G，LEE S C，CHOI B J，et al.Stratified computed tomography findings improve diagnostic accuracy for appendicitis[J].World J Gastroenterol，2014，20（38）：13942-13949.

[29] JACOBS J E，BIRNBAUM B A，MACARI M，et al.Acute appendicitis：comparison of helical CT diagnosis focused technique with oral contrast material versus nonfocused technique with oral and intravenous contrast material[J]. Radiology，2001，220（3）：683-690.

[30] RAPTOPOULOS V，KATSOU G，ROSEN M P，et al.Acute appendicitis：effect of increased use of CT on selecting patients earlier[J].Radiology，2003，226（2）：521-526.

[31] 刘迪，秦鸣放 . 大网膜扭转的腹腔镜诊断与治疗 4 例 [J]. 世界华人消化杂志，2010，18（16）：1728-1730.

[32] 田建林，郭锐，徐桂萍 . 特发性大网膜节段性梗死 1 例报道 [J]. 中国普外基础与临床杂志，2009，16（8）：644.

[33] 张琳，刘俊刚，张中喜，等 . 儿童节段性大网膜梗死的 MSCT 诊断与鉴别诊断 [J]. 放射学实践，2020，35（11）：1469-1471.

[34] 陈佳男，季铃华，葛文亮，等 . 儿童大网膜扭转的诊治进展 [J]. 中华小儿外科杂志，2020，41（2）：187-189.

[35] 单海峰，朱磷，季政一，等 . 嵌顿疝并发大面积网膜扭转梗死一例 [J]. 腹部外科，2018，31(5)：378，封 3- 封 4.

[36] 常娣，居胜红 . 腹腔局灶性脂肪坏死的典型影像学征象及其鉴别诊断 [J]. 中华放射学杂志，2020，54（1）：79-81.

[37] 田斌 . 多层螺旋 CT 对肠系膜脂膜炎的影像学特征及临床意义 [J]. 中国 CT 和 MRI 杂志，2021，19（3）：135-137.

[38] 王琴，蒋天安 . 肠系膜脂膜炎的超声表现 [J]. 中国超声医学杂志，2014，30（2）：179-181.

[39] 刘景萍，张华斌．肠系膜脂膜炎的超声表现 [J]. 中国超声医学杂志，2009，25（1）：77-79.
[40] 张明宏，芦志刚，李广浩，等．大网膜异常集聚的超声表现及其在内脏穿孔中的诊断价值 [J]. 中国超声医学杂志，2003，19（5）：368-370.
[41] 杨新文．小网膜附着调查 [J]. 大理医学院学报，2001，10（1）：1-2.
[42] 成峰，吴凯宏，李孝虎．多排螺旋 CT 诊断小网膜囊病变的价值 [J]. 影像诊断与介入放射学，2011，20（6）：411-413.
[43] CHUNG J，KIM M，LEE J T，et al. Cavernous hemangioma arising from the lesser omentum：MR findings[J]. Abdom Imaging，2000，25（5）：542-544.
[44] 刘兰祥，吴爽，李京龙，等．小网膜囊继发病变的 MRI 诊断 [J]. 中国医学影像学杂志，2009，17（2）：149-150.
[45] 吕勇，黄学全 .61 例胃癌累及或突破小网膜的 CT 增强表现 [J]. 重庆医学，2016，45（15）：2127-2129.
[46] 周瀚，杨志刚，闵鹏．中上腹正常淋巴结的多排螺旋 CT 观察 [J]. 临床放射学杂志，2006，25（9）：843-848.
[47] 孟凡银，崔永鸿．乙型肝炎患者肝门区淋巴结肿大的超声诊断价值 [J]. 中华全科医学，2012，10（7）：1145-1146.
[48] ROSENTHAL R，LANGER I，DALQUEN P，et a1. Peritoneal mesothelioma after environmental asbestos exposure [J]. Swiss Surg，2003，9（6）：311-314.
[49] 孙林，关咏梅，康志海，等．双侧卵巢、输卵管及大网膜恶性间皮瘤误诊为卵巢癌 1 例分析 [J]. 中国误诊学杂志，2006，6（18）：3573-3575.
[50] 刘新，谷青，高庆梅，等．高频超声诊断恶性腹膜间皮瘤 17 例分析 [J]. 中国误诊学杂志，2010，10（19）：4747.
[51] 杨海鹏，韩丽萍，林丽红，等．原发性肠脂垂炎的 MSCT 特征表现 [J]. 中国 CT 和 MRI 杂志，2018，16（2）：38-40.
[52] EBERHARDT S C，STRICKLAND C D，EPSTEIN K N.Radiologyofepiploic appendages：acute appendagitis，post-infarcted appendages，and imaging natural history[J]. Abdom Radiol（NY），2016，41（8）：1653-1665.
[53] MENOZZI G，MACCABRUNI V，ZANICHELLI M，et al. Contrast-enhanced ultrasound appearance of primary epiploic appendagitis[J]. J Ultrasound，2014，17（1）：75-76.
[54] 宋宴鹏，李杰，张超．肠脂垂炎的超声表现 [J]. 中国临床医学影像杂志，2012，23（4）：273-274.
[55] 张璐娴，张丹彤，林清池．腹部非胰腺炎相关性脂肪坏死的 MSCT 特征表现 [J]. 现代医用影像学，2021，30（12）：2229-2233.
[56] 刘斯，侯启圣，刘理，等．41 例肠系膜脂膜炎的临床特点分析 [J]. 中国急救医学，2021，41（5）：404-406.
[57] 徐魏军，刘飞．儿童网膜梗死超声诊断价值 [J]. 中国超声医学杂志，2016，32（8）：749-751.
[58] 李建胜，俞美萍，莫善兢．特发性节段性大网膜梗死六例临床分析 [J]. 中华普通外科杂志，2010，25（10）：846-847.
[59] 商功群，王学梅，阚艳红，等．腹膜恶性间皮瘤超声声像图与 CT 对比分析（附 22 例报道）[J]. 中国超声医学杂志，2016，32（7）：659-661.
[60] 杨晓煌，王云华．腹膜继发肿瘤的影像诊断 [J]. 国际医学放射学杂志，2017，40（1）：56-60.
[61] 曹海根，王金锐．实用腹部超声诊断学 [M]. 北京：人民卫生出版社，2006.
[62] 白人驹，张雪林．医学影像诊断学 [M]. 3 版．北京：人民卫生出版社，2010.
[63] 许春伟，张博，薛卫成 .WHO（2014）腹膜肿瘤组织学分类 [J]. 临床与实验病理学杂志，2014，30（10）：1103.

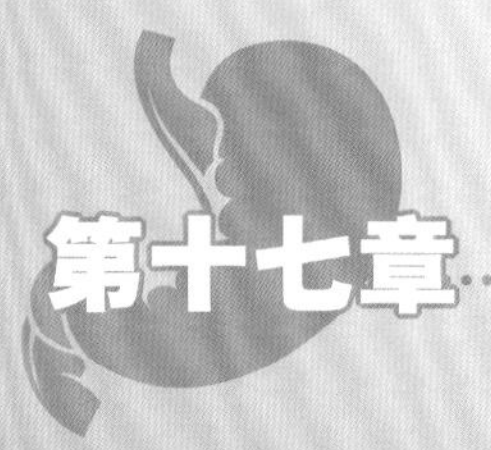

第十七章

胃肠道病变超声诊断“三步曲”及鉴别诊断

胃肠道任何一个疾病超声声像图特征都是多样化、多元化的，是不能仅仅用“三步曲”就能全面概括的。胃肠道疾病超声诊断“三步曲”仅仅是把胃肠道疾病的超声诊断归纳成 3 个主要特征或 3 个诊断步骤来学习，是为了易懂、好记，且方便抓住超声诊断要点。

另外，在总结胃肠道疾病超声诊断“三步曲”的同时，再次把所述疾病发生的病理基础进行了梳理，目的是概括所述疾病的“一个核心，三个基本点”，即以病理基础为核心，以“三步曲”为诊断基本点。

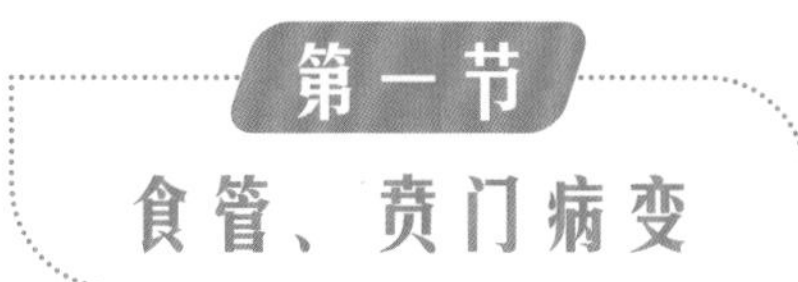

第一节 食管、贲门病变

一、贲门失弛缓症

贲门失弛缓症是食管贲门部神经肌肉功能障碍所致的原发性食管动力障碍性疾病，主要特征是食管下端括约肌弛缓障碍，贲门痉挛，食管扩张。发病机制与食管肌层内神经节细胞变性、减少、缺乏及副交感神经分布缺陷有关。

1. 贲门失弛缓症超声诊断“三步曲”如下（图 17–1–1）。

（1）贲门痉挛，造影剂通过受阻、潴留，呈间歇性流入胃腔。

（2）可见胸腹部食管扩张。

（3）食管下端呈“鸟嘴征”。

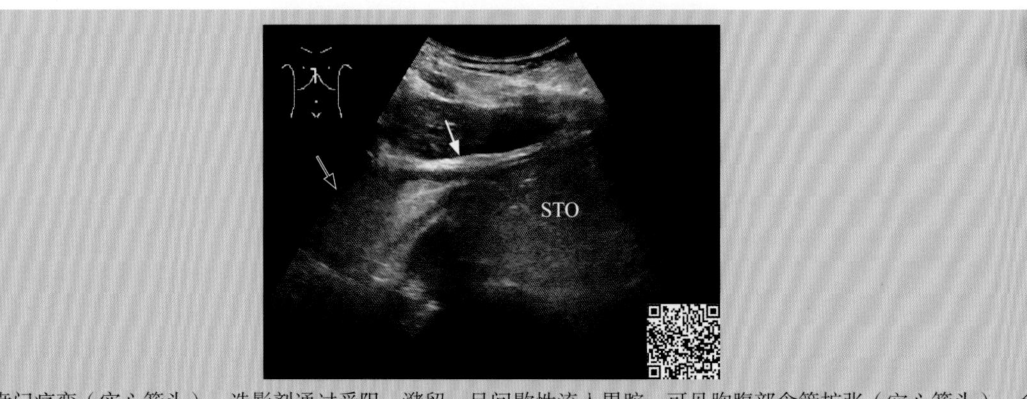

可见贲门痉挛（实心箭头），造影剂通过受阻、潴留，呈间歇性流入胃腔，可见胸腹部食管扩张（空心箭头），食管下端呈“鸟嘴征”。STO：胃腔。

图17–1–1　贲门失弛缓症声像图（动态）

2. 鉴别诊断：贲门失弛缓症主要与一过性贲门痉挛和其他贲门梗阻性病变相鉴别。

（1）一过性贲门痉挛（图 17–1–2）：患者平时食用太多油腻、辛辣、刺激性食物，或有抽烟、饮酒、熬夜等不良习惯，均可导致贲门出现一过性痉挛现象。当患者贲门出现痉挛时，会有咽下困难等症状。超声检查可见贲门痉挛、胸腹部食管扩张、造影剂通过滞缓，与贲门失弛缓症声像图表现相似。动态观察可见造影剂瞬间通过贲门流入胃腔，以此可与贲门失弛缓症相鉴别。

（2）其他贲门梗阻性病变（图 17–1–3）：其他贲门梗阻性病变也可致食管下端受压或受侵犯、管腔变窄，造影剂通过受阻，胸腹部食管扩张，注意与贲门失弛缓症相鉴别。

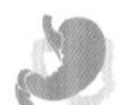

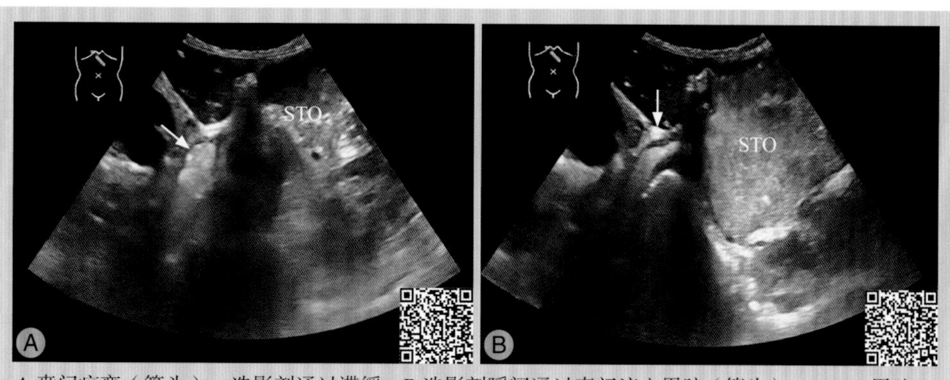

A.贲门痉挛（箭头），造影剂通过滞缓；B.造影剂瞬间通过贲门流入胃腔（箭头）。STO：胃腔。

图17-1-2　一过性贲门痉挛声像图（动态）

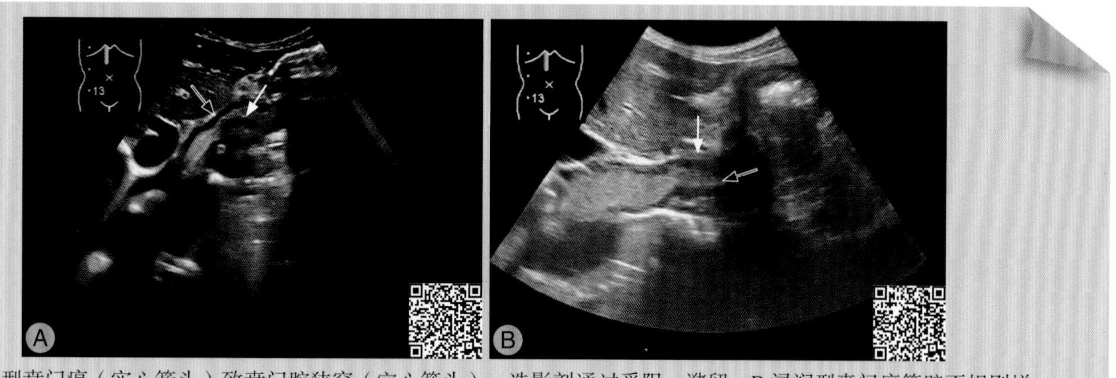

A.肿块型贲门癌（实心箭头）致贲门腔狭窄（空心箭头），造影剂通过受阻、潴留；B.浸润型贲门癌管壁不规则增厚（实心箭头）致贲门腔狭窄（空心箭头），造影剂通过受阻、潴留。

图17-1-3　其他贲门梗阻性病变声像图（动态）

二、胃食管反流

胃食管反流是指胃和（或）十二指肠内容物反流入食管，引起烧心等不适症状，也可导致口腔、咽喉或气道损伤等。病理基础为胃、十二指肠内容物对食管黏膜的损伤，病理变化主要是食管黏膜的炎性损伤和愈复过程。

胃食管反流超声诊断“三步曲”如下（图 17-1-4）。

（1）贲门口开放，阵发性反流束宽度＜ 2 cm。

（2）贲门、食管连接部位置正常。

（3）膈上食管呈管道样结构。

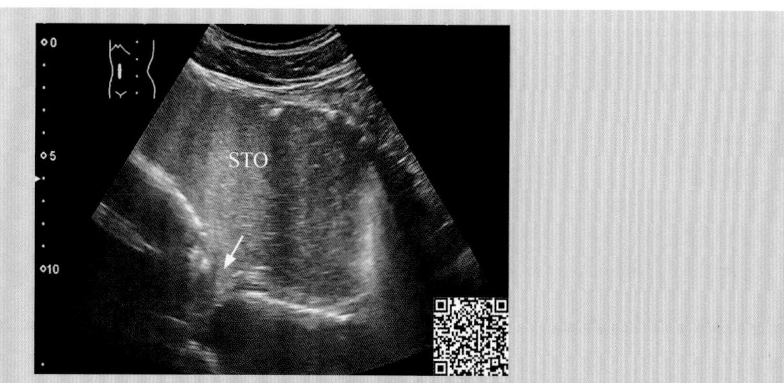

胃内容物阵发性反流入食管（箭头），反流束宽度为1.5 cm，膈上食管呈“管道样”结构。STO：胃腔。

图17-1-4　胃食管反流声像图（动态）

三、食管裂孔疝

食管裂孔疝是腹腔内脏器（主要是胃）通过膈食管裂孔进入胸腔所致的疾病，发病机制为各种原因所致的膈食管裂孔的扩大、环绕食管的膈脚薄弱等，致使腹部食管、贲门或胃的一部分经宽大的裂孔进入纵隔。

1. 食管裂孔疝超声诊断“三步曲”如下（图 17–1–5）。

（1）食管裂孔间隙扩大，持续往返的反流束宽度≥ 2 cm。

（2）胃、食管连接部上移于膈上（Ⅱ型除外）。

（3）膈上可见与胃腔相通的囊袋样结构。

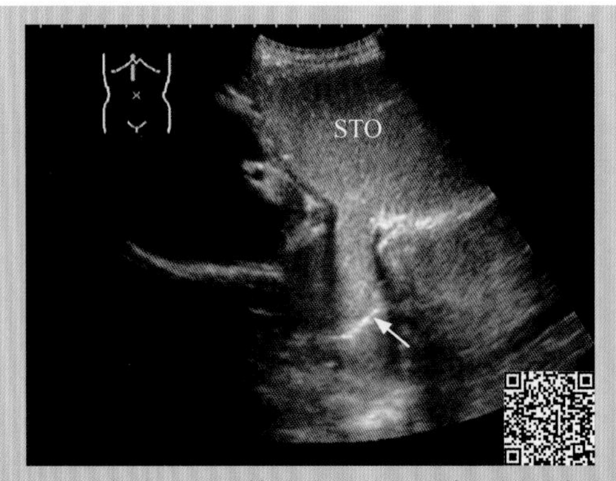

胃的一部分通过扩大的食管裂孔进入胸腔内，可见持续往返的反流束，测量宽度约2.5cm，膈上可见囊袋样结构（箭头）。STO：胃腔。

图17–1–5　食管裂孔疝声像图（动态）

2. 鉴别诊断：胃食管反流与食管裂孔疝相互鉴别。胃食管反流及食管裂孔疝的超声诊断“三步曲”即为各自的 3 个诊断要点，也是两者之间的 3 个鉴别点。

四、食管、贲门癌

食管、贲门癌是指发生于食管、贲门黏膜上皮的恶性肿瘤。食管癌组织学上以鳞癌多见。贲门癌通常指发生于贲门部的腺癌，又称为食管胃结合部癌。

食管、贲门癌超声诊断“三步曲”如下（图 17–1–6）。

（1）食管、贲门壁呈局限性不规则增厚或肿块状，多呈低回声，病变处层次结构紊乱，多伴溃疡。

（2）食管、贲门腔狭窄。

（3）彩色多普勒：病变处血流信号丰富。

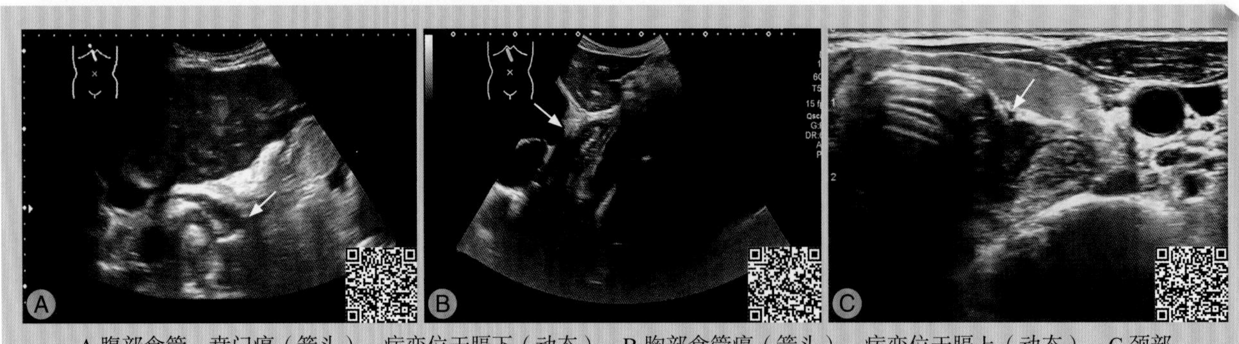

A.腹部食管、贲门癌（箭头），病变位于膈下（动态）；B.胸部食管癌（箭头），病变位于膈上（动态）；C.颈部食管癌（箭头），须于颈部扫查，病变位于颈部食管（动态）。

图17–1–6　食管、贲门癌声像图

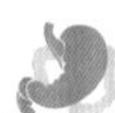

五、食管憩室

食管憩室是食管壁部分或全层局限性膨出形成的与食管相通的囊袋样结构。按憩室壁结构可分为真性憩室和假性憩室，真性憩室包括黏膜、黏膜下层、固有肌层和外膜，受周围组织的牵拉而形成，多见于食管中段憩室；假性憩室只含有黏膜、黏膜下层和外膜，缺乏正常的固有肌层，多见于咽食管憩室和膈上憩室。

1. 食管憩室超声诊断“三步曲”如下（图 17–1–7）。

（1）向食管外突起的囊袋样结构。

（2）与食管相通。

（3）多含气。

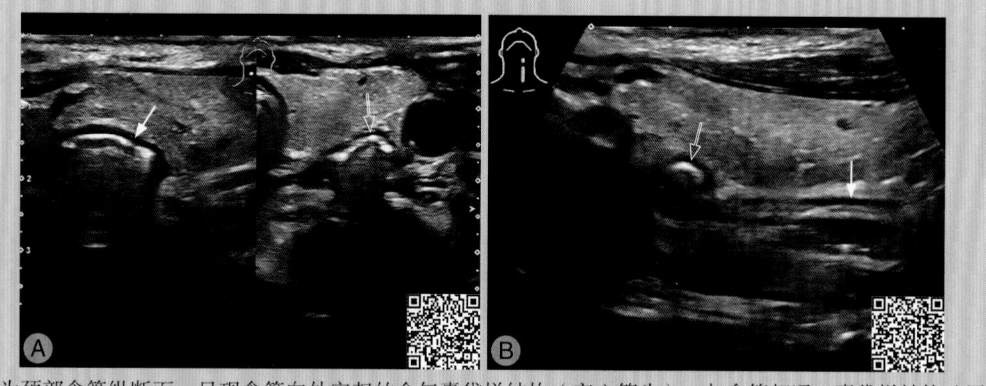

A.左图为颈部食管纵断面，呈现食管向外突起的含气囊袋样结构（实心箭头），与食管相通，囊袋样结构壁层次清晰，未见固有肌层；右图为颈部食管横断面囊袋样结构（空心箭头）声像图特征。B.纵断面观察，食管壁层次结构清晰，可见固有肌层（实心箭头），囊袋样结构壁未见固有肌层（空心箭头）。

图17–1–7　食管憩室（假性）声像图（动态）

2. 鉴别诊断：当食管憩室发生炎症（食管憩室炎，图 17–1–8）时，需与食管癌相鉴别。

（1）食管憩室炎：增厚的食管壁可见向外突起的囊袋样结构，与食管相通，食管壁结构层次清晰。食管周围纤维结缔组织呈不规则增厚的稍高回声，而非肿块状低回声。

（2）食管癌：食管壁呈局限性不规则增厚或肿块状，多呈低回声，病变处层次结构紊乱。

（3）两者周围均可见肿大淋巴结。

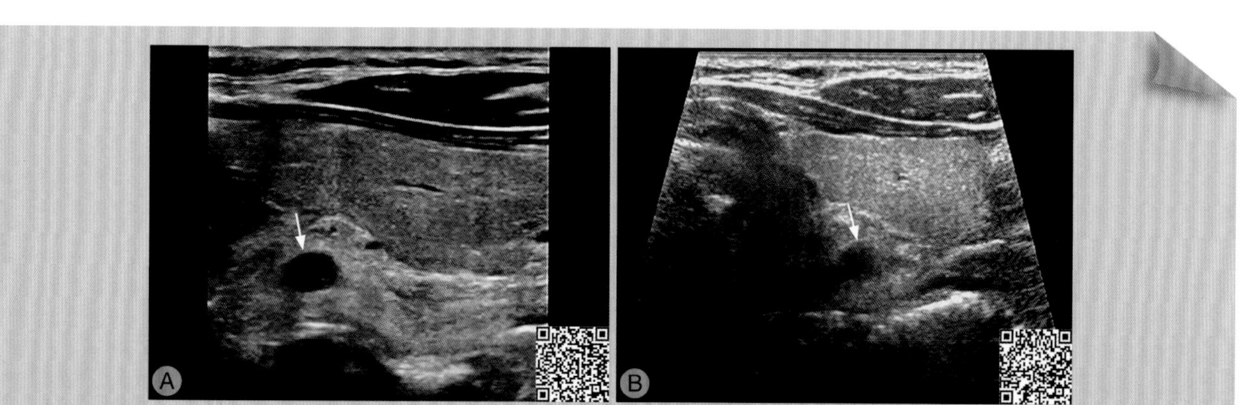

A.食管憩室炎纵断面呈现增厚的食管外囊袋样结构，与食管相通（箭头），食管周围纤维结缔组织呈不规则增厚的稍高回声，而非肿块状低回声。食管壁层次结构可见，周边可见肿大的淋巴结（动态）。B.憩室炎横断面可见食管外囊袋样结构与食管相通（箭头），食管周围纤维结缔组织包绕呈不规则增厚的稍高回声（动态）。

图17–1–8　食管憩室炎声像图

六、食管胃底静脉曲张

任何原因导致的门静脉高压，都可因门静脉系统的入口压力增加造成静脉回流障碍、迂曲扩张、交通支开放，引起食管胃底静脉曲张。

胃底静脉走行于黏膜下层，胃底黏膜组织支撑差，当静脉曲张时，瘤状的曲张静脉团突向胃腔是其典型表现。

1. 食管胃底静脉曲张超声诊断“三步曲”如下（图 17-1-9）。

（1）灰阶：由黏膜下层突向食管腔及胃腔的“蜂窝状”囊样结构。

（2）彩色多普勒：“蜂窝状”囊样结构内充满血流信号（合并血栓除外）。

（3）频谱多普勒：显示连续、低速静脉频谱。

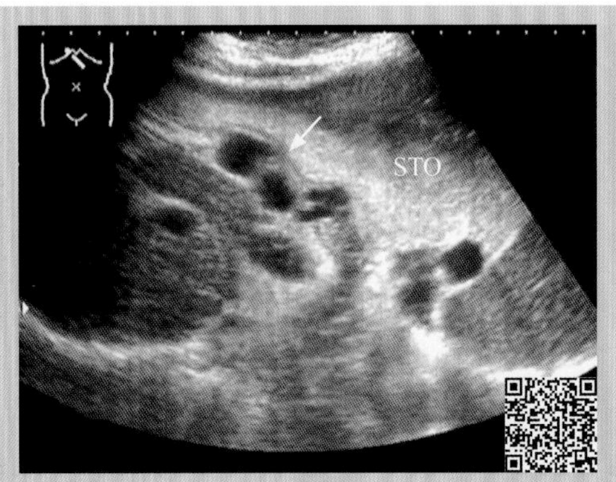

灰阶超声见由黏膜下层突向胃腔的“蜂窝状”囊样结构（箭头）；彩色多普勒可见丰富血流信号；频谱多普勒显示低速静脉频谱。STO：胃腔。

图17-1-9　食管胃底静脉曲张声像图（动态）

2. 鉴别诊断：食管胃底静脉曲张需与脾门血管相鉴别。

脾门血管（图 17-1-10）：胃底处可见脾门血管；彩色多普勒可见血流信号；频谱多普勒可显示动脉及静脉频谱；无突向腔内的“蜂窝状”结构；无门静脉高压病史。

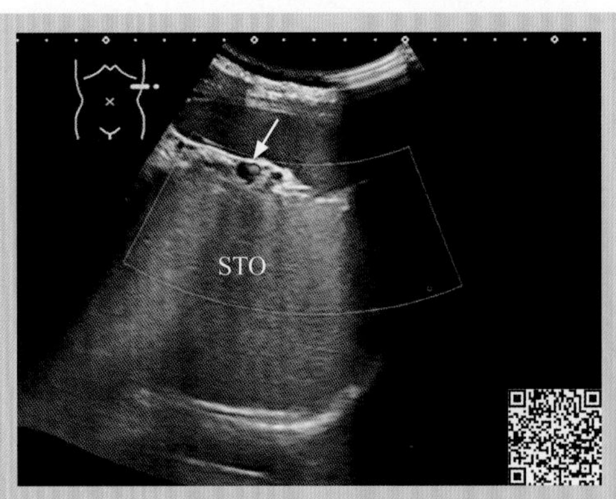

灰阶超声于胃底处可见脾门血管（箭头）；彩色多普勒可见血流信号；频谱多普勒可显示动脉及静脉频谱。STO：胃腔。

图17-1-10　脾门血管声像图（动态）

七、食管、贲门病变超声诊断“三步曲”汇总

具体见表 17-1-1。

表 17-1-1 食管及贲门疾病超声诊断“三步曲”汇总

疾病	“三步曲”
贲门失弛缓症	1.贲门痉挛，造影剂通过受阻、潴留，呈间歇性流入胃腔 2.可见胸腹部食管扩张 3.食管下端呈“鸟嘴征”
胃食管反流	1.贲门口开放，阵发性反流束宽度<2 cm 2.贲门、食管连接部位置正常 3.膈上食管呈管道样结构
食管裂孔疝	1.食管裂孔间隙扩大，持续往返的反流束宽度≥2 cm 2.胃、食管连接部上移于膈上（Ⅱ型除外） 3.膈上可见与胃腔相通的囊袋样结构
食管、贲门癌	1.食管、贲门壁呈局限性不规则增厚或肿块状，多呈低回声，病变处层次结构紊乱，多伴溃疡 2.食管、贲门腔狭窄 3.彩色多普勒：病变处血流信号丰富
食管憩室	1.向食管外突起的囊袋样结构 2.与食管相通 3.多含气
食管胃底静脉曲张	1.灰阶：由黏膜下层突向食管腔及胃腔的“蜂窝状”囊样结构 2.彩色多普勒：“蜂窝状”囊样结构内充满血流信号（合并血栓除外） 3.频谱多普勒：显示连续、低速静脉频谱

（周艳芳）

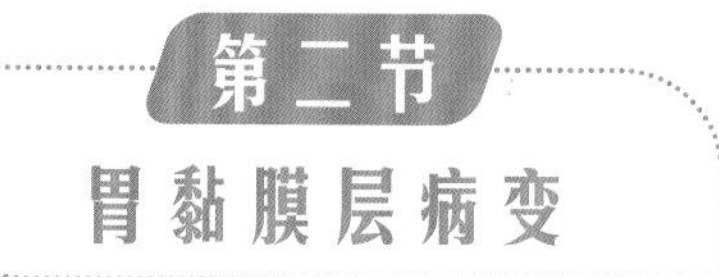

第二节 胃黏膜层病变

胃黏膜层病变：①黏膜层非占位性病变：胃炎、胃溃疡、胃黏膜巨大肥厚症、胃黏膜脱垂等；②黏膜层占位性病变：分上皮层来源占位性病变（胃息肉、胃癌等）及上皮下占位性病变（MALT 淋巴瘤、神经内分泌肿瘤、腺体潴留性囊肿等）。

一、胃炎

胃炎是多种原因引起的胃黏膜炎症，可分急性和慢性两种。病理上急性炎症有中性粒细胞浸润，慢性炎症有淋巴细胞和浆细胞浸润，急慢性炎症会同时可见中性粒细胞及淋巴细胞浸润。急性胃炎与慢性胃炎因病理基础不同，声像图表现也不尽相同。

（一）急性胃炎

急性单纯性胃炎和急性糜烂出血性胃炎多见。急性胃炎黏膜层增厚，可累及黏膜下层，但发病急、病程短，通常不累及肌层。急性化脓性胃炎为胃黏膜下层的严重细菌感染性炎症，急性化脓性胃炎多为溶血性链球菌感染，会造成透壁性的感染，使得黏膜层至浆膜层均水肿、增厚。

1. 急性单纯性胃炎超声诊断“三步曲”如下（图 17-2-1）。

（1）胃壁局限性或广泛性明显增厚，以黏膜层、黏膜下层为主，发生胃蜂窝织炎时可累及胃壁全层。

（2）胃壁层次结构清晰，严重时胃腔相对变小。

（3）蠕动减弱。

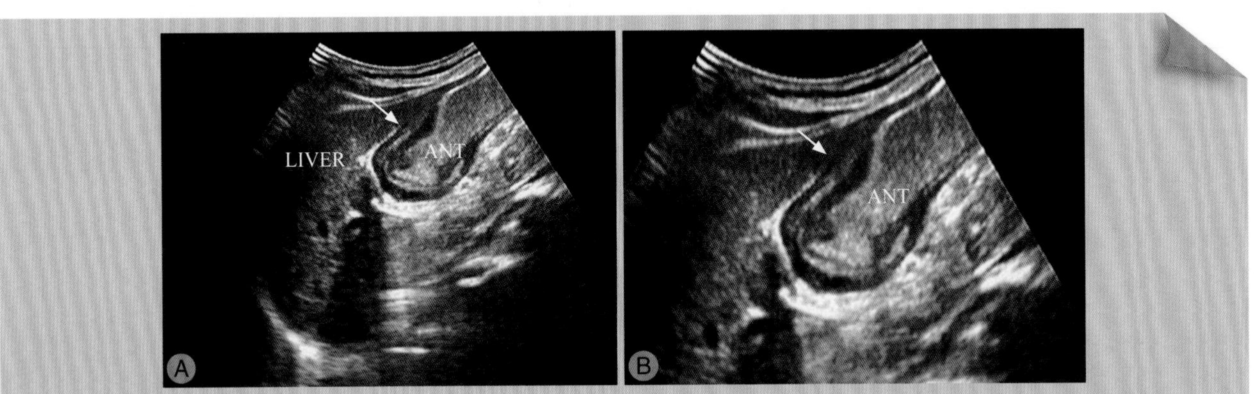

A.胃窦壁呈均匀性增厚（箭头）；B.放大图像可见胃窦壁层次结构清晰（箭头），增厚以黏膜层及黏膜下层为主。LIVER：肝脏；ANT：胃窦。

图17-2-1 急性单纯性胃炎声像图

2. 急性糜烂性胃炎超声诊断“三步曲”如下（图 17-2-2）。

（1）胃壁局限性或广泛性明显增厚，以黏膜层及黏膜下层为主，可伴浅小黏膜凹陷，凹陷未穿透黏膜肌层。

（2）胃壁层次结构清晰，胃腔相对变小。

（3）蠕动减弱。

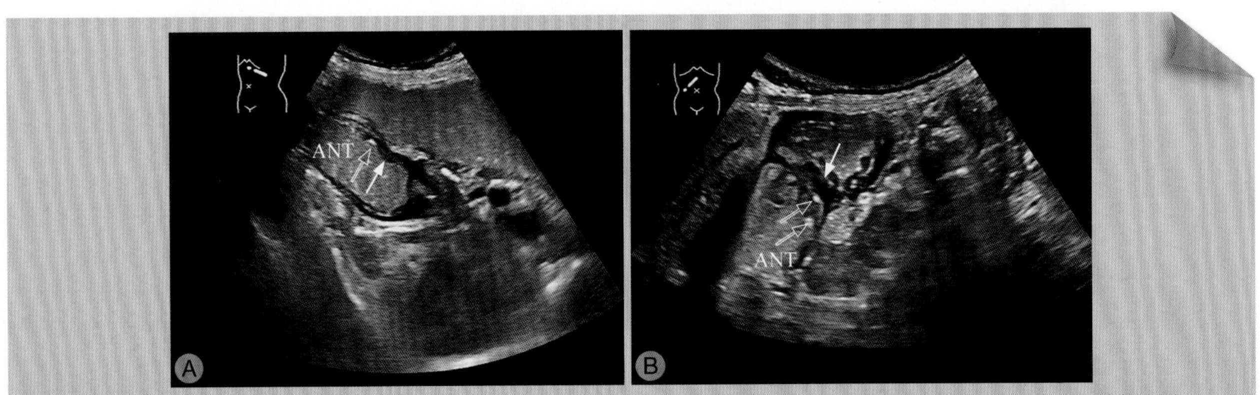

A.胃窦壁增厚（实心箭头），以黏膜层为主，伴多发浅小黏膜凹陷（空心箭头）；B.放大图像可见增厚的胃窦壁层次结构清晰（实心箭头），黏膜层增厚伴多发浅小凹陷（空心箭头）。ANT：胃窦。

图17-2-2 急性糜烂性胃炎声像图

（二）慢性胃炎

胃黏膜的攻击因子长期攻击破坏胃黏膜会引起胃黏膜慢性非特异性病变。

1. 慢性非萎缩性胃炎（浅表性胃炎）：胃黏膜浅层有淋巴细胞或浆细胞浸润，而深层的胃腺体正常。慢性非萎缩性胃炎超声诊断“三步曲”如下（图 17-2-3）。

（1）黏膜浅层回声减低，厚薄不均，表面不平、中断、缺失。

（2）胃壁层次结构清晰。

（3）蠕动减弱。

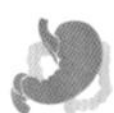

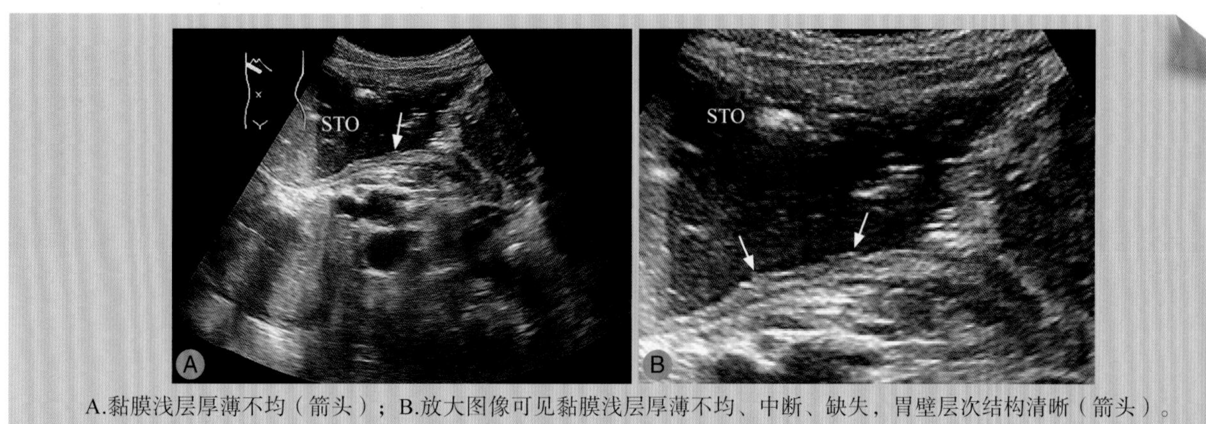

A.黏膜浅层厚薄不均（箭头）；B.放大图像可见黏膜浅层厚薄不均、中断、缺失，胃壁层次结构清晰（箭头）。STO：胃腔。

图17-2-3　慢性非萎缩性胃炎声像图

2. 慢性萎缩性胃炎：炎症深入黏膜固有层，可使固有腺体减少，固有层萎缩变薄，呈局限性或弥漫性改变，并可致黏膜肌层代偿性增厚。

慢性萎缩性胃炎超声诊断“三步曲”如下（图 17-2-4）。

（1）胃壁局限性或广泛性变薄，以固有层（第 2 层）变薄为主，高频超声偶可见黏膜肌层代偿性增厚。

（2）胃壁层次结构清晰。

（3）蠕动明显减弱。

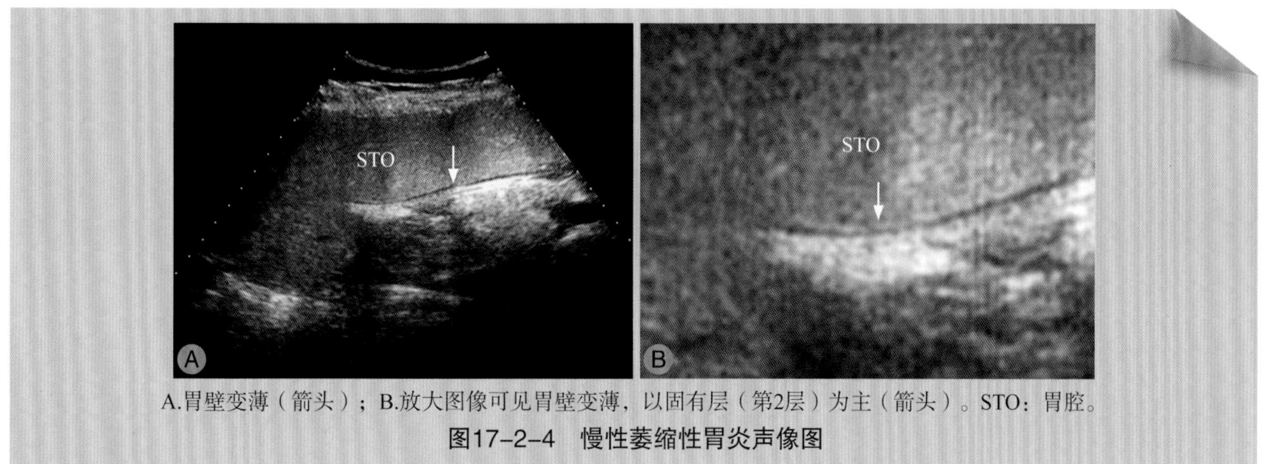

A.胃壁变薄（箭头）；B.放大图像可见胃壁变薄，以固有层（第2层）为主（箭头）。STO：胃腔。

图17-2-4　慢性萎缩性胃炎声像图

3. 肥厚性胃炎：小凹上皮和腺上皮增生肥大，胃黏膜皱襞呈局限性或广泛性肥厚、粗大、迂曲，而炎性细胞浸润较少。黏膜厚度超过 1.5 mm，考虑肥厚或增生。

（1）肥厚性胃炎超声诊断“三步曲”如下（图 17-2-5）。

1）黏膜层呈条状或结节状增厚，黏膜下层增厚，肌层和浆膜层无明显改变，黏膜皱襞粗大。

2）胃壁层次结构清晰，胃腔相对变小。

3）蠕动正常。

（2）鉴别诊断：肥厚性胃炎需与粗大黏膜皱襞、门静脉高压性胃病相鉴别。

1）粗大黏膜皱襞：粗大黏膜皱襞由黏膜层及黏膜下层组成，胃腔半充盈状态可见，可随着胃腔高度充盈展平消失。而肥厚性胃炎的粗大黏膜皱襞则不会因为胃腔高度充盈而展平（图 17-2-6）。

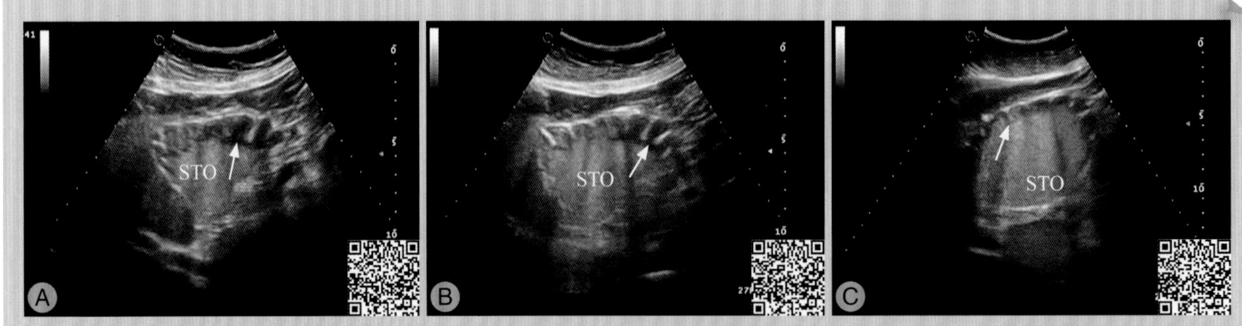

A.胃体短轴切面呈现胃黏膜皱襞粗大（箭头）；B.胃体长轴切面呈现胃黏膜皱襞粗大（箭头）；C.肥厚性胃炎时，即使胃腔呈高度充盈状态，粗大黏膜皱襞也不能展平（箭头）。STO：胃腔。

图17-2-5　肥厚性胃炎声像图（动态）

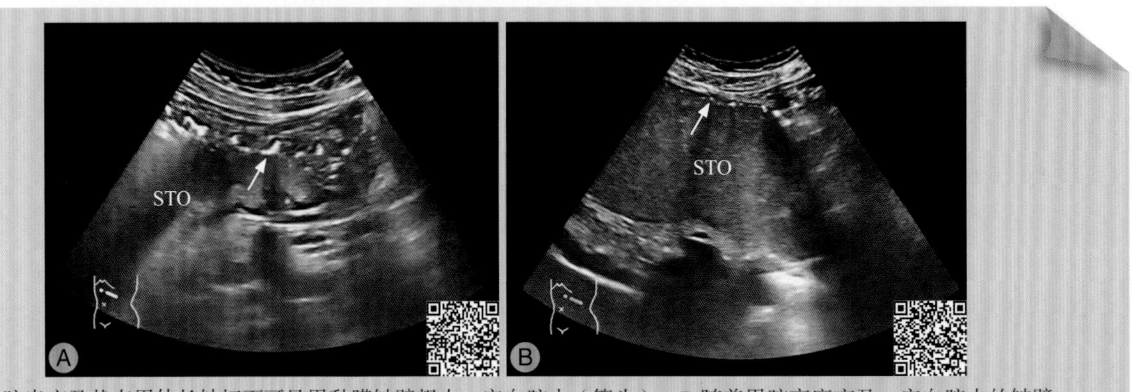

A.胃腔半充盈状态胃体长轴切面可见胃黏膜皱襞粗大，突向腔内（箭头）；B.随着胃腔高度充盈，突向腔内的皱襞展平消失（箭头）。

图17-2-6　粗大黏膜皱襞声像图（动态）

2）门静脉高压性胃病：指由门静脉高压导致胃部静脉血回流受阻引起的胃黏膜充血性病变，表现为胃黏膜以增生为主的一系列改变。最常见的原因是肝硬化。这些继发的黏膜改变包括黏膜的增厚、易碎和表面扩张血管的存在。在内镜检查中，这种情况会表现为胃黏膜呈典型的“马赛克样”或“蛇皮样”改变（图 17-2-7）。门静脉高压性胃病和食管－胃底静脉曲张是门静脉高压的常见并发症（图 17-2-8）。

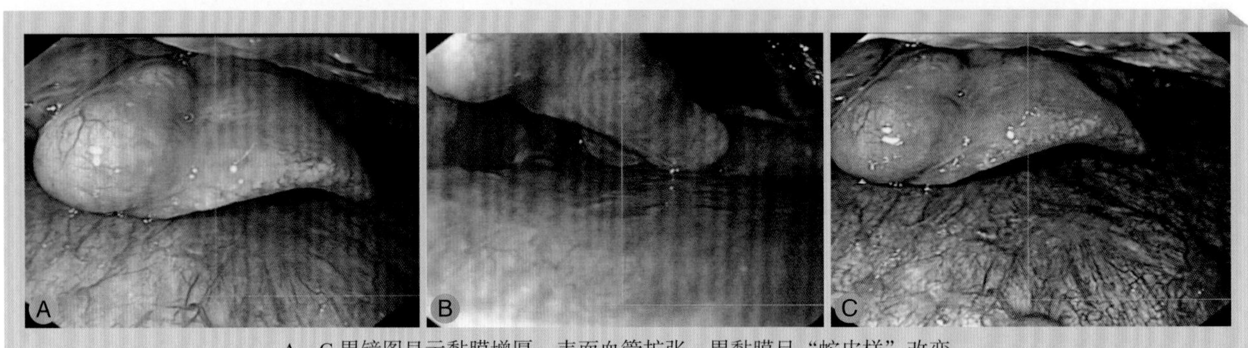

A～C.胃镜图显示黏膜增厚、表面血管扩张，胃黏膜呈“蛇皮样”改变。

图17-2-7　门静脉高压性胃病胃镜图

（胃镜图片由滨州利世骨伤医院李鹏举主任提供）

门静脉高压性胃病超声诊断“三步曲”如下（图 17-2-8）。

①胃黏膜增厚，回声增强，增厚的黏膜呈团块状突向胃腔内，呈所谓的“丘峦样”表现，主要累及胃窦。

②黏膜下层内可见较丰富静脉血流信号。

③同时可伴有周围网膜、系膜增厚水肿。

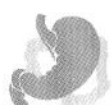

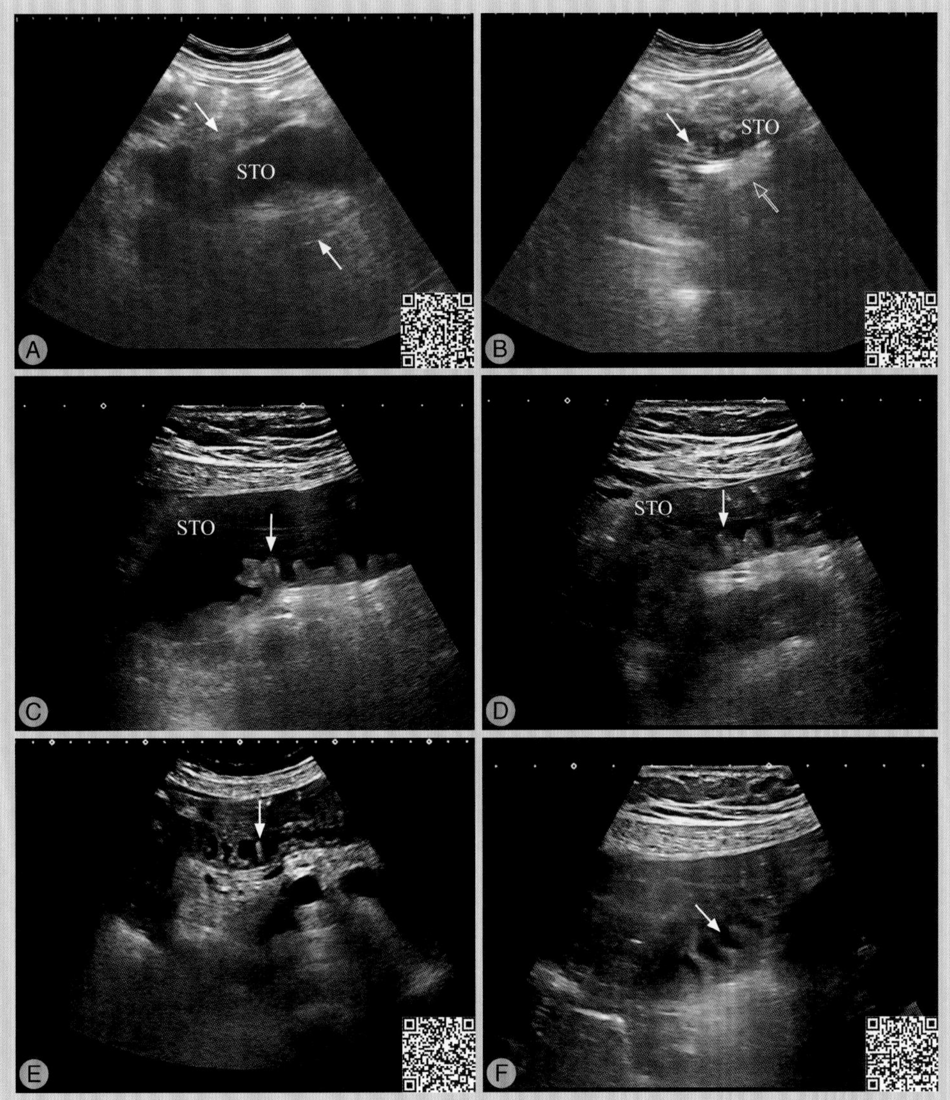

A.饮用700 mL造影剂后，在胃体大小弯冠状长轴斜切面，胃腔未呈现充盈状态，胃体大小弯周边网膜、系膜回声稍高（箭头）（动态）；B.胃体短轴切面可见胃黏膜增厚，增厚的黏膜呈“丘峦样”突向胃腔（实心箭头），并可见肝胃韧带及大网膜回声增强（空心箭头），影响胃壁清晰显示（动态）；C、D.饮用500 mL温水双重充盈后，清晰显示胃黏膜增厚，呈所谓的“丘峦样”表现（箭头）；E、F.胃腔双重充盈后超声表现（箭头）（动态）。STO：胃腔。

图17-2-8　门静脉高压性胃病声像图

4. 残胃炎是在胃部分切除术后（图 17-2-9），残胃因多种原因导致黏膜损伤形成的胃炎。1% ~ 10%的残胃炎可引起残胃癌，所以要重视本病。

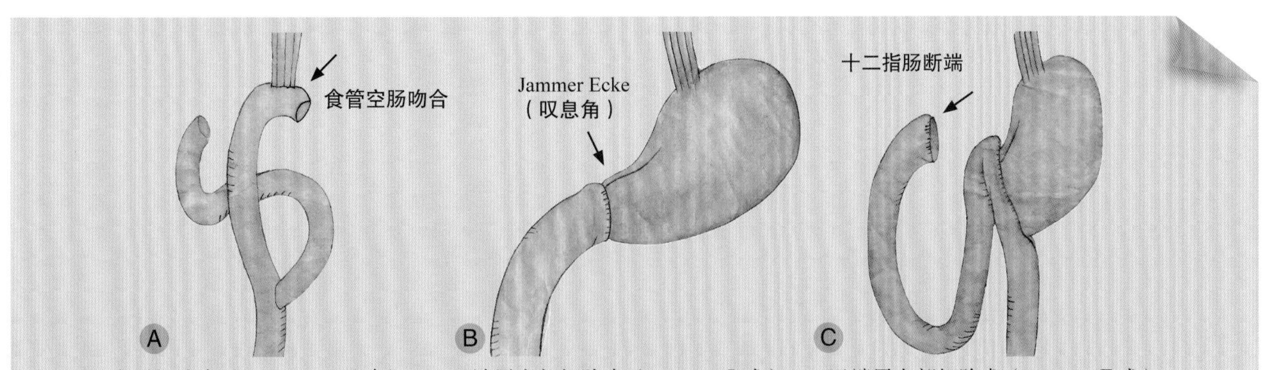

A.全胃切除术（Roux-en-Y重建）；B.远端胃大部切除术（Billroth Ⅰ式）；C.远端胃大部切除术（Billroth Ⅱ式）。

图17-2-9　残胃解剖结构示意

残胃炎超声诊断“三步曲”如下（图 17-2-10）。

（1）残胃及吻合口壁层次清晰，黏膜层回声减低、肿胀明显。

（2）残胃蠕动正常。

（3）吻合口多可见造影剂往返性流动。

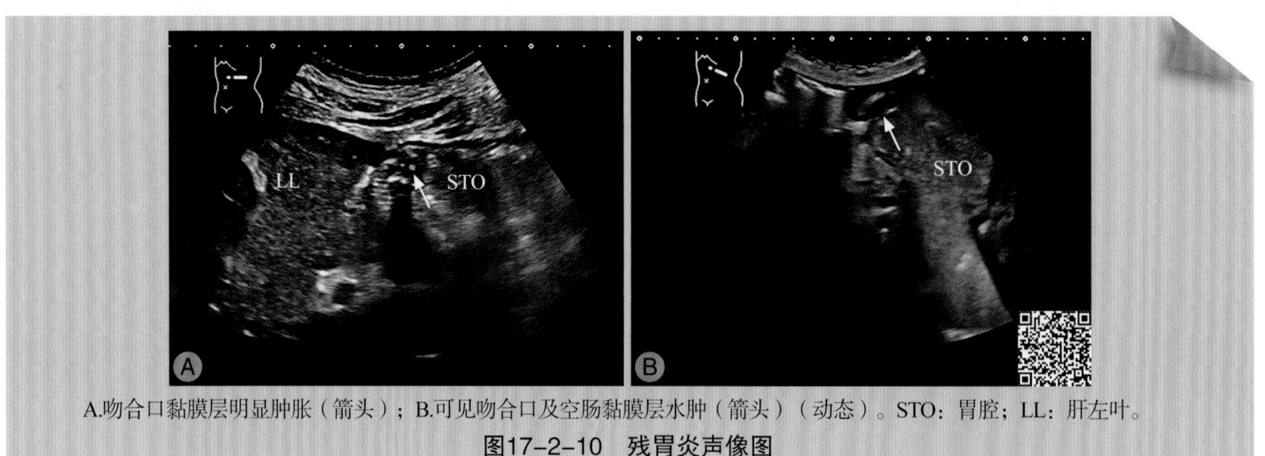

A.吻合口黏膜层明显肿胀（箭头）；B.可见吻合口及空肠黏膜层水肿（箭头）（动态）。STO：胃腔；LL：肝左叶。

图17-2-10　残胃炎声像图

5. 深在性囊性胃炎为一种少见的疾病，发病原因可能与慢性炎症、缺血、胃手术和缝线等因素相关。组织病理学上表现为黏膜肌层断裂、胃腺上皮穿过黏膜肌层进入黏膜下层并形成囊性扩张；胃体、胃底腺增生肥大伴假幽门腺化生和炎性细胞浸润。

深在性囊性胃炎超声诊断“三步曲”如下（图 17-2-11）。

（1）胃壁层次结构清晰、无破坏，黏膜广泛增厚，皱襞粗大。

（2）胃壁内可见单发或多发圆形囊样结构，多位于黏膜下层。

（3）胃蠕动减弱。

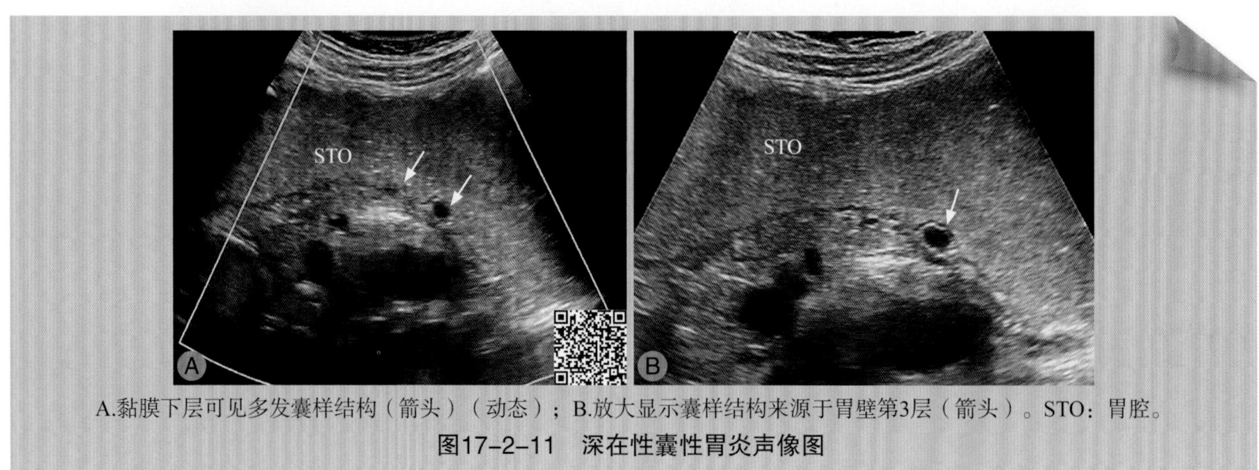

A.黏膜下层可见多发囊样结构（箭头）（动态）；B.放大显示囊样结构来源于胃壁第3层（箭头）。STO：胃腔。

图17-2-11　深在性囊性胃炎声像图

（三）胃炎超声诊断“三步曲”汇总

具体见表 17-2-1。

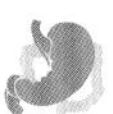

表 17-2-1　胃炎超声诊断“三步曲”汇总

疾病	“三步曲”
急性单纯性胃炎	1.胃壁局限性或广泛性明显增厚，以黏膜层、黏膜下层为主，发生胃蜂窝织炎时可累及胃壁全层 2.胃壁层次结构清晰，严重时胃腔相对变小 3.蠕动减弱
急性糜烂性胃炎	1.胃壁局限性或广泛性明显增厚，以黏膜层及黏膜下层为主，可伴浅小黏膜凹陷，凹陷未穿透黏膜肌层 2.胃壁层次结构清晰，胃腔相对变小 3.蠕动减弱
慢性非萎缩性胃炎	1.黏膜浅层回声减低，厚薄不均，表面不平、中断、缺失 2.胃壁层次结构清晰 3.蠕动减弱
慢性萎缩性胃炎	1.胃壁局限性或广泛性变薄，以固有层（第2层）变薄为主，高频超声偶可见黏膜肌层代偿性增厚 2.胃壁层次结构清晰 3.蠕动明显减弱
肥厚性胃炎	1.黏膜层呈条状或结节状增厚，黏膜下层增厚，肌层和浆膜层无明显改变，黏膜皱襞粗大 2.胃壁层次结构清晰，胃腔相对变小 3.蠕动正常
门脉高压性胃病	1.胃黏膜增厚，回声增强，增厚的黏膜呈团块状突向胃腔内，呈所谓的“丘峦样”表现，主要累及胃窦 2.黏膜下层内可见较丰富静脉血流信号 3.同时可伴有周围网膜、系膜增厚水肿
残胃炎	1.残胃及吻合口壁层次清晰，黏膜层回声减低、肿胀明显 2.残胃蠕动正常 3.吻合口多可见造影剂往返性流动
深在性囊性胃炎	1.胃壁层次结构清晰、无破坏，黏膜广泛增厚，皱襞粗大 2.胃壁内可见单发或多发圆形囊样结构，多位于黏膜下层 3.胃蠕动减弱

二、胃溃疡

胃溃疡是指在各种致病因子的作用下，黏膜发生的炎症与坏死性病变穿透黏膜肌层的组织损伤。

1. 胃良性溃疡超声诊断“三步曲”如下（图 17-2-12）。

（1）胃壁局限性增厚。

（2）增厚处胃壁黏膜面可见穿透黏膜肌层的凹陷。

（3）增厚伴凹陷处胃壁层次结构及蠕动可见。

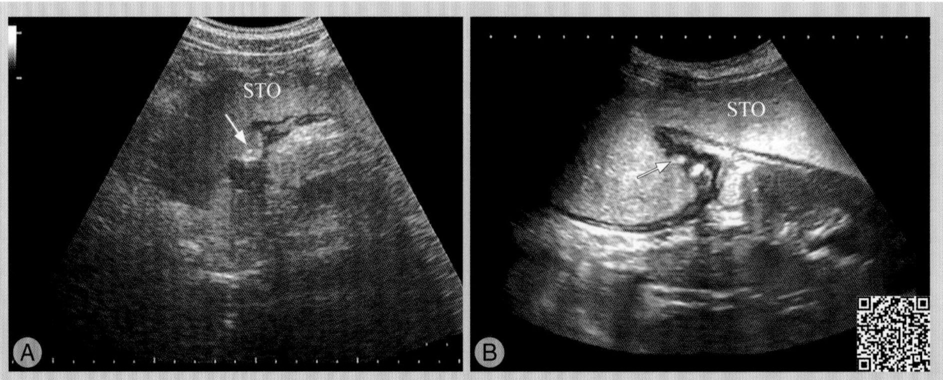

A.胃壁局限性增厚，增厚处胃壁黏膜面可见凹陷（箭头）；B.增厚伴凹陷处（箭头）胃壁层次及蠕动可见（动态）。STO：胃腔。

图17-2-12　胃良性溃疡声像图

2. 鉴别诊断：主要包括良、恶性溃疡鉴别诊断，以及糜烂、溃疡、穿孔鉴别诊断。

（1）良、恶性溃疡鉴别诊断（图 17-2-13）。

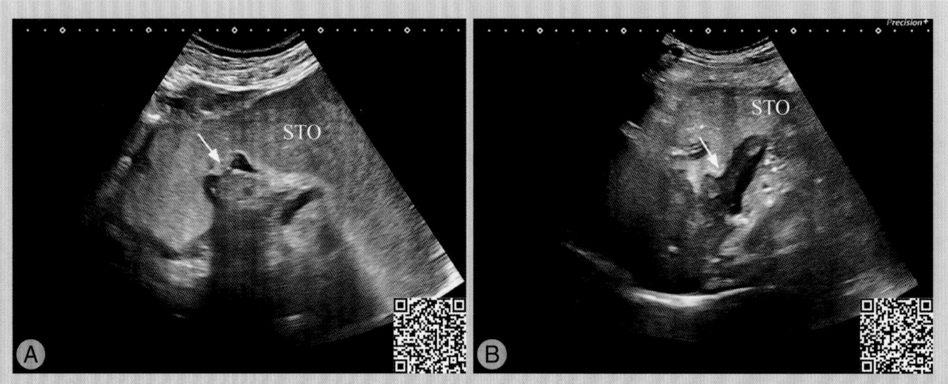

A.胃良性溃疡声像图（箭头）：胃壁局限性增厚，厚度<15 mm，凹陷对称，增厚伴凹陷处蠕动可见，胃壁层次及蠕动存在（动态）；B.胃恶性溃疡声像图（箭头）：胃壁局限性增厚，厚度>15 mm，凹陷不对称，增厚伴凹陷处胃壁层次及蠕动消失（动态）。STO：胃腔。

图17-2-13　良、恶性胃溃疡声像图对照

（2）糜烂、溃疡、穿孔鉴别诊断（图 17-2-14）。

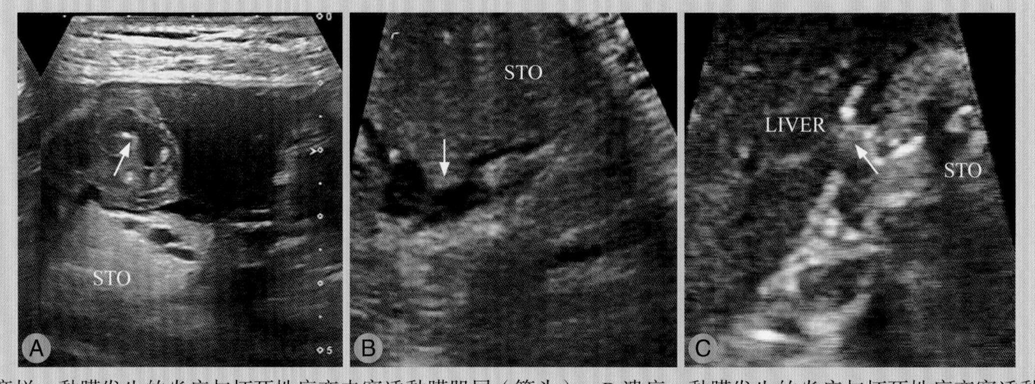

A.糜烂：黏膜发生的炎症与坏死性病变未穿透黏膜肌层（箭头）；B.溃疡：黏膜发生的炎症与坏死性病变穿透黏膜肌层（箭头）；C.穿孔：黏膜发生的炎症与坏死性病变穿透浆膜层（箭头）。LIVER：肝脏；STO：胃腔。

图17-2-14　糜烂、溃疡、穿孔声像图对照

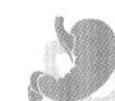

三、胃息肉

胃息肉是指胃黏膜突入胃腔而形成的局限性良性隆起性病变，由黏膜上皮增生所致。

1. 胃息肉超声诊断“三步曲”如下（图 17-2-15 ～图 17-2-17）。

（1）突向腔内的实性低回声或稍高回声结节（可带蒂），来源于黏膜层（第 1 层或第 2 层）。

（2）结节柔软，带蒂时可见摆动但不移动。

（3）彩色多普勒：结节内可见由基底部向体部走行的点条状血流信号。

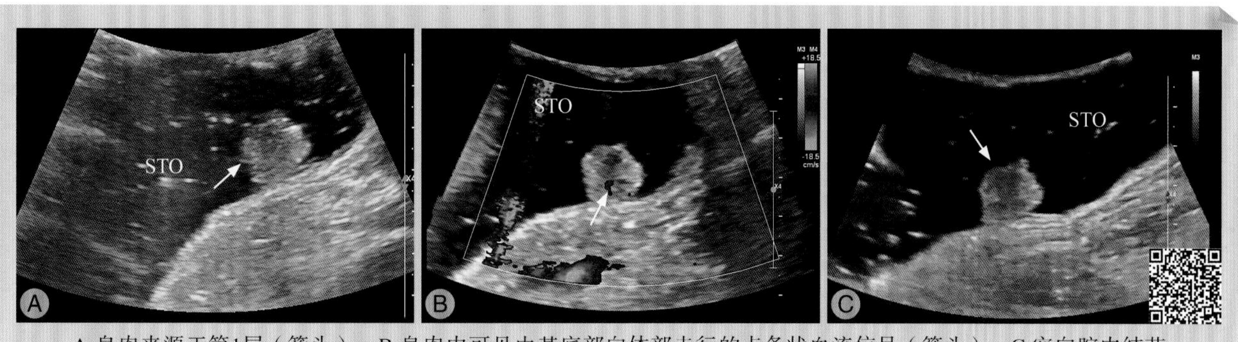

A.息肉来源于第1层（箭头）；B.息肉内可见由基底部向体部走行的点条状血流信号（箭头）；C.突向腔内结节（箭头），来源于黏膜层（第1层），柔软（动态）。STO：胃腔。

图17-2-15 胃息肉（来源于第1层）声像图

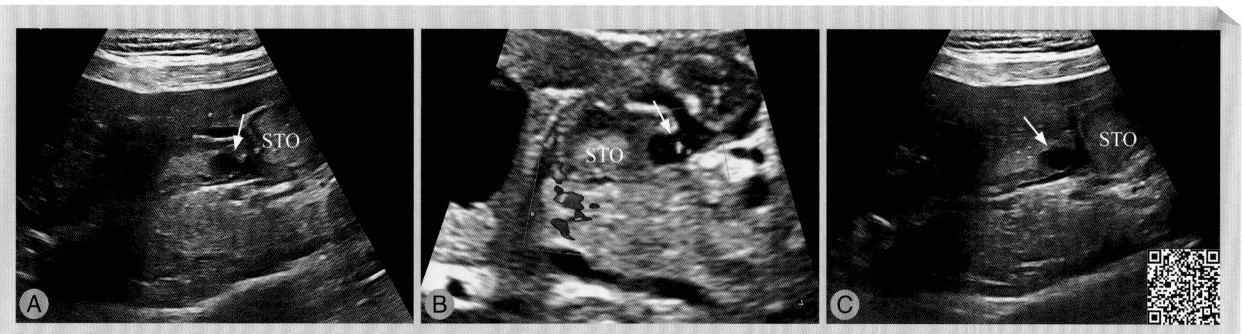

A.息肉来源于第2层（箭头）；B.息肉可见由基底部向体部走行的点条状血流信号（箭头）；C.突向腔内结节，来源于黏膜层（第2层），柔软（动态）。STO：胃腔。

图17-2-16 胃息肉（来源于第2层）声像图

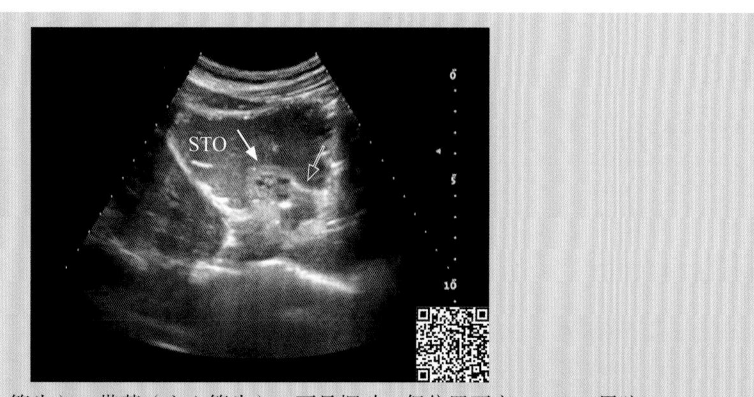

息肉体部（实心箭头），带蒂（空心箭头），可见摆动，但位置不变。STO：胃腔。

图17-2-17 带蒂息肉声像图（动态）

2. 鉴别诊断：胃息肉与粗大黏膜皱襞相鉴别（图 17-2-18）。

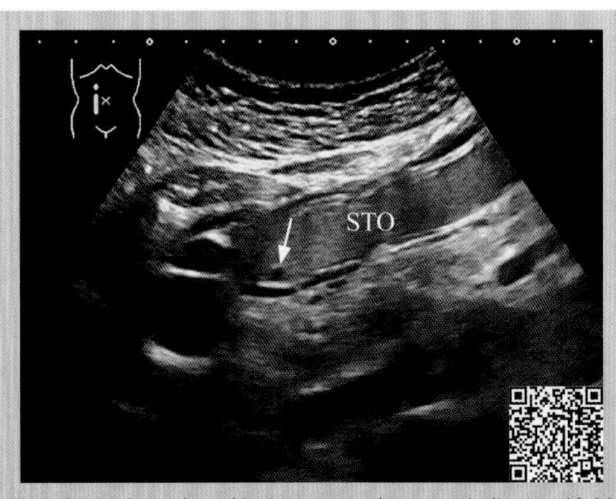

幽门前区可见粗大黏膜皱襞，短轴类似息肉回声（箭头），且来源于黏膜层；旋转探头时黏膜皱襞能够展开成条带状，以此与息肉相鉴别。STO：胃腔。

图17-2-18　胃幽门前区粗大黏膜皱襞声像图（动态）

四、胃癌

胃癌是来源于胃黏膜上皮细胞的恶性肿瘤。早期胃癌是指癌细胞浸润仅局限于胃壁的黏膜层及黏膜下层，无论其浸润范围大小及有无淋巴结转移。其中，仅局限于黏膜层的又称胃黏膜内癌。进展期胃癌是指癌细胞浸润深达肌层或更深者，无论是否有淋巴结转移。胃癌分期见图 17-2-19。

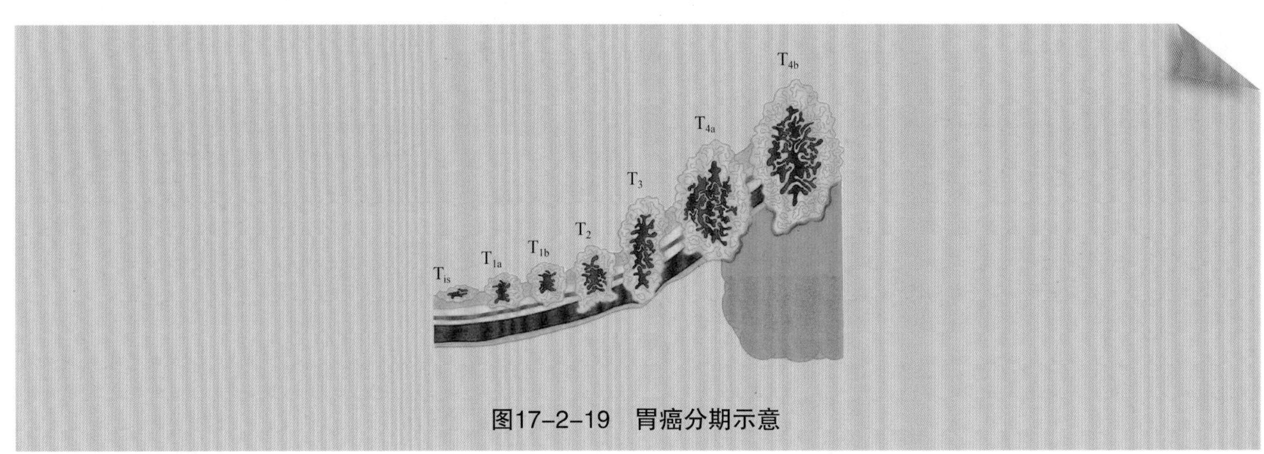

图17-2-19　胃癌分期示意

（一）早期胃癌

早期胃癌超声诊断“三步曲”如下。

（1）胃壁呈局限性增厚、隆起或伴凹陷，浸润仅局限于黏膜层及黏膜下层。

（2）病灶呈低回声，可伴浅溃疡。

（3）病灶周围胃壁层次尚正常。

（二）进展期胃癌

1. 进展期胃癌超声诊断“三步曲”如下。

（1）胃壁呈局限性隆起或不规则增厚，病变深达固有肌层或更深，可向内、向外浸润，胃壁层次结构紊乱。

（2）病变多呈低回声，可伴溃疡，可致胃腔狭窄。

（3）病变处蠕动消失。

2. 胃癌 T 分期：TNM 分期中 T 描述的是原发肿瘤在胃壁浸润的程度（图 17-2-20）。

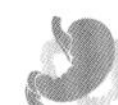

T_1：肿瘤仅限于黏膜层或黏膜下层。

T_2：肿瘤浸润超过黏膜下层，但局限于固有肌层。

T_3：肿瘤浸润超过固有肌层，但局限于浆膜下结缔组织。

T_4：肿瘤侵犯浆膜层，并可生长到附近器官或大血管等其他结构。

TNM 分期中 N 描述的是原发肿瘤的淋巴结转移情况，M 描述的是原发肿瘤远处转移的情况。

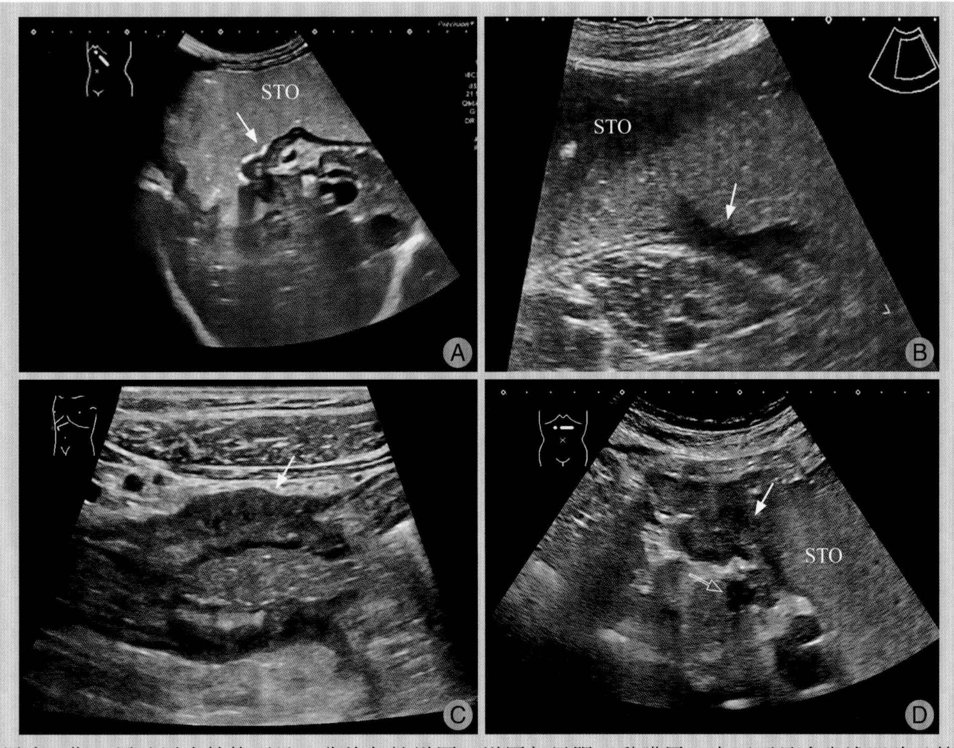

A.早期胃癌T_1期：胃壁层次结构可见，非均匀性增厚，增厚仅局限于黏膜层，表面可见多发浅凹陷（箭头）；B.进展期胃癌T_2期：胃壁呈局限性不规则增厚，侵及固有肌层，增厚处胃壁层次结构不清（箭头）；C.进展期胃癌T_3期：胃壁呈局限性不规则增厚（箭头），浸润超过固有肌层，而浆膜层平滑、连续性好（浸润局限于浆膜下结缔组织）；D.进展期胃癌T_4期：胃壁呈局限性不规则增厚（实心箭头），突破浆膜层并向外侵及小网膜（空心箭头）。STO：胃腔。

图17-2-20　胃癌T分期声像图

3. 进展期胃癌——Borrmann 分型如下（图 17-2-21）。

Borrmann Ⅰ型（息肉或结节型）：肿瘤主要向胃腔内隆起，呈息肉状、伞状或结节状生长，基底较宽，浸润不明显，肿瘤的边界较清楚，没有大的溃疡区域，但可有浅表溃疡或糜烂。以分化较高的乳头状腺癌或管状腺癌多见。

Borrmann Ⅱ型（局限溃疡型）：肿瘤表面有明显的溃疡形成，溃疡边缘隆起呈"堤坝状"，溃疡底部有坏死，癌肿边界较清楚、局限，向周围浸润不明显。以分化型腺癌多见。

Borrmann Ⅲ型（浸润溃疡型）：肿瘤表面有明显的溃疡形成，但溃疡边缘呈"坡状"隆起，溃疡边缘和底部向深层及周围呈浸润性生长，肿瘤边界不清。以低分化腺癌和印戒细胞癌多见。

Borrmann Ⅳ型（弥漫浸润型）：肿瘤生长方向不是向胃腔内突出，而是向黏膜下层、肌层、浆膜层呈弥漫性浸润生长，黏膜面没有明显的肿块隆起或深溃疡形成，胃壁增厚变硬，黏膜皱襞消失、变平，胃腔狭窄，失去弹性。以低分化腺癌、富于纤维间质的癌（硬癌）和印戒细胞癌多见。

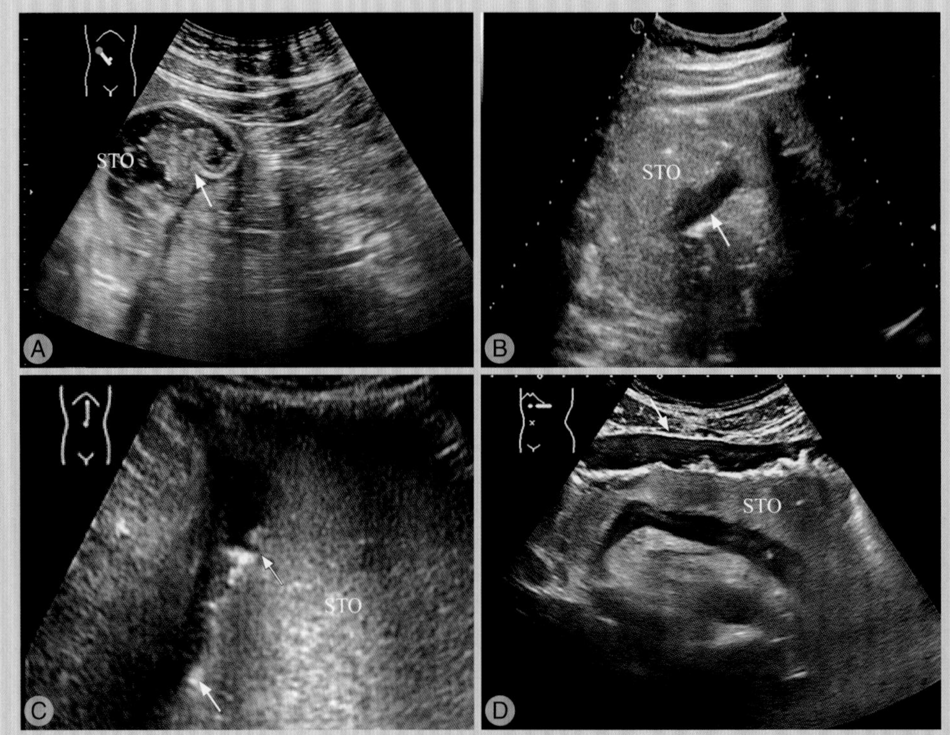

A.息肉型：双重充盈检查显示乳头状等回声包块（箭头）突向胃腔，形态不规则；B.局限溃疡型：胃壁局限性增厚、隆起（箭头），层次结构消失，黏膜面可见较大溃疡凹陷，呈“火山口状”；C.浸润溃疡型：胃壁局限性、不规则性增厚，累及长度约8.2 cm，层次结构消失，其黏膜面可见多个溃疡凹陷（箭头）；D.弥漫浸润型（皮革胃）：胃壁显著增厚（箭头），可累及胃体及胃窦部，层次结构模糊，胃腔狭窄，呈“假肾征”。STO：胃腔。

图17-2-21　进展期胃癌——Borrmann分型声像图

4. 鉴别诊断：进展期胃癌与急性胃炎鉴别诊断如下。

进展期胃癌（图 17-2-22A）：胃壁呈不规则增厚，层次结构受浸润、尚可见；病变侵及固有肌层并向浆膜下脂肪层呈角状突起；病变处胃壁僵硬，蠕动消失。

急性胃炎（图 17-2-22B）：胃壁呈普遍性、均匀性增厚，以黏膜层、黏膜下层为主；胃壁层次结构清晰，各层之间无浸润、无破坏；蠕动减弱。

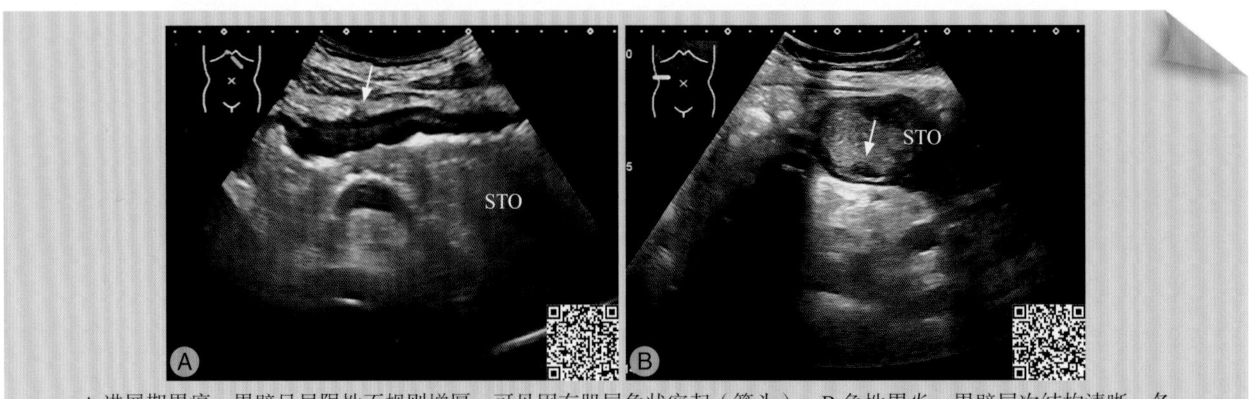

A.进展期胃癌：胃壁呈局限性不规则增厚，可见固有肌层角状突起（箭头）；B.急性胃炎：胃壁层次结构清晰，各层之间无浸润、无破坏（箭头）。STO：胃腔。

图17-2-22　进展期胃癌与急性胃炎声像图鉴别（动态）

五、胃黏膜层病变超声诊断“三步曲”汇总

具体见表 17-2-2。

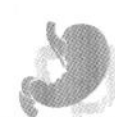

表 17-2-2　胃黏膜层疾病超声诊断“三步曲”汇总

疾病	“三步曲”
胃良性溃疡	1.胃壁局限性增厚 2.增厚处胃壁黏膜面可见穿透黏膜肌层的凹陷 3.增厚伴凹陷处胃壁层次结构及蠕动可见
胃息肉	1.突向腔内的实性低回声或稍高回声结节（可带蒂），来源于黏膜层（第1层或第2层） 2.结节柔软，带蒂时可见摆动但不移动 3.彩色多普勒：结节内可见由基底部向体部走行的点条状血流信号
早期胃癌	1.胃壁呈局限性增厚、隆起或伴凹陷，浸润仅局限于黏膜层及黏膜下层 2.病灶呈低回声，可伴浅溃疡 3.病灶周围胃壁层次尚正常
进展期胃癌	1.胃壁呈局限性隆起或不规则增厚，病变深达固有肌层或更深，可向内、向外浸润，胃壁层次结构紊乱 2.病变多呈低回声，可伴溃疡，可致胃腔狭窄 3.病变处蠕动消失

（周艳芳）

第三节　胃黏膜下病变

胃黏膜下病变是指起源于胃黏膜上皮层以下组织的病变，又称为胃上皮下病变。

胃黏膜下病变按组织病理学分为黏膜下肿瘤性病变（胃间质瘤、胃平滑肌瘤、胃神经鞘瘤、胃脂肪瘤、胃淋巴瘤等）、黏膜下非肿瘤性病变（胃底静脉曲张、异位胰腺、胃壁囊肿等）。

一、胃黏膜下肿瘤性病变

（一）胃间质瘤

胃间质瘤超声诊断“三步曲”如下（图 17-3-1）。

（1）胃间质瘤多源于固有肌层或黏膜肌层，多垂直于胃壁呈膨胀性生长，可呈低、中等及高回声，回声欠均，胃壁层次结构清晰。

（2）胃间质瘤形态呈类圆形或分叶状，可伴坏死、钙化、溃疡。

（3）彩色多普勒：血流信号较丰富。

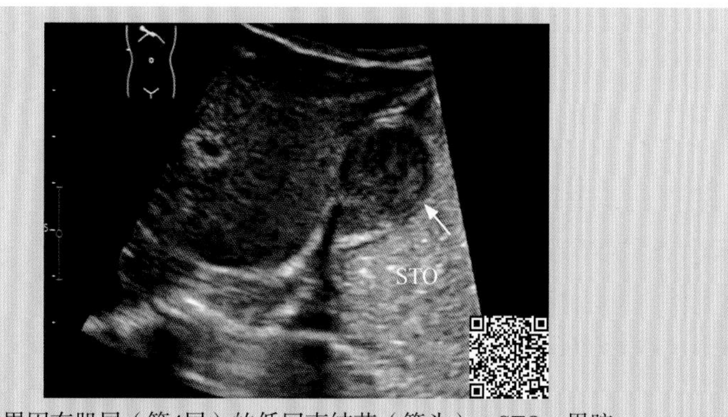

源于胃固有肌层（第4层）的低回声结节（箭头）。STO：胃腔。

图17-3-1　胃间质瘤（动态）

（二）胃平滑肌瘤

胃平滑肌瘤超声诊断“三步曲”如下（图 17-3-2）。

（1）胃平滑肌瘤多源于固有肌层、黏膜肌层或血管平滑肌，胃壁层次结构清晰。

（2）瘤体沿胃壁长轴方向生长，呈椭圆形或分叶状，多回声极低，长短径比值较大。

（3）彩色多普勒：血流信号稀少或不显示。

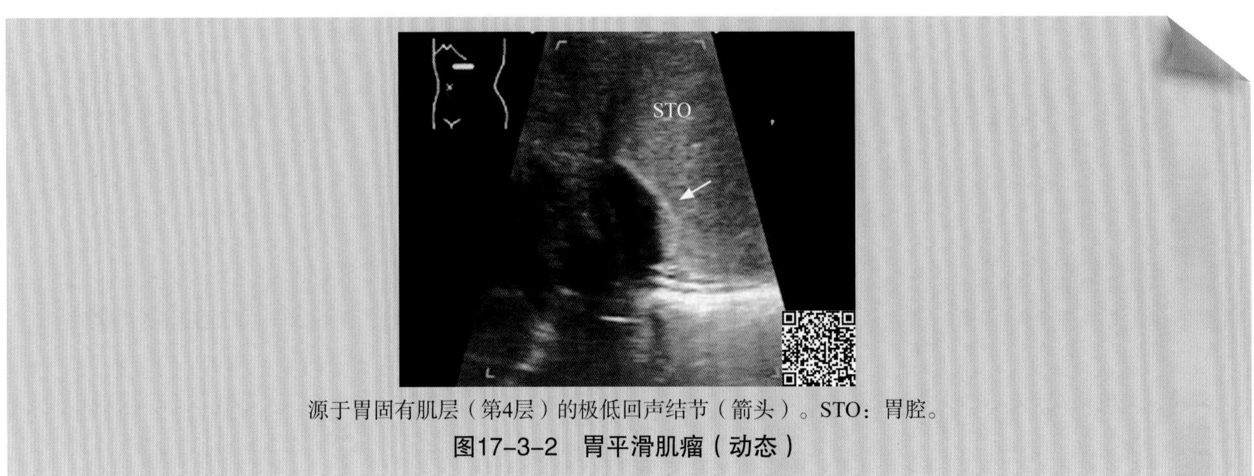

源于胃固有肌层（第4层）的极低回声结节（箭头）。STO：胃腔。

图17-3-2　胃平滑肌瘤（动态）

（三）胃神经鞘瘤

胃神经鞘瘤超声诊断“三步曲”如下（图 17-3-3）。

（1）胃神经鞘瘤多源于黏膜下层及固有肌层，也可源于黏膜固有层，胃壁层次结构清晰。

（2）瘤体表面光滑，多呈梭形、类圆形，少见分叶状，内回声均匀、偏低。

（3）彩色多普勒：血流信号较丰富。

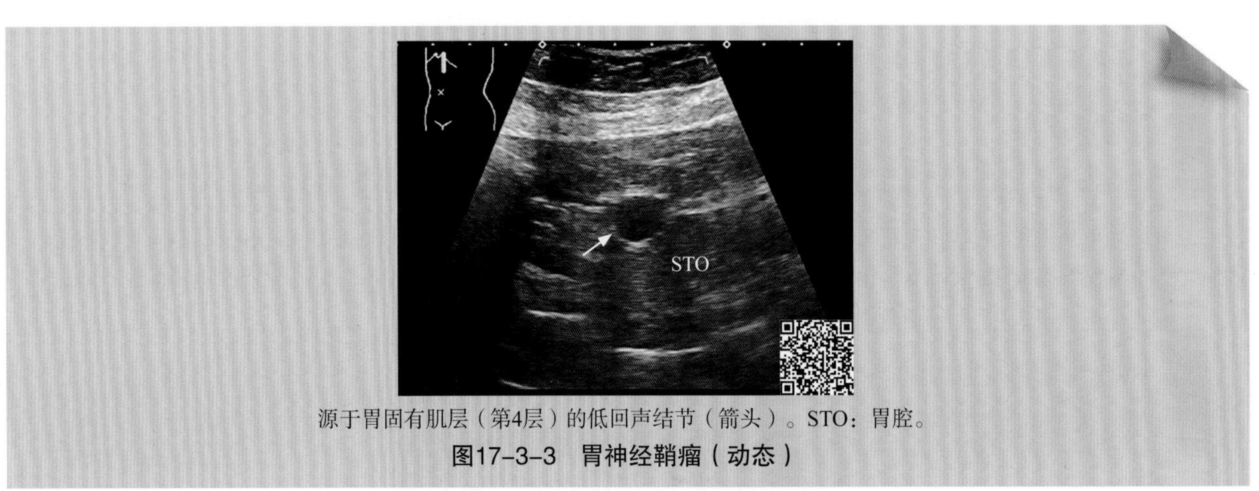

源于胃固有肌层（第4层）的低回声结节（箭头）。STO：胃腔。

图17-3-3　胃神经鞘瘤（动态）

（四）胃脂肪瘤

胃脂肪瘤超声诊断“三步曲”如下（图 17-3-4）。

（1）多源于黏膜下层，胃壁层次结构清晰。

（2）类圆形稍高回声包块，质软，可变形。

（3）彩色多普勒：血流信号稀少或不显示。

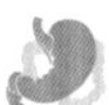

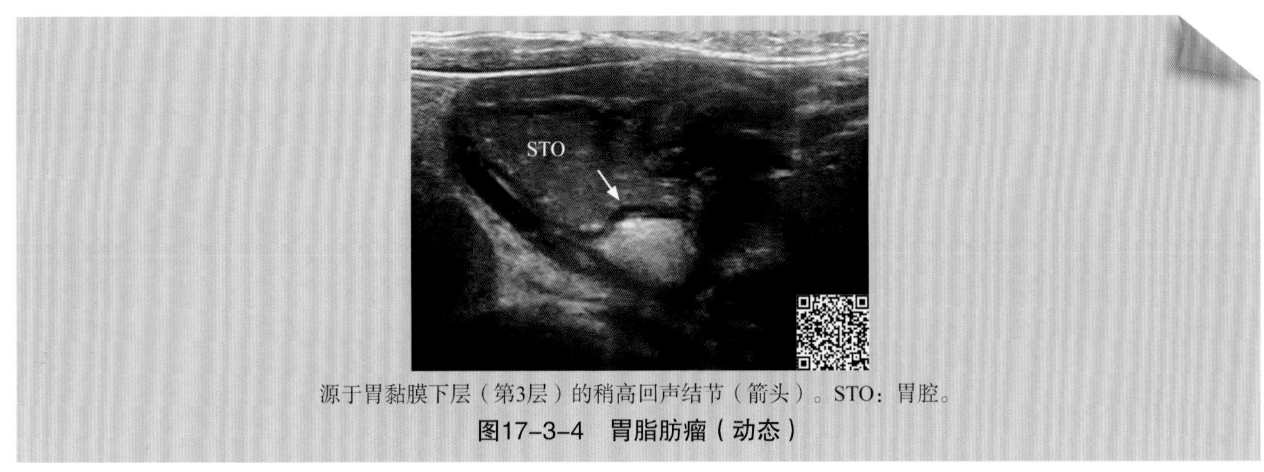

源于胃黏膜下层（第3层）的稍高回声结节（箭头）。STO：胃腔。

图17-3-4　胃脂肪瘤（动态）

（五）胃淋巴瘤

胃淋巴瘤超声诊断“三步曲”如下（图 17-3-5）。

（1）胃壁局限性增厚，呈结节状或肿块状，回声极低。

（2）病灶多源于黏膜下层，质软，可变形。

（3）彩色多普勒：血流信号丰富。

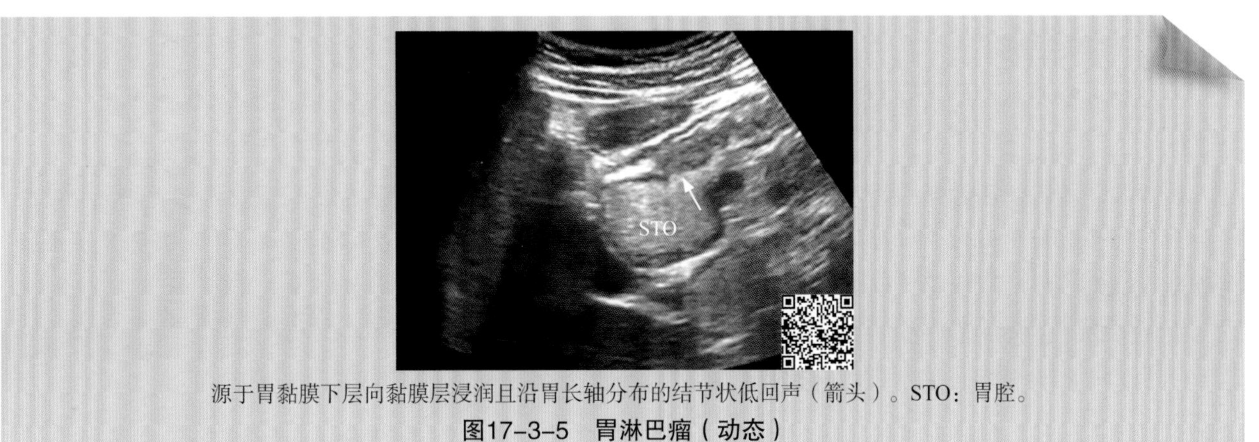

源于胃黏膜下层向黏膜层浸润且沿胃长轴分布的结节状低回声（箭头）。STO：胃腔。

图17-3-5　胃淋巴瘤（动态）

（六）鉴别诊断

（1）胃息肉（图 17-3-6）：息肉源于黏膜层（第 1 层或第 2 层）；黏膜下病变多源于黏膜上皮层以下（第 3 层、第 4 层、第 5 层，也可来源于第 2 层）。

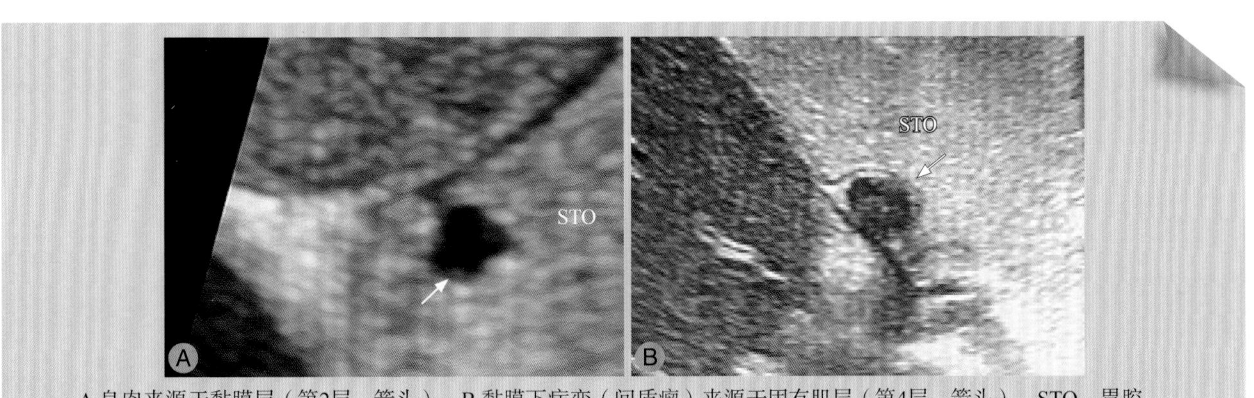

A.息肉来源于黏膜层（第2层，箭头）；B.黏膜下病变（间质瘤）来源于固有肌层（第4层，箭头）。STO：胃腔。

图17-3-6　黏膜下病变与息肉声像图鉴别

（2）钛夹（图 17-3-7）：用以夹闭创面，防止创面出血，称为“和谐夹封闭预止血术”，在息肉及黏膜下病变切除等方面应用广泛。钛夹一般 15 天左右会自行脱落，根据个人术后创面恢复情况及饮食情况等不尽相同。对没有脱落又没有症状者，建议半年、一年复查即可。其在声像图上有时难以与黏膜下病变鉴别，病史可帮助鉴别。

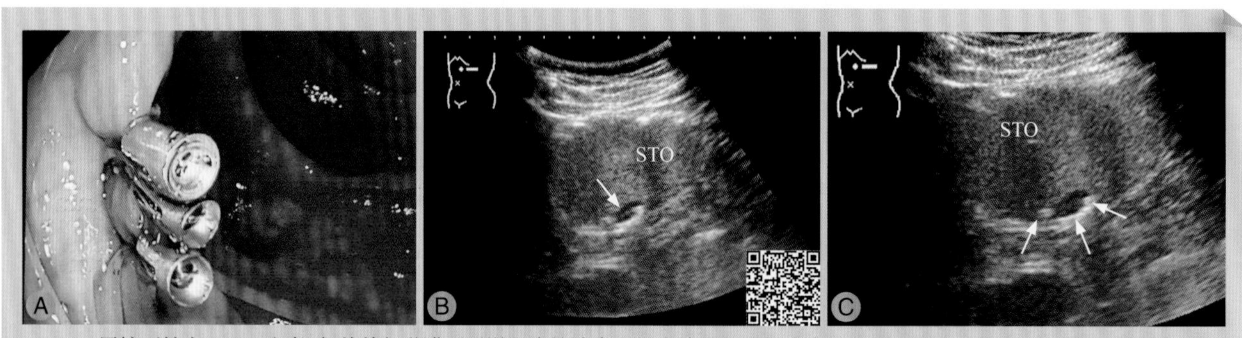

A.胃镜下钛夹；B.一患者4年前曾行黏膜下平滑肌瘤挖除术，超声检查可见胃小弯一弧形强回声（箭头），深达固有肌层，其浅方黏膜层增厚、水肿（动态）；C.图像放大显示肽夹深达胃壁的固有肌层（多箭头所示处）。STO：胃腔。

图17-3-7　胃镜下及超声下钛夹

二、胃黏膜下非肿瘤性病变

（一）胃异位胰腺

异位胰腺是指胰腺组织迷走于正常胰腺以外的位置，异位于胃壁者常见于幽门前区胃大弯侧，多位于黏膜下层。

1. 胃异位胰腺超声诊断“三步曲”如下（图 17-3-8）。

（1）源于黏膜下层的“网格状”或“盘状”物，呈中高回声，部分内可见短线样强回声及管状无回声，可累及胃壁部分层次或全层。

（2）部分可见突向胃腔的脐样开口，部分可见假性囊肿形成。

（3）彩色多普勒：血流信号稀少或不显示。

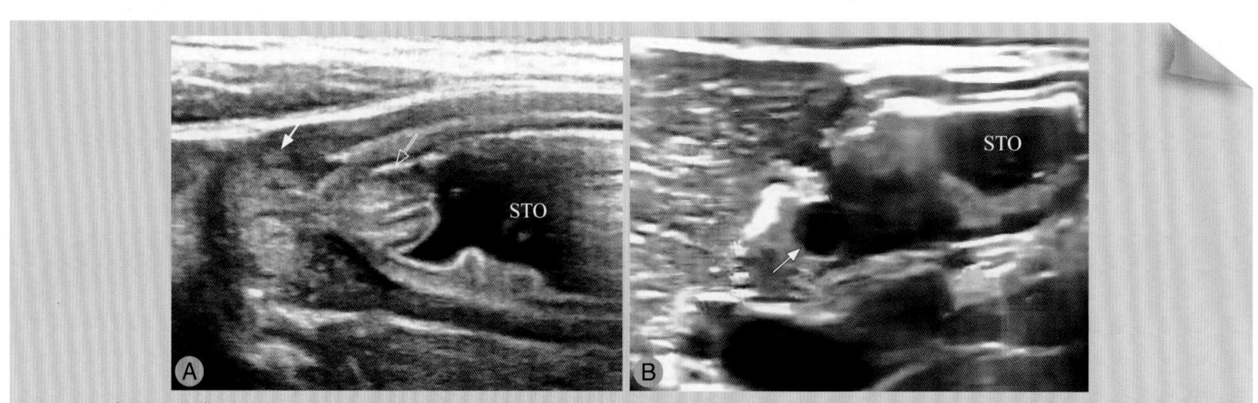

A.来源于黏膜下层突向胃腔的“盘状”物，类腺体回声（实心箭头），突向胃腔的脐样开口（空心箭头）；B.假性囊肿（箭头）形成。STO：胃腔。

图17-3-8　异位胰腺声像图

（图片由济宁医学院附属医院段仰灿主任提供）

2. 鉴别诊断：异位胰腺需与粗大黏膜皱襞、息肉相鉴别（图 17-3-9），图中三个病例均于胃角对侧胃大弯胃壁上见向腔内局限性的隆起，对照各自的声像图特征，可做出明确的鉴别诊断。

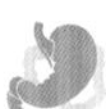

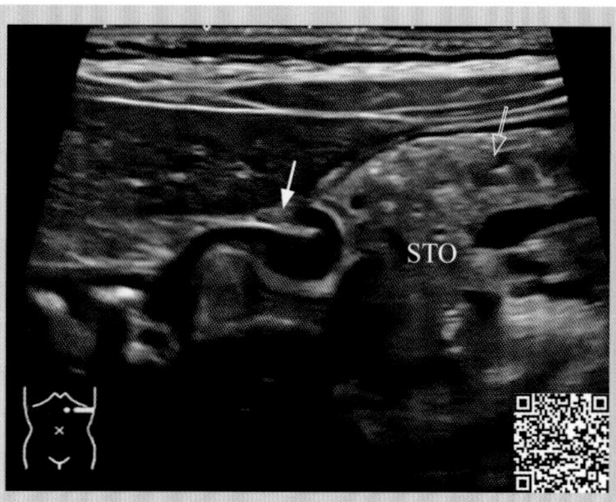

胃窦痉挛类似幽门肌增厚、幽门管狭窄（实心箭头）、胃腔食物潴留回声（空心箭头）。STO：胃腔。

图17-4-4　胃窦一过性痉挛声像图（动态）

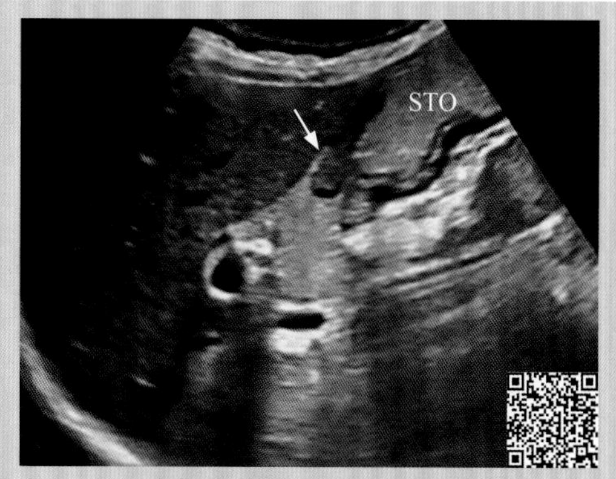

幽门部黏膜层增厚、水肿，幽门管增长，幽门前后径增大（箭头）。STO：胃腔。

图17-4-5　幽门部炎性水肿致幽门梗阻声像图（动态）

三、胃异物及幽门病变超声诊断“三步曲”汇总

具体见表 17-4-1。

表 17-4-1　胃异物及幽门病变超声诊断“三步曲”汇总

疾病	“三步曲”
胃石症	1.胃腔内可见强回声团块，后伴声影，可随体位改变及蠕动而移动 2.可伴溃疡 3.有进食柿子、软枣等病史
胃异物	1.异物因形态、结构不同而回声不同 2.异物多呈强回声，可伴声影 3.异物可随体位改变及蠕动而位置改变（嵌顿除外）
先天性肥厚性幽门狭窄	1.幽门管长度≥16 mm，幽门管直径≥14 mm，幽门肌厚度≥3 mm（快速记忆：可参考 $\pi \approx 3.1416$） 2.幽门环肌呈低回声，黏膜呈稍高回声。纵断面呈“宫颈征”，横断面呈“靶环征” 3.胃腔扩大，见内容物潴留、通过受阻，胃壁蠕动增强，可见内容物逆向流动

（周艳芳）

第五节 十二指肠病变

一、十二指肠球炎及溃疡

十二指肠球炎是指发生在十二指肠球部的非特异性感染性疾病，主要病理为黏膜水肿、增生与炎性细胞浸润，与胃炎相似，以表浅型居多，炎症局限于黏膜层。十二指肠球炎与十二指肠球部溃疡的关系十分密切，两者常合并存在。

十二指肠球炎超声诊断“三步曲”如下（图 17-5-1）。

（1）十二指肠球部面积较小，$< 3\ cm^2$。

（2）球部壁水肿、增厚，以黏膜层为主。

（3）可见“激惹征”（造影剂到达球部后不易停留而迅速排空）。

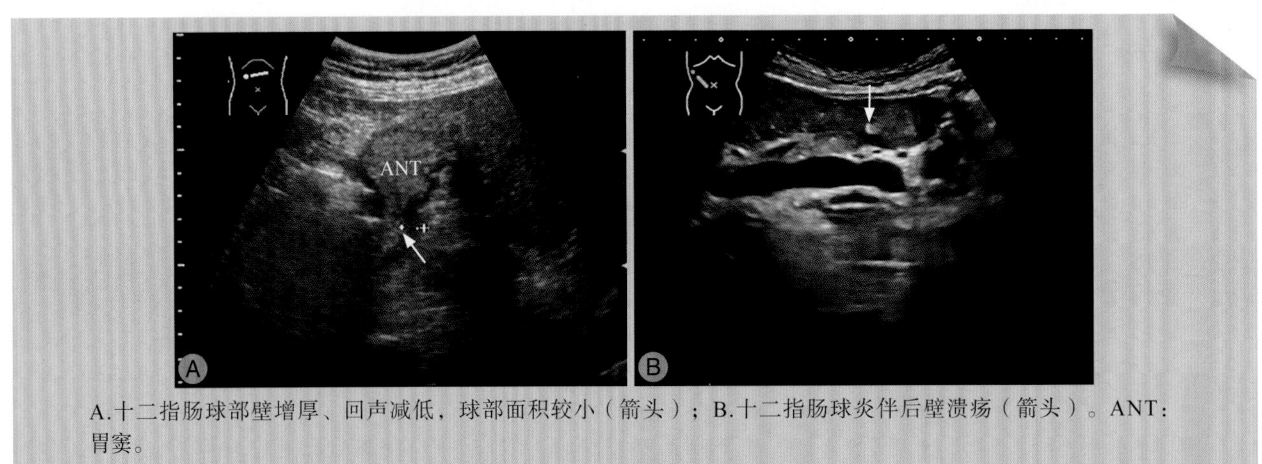

A.十二指肠球部壁增厚、回声减低，球部面积较小（箭头）；B.十二指肠球炎伴后壁溃疡（箭头）。ANT：胃窦。

图17-5-1　十二指肠球炎声像图

二、十二指肠占位性病变

十二指肠占位性病变包括腺瘤、癌、黏膜下病变等，按部位可分为十二指肠球部占位、降部占位、水平部占位、升部占位等。十二指肠降部有特殊结构，即十二指肠大乳头，是胆管、胰管汇入肠腔的重要结构。十二指肠大乳头占位的超声诊断也具有重要的临床意义。

（一）十二指肠腺瘤

十二指肠腺瘤超声诊断“三步曲”如下（图 17-5-2）。

（1）突向十二指肠管腔内结节（可带蒂），来源于黏膜层（第 1 层或第 2 层）。

（2）柔软，带蒂时可见摆动但不移动。

（3）彩色多普勒：结节内可见由基底部向体部走行的点条状血流信号。

（二）十二指肠癌

十二指肠癌超声诊断“三步曲”如下（图 17-5-3）。

（1）十二指肠肠壁不规则增厚或呈不规则包块状，呈浸润性生长，肠壁层次结构紊乱，肠腔可狭窄、梗阻。

（2）十二指肠降部癌累及壶腹部时，可伴胆总管及主胰管扩张。

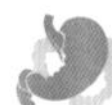

（3）可伴转移征象。

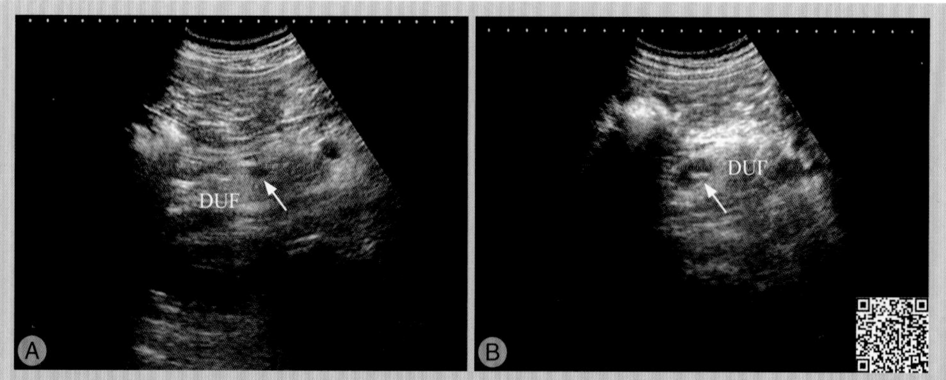

A.低回声结节位于十二指肠降段偏前壁（箭头），大小约0.5 cm × 0.8 cm；B.旋转探头未见结节与胆总管和主胰管相延续（以此除外大乳头占位），彩色多普勒显示结节内星点状血流信号，超声诊断为十二指肠降段息肉样病变（箭头）（动态）。术后病理结果为管状腺瘤。DUF：十二指肠降部。

图17-5-2 十二指肠腺瘤（降段）声像图

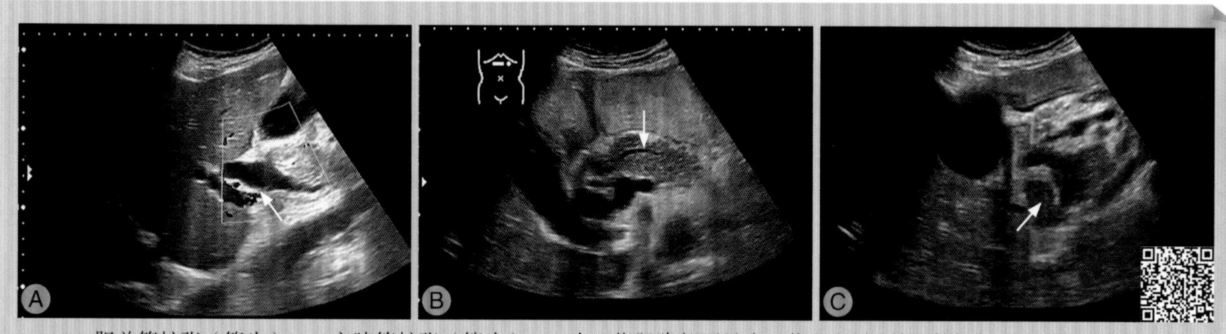

A.胆总管扩张（箭头）；B.主胰管扩张（箭头）；C.十二指肠降部可见十二指肠肠壁不规则增厚，十二指肠肠腔狭窄（箭头）（动态）。术后病理结果为腺癌。

图17-5-3 十二指肠癌（降段）声像图

（三）十二指肠黏膜下病变

十二指肠黏膜下病变超声诊断“三步曲”如下（图 17-5-4）。

（1）黏膜下病变来源于黏膜上皮层以下各层组织。

（2）十二指肠肠壁层次结构清晰。

（3）病变可为囊性、实性、混合型，病变表面可伴溃疡。

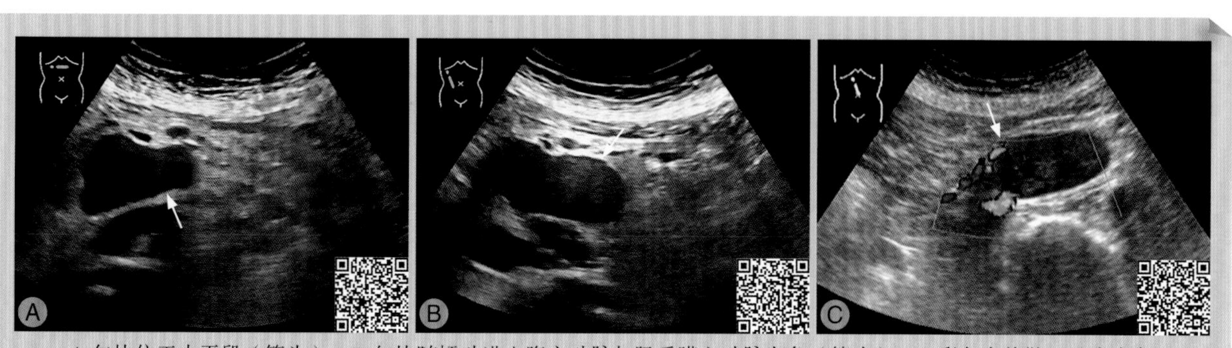

A.包块位于水平段（箭头）；B.包块随蠕动进入腹主动脉与肠系膜上动脉夹角（箭头）；C.彩色多普勒：见多支条状血流信号（箭头）。术后病理结果为间质瘤。

图17-5-4 十二指肠黏膜下病变（水平段）声像图（动态）

（四）十二指肠大乳头占位

十二指肠大乳头占位超声诊断“三步曲”（图 17-5-5）。

（1）十二指肠降段内胆总管与主胰管汇合处占位性病变（占位性质不同，声像图表现不同）。

（2）占位性病变内多可见“鱼眼征”。

（3）多伴胆总管及主胰管扩张。

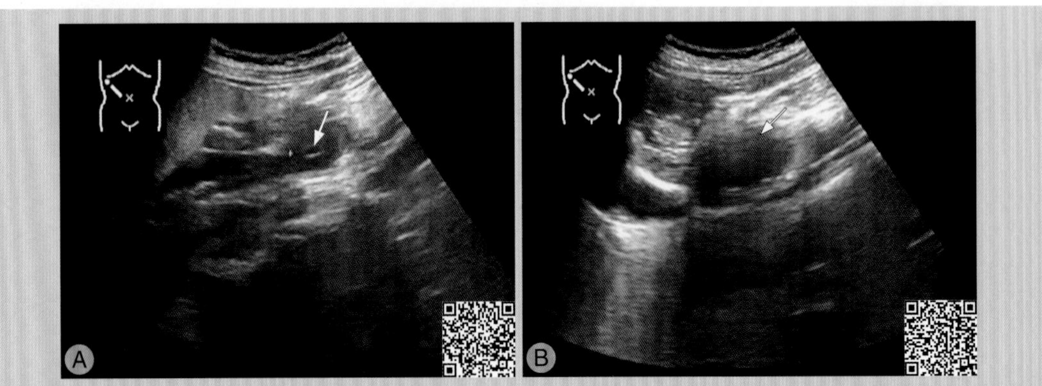

A.沿扩张的胆总管追踪至十二指肠降段，可见一低回声结节，且结节内可见“鱼眼征”（箭头，所谓“鱼眼征”，即大乳头横断时管壁呈圆形稍高回声，管腔呈圆形无回声，形似鱼眼）；B.沿十二指肠降段追踪，亦可见低回声结节（箭头）。A、B相结合，考虑低回声结节位于胆总管与十二指肠降段交汇处，结合声像图表现提示为大乳头占位。术后病理结果为淋巴管瘤。

图17-5-5　十二指肠大乳头占位声像图（动态）

三、十二指肠淤积症

十二指肠淤积症是由肠系膜上动脉压迫十二指肠水平段形成的，阻塞部位的近端扩张、瘀滞。

1. 十二指肠淤积症超声诊断“三步曲”如下（图 17-5-6）。

（1）十二指肠降段、水平段内径增宽≥ 2.5 cm。

（2）肠系膜上动脉与腹主动脉夹角＜ 25°。

（3）动态观察几分钟，征象仍然存在。

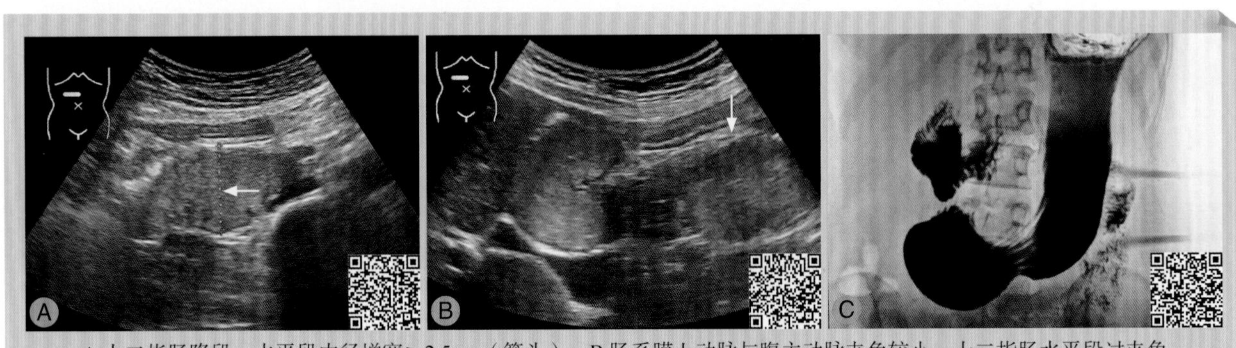

A.十二指肠降段、水平段内径增宽≥2.5 cm（箭头）。B.肠系膜上动脉与腹主动脉夹角较小，十二指肠水平段过夹角处造影剂通过受阻，十二指肠降段、水平段全程淤张（箭头）。动态观察几分钟，征象仍然存在。C.钡餐检查，十二指肠呈“钟摆样”运动。

图17-5-6　十二指肠淤积症声像图（动态）

2. 鉴别诊断：十二指肠淤积症需与生理性十二指肠水平段过夹角处通过延迟（图 17-5-7）相鉴别。因为消化道管壁的蠕动是阶段性的，所以诊断十二指肠淤积症要多观察几分钟，以除外生理性十二指肠水平段过夹角处通过延迟。

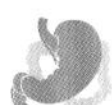

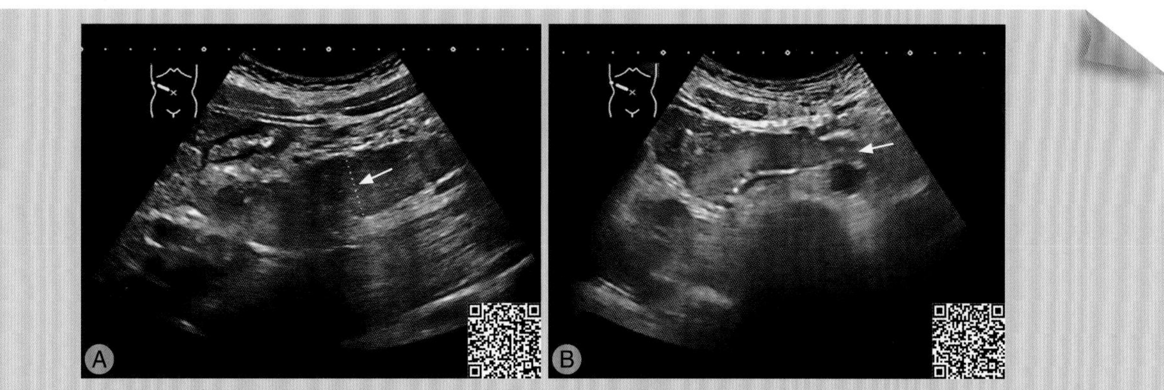

A.十二指肠水平段、降段淤积扩张（箭头）；B.观察几分钟，可见造影剂顺畅通过腹主动脉与肠系膜上动脉夹角处（箭头）。

图17-5-7　生理性十二指肠水平段过夹角处通过延迟声像图（动态）

四、十二指肠病变超声诊断"三步曲"汇总

具体见表 17-5-1。

表 17-5-1　十二指肠疾病超声诊断"三步曲"汇总

疾病	"三步曲"
十二指肠球炎	1.十二指肠球部面积较小，<3 cm² 2.球部壁水肿、增厚，以黏膜层为主 3.可见"激惹征"（造影剂到达球部后不易停留而迅速排空）
十二指肠腺瘤	1.突向十二指肠管腔内结节（可带蒂），来源于黏膜层（第1层或第2层） 2.柔软，带蒂时可见摆动但不移动 3.彩色多普勒：结节内可见由基底部向体部走行的点条状血流信号
十二指肠癌	1.十二指肠肠壁不规则增厚或呈不规则包块状，呈浸润性生长，肠壁层次结构紊乱，肠腔可狭窄、梗阻 2.十二指肠降部癌累及壶腹部时，可伴胆总管及主胰管扩张 3.可伴转移征象
十二指肠黏膜下病变	1.黏膜下病变来源于黏膜上皮层以下各层组织 2.十二指肠肠壁层次结构清晰 3.病变可为囊性、实性、混合型，病变表面可伴溃疡
十二指肠大乳头占位	1.十二指肠降段内胆总管与主胰管汇合处占位性病变（占位性质不同，声像图表现不同）。 2.占位性病变内多可见"鱼眼征" 3.多伴胆总管及主胰管扩张
十二指肠淤积症	1.十二指肠降段、水平段内径增宽≥2.5 cm 2.肠系膜上动脉与腹主动脉夹角<25° 3.动态观察几分钟，征象仍然存在

（周艳芳）

第六节 空回肠及结直肠病变

一、肠道炎症性病变

肠炎根据是否有明确病因分为特异性肠炎与非特异性肠炎。

非特异性肠炎大都原因不明，其中以溃疡性结肠炎和克罗恩病较常见。

特异性肠炎有明确的病因，包括肠道动力学障碍性肠炎、感染性肠炎、缺血性肠炎等。肠道动力学障碍性肠炎最常见的是结肠假性憩室炎，结肠假性憩室炎即结肠憩室合并感染。

（一）结肠憩室炎

1. 结肠憩室炎超声诊断“三步曲”如下（图 17-6-1）。

（1）向肠壁外突起的、与肠腔相通的、含气的囊袋样结构，囊壁增厚、水肿。

（2）腔内多为无回声，透声差，常伴有粪石或气体强回声。

（3）憩室炎急性期可见周围脂肪组织增厚，回声增强。

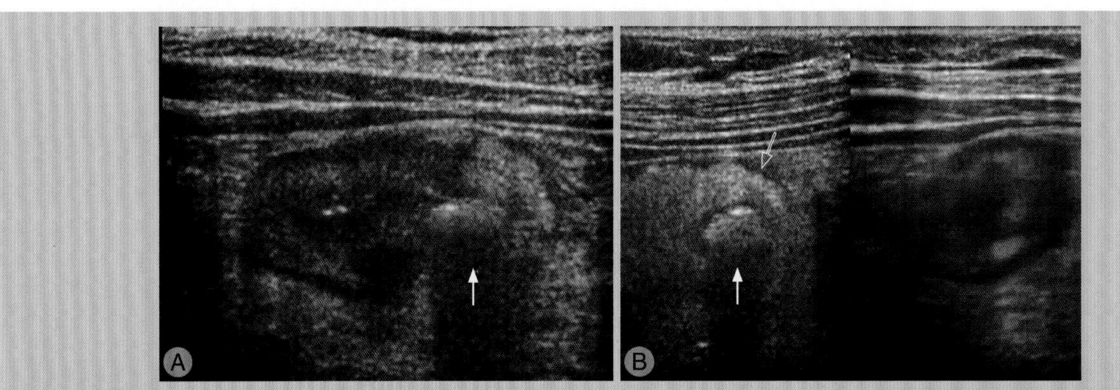

A.纵断面呈现向肠壁外突起的囊袋样结构（实心箭头），与肠管相通，含气；B.横断面呈现向肠壁外突起的囊袋样结构（实心箭头），有周围脂肪包裹（空心箭头）。

图17-6-1　升结肠憩室炎（假性）声像图

2. 鉴别诊断：结肠憩室炎需与肠脂垂炎、大网膜梗死、肠系膜脂膜炎相鉴别。

（1）肠脂垂炎：肠脂垂蒂部发生扭转或引流静脉自发性形成血栓，以及邻近组织炎症反应累及肠脂垂，可致肠脂垂脂肪坏死及炎症。超声表现为肠管旁可见圆形或卵圆形不可压缩的高回声包块，通常范围＜5 cm。

（2）大网膜梗死：大网膜急性血液循环障碍可造成供血区大网膜组织出血、坏死。超声表现为大网膜区不可压缩的高回声包块，通常范围＞5 cm。

（3）肠系膜脂膜炎：累及肠系膜脂肪组织的一种少见慢性非特异性炎症。肠系膜脂肪组织的坏死、慢性炎症及纤维化，可能与自身免疫反应、腹部手术、感染、外伤、肿瘤等有关。超声表现为肠系膜根部有沿肠系膜血管走行的异常回声团块，包绕肠系膜血管，异常回声团块内可探及淋巴结回声（图 17-6-2）。

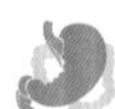

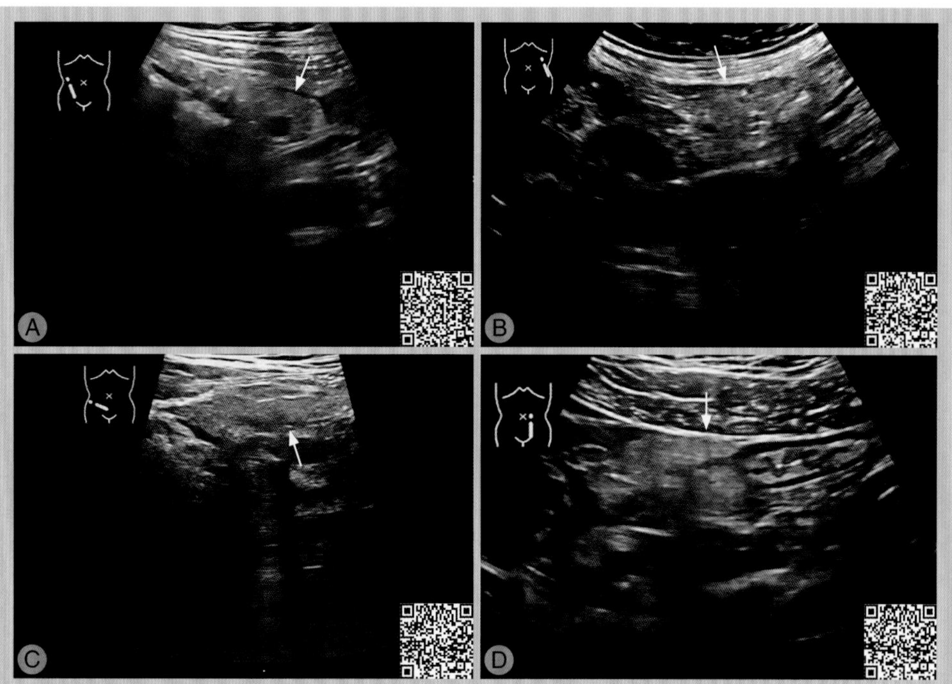

A.憩室炎：盲肠向肠壁外突起的囊袋样结构，与肠管相通，含气，周围脂肪组织增厚、回声增强（系膜及网膜，箭头）；B.肠脂垂炎：降结肠旁沟可见卵圆形高回声包块（箭头），范围<5 cm；C.大网膜梗死：肠管浅方、紧贴前腹壁的稍高回声包块（箭头），范围>5cm，不可压缩；D.肠系膜脂膜炎：肠系膜增厚、回声增强（箭头），边界欠清，质地柔软，包绕肠系膜血管。

图17-6-2　憩室炎、肠脂垂炎、大网膜梗死、肠系膜脂膜炎声像图鉴别（动态）

（二）感染性回结肠炎

感染性肠炎是由细菌、病毒、寄生虫或真菌等多种病原体引起的一种肠道疾病，表现为腹痛、腹泻、发热、恶心、呕吐等症状。在感染性肠炎中，最多见的是感染性回结肠炎，是末端回肠及近端结肠的细菌性炎症，同时伴有周围肠系膜淋巴结的肿大。

感染性回结肠炎超声诊断“三步曲”如下（图 17-6-3）。

（1）末端回肠及近端结肠黏膜层及黏膜下层增厚，近端结肠黏膜层和黏膜下层的增厚与结肠袋一起构成了“伊丽莎白时代的飞边征”。

（2）彩色多普勒：增厚的肠壁上可见较丰富血流信号。

（3）肠系膜淋巴结反应性增大。

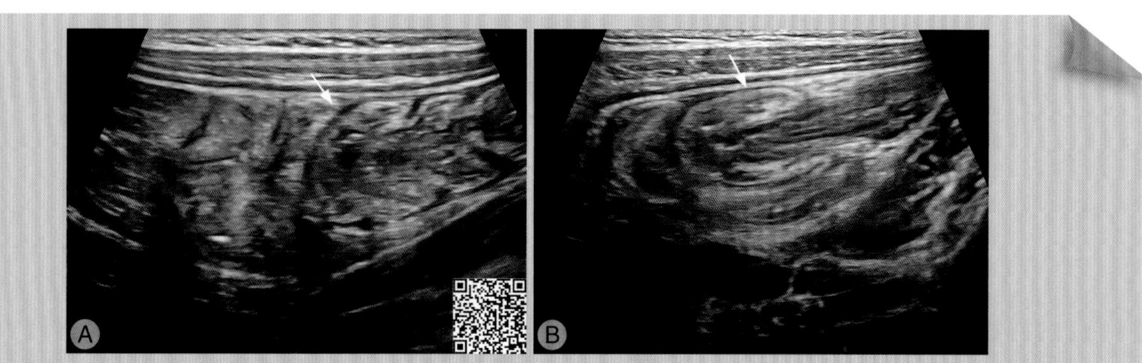

A.末端回肠、近端结肠黏膜及黏膜下层增厚，固有肌层、浆膜层未受影响，肠壁层次完整，在结肠长轴上，黏膜和黏膜下层的增厚与结肠袋一起构成了特殊的袋状结构，非常像“伊丽莎白时代的飞边”（箭头）（动态）；B.末端回肠肠壁水肿、增厚（箭头）。

图17-6-3　感染性回结肠炎声像图

（三）缺血性肠炎

缺血性肠炎是由各种原因引起的肠道急性或慢性血流灌注不良所致的肠壁缺血性疾病。

造成肠道缺血的直接原因多为肠系膜动静脉出现血栓、闭塞或狭窄。

缺血性肠炎超声诊断“三步曲”如下（图 17–6–4）。

（1）具有导致肠道缺血的基础疾病，根据病因不同，肠系膜血管可呈现不同超声表现。

（2）肠壁层次结构清晰，局限性水肿、增厚，以黏膜层为主，致肠腔线样狭窄，伴坏死时可见肠壁及门静脉积气；彩色多普勒可见星点状血流信号或未见血流信号；可伴肠梗阻表现。

（3）伴有肠系膜显著水肿、增厚，回声增强。

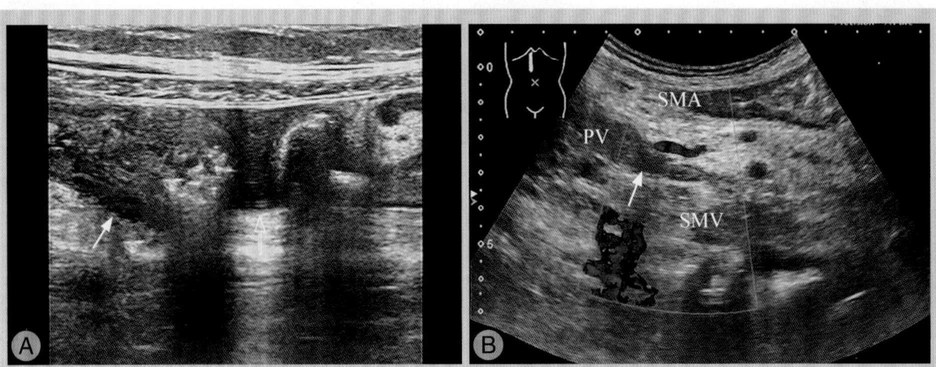

A.肠壁增厚（实心箭头），肠间少量积液（空心箭头）；B.门静脉及肠系膜上静脉血栓形成（箭头），彩色多普勒显示其内未见血流信号。PV：门静脉；SMV：肠系膜上静脉；SMA：肠系膜上动脉。

图17–6–4　缺血性肠炎声像图

（四）溃疡性结肠炎

溃疡性结肠炎是一种原因不明的直肠和结肠炎症，病变主要在黏膜和黏膜下层，呈连续性从远端直肠向近端结肠发展。

溃疡性结肠炎超声诊断“三步曲”如下（图 17–6–5）。

（1）肠壁增厚以黏膜层及黏膜下层为主。病变呈连续性、对称性，从远端直肠向近端结肠发展。

（2）黏膜回声增强，可见黏膜凹陷散在分布，大小不等。

（3）慢性期可见肠壁僵直、结肠袋消失、假性息肉形成，并可致肠腔狭窄。

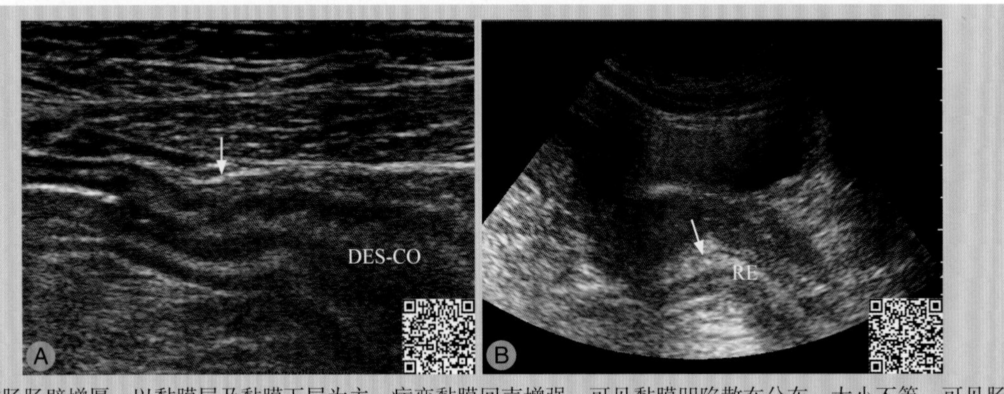

A.降结肠肠壁增厚，以黏膜层及黏膜下层为主，病变黏膜回声增强，可见黏膜凹陷散在分布，大小不等，可见肠壁僵直、结肠袋消失、肠腔狭窄（箭头）；B.直肠黏膜层及黏膜下层增厚，黏膜回声增强，可见黏膜凹陷（箭头）。DES-CO：降结肠；RE：直肠。

图17–6–5　溃疡性结肠炎声像图（动态）

（图片由苏州大学附属独墅湖医院郑凯主任提供）

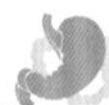

（五）克罗恩病

克罗恩病是一种病因不明的胃肠道慢性非特异性肉芽肿性炎性疾病，以节段性的非均匀的透壁性感染为特点，感染可发生于消化道的任何部位，但以回盲部最多，而小肠克罗恩病约 90% 会累及回肠末段。

克罗恩病超声诊断“三步曲”如下（图 17–6–6）。

（1）肠壁节段性全层增厚、僵硬、无蠕动。早期层次清晰，晚期肠壁层次消失、结肠袋消失。

（2）肠壁周围脂肪增厚，血供丰富。

（3）可伴管腔狭窄、瘘、穿孔、周围脓肿等。

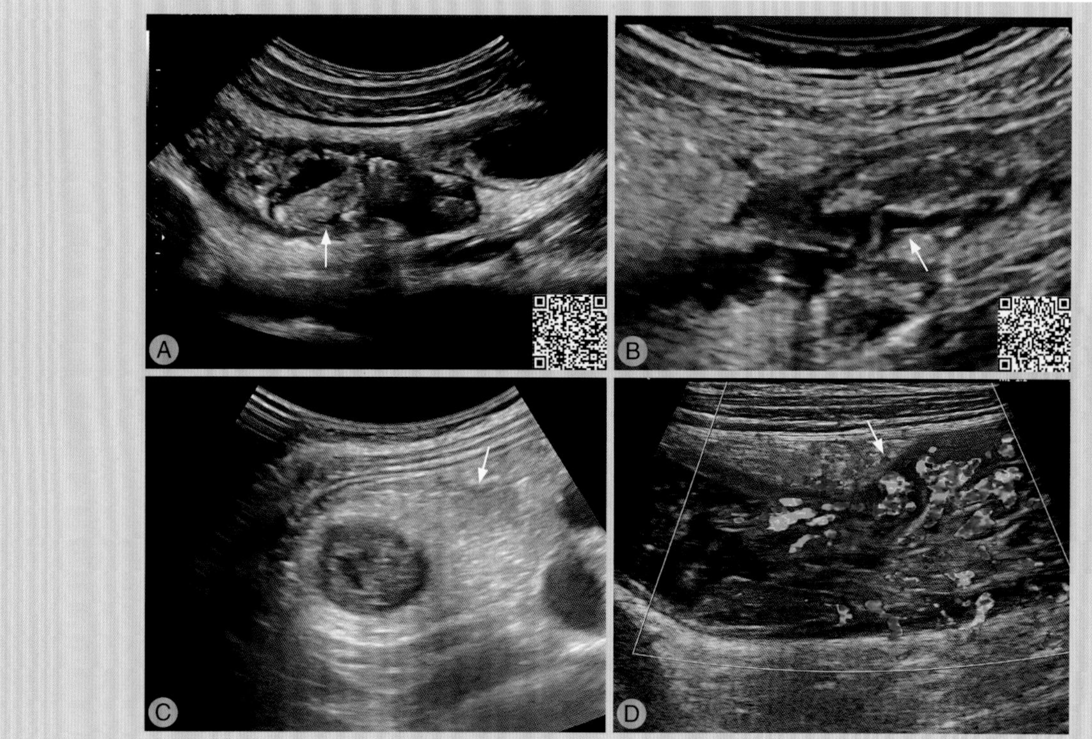

A.肠壁全层节段性增厚、僵硬、无蠕动，肠壁层次消失、结肠袋消失（箭头）（动态）；B.伴发管腔狭窄、瘘、穿孔、周围脓肿（箭头）（动态）；C.肠壁周围脂肪增厚（箭头）；D.血供丰富（箭头）。

图17–6–6　克罗恩病声像图

（图片由福建医科大学附属第一医院刘新秀主任提供）

二、肠道息肉

肠道息肉是所有向肠腔内突出的赘生物的总称，在未确定病理性质前均称为息肉。包括肿瘤性息肉和非肿瘤性息肉。肿瘤性息肉统称腺瘤，是大肠黏膜上皮细胞增生的真性肿瘤，与癌关系密切。非肿瘤性息肉统称息肉，与癌关系较小。其病理分型如下。

- 腺瘤性息肉：来源于表面被覆腺上皮，病理上又分为管状、绒毛状及管状绒毛状腺瘤，常有完整包膜。其中绒毛状腺瘤的癌变率最高。
- 炎性息肉：又称假性息肉，继发于炎症性疾病，如溃疡性结肠炎。炎症损伤、黏膜组织上皮再生、修复过程中纤维组织增生可与残存的黏膜构成息肉。
- 错构瘤性息肉：分幼年性息肉及波伊茨 – 耶格综合征，以空肠处多见，一般无癌变。
- 增生性息肉：常见于中老年人，好发于直肠，息肉多在 2 ~ 5 mm，常呈丘状隆起，质软，多单发。

1. 肠道息肉超声诊断“三步曲”如下（图 17–6–7）。

（1）肠壁突向腔内结节（可带蒂），来源于黏膜层（第 1 层或第 2 层）。

（2）结节柔软，带蒂时可见摆动但不移动。

（3）彩色多普勒：结节内可见由基底部向体部走行的点条状血流信号。

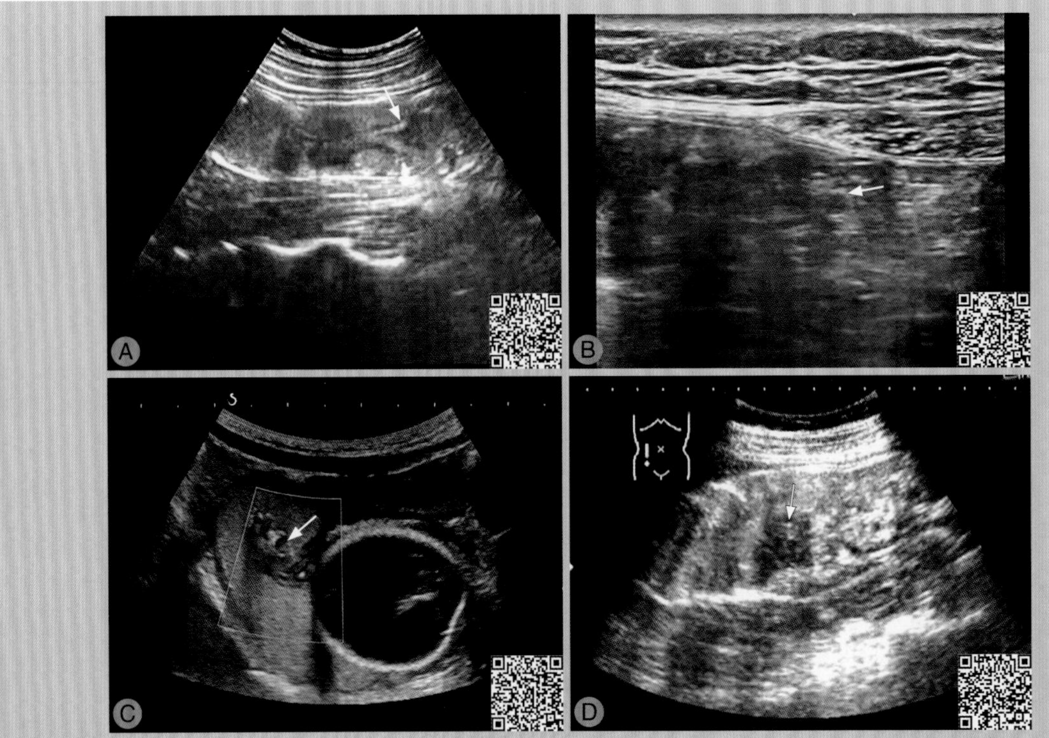

A.降结肠带蒂的管状腺瘤（箭头），属于腺瘤性息肉；B.老年人回肠的黏膜息肉样增生（箭头），属于增生性息肉；C.儿童直肠幼年性息肉（箭头），属于错构瘤性息肉；D.继发于溃疡性结肠炎的回盲部假性息肉（箭头），属于炎性息肉。

图17-6-7　肠道息肉声像图（动态）

2. 鉴别诊断：肠道息肉需与粪渣、肠管外占位性病变相鉴别。

（1）粪渣：①横结肠粪渣（图 17-6-8）；②直肠粪渣（图 17-6-9）。

（2）肠管外占位性病变（图 17-6-10）。

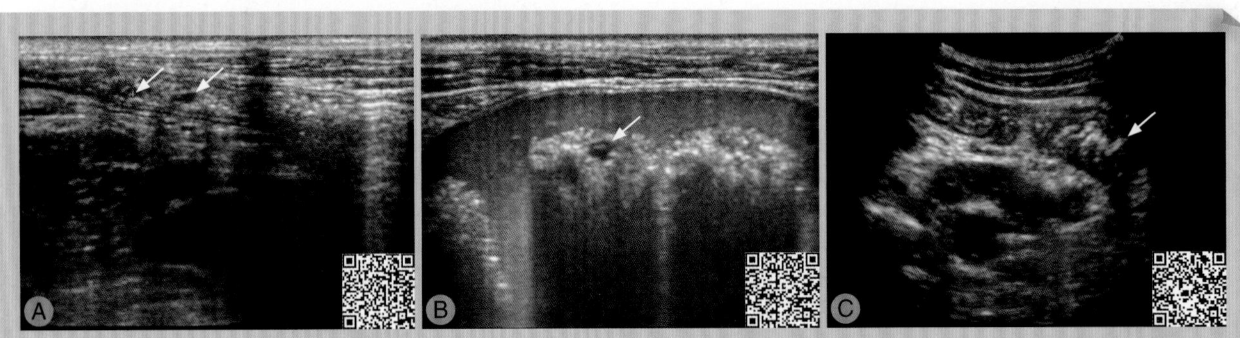

A.超声扫查可见右侧盆腔一段肠管内多发息肉样结节（箭头）；B.结肠充盈后超声检查，可见息肉样结节位于粪块内（箭头），诊断为粪渣；C.追踪扫查此段肠管，可见肠管两端分别与结肠肝曲及结肠脾曲（箭头）相连，为横结肠脱垂于盆腔内，结合病史（上腹胀痛不适7～8天，便秘半年。检查前4天未大便），诊断为横结肠冗长症。

图17-6-8　横结肠粪渣声像图（动态）

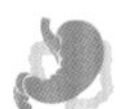

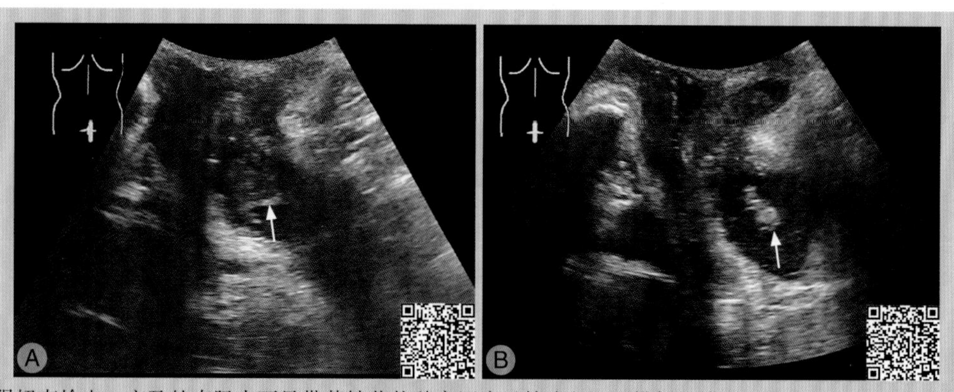

A.经会阴超声检查，充盈的直肠内可见带蒂结节状稍高回声（箭头）；B.排便后检查，结节状带蒂稍高回声仍然存在。遂二次造影剂充盈直肠后检查，配合探头振动敲打，可见带蒂结节状稍高回声脱落于直肠腔内（箭头），诊断为粪渣。

图17-6-9　直肠粪渣（经会阴检查）声像图（动态）

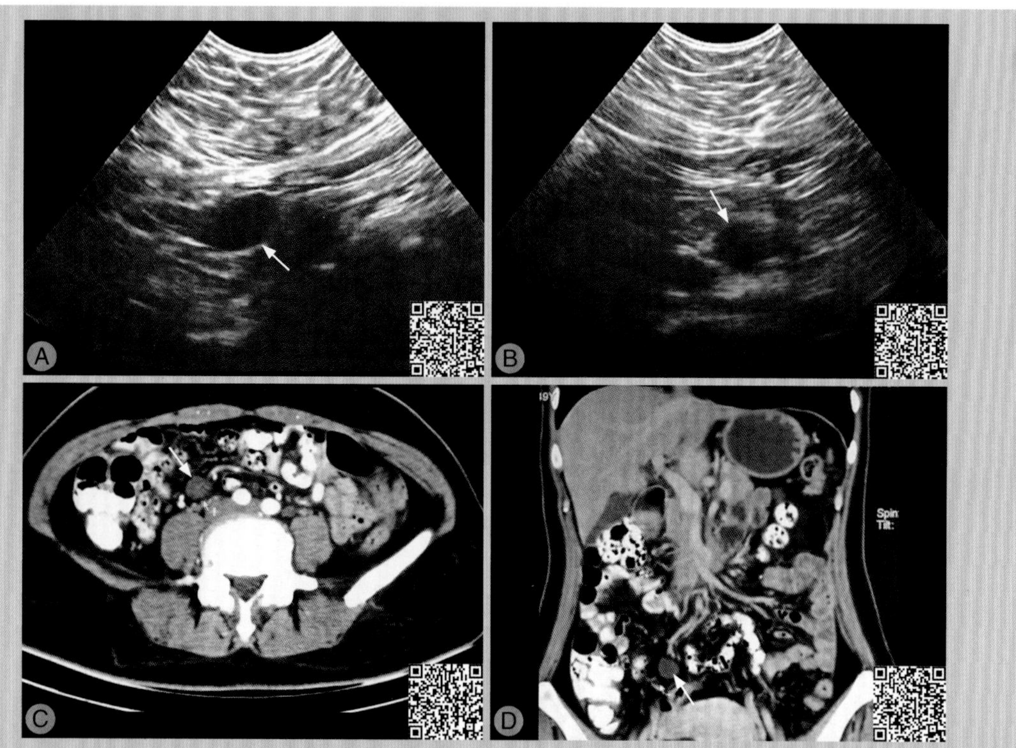

A.空腹检查见右下腹部低回声结节（箭头），考虑为源于小肠的腺瘤样息肉；B.考虑充盈检查可鉴别占位来源，于是在小肠充盈后行超声检查，见低回声结节位于小肠后方（箭头），位置较固定，随呼吸运动与小肠动度不一致，考虑结节为肠系膜来源；C.CT横断面显示右下腹游离类圆形低密度灶（箭头）；D.CT冠状面显示右下腹游离类圆形低密度灶（箭头），考虑为肠系膜囊肿。

图17-6-10　肠管外占位性病变（肠系膜囊肿）声像图（动态）

三、原发性肠癌

小肠癌是指来源于小肠上皮的恶性肿瘤。大肠癌是指来源于大肠上皮的恶性肿瘤，包括结肠癌与直肠癌。

1. 原发性肠癌超声诊断“三步曲”如下（图 17-6-11 ~图 17-6-13）。

（1）肠壁不规则增厚或呈不规则包块状，呈浸润性生长，肠壁层次结构紊乱。

（2）可伴肠腔狭窄，甚或梗阻。

（3）可伴转移征象。

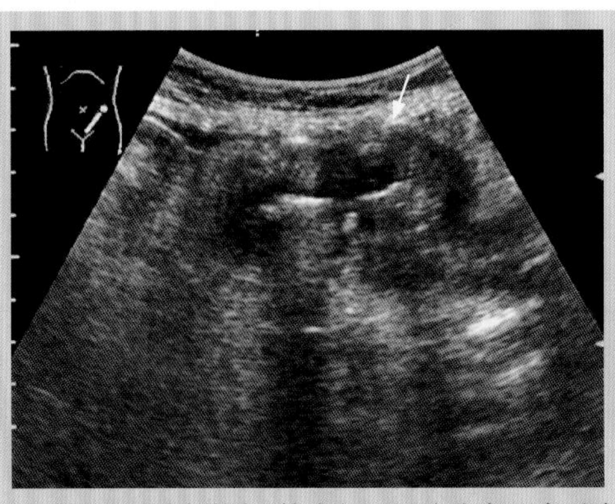

回肠肠壁可见局限性不规则增厚（箭头），肠腔狭窄，术后病理为腺癌。

图17-6-11 小肠腺癌声像图

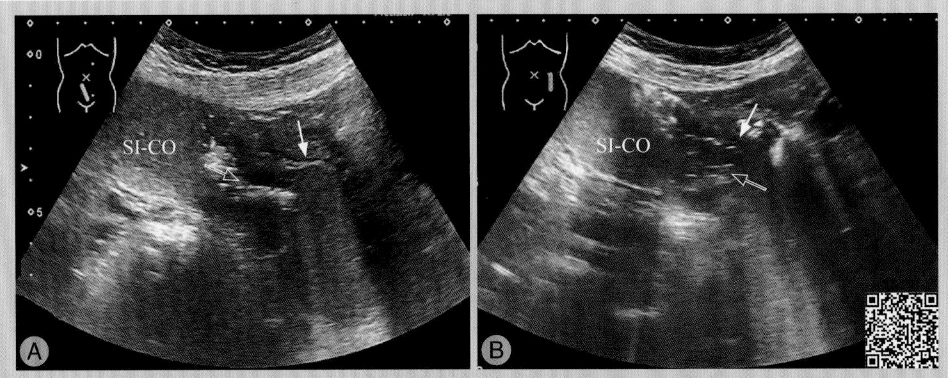

A.乙状结肠肠壁不规则性增厚（实心箭头），肠腔狭窄（空心箭头）；B.乙状结肠肠壁不规则性、偏心性、非均匀性增厚（实心箭头），肠腔狭窄（空心箭头）（动态）。术后病理为腺癌。SI-CO：乙状结肠。

图17-6-12 乙状结肠癌声像图

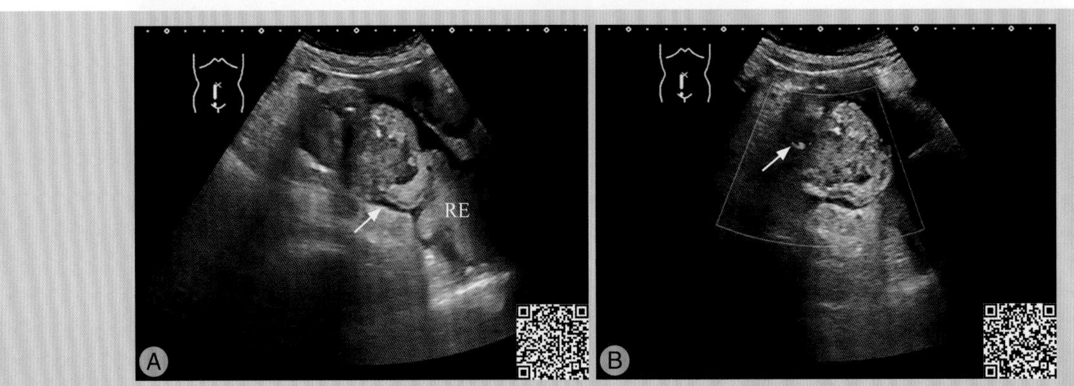

A.靠近直乙交界处可见直肠壁不规则增厚，呈“菜花状”，表面伴糜烂，直肠腔狭窄（箭头）；B.彩色多普勒显示包块内星点状血流信号（箭头），直肠活检为中分化腺癌。RE：直肠。

图17-6-13 直肠癌声像图（动态）

2. 鉴别诊断：原发性肠癌需与功能性结肠狭窄相鉴别。

功能性结肠狭窄（图 17-6-14）：正常结肠肠管可因为结肠蠕动功能下降或肥胖受脂肪挤压而狭窄，表现为结肠管腔逐渐变细，管壁光滑，肠壁厚度均匀，层次结构清晰，蠕动正常；而结肠癌表现为肠壁不规则增厚、层次结构消失、肠管不规则狭窄、肠管蠕动消失。

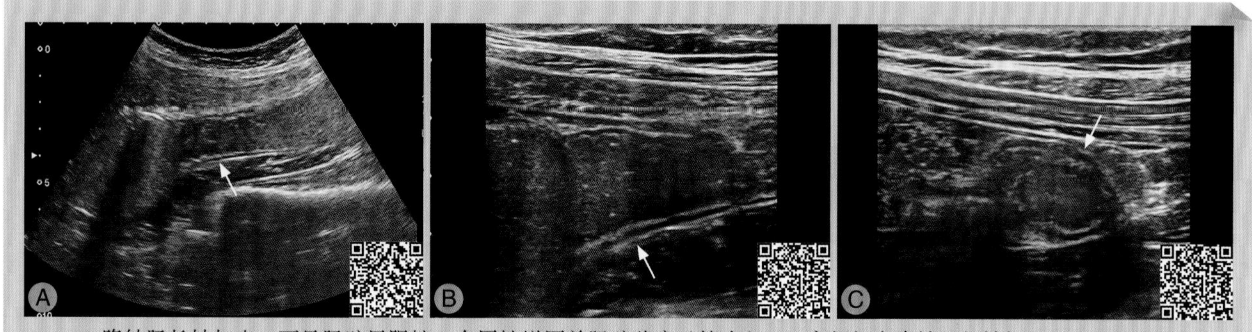

A.降结肠长轴扫查：可见肠壁局限性、全周性增厚并肠腔狭窄（箭头）；B.高频超声降结肠长轴扫查：可见肠壁层次结构清晰、肠壁柔软，蠕动可见（箭头）；C.高频超声降结肠短轴扫查：肠管内径宽窄不一、肠壁层次结构清晰、肠壁柔软，蠕动可见（箭头）。

图17-6-14 功能性结肠狭窄声像图（动态）

四、转移性肠癌

转移性肠癌是指肿瘤细胞从原发部位通过直接浸润、血行转移、淋巴转移或种植转移侵入肠道继续生长，形成的与原发部位相同类型的肿瘤。

（一）结节肿块型转移性肠癌

结节肿块型转移性肠癌超声诊断“三步曲”如下（图 17-6-15）。

（1）多发或单发类圆形低回声结节，以黏膜下层或浆膜层（第3层、第5层）为起点，向其他各层浸润。

（2）肠腔狭窄，可梗阻。

（3）彩色多普勒：以富血供为主，少数乏血供。

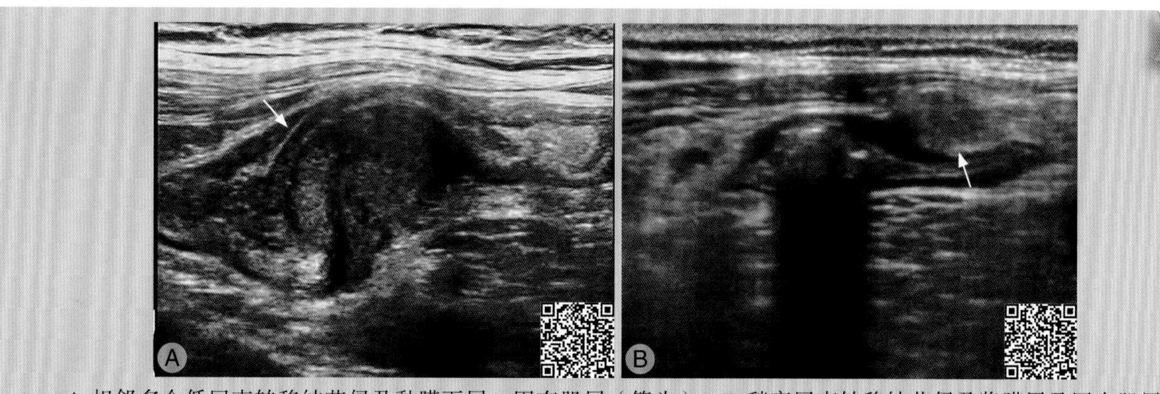

A.相邻多个低回声转移结节侵及黏膜下层、固有肌层（箭头）；B.稍高回声转移结节侵及浆膜层及固有肌层（箭头）。

图17-6-15 转移性回肠癌（结节肿块型）声像图（动态）

（二）浸润型转移性肠癌

浸润型转移性肠癌超声诊断“三步曲”如下（图 17-6-16）。

（1）肠壁呈局限性或全周性不规则增厚或呈包块状，肠壁层次结构不清，多呈低回声，表面可伴溃疡凹陷。

（2）肠腔狭窄，可梗阻。

（3）彩色多普勒：以富血供为主，少数乏血供。

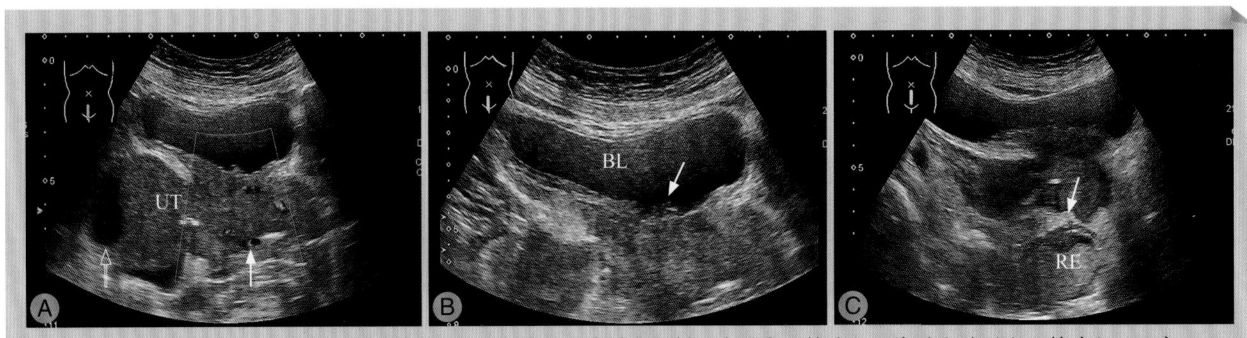

A.宫颈癌致子宫下段及宫颈管结构消失，呈包块状不均质实性低回声（实心箭头），宫腔积液（空心箭头）；B.宫颈包块向前侵及膀胱后壁全层，累及双侧输尿管开口处（箭头）；C.宫颈包块向后累及直肠前壁全层，致直肠前壁局限性增厚并向直肠腔内隆起，此段直肠管腔狭窄（箭头）。UT：子宫；BL：膀胱；RE：直肠。

图17-6-16　转移性直肠癌（浸润型）声像图

五、空回肠及结直肠疾病超声诊断“三步曲”汇总

具体见表 17-6-1。

表 17-6-1 空回肠及结直肠疾病超声诊断“三步曲”汇总

疾病	“三步曲”
结肠憩室炎	1.向肠壁外突起的、与肠腔相通的、含气的囊袋样结构，囊壁增厚、水肿 2.腔内多为无回声，透声差，常伴有粪石或气体强回声 3.憩室炎急性期可见周围脂肪组织增厚，回声增强
感染性回结肠炎	1.末端回肠及近端结肠黏膜层及黏膜下层增厚，近端结肠黏膜层和黏膜下层的增厚与结肠袋一起构成了“伊丽莎白时代的飞边征” 2.彩色多普勒：增厚的肠壁上可见较丰富血流信号 3.肠系膜淋巴结反应性增大
缺血性肠炎	1.具有导致肠道缺血的基础疾病，根据病因不同，肠系膜血管可呈现不同超声表现 2.肠壁层次结构清晰，局限性水肿、增厚，以黏膜层为主，致肠腔线样狭窄，伴坏死时可见肠壁及门静脉积气；彩色多普勒可见星点状血流信号或未见血流信号；可伴肠梗阻表现 3.伴有肠系膜显著水肿、增厚，回声增强
溃疡性结肠炎	1.肠壁增厚以黏膜层及黏膜下层为主。病变呈连续性、对称性，从远端直肠向近端结肠发展 2.黏膜回声增强，可见黏膜凹陷散在分布，大小不等 3.慢性期可见肠壁僵直、结肠袋消失、假性息肉形成，并可致肠腔狭窄
克罗恩病	1.肠壁节段性全层增厚、僵硬、无蠕动。早期层次清晰，晚期肠壁层次消失、结肠袋消失 2.肠壁周围脂肪增厚，血供丰富 3.可伴管腔狭窄、瘘、穿孔、周围脓肿等
肠道息肉	1.肠壁突向腔内结节（可带蒂），来源于黏膜层（第1层或第2层） 2.结节柔软，带蒂时可见摆动但不移动 3.彩色多普勒：结节内可见由基底部向体部走行的点条状血流信号
原发性肠癌	1.肠壁不规则增厚或呈不规则包块状，呈浸润性生长，肠壁层次结构紊乱 2.可伴肠腔狭窄，甚或梗阻 3.可伴转移征象

续表

疾病	“三步曲”
转移性肠癌	1.结节肿块型： （1）多发或单发类圆形低回声结节，以黏膜下层或浆膜层（第3层、第5层）为起点，向其他各层浸润 （2）肠腔狭窄，可梗阻 （3）彩色多普勒：以富血供为主，少数乏血供 2.浸润型： （1）肠壁呈局限性或全周性不规则增厚或呈包块状，肠壁层次结构不清，多呈低回声，表面可伴溃疡凹陷 （2）肠腔狭窄，可梗阻 （3）彩色多普勒：以富血供为主，少数乏血供

（周艳芳）

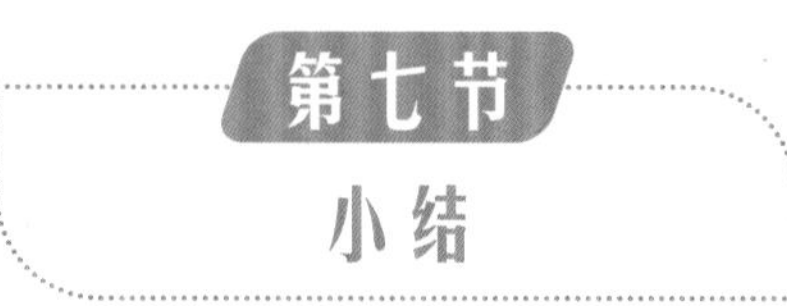

第七节　小结

1. 声像图表现源于解剖和病理基础，结合解剖和病理，能够提高诊断符合率。
2. 掌握各种疾病声像图特征，可提高诊断符合率。
3. 病灶来源层次很重要，追根溯源、结合来源层次，可提高诊断符合率。
4. 超声动态观察很重要，能除外一过性表现。
5. 结合彩色多普勒、双重对比造影等多模态检查，能够提高诊断符合率。

（周艳芳）

参考文献

[1] 芬诺格利奥·普赖瑟．胃肠病理学 [M]. 回允中，译．北京：北京大学医学出版社，2011.

[2] 金震东，李兆申．消化超声内镜学 [M].3 版．北京：科学出版社，2017.

[3] 陆文明．临床胃肠疾病超声诊断学 [M]. 西安：第四军医大学出版社，2004.

[4] 中国医药教育协会超声专委会胃肠超声学组．中国胃充盈超声检查专家共识 [J] 肿瘤预防与治疗，2020，33（11）：817-827.

[5] 张华斌．华斌的超声笔记（第二辑）[M]. 北京：科学技术文献出版社，2017.

[6] 张华斌．华斌的超声笔记（第六辑）[M]. 北京：科学技术文献出版社，2022.

[7] 周艳芳．十二指肠充盈造影法超声检查壶腹占位的应用探讨 [J]. 中国超声医学杂志，2013，29（9）：810-811.

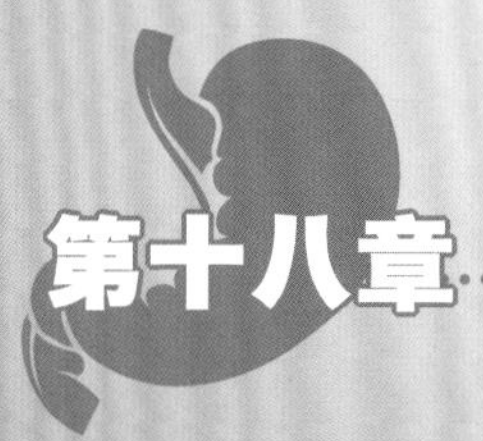

第十八章

胃肠介入超声

介入超声是现代超声医学的重要组成部分，其特点是在实时超声引导或监视下，完成各种穿刺活检、X线造影及抽吸、插管、注药、消融等操作，以达到诊断和治疗的目的。1972年，Holm和Goldberg首次分别使用中心有孔的穿刺探头进行活检，开始了介入超声的临床应用。1983年，哥本哈根召开的世界介入超声学术会议正式将介入超声确立为超声医学中的一门新学科。

第一节 介入超声基础

【介入超声】

介入超声是在超声实时监测、引导下将诊疗器械导入靶目标的一种诊疗操作，包括超声引导下穿刺活检、置管引流和超声引导下介入治疗，具体技术方法包括超声引导下活检技术、置管引流技术、能量消融技术、化学消融技术、放射性粒子植入治疗技术等，穿刺技术是所有技术的基础。

近年来，随着各种穿刺针具、导管、导向装置及超声仪器的不断改进与发展，其在临床中的作用由诊断、治疗扩展到预测预后，并不断朝着全信息时代的规范化、精准化、智能化及前沿化方向发展，介入超声的临床应用越来越广泛。

【介入超声基础设施】

1. 介入超声室基础设施

房间2间，彩超机1台，工作站1台，检查床1张，电脑桌1张，椅子3把，输液架，储物柜2个，治疗车2台，洗手池1个，急救车1台，吸氧装置，空气消毒机，医疗垃圾桶，利器盒等。

2. 基础耗材

1 mL、5 mL、10 mL、20 mL、60 mL注射器，无菌纱布，一次性治疗巾及洞巾，一次性手术衣，一次性鞋套，一次性灭菌手套，刀片，75%、95%酒精，碘伏，棉签，胶布，福尔马林，利多卡因，生理盐水，无菌探头保护套，引流袋等。

3. 特殊耗材

活检枪（图18-1-1），16 G、18 G活检针（和活检枪配套，图18–1–2）或一次性活检枪（图18–1–3），18 G-PTC穿刺针（18–1–4），22 G-PTC穿刺针，8 F和12 F普通管穿刺包，8 F猪尾巴管穿刺包，穿刺引导架（图18–1–5），硬化剂等。

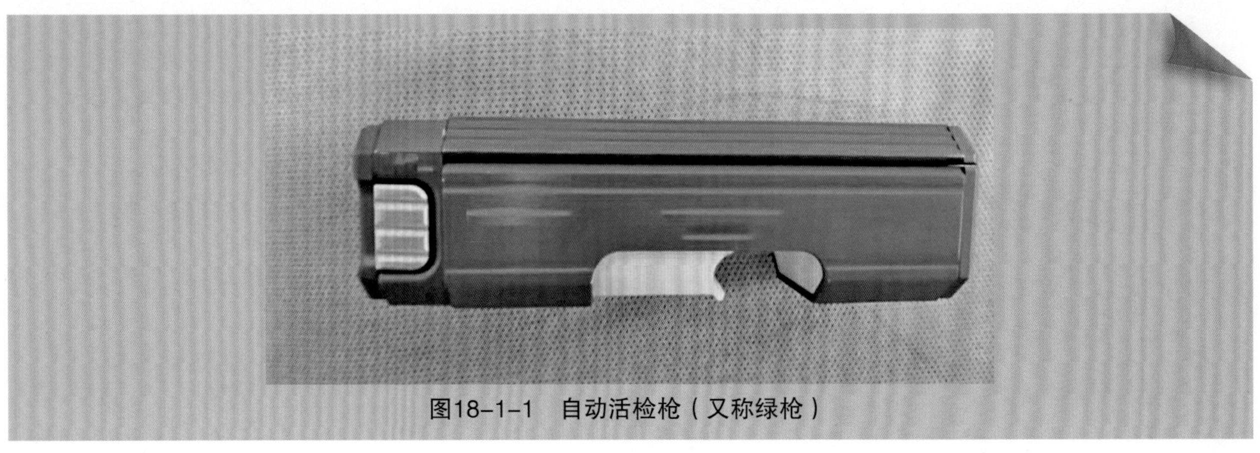

图18–1–1　自动活检枪（又称绿枪）

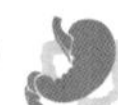

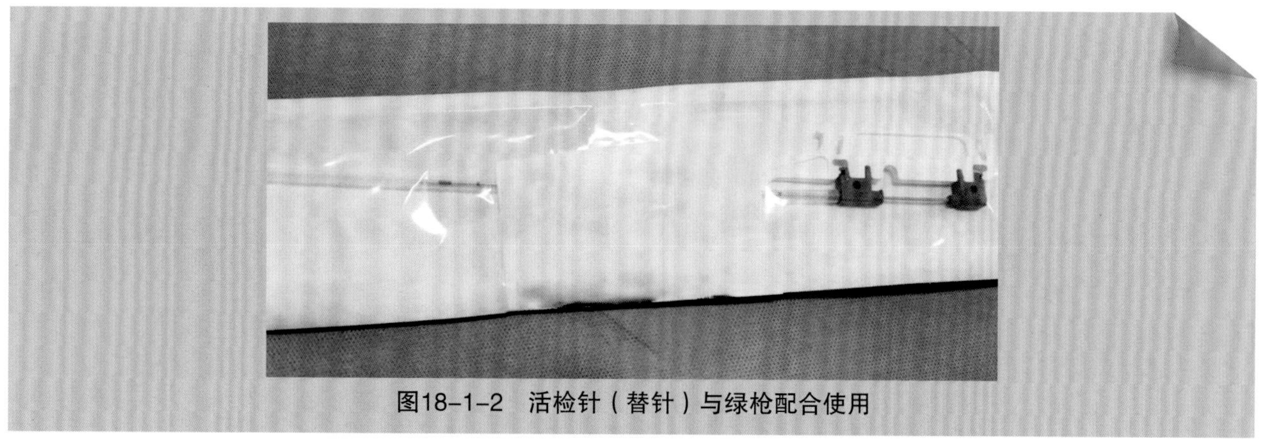

图18-1-2　活检针（替针）与绿枪配合使用

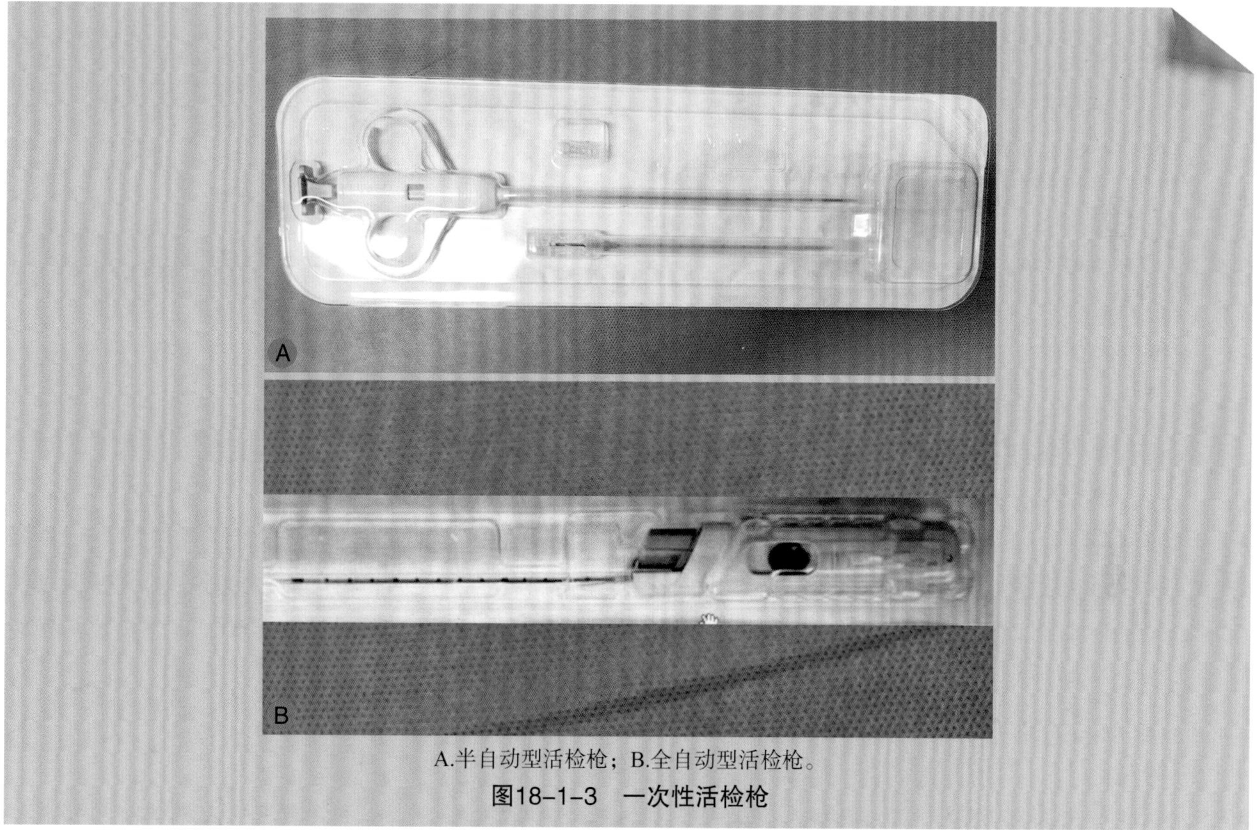

A.半自动型活检枪；B.全自动型活检枪。

图18-1-3　一次性活检枪

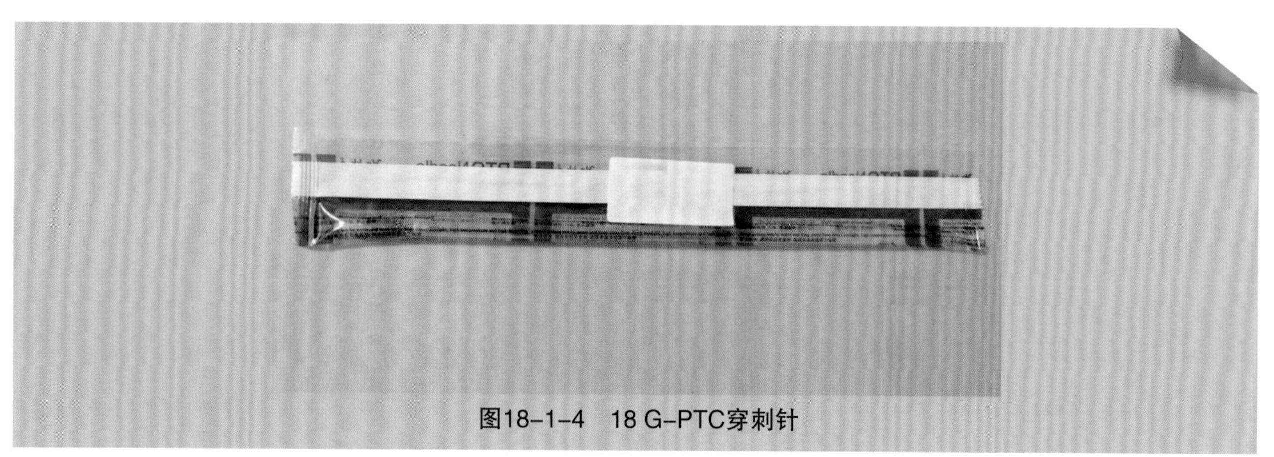

图18-1-4　18 G-PTC穿刺针

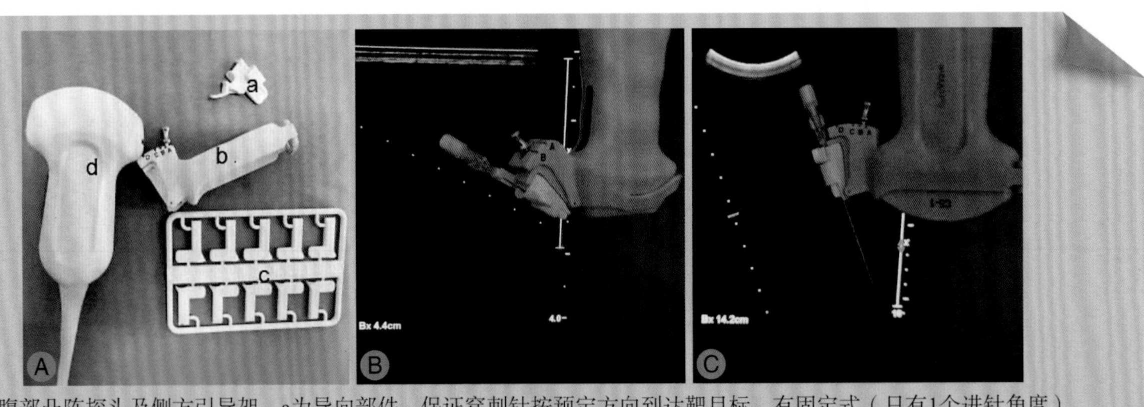

A.腹部凸阵探头及侧方引导架：a为导向部件，保证穿刺针按预定方向到达靶目标，有固定式（只有1个进针角度）和可调式（有2个或2个以上进针角度，或进针角度有一定调节范围）两种；b为固定部件，其作用是将导向部件紧固在探头上，并保证穿刺针在超声扫描面内；c为导针槽，是根据穿刺针的粗细不同而制作的沟槽，和导向部件一起保证穿刺针在预定穿刺方向上行进；d为腹部凸阵探头。B.双角度调控引导架与机器引导角度对应。C.四角度调控引导架与机器引导角度对应。

图18-1-5　穿刺引导架

【介入超声穿刺方法】

1. 徒手穿刺法

在超声引导下徒手持穿刺针进行操作，要保持穿刺针进针方向与声束平面平行并位于超声扫查断面内，超声图像内要同时清晰显示穿刺针和靶目标。

徒手穿刺方法的优点：可通过最短距离任意有效方位穿刺靶目标。在操作过程中，可分别移动穿刺针和探头。当穿刺针距探头太近时，可重新选择穿刺点，也可移动探头。缺点：较难保持穿刺针时刻位于超声扫查断面内，移动穿刺针或探头，均可导致穿刺针与超声扫查断面不平行，导致不能显示穿刺针针尖。

2. 引导穿刺法

在超声探头引导架下对靶目标进行穿刺。选用何种穿刺探头及穿刺引导架，依据超声仪和病变位置而定。原则是既能清楚显示靶目标，又能选择距离近而安全的路径。通常对声窗小而位置较深的病变，以选用小接触面凸阵探头和配套穿刺引导架为宜；对于声窗大而位置浅的病变，应选择浅表线阵探头及其相应引导架。每一种穿刺探头及其引导架都有其特点，应根据具体情况扬长避短。

【穿刺针与超声探头的配合调节方法】

1. 平面内法

穿刺针平行于探头长轴，沿轴向刺入探头下，穿刺针始终在超声视野内，表现为高亮回声线。缺点是技术要求高，针体会干扰穿刺针深方组织显像，穿刺至靶目标的长度是垂直距离的 2 ~ 3 倍。

2. 平面外法

穿刺针垂直于探头长轴，自中点沿短轴刺入探头下，针尖 / 针体显示为点状强回声。缺点是不能确定强回声为针体还是针尖。

【介入超声不良反应和并发症预防】

1. 出血及血肿形成

出血曾经是介入超声最为常见的并发症，其发生率与所涉及的脏器、病灶性质、使用针具的类型和外径、操作人员的熟练程度等均有关。近年来，随着超声仪器性能的改进和彩色多普勒灵敏度的提高，穿刺出血的发生率降低，穿刺安全性提高。这是因为彩色多普勒超声可实时显示穿刺路径的血管情况，提示血管管径及走行，从而提示术者调整进针路径和方向，避免出血的发生。

为预防出血，术前应行实验室检查了解血小板计数和凝血功能，严格掌握穿刺适应证和禁忌证。对凝血功能异常的患者应谨慎，纠正凝血功能后方可行穿刺诊疗术；选择穿刺路径时应用彩色多普勒避开血管，并最好选择经过一段正常组织再进入肿瘤的路径；穿刺过程中当针尖抵达脏器表面时应要求患者短暂屏气，迅速进针，防止针尖斜面对脏器包膜形成切割损伤；对搏动性肿块进行穿刺时须用彩色多普勒观察肿瘤与周围动脉的关系，避开大血管；减少粗针穿刺次数，对有出血倾向者可注射止血药物，并改用细针穿刺。

2. 感染

穿刺活检并发感染的概率较低，引起术后感染的主要原因是介入器械的细菌污染和无菌操作不规范。严格器械灭菌和无菌操作，是预防感染的最有效途径。为减少感染的发生，必要时也可预防性使用抗生素。

3. 疼痛

疼痛是穿刺术后最常见的不良反应，以穿刺局部轻微疼痛为主。对穿刺点局部疼痛且疼痛轻微者，可不予特殊处理，如果腹部穿刺区疼痛严重，应警惕出血或腹膜炎可能。

4. 其他

邻近器官的损伤、休克等。出现严重并发症时应及时与相关临床专科联系，以进一步诊断和治疗。

（张占超）

第二节
超声引导经皮胃肠道肿块穿刺活检

胃肠道肿瘤是临床常见的肿瘤，占我国肿瘤总发病率的第三位，仅次于肺癌和乳腺癌。目前，诊断胃肠道肿瘤的方法繁多，如纤维内镜、放射、超声等。自 1981 年 Ennis 和 MacErlean 首先报道了超声引导下经皮对胃肠肿物进行细针穿刺活检获得成功以来，随着超声引导穿刺活检技术的不断发展，超声引导经皮胃肠道肿块穿刺活检日益发挥着重要作用。

【适应证】

1. 无法耐受或接受内镜的胃占位或肠占位患者。
2. 胃壁或肠壁增厚，表面糜烂，内镜活检有困难或活检失败者。
3. 向腔内或腔外浸润生长的胃壁或肠壁肿块。
4. 十二指肠及小肠占位性病变。
5. 晚期胃肠道肿瘤，治疗需要了解其组织类型者。

【禁忌证】

1. 胃肠道肿瘤，无安全穿刺路径者。
2. 全身出血性疾病，难以纠正的严重凝血机制障碍者；服用抗凝药物者，须停药 3 ～ 4 天才可进行穿刺活检。
3. 严重心肺功能不全，无法承受手术者。

【术前准备】

1. 术前必须掌握患者的病史和病情，超声检查了解病变情况，明确穿刺的目的，制订诊治方案。确定是否可行介入超声，严格掌握适应证和禁忌证，确定是否有合适的穿刺点及进针途径，做好体表标志。

2. 测定血常规、凝血功能、心电图等，对年龄较大或有复杂疾病的患者须检查心、肺、肝、肾功能，对糖尿病患者需测量血糖等。

3. 穿刺前 3 天应停止服用抗凝剂药物（如阿司匹林等）。活检前要禁食 8 ~ 12 小时。

4. 准备并消毒所需器械，包括引导架、穿刺针、活检枪、无菌探头套等，准备好穿刺包。

5. 与患者及其家属做好术前谈话，让其明确适应证和穿刺手术过程可能出现的并发症，必须由患者及其家属签署知情同意书。

【操作方法】

超声仪器配备穿刺引导功能，3.5 ~ 5 MHz 腹部凸阵探头，自动活检枪或半自动活检枪配 18 ~ 20 G 穿刺活检针，选配同轴针。

（1）患者取仰卧位，常规进行超声检查，了解病变部位及其与周围器官的关系，判断进针方向及深度，确定穿刺点后做好标记。一般情况下将靶目标的最大直径作为穿刺方向，进针路径应避开大血管、胰腺、结肠及正常肠壁，无法避开正常小肠时，可用 20 G 穿刺针贯穿小肠达到靶目标。

（2）常规消毒、铺巾，并用 2% 利多卡因进行局部麻醉，再次扫查定位。进针前嘱患者屏气，超声引导下进针至肿块边缘时，激发扳机，并迅速出针，一般重复穿刺 2 ~ 3 次。取出的组织条用甲醛溶液固定并送组织学检查，抽吸物涂片送细胞学检查。

（3）术后局部加压包扎，患者取平卧位，测血压，并密切观察穿刺路径周围有无出血及积液（图 18-2-1 ~图 18-2-6）。

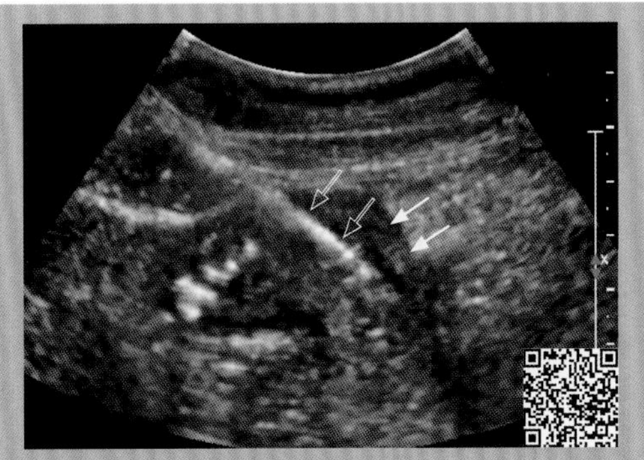

取材活检时，穿刺针（空心箭头）取材方向与胃前壁肿块长轴一致，穿刺针到达肿物边缘时，放枪，沿肿物（实心箭头）长轴进针取材。

图18-2-1　经皮胃壁肿物组织学活检（动态）

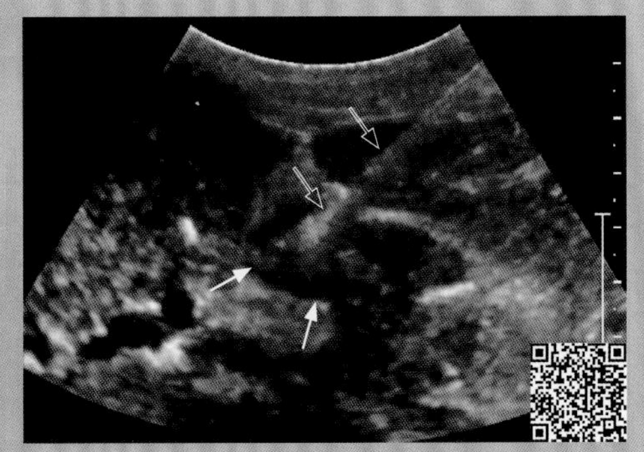

实心箭头：肿物；空心箭头：活检针。

图18-2-2　经皮经肝胃窦肿物组织学活检（动态）

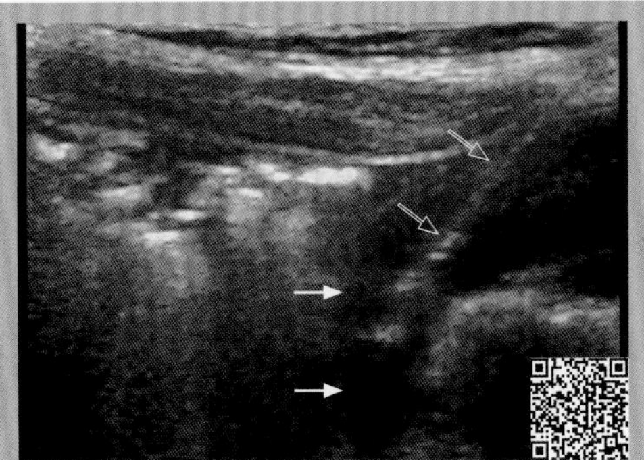

穿刺针（空心箭头）沿肿物（实心箭头）长轴方向提插、切割，利用其因虹吸效应产生的负压吸取肿物脱落细胞，进行细胞学检查。

图18-2-3　经皮空肠肿物细胞学穿刺（动态）

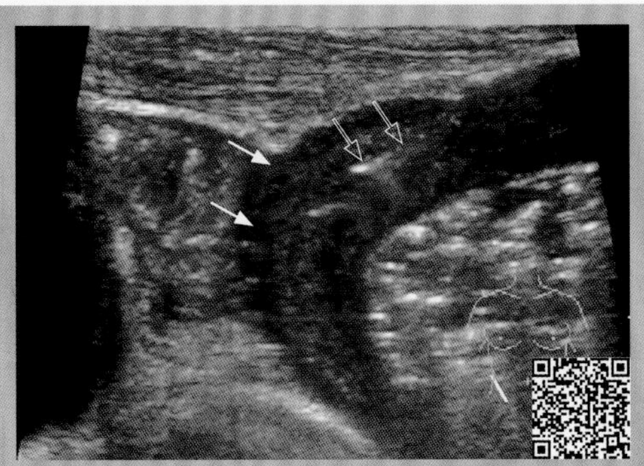

实心箭头：肿物；空心箭头：活检针。

图18-2-4　经皮回肠肿物组织学活检（动态）

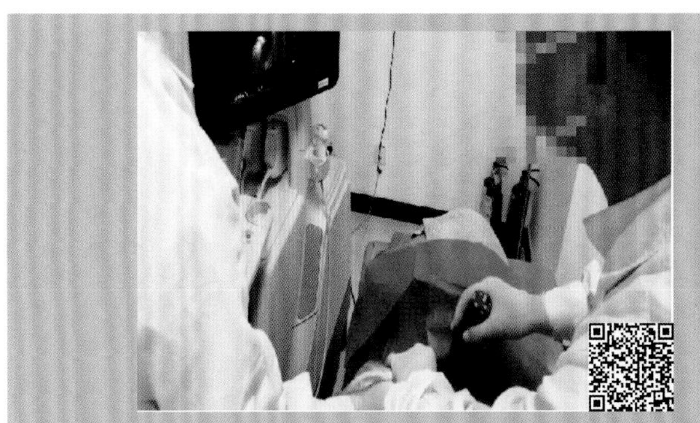

图18-2-5　经皮结肠肿物组织学活检（动态）

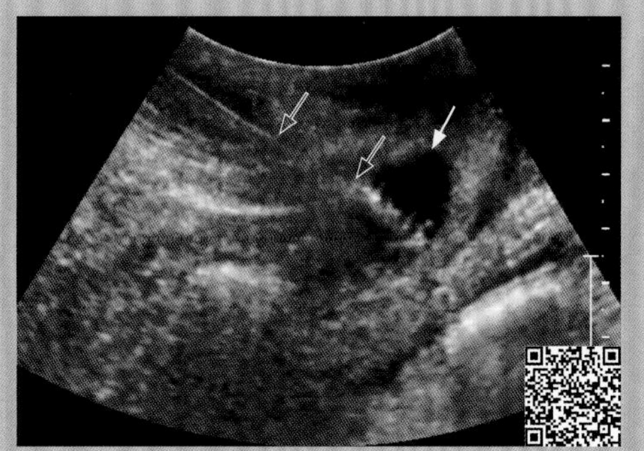

活检枪到达肿物（实心箭头）边缘后，调整活检针（空心箭头）进针方向，先弹出活检针针芯，然后再次激发活检枪弹射出针鞘，完成肿物组织取材。

图18-2-6　经会阴直肠肿物组织学活检（动态）

【并发症】

其并发症主要有腹痛、出血、发热、感染（感染多由胃肠内容物外漏引起，胃壁或肠壁取材时应尽量避免穿入腔内或贯穿前后缘，如有，局部按压和禁食可减少胃肠漏风险）、肿瘤细胞种植（发生率属罕见）等。

【临床价值】

目前，获得胃及大肠病变病理结果的方法主要是纤维镜检查。但是，对无法接受或无法耐受内镜检查者，黏膜层糜烂、黏膜下病变特别是小肠病变患者，内镜取材受限，而超声引导下经皮胃肠道占位性病变穿刺活检可弥补这些不足，这种活检方法取材满意率高，可获得可靠的病理学依据，有助于临床诊断，且该方法属于微创检查，患者耐受性好。

总之，超声引导下经皮穿刺活检诊断胃肠道肿瘤，操作简单，诊断率高，创伤性小，并发症少，为胃肠道肿瘤的明确诊断提供了一种安全有效的新途径。

（张占超）

第三节　胃肠道后方病变超声介入治疗

【胃后方病变超声介入】

主要针对胃腔后方病变在超声引导下贯穿胃腔达到病变处，进行如积液抽吸或注药、肿块活检或注药等操作。其禁忌证、术前准备及并发症同胃肠包块活检。

操作方法：患者取仰卧位，进行常规超声检查，了解病变部位及其与周围器官的关系，判断进针方向及深度，一般情况下将靶目标的最大直径作为穿刺方向，进针路径应避开大血管、胰腺、结肠。确定穿刺点标记后，常规消毒、铺巾，用2%利多卡因进行局部麻醉，再次扫查定位。进针前嘱患者屏气，超声引导下用20 G穿刺针贯穿胃前后壁进针至病变处，进行相关治疗。术后局部加压包扎，患者取平卧位，测血压，并密切观察穿刺路径周围有无出血及积液（图18-3-1）。

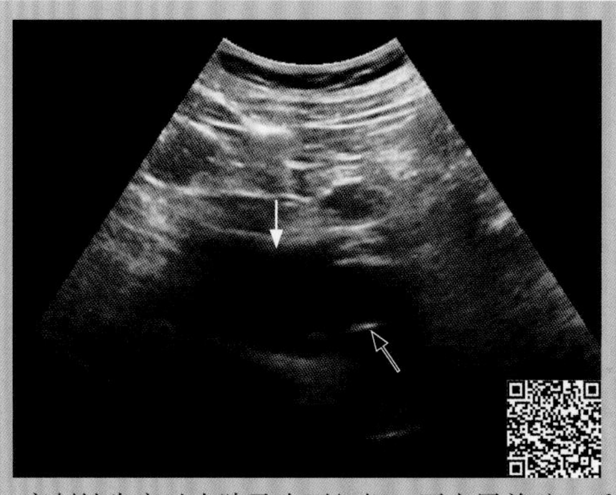

因PTC针为细针，针道显示欠清，穿刺针先穿过皮肤及皮下组织，再由胃前壁、后壁贯穿胃腔，继续进针，针头（空心箭头）穿入囊肿腔（实心箭头）内，拔出针芯，进行抽吸，可看到囊肿体积逐渐变小。

图18-3-1　经皮经胃胰腺假性囊肿抽吸（动态）

【小肠后方病变超声介入】

主要针对小肠腔后方病变在超声引导下贯穿肠腔达到病变处，进行如积液抽吸或注药、肿块活检或注药等操作。其禁忌证、术前准备及并发症同胃肠包块活检。

操作方法：患者取仰卧位，进行常规超声检查，了解病变部位及其与周围器官的关系，判断进针方向及深度，一般情况下将靶目标的最大直径作为穿刺方向，进针路径应避开大血管、胰腺、结肠。确定穿刺点后做好标记。常规消毒、铺巾，用2%利多卡因进行局部麻醉，再次扫查定位。进针前嘱患者屏气，并深压腹壁驱赶肠管，贯穿的肠管尽量少，超声引导下用20 G穿刺针贯穿肠管前后壁进针至病变处，进行相关治疗。术后局部加压包扎，患者取平卧位，测血压，并密切观察穿刺路径周围有无出血及积液（图18-3-2）。

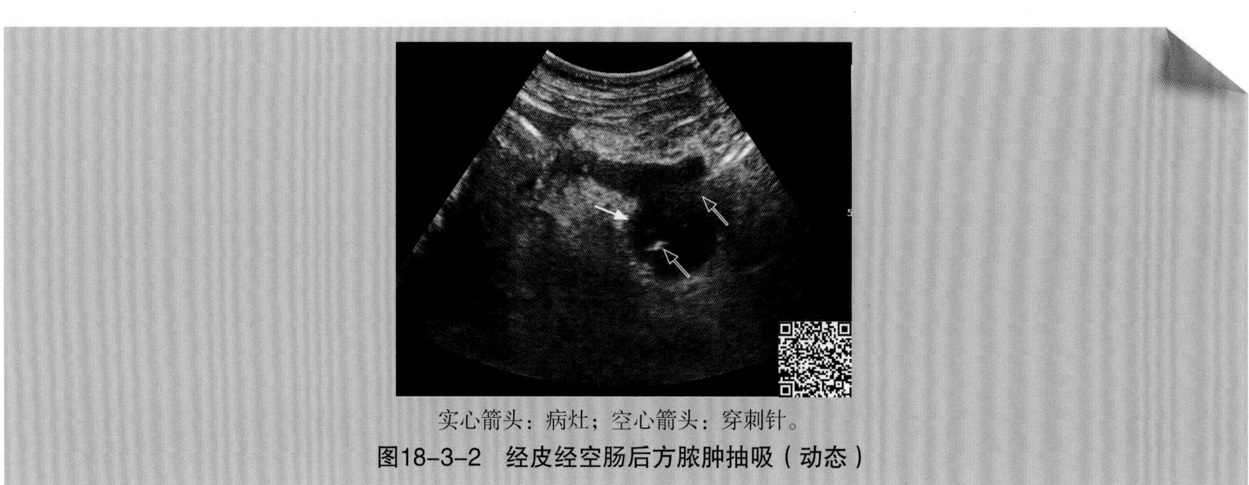

实心箭头：病灶；空心箭头：穿刺针。

图18-3-2　经皮经空肠后方脓肿抽吸（动态）

【腹膜后胃肠相关病变超声介入】

1. 腹腔神经丛阻滞

（1）应用解剖：腹腔神经丛是最大的自主神经丛，位于腹主动脉上段前方，围绕腹腔干及肠系膜上动脉根部，相当于第12胸椎和第1腰椎椎体前上部，在腹主动脉上段的前面和两侧，围绕腹腔动脉和肠系膜上动脉的根部。

（2）适应证：缓解或控制腹腔脏器原发或转移性恶性肿瘤引起的内脏疼痛；用于缓解腹腔血管痉挛性疼痛；急腹症（如胰腺炎、胆囊炎术后）引起的疼痛（不适用于慢性胰腺炎引起的疼痛）；也适用于良性内脏神经痛。

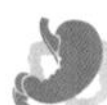

（3）并发症：感染；腹膜后血肿；肾损伤导致的血尿；腹泻；低血压；气胸、腹水。

（4）操作方法：常规消毒、铺巾，用 2% 利多卡因进行局部麻醉，常规定位于腹中线偏左。进针前嘱患者屏气，并深压腹壁驱赶肠管，贯穿的肠管尽量少，超声引导下用 20 G 穿刺针贯穿肠管前后壁进针至腹主动脉与肠系膜上动脉夹角处，注入 30 ～ 50 mL 低浓度局部麻醉药或 20 ～ 40 mL 无水乙醇进行相关治疗。术后局部加压包扎，患者取平卧位，测血压，并密切观察穿刺路径周围有无出血及积液（图 18-3-3）。

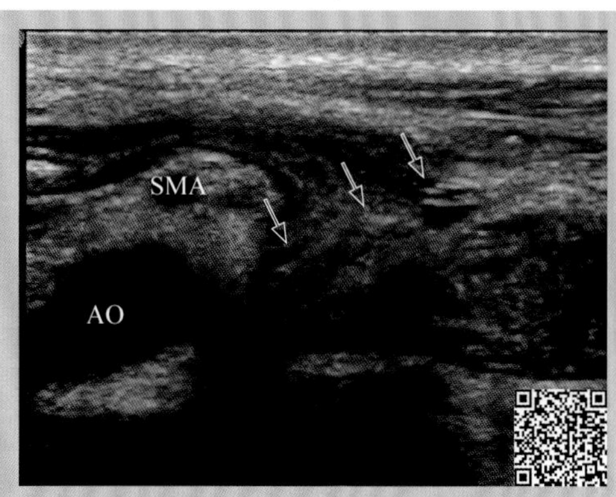

20 G-PTC针（箭头）贯穿其前后壁，到达腹主动脉与肠系膜上动脉夹角处，然后注入药物进行神经丛阻滞治疗。
SMA：肠系膜上动脉；AO：腹主动脉。

图18-3-3　经皮经小肠腹腔神经丛阻滞（动态）

2. 腹膜后肿瘤化学消融

（1）适应证：腹膜后原发或继发性肿瘤。

（2）并发症：疼痛、感染、腹膜后血肿、周边脏器损伤等。

（3）操作方法：常规消毒、铺巾，用 2% 利多卡因进行局部麻醉，超声定位尽量避免贯穿多个脏器，避开大血管、胰腺及结肠。进针前嘱患者屏气，并且在术前再次定位，深压腹壁驱赶肠管，超声引导下用 20 G 或 22 G 穿刺针贯穿胃或肠管前后壁进针至腹膜后肿瘤内，多点注射无水乙醇或化疗药物，待药物弥散整个瘤体或术前计划瘤体体积时，拔针（可多次重复注射）。术后局部加压包扎，患者取平卧位，测血压，并密切观察穿刺路径周围有无出血及积液（图 18-3-4）。

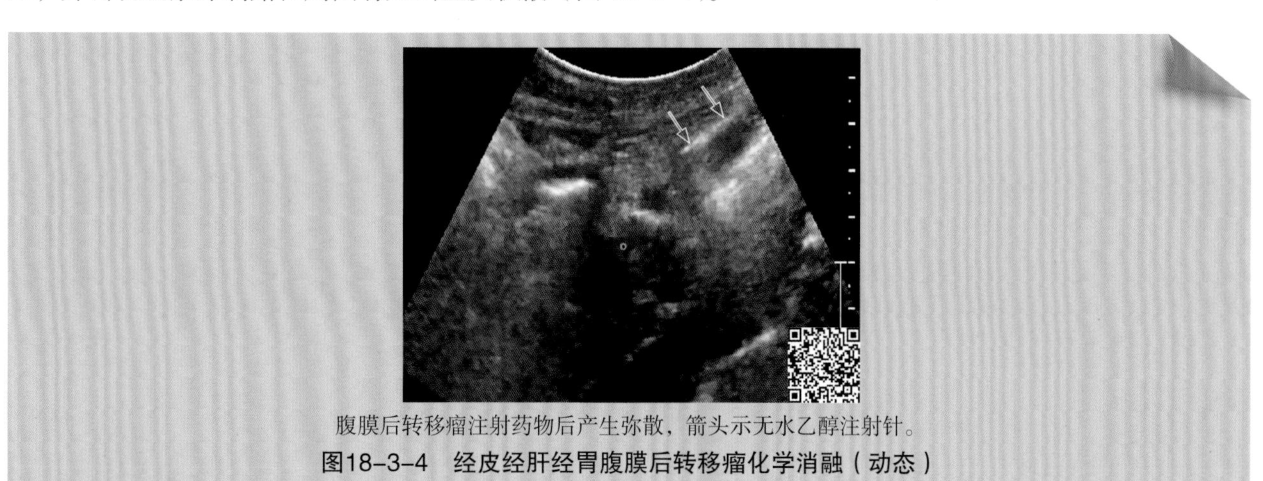

腹膜后转移瘤注射药物后产生弥散，箭头示无水乙醇注射针。

图18-3-4　经皮经肝经胃腹膜后转移瘤化学消融（动态）

【临床意义】

超声引导下胃肠后方病变介入治疗具有操作简便、安全、微创等优点，是一种有效的局部治疗方法，为胃肠后方病变的治疗提供了一种新的临床途径。

（张占超）

参考文献

[1] 何文 . 实用介入性超声学 [M]. 北京：人民卫生出版社，2012.
[2] 陈敏华，梁萍，王金锐 . 中华介入超声学 [M]. 北京 . 人民卫生出版社，2017.
[3] 梁萍，于晓玲，张晶 . 介入超声学科建设与规范 [M]. 北京 . 人民卫生出版社，2018.

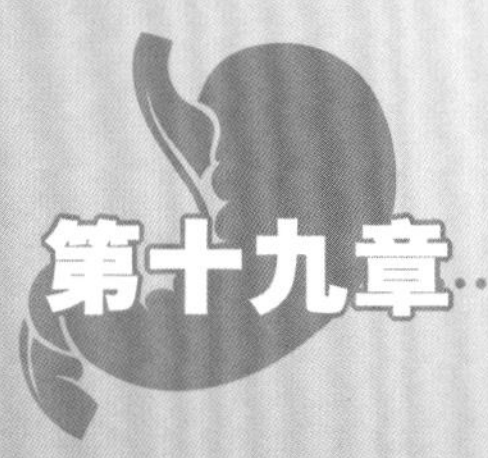

第十九章

实时超声监视下温生理盐水灌肠治疗小儿肠套叠

第一节 肠套叠概述

肠套叠是指某段肠管及其相应的肠系膜套入相连的肠腔内，并导致肠内容物通过障碍所形成的一种肠梗阻，是小儿常见的急腹症之一。

肠蠕动失去正常节律性时，肠环肌发生持续性局部痉挛，近端肠管剧烈蠕动，遂将痉挛的肠段推入远端肠腔内，使该段肠壁重叠并拥塞于肠腔而引起梗阻（图 19-1-1）。小儿原发性肠套叠最常见于 1 岁以内婴儿，以 5 ~ 9 月龄为高峰期，2 岁后随年龄增加发生率逐渐减小。肠套叠常年可见，以春末、夏初发病较为集中。

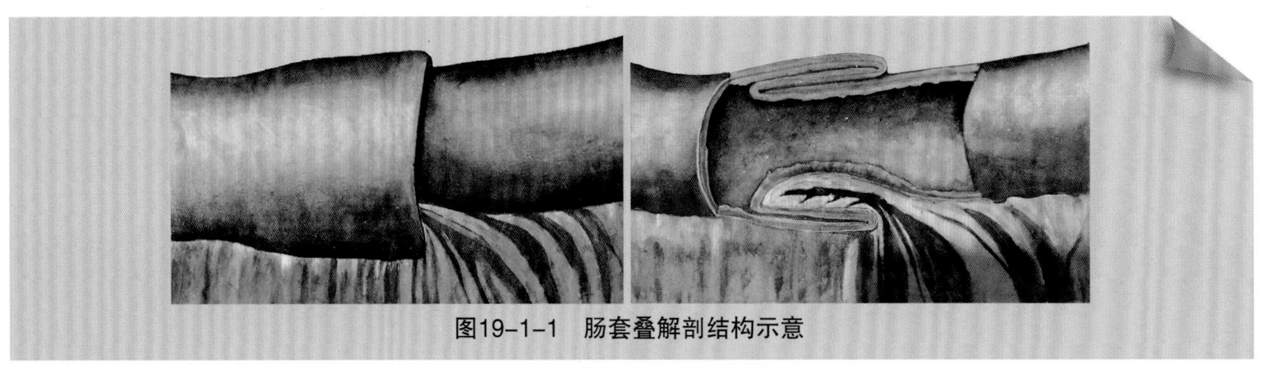

图19-1-1　肠套叠解剖结构示意

【病因】

约 95% 的小儿肠套叠是原发性的，即在套叠肠段及其附近未见器质性病变。仅 2% ~ 8% 的患儿为继发性的。

1. 原发性肠套叠

病因尚不明确，可能与下列因素有关。

（1）生理结构：婴儿期小肠系膜相对较长、回盲部游离度大、回盲瓣系带不发达、回盲瓣过度肥厚、回盲口几乎呈开放状的卵圆形，加之该区淋巴组织丰富，受炎症或食物刺激后易引起充血、水肿、肥厚，肠蠕动易将回盲瓣向前推移，并牵拉肠管形成套叠。

（2）肠蠕动紊乱：婴儿期肠道功能尚不健全，添加辅食、食物搭配不合理、断奶等饮食结构改变，以及小儿发生腹泻、发热等均可引起肠蠕动紊乱。

（3）病毒感染：有学者认为小儿肠套叠的发生与腺病毒感染有关，因为当腺病毒感染时，回盲部肠壁淋巴组织可发生炎性增殖，邻近肠系膜淋巴结也发生肿大，压迫肠管，导致肠运动功能常发生紊乱，使小儿易发生肠套叠。

（4）胃肠激素：胃肠激素分泌紊乱在小儿急性肠套叠发病中起着重要作用。高胃泌素血症可引起小肠蠕动增加、痉挛，引发肠套叠。

（5）蛔虫感染：蛔虫所产生的毒素能刺激肠管，引起肠蠕动紊乱，从而导致肠套叠。

2. 继发性肠套叠

小儿继发性肠套叠多由肠息肉、肠道憩室、肠重复畸形、肠道肿瘤等原因所致。其发病年龄多> 10 个月，好发年龄为 2 岁左右。容易发生复套。

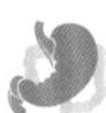

【临床表现】

主要表现为腹痛、呕吐、便血、腹部“腊肠样”包块等。

（1）腹痛：腹痛突然发生，面色苍白、出汗，烦躁不安，阵发性哭闹。

（2）呕吐：呕吐物多为胃内容物。患儿常拒哺乳或拒食。后期发展为完全性肠梗阻时，呕吐物为粪便样，带有臭味。

（3）便血：多于病后 6 ~ 12 小时出现暗红色“果酱样”便，是本病特征之一。

（4）腹部包块：可在右下腹触及稍活动并有轻压痛的“腊肠样”包块。

【肠套叠的构成】

肠套叠的部分由 3 层肠壁组成：外层肠壁称鞘部（外筒），中层为套叠肠段反折部（中筒），最内层为套叠肠段返回部（内筒）。套入部的顶端称头部，套叠肠段的入口处称颈部。肠系膜附着于肠壁的一侧，随套入肠段进入中筒和内筒之间（图 19-1-2）。

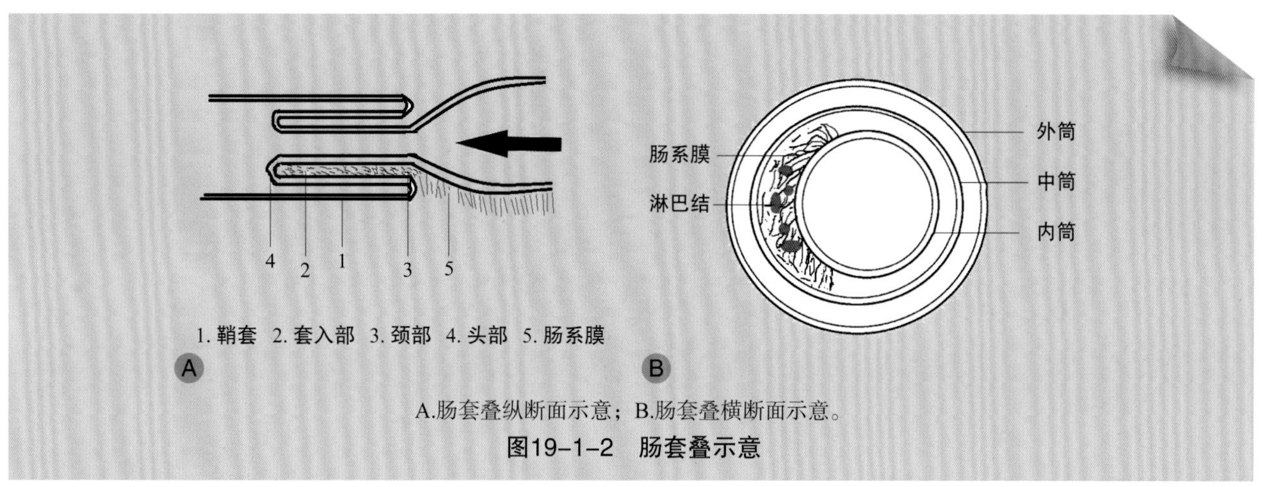

A.肠套叠纵断面示意；B.肠套叠横断面示意。

图19-1-2　肠套叠示意

【肠套叠分型】

肠套叠包括回盲型、回结型、小肠型、结肠型、多发型等（图 19-1-3）。

回盲型（占 50% ~ 60%）：回盲瓣是套叠头部，带领回肠末端进入升结肠，盲肠、阑尾也翻入结肠内。

回结型（约占 30%）：回肠从距离回盲瓣几厘米处开始套入回肠最末端，穿过回盲瓣进入结肠。

小肠型（较少见，特指不能自行复位的）：小肠套入小肠。

结肠型（很少见）：结肠套入结肠。

多发型（极少见）：在肠道的不同区域分开的 2 个以上的肠套叠。

【病理】

肠套叠发生后，由于套叠鞘部肠管持续性痉挛、肠系膜血管受压，套入部肠管发生循环障碍，初期静脉回流受阻，组织瘀血、水肿，静脉扩张、破裂、出血，与肠黏液混合为“果酱样胶冻状”便排出。随着时间的推移，肠壁水肿，静脉回流障碍加重，致使动脉受累供血不足，导致肠壁坏死，并出现全身中毒症状，严重者可并发肠穿孔和腹膜炎。

【治疗方法】

肠套叠只有部分小肠套叠可自行复位，其他类型一般不能自行复位。一经确诊，须立即进行复位治疗，包括非手术治疗和手术治疗。

（1）非手术治疗：是由肛门注入空气或生理盐水，通过压力使套入的肠管恢复至原来正常位置的一种非手术治疗的方法，包括 X 线空气灌肠复位治疗、超声引导下温生理盐水灌肠复位治疗等。

（2）手术治疗：经非手术复位失败者，病程超过 72 小时，尤其已合并严重脱水、中毒或休克等症状者，多须手术治疗。

手术前应纠正脱水和电解质紊乱，禁食、禁水，胃肠减压，同时采用退热、吸氧、备血等措施。

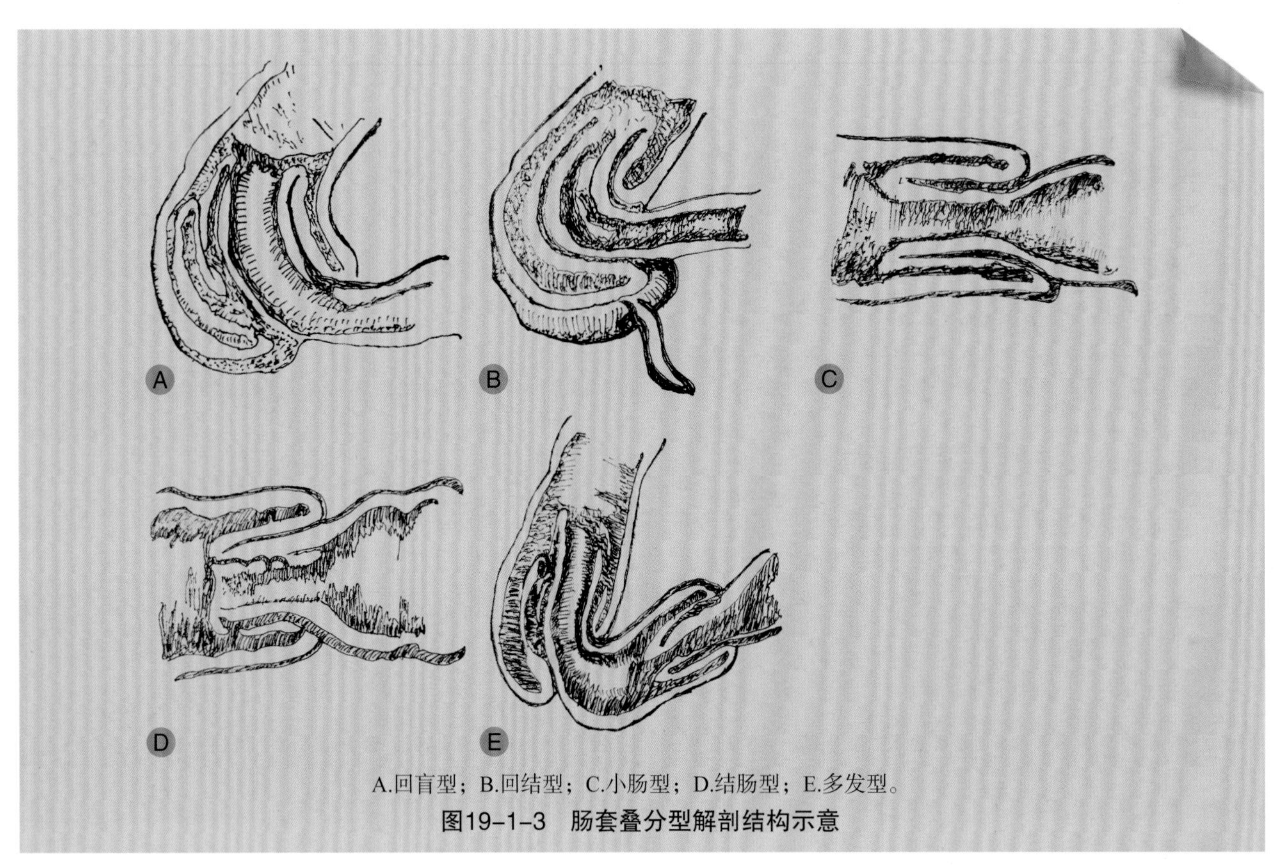

A.回盲型；B.回结型；C.小肠型；D.结肠型；E.多发型。

图19-1-3　肠套叠分型解剖结构示意

（周艳芳）

第二节 小儿肠套叠温生理盐水灌肠治疗

实时超声监视下温生理盐水灌肠治疗小儿肠套叠是指在超声实时监视下，将温生理盐水通过灌肠器在一定水压作用下注入大肠内，通过压力使套入的肠管恢复至原来的正常位置，解除梗阻，来治疗小儿肠套叠的一种非手术治疗的方法（图 19-2-1）。

【适应证】

主要适用于小儿原发性肠套叠。

（1）小儿原发性肠套叠，病程在 72 小时内，全身症状良好、无明显脱水及电解质紊乱者。

（2）复发性肠套叠及行 X 线空气复位失败的肠套叠，只要无明显肠坏死临床征象，也可尝试。

（3）对于继发性肠套叠，灌肠治疗可使肠套叠复位、缓解肠梗阻症状，并寻找其病因。

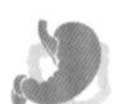

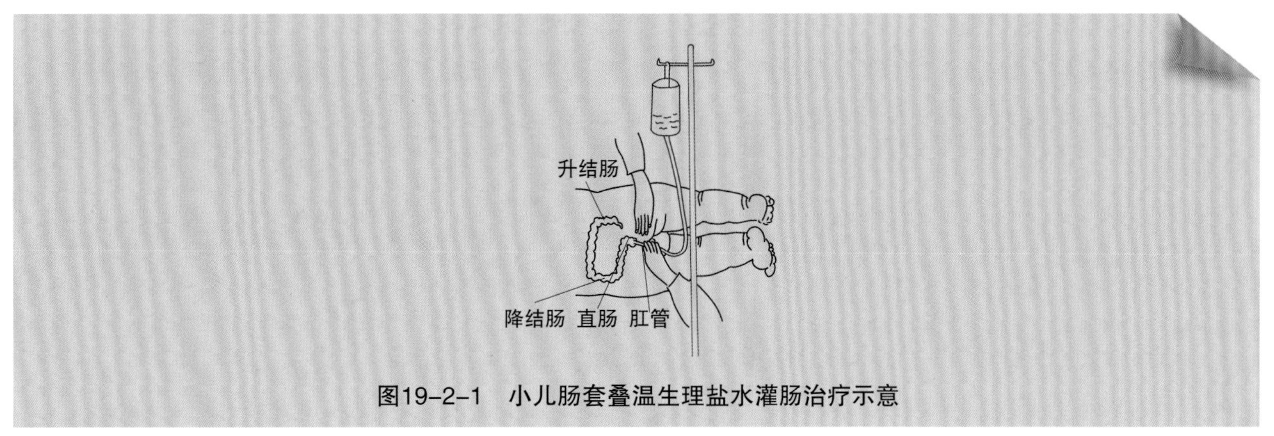

图19-2-1　小儿肠套叠温生理盐水灌肠治疗示意

【禁忌证】

1. 套叠时间超过 72 小时。

2. 全身状况不良，腹膜炎、严重脱水、精神萎靡、高热或休克。

3. 超声检查见套叠肠管有缺血、坏死表现者。

【术前准备】

1. 材料准备

输液架（特制）、2000 mL 灌肠袋、24 号双腔导尿管、500 mL 以上温生理盐水、温度计、石蜡油、60 mL 注射器（图 19-2-2）。

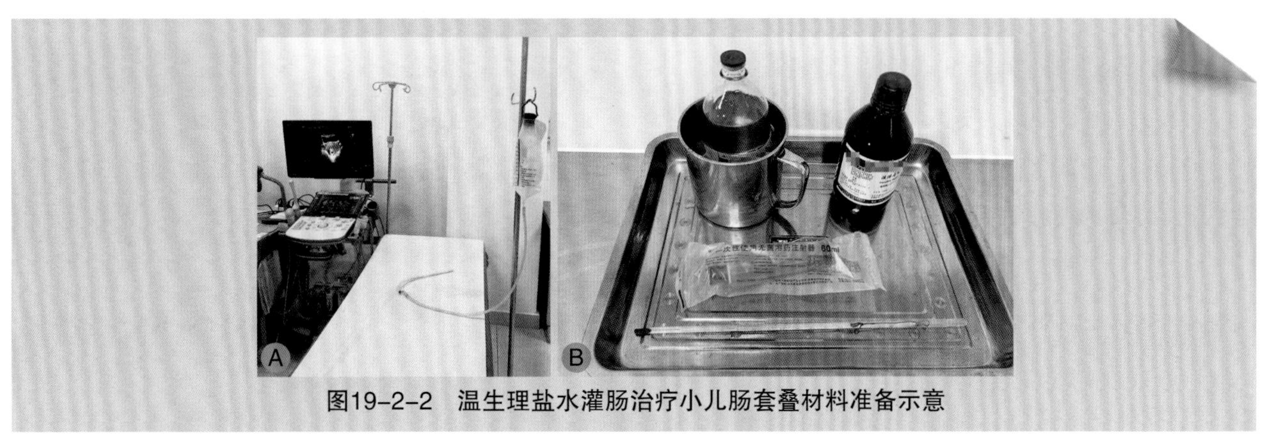

图19-2-2　温生理盐水灌肠治疗小儿肠套叠材料准备示意

（1）温生理盐水准备：500 mL 生理盐水（1 ~ 2 瓶），加热至 35 ~ 40 ℃备用。将 35 ~ 40 ℃温盐水倒入灌肠袋内后，灌肠袋上液晶温度显示贴绿色的适温区域会显示“OK”（图 19-2-3）。

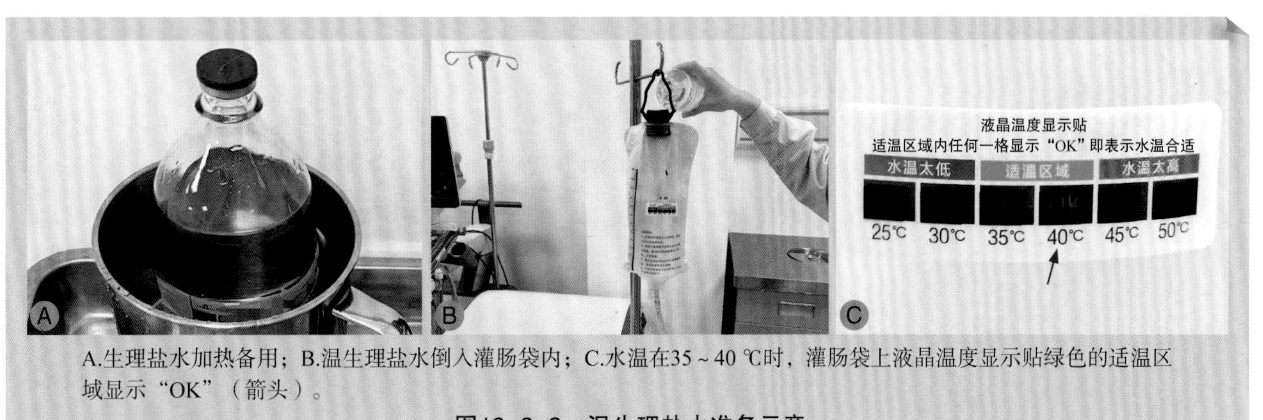

A.生理盐水加热备用；B.温生理盐水倒入灌肠袋内；C.水温在35 ~ 40 ℃时，灌肠袋上液晶温度显示贴绿色的适温区域显示“OK”（箭头）。

图19-2-3　温生理盐水准备示意

（2）特制输液架（图 19-2-4）：特制输液架有 2 个不同高度的挂钩，较低的挂钩高出床面 85 cm，较高的挂钩高出床面 135 cm；2 个挂钩的高度不同是为了适用于灌肠水压要求，因为灌肠开始时需要 7 ~ 8 kPa 水压（对应高度 85 cm），当灌肠液到达肠套叠套头部时，需要增加水压至 10 ~ 13 kPa（对应高度 135 cm）。

灌肠水压（压强）与灌肠液悬挂高度的相关性，来源于压强公式：

p（压强）$=\rho$（密度）g（常数）h（高度）

h（高度）$=p$（压强）$/\rho$（密度）g（常数）

（备注：0.9% 生理盐水密度 =1.009 kg/m^3，g=9.8 N/Kg）

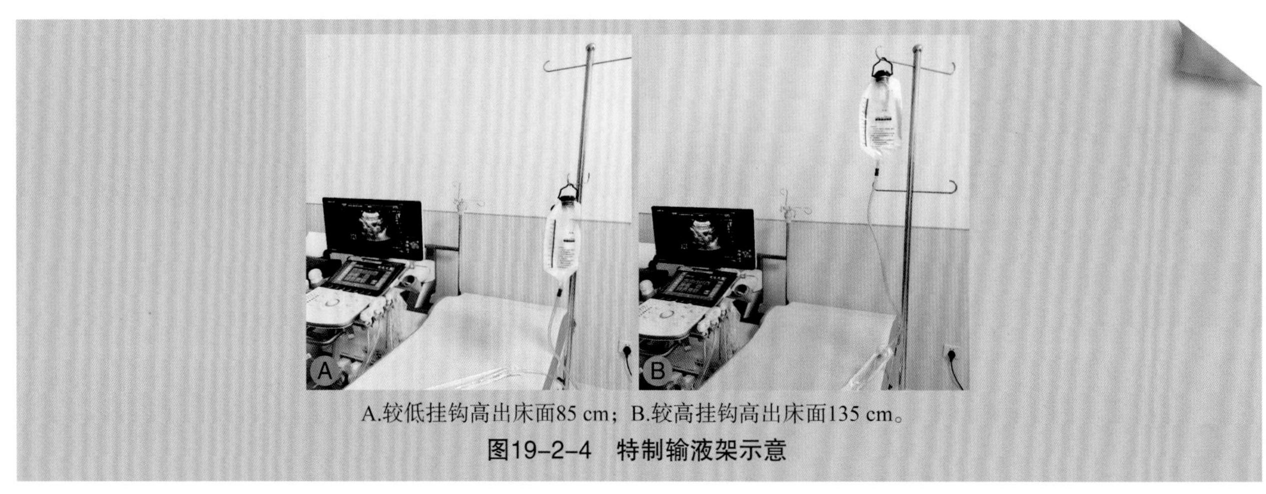

A.较低挂钩高出床面85 cm；B.较高挂钩高出床面135 cm。

图19-2-4　特制输液架示意

2. 评估患儿灌肠液注入量及肠管最大参考径

我们在工作中根据患儿的体重来评估温生理盐水灌入量，灌入量参考 45 mL/kg（最大总灌入量不超过 800 mL）；肠管最大宽径（内径）参考“患儿年龄与肠管最大宽径参考表”（表 19-2-1），测量方法：测量套叠包块远端肠管最大宽径。

表 19-2-1　患儿年龄与肠管最大宽径参考表

年龄	肠管最大宽径（cm）
6个月以下	不超过2.5
1周岁以下	不超过3.0
3周岁以下	不超过3.5
3周岁以上	不超过4.0

注：温生理盐水灌入量及肠管最大宽径参考数据适用于大多数情况，但因个体存在差异，具体用量须视患儿具体情况酌情加减。

表 19-2-1 中肠管最大宽径参考值与肠腔内压力密切相关，当助手严密观察灌入量时，操作者不断测量肠管最大宽径，当套叠包块远端肠管宽径达到表格中的上限时，即告知助手停止灌入。

3. 术前谈话

（1）详细告知病情严重性及治疗方案。

（2）术中可能发生的风险与并发症。

（3）术中需患儿家属了解、配合的相关事宜。

（4）了解复位后还存在复套可能。

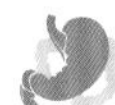

（5）术后需注意的相关事项。

（6）患儿家属自愿签署治疗知情同意书（图 19-2-5）。

xx 医院

肠套叠超声监测下温生理盐水灌肠复位知情同意书

患者姓名：　性别：　年龄：　科别：　床号：　住院号：

特殊治疗名称：肠套叠超声监测下温生理盐水灌肠复位术

拟行治疗日期：

患者因肠套叠建议在超声监测下行温生理盐水灌肠复位术。超声监测下温生理盐水灌肠复位无须手术治疗，亦可避免 X 线下空气灌肠复位治疗的 X 线损害，所以此治疗方法一般优先考虑施行，其复位成功率为 80% ~ 90%；如复位失败，可再施行手术治疗。复位后，再发生率为 4% ~ 10%，需要密切观察病情并行超声复查。

肠套叠超声监测下温生理盐水灌肠复位禁忌证如下。

1. 套叠时间超过 72 小时。

2. 全身状况不良，腹膜炎，严重脱水、精神萎靡、高热或休克。

3. 超声检查见套叠肠管有缺血、坏死表现者。

鉴于目前医学科学技术条件的限制，依据医疗行政管理法规，医师应在治疗前向患者及其家属详细说明病情、治疗方式及选择依据，治疗过程中可能出现的并发症和意外情况及有关防范措施：

超声监测下温生理盐水灌肠复位可能发生的并发症：①肠破裂及继发性腹膜炎，假如发生，须立即进行手术治疗；②呕吐，出现因肠内压增高、腹压增高引起的患儿呕吐，即停止操作，观察几分钟，一般可自行好转，无须特殊处理，如出现误吸入呕吐物，须马上转 ICU 监护治疗；③术中如出现心慌、心律失常等情况，应停止操作，并转 ICU 监护治疗；④其他。

患者或其家属（监护人）已阅读以上内容，对医务人员的解释清楚、理解，经慎重考虑，同意接受超声监测下温生理盐水灌肠复位，并愿意承担该治疗的风险，若在执行时发生紧急意外情况，同意接受贵院的必要处理。

操作医师：　　　　日期：　年　月　日　时

患者 / 家属（监护人）：　　　　日期：　年　月　日　时

图19-2-5　温生理盐水灌肠治疗小儿肠套叠知情同意书（仅供参考）

【复位过程】

1. 插导尿管

患儿取仰卧位或侧卧位，用石蜡油润滑导尿管前端，插入肛门内 5 ~ 6 cm，球囊内注水 20 ~ 30 mL（图 19-2-6），同时将低频探头置于耻骨联合上方观察球囊是否充盈，在超声监测下，轻拉导尿管使球囊置于直肠壶腹部，用以固定导尿管并封堵肛门。

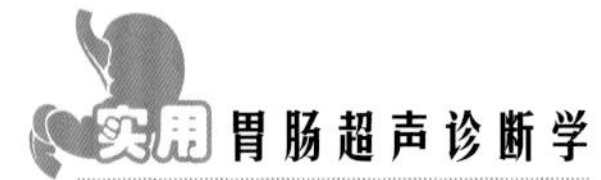

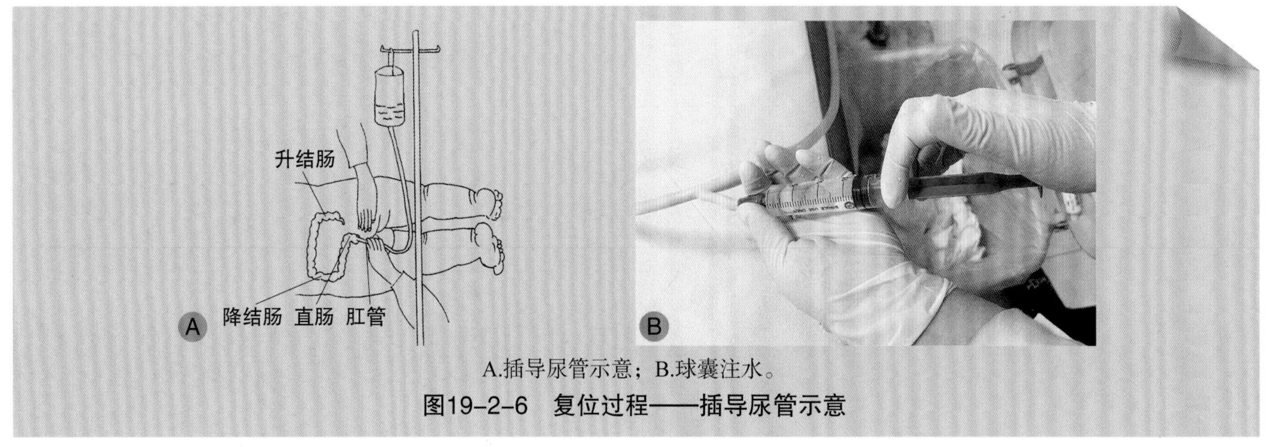

A.插导尿管示意；B.球囊注水。

图19-2-6 复位过程——插导尿管示意

2. 操作过程

操作过程分为以下 3 步。

（1）用高频探头监测肠套叠包块，助手打开灌肠袋控制开关，利用生理盐水自然水压（压强 7 ~ 8 kPa）持续注入生理盐水并观察其是否顺利流入肠道。

（2）待生理盐水到达套头部，能够清晰显示套头和套鞘时，将压力升高至 10 ~ 13 kPa（如果灌肠压力偏低，引起套叠鞘部痉挛，会增加复位困难）。助手严密控制总注入量，操作医师不断测量套头远端肠管的最大宽径，借以监测肠管的压力。

（3）在复位过程中，可适当地配合手法复位，即右手握探头实时监测套叠包块，左手指轻柔按摩套叠包块，并由套头向套叠颈方向缓缓推动，促进水流以脉冲形式冲击套头，提高复位成功率。

3. 复位成功超声表现

当生理盐水灌肠复位到达套头部时，可见套叠包块在肠管内呈现半弧形的低回声包块，套叠包块逐渐向回盲部回纳（以回盲套、回结套为例），由“套筒征”变“半岛征”；包块继续缩小，退移至回盲瓣处，呈“蘑菇征”；其后套叠包块消失，回盲瓣开放，图像呈现“蟹足征”，液体流入小肠使其充盈，复位成功（图 19-2-7）。

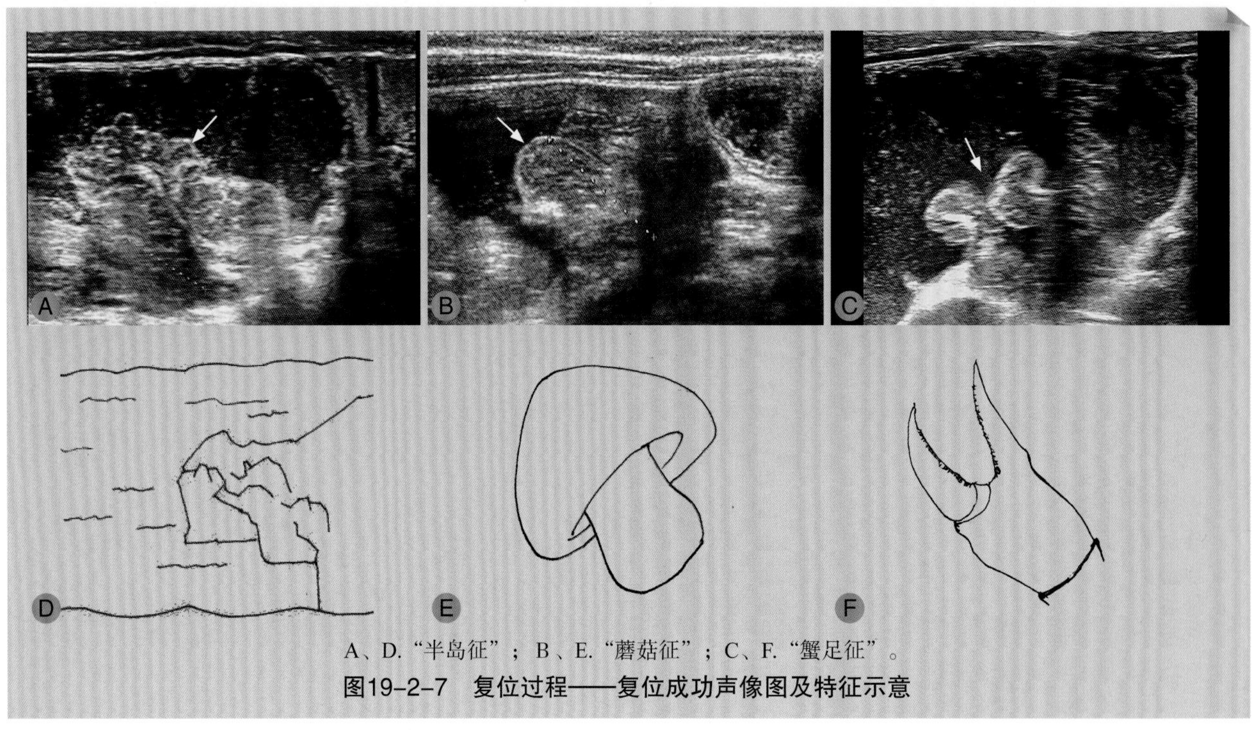

A、D.“半岛征”；B、E.“蘑菇征”；C、F.“蟹足征”。

图19-2-7 复位过程——复位成功声像图及特征示意

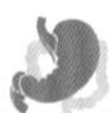

4. 复位失败处理

（1）灌入温生理盐水量达到参考用量上限、肠管内径宽度达到参考上限且配合手法按摩 4 ～ 6 分钟后仍未见复位者，视为此次复位失败。

（2）复位失败后，拔开导尿管与连接管接口，将灌入生理盐水从导尿管排出体外（图 19-2-8）。令患儿平卧位休息 10 ～ 15 分钟后，再次在灌肠袋内加入温生理盐水，排气后连接导尿管，再次重复上述复位操作过程。

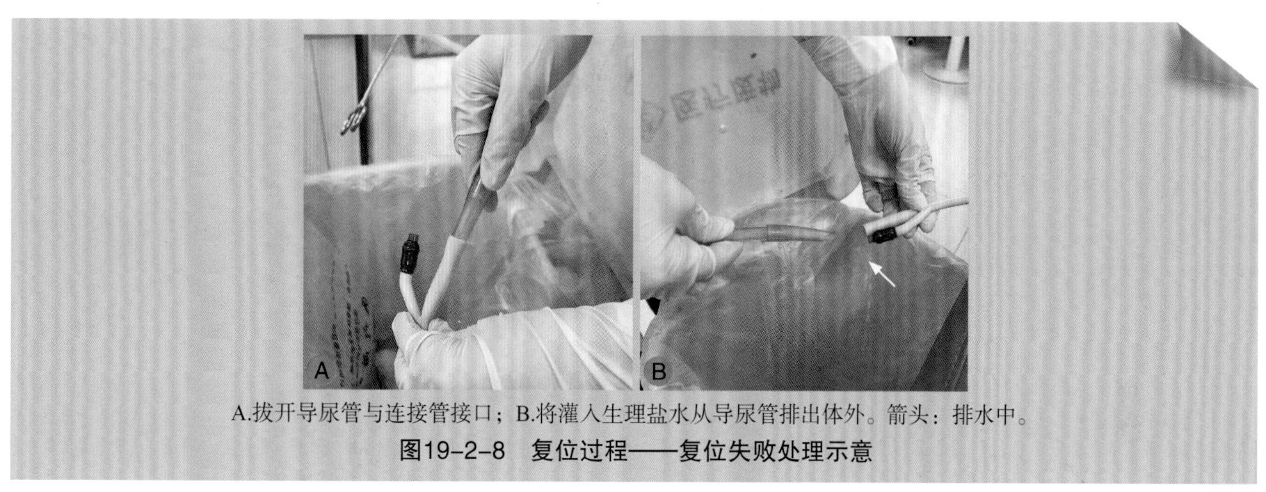

A.拔开导尿管与连接管接口；B.将灌入生理盐水从导尿管排出体外。箭头：排水中。

图19-2-8　复位过程——复位失败处理示意

（3）如果套叠包块水肿、嵌顿明显，可选择延迟重复灌肠复位（回临床进行解痉、消肿及补液等治疗后，延迟 30 分钟至数个小时再次进行重复灌肠复位）。延迟重复灌肠可提高 7% 的复位成功率，从而避免外科手术。

（4）对于进行了 3 次灌肠仍无法复位的患儿，可到手术室在麻醉状态下再次尝试进行灌肠复位，部分患儿可在麻醉状态下复位成功。如果麻醉状态下复位再次失败，即施行手术治疗；反复灌肠复位时发现肠壁呈"双层"或"多重"回声、腹腔内有较多积液时，表示套叠肠管已经发生缺血、坏死征象，应放弃灌肠，施行手术治疗；对于灌肠期间发生腹腔积液突然增加等疑似发生穿孔的表现时，需立即行手术治疗。

5. 复位成功后处理

（1）复位成功后，为了避免复套，灌入的生理盐水需留置 5 分钟，然后拔开导尿管与连接管接口，从导尿管自然排出灌入的生理盐水，然后抽出球囊内液体，拔出导尿管（图 19-2-9）。

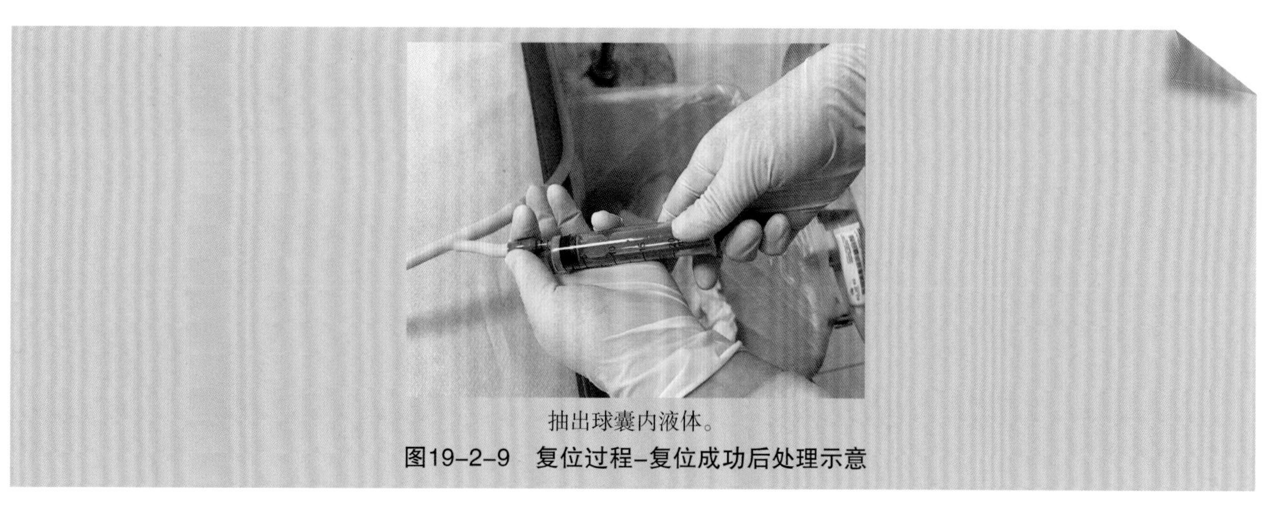

抽出球囊内液体。

图19-2-9　复位过程-复位成功后处理示意

（2）返回临床进行后续治疗，适量使用肠蠕动抑制剂及减轻肠壁水肿的药物。

（3）嘱患儿禁食6小时后复查超声，如无复套方可流质饮食，1天后半流质饮食，2～3天后循序渐进，1周恢复正常饮食。

【病例分析】

病例1 单纯肠套叠

患儿女性，8个月，因哭闹、呕吐3小时来诊。超声所见：于回盲部探及范围约4.8 cm × 3.3 cm × 3.9 cm的低回声包块，纵断面见多层平行的高、低相间的“套筒样”肠管回声，横断面呈“同心圆征”，中筒及内筒之间见数个淋巴结回声。彩色多普勒显示肠壁点状血流信号（图19-2-10）。

超声提示：回盲部低回声包块，符合肠套叠声像图表现。

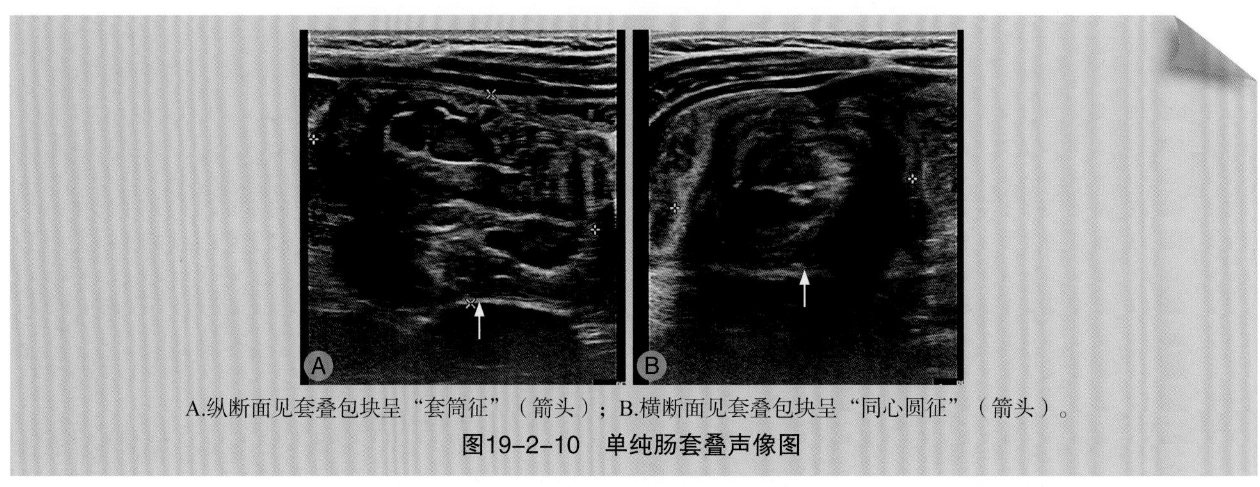

A.纵断面见套叠包块呈“套筒征”（箭头）；B.横断面见套叠包块呈“同心圆征”（箭头）。

图19-2-10 单纯肠套叠声像图

治疗方式：临床选择肠套叠超声监测下温生理盐水灌肠复位术。

患儿，8个月，体重8.7 kg，评估灌入量不超过391 mL，灌肠过程中肠管宽度不超过3 cm。

超声所见：对右下腹回盲部肠套叠包块行超声监测下温生理盐水灌肠复位术，由肛门插入24号球囊导尿管后用35 ℃温生理盐水灌肠，套头在水压作用下逆行回缩，套叠包块逐渐缩小，由“套筒征”变“半岛征”；当灌入350 mL温生理盐水时，套叠包块继续缩小，退移至回盲瓣处呈“蘑菇征”；配合手法按摩4分钟，包块不见继续回缩，遂继续灌入适量生理盐水，当再次灌入30 mL时，套叠包块通过回盲瓣消失，回盲瓣开放，图像呈“蟹足征”，液体流入小肠使其充盈，复位成功。灌肠液留置5分钟后，缓慢排出。套叠复位后见回盲瓣及回肠末端肿胀（图19-2-11）。

超声提示：肠套叠超声监测下温生理盐水灌肠复位术复位成功，建议禁食6小时后进行超声复查。

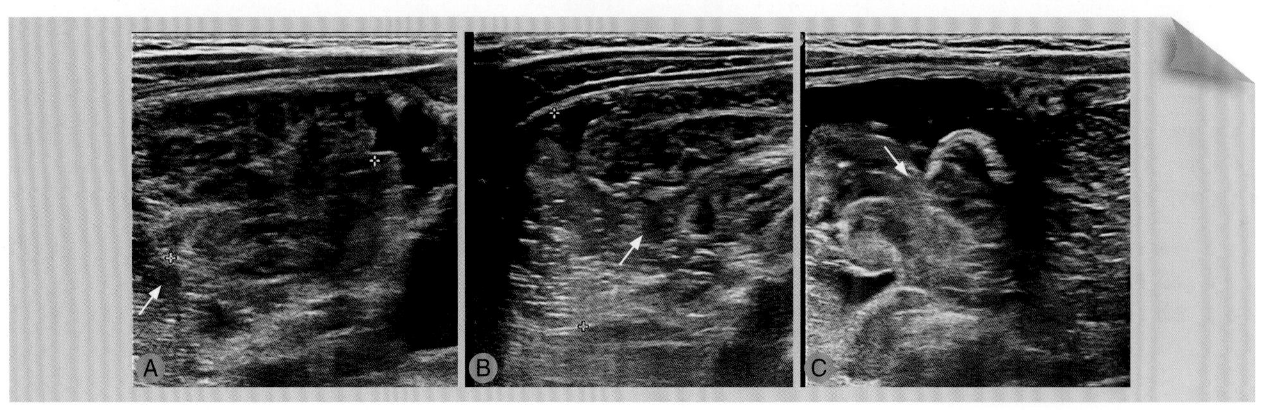

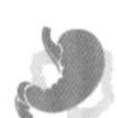

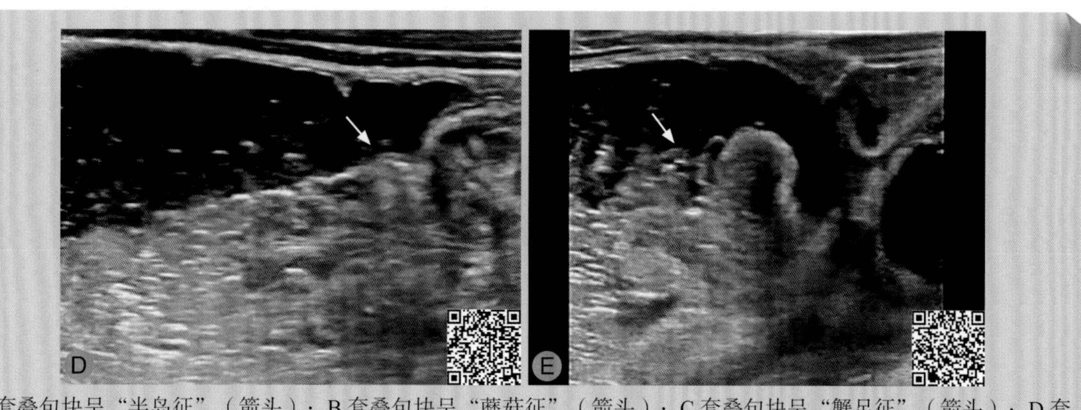

A.套叠包块呈“半岛征”（箭头）；B.套叠包块呈“蘑菇征”（箭头）；C.套叠包块呈“蟹足征”（箭头）；D.套叠包块退移至回盲瓣处，呈“蘑菇征”（箭头），正在配合手法按摩（动态）；E.肠套叠灌肠复位术通开瞬间，套叠包块通过回盲瓣消失，回盲瓣开放，图像呈“蟹足征”（箭头），液体流入小肠，复位成功（动态）。

图19-2-11　单纯肠套叠灌肠复位过程

病例 2　复发性肠套叠

与病例 1 为同一患儿，肠套叠复位后第 2 天患儿再次哭闹、呕吐，遂行超声检查。超声所见：于右下腹回盲部探及一低回声包块，大小约 3.9 cm × 3.4 cm × 3.5 cm，纵断面见多层平行的高低相间的“套筒样”肠管回声，横断面呈“同心圆征”。彩色多普勒显示肠壁点状血流信号（图 19-2-12）。

超声提示：回盲部低回声包块，符合肠套叠声像图表现。

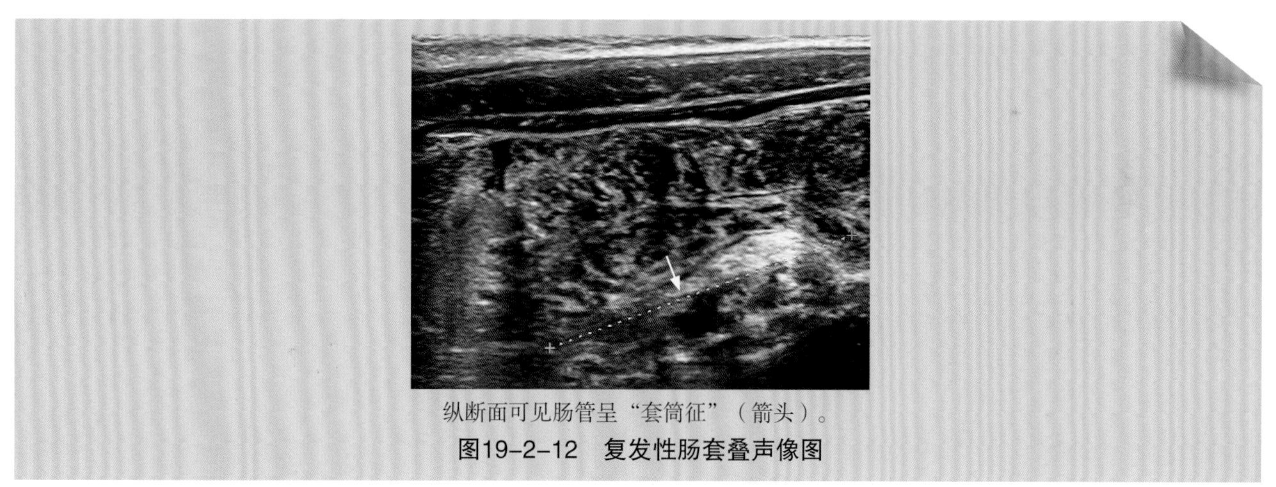

纵断面可见肠管呈“套筒征”（箭头）。

图19-2-12　复发性肠套叠声像图

仔细追问患儿灌肠治疗复位成功后饮食等状况，患儿家长诉复位成功后 3 小时内喂奶 1 次，考虑复套由进食诱发（未严格执行禁食 6 小时医嘱）。

治疗方式：临床再次选择肠套叠超声监测下温生理盐水灌肠复位术。

患儿 8 个月，体重 8.7 kg，评估灌入量不超过 391 mL，灌肠过程中肠管宽度不超过 3 cm。超声所见：由肛门插入 24 号球囊导尿管后用 35 ℃温生理盐水灌肠，当灌入 400 mL 温生理盐水时套头在水压作用下逆行回缩，套叠包块逐渐缩小，由“套筒征”变“半岛征”；套叠包块继续缩小，退移至回盲瓣处，呈“蘑菇征”；其后套叠包块通过回盲瓣消失，回盲瓣开放，液体流入小肠使其充盈，复位成功，图像呈“蟹足征”。灌肠液留置 5 分钟后，缓慢排出。

套叠复位后见回盲瓣肿胀，最厚处约 0.9 cm。套入段回肠末端肠壁增厚、水肿，最厚处约 0.9 cm（相邻未套入段肠壁厚约 0.2 cm，图 19-2-13）。

超声提示：肠套叠超声监测下温生理盐水灌肠复位术复位成功，建议禁食6小时后进行超声复查。

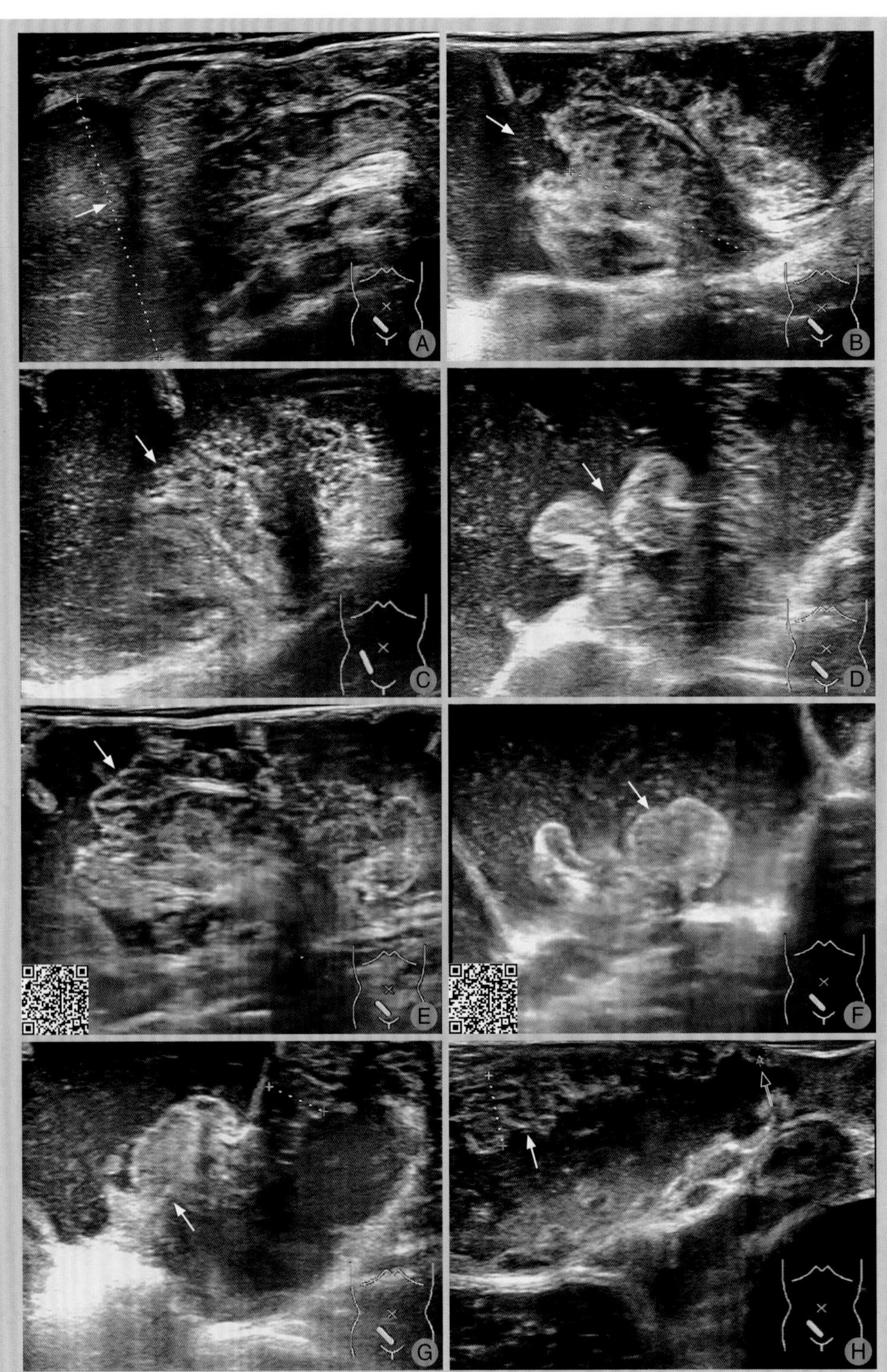

A.灌肠过程中实时测量套叠远端肠管宽度（箭头），借以监测肠管压力；B、C、D.套叠包块随生理盐水持续灌注，变为“半岛征”（箭头）、“蘑菇征”（箭头）、“蟹足征”（箭头）；E.套叠包块由“套筒征”变“半岛征”（箭头）（动态）；F.包块随生理盐水持续灌注、手法按摩复位成功全过程（动态）；G.套叠复位后呈现增厚、水肿的回盲瓣（箭头）；H.套叠复位后显示套入部回肠壁黏膜明显增厚、水肿（实心箭头），相邻未套入回肠壁黏膜回声厚度正常（空心箭头）。

图19-2-13　复发性肠套叠灌肠复位过程

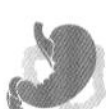

病例3　继发性结肠套

患儿男性，6岁，因阵发性腹痛10余天来诊。超声所见：右侧腹部升结肠见一低回声包块，大小约3.8 cm × 3.2 cm × 2.5 cm，纵断面呈“套筒征”，横断面呈“同心圆征”，套头部见一带蒂等回声结节，结节内见筛网状、小囊状无回声区。彩色多普勒：结节内部可见丰富血流信号，呈“树枝状”分布（图19-2-14）。

超声提示：升结肠低回声包块，符合息肉继发肠套叠（结肠型）声像图表现。

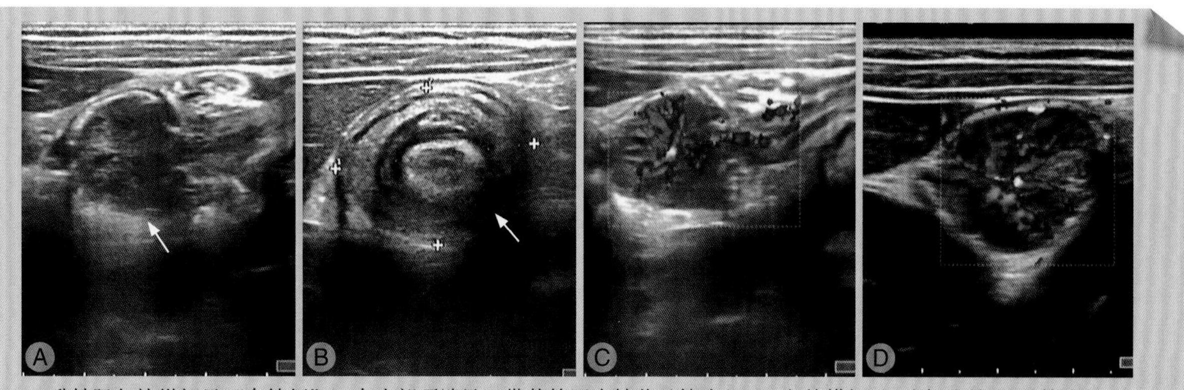

A.升结肠包块纵切呈“套筒征”，套头部顶端见一带蒂等回声结节（箭头）；B.包块横切呈“同心圆征”（箭头）；C.彩色多普勒显示结节内血流信号从蒂部进入结节，呈“树枝状”分布；D.横断面显示结节内丰富血流信号。

图19-2-14　继发性结肠套声像图

治疗方式：行升结肠继发性肠套叠超声监测下温生理盐水灌肠复位术。

患儿6岁，体重21 kg，评估灌入量不超过上限800 mL，灌肠过程中肠管宽度不超过4 cm。超声所见：由肛门插入24号球囊导尿管后用35 ℃温生理盐水灌肠，灌入600 mL温生理盐水时套头在水压作用下逆行回缩，套叠包块逐渐缩小，由“套筒征”变“半岛征”；随生理盐水继续灌注，套叠包块持续缩小，其后套叠包块消失，复位成功。于升结肠肠管内可见一带蒂等回声结节，随液体流动而摆动，位置不变（图19-2-15）。

超声提示：肠套叠超声监测下温生理盐水灌肠复位术复位成功，建议禁食6小时后超声复查；升结肠内带蒂结节符合幼年性息肉声像图表现。

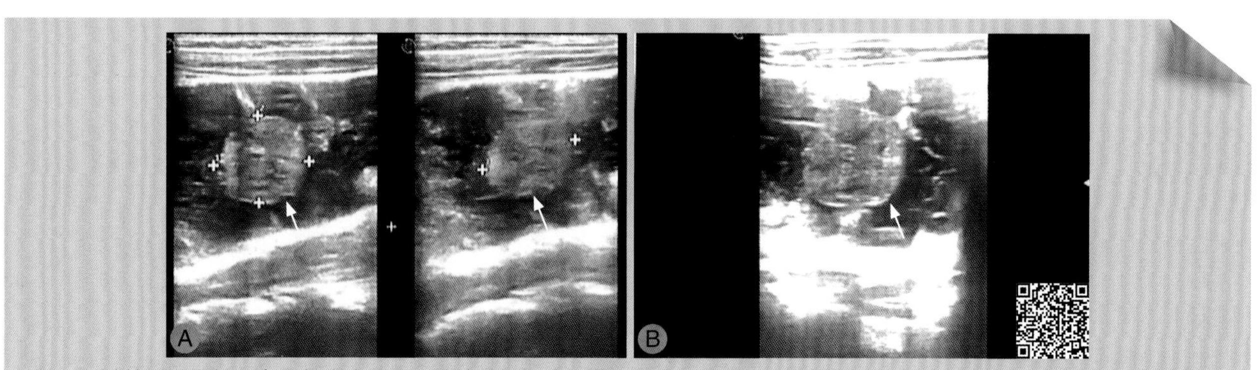

A.升结肠继发性肠套叠复位成功后，升结肠纵切面、横切面均可见肠管内带蒂等回声结节（箭头）；B.升结肠肠管内带蒂等回声结节（箭头）随液体流动而摆动，位置不变（动态）。

图19-2-15　继发性结肠套灌肠复位后声像图

病例4　肠套叠伴套叠颈部糜烂（空气灌肠失败后）

患儿女性，3岁，肠套叠后28小时，行X线空气灌肠失败后。超声所见：回盲部见一低回声包块，大小约5.6 cm × 2.6 cm × 3.3 cm，纵断面呈“套筒征”，横断面呈“同心圆征”，内筒与中筒间见肠系膜、淋巴结及阑尾回声，淋巴结大者约1.1 cm × 0.6 cm × 1.2 cm；另可见套叠颈部黏膜水肿、糜烂，淋巴滤泡增生（图 19-2-16）。

超声提示：回盲部低回声包块，符合肠套叠（回盲型）并套叠颈部糜烂声像图表现。

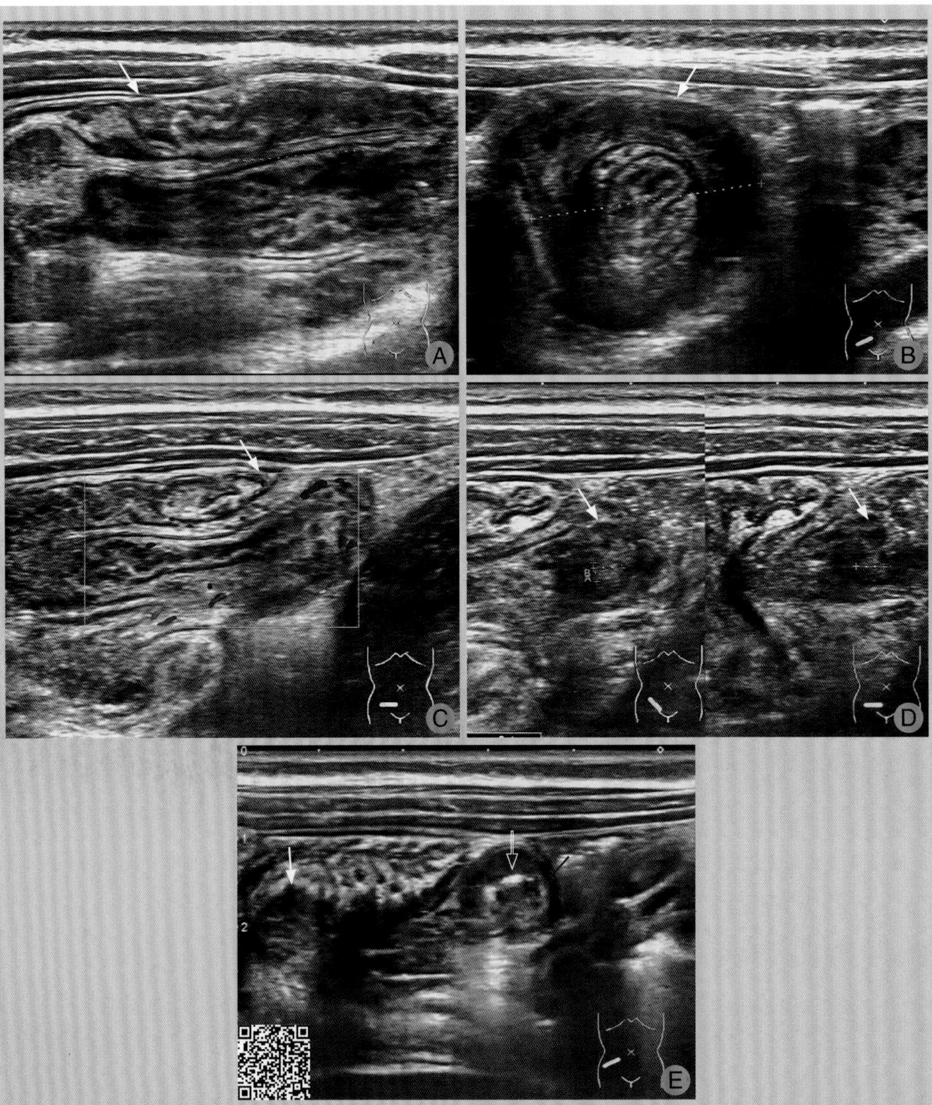

A.回盲部肠套叠包块，纵断面呈“套筒征”（箭头）；B.套叠包块横断面呈“同心圆征”（箭头）；C.套叠包块见点条状血流信号（箭头）；D.套叠颈部黏膜水肿、糜烂，淋巴滤泡增生（箭头）；E.肠套叠包块内见肠系膜及肿大淋巴结（实心箭头），另见套叠颈部黏膜水肿、糜烂（空心箭头），淋巴滤泡增生（红箭头）（动态）。

图19-2-16　肠套叠伴套叠颈部糜烂（空气灌肠失败后）声像图

治疗方式：行回盲部套叠包块超声监测下温生理盐水灌肠复位术。

患儿 3 岁，体重 14 kg，评估灌入量不超过上限 630 mL，灌肠过程中肠管宽度不超过 4 cm。

超声所见：由肛门插入 24 号球囊导尿管后用 35 ℃温生理盐水灌肠，当灌入 500 mL 温生理盐水时套头在水压作用下逆行回缩，套叠包块逐渐缩小，由“套筒征”变“半岛征”；随生理盐水继续灌注，套叠包块继续缩小，退移至回盲瓣处，套入包块长约3.8 cm；按摩、观察6分钟后不见回缩，遂放出生理盐水。

休息 10 分钟后二次灌入生理盐水约 500 mL，套叠肿块逐渐缩小，退移至回盲瓣处，回盲瓣水肿、嵌顿；按摩、观察 6 分钟后不见回缩，灌肠用量及肠管宽度均达到参考上限，遂放出生理盐水。嘱其回儿科病房解痉、消肿及补液，观察 2 小时后进行延迟重复灌肠（图 19-2-17）。

超声提示：回盲部肠套叠超声监测下温生理盐水灌肠复位术后，包块缩小。

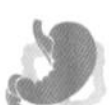

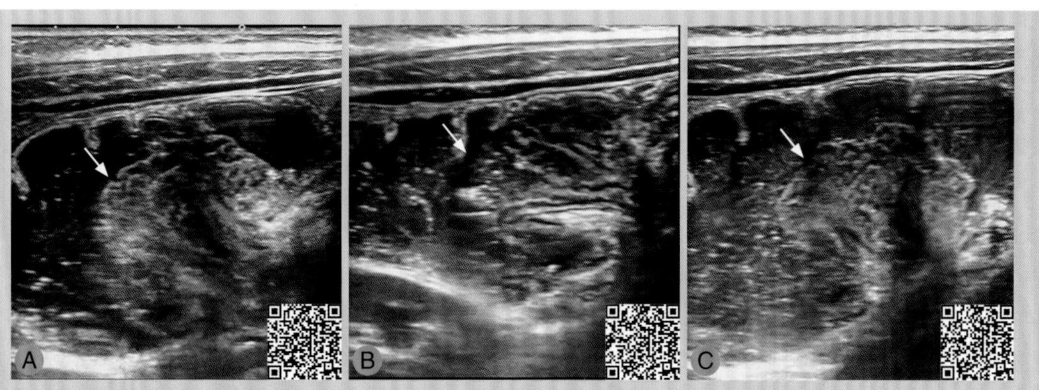

A.套叠肿块逐渐缩小变“半岛征”（箭头）；B.套叠包块变“蘑菇征”（箭头）后，按摩、观察6分钟后不见回缩，遂放出生理盐水；C.休息后，再次灌生理盐水，灌入量及肠管宽度均达到参考上限，又按摩、观察6分钟后套叠包块不见回缩（箭头），遂放出生理盐水。

图19-2-17　肠套叠伴套叠颈部糜烂（空气灌肠失败后）首次水灌肠复位过程（动态）

输液休息 2 小时后，超声复查套叠包块仍存在，大小约 2.9 cm × 2.6 cm × 3.1 cm，继续行右下腹回盲部肠套叠包块超声监测下温生理盐水灌肠复位术。超声所见：由肛门插入 24 号球囊导尿管后，用 35 ℃温生理盐水灌肠，当灌入 500 mL 温生理盐水时，配合手法按摩，套头在水压作用下肠套叠包块继续缩小，由“半岛征”变为“蘑菇征”；其后套叠包块通过回盲瓣消失，回盲瓣开放，液体流入小肠使其充盈，复位成功。液体保留 5 分钟，然后缓慢排出。另可见回盲瓣及回肠末端肠壁肿胀、糜烂（图 19-2-18）。

超声提示：肠套叠超声监测下温生理盐水灌肠复位术复位成功，建议禁食 6 小时后进行超声复查；回盲瓣及回肠末端肠壁肿胀、糜烂。

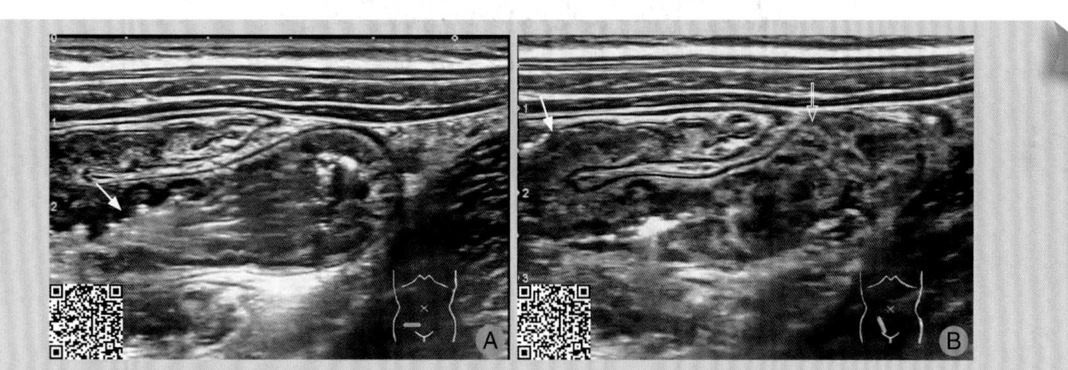

A.温生理盐水灌肠治疗，在水压作用下肠套叠包块逐渐缩小，变为“蘑菇征”后套叠包块消失，回盲瓣开放，液体流入小肠（箭头），复位成功；B.回盲瓣（实心箭头）及回肠末端肠壁肿胀、糜烂（空心箭头）。

图19-2-18　肠套叠伴套叠颈部糜烂（空气灌肠失败后）延迟重复水灌肠复位过程（动态）

【灌肠复位注意事项】

1. 灌肠复位时应利用生理盐水的自然水压，禁止挤压盐水袋，如果快速进水过多，患儿腹压会瞬间增高，有可能引起患儿呼吸心搏骤停。

2. 复位时要密切、细致观察套叠包块回纳过程，注意观察肠管扩张程度，随时监测肠内压，尤其对 3 个月以下婴儿要严格控制。

3. 肛门插入导尿管时要在肉眼直视明确位置后再插入，以免误入女童阴道内。

【复位中易出现的问题】

1. 灌肠时发现液体无法进入肠管时，观察一下导尿管有无粪便堵塞，如堵塞，可将灌入的生理盐水排掉重新操作。

2. 灌肠时如出现肛门漏水，首先确定导尿管球囊是否位于直肠壶腹部，水囊位置过高、过低均易引起肛门漏水；如果确定球囊位于直肠壶腹部，则考虑肛门漏水为球囊未充盈所致，球囊内酌情加注水 5 ~ 10 mL。

3. 灌肠结束后若出现导尿管球囊内水不能抽出，可让患儿休息放松以减轻肌肉痉挛，之后再次尝试，多可抽出。如果依旧无法抽出，可拉住导尿管尽量让球囊靠近肛门，用导丝顺着球囊注水入路进入刺破球囊，或用手指护住 PTC 细长针尖，沿导尿管伸入直肠壶腹部刺破水囊。此时注意操作，以免刺伤肠道。

【临床意义】

1. 方法简单易行：我们在工作中应用的肠套叠超声监测下温生理盐水灌肠复位术，方法简单，操作便捷。水灌肠治疗的方法不尽相同，包括将导尿管与水压灌肠整复仪进行连接，或连接三通道装置、侧管接血压计监视注水压力，以及直接选用带监测压力功能的灌肠器等，方法均比空气灌肠和手术治疗简单易行。

2. 肠功能恢复快：温生理盐水灌肠可起到一定的透析作用，生理盐水能够吸收炎性成分，缓解炎症进程，且水灌肠对肠道黏膜的破坏性较小，菌群移位程度较低，所以灌肠后的肠功能恢复的时间较短。

3. 复位成功率高：虽然水灌肠水流增压较缓，但可配合手法按摩、促进水流以脉冲形式冲击套头来增加复位成功率。

4. 复位过程安全：复位过程清晰可见，能直视套叠复位通开瞬间，且能够实时测量患儿肠管宽度，借以监测肠管压力。

5. 适用证范围广：本法不仅适用于原发性肠套叠，也适用于继发性肠套叠；不仅适用于初次发病者，也适用于复发性肠套叠；对 X 线下空气灌肠等复位失败者（无血运障碍），仍可进行温生理盐水灌肠复位。

6. 并发症发生率低：水压灌肠过程中液体的注入速度较慢，结肠内所受压力较为均匀，穿孔发生率较低。

7. 避免了放射线影响：超声引导下复位治疗可避免患儿受到 X 线辐射，且在延迟反复灌肠的患儿中更能体现出超声监视下水灌肠的优势。

8. 出现风险时救治率较高：水压灌肠也会存在发生肠穿孔的风险，穿孔后灌肠液会流入患儿腹腔中，从而引发腹腔污染。但在实际操作中，超声对可能发生肠穿孔的患儿会有所提示，即便发生穿孔，患儿的生命体征也较为稳定，对术前准备工作与手术治疗均极为有利。

（周艳芳）

参考文献

[1] 陆文明 . 临床胃肠疾病超声诊断学 [M]. 西安：第四军医大学出版社，2004.

[2] 王涓，杨静，李延力，等 . 超声下行自然水压灌肠复位治疗婴幼儿原发性肠套叠的临床应用 [J]. 国际医药卫生导报，2013，19（3）：334-335.

[3] 辛悦，贾立群，王晓曼 . 儿童继发性肠套叠的超声表现 [J]. 中华医学超声杂志（电子版），2011，8（5）：1106-1115.

[4] 张亚茹，张明，王丽阳，等 . B 超引导下水灌肠治疗小儿肠套叠的效果及整复成功率与水压值的相关性分析 [J]. 中国肛肠病杂志，2020，40（11）：43-44.

[5] 潘祝彬，高群，黄河，等 . B 超监视下水压灌肠与 X 线下空气灌肠治疗小儿肠套叠的效果比较 [J]. 中国医药导报，2018，15（8）：116-119.